國醫年鑒

业务主管部门：国家中医药管理局

承 办 单 位：中和亚健康服务中心

中华中医药学会亚健康分会

富智中和（北京）健康科技有限公司

國医年鉴出版纪念

中医藥振興發展之實录

路志正

壬辰冬月

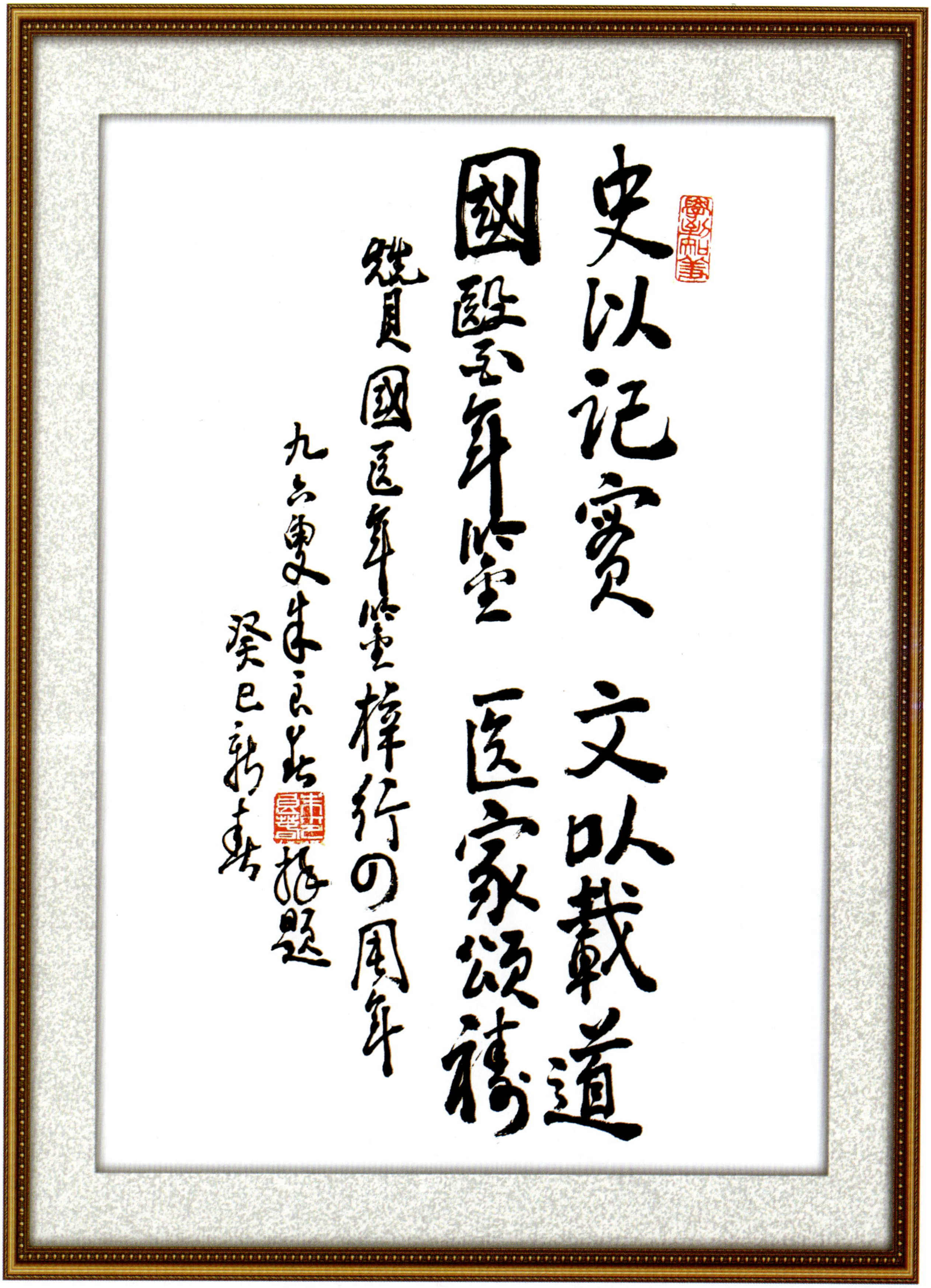
史以记实　文以载道
國醫年鉴　医家颂祷
贺国医年鉴梓行廿周年
九六叟朱良春拜题
癸巳新春

图书在版编目（CIP）数据

国医年鉴. 2017卷/孙涛，朱嵘主编. --北京：中医古籍出版社，2017.5

ISBN 978-7-5152-1467-2

Ⅰ.①国…Ⅱ. ①孙…②朱…Ⅲ.①中国医药学-2017-年鉴Ⅳ.①R2-54

中国版本图书馆CIP数据核字（2017）第071679号

ISBN 978-7-5152-1467-2

9 787515 214672 >

《国医年鉴》2017卷

主　　编： 孙　涛　朱　嵘

责任编辑： 杜杰慧

封面绘画： 胡春福

封面设计： 张东东

出版发行： 中医古籍出版社

社　　址： 北京东直门内南小街16号（100700）

印　　刷： 廊坊市万邦彩印有限公司

开　　本： 889㎜×1194㎜　1/16

印　　张： 44印张

字　　数： 918千字

版　　次： 2017年5月第1版　2017年5月第1次印刷

定　　价： 365.00元

标准书号： ISBN 978-7-5152-1467-2

《国医年鉴》编撰委员会

（以姓氏笔画为序）

序

《国医年鉴》第9卷如期出版之际，我愿意与广大读者分享这一卷的里程碑意义。

首先，本卷收录了第一部《中华人民共和国中医药法》。诚如中国人大政府网站专文解读中医药法的立法背景、意义所指出："2016年12月25日，十二届全国人大常委会第二十五次会议审议通过了《中华人民共和国中医药法》。这是中医药发展史上具有里程碑意义的大事，将产生深远的国内国际影响。"从国内而言，" 中医药法第一次从法律层面明确了中医药的重要地位、发展方针和扶持措施，为中医药事业发展提供了法律保障。"从国际视野看，"中医药法的出台有利于提升中医药的全球影响力，在解决健康服务问题上，为世界提供中国方案、中国样本，为解决世界医改难题做出中国的独特贡献。"

其次，本卷"重大事件"载录"我国首次发布中医药白皮书"，并在"中医药教育与文化"栏目全文收录白皮书——《中国的中医药》。白皮书是国际公认的代表政府立场的重要官方文书，中医药白皮书从中医药的历史发展脉络及其特点、中国发展中医药的国家政策和主要措施、中医药的传承与发展、中医药国际交流与合作等方面对我国中医药的发展情况进行了概述，并且以中、英、法、俄、德、西、日、阿等语种发表。

以上，显而易见，中医药发展进入新的历史时期。

去年同样的时刻，我为《国医年鉴》第八卷写序，曾经寄语所有热爱中医药事业和关注《国医年鉴》的同道——期待下一年我们携手共叙新的辉煌！又一个鲜花绽放的五月到来，《国医年鉴》第九卷将中医药人和事的年度业绩载入史册：

“重大事件”栏目里，中药编码系统4项国际标准获得国际标准化组织（ISO）投票通过。《中药编码系统》共由4个部分组成，其中《中药编码系统 第一部分：中药编码规则》(ISO 18668-1)已于3月23日由ISO正式发布，其余《中药编码系统 第二部分：中药饮片的编码》《中药编码系统 第三部分：中药材的编码》《中药编码系统 第四部分：中药配方颗粒的编码》也获ISO投票通过。这是中药产品与时俱进融入国际市场的坚实步伐。

“年度人物”中，前外交部长李肇星与中医药渊源深厚，坦言早年患病得益于中医药救治，外交事务中，中医药帮他交了很多国际朋友，卸任外交部长后，成为活跃在中医药国际化舞台上的“铁杆中医粉”，他团结了一大批对中医药有深厚感情的前外交官，倡导并极大地推动了“中医外交”。

“百家学说”是从第四卷开设的栏目，一直践行百家争鸣，即便是看似异于常理偶然的临床个案，只要能自成一说，都可以在此获得一席之地以供借鉴和探讨。比如“呃逆久治不愈，外关穴位一针治愈”，这种来自实践的真实案例，未尝没有参考价值。举世震惊的三氧化二砷治疗白血病，就缘起于医学工作者对民间验方的关注和研究开发。本卷“百家学说”，我要特别感谢提供自己多年研究心得的专家学者；还有在海外行医，并继续潜心研究中医理论，撰文分享研究心得和临床经验的专家学者。

“治未病与亚健康”在本卷呈现充满生机的产业态势，亚健康调理技术既有传承针灸推拿，也有运用远红外现代科技方法，亚健康专业调理机构既有针对妇幼特定人群的，也有普适面向社会大众的。推进亚健康产业专业化有序发展，努力提高人民健康水平，符合中共中央、国务院《“健康中国2030”规划纲要》精神，可谓顺应时代发展和社会需求。

作为主编，仅借序言感谢一年来以各方面业绩成就《国医年鉴》第九卷丰富厚重的各界人士。我们的编辑团队将一如既往，用心铭记中医药事业走过的历史年轮。

明年再见！再次表达《国医年鉴》海纳百川的意愿，期待下一年我们携手共叙新的辉煌！

2017年4月10日

编辑说明

1. 编辑主体

《国医年鉴》编辑工作在国家中医药管理局业务指导下，由中和亚健康服务中心，中华中医药学会亚健康分会负责承办。

2. 编辑主旨

实录中医药行业年度法规、重大事件；记录中医药学术科研成果、教育文化和民间特色经验；编录中医药世家方药技艺传承发展脉络；中医药名人成长经历、医学感悟；辑录中医药年度人物重大影响，学术成就；选录国内外中医药文化史实、趣文。搭建一切有志、有成就中医药事业者的展示平台。

3. 编辑原则

以传承、传播中医药文化为目标、摈弃门户之见，力求客观、真实、多元。

4. 篇章结构

《国医年鉴》2017 卷设 14 个栏目：

政策法规选编

重大事件

年度人物

中医药名人榜

中医药传人

中医药教育与文化

年度成果

特色医案

数字中医药

治未病与亚健康

百家学说

杏林故事

海外中医药

警示台

附录一：全国亚健康专业调理机构一览表

附录二：百项亚健康中医调理技术一览表

附录三：国家公共卫生中医药儿童健康管理服务规范项目推广示范单位一览表

附录四：亚健康艾灸调理规范技术推广示范单位一览表

5. 组稿途径

之一：年鉴编委[2016] 2 号文件——关于组织编纂《国医年鉴》2017 卷通知，下发各行政单位征稿；

之二：政府信息网站正式发布的资讯；

之三：行业主要媒体公开刊发的资讯；

之四：国家中医药管理局、各级中医药行政机构、一级学会、科研机构、医疗机构等评选出来的优秀人员征稿。

《国医年鉴》编辑委员会

目　录

政策法规选编

重大事件

年度人物（按姓氏笔画排序）

一、中医药年度人物

二、2015年度“亚健康产业年度人物”

获奖者

提名奖

中医药名人榜（按姓氏笔画排序）

中医药传人（按姓氏笔画排序）

中医药教育与文化

一、教育

二、文化

年度成果

一、规范

二、科研

三、著作·论著

四、合作交流

特色医案

数字中医药

一、数字化技术在中医药领域的应用

三、2015 年度“全国十佳亚健康专业调理机构”（按机构笔画排序）

获奖机构

提名奖机构

四、2015 年度“全国十佳亚健康中医调理技术”（按技术名称笔画排序）

获奖技术

五、2015年度“全国十佳亚健康咨询师”（按姓氏笔画排序）

六、2015 年度“全国十佳亚健康调理师”（按姓氏笔画排序）

获奖者

提名奖

七、2015 年度“全国十佳亚健康测评师”（按姓氏笔画排序）

获奖者

百家学说

杏林故事

海外中医药

警示台

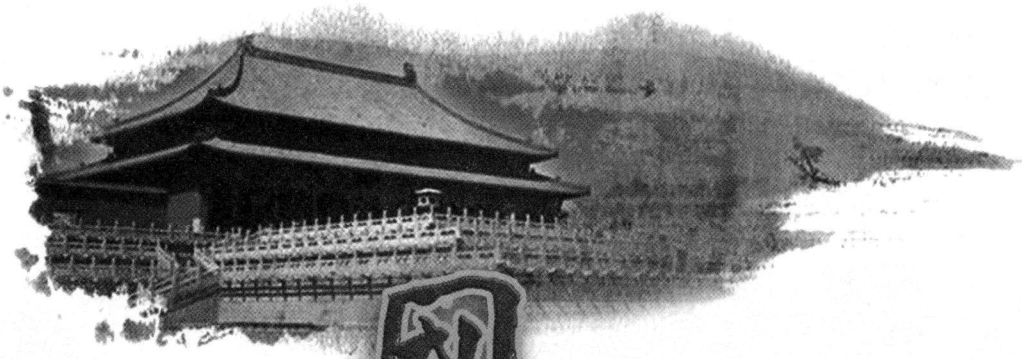

國醫年鑒

政策法规选编

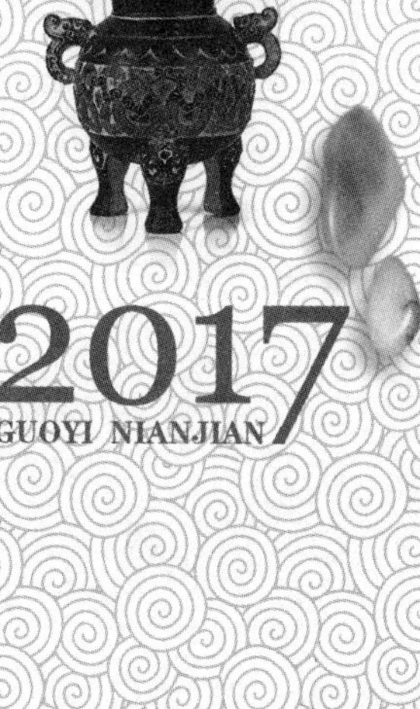

2017

GUOYI NIANJIAN

【法规名称】国家中医药管理局关于促进中医养生保健服务发展的指导意见
【发文单位】国家中医药管理局
【发文字号】国中医药医政发〔2016〕1号
【颁布时间】2016年1月13日
【实施时间】2016年1月13日
【效力属性】有效

国家中医药管理局关于促进中医养生保健服务发展的指导意见

国中医药医政发〔2016〕1号

各省、自治区、直辖市卫生计生委、中医药管理局，新疆生产建设兵团卫生局：

中医养生保健服务，是运用中医药（民族医药）理念、方法和技术，开展的保养身心、预防疾病、改善体质、增进健康的活动，包括非医疗机构和医疗机构提供的相关服务。近年来，随着社会的进步、健康观念的转变、经济结构的调整，中医药正逐步形成医疗、保健、教育、科研、文化、产业、对外交流全面快速发展的新格局，中医养生保健服务成为生活性服务业的重要组成部分，在提高公众健康素养、提升人民健康水平、扩大服务消费、吸纳就业以及创新经济增长点、促进经济转型等方面发挥了积极作用。为贯彻落实《国务院关于促进健康服务业发展的若干意见》（国发〔2013〕40号）和《国务院办公厅关于印发中医药健康服务发展规划（2015—2020年）的通知》（国办发〔2015〕32号）等文件要求，进一步促进中医养生保健服务健康发展，现提出如下意见：

一、指导思想和基本原则

以邓小平理论、“三个代表”重要思想、科学发展观为指导，深入贯彻党的十八大精神和习近平总书记系列重要讲话精神，以满足群众健康需求为目标，充分调动社会力量的积极性和创造性，释放中医养生保健服务潜力和活力，丰富服务内涵，规范服务行为，创新服务模式，提高服务质量，促进中医养生保健服务规范化和专业化。发挥中医药原创优势，加强资源整合，推进中医养生保健服务向产业化方向转型升级，促进中医养生保健服务可持续发展，推动健康中国建设，提高中医药在国民经济和社会发展中的贡献度。

二、发展目标

到2020年，基本建立社会非医疗性中医养生保健机构（以下简称“中医养生保健机构”）与医疗卫生机构协同发展的中医养生保健服务体系。促进中医养生保健服务的规范化、专业化、规模化发展，形成一批具有品牌效应的中医养生保健机构；中医养生保健服务从业人员素质明显提升，服务方式规范、技术方法灵活多样，安全性得到有效保障；中医药健康消费潜力不断得到释放，中医养生保健服务需求基本得到满足，中医养生保健服务对经济社会发展的贡献率明显提高，成为推动经济社会转型发展的重要力量。

三、加强规划引导，促进中医养生保健服务科学发展

根据区域经济、健康水平以及社会保障发展需要，将中医养生保健服务纳入区域服务业发展总体规划，进一步明确中医养生保健服务在区域服务体系中的功能定位，提升中医养生保健服务在区域服务体系中的贡献度。

鼓励社会力量举办中医养生保健机构，在投融资引导、用地保障等方面予以支持，促进经营规范、服务优质、特色鲜明的中医养生保健机构发展，培育一批技术成熟、信誉良好的知名中医养生保健集团或连锁机构。

鼓励中医养生保健服务与现代高新技术产品相结合，促进中医养生保健与互联网、养老、旅游、体育、餐饮、酒店、会展、气象等其他产业融合并协同发展，形成自主创新能力强的新型产业。推进中医养生保健体验式服务融入特色商业街、文化圈等主题项目建设，不断拓展中医养生保健服务领域，丰富中医养生保健服务形式。

四、强化机构建设，促进服务场所和管理规范化

中医养生保健机构，应按照功能与用途进行合理区域划分，配备相应的中医养生保健服务设施设备，满足服务需要。咨询指导类和操作类用房应独立设置。开展操作类服务时，应独立设置消毒室，配备消毒设备设施。

中医养生保健机构的服务环境、用品用具应参照《公共场所卫生管理条例》《室内空气质量标准》《声环境质量标准》《公共场所用品卫生标准》《消毒技术规范》等有关规定执行。

中医养生保健机构应遵守国家有关法律法规，建立健全管理规章制度，加强对中医养生保健文化和知识的科学宣传，营造良好的中医药养生文化氛围。不得以涉及中医药预防、保健、养生、健康咨询等为名或假借中医理论和术语开展虚假宣传，不得宣传治疗作用。

五、明确服务内容，规范中医养生保健服务行为

中医养生保健机构可以提供中医健康状态辨识与评估、咨询指导、健康干预、健康管理等服务，对服务人群进行健康干预时可以使用按摩、刮痧、拔罐、艾灸、熏洗等中医技术及以中医理论为指导的其他养生保健方法及产品等。中医健康状态辨识与评估类服务应由中医类别执业（助理）医师开展。

中医养生保健机构应建立技术服务目录、服务规范和操作规程，中医养生保健服务从业人员应按照服务规范和操作规程开展服务。

中医养生保健机构不得从事医疗和药品、医疗器械销售等活动。禁止使用针刺、瘢痕灸、发泡灸、牵引、扳法、中医微创类技术、中药灌洗肠以及其他具有创伤性、侵入性或者危险性的技术方法。

六、加强队伍建设，提高中医养生保健服务能力

中医养生保健机构的岗位设置可包括管理岗位和技术服务岗位等。管理岗位人员应加强卫生和中医药相关政策法规和管理知识培训；技术服务岗位人员应取得有关主管部门颁发的资质证书，开展的服务范围应与取得的资质相一致，同时应持健康合格证上岗。

针对不同岗位人员，探索院校教育及岗位培训等多形式、多层级的中医养生保健服务人员教育培训模式。鼓励医学高等院校培养健康管理等中医药健康服务专业人才，加强从事中医养生保健服务的中医师岗位培训。鼓励职业技术学校开设中医养生保健相关专业，促进校企合作办学，规范发展中医养生保健职业教育和职业技能培训，完善中医药行业特有工种职业技能培训鉴定机制，推进职业技能教育与就业岗位无缝对接。

适应中医养生保健与运动休闲、旅游、健康保险、文化传播等产业相融合的发展趋势，培养一批适合未来健康服务需求的高层次复合型人才。

七、创新服务模式，丰富中医养生保健服务内涵

鼓励中医养生保健机构研发、改进、推广中医健康状态辨识评估及干预技术与产品。探索集成现有健康状态辨识评估技术，运用云计算、移动互联网、物联网等信息技术开发智能化中医健康服务产品。为居民提供融中医健康监测、咨询评估、养生调理、跟踪管理于一体，高水平、个性化、便捷化的中医养生保健服务。鼓励保险公司开发中医养生保健类商业健康保险产品，创新中医健康保障模式。

推动中医养生保健机构与医疗卫生机构之间形成相互配合、优势互补的协同发展模式。医疗卫生机构应积极探索融医疗、养生、保健、康复于一体、全链条的医院发展模式。鼓励医疗卫生机构的“治未病”科室拓展服务领域，开展亚健康与慢性病风险评估以及生活方式、危险因素干预技术与方法研究。鼓励中医医疗机构发挥自身技术人才等资源优势，为中医养生保健机构规范发展提供技术支撑。

鼓励中医师在完成所在医疗机构工作任务的前提下，在中医养生保健机构提供保健咨询和调理等服务。鼓励医疗机构开展对中医养生保健机构从业人员的中医药知识与技能培训。允许中医养生保健机构有资质的职业技能人员经考核在医疗卫生机构提供调理服务。加大中医医疗机构中养生保健类中医技师队伍建设力度。

八、推动行业自律，加强中医养生保健服务监管

支持建立中医养生保健服务行业组织，提升中医养生保健服务业行业地位，畅通相关政策信息渠道，将适宜行业组织行使的职责委托或转移给行业组织。强化行业组织在中医养生保健服务质量、服务费用、服务内容等方面的自律作用，支持行业组织开展服务流程制订、质量鉴定、服务认证、教育培训、会展交流、咨询统计、信息发布、技能竞赛等工作。

发挥行业组织在从业人员执业行为规范、行业信誉维护等方面的作用。建立中医养生保健机构及其从业人员不良执业记录制度、失信惩戒以及退出机制，将中医养生保健机构及其从业人员诚信经营和执业情况纳入统一信用信息平台。

推动行业组织研究制定中医养生保健服务类规范和标准，逐步建立完善中医养生保健服务标准化体系。转变行政管理方式，推动负面清单制度和第三方认证作为市场管理的主要方式。建立中医药健康服务监管机制，依法严厉打击非法行医等违法违规行为，加快形成行政监管、行业自律、社会监督、公众参与的综合监管体系。

九、加强组织领导，保障中医养生保健服务健康发展

各级中医药管理部门应统一思想、统筹协调，把促进中医养生保健服务健康发展作为改善民生、扩大消费的一项重要工作，建立健全多部门联动工作机制，推行属地化管理，明确目标责任，推动工作落实。

各级中医药管理部门应加强对行业组织的服务指导，及时掌握中医养生保健服务业态的新情况、新趋势，着力完善相关政策与配套措施，注重解决发展中出现的新问题，努力为中医养生保健服务健康发展创造良好条件。

各级中医药管理部门应充分利用多种媒体，积极宣传中医养生保健服务的理念、方法与产品，定期向社会公布负面清单，不断增强社会对中医养生保健服务的认同感和接受度，培育和激发民众的中医养生保健服务需求，推动中医养生保健在增进健康、发展经济、服务社会等方面发挥更大的作用。

国家中医药管理局

2016 年 1 月 13 日

【法规名称】国家中医药管理局关于印发《中医师在养生保健机构提供保健咨询和调理等服务的暂行规定》的通知

【发文单位】国家中医药管理局

【发文字号】国中医药医政发〔2016〕2 号

【颁布时间】2016 年 1 月 13 日

【实施时间】2016 年 1 月 13 日

【效力属性】有效

国家中医药管理局关于印发《中医师在养生保健机构提供保健咨询和调理等服务的暂行规定》的通知

国中医药医政发〔2016〕2 号

各省、自治区、直辖市卫生计生委、中医药管理局，新疆生产建设兵团卫生局，中国中医科学院，北京中医药大学：

为指导养生保健机构规范开展中医养生保健服务，提高养生保健服务水平，促进养生保健市场健康发展，根据《国务院关于促进健康服务业发展的若干意见》和《中医药健康服务发展规划（2015—2020 年）》等文件要求，国家中医药管理局制定了《中医师在养生保健机构提供保健咨询和调理等服务的暂行规定》，现印发给你们，请遵照执行。

国家中医药管理局

2016 年 1 月 13 日

中医师在养生保健机构提供保健咨询和调理等服务的暂行规定

为指导养生保健机构规范开展中医养生保健服务，推广科学规范、安全有效、丰富多样的中医养生保健方法和技术，提高养生保健服务水平，促进养生保健市场健康发展，满足人民群众多层次、多样化的健康服务需求，根据《国务院关于促进健康服务业发展的若干意见》和《中医药健康服务发展规划（2015—2020 年）》等文件要求，现就中医师在养生保健机构提供保健咨询和调理等服务规定如下：

一、基本条件

（一）本规定所称的中医师，是指能够熟练运用中医（民族医）理念、方法和技术提供保健咨询和调理等服务的取得中医类别执业医师（含执业助理医师）资格人员。

（二）本规定所称的养生保健机构，是指运用养生保健的理念、方法和技术，开展保养身心、预防疾病、改善体质、增进健康等服务的非医疗性质的服务机构；同时，应当取得《营业执照》《税务登记证》等证照。

二、服务内容

（一）在中医理论指导下，通过中医体质辨识、经络评估、脏腑功能检测、血气状态分析、中医心理测量等对服务对象的健康状态进行辨识评估。

（二）为服务对象提供中医健康咨询服务，根据健康状态辨识及评估结果，提出针对性健康指导建议，制订个性化中医健康调养方案，开展中医心理咨询与情志调理服务、开展养生功法示范指导等。

（三）为服务对象提供按摩、刮痧、拔罐、艾灸、熏洗等以中医理论为指导的养生保健调理服务。

（四）为服务对象建立中医健康档案，开展健康监测、健康干预效果追踪与评估等健康管理工作。

（五）对养生保健机构从业人员进行中医养生保健知识与技能培训，指导其规范开展中医养生保健服务。

三、禁用项目

（一）不得从事医疗和药品、医疗器械销售等活动，不得宣传治疗作用。

（二）不得使用针刺、瘢痕灸、发泡灸、牵引、扳法、中医微创类技术、中药灌洗肠及其他具有创伤性、侵入性或者危险性的技术方法。

（三）不得给服务对象使用《既是食品又是药

品的物品名单》《可用于保健食品的物品名单》规定之外的中药饮片或者《保健食品禁用物品名单》规定禁用的中药饮片。

四、劳动管理

（一）中医师应当与拟服务的养生保健机构签订劳务协议，约定中医师在该机构的工作期限、时间安排、工作任务、薪酬待遇、承担责任、保险等，其中双方必须承诺不开展医疗活动。

（二）中医师应当在完成所在医疗机构工作任务（包括工作时间和工作量）的前提下，方可在养生保健机构提供保健咨询和调理等服务。医疗机构不得因中医师在养生保健机构提供保健咨询和调理等服务而影响其职称晋升及其他福利待遇等。

（三）在特殊情况下，如处理突发公共卫生事件、紧急医疗救治等，中医师应当服从所在医疗机构的工作安排，养生保健机构不得因此认定中医师违反双方约定的劳务协议。

（四）医疗机构和养生保健机构之间可签订协议，由医疗机构根据需求及工作安排，派出中医师到养生保健机构提供服务。

五、责任权益

（一）中医师在养生保健机构提供服务过程中如发生人身损害或纠纷，应当由发生人身损害或纠纷的当事养生保健机构和中医师按照有关法律法规处理，其他非当事养生保健机构和中医师所在医疗机构不承担相关的损害或纠纷处理责任。养生保健机构和中医师应当通过合同或协议明确发生人身损害或纠纷时各自应当承担的责任及解决方法。

（二）中医师不得为谋取不当利益而损害所在医疗机构、养生保健机构及服务对象的合法权益。

（三）养生保健机构宣传资料中涉及中医师所在医疗机构名称等相关信息时，应当事先征得中医师所在医疗机构同意。

六、自律与管理

（一）在养生保健机构提供服务的中医师应当加强自身道德修养，维护医师的形象，规范提供保健咨询和调理等服务，引导行业健康发展。

（二）中医师在养生保健机构提供服务过程中开展本规定中禁用项目的，按照《执业医师法》《医疗机构管理条例》《药品管理法》《医疗器械监督管理条例》等有关法律法规进行处理，涉嫌犯罪的，依法移送司法机关。

【法规名称】国务院关于印发中医药发展战略规划纲要（2016—2030 年）的通知
【发文单位】国务院
【发文字号】国发〔2016〕15 号
【颁布时间】2016 年 2 月 22 日
【实施时间】2016 年 2 月 22 日
【效力属性】有效

国务院关于印发中医药发展战略规划纲要（2016—2030 年）的通知

国发〔2016〕15 号

各省、自治区、直辖市人民政府，国务院各部委、各直属机构：

现将《中医药发展战略规划纲要（2016—2030 年）》印发给你们，请认真贯彻执行。

国务院

2016年2月22日

中医药发展战略规划纲要（2016—2030年）

中医药作为我国独特的卫生资源、潜力巨大的经济资源、具有原创优势的科技资源、优秀的文化资源和重要的生态资源，在经济社会发展中发挥着重要作用。随着我国新型工业化、信息化、城镇化、农业现代化深入发展，人口老龄化进程加快，健康服务业蓬勃发展，人民群众对中医药服务的需求越来越旺盛，迫切需要继承、发展、利用好中医药，充分发挥中医药在深化医药卫生体制改革中的作用，造福人类健康。为明确未来十五年我国中医药发展方向和工作重点，促进中医药事业健康发展，制定本规划纲要。

一、基本形势

新中国成立后特别是改革开放以来，党中央、国务院高度重视中医药工作，制定了一系列政策措施，推动中医药事业发展取得了显著成就。中医药总体规模不断扩大，发展水平和服务能力逐步提高，初步形成了医疗、保健、科研、教育、产业、文化整体发展新格局，对经济社会发展贡献度明显提升。截至2014年底，全国共有中医类医院（包括中医、中西医结合、民族医医院，下同）3732所，中医类医院床位75.5万张，中医类执业（助理）医师39.8万人，2014年中医类医院总诊疗人次5.31亿。中医药在常见病、多发病、慢性病及疑难病症、重大传染病防治中的作用得到进一步彰显，得到国际社会广泛认可。2014年中药生产企业达到3813家，中药工业总产值7302亿元。中医药已经传播到183个国家和地区。

另一方面，我国中医药资源总量仍然不足，中医药服务领域出现萎缩现象，基层中医药服务能力薄弱，发展规模和水平还不能满足人民群众健康需求；中医药高层次人才缺乏，继承不足，创新不够；中药产业集中度低，野生中药材资源破坏严重，部分中药材品质下降，影响中医药可持续发展；适应中医药发展规律的法律政策体系有待健全；中医药走向世界面临制约和壁垒，国际竞争力有待进一步提升；中医药治理体系和治理能力现代化水平亟待提高，迫切需要加强顶层设计和统筹规划。

当前，我国进入全面建成小康社会决胜阶段，满足人民群众对简便验廉的中医药服务需求，迫切需要大力发展健康服务业，拓宽中医药服务领域。深化医药卫生体制改革，加快推进健康中国建设，迫切需要在构建中国特色基本医疗制度中发挥中医药独特作用。适应未来医学从疾病医学向健康医学转变、医学模式从生物医学向生物—心理—社会模式转变的发展趋势，迫切需要继承和发展中医药的绿色健康理念、天人合一的整体观念、辨证施治和综合施治的诊疗模式、运用自然的防治手段和全生命周期的健康服务。促进经济转型升级，培育新的经济增长动能，迫切需要加大对中医药的扶持力度，进一步激发中医药原创优势，促进中医药产业提质增效。传承和弘扬中华优秀传统文化，迫切需要进一步普及和宣传中医药文化知识。实施“走出去”战略，推进“一带一路”建设，迫切需要推动中医药海外创新发展。各地区、各有关部门要正确认识形势，把握机遇，扎实推进中医药事业持续健康发展。

二、指导思想、基本原则和发展目标

（一）指导思想

认真落实党的十八大和十八届二中、三中、四中、五中全会精神，深入贯彻习近平总书记系列重要讲话精神，紧紧围绕“四个全面”战略布局和党中央、国务院决策部署，牢固树立创新、协调、绿色、开放、共享发展理念，坚持中西医并重，从思想认识、法律地位、学术发展与实践运用上落实中医药与西医药的平等地位，充分遵循中医药自身发展规律，以推进继承创新为主题，以提高中医药发展水平为中心，以完善符合中医药特点的管理体制和政策机制为重点，以增进和维护人民群众健康为目标，拓展中医药服务领域，促进中西医结合，发挥中医药在促进卫生、经济、科技、文化和生态文明发展中的独特作用，统筹推进中医药事业振兴发展，为深化医药卫生体制改革、推进健康中国建设、全面建成小康社会和实现“两个一百年”奋斗目标作出贡献。

（二）基本原则

坚持以人为本、服务惠民。以满足人民群众中医药健康需求为出发点和落脚点，坚持中医药发展为了人民、中医药成果惠及人民，增进人民健康福祉，保证人民享有安全、有效、方便的中医药服务。

坚持继承创新、突出特色。把继承创新贯穿中医药发展一切工作，正确把握好继承和创新的关系，坚持和发扬中医药特色优势，坚持中医药原创思维，充分利用现代科学技术和方法，推动中医药理论与实践不断发展，推进中医药现代化，在创新中不断形成新特色、新优势，永葆中医药薪火相传。

坚持深化改革、激发活力。改革完善中医药发展体制机制，充分发挥市场在资源配置中的决定性作用，拉动投资消费，推进产业结构调整，更好发挥政府在制定规划、出台政策、引导投入、规范市场等方面的作用，积极营造平等参与、公平竞争的市场环境，不断激发中医药发展的潜力和活力。

坚持统筹兼顾、协调发展。坚持中医与西医相互取长补短，发挥各自优势，促进中西医结合，在开放中发展中医药。统筹兼顾中医药发展各领域、各环节，注重城乡、区域、国内国际中医药发展，促进中医药医疗、保健、科研、教育、产业、文化全面发展，促进中医中药协调发展，不断增强中医药发展的整体性和系统性。

（三）发展目标

到2020年，实现人人基本享有中医药服务，中医医疗、保健、科研、教育、产业、文化各领域得到全面协调发展，中医药标准化、信息化、产业化、现代化水平不断提高。中医药健康服务能力明显增强，服务领域进一步拓宽，中医医疗服务体系进一步完善，每千人口公立中医类医院床位数达到0.55张，中医药服务可得性、可及性明显改善，有效减轻群众医疗负担，进一步放大医改惠民效果；中医基础理论研究及重大疾病攻关取得明显进展，中医药防治水平大幅度提高；中医药人才教育培养体系基本建立，凝聚一批学术领先、医术精湛、医德高尚的中医药人才，每千人口卫生机构中医执业类（助理）医师数达到0.4人；中医药产业现代化水平显著提高，中药工业总产值占医药工业总产值30%以上，中医药产业成为国民经济重要支柱之一；中医药对外交流合作更加广泛；符合中医药发展规律的法律体系、标准体系、监督体系和政策体系基本建立，中医药管理体制更加健全。

到2030年，中医药治理体系和治理能力现代化水平显著提升，中医药服务领域实现全覆盖，中医药健康服务能力显著增强，在治未病中的主导作用、在重大疾病治疗中的协同作用、在疾病康复中的核心作用得到充分发挥；中医药科技水平显著提高，基本形成一支由百名国医大师、万名中医名师、百万中医师、千万职业技能人员组成的中医药人才队伍；公民中医健康文化素养大幅度提升；中医药工业智能化水平迈上新台阶，对经济社会发展的贡献率进一步增强，我国在世界传统医药发展中的引领地位更加巩固，实现中医药继承创新发展、统筹协调发展、生态绿色发展、包容开放发展和人民共享发展，为健康中国建设奠定坚实基础。

三、重点任务

（一）切实提高中医医疗服务能力

1. 完善覆盖城乡的中医医疗服务网络。全面建成以中医类医院为主体、综合医院等其他类别医院中医药科室为骨干、基层医疗卫生机构为基础、中医门诊部和诊所为补充、覆盖城乡的中医医疗服务网络。县级以上地方人民政府要在区域卫生规划中合理配置中医医疗资源，原则上在每个地市级区域、县级区域设置1个市办中医类医院、1个县办中医类医院，在综合医院、妇幼保健机构等非中医类医疗机构设置中医药科室。在乡镇卫生院和社区卫生服务中心建立中医馆、国医堂等中医综合服务区，加强中医药设备配置和中医药人员配备。加强中医医院康复科室建设，支持康复医院设置中医药科室，加强中医康复专业技术人员的配备。

2. 提高中医药防病治病能力。实施中医临床优势培育工程，加强在区域内有影响力、科研实力强的省级或地市级中医医院能力建设。建立中医药参与突发公共事件应急网络和应急救治工作协调机制，提高中医药应急救治和重大传染病防治能力。持续实施基层中医药服务能力提升工程，提高县级中医医院和基层医疗卫生机构中医优势病种诊疗能力、中医药综合服务能力。建立慢性病中医药监测与信息管理制度，推动建立融入中医药内容的社区健康管理模式，开展高危人群中医药健康干预，提升基层中医药健康管理水平。大力发展中医非药物疗法，充分发挥其在常见病、多发病和慢性病防治中的独特作用。建立中医医院与基层医疗卫生机构、疾病预防控制机构分工合作的慢性病综合防治网络和工作机制，加快形成急慢分治的分级诊疗秩序。

3. 促进中西医结合。运用现代科学技术，推进中西医资源整合、优势互补、协同创新。加强中西医结合创新研究平台建设，强化中西医临床协作，开展重大疑难疾病中西医联合攻关，形成独具特色的中西医结合诊疗方案，提高重大疑难疾病、急危重症的临床疗效。探索建立和完善国家重大疑难疾病中西医协作工作机制与模式，提升中西医结合服务能力。积极创造条件建设中西医结合医院。完善中西医结合人才培养政策措施，建立更加完善的西医学习中医制度，鼓励西医离职学习中医，加强高层次中西医结合人才培养。

4. 促进民族医药发展。将民族医药发展纳入民族地区和民族自治地方经济社会发展规划，加强民族医医疗机构建设，支持有条件的民族自治地方举办民族医医院，鼓励民族地区各类医疗卫生机构设立民族医药科，鼓励社会力量举办民族医医院和诊所。加强民族医药传承保护、理论研究和文献的抢救与整理。推进民族药标准建设，提高民族药质量，加大开发推广力度，促进民族药产业发展。

5. 放宽中医药服务准入。改革中医医疗执业人员资格准入、执业范围和执业管理制度，根据执业技能探索实行分类管理，对举办中医诊所的，将依法实施备案制管理。改革传统医学师承和确有专长人员执业资格准入制度，允许取得乡村医生执业证书的中医药一技之长人员在乡镇和村开办中医诊所。鼓励社会力量举办连锁中医医疗机构，对社会资本举办只提供传统中医药服务的中医门诊部、诊所，医疗机构设置规划和区域卫生发展规划不作布局限制，支持有资质的中医专业技术人员特别是名老中医开办中医门诊部、诊所，鼓励药品经营企业举办中医坐堂医诊所。保证社会办和政府办中医医疗机构在准入、执业等方面享有同等权利。

6. 推动“互联网+”中医医疗。大力发展中医远程医疗、移动医疗、智慧医疗等新型医疗服务模式。构建集医学影像、检验报告等健康档案于一体的医疗信息共享服务体系，逐步建立跨医院的中医医疗数据共享交换标准体系。探索互联网延伸医嘱、电子处方等网络中医医疗服务应用。利用移动互联网等信息技术提供在线预约诊疗、候诊提醒、划价缴费、诊疗报告查询、药品配送等便捷服务。

（二）大力发展中医养生保健服务

7. 加快中医养生保健服务体系建设。研究制定促进中医养生保健服务发展的政策措施，支持社会力量举办中医养生保健机构，实现集团化发展或连锁化经营。实施中医治未病健康工程，加强中医医院治未病科室建设，为群众提供中医健康咨询评估、干预调理、随访管理等治未病服务，探索融健康文化、健康管理、健康保险于一体的中医健康保障模式。鼓励中医医院、中医医师为中医养生保健机构提供保健咨询、调理和药膳等技术支持。

8. 提升中医养生保健服务能力。鼓励中医医疗机构、养生保健机构走进机关、学校、企业、社区、乡村和家庭，推广普及中医养生保健知识和易于掌握的理疗、推拿等中医养生保健技术与方法。鼓励中医药机构充分利用生物、仿生、智能等现代科学技术，研发一批保健食品、保健用品和保健器械器材。加快中医治未病技术体系与产业体系建设。推广融入中医治未病理念的健康工作和生活方式。

9．发展中医药健康养老服务。推动中医药与养老融合发展，促进中医医疗资源进入养老机构、社区和居民家庭。支持养老机构与中医医疗机构合作，建立快速就诊绿色通道，鼓励中医医疗机构面向老年人群开展上门诊视、健康查体、保健咨询等服务。鼓励中医医师在养老机构提供保健咨询和调理服务。鼓励社会资本新建以中医药健康养老为主的护理院、疗养院，探索设立中医药特色医养结合机构，建设一批医养结合示范基地。

10．发展中医药健康旅游服务。推动中医药健康服务与旅游产业有机融合，发展以中医药文化传播和体验为主题，融中医疗养、康复、养生、文化传播、商务会展、中药材科考与旅游于一体的中医药健康旅游。开发具有地域特色的中医药健康旅游产品和线路，建设一批国家中医药健康旅游示范基地和中医药健康旅游综合体。加强中医药文化旅游商品的开发生产。建立中医药健康旅游标准化体系，推进中医药健康旅游服务标准化和专业化。举办“中国中医药健康旅游年”，支持举办国际性的中医药健康旅游展览、会议和论坛。

（三）扎实推进中医药继承

11．加强中医药理论方法继承。实施中医药传承工程，全面系统继承历代各家学术理论、流派及学说，全面系统继承当代名老中医药专家学术思想和临床诊疗经验，总结中医优势病种临床基本诊疗规律。将中医古籍文献的整理纳入国家中华典籍整理工程，开展中医古籍文献资源普查，抢救濒临失传的珍稀与珍贵古籍文献，推动中医古籍数字化，编撰出版《中华医藏》，加强海外中医古籍影印和回归工作。

12．加强中医药传统知识保护与技术挖掘。建立中医药传统知识保护数据库、保护名录和保护制度。加强中医临床诊疗技术、养生保健技术、康复技术筛选，完善中医医疗技术目录及技术操作规范。加强对传统制药、鉴定、炮制技术及老药工经验的继承应用。开展对中医药民间特色诊疗技术的调查、挖掘整理、研究评价及推广应用。加强对中医药百年老字号的保护。

13．强化中医药师承教育。建立中医药师承教育培养体系，将师承教育全面融入院校教育、毕业后教育和继续教育。鼓励医疗机构发展师承教育，实现师承教育常态化和制度化。建立传统中医师管理制度。加强名老中医药专家传承工作室建设，吸引、鼓励名老中医药专家和长期服务基层的中医药专家通过师承模式培养多层次的中医药骨干人才。

（四）着力推进中医药创新

14．健全中医药协同创新体系。健全以国家和省级中医药科研机构为核心，以高等院校、医疗机构和企业为主体，以中医科学研究基地（平台）为支撑，多学科、跨部门共同参与的中医药协同创新体制机制，完善中医药领域科技布局。统筹利用相关科技计划（专项、基金等），支持中医药相关科技创新工作，促进中医药科技创新能力提升，加快形成自主知识产权，促进创新成果的知识产权化、商品化和产业化。

15．加强中医药科学研究。运用现代科学技术和传统中医药研究方法，深化中医基础理论、辨证论治方法研究，开展经穴特异性及针灸治疗机理、中药药性理论、方剂配伍理论、中药复方药效物质基础和作用机理等研究，建立概念明确、结构合理的理论框架体系。加强对重大疑难疾病、重大传染病防治的联合攻关和对常见病、多发病、慢性病的中医药防治研究，形成一批防治重大疾病和治未病的重大产品和技术成果。综合运用现代科技手段，开发一批基于中医理论的诊疗仪器与设备。探索适合中药特点的新药开发新模式，推动重大新药创制。鼓励基于经典名方、医疗机构中药制剂等的中药新药研发。针对疾病新的药物靶标，在中药资源中寻找新的候选药物。

16．完善中医药科研评价体系。建立和完善符合中医药特点的科研评价标准和体系，研究完善有利于中医药创新的激励政策。通过同行评议和引进第三方评估，提高项目管理效率和研究水平。不断提高中医药科研成果转化效率。开展中医临床疗效评价与转化应用研究，建立符合中医药特点的疗效评价体系。

（五）全面提升中药产业发展水平

17．加强中药资源保护利用。实施野生中药材资源保护工程，完善中药材资源分级保护、野生中药材物种分级保护制度，建立濒危野生药用动植物保护区、野生中药材资源培育基地和濒危稀缺中药材种植养殖基地，加强珍稀濒危野生药用动植物保护、繁育研究。建立国家级药用动植物种质资源库。建立普查和动态监测相结合的中药材资源调查制度。在国家医药储备中，进一步完善中药材及中药饮片储备。鼓励社会力量投资建立中药材科技园、博物馆和药用动植物园等保育基地。探索荒漠化地区中药材种植生态经济示范区建设。

18．推进中药材规范化种植养殖。制定中药材主产区种植区域规划。制定国家道地药材目录，加强道地药材良种繁育基地和规范化种植养殖基地建设。促进中药材种植养殖业绿色发展，制定中药材种植养殖、采集、储藏技术标准，加强对中药材种植养殖的科学引导，大力发展中药材种植养殖专业合作社和合作联社，提高规模化、规范化水平。支持发展中药材生产保险。建立完善中药材原产地标记制度。实施贫困地区中药材产业推进行动，引导贫困户以多种方式参与中药材生产，推进精准扶贫。

19．促进中药工业转型升级。推进中药工业数字化、网络化、智能化建设，加强技术集成和工艺创新，提升中药装备制造水平，加速中药生产工艺、流程的标准化、现代化，提升中药工业知识产权运用能力，逐步形成大型中药企业集团和产业集群。以中药现代化科技产业基地为依托，实施中医药大健康产业科技创业者行动，促进中药一二三产业融合发展。开展中成药上市后再评价，加大中成药二次开发力度，开展大规模、规范化临床试验，培育一批具有国际竞争力的名方大药。开发一批中药制造机械与设备，提高中药制造业技术水平与规模效益。推进实施中药标准化行动计划，构建中药产业全链条的优质产品标准体系。实施中药绿色制造工程，形成门类丰富的新兴绿色产业体系，逐步减少重金属及其化合物等物质的使用量，严格执行《中药类制药工业水污染物排放标准》（GB 21906-2008），建立中药绿色制造体系。

20．构建现代中药材流通体系。制定中药材流通体系建设规划，建设一批道地药材标准化、集约化、规模化和可追溯的初加工与仓储物流中心，与生产企业供应商管理和质量追溯体系紧密相连。发展中药材电子商务。利用大数据加强中药材生产信息搜集、价格动态监测分析和预测预警。实施中药材质量保障工程，建立中药材生产流通全过程质量管理和质量追溯体系，加强第三方检测平台建设。

（六）大力弘扬中医药文化

21．繁荣发展中医药文化。大力倡导“大医精诚”理念，强化职业道德建设，形成良好行业风尚。实施中医药健康文化素养提升工程，加强中医药文物设施保护和非物质文化遗产传承，推动更多非药物中医诊疗技术列入联合国教科文组织非物质文化遗产名录和国家级非物质文化遗产目录，使更多古代中医典籍进入世界记忆名录。推动中医药文化国际传播，展示中华文化独特魅力，提升我国文化软实力。

22．发展中医药文化产业。推动中医药与文化产业融合发展，探索将中医药文化纳入文化产业发展规划。创作一批承载中医药文化的创意产品和文化精品。促进中医药与广播影视、新闻出版、数字出版、动漫游戏、旅游餐饮、体育演艺等有效融合，发展新型文化产品和服务。培育一批知名品牌和企业，提升中医药与文化产业融合发展水平。

（七）积极推动中医药海外发展

23．加强中医药对外交流合作。深化与各国政府和世界卫生组织、国际标准化组织等的交流与合作，积极参与国际规则、标准的研究与制订，营造有利于中医药海外发展的国际环境。实施中医药海外发展工程，推动中医药技术、药物、标准和服务走出去，促进国际社会广泛接受中医药。本着政府支持、民间运作、服务当地、互利共赢的原则，探索建设一批中医药海外中心。支持中医药机构全面参与全球中医药各领域合作与竞争，发挥中医药社会组织的作用。在国家援外医疗中进一步增加中医药服务内容。推进多层次的中医药国际教育交流合作，吸引更多的海外留学生来华接受学历教育、非学历教育、短期培训和临床实习，把中医药打造成中外人文交流、民心相通的亮丽名片。

24．扩大中医药国际贸易。将中医药国际贸易纳入国家对外贸易发展总体战略，构建政策支持体系，突破海外制约中医药对外贸易发展的法律、政策障碍和技术壁垒，加强中医药知识产权国际保护，扩大中医药服务贸易国际市场准入。支持中医药机构参与“一带一路”建设，扩大中医药对外投资和贸易。为中医药服务贸易发展提供全方位公共资源保障。鼓励中医药机构到海外开办中医医院、连锁诊所和中医养生保健机构。扶持中药材海外资源开拓，加强海外中药材生产流通质量管理。鼓励中医药企业走出去，加快打造全产业链服务的跨国公司和知名国际品牌。积极发展入境中医健康旅游，承接中医医疗服务外包，加强中医药服务贸易对外整体宣传和推介。

四、保障措施

（一）健全中医药法律体系。推动颁布并实施中医药法，研究制定配套政策法规和部门规章，推动修订执业医师法、药品管理法和医疗机构管理条例、中药品种保护条例等法律法规，进一步完善中医类别执业医师、中医医疗机构分类和管理、中药审批管理、中医药传统知识保护等领域相关法律规定，构建适应中医药发展需要的法律法规体系。指导地方加强中医药立法工作。

（二）完善中医药标准体系。为保障中医药服务质量安全，实施中医药标准化工程，重点开展中医临床诊疗指南、技术操作规范和疗效评价标准的制定、推广与应用。系统开展中医治未病标准、药膳制作标准和中医药保健品标准等研究制定。健全完善中药质量标准体系，加强中药质量管理，重点强化中药炮制、中药鉴定、中药制剂、中药配方颗粒以及道地药材的标准制定与质量管理。加快中药数字化标准及中药材标本建设。加快国内标准向国际标准转化。加强中医药监督体系建设，建立中医药监督信息数据平台。推进中医药认证管理，发挥社会力量的监督作用。

（三）加大中医药政策扶持力度。落实政府对中医药事业的投入政策。改革中医药价格形成机制，合理确定中医医疗服务收费项目和价格，降低中成药虚高药价，破除以药补医机制。继续实施不取消中药饮片加成政策。在国家基本药物目录中进一步增加中成药品种数量，不断提高国家基本药物中成药质量。地方各级政府要在土地利用总体规划和城乡规划中统筹考虑中医药发展需要，扩大中医医疗、养生保健、中医药健康养老服务等用地供给。

（四）加强中医药人才队伍建设。建立健全院校教育、毕业后教育、继续教育有机衔接以及师承教育贯穿始终的中医药人才培养体系。重点培养中医重点学科、重点专科及中医药临床科研领军人才。加强全科医生人才、基层中医药人才以及民族医药、中西医结合等各类专业技能人才培养。开展临床类别医师和乡村医生中医药知识与技能培训。建立中医药职业技能人员系列，合理设置中医药健康服务技能岗位。深化中医药教育改革，建立中医学专业认证制度，探索适应中医医师执业分类管理的人才培养模式，加强一批中医药重点学科建设，鼓励有条件的民族地区和高等院校开办民族医药专业，开展民族医药研究生教育，打造一批世界一流的中医药名校和学科。健全国医大师评选表彰制度，完善中医药人才评价机制。建立吸引、稳定基层中医药人才的保障和长效激励机制。

（五）推进中医药信息化建设。按照健康医疗大数据应用工作部署，在健康中国云服务计划中，加强中医药大数据应用。加强中医医院信息基础设施建设，完善中医医院信息系统。建立对患者处方真实有效性的网络核查机制，实现与人口健康信息纵向贯通、横向互通。完善中医药信息统计制度建设，建立全国中医药综合统计网络直报体系。

五、组织实施

（一）加强规划组织实施。进一步完善国家中医药工作部际联席会议制度，由国务院领导同志担任召集人。国家中医药工作部际联席会议办公室要强化统筹协调，研究提出中医药发展具体政策措施，协调解决重大问题，加强对政策落实的指导、督促和检查；要会同相关部门抓紧研究制定本规划纲要实施分工方案，规划建设一批国家中医药综合改革试验区，确保各项措施落到实处。地方各级政府要将中医药工作纳入经济社会发展规划，加强组织领导，健全中医药发展统筹协调机制和工作机制，结合实际制定本规划纲要具体实施方案，完善考核评估和监督检查机制。

（二）健全中医药管理体制。按照中医药治理体系和治理能力现代化要求，创新管理模式，建立健全国家、省、市、县级中医药管理体系，进一步完善领导机制，切实加强中医药管理工作。各相关部门要在职责范围内，加强沟通交流、协调配合，形成共同推进中医药发展的工作合力。

（三）营造良好社会氛围。综合运用广播电视、报刊等传统媒体和数字智能终端、移动终端等新型载体，大力弘扬中医药文化知识，宣传中医药在经济社会发展中的重要地位和作用。推动中医药进校园、进社区、进乡村、进家庭，将中医药基础知识纳入中小学传统文化、生理卫生课程，同时充分发挥社会组织作用，形成全社会“信中医、爱中医、用中医”的浓厚氛围和共同发展中医药的良好格局。

【法规名称】国家中医药管理局办公室关于申报中医药标准化研究中心的通知
【发文单位】国家中医药管理局办公室
【颁布时间】2016 年 9 月
【实施时间】2016 年 9 月
【效力属性】有效

国家中医药管理局办公室关于申报中医药标准化研究中心的通知

各省、自治区、直辖市卫生计生委、中医药管理局，中国中医科学院、北京中医药大学：

为贯彻落实《中医药事业发展“十三五”规划》《中医药标准化中长期发展规划纲要（2011-2020 年）》的任务要求，加强中医药标准化支撑体系建设，系统开展中医药标准化理论、方法和技术研究，提升中医药标准化研究能力，推动中医药标准化工作科学开展，根据《国家中医药局关于印发 2016 年中医药工作要点的通知》，我局决定开展中医药标准化研究中心建设工作，现将有关事项通知如下：

一、申报对象

具有较好中医药标准化工作基础的中医药医疗、教育、科研机构。现有中医药及相关领域的国家级、部局级重点学科、重点专科、重点研究基地（重点实验室和研究室）单位可优先考虑。

二、申报条件

（一）具有稳定的研究方向

研究中心必须有明确、稳定的中医药标准化研究方向，能够抓住中医药标准化工作中的关键科学问题，体现中医药事业发展的需求。研究中心建设应具有清晰的研究思路，可行的研究方案和明确的研究计划。

（二）具有结构合理的高水平科研队伍

研究中心的科研团队应年龄、职称和知识结构合理，人员相对稳定，具有开展自主创新的能力，具备促进研究中心不断发展的潜力。

研究中心主任应热爱中医药事业，能够正确理解贯彻国家发展中医药的方针政策，在本领域具有较高学术影响力；在中医药标准化工作中具有一定的经验，掌握本学科和标准化工作国内外发展现状与趋势；具有较强的组织管理和协调能力，并有足够的时间和精力在研究中心从事科研和组织领导工作，在研究中心的建设与发展中起主导作用。

（三）具有较好的研究基础

1．科学研究基础

2011 年以来，以申报的研究中心人员为主承担并完成了至少 1 项国家级课题或 3 项以上省部级课题（不包含标准化项目），产生一定的反映研究中心水平和工作能力的代表性研究成果，在研究方向上至少出版著作 2 部，或发表核心期刊论文 10 篇。

2．标准化工作基础

2011 年以来，以申报的研究室中心人员为主承担并完成至少 1 项国家级或 2 项省部级中医药标准化项目，出版中医药标准化相关著作至少 1 部，或在研究方向上发表核心期刊论文至少 5 篇。

（四）具备较好的组织和制度保障

依托单位能为研究中心提供一定面积的独立办公用房，每年固定投入经费 10 万元以上，将研究中心的综合建设纳入本单位工作规划和日常工作，建立有利于研究中心运行的管理机制，在科研活动、技术支撑和后勤保障等方面给予支持，保证重点研究室建设和建成后的运行。

三、申报及认定程序

（一）各省级中医药管理部门根据本省（区、市）的具体情况，做好组织申报工作，原则上每省（区、市）推荐数量不超过 2 个。

（二）具备条件的单位填写《全国中医药标准化研究中心申报书》（附件 1），一式 2 份，加盖公章后，报送所在省（区、市）中医药管理部门审核。

（三）各省级中医药管理部门对申报单位进行审核，将《全国中医药标准化研究中心申报书》《中医药标准化研究中心申报汇总表》（附件 2）各一式 1 份，于 2016 年 10 月 12 日前寄送至我局政策法规与监督司，并将电子版发送至电子邮箱 zybiaoban@163.com。

（四）国家中医药管理局政策法规与监督司将组织专家对申报单位进行评审，根据评审结果择优确定研究中心后，在国家中医药管理局网站公示无异议后，按程序报批，国家中医药管理局公布中医药标准化研究中心名单。

四、联系方式

国家中医药管理局政策法规与监督司法规与标准处

联系人及电话：

王丽颖 010-59957669

陈沛沛 010-59957635

通信地址：北京市东城区工体西路 1 号

邮政编码：100027

附件（略）：全国中医药标准化研究中心申报书

中医药标准化研究中心申报汇总表

国家中医药管理局办公室

2016 年 9 月

【法规名称】关于印发基层中医药服务能力提升工程“十三五”行动计划的通知
【发文单位】国家中医药管理局
【发文字号】国中医药医政发〔2016〕33号
【颁布时间】2016年10月17日
【实施时间】2016年10月17日
【效力属性】有效

关于印发基层中医药服务能力提升工程“十三五”行动计划的通知

国中医药医政发〔2016〕33号

各省、自治区、直辖市、新疆生产建设兵团卫生计生委（卫生局）、中医药管理局、人力资源社会保障厅（局）、食品药品监督管理局，军队各有关大单位卫生管理部门：

为贯彻落实国务院“十三五”深化医改规划和中医药发展战略规划纲要（2016-2030年）等对中医药（含民族医药，下同）工作的部署和要求，进一步提升基层中医药服务能力，在总结“十二五”基层中医药服务能力提升工程实施工作的基础上，国家中医药管理局、国家卫生计生委、人力资源社会保障部、国家食品药品监管总局、中央军委后勤保障部联合制定了《基层中医药服务能力提升工程“十三五”行动计划》。现印发给你们，请认真贯彻执行。

附件（略）：

1. 基层中医药服务能力提升工程行动计划考核评价指标
2. 中医医疗技术目录

国家中医药管理局 国家卫生计生委 人力资源社会保障部
国家食品药品监管总局 中央军委后勤保障部
2016年10月17日

基层中医药服务能力提升工程“十三五”行动计划

深化医改特别是“十二五”以来，在党中央、国务院坚强领导下，在地方各级党委政府高度重视和相关部门大力支持下，各地区按照“保基本、强基层、建机制”的基本原则，加大基层中医药(含民族医药，下同)工作力度，中医药服务可及性和能力得到明显提高。到2015年底，96.93%的社区卫生服务中心、92.97%的乡镇卫生院、80.97%的社区卫生服务站、60.28%的村卫生室能够提供中医药服务，与2012年相比，分别提高了21.33%、26.47%、29.37%、2.78%。70.83%的社区卫生服务中心和54.81%的乡镇卫生院设立中医馆、国医堂等中医综合服务区，基层医疗卫生机构中医诊疗量占基层医疗卫生机构诊疗总量的24.22%，人民群众看中医的公平性、可及性和便利性得到明显改善，中医药为缓解群众看病就医问题发挥了重要作用。但也要清醒地看到，基层中医药服务能力仍然薄弱，基础设施条件差、人才缺失、政策落实不到位等问题仍然突出，发展水平还不能满足城乡居民对中医药的需求，迫切需要进一步加大工作力度，持续提升基层中医药服务能力。

为深入贯彻全国卫生与健康大会精神和“十三五”深化医改规划，全面落实《国务院关于印发中医药发展战略规划纲要（2016—2030 年）的通知》（国发〔2016〕15 号）《国务院关于促进健康服务业发展的若干意见》（国发〔2013〕40 号）《国务院办公厅关于印发中医药健康服务发展规划（2015—2020 年）的通知》（国办发〔2015〕32 号）和《国务院办公厅关于推进分级诊疗制度建设的指导意见》（国办发〔2015〕70 号）等对中医药工作的部署和要求，进一步提升基层中医药服务能力，增强城乡居民对中医药的获得感和满意度，在总结“十二五”基层中医药服务能力提升工程（以下简称提升工程）实施工作基础上，制订本行动计划。

一、总体要求

（一）指导思想。以“创新、协调、绿色、开放、共享”发展理念为指导，以利民惠民为宗旨，以服务网络和队伍建设为重点，坚持问题和目标导向，聚焦重点领域和关键环节，按照夯实基础、补齐短板、注重内涵、提升质量的工作要求，切实推进基层中医药医疗、预防、保健、康复等服务能力明显提升，使城乡居民能够享受到安全、有效、经济、便捷的中医药服务，为我国分级诊疗制度建立、健康中国建设和中医药事业全面发展做出新贡献。

（二）主要目标。到 2020 年，以社区卫生服务中心、社区卫生服务站、乡镇卫生院、村卫生室为主体，县级中医类医院（含中医、中西医结合、民族医医院，下同）为龙头，县级综合医院、妇幼保健机构等非中医类医疗机构中医药科室为骨干，中医门诊部、诊所为补充的基层中医药服务网络基本完善，服务设施设备明显改善，人员配备较为合理，管理更加规范，服务能力有较大提升，较好地满足城乡居民对中医药服务的需求，实现人人基本享有中医药服务。

具体目标是：到 2020 年，所有社区卫生服务机构、乡镇卫生院和 70%的村卫生室具备中医药服务能力；85%以上的社区卫生服务中心和 70%以上的乡镇卫生院设立中医馆、国医堂等中医综合服务区；基层医疗卫生机构中医诊疗量在“十三五”期间有明显提升，占基层医疗卫生机构诊疗总量比例力争达到 30%。

二、重点任务

（一）进一步加强基层中医药服务网络建设

1. 加强县级中医类医院基础设施建设。县级以上地方人民政府要认真落实《国务院办公厅关于印发全国医疗卫生服务体系规划纲要(2015—2020 年）的通知》（国办发〔2015〕14 号），切实履行好举办县级中医类医院的主体责任，每个县级区域内原则上要设置 1 个政府举办的县级中医类医院，加强对尚未达标的政府举办的县级中医类医院基础设施建设，改善服务条件，到 2020 年，力争全国所有政府举办的县级中医类医院基础设施条件达到国家建设标准。

2. 加强县级综合医院和妇幼健康服务机构中医药科室建设。县级综合医院要按照《综合医院中医临床科室基本标准》《医院中药房基本标准》《县医院医疗服务能力基本标准》加强中医临床科室和中药房建设，县级妇幼健康服务机构要按照《关于妇幼健康服务机构标准化建设与规范化管理的指导意见》和《各级妇幼健康服务机构业务部门设置指南》要求加强中医妇科和中医儿科建设，到 2020 年，85%以上的县级综合医院设有标准化中医科和中药房，100%的县级妇幼健康服务机构能够提供中医药服务。

3. 加强基层医疗卫生机构中医药服务条件建设。社区卫生服务中心和乡镇卫生院要按照《社区卫生服务中心基本标准》《乡镇卫生院中医科基本标准》加强中医科和中药房建设，并配备中医诊疗设备；社区卫生服务站和村卫生室要加强中医诊疗设备配备，到 2020 年，社区卫生服务中心和乡镇卫生院普遍设有标准化中医科和中药房，100%的社区卫生服务站和70%以上的村卫生室具备提供中医药服务的条件。

4. 鼓励社会力量在基层办中医。鼓励社会力量在基层优先举办妇科、儿科、骨伤、肛肠等非营利性中医专科医院，发展具有中医特色的康复医院、护理院（站）。鼓励社会力量举办连锁中医医疗机构，对社会资本举办只提供传统中医药服务的中医门诊部、诊所，医疗机构设置规划和区域卫生发展规划对其不作布局限制，支持有资质的中医专业技术人员特别是名老中医开办中医门诊部、诊所，鼓励药品经营企业举办中医坐堂医诊所。保证社会办非营利性中医医疗机构和政府办中医医疗机构在准入、执业等方面享有同等权利。

（二）切实加强基层中医药人才队伍建设

5. 夯实基层中医药人才队伍。强化以全科医生为重点的基层中医药人才队伍建设，推进中医类别全科医生（含助理全科医生）培养，实施农村订单定向免费医学生培养和全科医生特设岗位计划等人才培养、聘用工作，严格按照《乡村医生从业管理条例》要求，稳妥开展农村具有中医药一技之长人员纳入乡村医生管理工作。到2020年，基本实现城乡每万居民有0.4-0.6名合格的中医类别全科医生，各省（区、市）的社区卫生服务中心和乡镇卫生院中医类别医师占同类机构医师总数比例达到20%以上，社区卫生服务站至少配备1名中医类别医师或能够提供中医药服务的临床类别医师，70%以上的村卫生室至少配备1名能够提供中医药服务的乡村医生或中医类别（临床类别）医师或乡村全科执业助理医师。

6. 加强基层中医药人员在职培训和学历教育。建立机制，对现有基层中医药人员通过岗位培训、外出进修、跟师学习等方式，提高岗位技能，培养县乡村中医临床技术骨干1.5万名；每个县级中医医院要建设1-2个基层名老中医药专家传承工作室，吸引、鼓励名老中医药专家和长期服务基层的中医药专家通过师承模式培养基层中医药骨干人才；加强在职基层中医药人员学历教育，提高其学历层次和水平。

7. 加强基层西医人员中医药知识和技能培训。对在职在岗以西医药知识为主的全科医生和乡村医生、临床类别医师等基层卫生技术人员加强中医药知识和技能培训，规范和提高其运用中医药诊疗知识、技术方法处理基层常见病和多发病的基本技能，鼓励基层西医人员提供中医药服务。将中医药作为乡村全科执业助理医师资格考试、岗位培训、继续教育的必要内容。

（三）进一步加强基层中医药服务能力建设

8. 加强中医医疗服务能力建设。县级中医医院要加强内科、外科、妇科、儿科、针灸、推拿、骨伤、肛肠、老年病等中医特色优势专科(专病)和临床薄弱专科、医技科室建设，强化中医诊疗技术水平，推广实施至少30个以上病种中医诊疗方案，提高中医优势病种诊疗能力和综合服务能力，服务能力达到《县级中医医院服务能力建设基本标准》，80%以上的县级中医医院达到二级甲等中医医院水平；县级综合医院应根据《综合医院中医药工作指南》加强中医药服务能力建设，提高常见病、多发病和慢性病中医规范化诊疗服务能力；县级妇幼健康服务机构应着力提高妇女儿童常见病、多发病中医诊疗服务能力以及健康问题保健指导和干预能力；加强社区卫生服务中心和乡镇卫生院中医馆、国医堂等中医综合服务区建设、中医药特色社区卫生服务站和村卫生室建设，推广多种中医药方法和手段综合使用的基层中医药综合服务模式，充分发挥中医药在常见病、多发病和慢性病防治以及疾病康复中的作用。

通过组建医联体、医师多点执业等方式，鼓励城市二级以上中医医院医师到基层医疗卫生机构多点执业或者定期出诊、巡诊；鼓励县级中医医院探索开展县乡一体化中医药服务，进一步提高基层中医药服务能力。

9. 提高中医药健康管理服务能力。各级卫生计生、中医药管理部门要加强对基层医疗卫生机构管理人员和中医药服务团队开展以中医药健康管理服务规范和技术规范为主要内容的专题培训，注重发挥县级中医医院、综合医院和妇幼保健院对基层医疗卫生机构的技术指导作用，提高中医药健康管理服务能力。要充分利用信息化手段组织开展国家基本公共卫生服务中医药健康管理服务项目，提高服务效率，到2020年，老年人和儿童中医药健康管理率达到65%。在孕产妇、亚健康人群和高血压、糖尿病等慢性病患者健康管理中，要充分发挥中医药的优势和作用，逐年提高重点人群和慢性病患者中医药健康管理率。基层医疗卫生服务机构应根据《健康教育中医药基本内容》开展中医健康教育，在健康教育印刷资料、音像资料的种类、数量、宣传栏更新次数以及健康知识讲座、公众健康咨询的次数等方面，中医药内容应不少于40%。

10. 拓宽中医药服务领域。基层医疗卫生机构要从注重疾病治疗转向同时注重维护健康、发展治未病和康复等多元化服务。鼓励基层医疗卫生机构除提供常见病、多发病和慢性病中医诊疗外，积极提供中医药咨询指导和人员技术培训，向城乡居民推广中医养生保健知识和技术方法。应根据城乡居民中医药服务需求，不断完善中医药服务内容，丰富服务形式，拓展服务项目。鼓励基层医疗卫生机构与养老服务机构开展多种形式的合作，以老年病、慢性病为重点，开展融合中医特色健康管理的老年人养生保健、医疗、康复、护理服务，促进中医药与健康养老结合。有条件的基层医疗卫生机构应开展社区和居家中医药健康养老服务。鼓励基层医疗卫生机构面向区域内的机关单位、学校、写字楼、乡镇企业等功能社区人群，创新工作机制和服务模式，开展针对性的中医药服务。注重发挥中医护理在社区护理、老年护理、家庭护理中的独特作用，提供饮食护理、情志护理、用药护理、健康宣教等中医护理服务。

11. 推进基层签约服务。各地要认真贯彻落实《关于推进家庭医生签约服务的指导意见》，积极推进家庭医生签约服务，逐步实现每个家庭医生团队都有能够提供中医药服务的医师或乡村医生。在推进签约服务过程中，要注重签约服务效果，努力让居民通过签约服务能够获得更加便利的中医药服务，引导居民主动签约。同时，要积极探索提供差异化服务、分类签约、有偿签约等多种签约服务形式，满足居民多层次中医药服务需求。

（四）加快推进基层中医药信息化建设

12. 加强县级中医医院信息化建设。要加强以电子病历和医院管理为重点的信息系统建设，功能涵盖电子病历、诊疗规范、绩效考核及综合业务管理等，规范接入区域人口健康卫生信息平台，按照国家和行业标准，实现电子病历、医院运营数据的规范上报，实现电子病历的连续记录与不同级别、不同类别医疗卫生机构之间的信息共享、互联互通。

13. 加强基层医疗卫生机构中医药信息化建设。要加强基层中医馆、国医堂等中医综合服务区健康信息平台建设，功能涵盖中医特色电子病历、辅助开方、辅助诊断、名老中医知识库、古籍文献知识库、远程诊疗、远程教育、中医药健康管理等，并与基层医疗卫生机构现有信息系统互联互通、资源共享。

14. 推动“互联网+”基层中医医疗。县级中医医院和基层中医馆（国医堂）要大力发展中医远程医疗等新型医疗服务模式，探索互联网延伸医嘱、电子处方等网络中医医疗服务应用，充分利用移动互联网、智能客户端、即时通讯等现代信息技术提供在线预约诊疗、候诊提醒、划价收费、诊疗报告查询、药品配送等服务，让群众享受到规范、便捷、有效的中医药服务。

（五）大力推广基层中医药适宜技术

15. 加大适宜技术推广力度。各省（区、市）要依托基层常见病多发病中医药适宜技术推广省级基地，5年内有计划、有针对性地对辖区内每个基层常见病多发病中医药适宜技术推广县级基地（主要为县级中医医院、下同）推广10类50项以上中医药适宜技术（具体技术类别和名称见附件2），为每个县级基地培训至少10名县级师资，每人掌握6类以上中医药适宜技术，每个县级基地能够按照中医药技术操作规范开展 45 项以上中医药适宜技术。

各县（区、市）要依托基层常见病多发病中医药适宜技术推广县级基地，5 年内有计划、有针对性地对辖区内基层医疗卫生机构推广 10 类 30 项以上中医药适宜技术，为每个基层医疗卫生机构至少培训 1 名适宜技术推广人员，每人掌握 4 类以上中医药适宜技术，每个社区卫生服务中心、乡镇卫生院能够按照中医药技术操作规范开展 6 类以上中医药适宜技术，每个社区卫生服务站、70%以上的村卫生室能够按照中医药技术操作规范开展 4 类以上中医药适宜技术。各地要加强对中医药民间特色诊疗技术的调查、挖掘整理、研究评价及推广应用。

16. 建立适宜技术推广工作机制。各地要落实适宜技术推广责任制，县级基地要指定至少 10 名、每个社区卫生服务中心（站）、乡镇卫生院和村卫生室至少要指定 1 名适宜技术推广人员，负责县级区域内和本机构内适宜技术推广工作，做到人员相对固定；要建立适宜技术推广考核奖惩机制，将适宜技术推广工作与县级中医医院评审、基层医疗卫生机构绩效考核结合起来，并将考核结果与适宜技术推广人员年度绩效分配、评先评优挂钩。要积极发挥中医药行业协会（学会）以及民营医疗机构在适宜技术推广中的作用。

（六）切实做好基层中医药城乡对口支援工作

17. 加强三级中医医院对口支援贫困地区县级中医医院。各地要按照《关于加强三级医院对口帮扶贫困县县级医院的工作方案》的要求，对贫困县（即集中连片特殊困难地区县和国家扶贫开发重点县）县级中医医院开展“一帮一”的对口支援工作。三级中医医院要采取驻点帮扶、人员培训、技术指导、巡回医疗、双向转诊、学科建设、合作管理等方式，加强贫困地区县级政府举办的中医医院能力建设，提高受援单位中医药服务能力、综合服务能力及管理水平；支援单位与受援单位要以签订协议书的形式确定对口支援关系，在协议书中要明确对口帮扶总体目标、年度任务、支援方式、支援时间、量化考核指标和支援医院派驻人员的相关保障，明确双方的责任和权利。

18. 加强二级以上中医医院对口支援乡镇卫生院。省级中医药管理部门应当结合本地实际，按照分类指导的原则，统筹安排辖区内二级以上中医医院开展对口支援中心乡镇卫生院和乡镇卫生院中医药服务能力建设工作。原则上中心卫生院由市级中医医院进行对口支援，每年至少 4 所；乡镇卫生院由县级中医医院进行对口支援，每县每年 4 所。根据受援中心乡镇卫生院和乡镇卫生院的实际需求，以派驻支援队伍为主、设备和资金支持为辅，充分发挥支援队员特长，在承担当地常见病、多发病中医诊疗任务的同时，培育至少 5 类中医药适宜技术，通过开展临床带教、技术指导、专题讲座等形式帮助受援（中心）乡镇卫生院提高中医药服务能力；指导受援(中心)乡镇卫生院规范开展国家基本公共卫生中医药健康管理服务项目。

（七）推动中医中药中国行—中医药健康文化推进行动深入开展

19. 深入开展中医药健康文化推进行动。以“传播中医药健康文化、提升民众中医药健康文化素养”为主题，以完善中医药健康文化内容、搭建中医药健康文化推进平台、畅通中医药健康文化普及路径为主要内容，各地要通过制作中医药健康知识展板、阅报栏、宣传墙等形式，开展群众喜闻乐见、内容丰富的中医药科普宣传活动，宣传推广《中国公民中医养生保健素养》，普及中医药知识、养生保健理念和方法，引导城乡居民自觉养成健康生活方式和行为方式，到 2020 年，中国公民中医药健康文化素养较“十三五”初期提升 10%。

（八）进一步加强基层中医药规范管理

20. 进一步加强中医规范管理。各地要加强基层中医药服务质量的评估和监管，完善有关规章制度，重点对基层医疗卫生机构执行中医药行业标准和技术规范、合理用药进行监督检查。基层医疗卫生机构要严格执行中医诊疗规范，中医病历、处方等中医医疗文书书写要符合《中医病历书写规范》《中医电子病历基本规范（试行）》《处方管理办法》《中药处方格式及书写规范》等相关规定，规范服务行为，提高服务质量，保证医疗安全。

21. 进一步加强中药使用管理。基层医疗卫生机构中药饮片的采购、验收、保管、调剂、临方炮制、煎煮等，应按照《医院中药饮片管理规范》《医疗机构中药煎药室管理规范》等有关规定进行管理，保证中药饮片和煎煮中药的质量；开展中药饮片处方点评工作，促进中药饮片合理应用；按照《国家基本药物临床应用指南（中成药）》《国家基本药物处方集》《中成药临床应用指导原则》及医疗机构药品使用管理有关规定，规范医师处方行为，确保中成药类基本药物的合理使用。对乡村中医药技术人员自种、自采、自用民间习用中草药要加强管理，规范服务行为。

22. 进一步加强中药质量管理。各级食品药品监管部门应加强中药生产和经营企业中药质量监管，进一步规范中药采购程序，指导基层医疗卫生机构通过合法途径和程序采购中药饮片、中成药，保证中药质量，确保用药安全。

军队系统实施提升工程“十三五”行动计划相关任务由中央军委后勤保障部卫生局组织实施。

三、保障措施

（一）强化组织领导

提升工程行动计划涉及面广、情况复杂、政策性强，地方各级卫生计生、中医药管理、人力资源社会保障、食品药品监管部门和军队卫生部门要本着坚持不懈、持之以恒的原则，切实加强组织领导，将其作为重要任务纳入本部门工作总体安排，建立工作协调机制，充分发挥各级提升工程领导小组的作用，加强对实施工作的宏观指导和督促检查，研究协调解决实施工作中的困难和问题。

（二）强化责任制

落实部门职责。各地区各有关部门要切实履行职责，分工协作，密切配合，合力推进提升工程行动计划实施。

——中医药管理部门要把提升工程行动计划作为一把手工程抓细抓实抓好，会同相关部门制定提升工程行动计划实施方案，指定专门的处室和人员负责工作任务的落实和组织协调工作，对各项工作目标和任务进行细化分解，明确任务分工和责任人。加强对实施工作的指导、协调和监督。

——卫生计生部门要在基层医疗卫生机构评审评价和绩效考核中，将中医药内容列为重要指标；在对基层医疗卫生机构进行执业许可和年度校验时，要落实好医疗机构基本标准中有关中医药科室设置和人员配备等方面的要求；在基层医疗卫生机构建设、全科医生培养、基本公共卫生服务项目和基层卫生重点项目建设以及家庭医生签约服务等方面将中医药作为重要内容纳入其中，统筹考虑，统一安排。

——人力资源社会保障部门要将符合条件的中药（含中药饮片、中成药、中药制剂）和中医诊疗项目按规定纳入基本医疗保险基金支付范围，建立适应中医行业特点的人事薪酬制度。

——食品药品监管部门要制定加强基层中药质量监督管理、完善医疗机构中药制剂在基层调剂使用的政策措施，保证中药质量，确保用药安全。

——军队系统卫生行政部门要制定加强基层部队中医药服务能力建设的政策措施。

建立目标责任制。各省、市、县要围绕提升工程行动计划的主要目标和重点任务进行细化分解，层层分解任务，层层落实责任，做到每项工作都有明确的目标责任、明确的时间节点和明确的考核内容，把提升工程行动计划的重点任务落到实处。

（三）强化政策落实

落实政府对基层中医药投入补偿政策。各级政府要逐步增加基层中医药投入，重点支持基层医疗卫生机构开展中医药特色优势服务能力建设、县级公立中医类医院基础设施建设、重点专科专病建设以及基层中医药人才培养引进。进一步细化落实政府对县级公立中医类医院投入倾斜政策，研究制定有利于县级公立中医类医院发挥中医药特色优势的具体补助办法。完善相关财政补助政策，鼓励基层医疗卫生机构提供中医药适宜技术与服务。认真实施《全国医疗服务价格项目规范（2012 年版）》，及时完善、调整中医医疗服务收费项目和价格，充分体现服务成本和技术劳务价值，促进中医诊疗技术的临床应用。

落实医保对中医药服务的鼓励政策。在推进医保支付制度改革中，完善差别支付政策，支付比例进一步向基层倾斜，鼓励使用中医药服务，引导群众小病到基层就诊。在推进按病种付费时，要以既往费用数据和医保基金支付能力为基础，建立谈判协商机制，在保证疗效的基础上科学合理确定中西医病种付费标准，引导基层使用中医药适宜技术，节约医疗费用。逐步将日间手术以及符合条件的中西医病种门诊治疗纳入医保基金病种付费范围。

鼓励和规范中药饮片与中药制剂使用。各地要全面落实不取消中药饮片加成、中药饮片不纳入药占比控制范围等政策。加强中药饮片合理应用管理，采取加强中药饮片处方质量管理、建立专项点评制度等措施严格控制中药饮片的不合理使用。落实《关于加强医疗机构中药制剂管理的意见》（国中医药医政发〔2010〕39 号），鼓励医疗机构按规定在基层调剂使用中药制剂。

落实完善吸引稳定基层中医药人才的激励政策。在深化县级公立中医类医院改革和基层医疗卫生机构编制、人事、收入分配制度改革中，各地要通过落实完善基层中医药人员编制备案管理、职称评聘、收入分配和发展空间等措施，鼓励毕业生、离退休老中医药专家、在职在岗中医药人员到基层服务。鼓励各地积极探索县乡村医疗卫生机构中医药人员一体化管理，推动人才资源下沉。

（四）强化项目带动

国家设立提升工程专项，重点加强基层医疗卫生机构中医综合服务区及其健康信息平台建设、中医药设备配置，基层中医药人员培养，基层中医药适宜技术推广，城乡对口支援中医药服务能力建设，县级公立中医类医院基础设施、中医特色优势重点专科专病、中医医疗技术推广应用能力和信息化建设等。各地要围绕提升工程行动计划明确的重点任务和国家实施的建设项目，加大资金投入，形成上下联动、共同投入、相互配合的投入机制，确保各项工作任务顺利完成。

（五）强化示范引领

国家中医药管理局持续组织开展全国基层中医药工作先进单位创建活动，树立一批先进典型，发挥示范引领作用。省级中医药管理部门要积极组织有条件的地区按照《全国基层中医药工作先进单位评审命名管理办法》和《全国基层中医药工作先进单位建设标准和评审细则》的要求开展创建工作，并与提升工程行动计划实施相结合。同时，要深入挖掘、总结提炼先进单位可操作、可复制的成功经验，并及时加以推广。到 2020 年，力争 35%的县级区域建成全国基层中医药工作先进单位。

（六）强化考核督查

加强考核督查。各地要将提升工程行动计划纳入本地区“十三五”深化医改规划和年度医改重点任务，将其重点指标纳入地方各级政府、卫生计生部门的年度责任目标考核。地方各级中医药管理部门要会同同级卫生计生行政部门根据提升工程行动计划考核评价指标（见附件 1）加强对辖区内基层医疗机构的考核。

各省、市要围绕提升工程行动计划确定的主要目标和重点任务以及考核评价指标进行“对账盘点”，加强督促检查，5 年内省级督查覆盖辖区内所有的市（地）和 60%的县（市、区）、市级督查覆盖辖区内所有的县（市、区）和 60%的基层医疗卫生机构。国家提升工程领导小组适时对各省（区、市）提升工程行动计划实施情况进行督查。

建立通报奖惩制度。各地要将年度考核督查结果及时向被考核督查的相关部门及所在的地方政府通报，并将考核督查结果作为基层中医药服务能力项目分配、年度工作目标考核合格、评先评优的重要依据，对工作进展缓慢、落实不力的地区要进行约谈。

军队系统督查工作由中央军委后勤保障部卫生局组织实施。

（七）强化宣传引导

各地要充分利用广播、电视、报刊、网络等媒体加强提升工程行动计划的宣传和培训，使各级卫生计生、中医药管理、人力资源社会保障、食品药品监管部门和基层医疗卫生机构以及城乡居民充分认识实施提升工程行动计划的目的意义、目标任务和政策措施，调动各方参与实施的积极性、主动性和创造性，充分发挥基层中医药人员主力军作用，营造全社会共同关心和支持提升工程行动计划的良好氛围。

【法规名称】国家中医药管理局办公室关于印发乡镇卫生院 社区卫生服务中心中医综合服务区（中医馆）建设指南的通知
【发文单位】国家中医药管理局办公室
【发文字号】国中医药办医政发〔2016〕32 号
【颁布时间】2016 年 11 月 3 日
【实施时间】2016 年 11 月 3 日
【效力属性】有效

国家中医药管理局办公室关于印发乡镇卫生院 社区卫生服务中心中医综合服务区（中医馆）建设指南的通知

国中医药办医政发〔2016〕32 号

各省、自治区、直辖市卫生计生委、中医药管理局，新疆生产建设兵团卫生局：

为指导和规范乡镇卫生院、社区卫生服务中心中医综合服务区（中医馆）建设，我局组织专家在总结各地先进经验和地方标准基础上，制定了《乡镇卫生院 社区卫生服务中心中医综合服务区（中医馆）建设指南》，供各地参照执行。

各省级中医药管理部门可参考本指南，结合地方实际，制定、细化本省区市标准，用于指导本省区市乡镇卫生院、社区卫生服务中心中医馆建设。村卫生室、社区卫生服务站等其他基层医疗卫生机构中医馆建设，由各地参照此指南，自行制定建设标准。

各地在工作过程中有何意见或建议，请及时联系我局医政司。

联 系 人：医政司基层服务管理处 程 强

联系电话：010—59957816

电子邮箱：yizhengsierchu@126.com

国家中医药管理局办公室

2016 年 11 月 3 日

乡镇卫生院 社区卫生服务中心中医综合服务区（中医馆）建设指南

一、中医科室设置

（一）乡镇卫生院、社区卫生服务中心中医（含民族医，下同）科独立设置，并设中医诊室（2 个以上）、中医治疗室（2 个以上）等，有条件的可以设置中药煎药室、中药库、治未病室、示教室和候诊区等。

（二）中医科室集中设置，原则上设在机构的一楼或沿街等突出位置，装修装饰体现中医药文化特色，形成中医药文化氛围浓厚并相对独立的中医综合服务区，诊区外悬挂“中医馆”“国医堂”等牌匾（可按本地特点进行统一要求）。中医综合服务区使用面积原则上不低于 80 平方米。

（三）配备诊断床、听诊器、血压计、温度计、治疗推车、计算机等基本设备，并配备 10 种以上中医诊疗设备和康复设备（选配参考详见附表）。

二、中药房建设和药事服务

（一）中药房原则上在中医综合服务区内相对独立设置，参照国家中医药管理局《医院中药房基本标准》（国中医药发[2009]4 号）进行建设。配备中药饮片柜（药斗）、药架（药品柜）、调剂台、药戥、电子秤、冷藏柜等，其中中药饮片柜（药斗）要结构规范合理、外观古朴典雅并具有防虫蛀、防腐蚀、防潮湿等功能。

（二）中药饮片调剂室面积应与业务需求相适应，中药饮片（含中药颗粒剂、民族药制剂）原则上不少于 300 种。

（三）有条件的可设置煎药室提供煎药服务，其使用面积原则上不低于 10 平方米；也可与上级中医医院或有合格资质的药品经营企业等进行合作，采用互联网、物联网等技术提供中药饮片配送、代煎代送等服务。

三、中医药人员配备

（一）中医类别执业（助理）医师占本机构执业医师总数的比例达到 20%以上，且应不少于 2 名。其中社区卫生服务中心应至少有 1 名中级以上职称的中医类别执业医师。

（二）从事中药饮片调剂的，应为中药专业技术人员或经过中医药知识与技能培训并考核合格的药学专业技术人员；煎药室工作人员，应经过中药煎药相关知识和技能培训并考核合格。

四、中医医疗和康复服务

（一）能够提供中药饮片、针刺、艾灸、刮痧、拔罐、中医微创、推拿、敷熨熏浴、骨伤、肛肠、其他类等项目中的 6 类以上中医药技术方法。

（二）中医诊疗人次占总诊疗人次的比例达 30%以上；中医处方（包含中药饮片、中成药）占处方总数的比例达 30%以上；中药饮片处方占处方总数的比例达 5%以上或中医非药物疗法治疗人次占总诊疗人次的比例达 10%以上。

（三）能够应用中医药康复手段，结合现代理疗方法和中医药理论方法，对中风后遗症、肢残等疾病进行康复治疗。

（四）鼓励培育中医优势病种和中医特色专科，坚持中医药诊疗方法的综合运用，大力推广使用中医药适宜技术，提高基层常见病多发病的中医临床疗效。

五、中医预防保健服务

（一）规范提供中医药健康管理服务，目标人群覆盖率不低于国家基本要求。

（二）运用中医药理论知识在饮食起居、情志调摄、食疗药膳、运动锻炼等方面对居民开展养生保健知识宣教等中医药健康教育，注重发挥权威中医类报刊等媒体的健康传播作用，在健康教育印刷资料、音像资料的种类、数量、宣传栏更新次数以及讲座、咨询活动次数等方面，应有 40%以上的中医药内容。

（三）运用中医药知识和方法，开展 2 种以上慢性病患者的中医药健康管理服务。

（四）充分发挥中医药特色优势，积极参与传染病等突发公共卫生事件的预防控制、救治等工作。

六、信息化建设

（一）接入并使用中医健康信息平台，与基层医疗卫生机构现有信息系统实现互联互通、资源共享，功能涵盖中医特色电子病历、辅助开方、辅助诊断、名老中医知识库、古籍文献知识库、远程诊疗、远程教育、远程会议以及中医药健康管理等。

（二）鼓励使用移动互联网、智能客户端、即时通讯等现代信息技术提供在线预约诊疗、候诊提醒、划价收费、诊疗报告查询、药品配送等服务，探索互联网延伸医嘱、电子处方等网络中医医疗服务应用，提高服务效率和质量。

七、规章制度执行

（一）实施国家基本药物制度，严格中药饮片、中成药的使用管理，执行中医药临床技术操作规范等中医药相关行业标准规范。

（二）建立工作考核评价制度，将中医药基本医疗、中医药健康管理服务、中医药适宜技术使用等情况，纳入人员年度工作目标和绩效考核内容。

（三）制定执行人员岗位责任制、在职教育培训等各项规章制度。

附件（略）

【法规名称】人力资源社会保障部、国家卫生计生委、国家中医药局关于评选国医大师、全国名中医的通知
【发文单位】人力资源社会保障部 国家卫生计生委 国家中医药局
【发文字号】人社部函〔2016〕282号
【颁布时间】2016年11月25日
【实施时间】2016年11月25日
【效力属性】有效

人力资源社会保障部、国家卫生计生委、国家中医药局关于评选国医大师、全国名中医的通知

人社部函〔2016〕282号

各省、自治区、直辖市人力资源社会保障厅（局）、卫生计生委、中医药局，新疆生产建设兵团人力资源社会保障局、卫生局：

近年来，全国中医药系统广大干部职工在党中央、国务院的正确领导下，以邓小平理论、“三个代表”重要思想、科学发展观为指导，全面贯彻落实党的十八大和十八届三中、四中、五中、六中全会精神，深入学习贯彻习近平总书记系列重要讲话精神，按照党中央、国务院关于中医药工作的重要指示，奋发进取，开拓创新，中医药事业取得了新的发展。为认真贯彻落实党和国家推动中医药振兴发展的重大战略部署，营造名医辈出的良好氛围，激励广大中医药工作者不忘初心、继续前进，人力资源社会保障部、国家卫生计生委、国家中医药局决定，组织开展国医大师、全国名中医评选表彰工作。现将有关事项通知如下：

一、评选范围、表彰和推荐名额

（一）评选范围。全国卫生计生和中医药医疗、教育、科研等机构从事临床工作的中医药人员。

（二）表彰名额。国医大师荣誉称号获得者30名（至少含民族医2名）；全国名中医荣誉称号获得者100名。

（三）推荐名额。实行差额推荐，国医大师推荐名额68名，全国名中医推荐名额112名（名额分配见附件2）。

二、评选条件

（一）国医大师。国医大师人选应为省级名中医或全国老中医药专家学术经验继承工作指导老师，同时应具备以下条件：

1. 热爱祖国，热爱人民，拥护党的领导，热爱中医药事业，品行端正，医德高尚；

2. 从事中医临床或炮制、鉴定等中药临床使用相关工作50年以上，仍坚持临床工作，经验丰富，技术精湛；

3. 具有主任医师、主任药师或同等专业技术职务；

4. 中医药理论造诣深厚，学术成就卓越，学术思想或技术经验独到，在传承学术、培养继承人方面有较大建树；

5. 为发展中医药事业做出杰出贡献，在全行业有重大影响，在群众中享有很高声誉；

6. 遵纪守法，廉洁自律，无违法违纪违规等问题。

（二）全国名中医。全国名中医人选应为省级名中医、省级以上老中医药专家学术经验继承工作指导老师或全国优秀中医临床人才，同时应具备以下条件：

1. 热爱祖国，热爱人民，拥护党的领导，热爱中医药事业，品行端正，医德高尚；

2. 从事中医临床或炮制、鉴定等中药临床使用相关工作35年以上，仍坚持临床工作，经验丰富，技术精湛；

3. 具有主任医师、主任药师或同等专业技术职务；

4. 中医药理论造诣较为深厚，学术成果丰硕，学术经验丰富，在传承学术、培养继承人方面有显著成效；

5. 为发展中医药事业做出突出贡献，在全行业有较大影响，在群众中享有良好声誉；

6. 遵纪守法，廉洁自律，无违法违纪违规等问题。

三、评选程序及要求

（一）基本原则

1. 各省（自治区、直辖市）及新疆生产建设兵团人力资源社会保障部门、卫生计生部门、中医药部门负责本地区人选的组织推荐工作；国家卫生计生委负责直属联系单位人选的组织推荐工作；国家中医药局负责中国中医科学院和北京中医药大学人选的组织推荐工作。

2. 推荐工作坚持公开、公平、公正的原则，注重面向基层和工作一线，采取自下而上、逐级推荐的方式进行，严格执行“两审三公示”制度，应经过必要的民主程序，广泛征求意见。

3. 推荐单位对本地区（单位）推荐程序的规范性和推荐人选材料的真实性负责。

（二）评选程序

1. 基层推荐。各基层单位提出推荐人选，就拟推荐对象听取本单位干部职工（代表）会议和纪检（监察）部门意见，由领导班子集体研究决定，并在本单位公示。公示内容包括评选条件、推荐对象基本情况、主要事迹等，公示时间不少于5个工作日（下同），公示结束后逐级上报推荐审核。

2. 推荐单位申报。省级推荐单位就推荐程序的规范性、推荐材料的真实性以及推荐对象基本情况、主要事迹等进行审核，并组织专家评审。省级推荐单位按照分配名额提出初审推荐人选，并按照推荐的优先程度进行排序后，在规定时间内将推荐材料报国医大师、全国名中医评选表彰工作领导小组办公室。材料包括：推荐工作报告、《国医大师、全国名中医推荐对象汇总表》（附件3）《国医大师推荐审批表》（附件 4）《全国名中医推荐审批表》（附件 5）。推荐审批表和汇总表一式五份，盖章并附电子版光盘。推荐工作报告内容包括：推荐工作组织情况、征求意见情况、公示情况和推荐意见等。

3. 初审。领导小组办公室对省级推荐单位报送的推荐材料进行初审，向省级推荐单位反馈初审通过人员名单。初审通过后，省级推荐单位在本地区范围内对初审通过人选进行公示。公示结束后，将公示情况、处理意见报领导小组办公室。

4. 复审。领导小组办公室组织有关专家通过审阅材料、酝酿讨论、无记名投票等方式产生表彰建议人选名单，报请领导小组审议确定拟表彰人选，并在全国范围内进行公示。

5. 确定表彰人选。根据推荐、评审和公示情况，由领导小组研究确定表彰人选。

（三）有关要求

1. 评选工作要严格按照评选推荐条件进行，坚持以政治表现、医德医风、学术成就、技术经验、群众公认作为衡量标准，推荐的候选人要具有代表性、先进性和导向性。

2. 推荐单位要严格履行规定程序，在下达名额内报送推荐对象有关材料，并按照干部管理权限征求组织人事部门意见，不得重复推荐或超额推荐。

3. 严肃工作纪律，对未严格按照评选条件和规定程序推荐的单位，经查实后取消其推荐资格。对推荐评选工作中有严重失职、渎职或弄虚作假、借机谋取私利等违法违纪行为的，按有关法律、规定严肃处理。对于已经授予荣誉称号的表彰对象，如发生违法违纪等行为，撤销其荣誉称号，并收回奖章、证书，停止享受有关待遇。

4. 资格截止时间。从事中医药工作年限等时间计算截止到 2016 年 12 月 31 日。

5. 请于 2017 年 1 月 10 日前将推荐材料报领导小组办公室，逾期不予受理（以邮戳日期为准）。推荐审批表可从国家中医药局网站（www.satcm.gov.cn）“国医大师、全国名中医评选表彰”专栏下载。

四、奖励办法

对评选出的表彰人选分别授予国医大师、全国名中医荣誉称号，颁发奖章、证书，国医大师享受省部级先进工作者和劳动模范待遇。

五、组织领导

人力资源社会保障部、国家卫生计生委和国家中医药局联合成立国医大师、全国名中医评选表彰工作领导小组（附件 1. 简称领导小组），负责本次评选表彰的组织领导。领导小组下设办公室，办公室设在国家中医药局人事教育司，负责评选表彰的日常工作。同时设立监督组，负责监督此次评选表彰工作。

各推荐单位应成立相应评选机构，负责本地区（单位）的推荐评选工作，并随申报材料将评选机构成员名单、工作人员联系方式报领导小组办公室。

六、联系方式

国家中医药局人事教育司（领导小组办公室）：

联 系 人：陶 赟 宋丽娟

联系电话：010-59957769 59957809 59957761（传真）

电子邮箱：renshichu@satcm.gov.cn

通讯地址：北京市东城区工体西路 1 号（邮编：100027）

国家表彰奖励办公室：

联 系 人：王以庄

联系电话：010-84233499 84233475（传真）

电子邮箱：biaozhang@mohrss.gov.cn

通讯地址：北京市东城区和平里东街 3 号（邮编：100013）

附件 1. 国医大师、全国名中医评选表彰工作领导小组及办公室成员名单（略）

附件 2. 国医大师、全国名中医推荐名额分配表（略）

附件 3．国医大师、全国名中医推荐对象汇总表（略）

附件 4．国医大师推荐审批表（略）

附件 5．全国名中医推荐审批表（略）

人力资源社会保障部 国家卫生计生委

国家中医药管理局

2016 年 11 月 25 日

【法规名称】中华人民共和国中医药法
【颁布时间】2016 年 12 月 25 日
【实施时间】2017 年 7 月 1 日
【效力属性】有效

中华人民共和国主席令
第五十九号

《中华人民共和国中医药法》已由中华人民共和国第十二届全国人民代表大会常务委员会第二十五次会议于 2016 年 12 月 25 日通过，现予公布，自 2017 年 7 月 1 日起施行。

中华人民共和国主席 习近平

2016 年 12 月 25 日

中华人民共和国中医药法

第一章　总　则
第二章　中医药服务
第三章　中药保护与发展
第四章　中医药人才培养
第五章　中医药科学研究
第六章　中医药传承与文化传播
第七章　保障措施
第八章　法律责任
第九章　附　则

第一章　总　则

第一条 为了继承和弘扬中医药，保障和促进中医药事业发展，保护人民健康，制定本法。

第二条 本法所称中医药，是包括汉族和少数民族医药在内的我国各民族医药的统称，是反映中华民族对生命、健康和疾病的认识，具有悠久历史传统和独特理论及技术方法的医药学体系。

第三条 中医药事业是我国医药卫生事业的重要组成部分。国家大力发展中医药事业，实行中西医并重的方针，建立符合中医药特点的管理制度，充分发挥中医药在我国医药卫生事业中的作用。发展中医药事业应当遵循中医药发展规律，坚持继承和创新相结合，保持和发挥中医药特色和优势，运用现代科学技术，促进中医药理论和实践的发展。国家鼓励中医西医相互学习，相互补充，协调发展，发挥各自优势，促进中西医结合。

第四条 县级以上人民政府应当将中医药事业纳入国民经济和社会发展规划，建立健全中医药管理体系，统筹推进中医药事业发展。

第五条 国务院中医药主管部门负责全国的中医药管理工作。国务院其他有关部门在各自职责范围内负责与中医药管理有关的工作。县级以上地方人民政府中医药主管部门负责本行政区域的中医药管理工作。县级以上地方人民政府其他有关部门在各自职责范围内负责与中医药管理有关的工作。

第六条 国家加强中医药服务体系建设，合理规划和配置中医药服务资源，为公民获得中医药服务提供保障。国家支持社会力量投资中医药事业，支持组织和个人捐赠、资助中医药事业。

第七条 国家发展中医药教育，建立适应中医药事业发展需要、规模适宜、结构合理、形式多样的中医药教育体系，培养中医药人才。

第八条 国家支持中医药科学研究和技术开发，鼓励中医药科学技术创新，推广应用中医药科学技术成果，保护中医药知识产权，提高中医药科学技术水平。

第九条 国家支持中医药对外交流与合作，促进中医药的国际传播和应用。

第十条 对在中医药事业中做出突出贡献的组织和个人，按照国家有关规定给予表彰、奖励。

第二章 中医药服务

第十一条 县级以上人民政府应当将中医医疗机构建设纳入医疗机构设置规划，举办规模适宜的中医医疗机构，扶持有中医药特色和优势的医疗机构发展。合并、撤销政府举办的中医医疗机构或者改变其中医医疗性质，应当征求上一级人民政府中医药主管部门的意见。

第十二条 政府举办的综合医院、妇幼保健机构和有条件的专科医院、社区卫生服务中心、乡镇卫生院，应当设置中医药科室。县级以上人民政府应当采取措施，增强社区卫生服务站和村卫生室提供中医药服务的能力。

第十三条 国家支持社会力量举办中医医疗机构。

社会力量举办的中医医疗机构在准入、执业、基本医疗保险、科研教学、医务人员职称评定等方面享有与政府举办的中医医疗机构同等的权利。

第十四条 举办中医医疗机构应当按照国家有关医疗机构管理的规定办理审批手续，并遵守医疗机构管理的有关规定。举办中医诊所的，将诊所的名称、地址、诊疗范围、人员配备情况等报所在地县级人民政府中医药主管部门备案后即可开展执业活动。中医诊所应当将本诊所的诊疗范围、中医医师的姓名及其执业范围在诊所的明显位置公示，不得超出备案范围开展医疗活动。具体办法由国务院中医药主管部门拟订，报国务院卫生行政部门审核、发布。

第十五条 从事中医医疗活动的人员应当依照《中华人民共和国执业医师法》的规定，通过中医医师资格考试取得中医医师资格，并进行执业注册。中医医师资格考试的内容应当体现中医药特点。以师承方式学习中医或者经多年实践，医术确有专长的人员，由至少两名中医医师推荐，经省、自治区、直辖市人民政府中医药主管部门组织实践技能和效果考核合格后，即可取得中医医师资格；按照考核内容进行执业注册后，即可在注册的执业范围内，以个人开业的方式或者在医疗机构内从事中医医疗活动。国务院中医药主管部门应当根据中医药技术方法的安全风险拟订本款规定人员的分类考核办法，报国务院卫生行政部门审核、发布。

第十六条 中医医疗机构配备医务人员应当以中医药专业技术人员为主，主要提供中医药服务；经考试取得医师资格的中医医师按照国家有关规定，经培训、考核合格后，可以在执业活动中采用与其专业相关的现代科学技术方法。在医疗活动中采用现代科学技术方法的，应当有利于保持和发挥中医药特色和优势。社区卫生服务中心、乡镇卫生院、社区卫生服务站以及有条件的村卫生室应当合理配备中医药专业技术人员，并运用和推广适宜的中医药技术方法。

第十七条 开展中医药服务，应当以中医药理论为指导，运用中医药技术方法，并符合国务院中医药主管部门制定的中医药服务基本要求。

第十八条 县级以上人民政府应当发展中医药预防、保健服务，并按照国家有关规定将其纳入基本公共卫生服务项目统筹实施。县级以上人民政府应当发挥中医药在突发公共卫生事件应急工作中的作用，加强中医药应急物资、设备、设施、技术与人才资源储备。

医疗卫生机构应当在疾病预防与控制中积极运用中医药理论和技术方法。

第十九条 医疗机构发布中医医疗广告，应当经所在地省、自治区、直辖市人民政府中医药主管部门审查批准；未经审查批准，不得发布。发布的中医医疗广告内容应当与经审查批准的内容相符合，并符合《中华人民共和国广告法》的有关规定。

第二十条 县级以上人民政府中医药主管部门应当加强对中医药服务的监督检查，并将下列事项作为监督检查的重点：

（一）中医医疗机构、中医医师是否超出规定的范围开展医疗活动；

（二）开展中医药服务是否符合国务院中医药主管部门制定的中医药服务基本要求；

（三）中医医疗广告发布行为是否符合本法的规定。

中医药主管部门依法开展监督检查，有关单位和个人应当予以配合，不得拒绝或者阻挠。

第三章　中药保护与发展

第二十一条 国家制定中药材种植养殖、采集、贮存和初加工的技术规范、标准，加强对中药材生产流通全过程的质量监督管理，保障中药材质量安全。

第二十二条 国家鼓励发展中药材规范化种植养殖，严格管理农药、肥料等农业投入品的使用，禁止在中药材种植过程中使用剧毒、高毒农药，支持中药材良种繁育，提高中药材质量。

第二十三条 国家建立道地中药材评价体系，支持道地中药材品种选育，扶持道地中药材生产基地建设，加强道地中药材生产基地生态环境保护，鼓励采取地理标志产品保护等措施保护道地中药材。

前款所称道地中药材，是指经过中医临床长期应用优选出来的，产在特定地域，与其他地区所产同种中药材相比，品质和疗效更好，且质量稳定，具有较高知名度的中药材。

第二十四条 国务院药品监督管理部门应当组织并加强对中药材质量的监测，定期向社会公布监测结果。国务院有关部门应当协助做好中药材质量监测有关工作。采集、贮存中药材以及对中药材进行初加工，应当符合国家有关技术规范、标准和管理规定。国家鼓励发展中药材现代流通体系，提高中药材包装、仓储等技术水平，建立中药材流通追溯体系。药品生产企业购进中药材应当建立进货查验记录制度。中药材经营者应当建立进货查验和购销记录制度，并标明中药材产地。

第二十五条 国家保护药用野生动植物资源，对药用野生动植物资源实行动态监测和定期普查，建立药用野生动植物资源种质基因库，鼓励发展人工种植养殖，支持依法开展珍贵、濒危药用野生动植物的保护、繁育及其相关研究。

第二十六条 在村医疗机构执业的中医医师、具备中药材知识和识别能力的乡村医生，按照国家有关规定可以自种、自采地产中药材并在其执业活动中使用。

第二十七条 国家保护中药饮片传统炮制技术和工艺，支持应用传统工艺炮制中药饮片，鼓励运用现代科学技术开展中药饮片炮制技术研究。

第二十八条 对市场上没有供应的中药饮片，医疗机构可以根据本医疗机构医师处方的需要，在本医疗机构内炮制、使用。医疗机构应当遵守中药饮片炮制的有关规定，对其炮制的中药饮片的质量负责，保证药品安全。医疗机构炮制中药饮片，应当向所在地设区的市级人民政府药品监督管理部门备案。根据临床用药需要，医疗机构可以凭本医疗机构医师的处方对中药饮片进行再加工。

第二十九条 国家鼓励和支持中药新药的研制和生产。

国家保护传统中药加工技术和工艺，支持传统剂型中成药的生产，鼓励运用现代科学技术研究开发传统中成药。

第三十条 生产符合国家规定条件的来源于古代经典名方的中药复方制剂，在申请药品批准文号时，可以仅提供非临床安全性研究资料。具体管理办法由国务院药品监督管理部门会同中医药主管部门制定。前款所称古代经典名方，是指至今仍广泛应用、疗效确切、具有明显特色与优势的古代中医典籍所记载的方剂。具体目录由国务院中医药主管部门会同药品监督管理部门制定。

第三十一条 国家鼓励医疗机构根据本医疗机构临床用药需要配制和使用中药制剂，支持应用传统工艺配制中药制剂，支持以中药制剂为基础研制中药新药。医疗机构配制中药制剂，应当依照《中华人民共和国药品管理法》的规定取得医疗机构制剂许可证，或者委托取得药品生产许可证的药品生产企业、取得医疗机构制剂许可证的其他医疗机构配制中药制剂。委托配制中药制剂，应当向委托方所在地省、自治区、直辖市人民政府药品监督管理部门备案。

医疗机构对其配制的中药制剂的质量负责；委托配制中药制剂的，委托方和受托方对所配制的中药制剂的质量分别承担相应责任。

第三十二条 医疗机构配制的中药制剂品种，应当依法取得制剂批准文号。但是，仅应用传统工艺配制的中药制剂品种，向医疗机构所在地省、自治区、直辖市人民政府药品监督管理部门备案后即可配制，不需要取得制剂批准文号。医疗机构应当加强对备案的中药制剂品种的不良反应监测，并按照国家有关规定进行报告。药品监督管理部门应当加强对备案的中药制剂品种配制、使用的监督检查。

第四章　中医药人才培养

第三十三条 中医药教育应当遵循中医药人才成长规律，以中医药内容为主，体现中医药文化特色，注重中医药经典理论和中医药临床实践、现代教育方式和传统教育方式相结合。

第三十四条 国家完善中医药学校教育体系，支持专门实施中医药教育的高等学校、中等职业学校和其他教育机构的发展。中医药学校教育的培养目标、修业年限、教学形式、教学内容、教学评价及学术水平评价标准等，应当体现中医药学科特色，符合中医药学科发展规律。

第三十五条 国家发展中医药师承教育，支持有丰富临床经验和技术专长的中医医师、中药专业技术人员在执业、业务活动中带徒授业，传授中医药理论和技术方法，培养中医药专业技术人员。

第三十六条 国家加强对中医医师和城乡基层中医药专业技术人员的培养和培训。

国家发展中西医结合教育，培养高层次的中西医结合人才。

第三十七条 县级以上地方人民政府中医药主管部门应当组织开展中医药继续教育，加强对医务人员，特别是城乡基层医务人员中医药基本知识和技能的培训。

中医药专业技术人员应当按照规定参加继续教育，所在机构应当为其接受继续教育创造条件。

第五章　中医药科学研究

第三十八条 国家鼓励科研机构、高等学校、医疗机构和药品生产企业等，运用现代科学技术和传统中医药研究方法，开展中医药科学研究，加强中西医结合研究，促进中医药理论和技术方法的继承和创新。

第三十九条 国家采取措施支持对中医药古籍文献、著名中医药专家的学术思想和诊疗经验以及民间中医药技术方法的整理、研究和利用。国家鼓励组织和个人捐献有科学研究和临床应用价值的中医药文献、秘方、验方、诊疗方法和技术。

第四十条 国家建立和完善符合中医药特点的科学技术创新体系、评价体系和管理体制，推动中医药科学技术进步与创新。

第四十一条 国家采取措施，加强对中医药基础理论和辨证论治方法，常见病、多发病、慢性病和重大疑难疾病、重大传染病的中医药防治，以及其他对中医药理论和实践发展有重大促进作用的项目的科学研究。

第六章　中医药传承与文化传播

第四十二条 对具有重要学术价值的中医药理论和技术方法，省级以上人民政府中医药主管部门应当组织遴选本行政区域内的中医药学术传承项目和传承人，并为传承活动提供必要的条件。传承人应当开展传承活动，培养后继人才，收集整理并妥善保存相关的学术资料。属于非物质文化遗产代表性项目的，依照《中华人民共和国非物质文化遗产法》的有关规定开展传承活动。

第四十三条 国家建立中医药传统知识保护数据库、保护名录和保护制度。

中医药传统知识持有人对其持有的中医药传统知识享有传承使用的权利，对他人获取、利用其持有的中医药传统知识享有知情同意和利益分享等权利。

国家对经依法认定属于国家秘密的传统中药处方组成和生产工艺实行特殊保护。

第四十四条 国家发展中医养生保健服务，支持社会力量举办规范的中医养生保健机构。中医养生保健服务规范、标准由国务院中医药主管部门制定。

第四十五条 县级以上人民政府应当加强中医药文化宣传，普及中医药知识，鼓励组织和个人创作中医药文化和科普作品。

第四十六条 开展中医药文化宣传和知识普及活动，应当遵守国家有关规定。任何组织或者个人不得对中医药作虚假、夸大宣传，不得冒用中医药名义牟取不正当利益。广播、电视、报刊、互联网等媒体开展中医药知识宣传，应当聘请中医药专业技术人员进行。

第七章　保障措施

第四十七条 县级以上人民政府应当为中医药事业发展提供政策支持和条件保障，将中医药事业发展经费纳入本级财政预算。县级以上人民政府及其有关部门制定基本医疗保险支付政策、药物政策等医药卫生政策，应当有中医药主管部门参加，注重发挥中医药的优势，支持提供和利用中医药服务。

第四十八条 县级以上人民政府及其有关部门应当按照法定价格管理权限，合理确定中医医疗服务的收费项目和标准，体现中医医疗服务成本和专业技术价值。

第四十九条 县级以上地方人民政府有关部门应当按照国家规定，将符合条件的中医医疗机构纳入基本医疗保险定点医疗机构范围，将符合条件的中医诊疗项目、中药饮片、中成药和医疗机构中药制剂纳入基本医疗保险基金支付范围。

第五十条 国家加强中医药标准体系建设，根据中医药特点对需要统一的技术要求制定标准并及时修订。中医药国家标准、行业标准由国务院有关部门依据职责制定或者修订，并在其网站上公布，供公众免费查阅。国家推动建立中医药国际标准体系。

第五十一条 开展法律、行政法规规定的与中医药有关的评审、评估、鉴定活动，应当成立中医药评审、评估、鉴定的专门组织，或者有中医药专家参加。

第五十二条 国家采取措施，加大对少数民族医药传承创新、应用发展和人才培养的扶持力度，加强少数民族医疗机构和医师队伍建设，促进和规范少数民族医药事业发展。

第八章　法律责任

第五十三条 县级以上人民政府中医药主管部门及其他有关部门未履行本法规定的职责的，由本级人民政府或者上级人民政府有关部门责令改正；情节严重的，对直接负责的主管人员和其他直接责任人员，依法给予处分。

第五十四条 违反本法规定，中医诊所超出备案范围开展医疗活动的，由所在地县级人民政府中医药主管部门责令改正，没收违法所得，并处一万元以上三万元以下罚款；情节严重的，责令停止执业活动。中医诊所被责令停止执业活动的，其直接负责的主管人员自处罚决定作出之日起五年内不得在医疗机构内从事管理工作。医疗机构聘用上述不得从事管理工作的人员从事管理工作的，由原发证部门吊销执业许可证或者由原备案部门责令停止执业活动。

第五十五条 违反本法规定，经考核取得医师资格的中医医师超出注册的执业范围从事医疗活动的，由县级以上人民政府中医药主管部门责令暂停六个月以上一年以下执业活动，并处一万元以上三万元以下罚款；情节严重的，吊销执业证书。

第五十六条 违反本法规定，举办中医诊所、炮制中药饮片、委托配制中药制剂应当备案而未备案，或者备案时提供虚假材料的，由中医药主管部门和药品监督管理部门按照各自职责分工责令改正，没收违法所得，并处三万元以下罚款，向社会公告相关信息；拒不改正的，责令停止执业活动或者责令停止炮制中药饮片、委托配制中药制剂活动，其直接责任人员五年内不得从事中医药相关活动。医疗机构应用传统工艺配制中药制剂未依照本法规定备案，或者未按照备案材料载明的要求配制中药制剂的，按生产假药给予处罚。

第五十七条 违反本法规定，发布的中医医疗广告内容与经审查批准的内容不相符的，由原审查部门撤销该广告的审查批准文件，一年内不受理该医疗机构的广告审查申请。

违反本法规定，发布中医医疗广告有前款规定以外违法行为的，依照《中华人民共和国广告法》的规定给予处罚。

第五十八条 违反本法规定，在中药材种植过程中使用剧毒、高毒农药的，依照有关法律、法规规定给予处罚；情节严重的，可以由公安机关对其直接负责的主管人员和其他直接责任人员处五日以上十五日以下拘留。

第五十九条 违反本法规定，造成人身、财产损害的，依法承担民事责任；构成犯罪的，依法追究刑事责任。

第九章　附　则

第六十条 中医药的管理，本法未作规定的，适用《中华人民共和国执业医师法》《中华人民共和国药品管理法》等相关法律、行政法规的规定。

军队的中医药管理，由军队卫生主管部门依照本法和军队有关规定组织实施。

第六十一条 民族自治地方可以根据《中华人民共和国民族区域自治法》和本法的有关规定，结合实际，制定促进和规范本地方少数民族医药事业发展的办法。

第六十二条 盲人按照国家有关规定取得盲人医疗按摩人员资格的，可以以个人开业的方式或者在医疗机构内提供医疗按摩服务。

第六十三条 本法自 2017 年 7 月 1 日起施行。

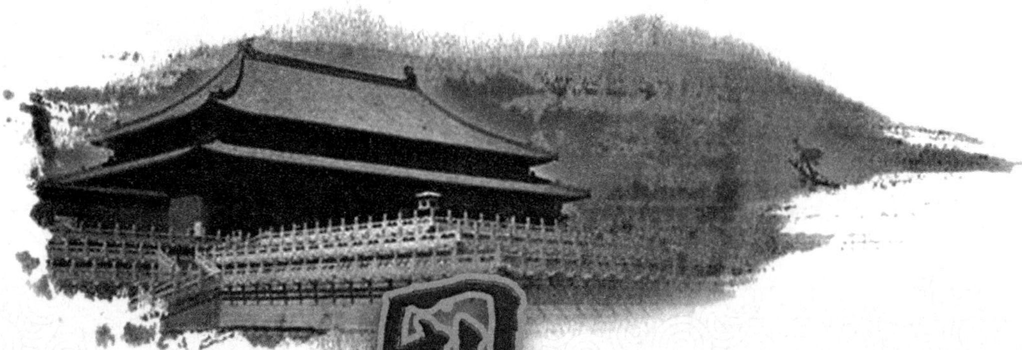

國醫年鑒

重大事件

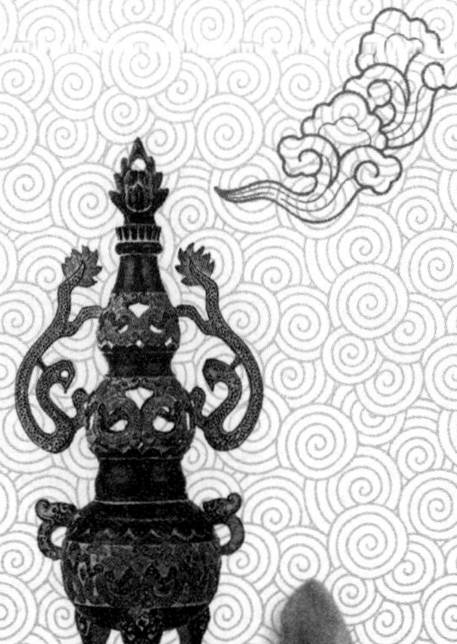

2017

GUOYI NIANJIAN

国家卫生计生委解读《"健康中国2030"规划纲要》建设健康中国的行动纲领

2016年10月25日，中共中央、国务院发布《"健康中国2030"规划纲要》，国家卫生计生委就《纲要》进行解读。作为新中国成立以来首次在国家层面提出的健康领域中长期战略规划，《纲要》将成为今后15年推进健康中国建设的行动纲领。其中，《纲要》将中医药单列一章，明确将发挥中医治未病的独特优势，为群众提供更优质的健康服务。

起草背景：全面推进健康中国建设

党中央、国务院高度重视人民健康工作。习近平总书记指出，健康是促进人的全面发展的必然要求，是经济社会发展的基础条件，是民族昌盛和国家富强的重要标志，也是广大人民群众的共同追求。党的十八届五中全会作出"推进健康中国建设"的战略决策。在国务院医改领导小组的领导下，2016年3月成立了以卫生计生委、发展改革委、财政部、人力资源社会保障部、体育总局等部门为主，环境保护部、食品药品监管总局等20多个部门参加的起草工作组及专家组。

编制工作坚持充分发扬民主，协调各方参与，组织有关部门、智库和专家开展了专题研究、平行研究和国际比较研究，借鉴国内其他领域和国际国民健康中长期发展规划经验，广泛听取地方、企事业单位和社会团体等多方面意见，并向社会公开征集意见。在2016年8月19～20日召开的全国卫生与健康大会上征求了全体与会代表意见，反复修改。2016年8月26日，中共中央政治局会议审议通过了《纲要》。

编制和实施《纲要》是贯彻落实党的十八届五中全会精神、保障人民健康的重大举措，对全面建设小康社会、加快推进社会主义现代化具有重大意义。同时，这也是我国积极参与全球健康治理、履行我国对联合国"2030可持续发展议程"承诺的重要举措。

主要特点：首提"健康国家"长远目标

《纲要》坚持目标导向和问题导向，突出了战略性、系统性、指导性、操作性，具有以下鲜明特点：

一是突出大健康的发展理念。当前我国居民主要健康指标总体上优于中高收入国家的平均水平，但随着工业化、城镇化、人口老龄化发展以及生态环境、生活方式变化，维护人民健康面临一系列新挑战。根据世界卫生组织研究，人的行为方式和环境因素对健康的影响越来越突出，"以疾病治疗为中心"难以解决人的健康问题，也不可持续。因此，《纲要》确立了"以促进健康为中心"的"大健康观""大卫生观"，提出将这一理念融入公共政策制定实施的全过程，统筹应对广泛的健康影响因素，全方位、全生命周期维护人民群众健康。

二是着眼长远与立足当前相结合。《纲要》围绕全面建成小康社会、实现"两个一百年"奋斗目标的国家战略，充分考虑与经济社会发展各阶段目标相衔接，与联合国"2030可持续发展议程"要求相衔接，同时针对当前突出问题，创新体制机制，从全局高度统筹卫生计生、体育健身、环境保护、食品药品、公共安全、健康教育等领域政策措施，形成促进健康的合力，走具有中国特色的健康发展道路。

三是目标明确可操作。《纲要》围绕总体健康水平、健康影响因素、健康服务与健康保障、健康产业、促进健康的制度体系等方面设置了若干主要量化指标，使目标任务具体化，工作过程可操作、可衡量、可考核。据此，《纲要》提出健康中国"三步走"的目标，即"2020年，主要健康指标居于中高收入国家前列""2030年，主要健康指标进入高收入国家行列”的战略目标，并展望2050年，提出“建成与社会主义现代化国家相适应的健康国家”的长远目标。

核心内容：明确健康中国建设总体战略

《纲要》首先阐述维护人民健康和推进健康中国建设的重大意义，总结我国健康领域改革发展的成就，分析未来15年面临的机遇与挑战，明确《纲要》基本定位。《纲要》明确了今后15年健康中国建设的总体战略，要坚持以人民为中心的发展思想，牢固树立和贯彻落实创新、协调、绿色、开放、共享的发展理念，坚持以基层为重点，以改革创新为动力，预防为主，中西医并重，将健康融入所有政策，人民共建共享的卫生与健康工作方针，以提高人民健康水平为核心，突出强调了三项重点内容：一是预防为主、关口前移，推行健康生活方式，减少疾病发生，促进资源下沉，实现可负担、可持续的发展；二是调整优化健康服务体系，强化早诊断、早治疗、早康复，在强基层基础上，促进健康产业发展，更好地满足群众健康需求；三是将“共建共享 全民健康”作为战略主题，坚持政府主导，动员全社会参与，推动社会共建共享，人人自主自律，实现全民健康。

《纲要》明确将“共建共享”作为“建设健康中国的基本路径”，是贯彻落实“共享是中国特色社会主义的本质要求”和“发展为了人民、发展依靠人民、发展成果由人民共享”的要求。要从供给侧和需求侧两端发力，统筹社会、行业和个人三个层面，实现政府牵头负责、社会积极参与、个人体现健康责任，不断完善制度安排，形成维护和促进健康的强大合力，推动人人参与、人人尽力、人人享有，在“共建共享”中实现“全民健康”，提升人民获得感。

按照习近平总书记“没有全民健康，就没有全面小康”的指示精神，《纲要》明确将“全民健康”作为“建设健康中国的根本目的”。强调“立足全人群和全生命周期两个着力点”，分别解决提供“公平可及”和“系统连续”健康服务的问题，做好妇女儿童、老年人、残疾人、低收入人群等重点人群的健康工作，强化对生命不同阶段主要健康问题及主要影响因素的有效干预，惠及全人群、覆盖全生命周期，实现更高水平的全民健康。

《纲要》坚持以人民健康为中心，站在大健康、大卫生的高度，紧紧围绕健康影响因素（包括遗传和心理等生物学因素、自然与社会环境因素、医疗卫生服务因素、生活与行为方式因素）确定《纲要》的主要任务，包括健康生活与行为、健康服务与保障、健康生产与生活环境等方面。是以人的健康为中心，按照从内部到外部、从主体到环境的顺序，依次针对个人生活与行为方式、医疗卫生服务与保障、生产与生活环境等健康影响因素，提出普及健康生活、优化健康服务、完善健康保障、建设健康环境、发展健康产业等五个方面的战略任务：

一是普及健康生活。从健康促进的源头入手，强调个人健康责任，通过加强健康教育，提高全民健康素养，广泛开展全民健身运动，塑造自主自律的健康行为，引导群众形成合理膳食、适量运动、戒烟限酒、心理平衡的健康生活方式。

二是优化健康服务。以妇女儿童、老年人、贫困人口、残疾人等人群为重点，从疾病的预防和治疗两个层面采取措施，强化覆盖全民的公共卫生服务，加大慢性病和重大传染病防控力度，实施健康扶贫工程，创新医疗卫生服务供给模式，发挥中医治未病的独特优势，为群众提供更优质的健康服务。

三是完善健康保障。通过健全全民医疗保障体系，深化公立医院、药品、医疗器械流通体制改革，降低虚高价格，切实减轻群众看病负担，改善就医感受。加强各类医保制度整合衔接，改进医保管理服务体系，实现保障能力长期可持续。

四是建设健康环境。针对影响健康的环境问题，开展大气、水、土壤等污染防治，加强食品药品安全监管，强化安全生产和职业病防治，促进道路交通安全，深入开展爱国卫生运动，建设健康城市和健康村镇，提高突发事件应急能力，最大程度减少外界因素对健康的影响。

五是发展健康产业。区分基本和非基本，优化多元办医格局，推动非公立医疗机构向高水平、规模化方向发展。加强供给侧结构性改革，支持发展健康医疗旅游等健康服务新业态，积极发展健身休闲运动产业，提升医药产业发展水平，不断满足群众日益增长的多层次多样化健康需求。

为保障规划目标的实现，《纲要》从体制机制改革、人力资源建设、医学科技创新、信息化服务、法治建设和国际交流六个方面，提出保障战略任务实施的政策措施，强调加强组织领导，要求各地区党委政府、各部门将健康中国建设纳入重要议事日程，完善考核机制和问责制度，营造良好的社会氛围，做好实施监测，确保《纲要》落实。同时，在《纲要》指引下，研究编制“十三五”医改规划和“十三五”卫生与健康规划，通过五年规划实施，落实《纲要》提出的各项任务要求。

编制出台《纲要》，进一步凝聚全社会对健康中国建设的共识，提振建设健康中国的信心，保持科学合理预期，为卫生健康领域改革发展创造良好的氛围，全面提升全民健康水平，同时有利于履行联合国“2030 可持续发展议程”国际承诺，展现良好国家形象。

陕西出台中药材保护发展实施方案：提升中药资源大省优势地位

由陕西省政府领导批示，该省工信厅牵头，省中医药局、发改委、科技厅等 11 个省级部门共同参与制定的《陕西省中药材保护和发展实施方案》于近日出台，旨在加强对该省道地、濒危及大宗中药材保护和发展，全面提升陕西中药材资源大省优势地位，促进中药产业健康持续发展。《方案》出台实施后，对于加强中药材保护和开发利用，提升中药材市场的供给能力和质量水平，全面推进陕西全省医药产业健康发展具有重大意义。

该《方案》坚持以发展促保护、以保护谋发展的原则，以保障市场供应为目的，以技术创新为支撑，以质量为先导，加强野生中药材资源优化抚育，大力发展规范化种养殖，打造区域优势基地，培育龙头企业，积极实施企业+基地+农户等多种合作模式，形成优势明显、特色突出的“秦药”生产基地，为陕西省中药产业发展提供重要的资源保障。

根据《方案》，该省将重点加大 10 种濒危中药材保护和 30 种大宗中药材规模化发展的力度，使全省濒危中药材得到突破发展，大宗药材规范化、规模化种养殖水平进一步提升，建立健全中药材生产加工标准和信息监测体系，全面提升“秦药”品牌的影响力，实现中药材产业转型升级。力争到 2020 年底，陕西省中药材规范化、规模化种植养殖产量年均增长 10%～15%，建立中药材种质资源库 1 个，建立濒危药用动植物自然保护区 3 个，打造全国“林麝”养殖示范基地 3 个，建立健全 20～30 种大宗药材生产加工标准体系，建立中药材信息监测网点 10 个，建设中药材仓储和加工基地 10 个。

《方案》提出，未来五年，该省将通过加强中药材种质资源保护体系建设，形成 5～10 种中药材生态基地，推进中药材规范化、规模化大基地建设，实施“一县一品”工程，在该省重点建设 30 种大宗优质中药材国家级和省级规范化、规模化、产业化生产基地，提升种养殖综合发展能力。陕西将实施中药材生产科技创新工程，重点开展 30 种中药材基础研究工作，加强标准化种苗基地建设，实施野生抚育、优良品种选育等工程，选育中药材优良品种 5～10 个。研究 10～30 种中药材增产增效种植技术，提升中药材质量，形成绿色中药材加工产业链。同时该省将发挥龙头骨干企业带动作用，打造现代化中药材流通大市场，鼓励中药生产企业延伸产业链，建立种植养殖基地，支持专业化种植养殖企业实施基地+农户、合作社等模式，带动种植养殖规模化发展，全面提升种养殖产业化水平。

《方案》指出，要搭建陕西省中药资源动态监测网络体系，为产业发展建立便捷、高效、准确的信息通道，实现市场信息资源共享。并建立中药材生产信息网络平台，建立中药材信息服务中心，建立中药材流通追溯体系。同时，该省将完善中药材、中药饮片质量控制标准，进行中药大品种的二次开发，树立名牌战略，打造“秦药”大品牌，提升“秦药”市场占有率。在下一步发展中，该省将建立强有力的保障措施，确立由省工信厅牵头的沟通协调机制，全面推动全省中药材产业健康持续发展，为陕西省医药产业插上中药材的翅膀。

2016年全国中医医政工作视频会议召开，王国强要求五大发展理念引领中医医政工作

· 在医改中完善中医药发展政策机制

· 提高人民群众对中医药服务的获得感

· 做好基层中医药服务提升工程“十三五”行动计划

· 推动中西医结合工作迈上新的台阶

为贯彻落实2016年全国卫生计生工作会议和全国中医药工作会议精神，进一步做好中医医政工作，2016年3月31日，国家中医药管理局召开2016年全国中医医政工作视频会议。国家卫生计生委副主任、国家中医药管理局局长王国强出席会议并要求，以五大发展理念引领中医医政工作，大力推进中医药供给侧结构性改革，适应中医药振兴发展新要求。国家中医药管理局副局长马建中主持会议。

王国强指出，2015年中医医政工作取得显著成绩：一是落实中央决策部署，推动中医医政工作更好服务大局；二是深化改革取得进展，中医药发展政策机制在医改中得到完善；三是医疗服务得到改善，中医药惠民效果进一步放大；四是工作机制逐步创新，中医药服务领域不断拓展、服务能力不断提升。王国强表示，中医医政工作取得的成就离不开党中央、国务院对中医药工作的高度重视。党的十八届五中全会确定“创新、协调、绿色、开放、共享”五大发展理念，为“十三五”中医药事业发展提供了理论指导和行动指南。王国强要求以五大理念引领中医医政工作，扎实做好各项重点工作。

以继承创新发展增强中医药发展动力。创新是引领发展的第一动力。以全面继承为基础，创新服务理念，树立大健康观念，大力发展中医“治未病”服务；创新服务模式，不断优化和创新医疗服务流程和医疗服务；创新工作机制，不断提高工作效率、降低管理成本。

以统筹协调发展推进中医医政工作全面发展。统筹协调是中医药持续发展的内在要求。要统筹兼顾中医医政工作的各领域、各环节，注重城乡、区域中医药均衡发展，以问题和需求为导向，精准发力，稳固长板，补齐短板，不断增强发展的整体性和系统性。

以生态绿色发展促进中医药特色优势发挥。生态绿色是中医药永续发展的必要条件。要将中医药养生保健理念融入人民群众日常生活中，大力发展中医药健康养老；大力促进中医非药物疗法运用，推动形成绿色医疗消费；落实医改有关中药饮片的各项政策，大力促进中药产业链绿色发展。

以包容开放发展提升中医药服务能力和水平。包容开放是中医药繁荣发展的必然选择，也是提升中医药能力和水平的必然要求。要充分利用和吸纳现代科学技术和方法以及现代医学成果，注重与中医药理论相结合；坚持中医与西医相互学习，发挥各自优势，开展联合协作攻关；建立更加完善的西医学习中医制度，加强高层次中西医结合人才培养。

以人民共享发展提高人民群众对中医药服务

的获得感。人民共享是中医药发展的本质要求。要以满足人民群众中医药健康服务需求为出发点和落脚点，把中医医政各项工作转化为老百姓看得见摸得着的实际行动；以人民群众满意不满意为标准，推进中医医院不断改善医疗服务；以基层群众均等享受中医药服务为着力点，推动优质中医药资源下沉。

王国强对2016年中医医政工作重点做出具体部署：强化落实，在医改中完善中医药发展政策机制；改善服务，提高人民群众对中医药服务的获得感；持续加力，做好基层中医药服务提升工程“十三五”行动计划；注重创新，推动中西医结合工作迈上新的台阶；规划引领，促进民族医药发展；拓展领域，大力发展中医养生保健服务。王国强要求与会人员进一步提升工作能力，狠抓任务落实，提高工作效率，推动国家各项政策措施落地生根。

马建中强调，各地要认真学习贯彻国务院《中医药发展战略规划纲要（2016-2030年）》，充分认识实施《规划纲要》的重大战略意义，进一步增强责任感和使命感，深入领会和准确把握中央精神实质，把思想和行动统一到中央的部署和要求上来切实抓好贯彻落实。要画好2016年各项重点工作施工图，明确时间表，加快推进。要切实改进工作作风，更加注重以“三严三实”的标准和要求改进工作作风，更加精准分析和研判中医医政工作面临形势、主要任务、基本特征和主要矛盾，提高各项政策措施的质量和可操作性，扎扎实实把中医医政各项工作干好干出成效来。

会上，国家中医药管理局医政司通报中医医政工作主要进展并部署2016年重点工作。江苏省中医药局、云南省卫生计生委、安徽省太和县中医院、无锡市中医院、上海市中医药发展办公室等五个单位进行书面交流。国家中医药管理局机关各部门、相关直属单位、直属（管）医院、北京中医药大学相关负责人及北京市会议代表在主会场参会。各省（区、市）、新疆生产建设兵团、计划单列市和省会城市中医药管理部门，各中医药大学（学院）、计划单列市和省会城市及其周边的三级中医类医院相关负责人在分会场参会。

12名中医药专家获2015年度中国药学发展奖

2015年度中国药学发展奖颁奖大会2016年4月1日在北京钓鱼台国宾馆举行，丁列明、李松等28人获奖，其中国医大师晁恩祥等12名中医药研究专家获奖，相比往届比例明显增加。中国药学会理事长桑国卫院士，国家食品药品监督管理总局副局长孙咸泽等出席大会并为获奖者颁奖。

江苏康缘药业股份有限公司萧伟研究员，中日友好医院晁恩祥教授、北京东方运嘉科技发展有限公司晁燕工程师获创新药物奖；上海中医药大学附属龙华医院王拥军教授、中国中医科学院西苑医院李跃华主任医师、浙江中医药大学附属第二医院史晓林主任医师、广州中医药大学附属骨伤科医院万雷副主任医师获康辰骨质疏松医药研究奖；陕西省食品药品检验所刘海静主任药师、山东省食品药品检验研究院徐丽华主任药师、中国食品药品检定研究院程显隆副研究员、新疆维吾尔自治区食品药品检验所孙磊副研究员获食品药品质量检测技术奖；南方医科大学中医药学院罗仁研究员获临床医药研究奖。

会议由中国药学发展奖奖励工作委员会和中国药学会联合主办。中国药学发展奖是经科技部首批批准的26个全国性奖项之一，是由社会力量设立的全国性医药学奖项。该奖项旨在奖励医药学领域做出突出贡献或取得重大科技成果的医药学科技工作者，促进医药事业发展。

世界中医药大会第二届夏季峰会开幕十二个学术分会同期召开

2016年6月2日，世界中医药大会第二届夏季峰会暨第三届中华中医药文化大典在炎帝故里湖北省随州市开幕。会议以“传承文化，创新发展”为主题，全球30多个国家和地区的3000多名专家学者参会，共同研讨中医药服务社会、走向世界的新模式。

适逢炎帝诞辰祭日，开幕式上举行八佾舞、颂读祭文、集体祭拜等传统文化仪式。世界中联主席佘靖、世界中联创会副主席兼秘书长李振吉、国家中医药管理局原副局长吴刚、国医大师唐祖宣、世界中联监事会主席拉蒙等参加。

世界中联疽证专业委员会成立会、体质研究专业委员会第五届学术会议、中医药国际化品牌研究专业委员会成立会、沉香国际联盟成立大会、中医药文化与连锁药店论坛，以及内科专业委员会换届会议、中医药文化专业委员会第二届学术年会、疼痛康复专业委员会第三届学术年会、肾病专业委员会肾病综合征专题论坛、满药专业委员会成立筹备会议、中华老字号精品之路论坛、中医药理论创新与处方药发展趋势论坛等12个会议同期举行。海内外中医药知名人士作主题演讲，国医大师、两院院士、文化名儒、国际友人等深入沟通交流。

佘靖表示，世界中联目前已经建设了世界中医药大会、区域国际合作性会议、专业委员会学术会议三级交流平台，召开世界中医药大会夏季峰会是对已经建成的三级学术会议交流平台的拓展与充实，旨在更好整合各专业委员会资源和发挥海外团体会员的力量。

峰会由国家中医药管理局、随州市人民政府支持，世界中医药学会联合会、中国中药协会主办，世界中联中医药文化专业委员会、中国中药协会国药文化专业委员会承办。

刘延东：加大传统医学推介力度

国家卫生计生委于2016年6月19～20日在江苏苏州举办第二届中国—中东欧国家卫生部长论坛，主题为“深化卫生务实合作，促进健康可持续发展”。

国务院副总理刘延东、捷克共和国总理博胡斯拉夫·索博特卡、匈牙利人力资源部部长本奇·里特瓦瑞、江苏省省长石泰峰和世界卫生组织驻华代表施贺德出席论坛开幕式并致辞。

刘延东指出，“16+1合作”开辟了中国同传统友好国家关系发展的新途径，目前已步入成熟期和早期收获期。今年是中国—中东欧人文交流年，卫生合作势头强劲，为“16+1合作”注入了新动力。她说，要把卫生部长论坛打造成合作亮点，提升卫生合作的机制化水平，在抗生素耐药防控、先进医疗技术和药物研发等方面联合科研攻关，加大传统医学的推介力度，促进专业人员互学互鉴，共同造福中国和中东欧国家人民。

刘延东集体会见了出席论坛的各国代表团主要负责人，并与博胡斯拉夫·索博特卡等共同见证了中国—中东欧国家卫生合作促进联合会、医院合作联盟、公共卫生机构合作机制成立，参观了中国卫生成就展、医院风采展、传统医药展和中国—中东欧国家卫生合作成果展。

博胡斯拉夫·索博特卡表示，中医在全球范围内越来越受欢迎。在捷克，由两国政府支持、由捷克赫克州立医院与中国上海中医药大学附属曙光医院合作建立的中医中心成为中东欧地区首家中医中心，促使两国在中医药领域深入合作。在捷克，以温泉治疗为特色的传统医学已为来自中国80余名患有呼吸道疾病的小朋友进行治疗，相信双方在传统医学领域还会有更多合作。

"中医药的治未病理念非常值得我们学习，匈牙利百姓非常喜欢。"本奇·里特瓦瑞说，中国传统医学有数千年治疗经验，应充分利用。为推动中医药在匈牙利的发展，匈牙利政府通过了一系列法律，让中医师合法行医。他透露，匈牙利还将建立融中医药教育、诊疗、研发为一体的中医中心。

与会代表围绕公立医院合作、公共卫生合作、中国传统医学等五大议题展开讨论。国家卫生计生委主任李斌邀请与会的中东欧国家卫生部长出席"卫生部长圆桌会"。

8 名中医师获第十届中国医师奖

2016 年 6 月 26 日，第十届"中国医师奖"在京颁奖。经过初评、终评与公示，席修明、唐子人、姚克等 80 名医师代表获此殊荣。获奖者来自全国 31 个省、自治区、直辖市，获奖专业涵盖中医内科、内科、外科、妇科、儿科、全科、口腔、核医学等 11 个学科；获奖人员均来自临床一线，基层医师占近四分之一。其中，中医药（含民族医药）领域有 8 位医师获奖。

获奖的 8 位中医师（含民族医）为：上海中医药大学附属岳阳医院皮肤科主任医师李斌，库伦旗额勒顺镇苏日图嘎查乡村卫生室蒙医医师哈申通拉嘎，黑龙江中医药大学附属第二医院中医康复主任医师唐强，郏县妇幼保健院中医内科副主任医师谢守祯，湖南省祁阳县文明铺镇中心卫生院中医骨科副主任医师曾劲松，广东省中医院心血管病主任医师张敏州，广西中医药大学第一附属医院中医内科主任医师史伟，西藏自治区那曲地区双湖县巴岭乡卫生院藏医药中级医师尕藏东主。

"中国医师奖"是国务院审核保留，并经国家卫生计生委批准，于 2003 年设立的我国医师行业的最高奖项，每两年评选一次。迄今，已成功举办了十届，表彰了 785 位优秀的医师代表。

国家卫生计生委主任李斌，中国医师协会会长张雁灵，中华预防医学会会长王陇德，中央军委后勤保障部卫生局局长李清杰等出席颁奖大会。

中医药医教考协同发展改革委员会成立

2016 年 8 月 2～3 日，2016 年医师资格考试中医执业医师分阶段考试实证研究总结会暨国家中医药医教考协同发展与改革专家委员会成立大会在吉林长春举行。

2016 年 5 月 27～29 日，北京中医药大学等 8 所院校顺利实施分阶段考试第一阶段考试。国家中医药管理局中医师资格认证中心研究分析了各院校考试情况，结合督导组意见建议、调查问卷及研究报告，整理关于考试设计、试题开发、考务流程、考试信息化建设和考试研究评价等的意见与建议在会上进行研讨，提出考试实施方案的初步修改意见。2017 年，认证中心将继续开展并扩大实证研究。

会上还成立了国家中医药医教考协同发展与改革专家委员会，旨在增进医教考协同合作，促进考试大纲与教育教学大纲"两纲融合"，培养符合临床实际需要的中医药人才。

教育部，国家中医药管理局医政司、人教司有关人员出席会议。北京、上海、广东、江苏、天津、四川、陕西、黑龙江各考区负责人，及浙江中医药大学等 16 所中医药院校负责人参加会议。

国家中医药管理局获中国社会责任健康促进奖

2016年12月2日，由新华网和中国社科院企业社会责任研究中心主办的2016中国社会责任公益盛典在京举行，国家中医药管理局获得“2016中国社会责任健康促进奖”。

国家中医药管理局充分发挥中医药在健康促进方面的重要作用，发布了一系列促进中医药发展的政策文件，积极推动《中医药法》的制定，开展了“中医中药中国行”科普宣传活动，发布《中国公民中医养生保健素养》《健康教育中医药基本内容》，倡导“每个人是自己健康第一责任人”的理念，推动公众中医药健康素养的提升。

此外，中医药已传播到183个国家和地区，中药逐步进入国际医药体系，已在俄罗斯、新加坡、古巴、越南和阿联酋以药品形式注册。中医药已成为中国与东盟、非洲、欧盟等地区卫生经贸合作的重要内容。

中华中医药学会推动构建治未病服务体系

2016年12月2~4日，中华中医药学会首届全国中医治未病学术会议暨治未病分会成立会议在湖南长沙召开。治未病分会聘任国医大师孙光荣、中和亚健康服务中心主任孙涛担任顾问，湖南中医药大学副校长何清湖当选主任委员。

中华中医药学会秘书长王国辰在会上指出，分会要致力于从理法方药、按摩导引、养生服务等诸多方面系统化、专业化构建中医特色明显、技术适宜、形式多样、服务规范的预防保健服务体系；要致力于搭建综合性学术交流平台，通过学术交流推动学科建设，通过科普宣传将科学社会化；要致力于推广中医经典理法方药，以中医药之力助力健康中国，以群众之力推进中医药的传承创新发展；要致力于探索、建立、完善治未病评价体系。

论坛就“中医+”思维促进中医治未病学术的创新与发展等主题展开学术讨论，与会专家分别从治未病中心的建设与运营模式探讨、治未病与养生技术交流、互联网+治未病的展望与构想、中医治未病学术理论及文化渊源等方面进行研讨。

会议由中华中医药学会主办，湖南中医药大学、中和亚健康服务中心承办。

14位中医师获“人民好医生”奖

2016年12月3日，第二届人民好医生表彰典礼暨《2016人民好医生跟诊记》发布会在京举行。中国人民解放军第302医院中西医结合诊疗与研究中心中医科主任王睿林、北京中医药大学东直门医院肾病内分泌科主任赵进喜等14位中医师获奖。

中国医药卫生事业发展基金会理事长兼秘书长王彦峰、常务副理事长桑希杰，中国人民大学副校长贺耀敏等为《2016人民好医生跟诊记》新书揭幕，并赠书给60位获奖的医生、护士。

人民好医生组委会主任罗辉介绍，获奖的医生与护士全部来自医疗卫生临床一线，既有声名远播的医界名家，也有尽职尽责的普通医师和甘于奉献的护士。

此次表彰旨在展示新时代医护人员无私奉献和全心全意为人民服务的风采。表彰会由国家卫生计生委、中国医师协会共同指导，中国医药卫生事业发展基金会主办。

全球传统医学研究院成立

2016年12月8日，由江西中医药大学、山西中医学院、黑龙江中医药大学与澳大利亚阿德莱德大学组建的全球传统医学研究院在京举行成立仪式。研究院设在阿德莱德大学。由多所中医药院校与世界著名综合性大学合作，在我国尚属首次，四校致力于打造世界领先的传统医药研究机构。澳大利亚驻华大使简·亚当斯出席并致辞。

研究院围绕中药农业、创新药物与健康产品研制、制药装备等领域开展研究，融汇生命科学、精准医学、大数据、互联网等现代科学技术，力争在基础科技领域作出大的创新、在关键核心技术领域取得大的突破。将共同开放有关实验室、研究室（所）与技术中心，共享科研仪器设备，实现强强联合。同时，共建人才培养实训基地，开展制药工程等专业的博士研究生、硕士研究生的人才培养工作，互派教师开展讲学或访学，推进传统医药现代化进程。

江西中医药大学校长陈明人、山西中医学院校长李青山、黑龙江中医药大学校长孙忠人，阿德莱德大学副校长迈克尔·布鲁克斯共同为研究院揭牌。

科技部国际合作司司长靳晓明，澳大利亚南澳健康产业部部长马克·巴坎蒂，国家中医药管理局人事教育司司长卢国慧、国际合作司副司长吴振斗，中国中医科学院常务副院长黄璐琦院士，国医大师张大宁，中华中医药学会秘书长王国辰，黑龙江省卫生计生委副主任、省中医药管理局局长王学军，江西省中医药管理局局长周秋生等出席。

我国首次发布中医药白皮书

2016年12月6日，我国首次就中医药发展发布白皮书——《中国的中医药》（全文见第四版）。白皮书对中医药的历史发展脉络及其特点、中国发展中医药的国家政策和主要措施、中医药的传承与发展、中医药国际交流与合作等方面进行系统梳理和概述。全文约9000字，由前言、正文、结束语3部分组成，以中、英、法、俄、德、西、日、阿等语种发表，中文版和英文版已分别由人民出版社和外文出版社出版。

国务院新闻办公室新闻发言人袭艳春表示，党的十八大以来，中国政府把中医药摆在了国家战略的高度，把中医药作为健康中国建设的重要力量，坚持中西医并重，推动中医药、西医药优势互补、协调发展，共同全方位、全周期保障人民健康。随着经济社会快速发展，人们健康意识增强，以及医学目的调整和医学模式改变，中医药越来越显示出独特价值，越来越为民众所喜爱，并且受到国际社会的广泛认可和关注。

国家卫生计生委副主任、国家中医药管理局局长王国强在新闻发布会上说，中医药事业进入了新的历史发展时期，目前已形成了医疗、保健、科研、教育、产业、文化“六位一体”的中医药全面发展新格局，为人民群众提供覆盖“生长壮老已”全周期的中医药健康服务和保障。中医药和西医药相互补充、协调发展，已经成为中国卫生与健康事业发展的显著优势。在推进健康中国建设过程中，中医药在普及健康生活方式、优化健康服务、完善健康保障、深化医药卫生改革以及发展健康产业等方面，都能发挥重要作用。

白皮书显示，我国已基本建立起覆盖城乡的中医医疗服务体系。中医药除在常见病、多发病、疑难杂症的防治中贡献力量外，在重大疫情防治和突发事件医疗救治中也发挥重要作用。此外，中医药在预防保健、文化建设、人才培养、科学研究、中药产业、标准化等多个方面取得快速发展。

国际社会对中医药的关注度显著上升。中国中医科学院研究员屠呦呦获得 2015 年度诺贝尔奖之后，中医药受到世界越来越多的关注。里约奥运会、G20 峰会以及第九届全球健康促进大会等国际重大活动和会议中都出现了“中医药热”的现象。

今年，中国外文局对外传播研究中心开展了第四次中国国家形象全球调查。调查结果显示，中医药首次被认为是最具有代表性的中国元素，选择比例达 50%。特别是在俄罗斯，选择中医药作为中国元素代表的比例达到 75%。对此，王国强认为，一方面，国家高度重视和支持中医药发展，中国人民群众普遍使用中医药；另一方面，国际社会更加重视中医药的价值，对中医的认知度、认可度都在不断提升。在“一带一路”战略推进中，“一带一路”沿线国家也都提出要求加强和中国进行国际交流与合作的愿望，希望引进中国的中医。中国与外国政府、地区和国际组织已签订 86 项中医药合作协议。

王国强表示，中医药在经济社会发展中的地位和作用愈显重要。中医药振兴发展迎来了天时、地利、人和的历史性机遇。中国将学习借鉴各种现代文明成果，坚持古为今用，推进中医药现代化，切实把中医药继承好、发展好、利用好，努力实现中医药健康养生文化的创造性转化、创新性发展，使之与现代健康理念相融相通，服务于人类健康，为世界文明发展作出更大贡献。

中华中医药学会精准医学分会成立

2016 年 12 月 17 日，中华中医药学会精准医学分会成立大会暨精准医学论坛在上海市召开。中华中医药学会秘书长王国辰表示，分会旨在探索将中医学与精准医学结合的方法，建立中医药学精准医学研究的关键技术，制定富有中医内涵的个性化精准预防、诊疗方案。

精准医学学术论坛同期举办，北京中医药大学终身教授、国医大师王琦以九体医学理论和技术为基础，针对健康医学、慢病防控及老龄化社会的问题，提出中医精准医学的策略和方法。中国科学院院士陈凯先分享了精准医学发展的新方向，并以中医药研究为例提出进一步丰富中医药精准治疗的实践模式。

分会聘请陈凯先为名誉主任委员，选举上海中医药大学教授王拥军为主任委员。著名中医施杞、刘嘉湘，上海中医药大学副校长胡鸿毅等出席。

2016 年中医药十大新闻揭晓

2017 年 1 月 9 日，国家中医药管理局新闻办公室和中国中医药报社共同揭晓 2016 年中医药十大新闻。

1. 全国卫生与健康大会明确新形势下卫生与健康工作方针，坚持中西医并重，对新时期推动中医药振兴发展作出部署

以习近平同志为核心的党中央高度重视中医药事业发展。8 月 19~20 日召开的全国卫生与健康大会明确了新形势下卫生与健康工作方针“以基层为重点，以改革创新为动力，预防为主，中西医并重，将健康融入所有政策，人民共建共享”，重申坚持中西医并重。习近平总书记强调，要着力推动中医药振兴发展，坚持中西医并重，推动中医药和西医药相互补充、协调发展，努力实现中医药健康养生文化的创造性转化、创新性发展。

2 月，习近平总书记在江中药谷制造基地考察时指出，中医药是中华民族的瑰宝，一定要保护好、发掘好、发展好、传承好。

2. 《中华人民共和国中医药法》出台，发展中医药有国法保障

12 月 25 日，十二届全国人大常委会第二十五次会议表决通过我国首部中医药专门法律《中华人民共和国中医药法》，该法将于 2017 年 7 月 1 日起施行。

中医药法以法律方式将党和国家发展中医药的方针政策固定下来，对于继承和弘扬中医药、保障和促进中医药事业发展、维护人民健康，具有十分重要的意义。

3.《中医药发展战略规划纲要（2016-2030 年）》颁布，推动中医药纳入健康中国建设

2 月，国务院印发《中医药发展战略规划纲要（2016-2030 年）》，明确未来 15 年我国中医药发展目标和工作重点，把中医药发展上升为国家战略。同时，推动中医药纳入《“健康中国 2030”规划纲要》，并专设一章对振兴发展中医药服务健康中国建设进行系统部署，要求充分发挥中医药独特优势，提高中医药服务能力，发展中医养生保健治未病服务，推进中医药继承创新，明确了中医药在健康中国建设中的任务。

落实好上述两个规划纲要，国家中医药管理局印发了《中医药发展“十三五”规划》，以及《中医药信息化发展“十三五”规划》《中医药文化建设“十三五”规划》《民族医药“十三五”科技发展规划纲要》等系列专项规划，进一步细化实化了任务举措。

4. 国家首次表彰 60 名中医药高等学校教学名师，刘延东副总理与教学名师座谈

2016 年是新中国中医药高等教育 60 周年。12 月 29 日，国家中医药管理局、教育部、国家卫生计生委共同表彰了 60 名中医药高等学校教学名师，这是新中国成立以来首次专门面向中医药高等学校开展此类评选表彰。同日，刘延东副总理参观了新中国中医药高等教育 60 周年回顾与成就展，与中医药高等学校教学名师座谈，提出遵循中医药发展规律，完善人才培养体系，打造知名院校和学科，办好中国特色、世界水平的中医药高等教育，为中医药事业发展提供智力支持和人才保障。

5. 国务院中医药工作部际联席会议制度建立，加强对中医药工作的组织领导

8 月，国务院同意建立国务院中医药工作部际联席会议制度，旨在进一步加强对中医药工作的组织领导，强化部门间协调配合，统筹做好中医药工作。联席会议由 36 个部门和单位组成，国务院分管中医药工作的领导同志担任联席会议召集人。联席会议将在国务院领导下，对全国中医药工作进行宏观指导，研究促进中医药事业改革发展的方针政策，指导、督促、检查有关政策措施的落实，协调解决中医药事业改革发展中的重大问题。

6.《中国的中医药》白皮书发表，向世界宣告中国坚定发展中医药的决心

12 月 6 日，我国首次就中医药发展发表《中国的中医药》白皮书。白皮书回顾了中医药发展的历史脉络，介绍了我国发展中医药的政策措施及成效，展示了中医药的文化内涵和科学价值，体现了国家对中医药作为国家战略的高度重视，向世界宣告了中国坚定发展中医药的信心和决心。

7. 中医药科技创新多点开花，“人工麝香研制及其产业化”获国家科技进步一等奖

中医药科技创新成果丰硕。“人工麝香研制及其产业化”获国家科技进步一等奖，首次系统阐明了天然麝香的主要化学成分，为人工麝香研制提供了坚实的科学依据，解决了麝香长期供应不足的历史性难题，保证了含麝香中成药品种正常生产，满足国家重大需求，惠及民生。

上海交通大学医学院附属瑞金医院血液学研究所陈竺教授等获美国血液学会（ASH）颁发的欧尼斯特·博特勒奖。获奖项目受中医药在白血病治疗理念和实践方面的启迪，是中医药学和西方医学结合的典范，使急性早幼粒细胞白血病的五年无病生存率跃升至 90%以上，达到基本“治愈”标准。

《针刺治疗慢性严重功能性便秘的随机对照试验》在国际知名医学期刊《内科学年鉴》上发表，证实电针治疗对慢性严重功能性便秘的有效性和安全性。

经中科院国家天文台提议和国际天文学联合会批准，第31230号小行星被永久命名为“屠呦呦星”，这是对为人类健康作出贡献的科学家的肯定和褒奖。

8. 多措并举增加中医药健康服务供给，引领健康需求

中医药服务供给侧改革持续推进，中医药健康服务供给增加。《关于促进中医养生保健服务发展的指导意见》《中医师在养生保健机构提供保健咨询和调理等服务的暂行规定》《关于开展国家中医药健康旅游示范区（基地、项目）创建工作的通知》和《关于加强健康促进与教育工作的指导意见》等先后印发实施，以促进中医药健康服务业蓬勃发展，释放服务供给，引领健康需求。3月，全国中医养生保健素养调查结果发布，根据调查结果，上述政策文件提出了针对性举措，为精准推动中医药健康服务供给提供了依据。

9. 基层中医药服务能力提升工程成效显著，城乡居民获得感增强

“十二五”期间，国家中医药管理局等五部局共同实施了基层中医药服务能力提升工程。目前，97%的社区卫生服务中心、93%的乡镇卫生院、81%的社区卫生服务站和61%的村卫生室能够提供中医药服务。每年有超过6300万的65岁以上老年人和2700万的0~3岁婴幼儿接受了中医药健康管理服务。全国建设了2.6万多个基层中医馆，实现了门诊量、业务总收入、医务人员收入、服务满意度的上升和药占比、次均费用、病人药品费用、医患纠纷发生率的下降。中医药服务已成为基层卫生工作最大的特色和亮点之一。城乡居民看中医、用中药更便捷，群众维护健康的选择更多样，就医负担有效减轻。城乡居民的中医药获得感显著增强。

其中，云南省绥江县推行“中医入户”，县政府提供组织保障、机制保障和培训保障，将中医推广责任到人、应用入户，探索了贫困地区推进健康中国建设的新路子。

10. 中医药走向世界提速发力，成为里约奥运、G20峰会等重大国际活动热点

中国领导人积极推动中医药海外发展，中医药对外合作交流步伐进一步加快。3月，习近平主席访问捷克，双方支持中医药在捷克共和国和中东欧地区的推广应用，以及中捷中医中心建设。7月，刘延东副总理出席并见证北京中医药大学圣彼得堡中医中心揭牌，这也是俄罗斯第一所获得俄法律认可的中医院。匈牙利岐黄中医药中心揭牌。8月，德国首家以中医为特色的孔子学院——德国施特拉尔松德应用科学大学孔子学院成立。德国总理默克尔出席揭牌仪式。

国际社会对中医药关注度显著上升，在一系列重大国际活动中，中医药频频亮相、屡成焦点。里约奥运会上，菲尔普斯等国外运动员身上的拔罐印风靡网络，引发“中医热”。G20峰会、中国-中东欧国家卫生部长论坛和第九届全球健康促进大会等国际重大会议上，中医药文化备受关注，中医体验馆内外宾络绎不绝。

在中国外文局对外传播研究中心开展的第四次中国国家形象全球调查中，中医药首次被认为是最具代表性的中国元素。

2016年世界中医药十大新闻

2017年1月9日，受世界中医药学会联合会（世界中联）秘书处委托，由世界中联新媒体专业委员会和世界中医药网邀请有关媒体及专家，评出《2016年度世界中医药十大新闻》。具体如下：

1. 中医药振兴发展上升为中国国家发展战略，开启依法发展新征程

2016年2月22日，中国国务院印发《中医药发展战略规划纲要（2016－2030年）》。明确了未

来十五年中国中医药发展方向和工作重点，提出到2020年实现人人基本享有中医药服务，到2030年中医药服务领域实现全覆盖。把中医药发展上升为国家战略。10月中国国务院印发的《“健康中国2030”规划纲要》等一系列重要文件中，均对振兴发展中医药事业做出明确部署。

2016年12月6日，中国国务院新闻办公室首次发表《中国的中医药》白皮书。全文约9000字，以中、英、法、俄、德、西、日、阿等语种发表。全面阐述了中国政府对振兴发展中医药事业的坚定决心和信心。

2016年12月25日，《中华人民共和国中医药法》由中华人民共和国第十二届全国人民代表大会常务委员会第二十五次会议通过，自2017年7月1日起施行。从此，中医药振兴发展有了国家法律的保障。

2. 奥运赛场上菲尔普斯身上的“拔罐印记”再度引爆全球性中医热

在2016年里约奥运赛场上，除让人们叹为观止的金牌外，美国泳坛名将菲尔普斯身上的“拔罐印记”吸引了全球数十亿人的目光。伴有中国元素的“拔火罐”一时间成为中西方各大媒体的热门话题，再度引爆全球性中医药热和对中国传统疗法的关注。

据去年中国外文局对外传播研究中心第四次中国国家形象全球调查显示，中医药首次被认为是最具代表性的“中国元素”。

3. 全球78个国家240多所孔子学院开设中医、太极拳等中华文化课程

2016年12月9日，在中国昆明举办的“中医、太极等中华文化对外交流座谈会”传出消息，应世界各国孔子学院师生和民众要求，仅2016年，全球78个国家240多所孔子学院开设了中医、太极拳等中华文化课程，注册学员3.5万人，18.5万人参加相关体验活动，为各国民众学习和了解中医药文化提供了重要窗口。

4. 中国首次表彰中医药高等学校教学名师，首批海外中药师职称获认证

2016年12月29日，中国国家中医药管理局、教育部、国家卫生计生委在人民大会堂举行中医药高等学校教学名师表彰大会，授予丁樱等60位教师中医药高等学校教学名师荣誉称号，这在新中国历史上尚属首次。

当地时间2016年4月16日，美国首批中药师职称在旧金山通过世界中医药学会联合会组织的专家认证，“世界中医药学会联合会中药专业技术人员美国培训基地”同时揭牌，对进一步推动中药走向世界具有示范性意义。

5. 人工麝香救活400多个中药配方，陈竺等获“欧尼斯特·博特勒奖”

2016年1月8日，“人工麝香研制及其产业化”成果荣获2015年度中国国家科学技术进步奖一等奖。人工麝香自1994年上市以来，已在全国760家企业应用。目前含麝香成分的433种中成药中，有431种完全用人工麝香替代了天然麝香，替代率达99%以上。不仅满足了广大患者的用药需求，同时也保证了国宝级名贵中成药品种的传承。

2016年12月5日，美国血液学会（ASH）将2016年度“欧尼斯特·博特勒奖”颁给了中国上海交通大学附属瑞金医院上海血液学研究所的陈竺教授和巴黎圣路易医院的Hugues de Thé教授。奖励他们运用ATRA和砷剂联合靶向治疗在低/中危急性早幼粒细胞白血病患者中可获得95%以上长期无病生存，而不需应用化疗。陈竺教授在获奖后演讲中特别强调了中医中药在白血病治疗理念和实践方面的重要启迪作用。

6. “第九届全球健康促进大会”首设中医药分论坛及体验区，陈冯富珍参观上海中医药博物馆并为博物馆题词

2016年11月21日～24日，由世界卫生组织和中国卫计委共同主办的“第九届全球健康促进大会”在上海召开。大会首次特设中医药分论坛及体验区，各国与会代表通过深入交流、参观和体验，增进了对中医药的了解，感受到了中医药的魅力。

2016年11月22日，正在上海出席第九届全球健康促进大会的世界卫生组织总干事陈冯富珍参观了上海中医药博物馆，并当场为博物馆写下“传统医学文化是中国的瑰宝，要发扬光大”的题词。

7．中药复方丹参滴丸完成美国 FDAⅢ期临床试验，同仁堂发力拓展海外中医药市场

2016年12月23日下午，天士力制药集团股份有限公司发布公告宣称，该公司复方丹参滴丸已完成美国 FDA 全球多中心随机双盲大样本Ⅲ期临床试验。复方丹参滴丸于1993年获得中国国家新药证书和生产批件，从1998年开始至今经历了将近20年的努力，严格按照美国FDA申报的要求开展研究工作，从工艺技术、质量标准到临床试验的评价等，为复方中药制剂进入美国带来希望。

截至2016年6月，中国同仁堂集团系统在海外25个国家和地区拥有115家零售终端和66家服务终端，累计诊疗患者超过3000万人次。2016年下半年以来，当地时间7月22日晚，同仁堂中医博物馆在圣马力诺孔子学院揭幕；从2016年9月26日开始，一周内连续在美国纽约、洛杉矶、旧金山以及加拿大温哥华4个标志性城市开设了4家门店、1家文化展示中心和1家医学中心；2016年11月16日，北京同仁堂非洲有限公司揭牌开业；2016年12月16日，同仁堂国际中医药走出去平台（英文版）（WWW.TRTMED.COM）正式开通上线运行。同仁堂商标已在100多个国家和地区申请注册。

8．美国纽约州立法通过针灸师可使用中药等自然产品，加州恢复中医针灸医疗保健费用支付

据美国纽约州参议院官网消息，纽约州已通过将中药等自然产品列入执照针灸师行医范畴的法律，规定将针灸师的职业范围，扩展到可推荐膳食补充剂和自然产品，并且不限制推荐食品、草药和其他天然产品。这不仅为纽约州针灸师使用中药提供了法律保障，更意味着美国社会在逐渐接受中药。

2016年6月28日，美国加州恢复将中医针灸纳入医疗保险（Medi-Cal），从2016年7月1日起正式实行。明确凡在加州寻求中医针灸治疗的患者，均可用加州医疗保险支付。

9．中药编码系统4项国际标准获ISO投票通过，中药产品数字化编码有了国际通行“身份证”

《中药编码系统》共由4个部分组成，其中《中药编码系统 第一部分：中药编码规则》(ISO 18668-1)已于2016年3月23日由国际标准化组织（ISO）正式发布，其余《中药编码系统 第二部分：中药饮片的编码》《中药编码系统 第三部分：中药材的编码》《中药编码系统 第四部分：中药配方颗粒的编码》也于日前获ISO投票通过。这意味着，中药产品数字化编码被确认了国际编码通行的—“身份证”，这对于国际中药材、中药饮片、中药配方颗粒的进出口贸易，优化公平、公正的交易环境，维护信息公开透明的市场秩序等，均具有十分重要的意义。

10．英国测试用中草药替代抗生素，首次批准对中草药进行临床试验

英国南安普顿大学科学家将测试中草药在治疗复发性尿路感染中的作用，以研究能否用中草药替代抗生素来治疗此类症状。该项目由英国国家健康研究所资助，这是英国首次批准对中草药进行临床试验研究。方法将采取双盲随机实验，对象选择在过去一年内至少都出现过3次以上尿路感染症状。可以由中医开具“个性化”中草药药方，或接受初级保健医生开具的“标准化”草药药方，治疗观察周期为16周。

英国中草药注册局主席艾玛·费伦特表示，细菌抗药性问题越来越严重，而中草药在替代抗生素治疗某些疾病，如复发性尿路感染、急性咳嗽、喉咙肿痛等方面可能会扮演重要角色。他认为，对中草药进行更严格临床试验十分关键，它有助于将中草药推广到初级保健“前线”，减少英国人对抗生素的依赖，并防止更广泛的抗生素抗药性出现。

2016年中国医药行业十大事件

2016年以来，医药行业大事件频出，“大数据”“大健康”正催促着医药市场加快爆发，行业市场需求正不断扩大，对企业的要求也越来越高，医药行业发展新时代已悄然开启，医改、电商、大健康产业不断迎高潮、抢头条。2016年即将接近尾声，回望2016年这一年中国医药行业发生了哪些大事？家庭医生在线特别梳理2016年的十大事件。

1. 山东非法疫苗案（3月）

事件回顾：2016年3月，山东警方破获案值5。7亿元非法疫苗案，疫苗未经严格冷链存储运输销往24个省市。疫苗含25种儿童、成人用二类疫苗。

此次涉及疫苗买卖线索的共有安徽、北京、福建、甘肃、广东，广西、贵州、河北、河南、黑龙江、湖北、吉林、江苏、江西、重庆、浙江、四川、陕西、山西、山东、湖南、辽宁、内蒙古、新疆等24个省份近80个县市。

关注指数：★★★★★

上榜理由：山东非法疫苗案不仅是医药行业大事件，也被媒体列为2016十大刑案之一，从年头直到年尾，非法疫苗案从未被忘记，该案件摧毁了多少人对国产疫苗的信任感，12月此案一审公开开庭审理，涉案7497万余元，我们期待最终的宣判，期待严丝合缝的监管措施让疫苗更安全。

2. 首批国家药价谈判结果公布（5月）

5月20日，首批国家药品价格谈判结果向社会公布，其中有慢性乙肝一线治疗药物替诺福韦酯，非小细胞肺癌靶向治疗药物埃克替尼和吉非替尼。与之前公立医院的采购价格比较，3种谈判药品价格降幅均在50%以上，与周边国家（地区）趋同。

关注指数：★★★★

上榜理由：国家卫生计生委药政司司长郑宏表示，国家药品价格谈判机制是一项体现国家意志和决心的惠民工程，有利于合理降低专利药品和独家生产药品的价格，减轻医药费用负担，提高药品可及性和可负担性。

3. 国内首个预防宫颈癌HPV疫苗获批（7月）

事件回顾：今年7月，葛兰素史克（GSK）公司宣布宫颈癌疫苗上市。希瑞适（人乳头状瘤病毒（HPV）疫苗）获得中国食药监局的上市许可，成为国内首个获批的预防宫颈癌的HPV疫苗。此疫苗适用于9到25岁女性的接种，有望在明年年初正式上市。

关注指数：★★★★

上榜理由：宫颈癌是我国15岁至44岁女性中的第二大高发癌症，每年约有13万新发病例。每年，中国的宫颈癌病例占全球的28%以上。因此，我国在开展宫颈癌筛查项目的同时引进HPV疫苗接种，将会显著降低宫颈癌和癌前病变的发病率，从而降低疾病负担。

4. 第三方平台网售药品叫停（7月）

事件回顾：今年7月，国家食品药品监管总局分别通知河北省、上海市、广东省食品药品监管局，要求结束互联网第三方平台药品网上零售试点工作。随即，天猫医药馆向在线商户发布通知，8月1日起停止在线药品交易，一号店也已停止药品的线上交易。

关注指数：★★★★

上榜理由：天猫医药馆下发给入驻商家的《关于药品类目紧急管控措施的通知》迅速在医药电商行业引起震动。有业内人士表示，这可能与第三方平台网售药品物流配送环节合规性和安全性有关。此后，天猫等第三方平台选择平台自营网上药店，满足消费者药品网购的需求。

5. 河北大气污染防治调度令–要求药企停产（11月）

事件回顾：河北省大气办在11月17日发出《大气污染防治2号调度令》，决定对该省完成大气污染防治年度目标任务进度滞后、近期污染严重的城市，实施重点调度，2 号调度令涉及石家庄、保定、沧州、衡水、定州、辛集 6 市。通知中重点提到对石家庄藁城、栾城的化工、医药企业实行驻厂监督。石家庄市各县（市）区政府及循环化工园区管委会等均收到一份《石家庄市大气污染防治调度令》，要求全市所有制药行业全部停产，未经市政府批准不得复工生产。除承担居民供暖和保民生等重点任务的生产线外，全市所有水泥、钢铁、铸造、玻璃、陶瓷、钙镁、板材行业和水泥搅拌站全部停产。凡是不能稳定达标排放的涉气企业一律停工，非民用燃煤设施一律停用。

关注指数：★★★★★

上榜理由：河北石家庄素有“北方药都”之称，华北制药、石药集团、以岭药业、神威药业等国内知名医药企业的停产困局受到了医药行业的关注。一位医药人士指出，对企业而言，如果停产时间不长，有存货应对销售问题，体现在终端或仅仅是出现小范围的价格波动。但雾霾没有实质性改变，污染企业停产、限产是重要治污手段之一，若长期停产或对终端市场用药、价格等多方面产生较大影响。据称，已有部分医药企业企业决议搬迁改造。

6. 中国制药工业百强名单发布（11 月）

由国家食品药品监督管理局南方医药经济研究所评选的 2015 年度中国制药工业百强榜发布。本次百强榜中，广州医药集团有限公司、修正药业集团、上海医药集团股份有限公司、石药控股集团有限公司、天津市医药集团有限公司五家企业名列前茅，位居榜单的前五名。

关注指数：★★★

上榜理由：作为中国首个制药领域的专业榜单，中国制药工业百强榜由南方医药经济研究所联合知名学府、科研单位、医药行业协会、财经专业媒体共同组建专家委员会评选。自 2006 年创办以来已经连续 11 年成为国内最受关注、最具权威的医药排行榜。

7. 社保卡支持网上购药（11 月）

11 月，人社部发布《关于印发“互联网+人社”2020 行动计划的通知》，明确社保卡将加载支付功能，支持各类缴费和待遇享受应用。同时，将与微信、支付宝等第三方支付平台合作，建设统一、开放的医保结算数据交换接口，在安全可控的前提下，支持相关机构开展网上购药等应用。

关注指数：★★★

上榜理由：将普遍实现跨地区持卡应用，并与政府其他公共服务实现“一卡通用”。在支付结算能力方面，建设人力社保支付结算平台，借助合作商业银行、第三方支付平台等支付渠道，拓展社保卡的线上支付结算模式。这意味着，支付宝、微信今后也将支持社保卡，实现线上支付。

8. 世界首个长效注射抗艾药即将上市（11 月）

由中国自主研制在感染初期阻遏病毒复制的 HIV 融合抑制剂艾博卫泰，于 11 月 23 日正面临床试验数据核查，该药 2014 年 2 月陆续在全国 12 个临床中心启动III期临床试验，有望成为世界首个长效注射抗艾滋病药物。

关注指数：★★★★

上榜理由：我国科学家自主研发的新一代抗艾滋病药物进行药物临床试验数据核查，标志着我国领跑全球研发的抗艾滋病药物进入上市前的最后冲刺阶段，该药有望成为世界首个长效注射抗艾药。

9. 我国首次发布医药发展白皮书《中国的中医药》（12 月）

12 月 6 日，国务院新闻办发布《中国的中医药》白皮书，这也是我国首次发布中医药发展状况的白皮书。据了解，白皮书从中医药的历史发展脉络及其特点、中国发展中医药的国家政策和主要措施、中医药的传承与发展、中医药国际交流与合作等方面对我国中医药的发展情况进行了概述。

关注指数：★★★★

上榜理由：随着现代医学的发展和普及，中医药传承与发展受到一定程度的影响和冲击。

此次白皮书的发布，把中医药与西医药摆在同等重要的位置，可见国家对中医药发展给予了高度重视。中医药作为中华民族原创的医学科学，在民众的生产生活实践中，形成了独具特色的健康文化和实践，成为人们治病祛疾、强身健体、延年益寿的重要手段，目前，中医药已经传播到 183 个国家和地区。

10. 公立医院药品采购实行两票制（12 月）

近期《国务院深化医药卫生体制改革领导小组关于进一步推广深化医药卫生体制改革经验的若干意见》下发，并要求各地区各部门结合实际认真贯彻落实。有分析认为，推广深化医药卫生体制改革经验，进一步巩固和扩大医改成果，且医改有加速的趋势。根据意见内容，所有公立医院取消药品加成，同步调整医疗服务价格，公立医院药品采购逐步实行“两票制”。

关注指数：★★★★

上榜理由：鼓励公立医院药品采购逐步实行“两票制”，可以减少药品流通领域中间环节，提高流通企业集中度，期待降低药品虚高价格，进化流通环境。（来源：新华网）

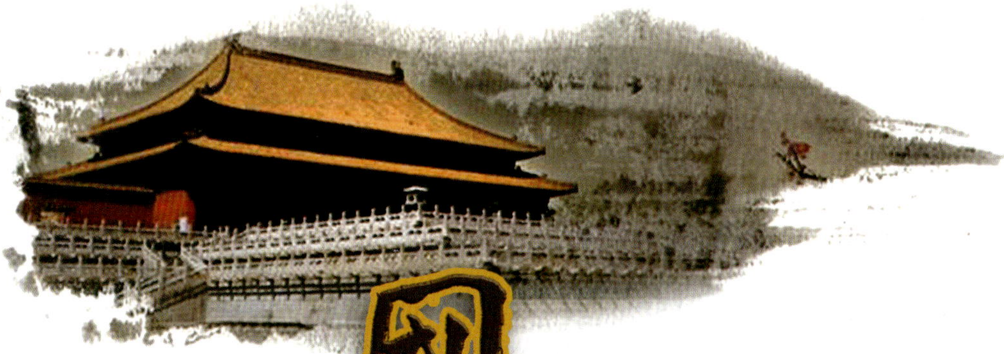

國醫年鑒

年度人物

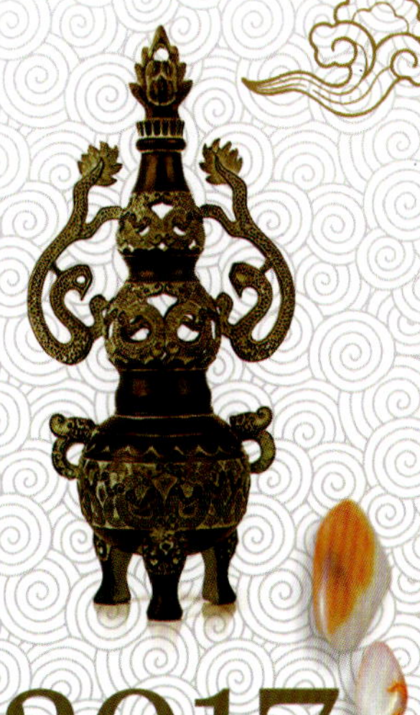

2017

GUOYI NIANJIAN

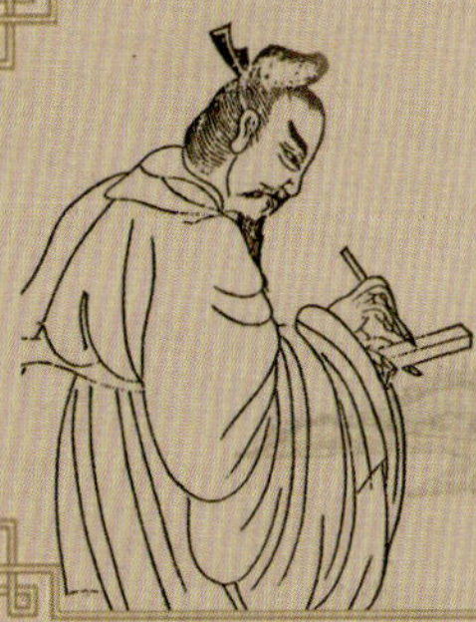

年度人物

（按姓氏笔画排序）

一、中医药年度人物

马兴田

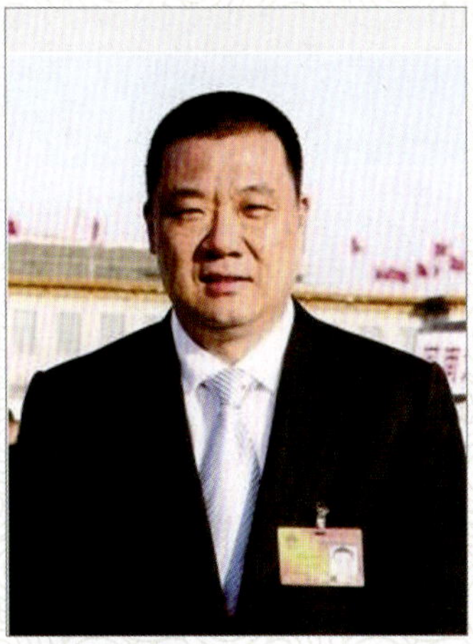

背景资料

2016年11月23日，由国家食品药品监督管理总局南方医药经济研究所、《医药经济报》评选的“2016中国医药年度人物”名单揭晓。康美药业董事长、总经理马兴田荣膺“2016 中国医药年度人物 ”。

据主办方介绍，中国医药年度人物评选迄今已连续举办五届。2016年度评选以“发现创新时代的主角”为主题，以2016年中国医药经济为坐标，以“推动力、影响力、创新和责任”为评选标准，以“品牌影响力、创新力、可持续发展力、国际化能力、社会贡献度”为五大评选参数，旨在还原最真实的中国医药企业家群体，全方位展示为医药经济转型升级付出智慧与汗水，为行业创新发展做出贡献和表率的代表人物。经过权威媒体广泛推荐、网民投票、专家把关评议，最终评选出10位获奖者，康美药业董事长、总经理马兴田以最高票数成功入选。此次评选过程历时两个月，每一位获奖者都是经过层层筛选脱颖而出的业界精英。

评委会给出康美药业董事长、总经理马兴田的提名理由是：“中医药全产业链整合者——多年前提出中药全产业链战略的马兴田，正一步步实现他的愿望。他掌舵的康美药业，不仅从中药饮片到中药材等级分类，从中药材价格指数到中药材大宗交易，还有中医药编码、互联网医疗等方面制定了多个国家标准；2015年被列为国家唯一的中医药信息化医疗试点单位。保持高速增长的康美药业已成为一个“大健康+大平台+大数据+

大服务”体系的中医药全产业链精准服务型“互联网+”大型上市企业。”

人物简介

马兴田，男，1969年7月出生于广东省普宁市下架山镇。毕业于澳门科技大学工商管理硕士，工程师。先后担任广东省揭阳市第二届政协常委，广东省普宁市第十届、第十一届人大代表，广东省青年乡镇企业家协会副会长、广东省海外联谊会常务理事与揭阳市民营高科技企业协会会长，中华民营企业联合会常务副会长，广东省工商联执委、广东省医药商会常务理事，揭阳市民营科技协会理事长，普宁市药业商会会长等职务。

马兴田先后获“广东青年五四奖章”，1998年11月被评为第六届广东省优秀青年企业家，2000年4月被评为全国劳动模范，2003年、2006年分别获评广东省优秀民营企业家、广东省“为建设社会主义新农村作出突出贡献的民营企业家”。

2016年10月13日，胡润研究院发布《2016碧桂园森林城市·胡润百富榜》，马兴田家族排名第46。

马兴田1997年创办“康美药业”进入制药业，2001年3月“康美”在上交所挂牌上市，2003年，“康美药业”的“甲磺酸多沙唑嗪”被列为国家高新技术产业发展项目。康美药业作为国内中药饮片产业龙头企业，其发展得益于改革开放的时代，得益于国家对民营经济的支持保护，马兴田对此常怀感恩之心，时刻不忘回报社会，造福社会，将奉献爱心当作自己的一份责任。1998年夏季，我国发生了百年不遇洪涝灾害，给受灾群众带来了巨大的经济损失。他捐赠价值100万元的药品和20万元的食品支援灾区人民和慰问救灾部队。2004年底，东南亚海啸事件发生后，他积极响应国家号召，发扬人道主义精神，捐款20万元。2003年，在抗击“非典”中，积极落实省委、省政府及上级主管部门的总体部署，不计较一己之得失，主持制定企业防治“非典”总体工作方案，调整年度生产经营计划，突出重点，亲临一线，协调指挥，公司顺利完成抗击“非典”的生产经营任务，在平抑抗“非典”药品市场价格上做出了重大贡献，被广东省评为抗非典模范单位，他本人被省政府记个人二等功。2001年，为解决普宁市下架山革命老区的学生上学难的问题，他慷慨解囊一次捐资210万元，兴建一所占地3000多平方米，建筑面积约2880平方米的学校，圆了革命老区乡亲几十年建校办学的夙愿。多年来，他心系普宁老区及家乡，积极从事修路建桥、扶贫、建敬老院等各种社会光彩事业，累计捐款达600余万元。多年来，他捐资支持军队建设、教育事业、赈灾救灾，累计达1000多万元。

主要成果

1.制定行业标准

自创立以来，康美药业专注于中医药事业的发展，在广东省“中医药强省”战略的指引下，广东省药监局等相关部门的指导和支持下，率先做出了五大方面的多个国家标准：制定中药饮片小包装标准和中药饮片生产管理GMP标准，被国家中医药局予以全国推广；唯一参与国家商务部中药材等级分类标准制订；独家承担编制和运营国家发改委授权发布的中药材价格指数——康美·中国中药材价格指数；推出全国唯一的“实体与虚拟市场相结合”的中药材大宗交易平台，开创中药材交易新模式；承担编制209个中医药编码的国家标准，有助于全国实施统一的中药、中药方剂、中药供应链编码体系。这些标准都已经基本落地，并予以广泛推广，对行业的规范和话语权掌握都起到了关键作用，更是为行业发展起到了示范效应。2015新版《中国药典》在部分中药材及饮片品种的标准中新增加的检测项目，正是由康美药业积极探索制定的标准的修正和升级。

2.实施中药材市场“五统一”和星级管理

康美对市场推行统一仓储、包装、标签、票据、质检的“五统一”管理模式，对商铺中药材价格及进货渠道、销售状况等情况，以及中药材市场管理、药材流通等都实施有效监控。同时还对经营户进行了星级管理，予以有效的激励措施，调动他们在维护质量和诚信经营等方面的积极性，提升从业者规范意识，促进行业规范运行。

3.推出中药全产业链溯源系统

2014年，康美药业推出了中药溯源系统，实现了所有批次产品从原料到成品、从成品到原料的双向追溯，从而提升中药的可靠性和安全性。康美药业中药溯源系统，区别于GAP、GMP，是企业产品自管、企业自身责任的表现，对每个流通加工环节都进行了实时记录，从根本上切实保证产品质量。

年度聚焦

正如“2016中国医药年度人物”评委会的提名理由所述，作为中医药行业龙头企业康美药业的掌舵人和中医药全产业链整合者，马兴田一直践行创新、责任和影响力，以创新为引擎，以责任为基石，以文化为纽带，以资本为风帆，致力于医药健康服务商业模式的创新，致力于互联网+大健康产业的发展，重视企业技术创新和信息化体系的建设，以大无畏的改革精神和舍我其谁的责任担当，引领我国医药健康行业创新发展，助推我国公立医院改革。在他的带领下，康美药业实现了跨越式发展。2016年前三季度，康美药业实现销售收入165亿元，同比增长22%，利润约26亿元，同比增长23%。如此业绩，得益于多年创新经营。

为解决“看病难、看病贵”难题，康美药业经长期酝酿在国内率先推出“智慧药房”。2015年6月，“智慧药房”首先于广州推出，受到了政府、媒体和大众的高度关注。

康美智慧药房利用互联网及物联网改造传统诊疗流程，实现了对传统就医取药模式的创新。患者在合作医疗机构完成就诊后，医生的电子处方会通过智慧药房系统发送至所在城市的康美中央药房，由专业药师完成药品的调剂、中药煎煮与配送，患者可像收快递一样，在家坐等配送上门。这一模式有效解决了候诊取药、煎药以及交叉感染等问题。相关调查显示，超过90%的用户认为这是一项便民利民的健康服务，体会到了互联网医疗带来的便捷、精准和贴心。

“智慧药房”项目已与广东省中医院、广州中医药大学附属医院、南方医科大学附属医院、中山大学附属医院、中国中医科学院广安门医院、北京中医医院等100多家医疗机构签约。康美药业在广州、深圳、北京设立了中央药房，日处方量最高达15000张，累计处理处方已达150万张，服务门诊医生10000余人，服务患者50万人，让百姓足不出户就可以完成诊疗、服务和配送等传统繁杂的就诊取药流程。

此外，康美药业在参与公立医院改革事业方面也是频频发力：投资建设有粤东最大的民营综合三甲医院康美医院，投资管理吉林东南部唯一的县级三甲医院康美梅河口中心医院，与重庆市人民政府签订战略合作协议，全面参与其公立医院改革。康美药业也以其特有的全产业链资源优势，成立康美医院投资管理公司，投资管理数十家公立医院，托管100多家公立医院药房，对收购、投资的医院进行规范管理，切实解决群众看病难问题，获得社会各界好评，也为公立医院改革打造了成功样本。

康美药业积极参与中医药标准化方面的研究探索，并取得了突出成绩，形成了不可替代的优势，是国内唯一参与国家商务部中药材等级分类标准制订的企业，也是我国唯一一家参与国家中医药管理局主导的互联网+中医药标准化研究的企业；牵头承担建设三七等中药材及饮片生产全过程可控、质量信息可追溯的产品标准和评价体系。

康美药业成功构建了由网络医院、智慧药

房、智慧养老、健康智库、健康管理、第三方支付和健康保险、社区健康、智慧养生等组成的互联网大健康平台，并从多个层面全面打造中医药全产业链精准服务型“互联网+”，构建“大健康+大平台+大数据+大服务”体系，积极探索中医药工业智能制造4.0，在广东、北京、上海、成都等地全面推进落地；在全国各地建立了20多个大型医药生产基地，与超过2000家医院、15万家药店建立了长期合作关系。

在医疗服务方面，公司引入在医疗信息系统建设、数据分析、移动医疗等领域有资深经验的微软全球健康云专业团队，在国内率先启动“互联网医疗”项目并快速落地，以40多个地市“智慧城市”和1000多个“智慧小镇”建设为契入点，致力打造“中国健康云”，并在北京、上海等地开展智慧养老、医养结合站等业务，携手知名地产企业打造“互联网+”健康社区医疗。

在“大数据”方面，公司与新华网联合成立新华康美健康智库，打造国内权威的大健康数据平台，重点为政府决策、企业运营提供医药卫生健康方面的数据支持服务。

在平台建设方面，康美药业成功推出了医院信息平台、肿瘤全程管理平台、互联网+养老平台以及“掌上医院”“康美医生”等智慧医疗APP。这些APP实现了全国2000多家医院线上挂号，1万多名医生线上服务的功能，拥有数十万名会员，服务可覆盖人群2亿多。

随着战略的延伸，公司的业务还涉足到了金融领域。公司与中国人保集团联手组建“金融租赁公司”，申报中国中药材期货交易所；与广发证券组建“康美健康保险公司”，全方位促进大健康产业保险服务发展。未来，康美药业将形成全国性的提供精准服务型的互联网医疗“超级大平台”，全方位开展智慧医疗、智慧药房、健康智库、互联网健康管理等业务。

李肇星

背景资料

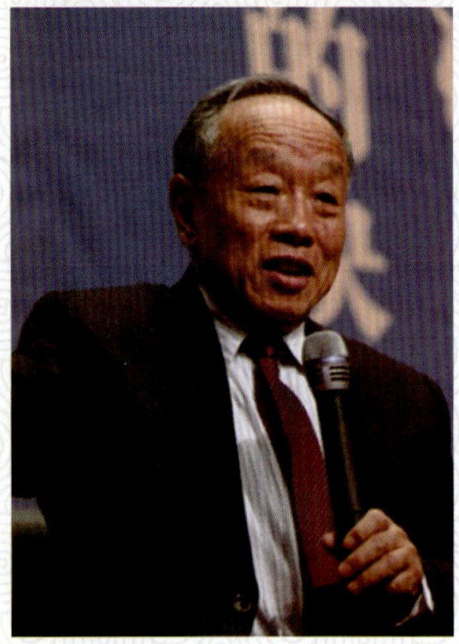

2017年1月25日，由中国中医药报社推选的“2016年度中国中医药新闻人物”揭晓，中医药高等学校教学名师群体，外交部原部长、中国民族医药学会国际交流与合作分会名誉会长李肇星当选。当选理由如下。

老骥伏枥志千里，愿携岐黄济苍生。

“中医救了我的命。”这是李肇星挂在口头的一句话。若不是听他亲口说，恐怕很难想象，这位明星外交官与中医药的渊源如此深，对中医药的感情如此浓。李肇星的祖父是乡村医生，从小多病的他不仅屡屡受益于中医药，还耳濡目染中医药如何用一根针、一把草维护乡亲们的健康。在外交部工作后，中医药不仅帮他交了很多国际朋友，还3次从疟疾手中夺回他的生命。

现在，这位“铁杆中医粉”活跃在中医药国际化的舞台上，与他热爱的中医药再续前缘。他担任名誉会长的中国民族医药学会国际交流与合作分会，团结了一大批对中医药有深厚感情的前外交官，为中医药鼓与呼，倡导并极大地推动了“中医外交”。

他推动中医药首次放声博鳌亚洲论坛，举办中非公共外交论坛中非卫生合作与民族医药交流分论坛，还在首届中日韩公共外交论坛暨2016年中日韩合作国际论坛中设置了中医体验活动。他还亲自率领访非团队，在当地开展中医药学术交流、中医体验，并促进签署《中非中药灭蚊研究项目》等系列合作协议……

他始终对中医药抱有坚定的文化自信、科学自信，他说中国一直领先世界的发明就是中医药，中医在海外的影响力与日俱增，最恨对中医存在偏见。

他常常对中医药爱之深、盼之切，他建议要把创新摆在中医药传承发展的重要位置，中医要和其他医学、学科相互借鉴、协调发展，要继续前进，把中医发展到更高更好的水平。

他一片丹心为人民，强调要树立为全体人民包括为世界人民服务的理念，中医药国际化任务重大，其中一条就是向全世界老百姓传播中医药健康知识，传授中医药健康技术，从而共同健康快乐地生活。

人物简介

李肇星，1940年10月生，山东胶南人。1964年北京大学西语系毕业后，在外交部工作。1965年12月加入中国共产党。1970年被派驻非洲。1982年3月，在外交部有史以来的第一次新闻发布会上，他以翻译身份正式亮相。1985～1990年整整5年间，他以部长助理的身份兼任外交部发言人，面对西方记者提出的许多刁钻尖刻的问题，李肇星沉着应对，他的机智、坚定给人们留下了深刻印象，被誉为“铁嘴钢牙”外交官。

1995年2月任外交部副部长。1998年3月任中国驻美国特命全权大使。2003年～2007年，任外交部长。2008年3月当选第十一届全国人大外事委员会主任委员。2009年11月当选为中国翻译协会会长。2012年12月当选中国公共外交协会会长。是第十六届中共中央委员，第十一届全国人大常委会委员，中国人民外交学会名誉会长。2010年11月15日，李肇星先生被授予浸会大学荣誉人文学博士学位。素有“诗人外交家”之称，出版有诗歌散文集《青春中国》。

李肇星虽然是一位卓有建树的外交官，但他与中医药有很深的渊源。2013年，李肇星担任中国民族医药学会国际交流与合作分会名誉会长，并积极推进中医药国际化。

李肇星说：“我特别喜欢中医，用中国俗语讲，有点中医缘份。说夸张一点，没有中国医学，恐怕就没有我。”

李肇星童年生活在山东一个山村，生下来就多病，当地那时候没有现代意义上的医院，七八个村只有一个或半个中医大夫，就是李肇星的爷爷。李爷爷是农民，会点针灸，所以村邻村都来找他扎针，不知治好多少病。李肇星好几次就是让爷爷救活的。李肇星由衷地说：“所以，我不光感谢我爷爷，也感谢我们伟大的中医。”

后来参加工作，走过好多地方，丰富的阅历使他更加喜欢中医。他说：“我在非洲工作过9年，在那里，最受欢迎的中国人就是中医。非洲一个朋友告诉我，差不多每4个非洲朋友，至少有一个人看过中国大夫，其中包括中医。在非洲，我至少见过有3个国家的总统感谢中医。”

童年生活和职业生涯与中医药的不解之缘，使李肇星得到“铁杆中医粉”的雅号。

主要成果

李肇星团结了一大批对中医药有深厚感情的前外交官，为中医药鼓与呼，倡导并极大地推动了“中医外交”。李肇星引以为豪的是，“我们外交部也出了很多不错的业余中医，如黄桂芳大使，他用手法给外国人治过病，典型的中医外交。外交部非洲司司长林松添也会中医，他把佳木斯一个中医介绍到他驻的国家给总统当了保健医生。这个总统对中国感谢极了，原来都不能动了，后来我去访问时，他说：感谢你们的中医给我治好了病，现在我愿意和你进行一场乒乓球比赛。中医的奇迹就是这样。

李肇星认为，现在为什么那么多朋友对中国好？原因很多，党中央、国务院的外交政策好，全国人民团结奋斗，国家地位在提高，同时，中医也发挥了不可替代的作用。

李肇星特别强调说：“我们最恨就是恨对中医存在偏见。有个专家告诉我，真正西医学得好的人特别重视中医，另外，懂中医的人也会很好地借鉴西医的好处，只有没有学问的人才容易有偏见，才容易傲慢，我们一定要防止傲慢和偏见。”

李肇星寄语大家：“我们有值得中国人自豪、骄傲的中医药历史，不能忘记。同时，在这个基础上，我们要继续前进，把中医发展到更高更好的水平，给中国人民乃至世界人民带来更大的福利，使他们更加健康快乐，活的时间也更长。祝我们的中医中药走向世界，为全世界人民共同的进步事业做贡献。”

为体现中医药的话语权，由李肇星担任名誉会长的中国民族医药学会国际交流与合作分会，连续两年主办了博鳌亚洲论坛中医药专场活动，启动的感知中医世界行活动，已与多国政要、大使、官员、学者开展了交流，为中医药事业发展提供了新动力。

作为“中医外交”的重要推动者，李肇星在中国民族医药学会国际交流与合作分会2015年年会暨首届中医药的国际化论坛上对中医药国际化发展提出了建议——推动中医药国际化要重视创新发展、中西医协调发展、绿色发展、开放共享发展。”

李肇星感慨地说，中医陪伴他走过50多年的外交生涯。“那年我在坦桑尼亚考察时，身体一下子不舒服，但通过江苏省派去的中医医疗队伍的治疗，我的身体一下子舒服了很多，最终很好地完成了考察任务。50年的外交生涯我去过186个国家，在很多国家我都享受过中医诊疗。”更让李肇星记忆深刻地是，在美国、加拿大、土耳其等，还接受过当地白人的中医按摩和针灸诊疗服务。“很多外国友人也很喜欢中医文化，在当地开了很多中医私人诊所，这说明中医药逐渐在国外‘落地开花’，有着巨大的发展潜力和良好势头。”李肇星说。

对于中医药的国际化发展，李肇星也有着自己的看法：“中医发展首先要讲究创新发展，中医药是中华民族的瑰宝，要想在新时代在国际上保持领先地位，就要不断地利用现代化手段创新中医技术；其次，要注重中西医协调发展，就像踢足球一样，不能光靠一个队员腿脚下功夫好，要靠每一个队员和守门员的配合，才能踢出优异的成绩，中医的发展也要和西医相互补充，相互借鉴，形成协调发展。”

中医药学，不仅是几千年传统防病治病、养生康复的“道”与技艺，更是中国古代农业文明和手工业文明的产物，很多中药都是从天然植物中萃取得来的，因此中医药学最接近自然。“中医药的发展本身就是对绿色发展的贡献，绿色发展又会给中医提供更好的发展条件。”李肇星说，“中医发展更应提倡养生理念，并将其融入到美丽中国建设中。”

他举例说：“比如全国正在开展的戒烟行动，就可以大力宣传中医养生常识，生动地为公众普及吸烟坏处，更有利于公众接受。”此外，李肇星指出，中医国际化还要讲究开放共享。“中医药不光是汉族的、蒙古族的、维吾尔族的，还是藏族、佤族的，它属于中国56个民族，也属于全世界所有人民。中医药学在其发生、发展的过程中，吸收与融合了其他民族乃至外国的医疗经验和方法。因此，未来中医药学的国际化发展更应兼容并包，不断融合，开放共享，这样才能让中医药更好地走向世界，得到认可和欢迎。”

年度聚焦

2016年3月23日，博鳌亚洲论坛暨中医药分论坛在海南举行，主题是“科技创新：助推中医药国际化”。外交部原部长、中国民族医药学会国际交流与合作分会名誉会长李肇星在京探望2015

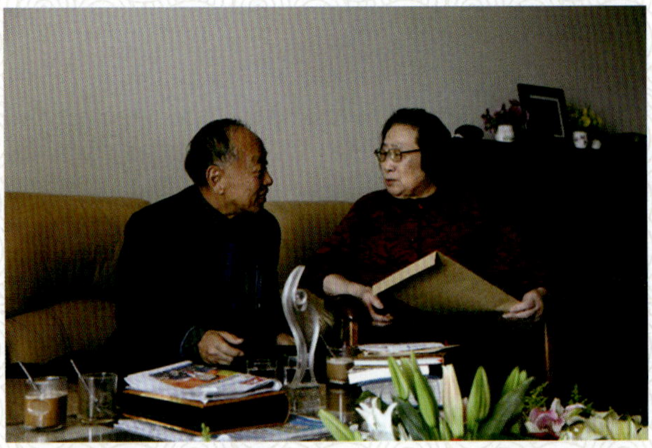

年诺贝尔奖获得者、中国中医科学院研究员屠呦呦，并就中医药的国际化议题进行对话。

据李肇星介绍，在外交部工作期间，他在南非曾三次患疟疾，均使用青蒿素治愈，甚至还用青蒿素救治了四位同事。“我最后一次去非洲时，到了非洲最艰苦的地方，当时我们一共八个人，其中四个人都患上了疟疾，但最后使用青蒿素治疗，两三个小时就全愈了。”李肇星说。

青蒿素的发明不仅治愈了众多疟疾患者，更为中医药走出国门开创了先河。虽然屠呦呦因客观原因未能出席博鳌亚洲论坛，但她委托李肇星转达对即将召开的博鳌亚洲论坛中医药分论坛的祝贺，并书写贺信，以这种独特的形式表达了个人对中医药走向世界的期望。

贺信中，屠呦呦提到：“中医药是中华文明的瑰宝，是炎黄子孙的骄傲。在构建人类健康命运共同体的今天，希望大家携起手来，继承好、维护好、发展好祖国传统医学，并与世界其他医学体系交流互鉴，以中医药国际化的使命和担当，为增进世界各国人民的福祉作出更大贡献！”

今年2月，国务院印发了《中医药发展战略规划纲要（2016～2030年）》，强调要加快中医药国际化的步伐。对此，屠呦呦表示：“青蒿素的研究还有好多工作要做，适用病症范围广，希望借助论坛的国际影响力，为青蒿素发展争取一些机会，进一步发挥其作用，研究清楚机理，让中国药为世界人民做出更大的贡献。”

据悉，当日李肇星还观赏了屠呦呦荣获的诺贝尔奖、拉斯克奖等奖牌、证书，称赞她为国争光、为亚洲争光。

第二届中华健康节2016年6月16日在河北石家庄开幕。海内外院士、养生专家、学者、健康产业企业代表等各界人士千余人参会。年过七旬的中国外交部原部长、中国公共外交协会会长李肇星出席并作报告发言。他在发表主题为《中医与外交生涯》的演讲时称：“中医药有着非常好的发展前景，世界人民都在慢慢接受中医。”

开幕式上，李肇星结合外交生涯谈起中国的中医药事业时，首先想到的是要“尊重”。李肇星认为，中医药事业的发展也要学习中华文明的优良传统——相互敬重，中国人首先要尊重自己的中医，然后才能虚心学习西医的长处。

李肇星称，中医对中国外交事业作出了不可替代的贡献。李肇星小时候所在的那个村以及周围的十来个村只有一个中医会针灸和推拿，他在18周岁考到北京上大学之前没有看过西医，有了病就是吃中药、用针灸。到了北京以后还是看中医多。

中医不仅在国内有着重要作用，在海外也承担重要责任。李肇星工作后一共到过51个非洲国家，曾在非洲国家3次得了疟疾并和死神擦肩而过，都是中国医疗队用青蒿素给他治好的，而且都是当天治好。

李肇星认为，中医中药的一个神奇之处就是不一定“头疼治头，脚疼治脚”。根据辩证唯物主义、历史唯物主义，事情都是发展的，人的病发展不是偶然的，可能事先就有发病因素，中医的“治未病”与之契合。此外，中医不光是治人的肌肉、骨头，它还治心，提高人的思想境界，帮助人更加健康。

“所以世界人民都慢慢在接受中医。”李肇星说。中医药发展前景非常美好，有着厚重的历史经验。屠呦呦和她的团队创造青蒿素，多少年之后终获诺贝尔奖。

李肇星说：“中国人一定要热爱民族文化，爱国也包括热爱自己的民族文化。”

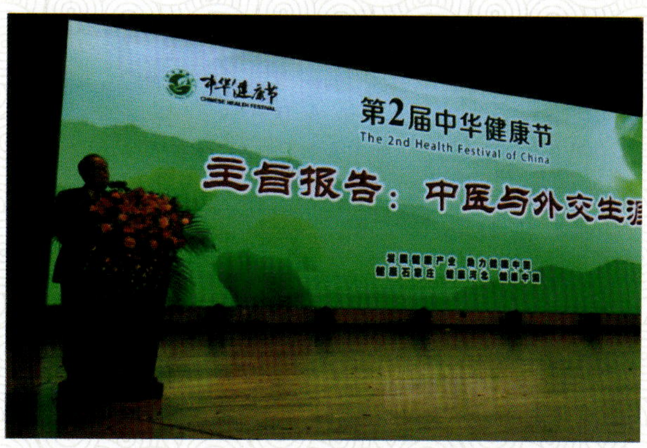

二、2015年度“亚健康产业年度人物”

※ 获奖者 ※

毛 艳

获奖理由

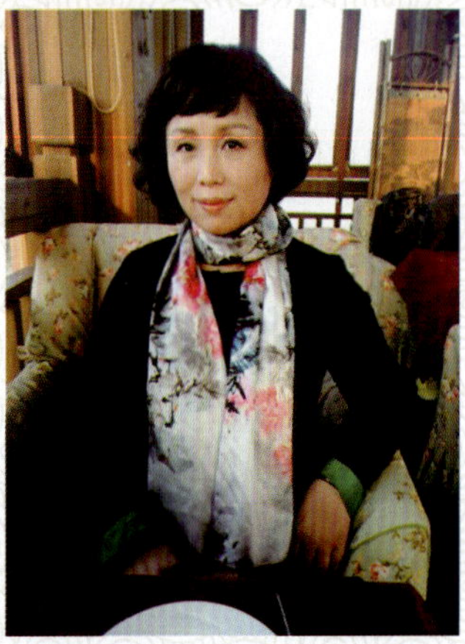

毛艳女士是我国五星级亚健康专业调理机构的创始人，开创女性私密保养的先河。她所开创的女性私密保养系列调养项目“久美神话私密保养”亚健康调理技术效果明显，得到业内的好评。毛艳女士长期面向社会宣传“健康4S店”的运营理念，对亚健康专业调理机构的推广做出了巨大贡献。

人物履历

毛艳，女，是湖南久美神话医疗科技有限公司董事长。毛艳女士是国内第一家五星级亚健康专业调理机构久美神话的创始人，也是国内第一家最早关注女性亚健康的五星级亚健康专业调理机构，是女性私密保养领域最早的倡导者和实践者之一。

主要成就

1. 毛艳女士开创的女性私密保养系列调养项目“久美神话私密保养”亚健康调理技术获入选了《百项中医亚健康调理技术》，于2011年入编国内权威的中医文献《国医年鉴》。

2. 毛艳女士积极应用红外热成像亚健康测评技术，把红外检测与评估融入到具体的服务流程里面去，提高了诊断的准确性，通过对干预效果的评估确保了干预调理的效果。

孙 琍

获奖理由

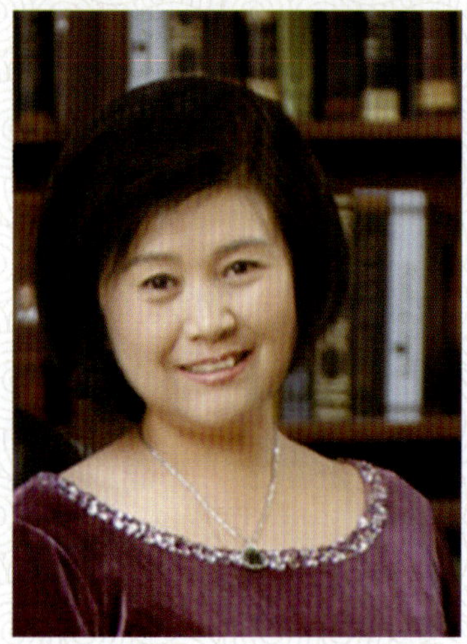

孙琍女士于1993年创立佳丽集团，并于2014年成立了山西中和亚健康服务中心。2015年积极举办了一系列与亚健康相关的技术培训，组织开展了公益活动，并在短短一年时间内发展以黄十字为标志的机构达20多家。为亚健康行业的发展打下了坚实基础。2016年孙琍组织成立了山西省中和亚健康服务中心儿童健康发展中心。并与山西河东少儿推拿学校达成战略合作，积极为亚健康行业输送人才，为亚健康产业做出了巨大的贡献！

人物履历

孙琍，女 。任山西中和亚健康服务中心董事长、山西佳丽集团董事长、宁夏欣天丽集团董事长、中国美发美容协会第五届理事会副监事长，山西省中医药学会亚健康专业委员会副秘书长、世界中医药学会联合会药膳食疗研究专业委员会理事会理事、世界中医药学会联合会亚健康专业委员会副秘书长，是山西康童堂少儿推拿连锁机构创始人。

孙琍女士 从1993年创立佳丽集团，一直把感恩记在心里。“感恩是最大的财富。”感恩的心让自己比常人看到了更多的细节，铭记了更多的感动，并一直坚守着“诚信立足，创新致远”的信条。“用感恩的心做人，用专业的心做事”。正是这份感恩的心，在看到当今社会压力大，生活节奏快，越来越多的人出现亚健康状态，而目前美容养生行业的不规范、从业人员技术水平良莠不齐，为改善亚健康调理行业的现状，让更多的专业调理机构能为山西3400万人口的健康出自己一份力，在2014年11月份孙琍女士组织筹建成立了山西中和亚健康服务中心。中心自成立以来，注重教育的力量，多次聘请省内专家为亚健康调理机构的从业人员进行专业技术、技能培训。在2015年孙琍女士举办了四届亚健康经络调理师培训、两届少儿亚健康推拿调理师培训、亚健康红外线检测技术培训、冬病夏养等继续教育培训，参与培训人员达几百人。通过培训提高了亚健康行业的规范化程度，壮大了亚健康调理的人才队伍，为亚健康行业的健康发展打下了坚实基础。短短一年时间黄十字机构已达20多家。2015年6月孙琍女士在省内组织开展“知名专家进社区•义诊服务到我家”公益活动，聘请省内知名专家到亚健康调理机构坐诊，指导，帮助机构提高专业的同时也为百姓解决就医难的问题。同年9月份孙琍女士指导省中心组织省内亚健康调理机构从业人员参加“全国首届亚健康产业技能大赛”，并在大赛的北方赛区有13人获奖，全国赛区有5人获奖，且有一个团体奖。10月份在“全国首届亚健康产业技能大赛及全国‘十佳’评选”活动中不管是个人还是集体，都获得了表彰。11月孙琍女士带领山西中和中心主持开展“山西省首届亚健康调理技能比武大赛”，通过一系列的培训及比武赛活动，大大提升了省内亚健康行业从业人员的职业荣誉感，归属感 ，同时得到了社会各界的好评，树立了亚健康行业的新形象。活动的同时策划安排“山西省第二届中医治未病与亚健康论坛”组织国内一流的健康专家对“影响健康要素”展开讨论。专家们用自己毕生的经验告诉大家、告诉社会，什么是影响健康的要素，哪几点是最重要的。与此同时，“百城百万睡眠公益大数据•山西太原”站也在这次会议中正式启动。

2016年1月，应太原电视台邀请在《健康栏目》与观众一同就“孩子总生病，推拿调体质”探讨抗生素对少儿的危害以及少儿推拿的好处。并应邀参加了中和亚健康服务中心国家级“亚健康调理服务标准化试点启动会”。3月孙琍女士组织成立了山西省中和亚健康服务中心儿童健康发展中心。4月孙琍女士组织召开少儿推拿连锁加盟启动暨项目投资说明会，并与山西河东少儿推拿学校达成战略合作，成为人才输送基地，缓解了社会就业压力问题。4月份孙琍女士在世界中医药学会联合会亚健康专业委员会任副秘书长一职。孙琍女士一直以来都在用自己那一份感恩、一份爱、一份情怀来回馈社会。

主要成就

1. 孙琍女士在2014年11月份，组织筹建成立了山西中和亚健康服务中心。

2. 孙琍女士在2015年组织举办了四届亚健康经络调理师培训、两届少儿亚健康推拿调理师培训、亚健康红外线检测技术培训、冬病夏养等继续教育培训。

3. 2015年9月份，孙琍女士指导省中心组织省内亚健康调理机构从业人员参加“全国首届亚健康产业技能大赛”，参赛人员成绩斐然。

4. 2015年10月份，在“全国首届亚健康产业技能大赛及全国‘十佳’评选活动”中孙琍女士荣获个人奖和集体奖。

孙德仁

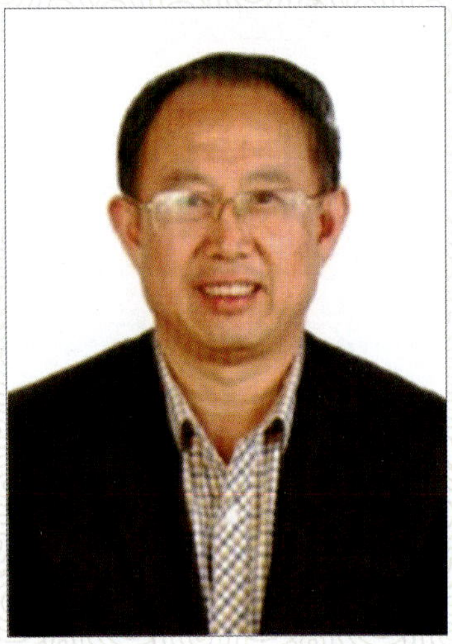

获奖理由

孙德仁先生作为山西省河东中医少儿推拿学校校长，二十年来，他带领着学校专业团队虚心学习众家所长，潜心钻研少儿亚健康推拿技术。扎实的中医学理论基础和长期的教学、临床、科研的丰富实践，使他不仅汲取了少儿推拿各流派之特长，而且在少儿推拿理论和手法上有新的突破和创新，建立了以重视脾胃调理为特色的中医少儿推拿理论体系和以轻、快、柔、实为特色的推拿手法体系。使“少儿推拿”在理论和手法上逐步完善。孙德仁先生先后撰写出版《少儿亚健康推拿调理》等十余本著作和教材，培养了8000余专业人才。主持编写了国家标准《中医养生保健技术操作规范•少儿推拿》，对于规范少儿推拿的概念及其操作有着重要的指导意义。孙德仁校长在全国少儿推拿理论和实践方面的突出贡献，受到了国家中医药管理局的肯定和重视，赢得了全社会的高度评价，得到了中医少儿推拿领域专家的认可，成为全国少儿推拿领军人物，绿色疗法擎旗人。他在北京注册成立的“北京四季康贝健康科技有限公司”，研制了康贝防感、止泻、益智、经络调理等中药草本精油系列产品，通过了国家鉴定进入市场，有效的推进了教育产业化的发展。

人物履历

孙德仁，男，1956年出生，万荣县人。山西中医学院大学本科毕业，中医主任医师，中国中医研究院培训中心客座教授，山西中医学院客座教授，著名少儿推拿专家。现任全国少儿亚健康推拿调理专家委员会主任委员，全国儿童中医养生保健专家委员会副主任、中华中医推拿与亚健康研究院名誉院长、中华中医药学会亚健康分会常务委员兼副秘书长、世界中医药联合会亚健康专业委员会副秘书长、中和亚健康服务中心少儿亚健康推拿调理办公室主任、山西省河东中医少儿推拿学校校长、全国百项亚健康调理技术专家评审委员会委员。

1983年毕业后，就职于山西省运城市中医医院儿科，从事少儿临床工作。于1992年创办了山西省河东中医少儿推拿学校。二十年来，他带领着学校专业团队虚心学习众家所长，潜心钻研少儿推拿医术。着力改革教学工作，实施教学、临床、科研三结合教学模式；注重临床实践教学，突出学生技能提高；培养了8000余专业人才，遍及京、沪、浙、赣、晋、秦、豫、冀、内蒙等地。学校临床部面向社会服务少儿，每天来校就诊者络绎不绝，几年来调理治疗5万余儿童，保健3万余儿童，受到了社会各界广泛赞誉。

2010年在国家中医药管理局业务主管的中和亚健康服务中心关怀和支持下，在北京注册成立了四季康贝健康科技有限公司，研制了康贝防感、止泻、益智、经络调理等中药草本精油系列产品，通过了国家鉴定进入市场，有效的推进了教育产业化的发展。

主要成就

1. 中国中医药出版社、科技出版社、中国古籍出版社先后出版发行了孙德仁先生参与编撰的《少儿推拿中医学基础》《少儿推拿中医儿科学基础》《少儿推拿中医诊断学基础》《少儿推拿中药方剂学》《少儿推拿经络腧穴学》《少儿推拿手法学》《少儿推拿治疗学》《少儿推拿辅助调理》《少儿亚健康推拿调理》《宝宝推拿》《宝宝推拿保健法》《全国中医诊疗技术规范》

等教材和著作。

2. 孙德仁先生在《中华养生保健》《世界中医药学会亚健康专业论坛》《海峡两岸中医药亚健康论坛》《中韩传统医药与亚健康高峰论坛》《全国中医药少儿推拿学术论坛》等刊物发表了《推拿预防小儿哮喘》《少儿推拿简便显效》《从少儿推拿调理技术看少儿亚健康服务产业》等优秀学术论文。

3. 2013年8月孙德仁先生参加《山西省农村卫生适宜技术研究与应用》项目研究工作，获山西省科技进步一等奖。

4. 2014年孙德仁先生被评为全国少儿亚健康推拿调理专家委员会主任。

李洪娟

获奖理由

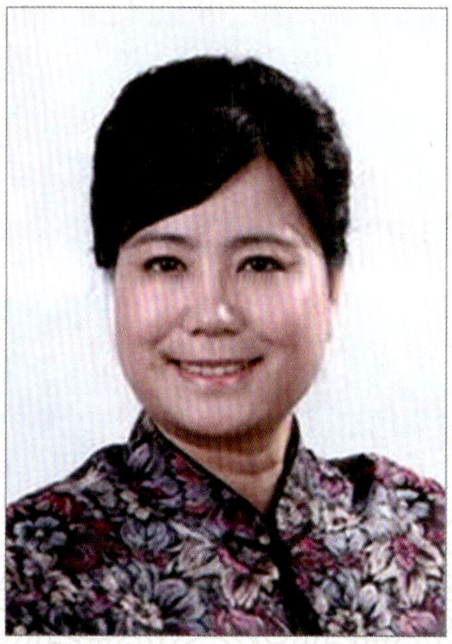

李洪娟教授从事中医诊断学教学、科研及临床工作31年。擅长利用红外成像检测技术，辅助四诊辨证，对疑难杂症或寒热错杂等复杂病证进行辨证论治。曾出版了我国第一部中医红外成像检测专著《红外成像与中医》，并研发出《红外中医检测系统》，获得国家版权局软件著作权。她首次采用非平衡热力学理论和中医理论分析人体热图，提出了证候热力学研究。

人物履历

李洪娟，女。北京中医药大学教授，主任医师。兼任中华中医药学会亚健康专业委员会常委，中华中医药学会中医诊断分会委员、世界中医药联合会体质分会理事、医学工程学会中医分会委员、中华中医药学会亚健康专业委员会常委。

主要成就

1. 李洪娟女士出版了我国第一部中医红外成像检测专著《红外成像与中医》，并研发出《红外中医检测系统》，获得国家版权局软件著作权。

2. 李洪娟女士首次采用非平衡热力学理论和中医理论分析人体热图，提出了证候热力学研究。

3. 李洪娟女士曾获得北京市科学技术三等奖，中华中医药学会科学技术进步三等奖，北京市三八红旗奖及巾帼志愿者称号。

4. 李洪娟女士在国家核心期刊发表《证候的热力学研究初探》《运用热态自动分析技术对冬泳平和质艾滋病3组人群热图的分析及临床意义探讨》《九种体质人群的热态特征研究》等学术论文30余篇，其中《红外成像检测技术用于体质评估的研究》论文获得全国体质学会优秀论文奖。

何清湖

获奖理由

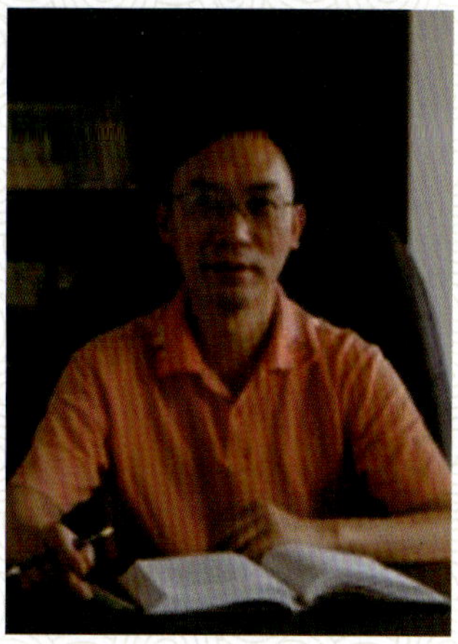

何清湖教授作为亚健康领域的开拓者，率先引导湖南中医药大学与中和亚健康服务中心展开合作，与中和亚健康服务中心共同开展了湖南中医药大学生创业就业培训基地。是全国首个亚健康博士的导师，已培养亚健康博士2名，为亚健康人才储备做出卓越贡献。

何校长20多年来致力于中西医结合、中医药文化、中医亚健康学等不同领域的教学、临床和科研工作为亚健康企业、机构提供了专业的技术支持与学术支撑，极大的推动了亚健康产业的发展。

人物履历

何清湖，男，1965年11月生，汉族，湖南莱阳人。教授，博导，享受国务院政府特殊津贴专家。现任湖南中医药大学副校长，兼任湖南省政协常委，中华中医药学会亚健康分会副主任委员，湖南省中医药文化社科基地建设首席专家。

主要成就

1. 何清湖教授开创了湖南中医药大学与中和亚健康服务中心合作的先河，与中和亚健康服务中心共同开展了湖南中医药大学生创业就业培训基地。

2. 何清湖教授是全国首个亚健康博士的导师，已培养亚健康博士2名。

涂　波

获奖理由

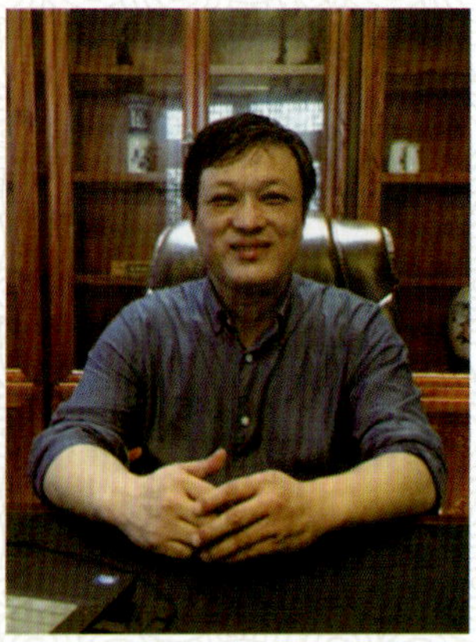

涂波先生，担任湖南中和亚健康服务中心主任以来，专注于健康、亚健康产业的的研究、管理与服务。组织并参与了亚健康产业相关的技术推广、专业会议、专题文化艺术交流活动，大力推动星级亚健康专业调理机构的建设。涂波先生借助当地学校优势资源，与湖南中医药大学研究生院合作，开展“百名博士下基层活动”，众多具有中医专业知识的博士研究生进入亚健康专业调理机构，为机构提供专业技术支持。他在工作期间，严格要求，敢于创新，使湖南亚健康产业的推广与发展跨入了一个新的台阶。另外涂波先生在亚健康人员培训、亚健康机构建设、亚健康星级评定等方面均有建树，为亚健康产业建设作出了巨大的贡献！

人物履历

涂波先生于1984～1988年在长沙市电信局担任职员。1988～2000年在湖南省无线通讯局担任副科长。2000～2004年在湖南国讯国际有限公司担任总经理。2004～2012年在湖南奥讯有限公司担任总经理。2012年至今在湖南中和亚健康服务有限公司担任总经理。

主要成就

涂波先生与湖南中医药大学研究生院合作，开展“百名博士下基层活动”，使众多具有中医专业知识的博士研究生进入亚健康专业调理机构，为机构提供专业技术支持。

贾跃进

获奖理由

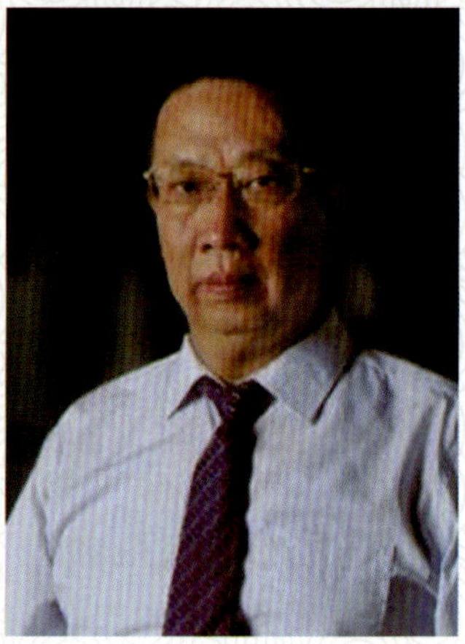

贾跃进教授擅长中医药和非药物疗法治疗各种疾病，调理亚健康状态，并对失眠与膏方有较深入研究，率先在山西成立第一家治未病中心规范的开展体质辨识和健康调养，广泛传播“治未病”，为亚健康产业的发展作出了突出贡献。

人物履历

贾跃进，男。主任医师，硕士研究生导师，现任山西中医学院附属医院治未病中心主任。系全国名老中医工作室指导老师，并任中华中医药学会内科分会常委，世界中医药学会联合会亚健康专业委员会第三届副会长、全国卫生企业管理协会治未病分会第一届理事会副会长、世界中医药学会联合会中医治未病专业委员会常委、中华中医药学会脑病专业委员会常务委员、山西省中医药学会亚健康专业委员会主任委员、山西省中医药学会常务理事。也是国家中医药管理局中医药文化科普巡讲专家。

主要成就

1. 贾跃进教授从事临床、教学和科研工作30余年，发表论文30余篇，主编及参编专著10余部。作为总主编主持编写了“蒲公英中医药与亚健康文化传播工程科普系列丛书”，其中《走出失眠》已由中国中医药出版社出版。《防治失眠的安神饮食方》《名老中医脑病经验集》即将由中国协和医科大学和中医古籍出版社出版。

2. 贾跃进教授参与了山西中和亚健康中心“康童堂”的技术指导工作，组织并参与山西省一系列与亚健康相关的比赛、培训班和年会等。也主持及参与山西科技攻关项目4项，参与国家级课题5项。

3. 2012年贾跃进教授被评为山西省“我最喜爱的健康卫士。

徐荣谦

获奖理由

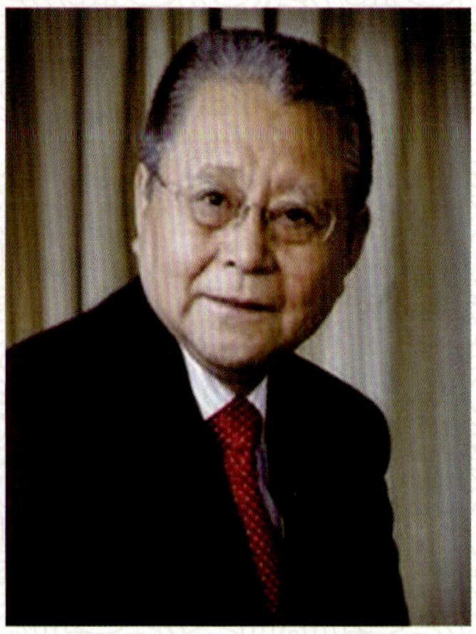

徐荣谦先生从医30余年，临床经验丰富，形成了“以五脏学说与六经辨证相结合，从肺论治与从肝论治相结合”的临床医疗特色。帮助无数的患病儿童脱离疾病痛苦。

人物履历

徐荣谦，男。北京中医药大学东直门医院主任医师、教授、博士生导师、国家级名老中医。徐教授，国家二级重点学科“中医儿科学”学科带头人，教育部精品课程“中医儿科学”学科带头人。现任全国中医药高等教育学会儿科教育研究会理事长、中国中医药研究促进会综合儿科分会筹委会主任、中华中医药学会继续教育分会副会长、中国民族医药学会教育分会副会长、世界中医药学会联合会亚健康专业委员会副会长。

主要成就

徐荣谦教授主编了《中医儿科学》等12部教材和著作，发表论文100余篇，丰富并发展了中医儿科理论和实践经验。并提出了儿童中医亚健康体质学说，目前正在主持编撰本科系列教材《儿童中医亚健康学》。

潘跃红

获奖理由

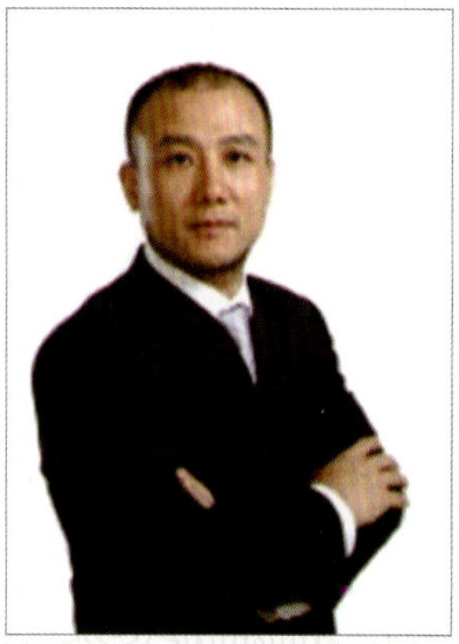

潘跃红先生从事近20年医疗保健产品研发，远红外线技术在健康领域的应用研究，获得日本，德国，美国专利，以及中国几十项专利。并出版专业书籍《健康管理密码》，提倡环境养生学。潘跃红董事长旗下的恩鹏健康产业股份有限公司开发的11大类23项亚健康红外线调理技术入选百项亚健康中医调理技术，为亚健康产业的发展做出了重大贡献。

人物履历

潘跃红，男。恩鹏健康产业股份有限公司创始人，现任深圳恩鹏健康产业股份有限公司董事长，首席科学家。任北京市亚健康科学研究院红外线研究所所长，香港远红外线协会董事副会长兼中国事业部主席，是世界远红外线技术专家，也是中国红外医学学会创始人之一。任深圳市中医药健康服务协会副会长，世界中医药学会联合会亚健康专业委员会副会长。

主要成就

1. 2015年11月27日，潘跃红先生担任《亚健康红外线技术调理》本科教材首席主编。

2. 2015年12月5日，潘跃红先生担任北京市中和亚健康科学研究院红外线研究所所长。

3. 2016年4月22日至24日，潘跃红先生荣任世界中医药学会联合会亚健康专业委员会副会长。

魏育林

获奖理由

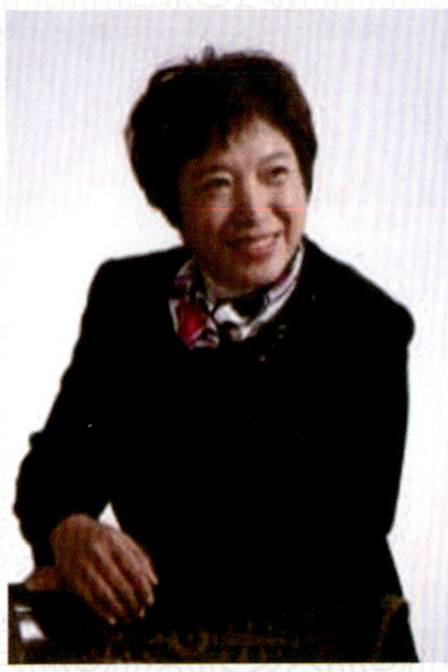

魏育林教授一直潜心于学术研究，在应激反应与干预技术方法、亚健康音乐调理、健康管理模式及方法学等领域做了大量的研究。创造性的将经典中医与现代科研成果相结合，建立以人为本，以效果为中心的、集身心状态评估、音乐调理、日常音乐养生指导、效果评估、追踪管理及技术支持为一体的亚健康音乐调理中医现代规范化整体服务体系。2014年与美国哈佛大学医学院彭仲康教授团队合作，发起中美共建睡眠健康工程，提出医疗机构与非医疗养生保健机构对接的个性化失眠诊疗-调理-睡眠健康管理一体化新型服务模式，为国民睡眠健康做出巨大贡献。

人物履历

魏育林，女。现任中日友好医院糖尿病防治重点实验室副主任，临床医学研究所中心实验室副主任、研究员，硕士研究生导师，心理咨询师。兼任全国亚健康调理音乐制作中心主任、全国亚健康调理音乐制作中心专家委员会副主任委员兼秘书长、北京市中和亚健康科学研究院副院长、世界中医药学会联合会亚健康专业委员会秘书长、中华中医药学会亚健康分会常务理事、中国中西医结合学会实验医学专业委员会副主任委员、北京中西医结合学会基础医学专业委员会副主任委员、中国音乐治疗学会常务理事、北京中西医结合学会医学康复专业委员会委员、全国休闲标准化技术委员会委员、中国旅游学会休闲度假分会委员、中国女医师协会专家组专家。

主要成就

1. 魏育林教授开创将经典中医与现代科研成果相结合、建立以人为本，以效果为中心的、集身心状态评估、音乐调理、日常音乐养生指导、效果评估、追踪管理及技术支持为一体的亚健康音乐调理中医现代规范化整体服务体系。

2. 魏育林教授开创了个性化失眠诊疗-调理-睡眠健康管理一体化新型服务模式。

※　提名奖　※

付海洋

提名理由

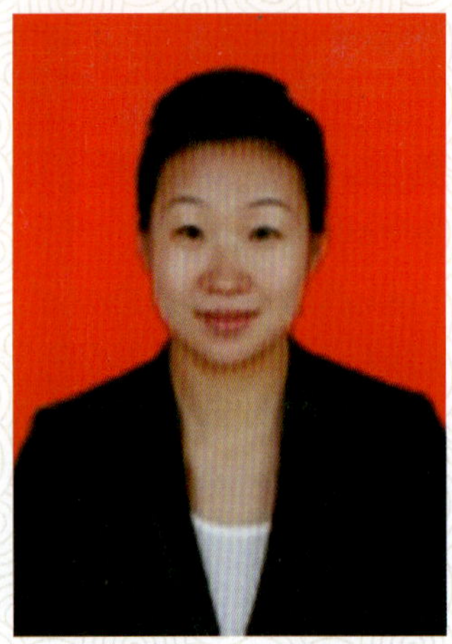

付海洋女士通过多年苦心钻研国粹中医学，借鉴古人的医学智慧，精取现代医学理论，成立慈惠仁养生堂。率先在业内推出“慈惠仁经络排毒一元五行论”疗法，真正实现了健康与美丽共享，以最诚挚的心回馈社会！付海洋女士自2000年创立慈惠仁以来，一直秉承“以诚为基，以真为本”的服务理念，坚持要质不要量的服务宗旨，用感恩的心全力以赴回报顾客回报社会，风雨十几载，得到诸多前辈的引领，及老顾客的信任和同行的支持。目前，慈惠仁经络排毒技术代理商和加盟商已达上百家，遍布山东省各地市以及吉林、浙江、江苏、河北、广西、河南、山西、湖北、内蒙古、新疆等省、市、自治区，企业坚信秉承经精诚合作的理念，为更多的顾客带来健康生活。

人物履历

付海洋女士于2000年创办山东慈惠仁健康管理咨询有限公司，现任该公司董事长。在这之后先后出任世界中医药学会联合会亚健康分会副秘书长、山东中和亚健康服务中心主任。

主要成就

付海洋女士率先在业内推出“慈惠仁经络排毒一元五行论”疗法 。此法是由山东省慈惠仁健康管理咨询有限公司结合传统中医学和现代医学理论，自主研发的一套“治其外，应其内”的未病调理技术，也是首家发明专利用于临床的养生技术，通过中华中医药学会亚健康分会、中和亚健康服务中心联合评定的百项亚健康中医调理技术。该技术在2012世界针灸养生大会上荣获“推动养生事业的突出贡献奖”，得到了国医大师陆广莘先生的认可，称其“符合中医理念真正的破疾之道，以激活自身的防御系统及免疫系统为根本！”2014慈惠仁经络排毒技术入选百项亚健康中医调理技术，并被《国医年鉴》（2014卷）收录。

朱 忠 慈

提名理由

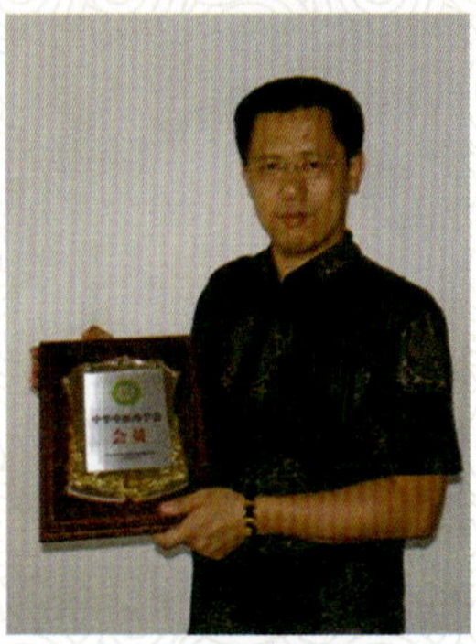

朱忠慈先生致力健康管理研究长达23年之久，有着超前的战略眼光，于2002年将公司发展方向定位于亚健康产业。朱忠慈先生于2005年成立全国首家养生型美容院——四季康美庄园连锁机构，并在2013年获评为全国首批五星级亚健康专业调理机构。他积极宣传亚健康产业服务体系，推进亚健康专业调理机构建设，普及亚健康知识，先后投入数千万，在全国承办300多场“健康中国行”大型公益活动。于2008年开始举办千人大型养生文化之旅活动，弘扬中医养生文化及推广百项亚健康中医调理技术。他积极支持和参与亚健康学科体系建设和人才培养，参与编写亚健康专业系列教材《亚健康中医体质辨识与调理》及《亚健康服务规范•体质调理》的制定；开展“亚健康体质调理师”培训，累计培养从业人员数千人。朱忠慈先生为推动亚健康产业的发展贡献巨大，是当之无愧的亚健康产业开拓者！

人物履历

朱忠慈，男，广州四季康美集团董事长，中国健康养生第一品牌创始人。朱忠慈先生带领的四季康美起源于台湾，致力健康管理研究长达23年之久。2002年，四季康美进驻大陆，成为第一家提出“时尚中医，简单养生”的企业，并逐渐将公司发展方向定位于推动的亚健康产业。2005年，四季康美成立全国首家养生型美容院——四季康美庄园连锁机构。

他超前的战略部署为企业发展赢得了先机。2007年，朱忠慈先生成为世界中医药学会联合会亚健康专业委员会理事，在全国推广养生型美容院，与中和亚健康服务中心签订战略伙伴协议，让四季康美成为“中医药知识推广工程推广单位”，先后投入数千万，在全国承办300多场“健康中国行”大型公益活动，普及亚健康知识，积极宣传亚健康产业服务体系，推进亚健康专业调理机构建设，荣获亚健康服务中心颁发的 “亚健康事业开拓者”称号。

朱忠慈先生于2008年开始举办千人大型养生文化之旅活动，至今已有十余届，于弘扬中医养生文化及推广中医体质亚健康调理技术大有贡献。

2011年，朱忠慈先生与中华中医药学会亚健康分会及中和亚健康服务中心在台湾承办首届“海峡两岸中医药、亚健康暨抗衰老医学高峰论坛”，建立亚健康中医体质调理领域唯一合作伙伴关系，共同推动体质养生的发展。

2012年，朱忠慈先生参编体质养生教材，并制定养生服务规范；大力推广《亚健康体质调理技术推广示范单位》，累计发展“亚健康体质调理技术推广示范单位”近千个，宣传推广到了近万家机构。并全力开展“亚健康体质调理师”培训，累计培养从业人员数千人。

在朱董的带领下，四季康美联合承办多届“亚健康中医体质与调理学术产业论坛大会”，四季康美十八项项目及技术入选百项亚健康中医调理技术，其中有七项为四季康美体质调理技术。

2013年，朱忠慈先生成为“全国亚健康专业调理机构服务水平星级评审委员会”委员，四季康美庄园成为全国首家亚健康五星级专业调理机构，成功帮助全国五百多家店转型为亚健康星级专业调理机构。

2014年开始，四季康美集团在朱董的带领下逐渐从单一的研发设计发展成为以创新优质产品为核心，以专业亚健康调理技术服务为基础，以规范加盟连锁为方式，以人才教育体系为保障的，并从单一业务模式的个体公司升级为集制造业、服务业、教育业一体的多元化集团公司，逐步实现“让全天下人健康美丽”的伟大愿景！

主要成就

1．朱忠慈先生荣获亚健康服务中心颁发的“亚健康事业开拓者” 称号。

2．朱忠慈先生积极支持和参与亚健康学科体系建设和人才培养，作为副主编参编了中医药高等教材《亚健康体质调理》以及亚健康服务规范系列的《亚健康服务规范•体质调理》。

3．朱忠慈先生所带领的四季康美，荣获中华中医药学会亚健康分会、中和亚健康服务中心联合授予的“亚健康检测服务示范基地”“亚健康管理服务示范基地”“亚健康专业培训示范基地”“亚健康干预产品示范基地”牌匾。

刘丽君

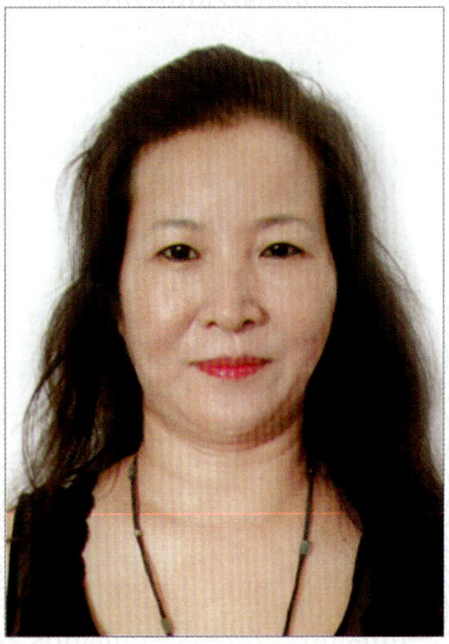

提名理由

刘丽君女士2015～2016年期间在全国开展“黄丝带、关爱女性”公益活动30余场。2015年至今召开亚健康高峰论坛会共4届，组织开展亚健康专业调理学习培训班近30期，培养亚健康人才500余人。2016年刘丽君率其麾下多家公司联手河南中和亚健康服务中心，共同建设全国茶疗技术推广办公室，传承中医养生文化，发扬中国古茶文化，为中国的养生事业作出了巨大贡献。

人物履历

刘丽君，女。现任阿娜隶（中国）企业集团董事长、 郑州嘉蓓丽生物科技有限公司董事长、北京水草堂科技发展有限公司董事长、河南中和亚健康服务中心主任、河南省（茶元素）工程技术研究中心主任、郑州市茶化妆品工程技术研究中心主任、茶疗技术全国推广办公室主任、少林养生协会副会长、也是茶母护肤养生开拓者，被誉为“中国茶母”。

主要成就

1. 刘丽君女士开拓了茶母护肤养生的先河，将中国古茶文化和养生事业，中医亚健康相结合。

2. 刘丽君女士组织亚健康高峰论坛，专业调理学习培训班等等，为我国培养了大批的亚健康人才。

张 鹏

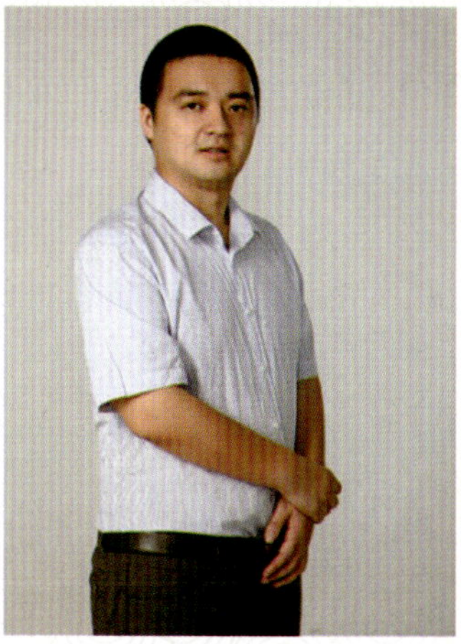

提名理由

张鹏先生从事养生行业营销10余年，熟练掌握美容养生行业的运作，曾担任多家国际顶级美容养生企业中国区顾问，《时尚健康》《瑞丽》等国内知名业杂志特约撰稿人。张鹏先生先后发表了《中国美容行业现状与未来》《美容行业优秀品牌经理八大修炼》等文章。张鹏先生尤其擅长教练课程的培训，先后培养美容行业近百位精英。并立志要把全世界最好的原料、最先进的技术带到中国，用最科学的方法更好的改善国人肥胖亚健康状态，为天下更多肥胖亚健康带来福音，引领整个行业朝一个健康、规范、良性的方向发展，致力将轻苗康美打造成国内绿色健康领导品牌，成为受人尊敬的品牌！

人物履历

张鹏，男。毕业于西安欧亚学院，中国人民大学市场营销专业EMBA，中山大学时代光华管理学院。现任广州纵贤国际CEO、轻苗康美品牌联合创始人，世界中医药联合会亚健康专业委员会理事、中国中医药学会亚健康分会营养代餐与减脂学科组组长、亚健康本科教辅（营养代餐与减脂）副主编。

主要成就

1. 张鹏先生是新华社客户端唯一推荐。

2. 央视发现之旅曾对张鹏先生进行15分钟专题报道。

3. 中和亚健康服务中心、中华中医药学会亚健康分会，授予广州纵贤国际贸易有限公司“营养代餐与减脂亚健康调理领域”指定为全国唯一合作战略伙伴。

4. 中和亚健康服务中心、中华中医药学会亚健康分会，授予广州纵贤国际贸易有限公司做为“全国营养代餐与减脂亚健康调理推广示范单位”唯一合作推广单位。

5. 中和亚健康服务中心、中华中医药学会亚健康分会，授予广州纵贤国际贸易有限公司为“传播健康生活方式，远离亚健康”大型公益活动唯一战略推广单位。

6. 中和亚健康服务中心、中华中医药学会亚健康分会，现授予广州纵贤国际贸易有限公司为中和亚健康服务中心 战略合作伙伴。

7. 张鹏先生成立世界中医药学会联合会亚健康专业委员会“营养代餐学科组”。

李菁菁

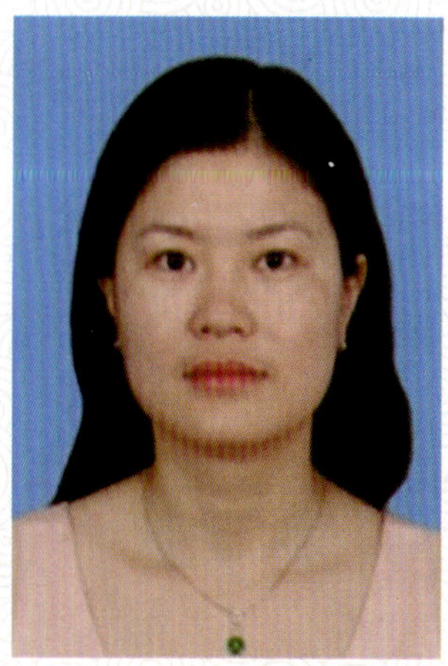

提名理由

李菁菁女士一直致力于芳香疗法在中国的传播。她将西方芳疗与中国中医理论相结合，开创出中医理论指导下的的亚健康芳疗养生文化，成为中国“中医理论芳疗第一人”，其研发的“梵媞中医芳香养生疗法”“诗艾通调养芳香疗法”均入选“百项亚健康中医调理技术”。且在她的带领下，她所创办的广州市力欣国际贸易有限公司更被授权“亚健康芳香调理养生领域”全国唯一合作推广单位、“国家芳香调理养生示范单位”评选活动全国唯一合作推广单位、“全国亚健康芳香调理师”唯一培训考核单位。李菁菁女士先后培训亚健康芳香调理人员近6000多名，因此力欣国际被授予亚健康调理突出贡献奖等多项杰出荣誉。近年来，李菁菁女士更致力于中国亚健康美容养生行业的发展，参与国家多种相关学术研究，推动芳疗学科的成立。并且在全国巡回开展大型公益活动一千多场，受惠近千万群众，为国民的健康和芳疗的普及做出了巨大的贡献！

人物履历

李菁菁，女，广州市力欣国际贸易有限公司董事长,兼任世界中联亚健康专业委员会第二届理事会常务理事兼副秘书长、全国亚健康专业调理机构服务水平星级评审委员会委员、中华中医药学会亚健康分会芳疗学科组副组长。

主要成就

1. 李菁菁女士主编《亚健康芳香调理》《四季芳疗养生手册》。

2. 李菁菁女士将西方芳疗与中国中医理论相结合，开创出中医理论指导下的的亚健康芳疗养生文化，成为中国“中医理论芳疗第一人”，其研发的“梵媞中医芳香养生疗法”“诗艾通调养芳香疗法” 均入选“百项亚健康中医调理技术”。

3. 李菁菁女士所带领的力欣国际被授予亚健康调理突出贡献奖等多项杰出荣誉。

李 亚 晨

提名理由

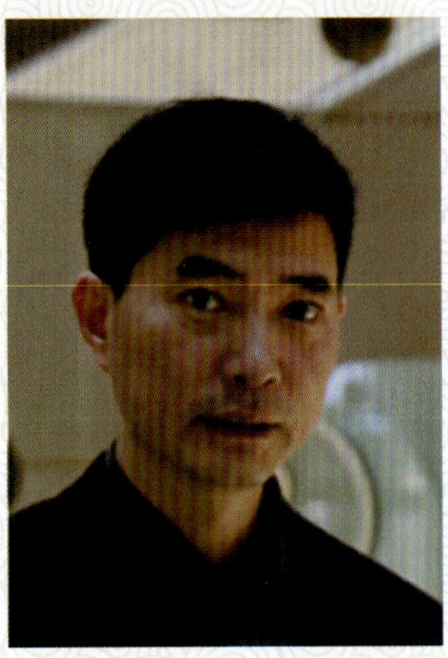

李亚晨先生从事养生保健工作十七年，对亚健康专业机构的规范建设和推广做出巨大贡献，并在浙江省内举办亚健康专业机构规范化建设研讨会和亚健康高峰论坛等大型推广活动，在行业内成绩斐然。

人物履历

李亚晨，男，1976年10月9日出生。1999年进入美容养生行业，从事养生保健工作十七年。2011年进入国家中医药管理局业务指导的中和亚健康服务中心体系，开始进行亚健康专业机构的规范建设和推广；并对亚健康产业进行深入的学习和研究。2012年进入湖南中医药大学进修学习，并先后考取亚健康经络调理师、亚健康高级管理师证书，并被聘为全国亚健康专业调理机构服务水平星级评审委员会委员。2015年在浙江省民政厅正式注册浙江中和亚健康服务中心。李亚晨先生已经对全省45家养生保健机构进行了规范建设，并多次在浙江省内举办亚健康专业机构规范化建设研讨会和亚健康高峰论坛等大型推广活动，获得了行业的一致认可。2016年4月份入选“世界中医药联合会亚健康专业委员会常务理事”。

主要成就

第一届亚健康文艺汇演三等奖。

李 丽 慧

提名理由

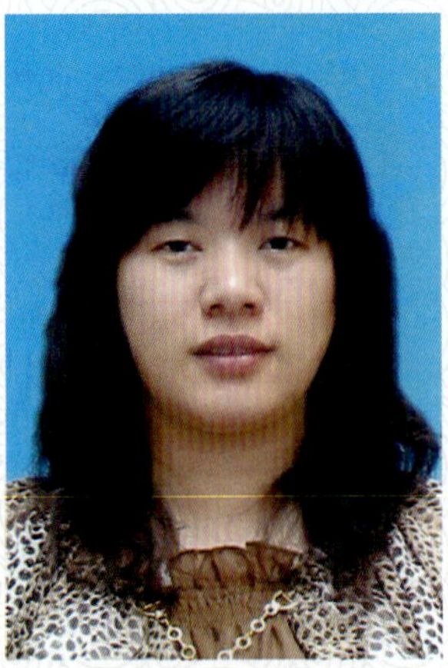

李丽慧女士作为全国亚健康干预效果测评中心主任，自中心成立以来，带领测评中心员工组建测评中心的各科室，在亚健康领域展开相关的科研课题、测评技术认证与推广、学术交流、亚健康测评专家团队建设、测评培训、测评运营模式的探索，大型公益测评活动的开展。测评中心工作先后得到了有关部门和社会的充分肯定和一致认可。

人物履历

李丽慧，女，毕业于哈尔滨医科大学。现任全国亚健康干预效果测评中心主任。李丽慧女士参与了国家十一五重要课题项目中央保健委课题，国家科技部资助课题《强化生活方式干预对2型糖尿病疗效观察》研究，并组织国内外有关会议的论文集编辑审核和副主编工作。

主要成就

1. 李丽慧女士在《临床内科杂志》核心期刊发表了《强化生活方式干预对2型糖尿病疗效观察》文章。

2. 李丽慧女士主导实施中国/世界卫生组织合作项目，课题项目实施工作。

3. 李丽慧女士担任中国中医药出版社出版的中国/世界卫生组织合作项目《中医治未病》教材和《漫画中医治未病》科普读物编撰与修订工作其中担任编委会的编委之一，《国医年鉴》编撰委员会编委之一。

胡木明

提名理由

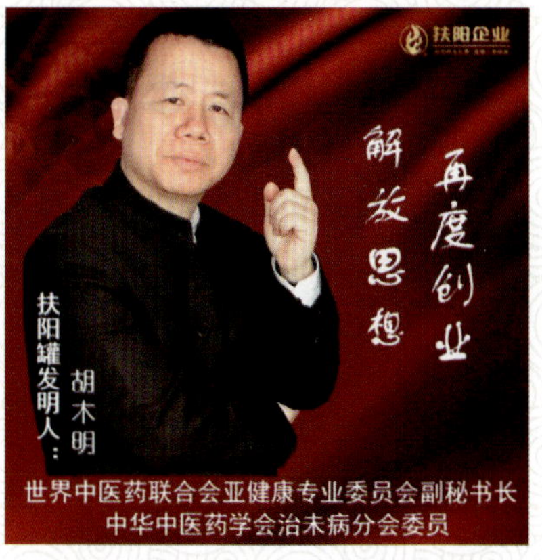
扶阳企业
解放思想
再度创业
扶阳罐发明人：胡木明
世界中医药联合会亚健康专业委员会副秘书长
中华中医药学会治未病分会委员

胡木明先生潜心于中医养生保健事业，进一步创新了经络学治疗技术，发明了扶阳罐，使千千万万的亚健康状态者经过调理恢复了健康，在亚健康调理领域做出了突出贡献。且不断使扶阳罐产品更加功能更加完善，使用更加简便，调理效果更加明显，适用范围、适用人群更加普及、广泛。大面积的亚健康状态者和适宜疾病患者接受扶阳罐调理后，亚健康状态和相关疾病得到了纠正和治疗，恢复了健康的体魄。另外，胡木明先生努力研究扶阳外治保健理论，主编的亚健康专业系列教材配套用书《扶阳调理与扶阳罐》重新修改后再次印刷。胡木明先生带领着他的专家团队，正在为扶阳罐产品及其调理技术能够为更广大的民众服务而努力。

人物履历

胡木明，男。于1989～1997在广州德记食品公司担任销售经理。于1997～2001在株洲正丰公司担任总经理。2001至今，在株洲日新生物科技实业有限公司董事长。2009至今 ，在株洲扶阳医疗器械有限公司总经理。并兼任中华中医药学会亚健康分会常务委员，世界中医药联合会亚健康专业委员会常务理事、副秘书长，中和亚健康服务中心常务理事，中和亚健康服务中心亚健康干预产品示范基地副主任， 亚健康中医扶阳罐调理技术推广项目办公室主任，世界中医药联合会康复保健专业委员会常务理事。2013年被湖南中医药大学国际教育学院聘为客座副教授。

主要成就

1. 胡木明先生发明扶阳罐，成为世界卫生组织《中医治未病》入选项目，世界手法医学联合会优秀项目、世界养生特色产品金奖、世界自然医学传承创新奖、中国中医药学会百项亚健康中医技术调理项目、中华传统医学会重点推广项目、中华传统医学会中医外治法创新技术金奖、湖南中医大学第一附属医院特色项目。

2. 胡木明先生编写了亚健康专业系列教材配套用书《扶阳调理与扶阳罐》重新修改后，又于2014年6月第二次印刷。《扶阳外治与扶阳罐保健》一书已经由人民军医出版社于2015年4月出版发行。

原 林

提名理由

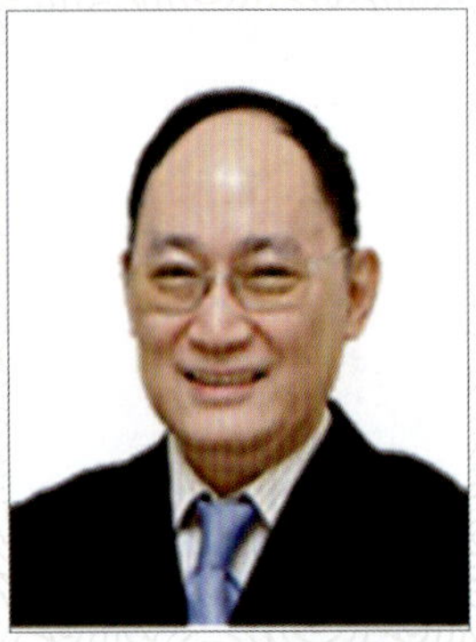

原林先生主持完成了国家高级技术研发发展计划（863计划）有关“数字虚拟人”的两项课题研究，开创了我国数字人先河，相关成果与“神舟六号载人飞天”等成果共同被中国科学院院士工作局等单位评为2005年中国十大科技新闻。2004年，在数字人研究的基础上提出了人体结构的两系统理论，开创生物医学新的研究领域“筋膜学”。2007年，有关筋膜学及人体两系统理论研究获得国家重点基础研究发展计划（973计划）的资助。为亚健康领域做出了极大贡献。

人物履历

原林，男。教授，博士生导师，历任广东省解剖学会副理事长、全军人体解剖学副主任委员、国家重点学科解剖与组织胚胎学科负责人、国家卫生部教材评审委员会委员、《中国临床解剖学杂志》副主编等职。

主要成就

1. 原林教授主持完成了国家高级技术研发发展计划（863计划）有关“数字虚拟人”的两项课题研究，相关成果与“神舟六号载人飞天”等成果共同被中国科学院院士工作局等单位评为2005年中国十大科技新闻。

2. 原林教授带领博士后和博士26人、硕士41人，发表论文100余篇，主编专著3部。

莫少东

提名理由

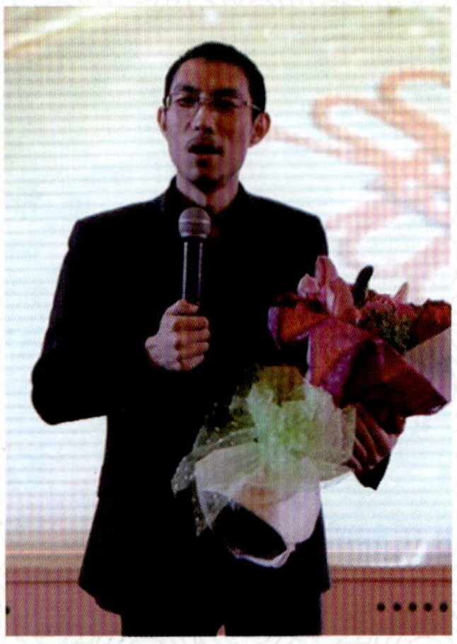

莫少东先生1998年进入美容化妆品行业。2007年在河南郑州创立尚妆化妆品有限公司，2014年创立尚道国际健康产业集团有限公司。目前在全国已拥有4000多家加盟店，深获顾客的认可与推崇。十余年，集团始终以“一百年只做一件事，为人类健康”为发展使命，以“让尚道国际的健康产品和优质服务走进中国的每一个家庭”为愿景，致力于弘扬传统中医养生文化。

人物履历

莫少东，男，生于1972年，湖南永州人。现任尚道国际健康产业集团有限公司董事长，中国美业领袖主席团商业副主席，中国美业 · 777总裁俱乐部副主席，中国经筋骨疗法专业委员会副主席，河南中医养生美容技能培训中心副主任委员。莫少东先生自1992年大学毕业后进入普通高中担任数学老师，1998年初，因不甘平庸放弃安逸的教学生涯，南下广州打拼创业，进入美容化妆品行业，先后从事办公室主任、总经理助理、销售总监等职位。2007年在河南郑州创立尚妆化妆品有限公司，2014年创立尚道国际健康产业集团有限公司。

获奖情况

1. 莫少东先生任中国美业领袖主席团商业副主席。

2. 莫少东先生任中国美业 · 777总裁俱乐部副主席。

黄博明

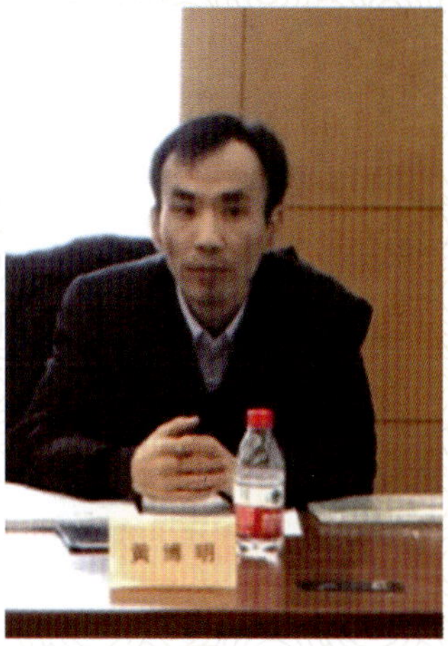

提名理由

黄博明先生，结合儿童“神识未发，神气怯弱”的特点，组织研发了“中和康贝儿童亚健康养心安神推拿调理技术”，为广大儿童亚健康患者带来了福音。

人物履历

黄博明，男，毕业于陕西中医药大学。2000年～2008年在陕西中医药大学继续教育学院从事教育工作；2008年至今工作于中和亚健康服务中心，现担任中和亚健康服务中心主任助理兼培训部主任、全国中医药儿童健康工程办公室主任、北京市中和亚健康科学研究院儿童健康研究所副所长。社会兼职：中国中医药研究促进会综合儿科分会副会长；中国民族医药学会教育分会常务副秘书长；世界中医药学会联合会亚健康专业委员会常务理事；中华中医药学会亚健康分会常务委员；全国中医药高等教育学会儿科分会常务理事；全国儿童中医养生保健专家委员会秘书长；全国少儿推拿调理专家委员会秘书长。

学术成就

1.参与世界卫生组织课题《中医药干预亚健康人群标准和规范》课题组。

2.担任亚健康专业系列教材、少儿推拿专业系列教材总编委会编委：《少儿推拿儿科学基础》副主编；主持参与《少儿亚健康推拿调理》《中医儿科学基础与亚健康》《亚健康刮痧调理》《亚健康芳香调理》《亚健康经络调理》《亚健康体质辨识与调理》等十余本教材编撰工作；《中医药与亚健康》杂志总编委会编委；《三十六行养生谈》总编委会编委；《国医年鉴》编委会编委；《中国民族医药特色诊疗技术年鉴（2013卷）》编委会编委等。

3.中国中医药报上发表《大健康产业背景下的职业教育新趋势---亚健康产业技能水平资格培训》《不让孩子输在起跑线上》《启动创新人才培养，助跑亚健康产业新发展》《提高公民中医养生保健素养从娃娃抓起》等系列文章。

4.组织实施《“手”护孩子健康工程》大型公益活动百余场，惠及30多万名家庭，更好地传播了中医药文化；组织实施《国家中医药儿童健康工程试点工作儿童体质大型普查活动》百余场，惠及二十多万名儿童；组织实施《少儿亚健康推拿调理师》全国培训班50多场次，培训学员人数超过3000余名；组织实施《儿童亚健康咨询师中医传承班》全国培训班6场次，培训学员人数超过300余人；联合组织全国儿童亚健康推拿调理中心、儿童健康调理中心、社区卫生服务中心共建了全国中医药儿童健康工程试点单位二百余家。

5.成功举办2015年、2016年两届《全国少儿亚健康推拿调理技能大赛》；2010年～2016年七届《全国中医药与儿童健康学术大会》；2011年～2016年六届《全国中医药与少儿推拿学术大会》，受到社会中医药养生保健行业界的强烈反响。

黄博明先生先后获得了“亚健康教育突出贡献奖”“亚健康产业突出贡献奖”“ 促进中医药发展个人贡献奖”等多项荣誉。

童锡刚

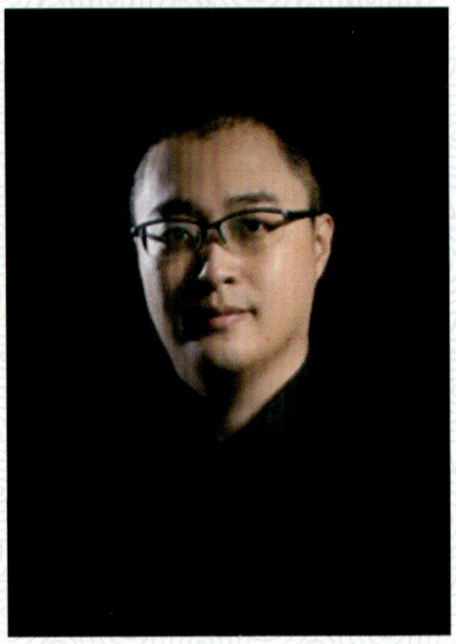

提名理由

上海莱香企业总经理童锡刚先生积极推动亚健康产业发展，于2009年在北京人民大会堂获得“亚健康事业开拓者”“亚健康产业突出贡献奖”荣誉称号。带领企业独家承办“合力防治亚健康•健康科技中国行”大型公益系列活动，于2009年至今在全国各地开展多种形式的“亚健康调理养生科普知识宣教活动”与“亚健康干预技术实践推广”，带领上海莱香企业成为亚健康产业领军企业。

人物履历

童锡刚，男，生于1977年8月31日，汉族。毕业于沈阳工业学院，本科学历。任“合力防治亚健康•健康科技中国行”全国组委会执行主席、世界中医药学会联合会亚健康专业委员会理事、中华中医药学会亚健康分会常委、上海莱香化妆品有限公司总经理、上海晟玺莱香生物科技有限公司总经理。童锡刚先生于2009年10月20日出席北京人民大会堂召开的“中医治未病与亚健康高峰论坛暨首届亚健康经络调理学术研究会”“合力防治亚健康•健康科技中国行”启动仪式并在会上发表重要讲话。童锡刚先生曾于2009年10月在北京人民大会堂被授予“亚健康事业开拓者”“亚健康产业突出贡献奖”荣誉称号，并获得中国《中国医药报》《健康报》《中国中医药报》等各大权威媒体的认同与宣传报道。

2009年童锡刚先生带领莱香企业与全国亚健康经络调理学科组、国家中医药管理局亚健康干预技术实验室战略合作，积极推动“治未病”健康工程与亚健康产业发展，大力开展亚健康科普知识宣传教育。独家承办“合力防治亚健康•健康科技中国行大型公益系列活动”走进企业、学校、社区。童锡刚先生于2009年至今在全国各地组织开展多种形式的“亚健康调理养生科普知识宣教活动”与“亚健康干预技术实践推广活动”，如邀请亚健康调理养生专家（领导、学者、全国亚健康经络调理学科组专家等）为人民大众宣讲“亚健康调理养生知识、制作《亚健康调理养生期刊》《漫话中医治未病》书籍向大众免费发放等。童锡刚先生以亚健康专业人才为基础，推广亚健康调理干预技术项目，积极与“湖南中医药大学”“辽宁中医药大学”等多所知名院校广泛交流合作，大力筹建亚健康学科人才教育培训基地，为全国各地输送大批优秀亚健康人才。另外，童锡刚先生积极参与承办国家亚健康产业学术会议与社会公益活动。

主要成就

1. 童锡刚先生担任《亚健康服务规范•经络调理》编委、中医药高等教材《亚健康经络调理》副主编、中国与世界卫生组织合作项目《漫话中医治未病》编委、中国中医药出版社《酵素与亚健康》副主编。

2. 童锡刚先生创立“治未病”人才培养平台，带领企业积极与湖南中医药大学、辽宁中医药大学战略合作，2009年至今培养并向社会输送大量亚健康调理人才。

3. 2009年10月19～22日童锡刚先生团队独家承办在北京人民大会堂召开的“中医治未病与亚健康高峰论坛暨首届全国亚健康经络调理学术研讨会”。

4. 2009年11月23～25日童锡刚先生团队独家协办在澳门科技大学召开的“第二届国际中医药与亚健康学术研讨会”。

5. 2010年5月20～23日童锡刚先生团队独

家承办在湖南长沙召开的“中医治未病与亚健康高峰论坛暨第二届全国亚健康经络调理学术研讨会”。

6．2010年10月23日～26日童锡刚先生团队独家承办在辽宁沈阳召开的“第二届中韩传统医药与亚健康高峰论坛”。

7．2011年5月26日～29日童锡刚先生团队独家承办在福建厦门召开的“首届中日传统医药与亚健康高峰论坛暨酵素技术研讨会”。

8．2011年10月27日～30日童锡刚先生团队独家承办在北京钓鱼台召开的“中医治未病与亚健康高峰论坛暨第三届全国亚健康经络调理学术研讨会”。

9．2012年4月25日～29日童锡刚先生团队独家承办在四川成都召开的“2012构建中医预防保健服务体系与亚健康学术大会”。

10．2012年10月23日～27日童锡刚先生团队独家承办在广东深圳召开的“构建中医预防保健服务体系暨第四届全国亚健康经络调理学术大会”。

11．2013年4月16日～19日童锡刚先生团队独家承办在湖南长沙召开的“2013构建中医预防保健服务体系与亚健康学术大会”。

12．2013年9月8日～11日童锡刚先生团队独家承办在北京钓鱼台召开的“第五届全国亚健康经络调理暨构建中医预防保健服务体系学术大会”。

13．2014年4月15日～18日童锡刚先生团队独家承办在浙江杭州召开的“2014中国•杭州星级亚健康专业调理机构规范化建设研讨会”。

14．2014年9月9日～12日童锡刚先生团队独家承办在云南昆明召开的“第六届全国亚健康经络调理暨星级亚健康专业调理机构规范化建设研讨会”。

15．2015年4月15日～18日童锡刚先生团队独家承办在江苏苏州召开的“2015中国•苏州星级亚健康专业调理机构规范化建设高峰论坛”。

16．2016年4月12日～15日童锡刚先生团队独家承办在广东深圳召开的“2016中国•深圳亚健康专业调理机构规范化建设研讨会”。

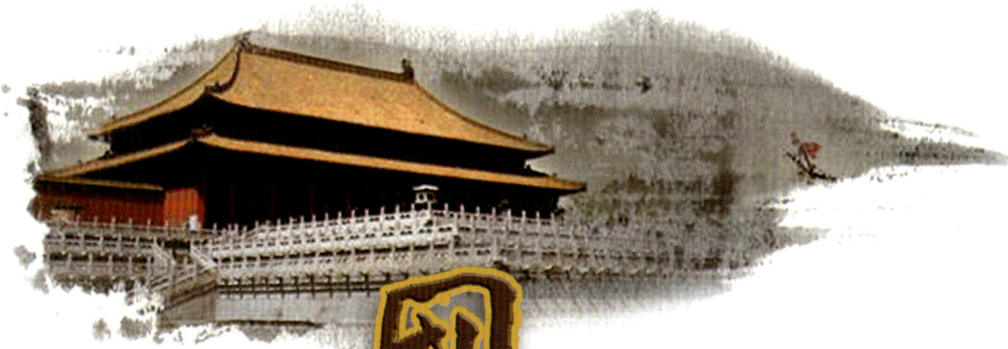

國醫年鉴

中医药名人榜

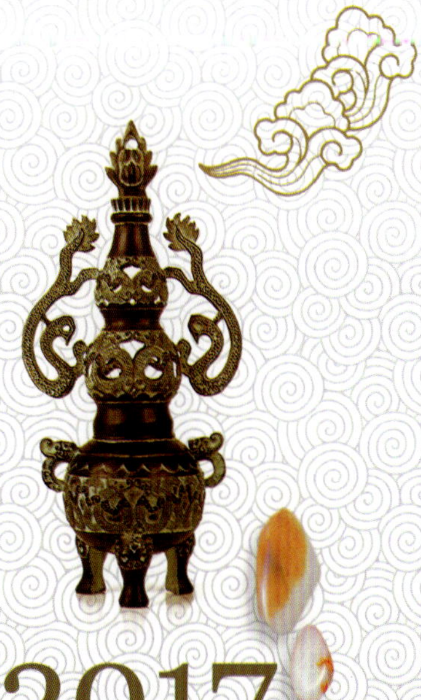

2017

GUOYI NIANJIAN

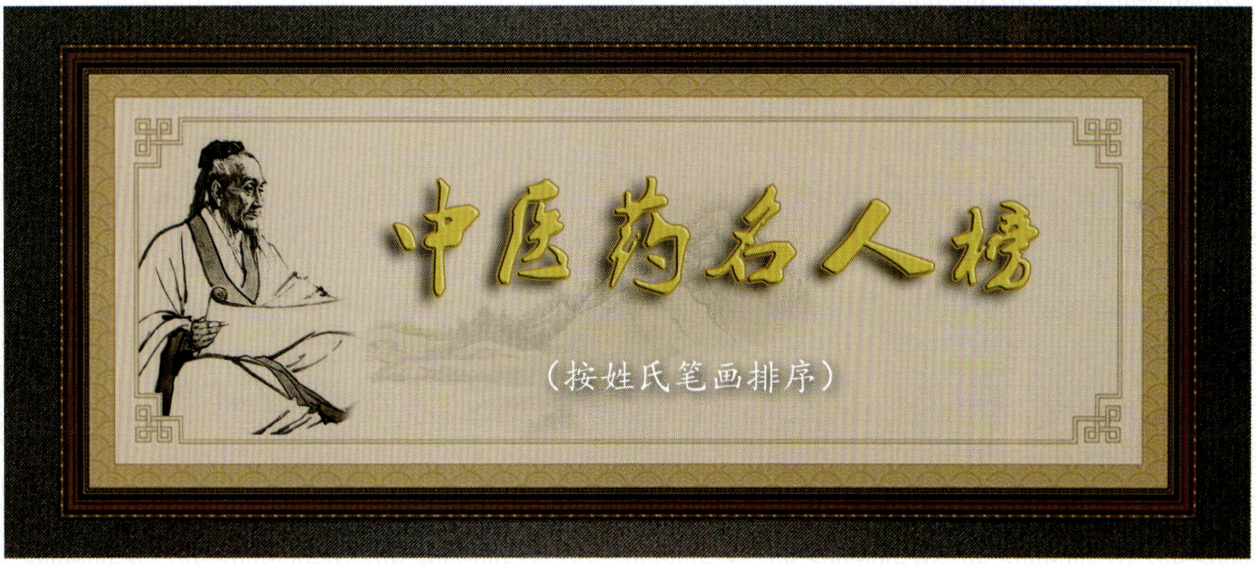

王晞星

名人小传

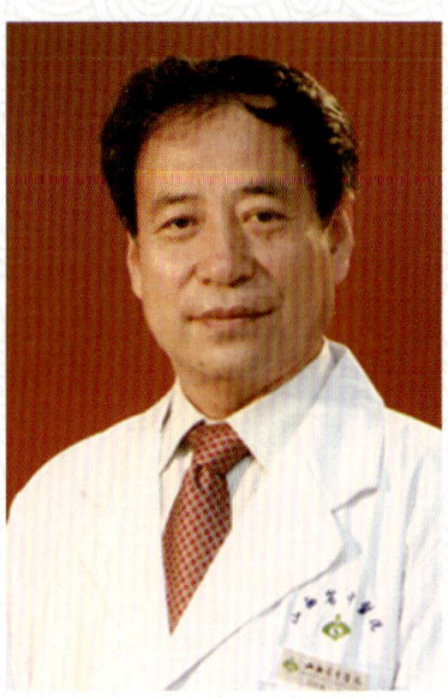

王晞星，男，主任医师，教授，博士、硕士研究生导师，享受国务院特殊津贴，山西省中年名医，第四、五批全国名老中医药专家学术经验继承工作指导老师，山西省中医药研究院院长，山西省中医院院长，山西中医学院副院长，国家中医药管理局中医肠疗重点研究室主任，国家中医药管理局“十一五”重点专科带头人，卫生部中医肿瘤临床重点专科学术带头人，卫生部有突出贡献的青年专家，山西省五一劳动奖章获得者，新世纪学术技术带头人，获“333工程”人才称号。中国老年学学会老年肿瘤专业委员会执委，中华中医药学会第五届理事会理事，山西省人民政府学位委员会委员，山西中医药学会副理事长，山西省中西医结合学会肿瘤专业委员会主任委员，山西中医药学会肿瘤专业委员会主任委员，山西中医师协会会长，《山西中医》杂志主编。

学术经验

从事临床和科研工作20余年，对中医治疗脾胃病的研究颇有建树，对中西医结合防治肿瘤的研究有较深造诣。擅长中西医结合治疗肺癌、胃癌、食管癌、结直肠癌、肾癌等实体肿瘤及相关并发症；对消化道疾病，尤其是胃肠功能性疾病有独到的治疗方法和研究成果；应用“和法”结合现代研究成果治疗疑难杂症，疗效显著。医术精湛，享誉省内外，日门诊量80-100人次，年诊治患者逾万人次。

二十世纪九十年代首次在国内提出从肝论治消化系统功能障碍性疾病的新理论，并主持研制开发纯中药胃肠动力药“胃逆康胶囊”，开辟了纯中药治疗胃动力疾病的新途径，填补了纯中药胃动力药的空白，获卫生部中药三类新药证书，山西省科技进步一等奖，国家中医药科技进步三等奖。

目前从事中西医结合综合治疗肿瘤的临床和科研工作，是国家中医药管理局“十一五”重点专科建设单位及肠道灌疗重点研究室负责人。主要研究方向：中医药结合放化疗减毒增效、中医药抗肿瘤复发转移、中医药提高晚期肿瘤患者生活质量、肠道给药研究。

主要成果

近年来在中西医结合防治肿瘤领域主持承担国家和省部级重大科研课题10余项，获国家科技进步奖1项，获山西省科技进步奖4项，第一发明人申请技术专利2项，“一种灌肠组合装置”，专利号CN205287059U；“一种退热中药组合物及制备方法”，专利号CN104983968A。

目前作为第一负责人承担的科研项目有8项。研制抗肿瘤系列中药制剂10余种，疗效卓著，应用方便，取得了良好的社会效益和经济效益。

主编论著1部。在国家和省级核心医学刊物上发表学术论文30余篇。

迄今已培养硕士研究生12名。

方祝元

名人小传

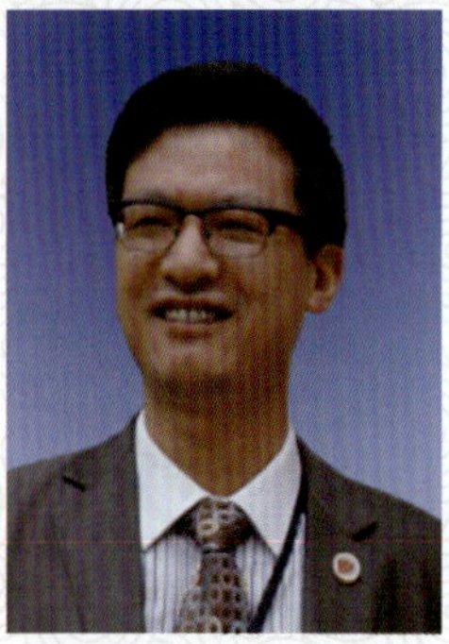

方祝元，男，汉族，1964年10月生，江苏兴化人。中共党员，教授，主任中医师，博士生导师。现任南京中医药大学副校长，南京中医药大学附属医院（江苏省中医院）院长，十一届江苏省政协委员，十五届南京市人大代表。

1988年本科毕业于南京中医学院中医系，2005年博士毕业于南京中医药大学中西医结合心血管专业。2006年3月～2007年3月在北京大学（BJMBA）中国经济研究中心研修卫生事业医院管理；2009年10月～12月在法国国立行政学院研修高级经济管理；2013年6月赴美国哈佛大学参加中美卫生事业管理高级研修班。2012年7月任南京中医药大学副校长、南京中医药大学附属医院（江苏省中医院）院长。兼任中华中医药学会理事、中国中医药学会对外交流与合作分会委员、江苏省中医学会心血管专业委员会主任委员、江苏省医院协会副会长、江苏省卫生技术人员高级职称评审专家委员会委员、南京药学会副理事长、江苏省价格决策委员会委员、江苏省及南京市青年联合会委员。为江苏省中医药领军人才、江苏省“333高层次人才培养工程”第二层次培养对象、江苏省“六大人才高峰”培养对象、国家自然科学基金委员会同行评议专家。

学术经验

从事中医临床和教学以及医院管理工作20余年，各领域都有所建树。运用中医、中西医结合方法治疗高血压病、冠心病、心力衰竭、心律失常、病毒性心肌炎等心血管系统疾病，特别是对高血压早期肾损害等相关靶器官损害的中医药干预有深入的研究。独撰论文：益气温阳法为主治疗难治性心衰42例，发表于《南京中医药大学学报》1995年7月。

主要成果

培养博士及硕士研究生20余名，发表学术论文35篇，主编、参编专著8部。

先后主持国家自然科学基金、江苏省科技厅重点专项及厅局级等科研课题10余项，获江苏省中医药科技进步奖、南京市科技进步奖各1项。

获江苏省食品药品监督管理局院内新药制剂证书2项。

合作发明专利技术：一种辅助治疗高血压的中药敷贴，专利号CN105079300A；一种中药膏方固体化方法，专利号CN102008391A。

对中医学术传承和医院管理都有研究心得，撰写论文——传承是中医学术生命的“基因特征”，发表于《中医杂志》2015年11月；新医改形势下促进中医院发展的关键因素，发表于《中医药管理杂志》2015年8月。

刘启泉

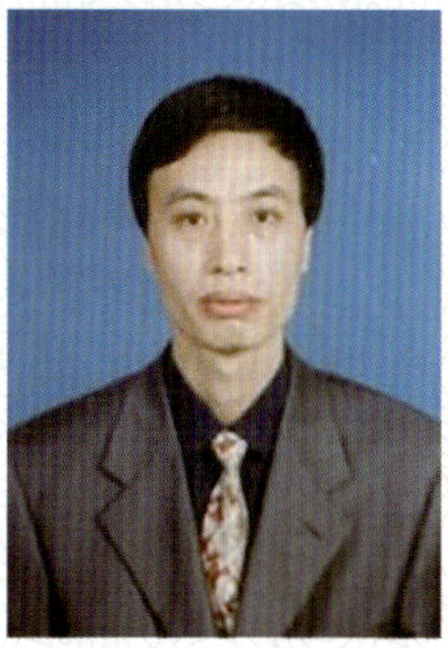

名人小传

刘启泉，男，河北省中医院主任医师、教授，主任医师，硕士生导师。全国首批优秀中医临床人才、河北省第三批名老中医学术经验继承工作指导老师。1982年12月毕业于河北医科大学中医系，毕业后分配到河北省中医院，一直从事中医内科的医疗、教学、科研工作。

学术经验

中医理论扎实，临床经验丰富。在脾胃病、胃肠病的临床医疗、教学、科研方面有丰富的经验，对于脾胃病的发病与病机演变有独特的见解。在治疗上独创了“一降、二调、三结合”的治疗大法，成功研制了一系列治疗胃肠病的系列专方专药，如：胃安1-6号、胃康1-6号、肠宁1-6号。收到了良好的效果。应用专方专药治疗胃痛、胃胀、烧心、反酸、嗳气、腹痛、腹泻、便秘、失眠等消化系统疾病疗效显著，饮誉国内外。其所领导的河北省中医院脾胃病科是国家中医药管理局重点学科、重点专科，是国家中医药管理局“十一五”重点研究室，是国内唯一一家浊毒证临床、科研、教学基地，并于2011年10月被评为中医脾胃病专业国家重点临床专科。

主要成果

在长期的临床医疗实践中，刻苦钻研、博采众方，对于慢性萎缩性胃炎、肠上皮化生、异型增生等疑难病症进行了深入的研究。对于慢性萎缩性胃炎、胃癌前病变的病因、病机、诊断、治疗、调护的研究取得了突破性进展。最早提出了“烧心的辨证与治疗”“一降、二调、三结合”理论，认真总结临床经验，先后发表学术论文50余篇，撰写的专题论文“慢性萎缩性胃炎的病名、病机、治疗、调护研究”在《河北中医》杂志连载5期，受到好评。合作论文“慢性胃炎从浊毒论治”发表于《北京中医药大学学报》2010年3期，被引用近50次。编写著作10余部，科研成果2项，分获省卫生厅科技进步二、三等奖。

现有河北省科委在研科研项目3个。河北省卫生厅课题在研项目3个。曾先后被河北医科大学评为2005年校级优秀教研室主任；优秀科主任。2010年所领导的消化内科被河北医科大学评为：突出贡献的先进科室。

李佃贵

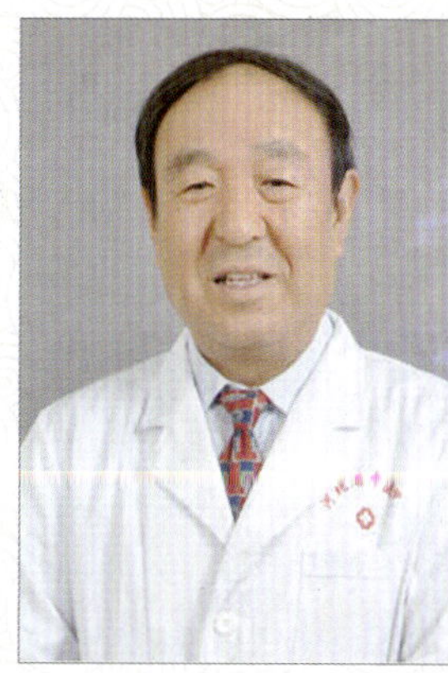

名人小传

李佃贵，主任医师，教授，博士生导师，全国名老中医学术经验继承指导老师。河北医科大学党委副书记、副校长，河北省中医院院长。兼任中华中医药学会李时珍研究分会主任委员、中华中医药学会脾胃病分会副主任委员、河北省中西医结合学会会长、河北省中医药学会副会长、河北省医学会副会长等多项职务。荣获全国劳动模范、首届中医药传承特别贡献奖、全国优秀中医院院长、全国第四届中国医师奖、河北省首届十二大名中医、河北省优秀专家、省突出贡献专家等荣誉称号。

1973年至1983年任河北医大中医内科教研室助教、医师；1983年至1995年任河北省中医院副院长兼内科教研室主任；河北中医学院副院长兼教务处长；副教授、副主任医师、教授、主任医师；1995年至1999年任河北医科大学业务副院长、校学术委员会副主任、硕士研究生导师；1999年至2005年任河北省职工医学院党委书记、院长、博士研究生导师；2005年至今任河北医科大学党委副书记、副校长、河北省中医院院长、河北省中医药研究院院长。荣获全国劳动模范，享受国务院政府特殊津贴。河北省第五批省管优秀专家，全国优秀中医院院长，河北省有突出贡献中青年专家，河北省政协优秀委员，首届全国中医药传承特别贡献奖。河北省第六、七、八届政协委员，河北省第十届人大代表。河北省中西医结合学会会长；中华中医药学会脾胃病分会副主任委员；中华中医药学会科研产业化分会副主任委员；河北省中医药学会副会长；中华名医协会名誉会长；中国亚太经济发展研究中心高级研究员；加拿大（温哥华）国际医疗合作项目中国专家组成员客座教授。

学术经验

毕业后一直从事中西医结合医疗、教学、科研工作，对技术精益求精，是全国著名中医专家，主要研究方向：中医、中西医结合临床消化内科（肝胆脾胃肠道）。在肝、胆、胃病的中医治疗方面有很深的造诣，总结出一套系统的辨证施治理论和方药，疗效显著。李佃贵教授在总结前人理论及经验的基础上，经过多年的临床实践和基础研究，首次提出和创立了“浊毒学说”，从理论上阐明了慢性萎缩性胃炎及其癌前期病变的病因病机，并以此为理论依据，制定了以“解毒”“化浊”“和胃”三法合一为主治疗慢性萎缩性胃炎癌前病变的一整套严谨的治则、治法，研制出系列纯中药制剂，经30余年、数万例临床病例的实践，取得了显著的疗效，总有效率达到90%以上，从而打破了“胃癌前病变不可逆转”理论的束缚，为纯中药制剂治疗慢性萎缩性胃炎癌前病变提供了一条崭新的思路。由李佃贵教授主持的浊毒理论研究室被国家中医药管理局批准为全国首家“国家中医药管理局浊毒证重点研究室”。成为中医中药治疗消化系统疾病的重要科研基地。

在肝胆病研究领域，李佃贵教授也取得了卓越成绩。他在大量临床实验和深入研究的基础上，根据肝脏的生理和病理特点，提出了肝脏“最喜条达、最恶抑郁”“最喜疏降、最恶上亢”“最喜柔润、最恶燥热”“最喜涵养、最恶湿困”的观点，临床辨证施治，拟定了治疗肝病的10种方剂，研制出复肝丹、珍黄丹、利胆化石丹等多个中成药制剂，治疗乙肝、肝硬化、胆结石等多种肝病，达到国内先进水平。

主要成果

李教授先后培养出5名博士研究生、20名硕士研究生和大批本专科毕业生。

作为一名中医专家，李佃贵教授先后主持了10多项河北省自然科学基金、省教委、省卫生厅、省中医局的科研项目，并获得科技进步奖2项。先后荣获省、市、厅级科技进步奖10余项。

在各级学术期刊上发表了60余篇有价值的文章，论文“中华外科麻醉术的创始人——华佗族（国）籍的考辨”在国际上产生了广泛的影响。

出版10部学术专著，主编大中专院校教材6部。

周 怀 明

名人小传

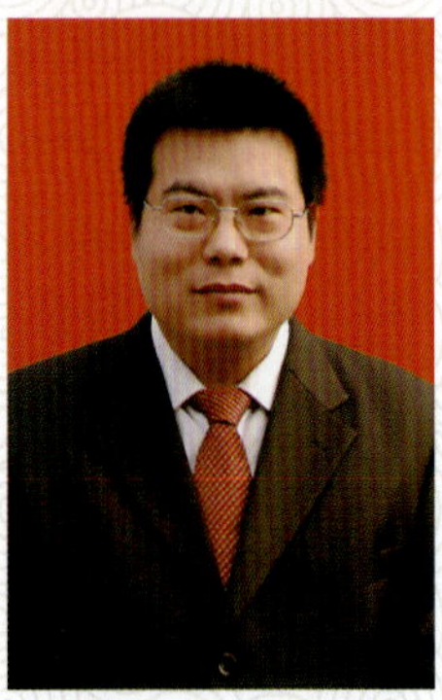

周怀明，男，汉族，1977年4月出生，曾用名周神针，笔名周思宇，河南省郸城县宁平镇李楼行政村人。中共党员，曾取得针灸科医师、高级中医针灸师、中医预防保健调理师，国家三级中药调剂员，国家三级健康管理师，国家三级公共营养师，国家三级保健刮痧师，针灸医学研究员。

1997年7月毕业于天津中医学院针灸系（现天津中医药大学针灸学院，先后参加北京中医药大学职业技能培训中心参加“高级中医针灸综合班”专业学习，北京中医药大学东直门医院参加“特效腹针疗法”专业学习，中国中医研究院“高级针灸、推拿”专业学习，河南省中医管理局参加卫生部中西部地区中医项目培训。1997年10月加入中国保健科学技术学会，2000年6月加入北京中医疑难病研究会，2006年10月任国际特效名中医专家协会副理事长，2007年7月被聘为中国医师网健康顾问委员会主任委员，2007年11月加入中国針灸学会，2008年2月任郸城县针灸研究所所长兼任郸城县针灸学会会长，2007年1月任中华医学临床研究医学会理事，2012年9月加入中国民间中医药研究开发协会。

2004年5月在全国首届中医疑难病学术交流研讨会上被授予特色针灸专科名医，2005年7月被卫生部全国特色医疗专家鉴定委员会授予特色针灸专家，2006年12月被授予全国中医药继承与创新奖获得者，2007年6月被授予疑难病诊疗专家称号，2008年6月被授予中医药研究特殊贡献奖，2008年12月被授予河南省科技创新人物，2009年12月被中共周口市委组织部、周口市人事局授予周口市优秀青年科技专家，2010年9月被评为省优秀科技工作者，2011年11月被授予优秀针灸科医师，2012年10月在海峡两岸中医药与易经文化研讨会荣获中医药科技成果奖，2013年5月被授予中医药传承贡献奖，2013年10月在全国首届中医药发展交流大会荣获大医精诚奖，2014年6月被周口市人民政府评为自然科学成果奖2项，2016年6月被中共郸城县委老干部局评为“特别奉献奖”，2016年8月被中共周口市委、周口市人民政府评为周口市第八批专业技术拔尖人才等荣誉称号。

2014年12月周怀明针灸被列入郸城县（县级）非物质文化遗产保护，2016年7月周怀明针灸被列入周口市（市级）非物质文化遗产、传统医学类重点技术保护项目。

1997年12月在郸城县南街开办中医针灸诊所，1998年11月在郸城县城郊医院针灸科任科室主任，1999年12月被聘为中华临床医学专家鉴定委员会委员，2002年6月在沈丘精神病康复医院任院长，2003年9月创办郸城县中医疑难病研究院任院长，2008年5月成立郸城县三通灸具厂任厂长；2010年8月任郸城县三通养生馆馆长；　2014年7月创建郸城神针大院国医馆、中医馆、中药馆、针灸馆、针灸传承基地，针灸博物馆等六所机构经政府部门正式批准成立。

周怀明医生从事中医针灸临床科研工作20年，具有系统的中医基础理论知识和精湛的针灸医术。擅长于各种疑难疾病的临床研究和治疗工作，以一针三通疗法为主，自主研制温舒灸1-10号、新灸贴1-3号系列外用中药，分型论治各科疑难杂症病人达六万多例，饮誉豫东地区，使一批批疑难杂症病人得到康复，深受广大患者的好评。

周怀明同志事迹载入《中华医学临床研究重要史册》《献计中原史册》《郸城县志》《郸城年鉴》《郸城文史》《周口年鉴》《国医年鉴》（2014卷、2015卷）《中国中医药技术创新金鉴》《中国中医药健康产业大典》等记载。

周怀明医生精于针术，工于内服中草药和外用中药，临床讲究方精穴简、理明证清、效专力宏，重视中西合璧，四诊同参，针药并用，内外兼治。加之他勤耕不辍，谦虚好学，博古采今，使得他在诊治疾病中师古而不泥，治法自出机杼，独树一帜。

周怀明在行医过程中积累了大量的诊治资料，闲暇之余反复研究，总结出许多行之有效的临证经验，尤其研创的“一针三通疗法”治疗中风偏瘫及神经痛方面更是独具匠心，疗效出众。他善于利用特种针法，如穴位注射、梅花针、三棱针、火针、埋线等，临床应用于内科病、外科病、妇科病、儿科病、皮肤科病等，中西药治疗无效者，他运用穴位注射或梅花针和三棱针及火针等埋线治疗颇有收效。周怀明医生在治疗中风偏瘫、面神经麻痹、失语、小儿脑瘫、高血压、冠心病、癫痫病、头疼头晕、失眠多梦、精神病、脑炎、气管炎、胃炎、肾炎、肝病、颈肩腰腿痛、骨质增生、坐骨神经痛、三叉神经痛、四肢麻木、肌肉萎缩、小儿麻痹症、震颤麻痹、乳腺增生、前列腺炎、痛经、不孕症等疑难大症时，将针、灸、药结合，相辅相成，相得益彰，很多顽疾都能针到病除。

周怀明医生不仅临床经验丰富，针术精湛，医风淳朴，而且20年来挑灯攻读，笔耕不辍，精心著述从不间断。他应邀到美国、法国、泰国、韩国、香港、新加波、马来西亚等30个国家进行学术交流，并多次参加国际中医药学术交流大会、国际针灸学术交流会、疑难病康复学术会。保健产业学术研讨会等大型活动，在学术交流过程中得到中国中医界权威人士的多方指导，使自己的专业技术水平不断提高。

学术思想

周氏家族针灸的核心学术思想，强调针灸要在辨证论治的基础上贯彻理、法、方、穴、术的统一，即“临床辨证、据证立法、依法定方、明性配穴、循章施术”，五者统一，方能事半功倍，游刃有余。

1. 临床辨证

是在中医基础理论的指导下，认识人体、分析疾病、作出诊断的过程。周氏家族针灸强调中医基础理论应以经络学说为核心，强调基于经络系统这一原始而朴素的医学模型而形成的定性诊断与定位诊断相结合的经络辨证方法，从而对疾病的发生发展、愈后转归，往往有独特的视角；对纷杂的症状往往有独特的归纳与分析；亦指导形成了独特的穴位处方和临床技法。

2. 据证立法

是在治疗原则指导下，根据辨证所确立的施治大法。周氏家族针灸以经络辨证为基础和准则，形成补、泻、温、清、升、降六大治法，并据此合理选择多种针灸技法，发挥不同刺激方法各自的特点和优势，扬长避短，综合起效。

3. 依法定方

是指基于治法确定的具体针灸施治方案。周氏针灸强调正确的处方选穴，应在辨证的基础上，根据所拟定的治法，结合输穴的主治性能而进行。临床取穴的多少亦应以证为凭，以精为准，以适为度，以效为信。在取穴多少上，当以大、小、缓、急、奇、偶、复为原则。针对不同疾病，以周氏针灸百年传承经验总结形成的针灸经穴处方，是临床取效的有效保障。

4. 明性配穴

是指处方配穴时要充分考虑到穴位主治的特异性，这是周氏家族针灸拟定处方的内在规律。周氏家族针灸认为穴性包括两方面的内容，一是在经络辨证的定性诊断基础上的穴性，即穴位的作用是补是泻，是温是清，是升是降，应表还是应里；二是在经络辨证的定位诊断基础上的穴性，即穴位作用的靶向性特点，包括作用于皮部、络脉、经脉、经筋等不同层次，和作用于头胸腹及四肢的不同解剖部位特点。这些穴性又因配穴不同，或加强，或抑制，或侧重，并受到刺激方式和刺激量的影响。

5. 循章施术

是指作用于经络穴位的刺激方法，包括刺激的方式、强度、时间、频率等，共同形成符合穴性要求的、适宜的刺激量。周氏家族针灸正是基于经脉辨证的层次辨证特点，基于输穴穴性与刺激方式的关联，基于临床中更为精准地刺激病位从而提高疗效的需要，逐渐积累磨合形成的独特而实用的、作用于穴位不同层次的针法，以及在针法为核心的多种针灸刺激方法的组合应用。

主要成果

1. 针灸遗产保护

(1)周怀明针灸被列入（市级）非物质文化遗产传统医学类重点技术保护项目，项目编号：IX-4，周政(2016)45号文件，2016年07月28日周口市人民政府已公布。

(2)周怀明针灸被列入（县级）非物质文化遗产传统医学类重点技术保护项目，项目编号：DC02，郸政文(2014)149号文件，2014年12月29日郸城县人民政府已公布。

2. 发明专利4项

(1)《一种治疗风湿骨病的外用温舒灸》专利

权人:周怀明，专利号：201510521631.2。专利发明人:周怀明、单玉丽。

（2）《针灸在治疗风湿骨病中的突出技术应用》专利权人:周怀明，专利号：201510743486.2。专利发明人:周怀明、单玉丽、周久凯、周久翔。

(3)《一种治疗便秘的中药》专利权人:周怀明，专利号：201510743749.X。专利发明人:周怀明、单玉丽、周久凯、周久翔。

(4)《一种治疗颈肩综合症的中药外散膏及配制方法》专利发明人:周怀明，专利号：201510743277.8。专利发明人:周怀明、单玉丽。

3．发表论文35篇。针灸学术论文13篇，特种针法论文11篇，参加学术会议交流论文11篇，其中两篇为周口市人民政府第十二届自然科学成果项目，其一“针刺及穴位注射为主治疗小儿脑瘫临床研究” 项目编号：20141317，其二“针刺及穴位注射治疗腰椎间盘突出症临床总结”、项目编号：20141318。

针灸学术论文

（1）传承针灸精髓与发展，《全国养生保健行业精英榜》，2015、8（1）：26-27，名次：第一作者。

（2）针灸传承发展之我见，《国医年鉴》第七卷2015、5（8）：381-382，第一作者。

（3）针灸治疗失音失语的临床研究，《国史人物大辞典》，2015、5（2）：126-127-128-129，第一作者。

（4）针灸治疗三叉神经痛的临床疗效观察，《国史人物大辞典》，2015、5（2）：150-151-152，第一作者。

（5）电针灸治疗精神病的临床实践总结”《国医年鉴》第六卷，2014、4（9）：411-412，第一作者。

（6）针药结合治疗儿童多动症临床观察，《临床儿科杂志》第26卷，2008、4（15）：336，独撰。

（7）针灸治疗抑郁症的临床研究，《上海针灸杂志》，2008、10（1）：26-28，：第一作者。

（8）八脉交会穴治疗失音32例临床总结，《中国针灸》，2006、6（1）：21-23，第一作者。

（9）“醒脑开窍”针刺对中风偏瘫的临床研究，《中华医学临床研究》第10期，2006、8（4）：185-186，独撰。

（10）针刺治疗坐骨神经痛急性发作358例的临证体会，《中华医学临床研究》第10期，2006、8（4）：186-189，独撰。

（11）针刺调神治疗癔病110例的临床小结，《中华医学临床研究》第10期，2006、8（4）：189-191，独撰。

（12）针刺治疗中风（脑梗塞）的临床观察，《中华医学临床研究》第10期，2006、8（4）：208-212，独撰。

（13）针刺治疗肌萎缩侧索硬化症20例临床研究，《中国针灸》，2006、9（1）：37-38，独撰。

特种针法论文

（1）中药及穴位注射治疗痹症的疗效观察，《国史人物大辞典》，2015、5（2）：155-156，第一作者。

（2）穴位注射治疗妇科疾病的临床应用概论，《中国中医药健康产业大典》，2015、6（2）98-99-100，第一作者。

（3）针刺及穴位注射治疗腰椎间盘突出症临床总结，《中国中医药健康产业大典》，2015、6（2）132-133，第一作者。

（4）针刺及穴位注射治疗震颤麻痹疗效观察，《中国中医药健康产业大典》，2015、6（2）133-135，第一作者。

（5）针刺及穴位注射治疗上肢麻木的疗效总结，《中国中医药技术创新金鉴》，2015、5（4）81-85，第一作者。

（6）穴位注射加灸治疗小儿腹泻疗效观察，《临床儿科杂志》第26卷，2008、4（16）：343，独撰。

（7）火针治疗痛风性关节炎2000例临床总结，《世界医药创新杂志》第6卷第6期，2008、12（1）：31-32，第一作者。

（8）穴位注射治疗偏头痛89例临床研究，《世界医药创新杂志》第6卷第6期，2008、12（1）：32-33。独撰。

（9）穴位注射为主治疗骨关节炎疗效观察，《世界医药创新杂志》第6卷第6期，2008、12（1）：33-34，独撰。

（10）磁极针治疗乳腺增生360例临床总结，《世界医药创新杂志》第6卷第3期，2008、6（1）：12-13，第一作者。

（11）针刺及穴位注射为主治疗小儿脑瘫临床研究，《世界医药创新杂志》第6卷第3期，2008、6（1）：13-14，第一作者。

参加学术会议交流论文

（1）针灸治疗小儿脑炎后遗症的临床研究，在“中国民间中医医药研究开发协会成立30周年庆典”，与会交流，2015年09月29日，北京人民大会堂。

（2）针灸被列入“非遗保护”的传承发展，在 “中医药养生文化与健康产业交流大会”，与会交流并收入论文集，2015年05月19日，西安。

（3）针灸治疗面瘫痉挛的临床研究，在“第五届中医药文化与特色医疗学术交流大会”，与会交流并收入论文集，2014年12月28日，北京。

（4）针灸治疗脑神经衰弱的临床研究，在“首届国医大师与铁杆中医论坛”，与会交流并收入论文集，2014年12月22日，深圳。

（5）针灸治疗强直性脊柱炎的临床研究，在“第二届医圣仲景南阳国际论坛”与会交流并收入论文集，2014年10月22日，河南南阳。

（6）针灸治疗肩周炎临床疗效观察，在“第三届国际中西医学汇通学术研讨会”，与会交流并收入会刊，2014年9月，天津武清。

（7）针刺颈椎病的临床研究，在“第二届全国中医疑难病临床研究交流大会”，与会交流并收入会刊，2013年11月2日，广西南宁。

（8）针灸治疗便秘的临床实验研究，在“首届全国中医疑难病临床研究交流大会”，与会交流并收入论文集，2012年11月19日，湖北武汉。

（9）穴位注射治疗顽固性痛经39例疗效总结、针灸治疗痿症临床总结，在“中华特种针法与特色埋线疗法学术大会”与会交流并收入论文汇编，2007年7月，江苏扬州。

（10）针刺结合中药对3600例不孕症的临床实践总结，在“第八届内经学术研讨会”，与会交流并收入论文集，2006年12月，广州中医药大学。

（11）针刺结合电针治疗肌肉萎缩的临床实践研究，在“天津第六届国际针灸暨中医临床学术大会”，与会交流，1999年04月29日，天津中医一附院。

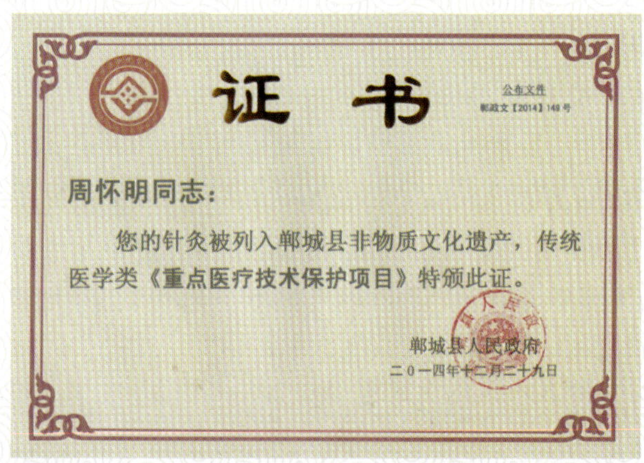

证书

周怀明同志：

您的针灸被列入郸城县非物质文化遗产，传统医学类《重点医疗技术保护项目》特颁此证。

郸城县人民政府

二〇一四年十二月二十九日

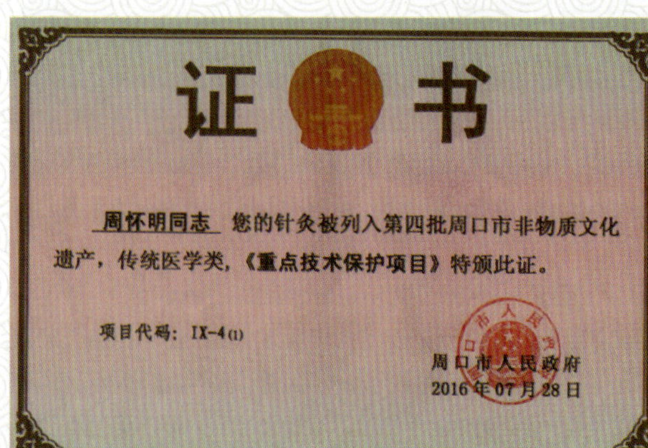

证书

周怀明同志 您的针灸被列入第四批周口市非物质文化遗产，传统医学类，《重点技术保护项目》特颁此证。

项目代码：IX-4(1)

周口市人民政府

2016年07月28日

章 进

名人小传

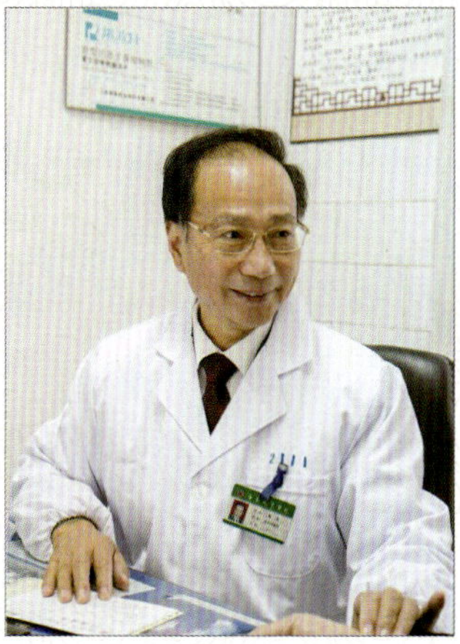

章进，男，1951年9月生，江苏省海安县人，无党派人士，全国高等教育自学考试本科学历，主任医师。从事中医内科45年，擅长脾胃病、内病外治临床与研究。现兼任中华中医药学会高级会员、中华中医药学会外治分会委员、江苏省中医药学会脾胃病专业委员会常务委员、江苏省中西医结合学会外治专业委员会常务委员、江苏省科技成果评审专家、南通市科技成果评审专家、南通市内病外治专业委员会副主任委员，国家中医药管理局书画协会会员。荣立政府三等功2次，嘉奖4次。2003年荣获“南通市高自考优秀毕业生”称号，2004年中共南通市委员会、南通市人民政府授予“南通市专业技术拔尖人才”，2007年评为“南京中医药大学优秀带教老师”，2011年评为“南通市名中医”，2014年遴选为南通市中医药人才师承指导老师。

1972年章进高中毕业，看到农村缺医少药的情状，放弃了在县文化馆从事文学创作的道路，踏上自学中医的征途。1978年全县中医摸底考试取得前三名的成绩，由乡医院选拔到区中心医院，1995年章进中医理论与临床业绩得到江苏省名中医、县中医院业务院长王益谦、院长顾汉中首肯，奉调至县中医院内科。此期间他先后完成大学专科、本科段高自考课程：《哲学》《中医基础理论》《中医诊断学》《医古文》《中药学》《方剂学》《中医内科学》《中医妇科学》《针灸学》《正常人体解剖学》《生理学》《西医内科学基础》《毛泽东思想概论》《政治经济学》《药理学》《黄帝内经》《伤寒论》《金匮要略》《温病学》《中医各家学说》《中医外科学》《中医骨伤科学》《中医儿科学》《中医眼科学》《中医耳鼻喉科学》等25门课程及临床考试和论文答辩。自学中总结出“恒、善、摘、记、博、精、巧、用”八法，“自学心得笔记”摞起来一尺多高。2003年《江苏自学考试杂志》以封面人物和德医双馨为题，详细介绍他自学中医成才的事迹。江苏省名中医陈趾麟主任医师2010年4月15日在《中国中医药报》纪实报道“江苏省海安县中医院章进从自学起步到当地名医”的事迹。

学术经验

主诊中医内科，擅长内病外治、脾胃病诊治及中医养生研究。1995年主持创建内病外治、脾胃病专科。临床采用中药内服、外治为辅、养生同佑的中医特色。对胆、肾结石症、胃痛、呃逆、汗症、咳嗽、面瘫等常见病采用内外合治法，影响誉满省内外。1995年名中医章进临床专科特色入选江苏省中医药管理局主编的《杏林春暖——江苏中医五十年》画册。2008年内病外治、脾胃病专科评审为首批海安县中医特色专科。

参加学术交流：1993年首届全国外治学术研讨会，《外薰方治疗周围性面瘫218例》大会上宣读；《196例耳甲丘疹与胆石症关系的临床研究》，1997年参加世界中西医结合大会交流；《胃痛贴外敷中脘穴治疗胃脘痛74例》，2000年国际传统医药大会上交流，在人民大会堂受到原卫生部部长钱信忠、张文康接见并合影；论文《吴尚先的中医外治法研究》收录于2007年中华中医学会外治分会第五次年会《学术文集》首篇；2015年第11次全国外治学术年会上主题演讲《外治法的历史渊源与创新方略》。

主要成果

1. 发表学术论文

1994年以来，在《中国针灸》《中医杂志》

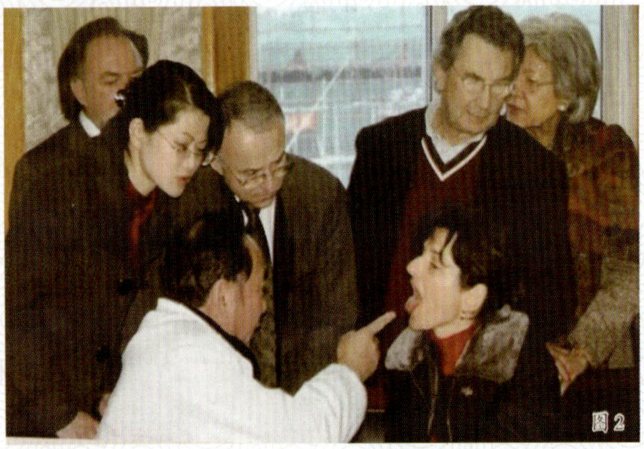

图2

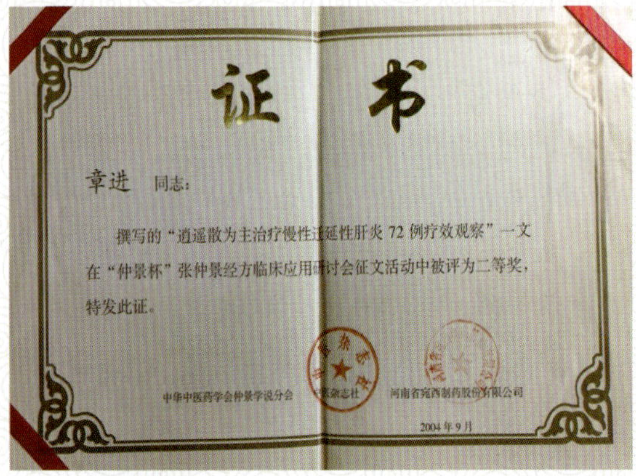

证 书

章进 同志：

撰写的“逍遥散为主治疗慢性迁延性肝炎72例疗效观察”一文在“仲景杯”张仲景经方临床应用研讨会征文活动中被评为二等奖，特发此证。

中华中医药学会仲景学说分会　仲景杂志社　河南省宛西制药股份有限公司

2004年9月

《中国中西医结合脾胃病杂志》《中医外治杂志》《中国老年学杂志》《中医研究》《国医论坛》等杂志发表论文42篇。10多篇论文入选《实用外治大全》《中医外治研究》《中医内病外治》《中国当代中医论坛》《当代名医诊治经验》等书中。论文《逍遥散为主治疗慢性迁延性肝炎72例疗效观察》获2004年全国“仲景杯”经方临床应用二等奖。

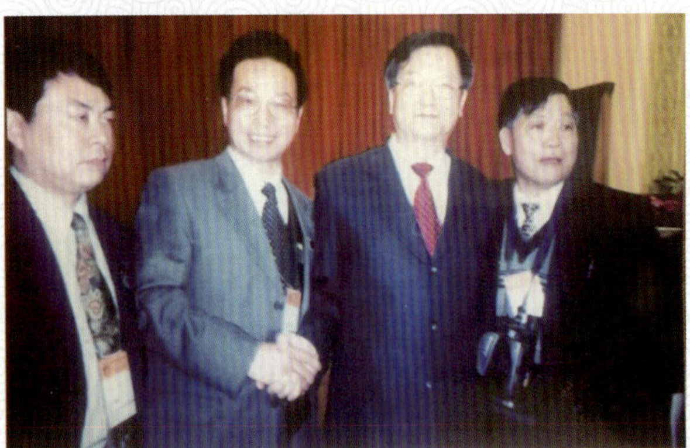

国际传统医药大会（北京2000）在人民大会堂卫生部部长张文康与章进合影

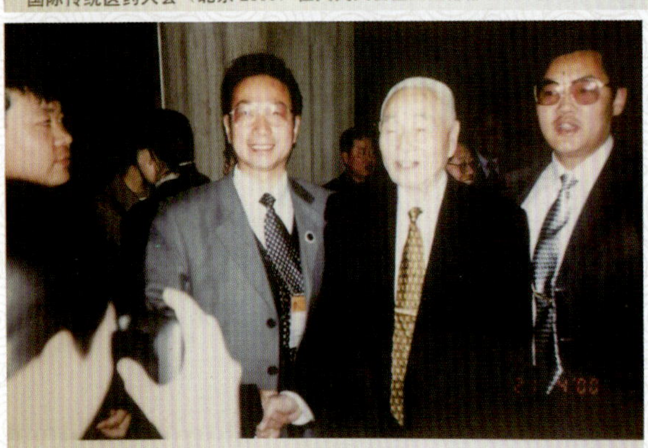

国际传统医药大会（北京2000）在人民大会堂原卫生部部长钱信忠与章进合影

2. 科技进步奖

主持省、市级科研课题5项，省级科研课题“止汗贴治疗自汗、盗汗的临床与实验研究”，2002年获南通市科技进步三等奖；市级科研课题“胆石宁袋泡剂治疗胆石症的临床与实验研究”，2004年获南通市科技进步二等奖；参加主持市级科研课题“针灸治疗血管性痴呆临床疗效研究”，2007年获南通市科技进步二等奖；参加主持市级科研课题“健肝散联合贺普丁治疗慢性乙型肝炎临床研究”，2007年获南通市科技进步三等奖。

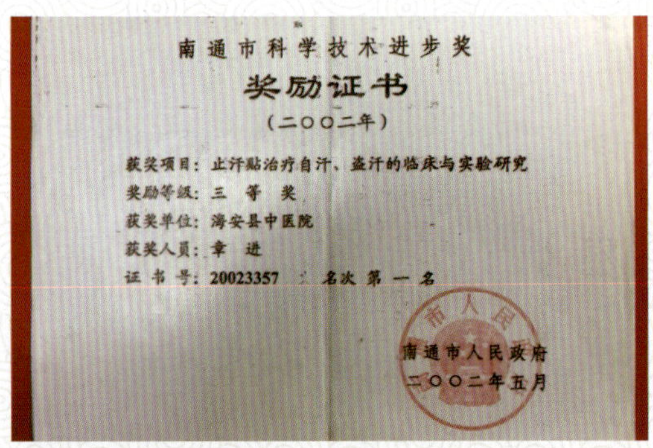

南通市科学技术进步奖

奖励证书

（二〇〇二年）

获奖项目：止汗贴治疗自汗、盗汗的临床与实验研究

奖励等级：三 等 奖

获奖单位：海安县中医院

获奖人员：章 进

证 书 号：20023357　名次 第 一 名

南通市人民政府

二〇〇二年五月

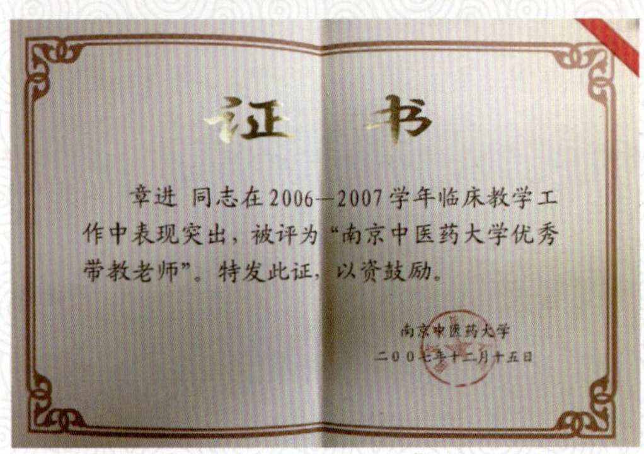

证 书

章进 同志在2006—2007学年临床教学工作中表现突出，被评为“南京中医药大学优秀带教老师”。特发此证，以资鼓励。

南京中医药大学

二〇〇七年十二月十五日

3. 发明专利

①“治疗自汗、盗汗的中药外贴乳中穴膏剂及其制备方法”，2003年获中华人民共和国发明专利证书，2005年该专利获江苏省第四届优秀专利奖；②“治疗胆石症的袋泡剂及其制备方法”，2006年获中华人民共和国发明专利证书③“止汗贴”2007年获中华人民共和国实用新型专利证书。

4. 研制新药

研制院内制剂胆石宁袋泡剂、溶石胶囊、止汗贴3项。

5. 名录编制

2014年“耳甲丘疹诊断胆石症术”“养胃益肾振痿汤治疗阳痿”的诊疗技术入选《国家中医药传统知识保护名录》。

6. 中医文化及科普

章进平生爱好书法与中医养生保健的研究，撰著《中医养生之道》。1996年8月中国•武汉“文化助残”工程中，捐赠书法被评为优秀作品，中国•武汉市人民政府残疾人工作委员会授予“慈善艺术家”称号；2011年11月8日“汤头墨书”作品刊登《中国中医药报•医墨流芳》栏目。临床之余致力于普及中医养生保健及科普知识，1998年始在老干部大学讲授中医保健，在电视台《民生热线》谈中医养生60多期，在《书法报》《中国中医药报》《海安日报》等报刊发表科普文章65篇。

回顾自学中医成才之路的历程，他自题诗曰：弱冠矢志业岐黄，殚智斑秃饱寒霜。发愤自考龀龇少，凭借好风扶摇上。望闻问切名医堂，皓首穷经细考量。师承撰著为使命，书法保健崇高尚。

薛伯寿

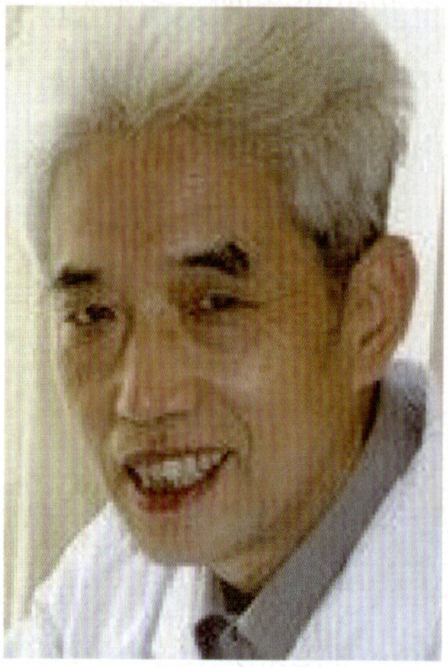

名人小传

薛伯寿（1936年～），江苏泰兴市人，1963年毕业于上海中医学院。

薛伯寿毕业后分配到中国中医研究院高干外宾室工作，被选拔拜著名中医学家蒲辅周先生为师，深造13年，为蒲老得意入室弟子。曾先后担任广安门医院大内科副主任兼党支部书记、广安门医院赤脚医生大学班主任、卫生部中国中医研究院西学中班主任。多次应邀出国讲学、诊疗、科研。曾任中国中医研究院专家委员会、高评委员会委员，中华中医老年学会副主任兼秘书长等职。为首都国医名师；中央保健会诊专家；博士生导师；全国老中医药专家学术经验继承工作指导老师、全国著名中医药专家学术经验传承博士后合作导师等。

薛伯寿教授生活简朴，情志恬淡，不务名利，始终把研究学问、追求知识、治愈病人作为人生最大的乐事。他认为，医者人生最幸福的时刻，便是为久治不愈的病人解除疾苦之时。患者病愈后向他致谢，他常说：“医生治好病是应该的，就像农民种好地，工人做好工一样，没什么好谢的，这是医生的职责所在。”提前上班，延迟下班，他已习以为常，只为诊治更多患者。亦有行动不便患者，他便亲自前往家中诊治。他看病认真，理解同情病人，看病病种广泛，从外感病、内伤杂病到内、妇、儿科疑难病症。他博学应变，辨治百病，临床疗效显著。慕名求诊者络绎不绝，最多时日诊病人百余号。他对每个病人都能做到四诊合参，认真辨证论治，追求临床疗效。他组方讲究配伍，用药轻灵，总是不厌其烦的向病人讲述生病原因、注意事项和养生方法，积极调动患者的主观能动性，力求治病溯源，真正践行上工治未病。他历来追求“花钱少，看好病”。尤其对农村病人，他尽可能不用贵重药材，有的甚至免费诊治并资助药费。数十年，他每年回故乡探亲要义诊多日，每天达近百人次，对乡亲贫困者常有资助。

在社会活动方面，薛伯寿教授积极主动参加各类赈灾捐款，额度均为全院领先。此外，他还为院内职工及亲属免费诊治，资助困难学生完成学业等等。他认为，资助救难是理所应为之事。人作为“社会中的人”，活着不仅仅是为了自己，应当讲究无私奉献，乐于助人，努力做到老子所说的：“上善若水，水润万物却与物无争”。薛伯寿教授不仅无私捐赠，还身体力行为重大疾病的救治做出了自己的贡献。1987年应尼雷尔总统邀请，他首批应邀赴非洲运用中医中药试治艾滋病一年余，取得良好治疗效果，为后继研究艾滋病奠定基础；1998年冬，北京“流感”流行，薛教授拟定“速解流感饮”，在门诊广泛运用，价廉而效佳，并被医院作为流感普济方制成汤剂，广施于病人，因疗效好而供不应求；2003年4月，“非典”刚蔓延到北京。在举国上下，同心同德防治“非典”的形势下，薛伯寿教授心急如焚。他根据了解到的病情症状，积极思考中医中药的治病对策。他在女儿的协助下，夜以继日、废寝忘食地工作，从恩师蒲辅周先生学术医疗经验中得到启发，到4月中旬就总结出了“非典”辨治八法及方药。5月1日，《中国中医药报》以《“非典”辨证论治思路》一文发表。为国内首次发表中医中药治疗“非典”的文章。之后，名医论治“非典”的文章如雨后春笋，不断涌现。5月7日人民卫生出版社将“非典”辨治八法及方药印成小册子，赠予抗击“非典”一线的工作人员，被他们称为及时雨。并发放到全国各地及港、澳、台地区。该文被评为国家中医药管理局优秀论文。薛伯寿教授也因此荣获“抗‘非典’英雄”之称。他认为积极救治“非典”是医生的神圣职责，也是对恩师蒲辅周先生最好怀念。他做到了“先天下之忧而忧，后天下之乐而乐。”

他时刻不忘党和国家的培育之恩，热爱祖国，忠于人民。不少国际友人知其为蒲辅周先生的传人，医术高明的临床家。想高薪聘请他到国外工作，并给予安置全家的优惠待遇，他不为所动。他说：“我是蒲辅周先生的弟子，立足于祖国，才无损于恩师的声望；只有自强不息，为中医事业多做贡献，才不辜负党和国家的培养。”

学术经验

1.防治传染性疾病作研究救治指导

曾五下医疗队深入基层。1965年首批试用中草药治疗恶性疟疾1年，获5.23医疗队先进标兵，决定下一年用青蒿试治，后继者研究出抗恶性疟疾新药——青蒿素；1987年被国家中医药管理局推荐首批赴非洲试治艾滋病1年余，取得良好治疗效果，《中医杂志》英文版上发表“中医药试治艾滋病经验”一文得到医界同仁认可；1998年冬北京“流感”暴发，拟定“速解流感饮”，被医院作为流感普济方，广施与病人，价廉效佳；2003年“非典”之初，研究拟定辨治八法及方药，由人民卫生出版社印成小册，赠与一线人员，荣获“抗‘非典’英雄”称号及“北京中医药抗击SARS优秀科研论文”二等奖；对埃博拉病毒性出血热，亦拟定辨证诊治方案供参考。

2.拓宽思路启迪推动中医自身研究

薛伯寿认为诊治外感热病是铸就高水平中医临床人才的关键。他精研伤寒、温病、温疫学说，既能择优辨证掌握，又能在融会贯通中发扬创新。提出外感热病领悟要点：“尊经典；知时节；融寒温；明邪正；重宣透；辨兼挟；知标本；护胃气；察体质；慎立法；选方药”，能尊六经、卫气营血、三焦辨证，掌握恒动变化，知常达变。精研升降散有创新应用：《中医杂志》1981年第4期首页发表“杨栗山温疫证治钩玄——蒲辅周老师对《伤寒温疫条辨》推崇”一文，影响中医界同道研读此书。深入研究，在温疫、四季热病、内伤杂病中拓展应用皆有心得发挥，在辨病辨证基础上，灵活善用升降散为发扬蒲氏传承的成果，已达全国推广，各科运用可明显提高疗效。

3.秉承贵贱等同反对滥用药物

先跟随蒲老，后自己承担大量军政首长保健，屡获特殊医疗奖，却从不外露。谨遵师训“对病人无所求，而技术精益求精”。长期给溥仪、班禅看病，深得称颂信任。曾给亚洲佛教协会会长、最高活佛巴古拉看病，使其转危为安，巴古拉称赞其给了他第二次生命。对高干、外宾与普通群众做到一视同仁，深知医者经验的积累主要来自百姓医疗保健服务，认为医者应心怀济世救人之心，不可有轻此厚彼之念。临床以解除疾苦为己任，用药以辨证为准，高干外宾用药同样以轻灵见长，主张无病不服药，反对乱开补药，常能以寻常药物治愈疑难病证，平淡之中见神奇。

4.尊道贵德研修传统文化融古汇今

薛伯寿教授十分重视中国优秀传统文化，对古代哲学思想反复探究，尤其推崇《道德经》与《易经》。他认为老子倡导尊道而贵德，倡导无私奉献。认为中医就如同一棵大树，《内经》等经典只能算是这颗大树的根系，而中华优秀传统文化才是滋养她的沃土。研读中医经典，《脱离河图洛书》《易经》《道德经》等的研究，许多问题很难真正搞明白。他对老子的“无为”思想尤有深刻的认识。认为，只有做到无为，才能做到有所为。“为之于未有”“处无为之事”就是防患于未然，倡导治未乱，医者，就是上工治未病。另外，无私才能无畏，医为仁术，必须追求无私奉献，才可做到心无旁骛，一心一意寻求古训、融会新知，精益求精地救治病人，只有急病人之所急，才能真正有所为，成为能治病救人的大医。医者必须达到“淡泊明志，宁静致远”的境界。

5.博采众长潜心临床

蒲辅周先生认为，老中医各有师承，各有特长，应当相互学习，取长补短，对学生主张一徒多师，博采众长。薛伯寿教授在临床学习中也十分重视兼收并蓄，同时也坚信医者临证为第一要务。贯彻把医疗卫生工作的重点放到农村去。在“6.26”指示发表前，卫生部即组织著名专家下农村。当时，中国中医研究院专家赴顺义县农村医疗队，由著名针灸专家叶心清任队长，薛伯寿任秘书。叶心清老中医擅长以针灸结合中药治疗各种疑难病证。当时，在农村巡回医疗各点，病人甚多。薛伯寿对叶心清老中医尊重照顾，周到细致并虚心求教。他因此又成为叶老的弟子。由于尊师、虚心求教，得到不少叶老的特长真传，针药并用，善用乌梅丸、酸枣仁汤、小柴胡汤等方的经验。至今，薛伯寿教授治病疗疾，仍常针药选择应用，尤其到农村必以针灸为主。顺义农村医疗队结束后，又赴山东临沂农村科研医疗队任秘书，当时派方药中老中医任顾问，他对方教授非常关心，照顾周到并真诚求教，为贫民百姓诊治了众多疑难病证。在任广安门医院大内科副主任兼书记时调进名老中医刘志明、路志正，又获得向二老学习取长的机遇。

薛伯寿教授虚心好学的态度，一心为病人的作风，深受蒲辅周先生的喜爱和赞许。为培养薛伯寿教授诊治急性热病及疑难杂病的临床水平，循循善诱，强调治病要以人为主，要理论联系实践，注重临床。因此，督促、指引他参加农村医疗队。蒲辅周先生认为，参加农村医疗队，其一外感发烧、急性传染病多；其二疑难病多，皆用药单纯，疗效易观察而可靠。更能锻炼医生的临床诊治应变能力和水平。蒲老常说：“必须掌握诊治急性热病，设法救治疑难疾病。”他认为，一般慢性杂病，只要病人善于调养，不服药也会有好转，故只诊治慢性病则难以提高学术水平。其三为平民百姓治病，可克服在城市为医者，因公费医疗随便应病人而开贵药补药，而不追求疗效的弊病。每次临行前，恩师蒲辅周先生都要写一些极为实用的手稿给我，虽内容甚精简，但既含中医理论结晶，又含蒲师临床经验心得，使我不但在农村反复学习，反复运用思考，回到北京亦常翻阅，思考其中奥秘，从中受益颇深。这些珍贵的手稿对我影响很大，也成为日后总结蒲老生学术医疗经验的宝贵资料。

1967年春，薛伯寿教授与协和医院陆召麟院长及数名西医教授一同赴湖北麻城医疗队，运用中西医结合方法救治了大量大脑炎的患者。总结用银翘散合升降散可治疗较多脑炎轻症患者，而重症脑炎患者必须先用西药控制，而后再用中药调理。薛伯寿教授继之又参加了海南岛“5.23医疗队”，首批试用当地中草药治疗恶性疟疾一年，并决定下年用青蒿试治，为后继研究者研究抗恶性疟疾的速效新药——青蒿素，打下了良好的基础。医疗队的工作使薛伯寿教授接触了大量急性时病及疑难病。在继承运用蒲辅周、叶心清、方药中等老中医临证经验，赴坦桑以中医药试治艾滋病，曾在陆广莘教授指导下，共同研究诊治方案，受益不少。以后又得到国医大师路志正、刘志明的继续培养，自己的医术也有了显著提高。

6.医术精湛圆机活法

薛伯寿教授医术精湛，不仅仅是因为他是蒲辅周先生的入室弟子，深得蒲师真传。更在于他勤奋好学、刻苦钻研、善于思考、勤于实践。上海中医学院本科六年的学习奠定了他坚实的基础。1965年，大学毕业仅两年的薛伯寿便以我国著名针灸专家叶心清教授的秘书和医生的双重身份在专家医疗队工作。遵照毛主席“6.26指示”来到了北京顺义农村。在这里，初出茅庐的薛伯寿因治愈了一个“怪”病而医名鹊起。有一位病人，她常于夜晚犯病。犯病时，剧烈的腹痛让她难以忍受。更加奇怪的是，有时要跑到坟头上去，在坟头上坐睡一宿，天一亮所有的疼痛都消失得无影无踪了。患者每年挣的钱都用在瞧病上了。一年一年过去，看遍了当地及北京所有的大医院，就是查不出原因。老乡们都嘀咕着她是犯了“鬼”了，没得救了。全家人也都为她的病发愁，却也无计可施。年轻的薛伯寿仔细研究了患者的病情并在征得了叶心清老师的同意后，将医圣张仲景的“乌梅丸”一方改为汤剂，给病人服下。三剂药下去，药到病除。折磨了患者多年的怪病得到了彻底的治愈。消息传开，当地百姓轰动了。乡亲们都说，蒲辅周老中医的弟子真了不起。连“鬼怪”都让他给赶跑了！

1975年，广安门医院在河北省邯郸市野河医院办大专班。薛伯寿被派往邯郸，负责教学工作。此时的薛伯寿在北京医学界和患者当中已经很有一些名气了。他人还没到邯郸，当地老乡已经得知蒲辅周老中医的得意弟子要来邯郸了。一位怀着让名医救命心态的患者家属跟着野河医院的工作人员到火车站接站。他急不可耐地要找薛伯寿教授。他左等右等，眼看车上的人都要走光了，也没看见他想象中的薛教授。这时，迎面走过来一个年轻人，问到：“你们找谁呀？”他回答说：“我们找从北京来的薛大夫。”听他这么一说，年轻人问到：“你们找哪个薛大夫？”他回答说：“我们找蒲辅周老中医的弟子薛伯寿大夫。”年轻人看着一行人认真的样子，他笑着说：“我就是薛伯寿”。一行人上下打量着他们眼前的这个年轻人。心想：“这么年轻呀？”。好像是有意要给初到邯郸的薛伯寿一个下马威。野河医院的同行们看着他，“大学”里的学生代表们看着他。“这么年轻，行吗？”问号写在人们的脸上、心里。

车刚到野河医院，薛伯寿还顾不上喝口水、喘口气。立即被请进了病房。病床上躺着一个病人。他高热不退已二十余天了，所有能上的抗菌素都用了，但高热始终不退。病人面色灰黄，乏力神萎，纳呆痞闷，咳嗽不畅，脉濡数。一番望闻问切之后，年轻的薛伯寿心中有底了。患者舌苔白厚腻如积粉，中医认为，属于秽湿闭阻三焦证。他得蒲辅周先生擅长治热病经验，便果断处方，以吴又可《温疫论》的“达原饮”合孙思邈的“千金苇茎汤”加减。一剂药下去，患者体温开始下降；第二剂药下去，病情减半；三剂药下去，热已退尽。简单的三剂药，药味少，药量轻，就把高烧二十余天不退的患者痊愈了。人们的眼睛亮了、心服了。“真行，不愧为蒲辅周老中医的高徒。”一时间，他的名字在邯郸当地传开了。两年多广泛诊治疾病疗效显著，“薛伯寿”这三个字在邯郸百姓的心中成了“当代华佗”的代名词。

人们的直觉是简单的。在患者心里，能治好病的大夫就是好大夫。薛伯寿在邯郸地区任教的两年多的岁月中，救治了大量危重及疑难病例。多少年过去了，至今，邯郸地区的老人们一提起薛伯寿大夫，仍佩服得竖起大拇指。薛伯寿从邯郸返京前，广安门医院党委书记亲自到邯郸地委，询问当地百姓有什么要求。邯郸地委的几位领导异口同声的回答说：“我们没有其它别的要求，只希望薛伯寿教授每年能来邯郸两次，为我们当地的百姓看看病。”

从那时起，薛伯寿便成了邯郸地区百姓的义务保健医。他每年都要到邯郸两次，为当地的百姓看病、会诊。当然，患者中有领导，但更多的是普通百姓。无论地位如何，在薛伯寿的眼中他们都是病人。

主要成果

1.衷心传承培育徒弟

薛伯寿教授最早培养3名中医硕士；作为博士生导师，培养2名博士；全国老中医药专家学术经验继承工作指导老师，培养第三、四、五批学术继承人共10人；传承博士后2名；为广东省中医院带徒2名；全国优秀中医临床人才研修项目指导老师，第一、二、三批共带教30余名，其中齐文升、刘建设、高社光、刘文军、赵玲等8名为亲自培养的弟子。他能因材施教，严格要求达到诲人不倦，毫无保留，学生发表论文均修改3遍以上，以培养高水平临床人才为乐。多次被评为优秀教师、师带徒优秀奖；2006年被授予首届中医药传承特别贡献奖；2011年获北京中医药薪火传承贡献奖；2012年获岐黄中医药基金会传承发展奖。

长期肩负广安门医院的传帮教工作。科技兴国，人才强国，他认为中医要振兴，中医要造福于人民，绝对离不开人才培养；强调中医要自强，就要立足自身，继承领悟，开拓创新；认为中医要发展，就要做好传承教育，中医继承的工作要落到实处，不仅是学生如何学的问题，更重要的是中医专家如何教，如何引导。他常说，高徒多出于勤奋，继承领悟，开拓创新。自古以来教学相长，事业传承高于一切。古语云“名师出高徒”。当今已有“高徒出名师”。

对学生严格要求，德艺双修，希望弟子皆能青出于蓝而胜于蓝，教学相长，他一直以真诚带教为乐。1975年曾任邯郸赤脚医生大学班主任2年半，培养66名学生，如今有6位已成了当地县中医院院长，33名晋升高级职称，最值得骄傲的是其中2名考进全国首批优秀中医临床人才，高社光在终期毕业取得第一名时说：“完全靠薛老师辛勤培育”。

2.出国讲学 培育海外中医

1986年，被推荐赴朝鲜平壤医科大学东医系讲授中医辨证论治，受到高度评价；1989年中国中医研究院推荐赴荷兰神州医药中心创办“西欧高级中医提高班”，任主讲教授兼临床指导看病二年，培育了二十多名针药兼用的医生，受到高度敬重。

3.负责主办卫生部、中国中医科学院西医学习中医班

前后共主办10届，从基础课程到经典著作，从《伤寒论》《温病学》到《中医内科学》，都

能理论联系临床实践，并能结合蒲老的经验讲述自己的体悟，使其博大精深的中医理论，奥妙无穷的中医治病经验，通俗易懂，融会贯通，为历届学员所称颂。他培养了大批中医、中西医结合的骨干，不少成了学术带头人，也有成为领导骨干。为继承发扬推广蒲老学术医疗经验做了甚多工作。他学识渊博，经验丰富，虚怀若谷，不断进取，学生也普遍认为，跟师越久，收获越大，体会越深，有不少学员先后三次前来拜师学艺。

4.临证50余载促进蒲老经验再传承

为深化理解蒲老学术价值及医疗经验可贵，坚持研读经典名著，重视临床实践，在临诊中善于思考求索医理奥秘，博采众长，以治好病、简便验廉、提高疗效为要。致力于蒲老再传承，培养了数百名中医骨干人才。1986年被评为国家级有突出贡献中医科技专家；享受国务院特殊津贴。三次获传承大奖：首届中医药传承特别贡献奖、北京中医药薪火传承贡献奖、岐黄中医药传承发展奖。被评为全国医德标兵；中华中医药学会成就奖；北京西城“百名英才”称号。薛伯寿全国首届先进名医工作站已成高水平临床人才培养平台。

薛伯寿全面继承蒲氏擅治外感热病；注重辨证论治，善于治疗内、妇、儿科疑难病证。参加整理编写《蒲辅周医案》、负责编写《蒲辅周医疗经验》，两书获全国科技大会奖。先后发表有关蒲氏学术思想继承与发挥论文五十余篇。结合自身实践心得，主编《蒲辅周学术医疗经验——继承心悟》，已再版5次，仍供不应求；主编《“非典”辨治八法及方药》《蒲老学术真传——外感热病传承心悟》。

5.取得1项发明专利

一种用于治疗外感热病的中药组合物及其用途，专利号CN103860697A。

（广安门医院 薛燕星整理）

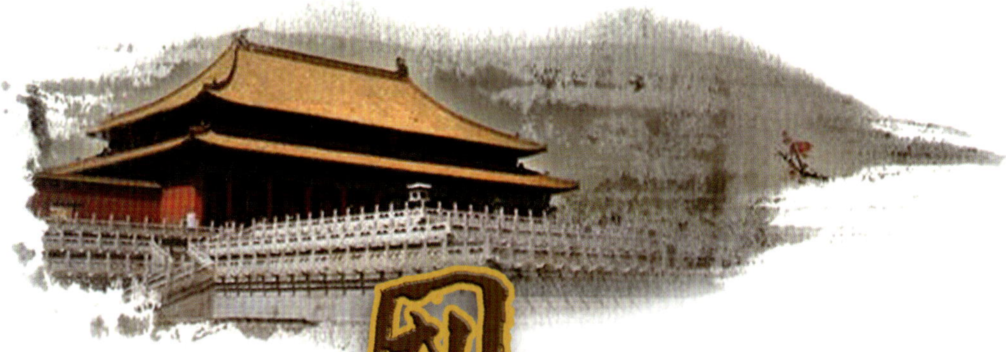

國醫年鑑

中医药传人

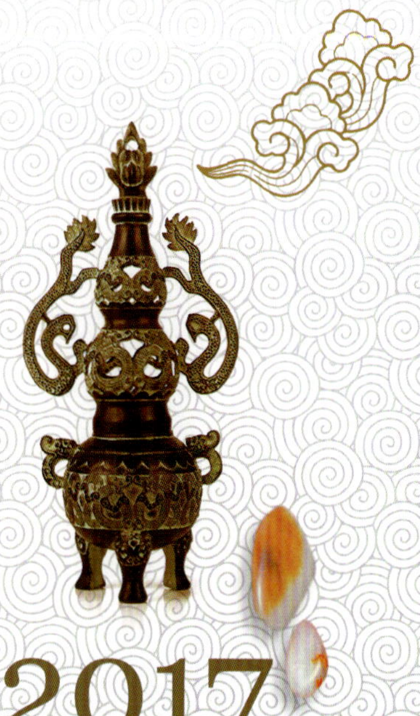

2017

GUOYI NIANJIAN

中医药传人

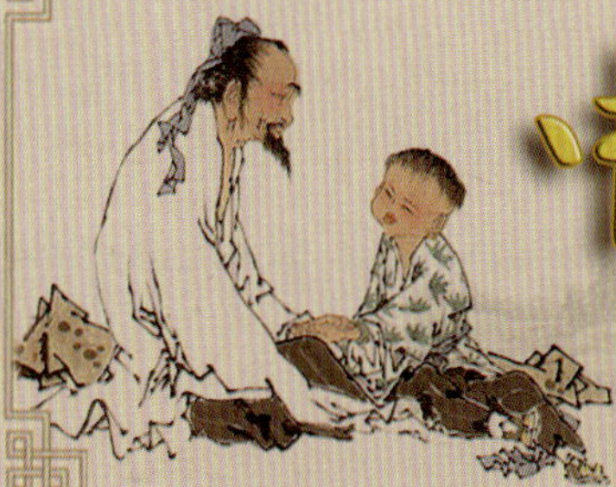

（按姓氏笔画排序）

马印安

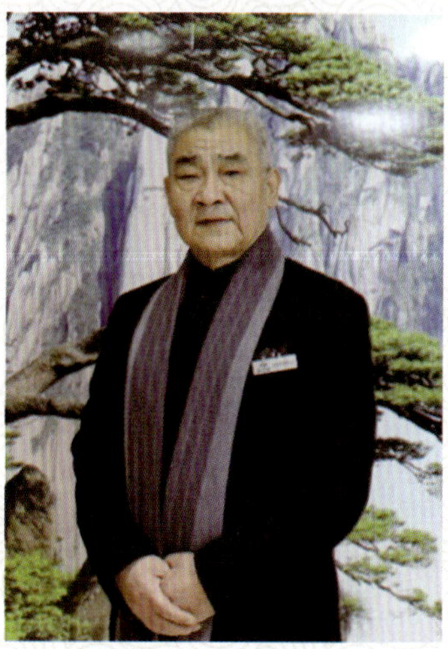

马印安，1960年5月23日出生，山东枣庄市人。中共党员。河南郑州仲景国医成人中等专业学校毕业，后进修北京师范大学继续教育学院中医函授专业班深造。现任“非药物疗法”全国项目管理中心首席健康顾问；一级保健按摩技师；中医特色排瘀疗法技术培训高级讲师；中国保健健康管理师；中国科学技术学会针灸研究会高级针灸保健师；古中医指针点穴，正骨、整脊、经筋疗法师；古典式中医经络按摩师；中国太极经络（脏腑八卦疗法）创始人；曾受聘于《北京松拍阁中医研究院》“客坐教授”和“研究员”等职。

自上世纪八十年代自学中医以来，潜研岐黄至今已有三十余年，本着以黄老之学，岐黄之术，济世活人，拔及苍生为己任，遍访民间中医奇术高人，汇集收藏民间孤善遗本，潜心阴阳五行之中医技法的继承与发展，终成一隅。擅长中医推拿针灸，排瘀及儿童调养和各种中医外治法。精通中医的“望、闻、问、切”及中医中药的组方配伍。对中医内、外、妇、儿科的调理有独到的见解。根据中医的经络、阴阳五行学说，三焦气血辩证、整体观念和天人合一的传统理论为指导，结合西医神经解剖医学概念，针对人体的筋、骨、皮、肉、血、脉、气的调理不断有所创新，在继承传统中医技法的基础上，对整脊疗法、经筋疗法，中医正骨及指针点穴等技法上不断进行优化和完善，使之更加适应现代人的生活和保健养生的需求，让传统的中医调理技术更快捷更有效的为现代人健康保健服务。并运用《易经》理念、观点和中医的自然疗法及天人合一的理论服务于临床，致力于中医临床的医学研究与发展，在中医保健和非药物疗法的调理上积累了丰富的临床经验。

研创出中国太极经络脏腑八卦疗法一术，其术合者可养生，颐养性命，分者可除积年陈疴，疗伤治病。其手法在2009年全国中医两岸三地“百强大赛”中获金奖和“十佳精英奖”。并有多篇学术论文发表在各刊物，特别是2004年全国七届推拿研讨会上“三焦调气法治疗腹胀”一文被评为优秀论文奖，刊登在2004年第四期按摩与导引杂志上，并获得继续教育学分12分。目前潜心学习《黄帝内经》和《伤寒论》以及《神农本草经》的理论及研究。不断提升自已的中医文化素养与内涵，坚持中医理论与临床实现践相结合的原则，在遵循中医传统经络学说、阴阳五行学说、藏象以及气血津液学说的基础上，不断继承、创新、发展中医的新技术、新观念，化繁为简；做到易学易懂，安全速效，无副作用的中医技能的新方法，并结合中医“三焦辩证”的传统理论，研创出喜颐健集团独有的三大调理技术和儿童调养保健技术，并且被广大的中医爱好者所接受，并普遍得到广大患者的认可。

丛茂滋

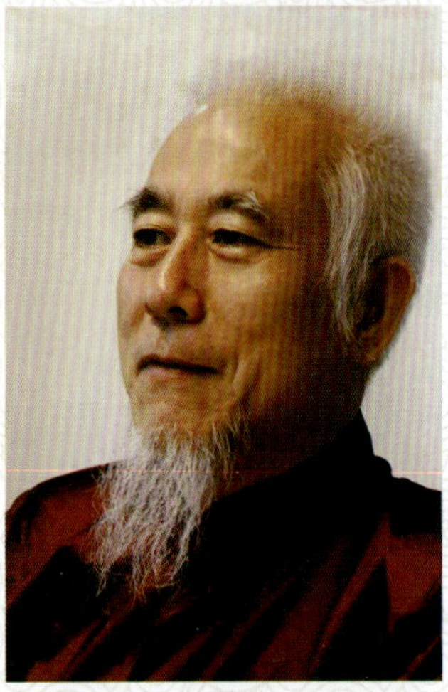

丛茂滋，男，1953年2月出生，山东文登人，副主任医师。自幼随父学医习武，1970年行医以来，先后参加针灸、气功、正骨、针刀及心理学进修班四十余期，受到多位名人指导，受益匪浅。发表学术论文二十余篇，撰写的医学论文曾获美国“世界传统疗法金杯奖”、泰国“医学金象奖”，香港“紫荆花医学金奖”，业绩被载入《中国人才词典》《中国专家人才库》《中国名医特技精典》。参加编写《家庭用药宝典》（副主编）、《军中名医谈百病》《中国针刀学》《脊柱系统疾病学》《颈椎整脊学》（副主编），被行业学会授予“整脊杰出专家”“脊柱医学名医”，中国传统医学会授予“中医大师”等荣誉称号。曾任深圳警备区卫生所所长，1995年退役自办诊所至今。现任中国名医论坛理事、全国脊诊整脊技术学术委员会常委、世界中医药研究院终身教授等职。经过近四十年不断地总结提高，逐渐将传统的气功、针刺、整脊和现代的心理学结合在一起，形成了独特的“经筋整体调整疗法”。该疗法是将情绪疏导和躯体调整相结合，强调医患沟通，指导患者自身锻炼与保养的一种身心调整疗法，治疗经筋系统疾患和脊柱相关疾病疗效显著，可缓解人体任何部位的疼痛和不舒服。

丛茂滋中风临床经验分享：

中风的预防：目前世界各地大医院的医师都注重对中风的急救，其方法有多种，如手术开颅清除血肿、输液、中药等。但是对于中风的预防则重视不够。查阅当前医学文献，论述预防中风的文章极少。

丛茂滋研究和治疗瘫痪症已三十余年，他以自己的实践经验认为，中风是可以预防的。改善脑供血，保障良好的大脑血液循环，会大幅度减少中风机率，即使发生脑血管意外，其症状也较轻，预后良好。所以，防中风是第一位的。

丛茂滋预防中风主要从以下着手：

首先，改善脑血液循环。其实，很多中风病人早在几年、十几年前已发生了脑血流速度减慢、脑血流量减少的情况。这种情况的发生大多是椎动脉受压、变窄或形态改变。血流缓慢则易形成栓塞，血管受压、血回流差，则易使远端血管膨胀发生血管破裂。塞中风，爆亦中风。丛茂滋的实践体会，压迫椎动脉的最常见原因是颈椎病。因此，早期治愈颈椎病可防中风、防痴呆、防衰老。颈椎病是一种退化病，在退化过程中极易受到损伤，引起颈椎微小关节错位，三十岁之后几乎无人幸免。由此可见，保护颈椎及治疗颈椎病尤为重要。

其次，放血疗法也可防中风并治疗中风。

人体似一部极其精密的生物仪器，需要经常调理和清洗。祖国医学认为：“好血病血犹如乳融于水”，并有“宛陈则除之”的论述。精辟地阐述了人体在血液循环障碍时会有病血（坏血或恶血）淤积，长期的瘀血更会加重血液循环不良。放血疗法按中医理论是起到通经活络，化瘀消肿，开窍理气，促进或改善气血运行。按现代医学理论则是放血刺激了末梢神经及血管壁的传入神经纤维，反射性地引起椎动脉的扩张。另一方面，出血后改善了局部的血液循环，使局部代谢产物清除，减轻局部高压，从而加速了血液的流动，重新调整了血液的分布，就好似汽车换机油。放出血管的瘀血，好似为一个快要吹爆了的气球放出一点点气，气球就可保住。放血可预防和治疗脑溢血，又可治疗脑栓塞。放血疗法可用注射器抽出穴位的静脉血，或用针点刺穴位放血，疗效显著，简便易行。

传统医学博大精深，从茂滋诊疗数十载，深得预防大于治疗。

卢日阳

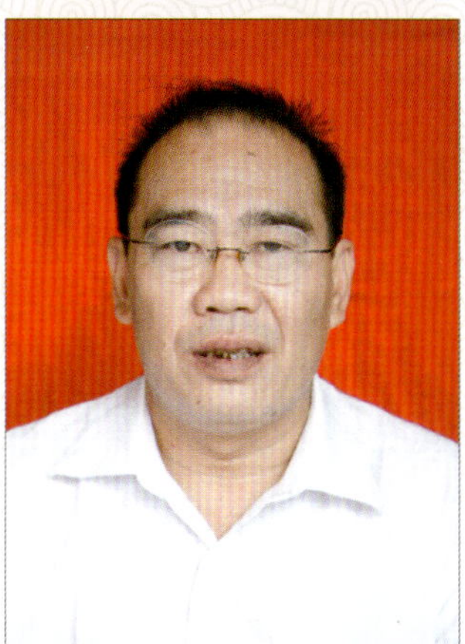

卢日阳，男，1965年10月生，江西省赣州市安远县凤山乡石口村人。

卢日阳出生于中医世家，为家传第七代传人，主攻疑难杂症。由于医技精湛，求诊者众，经治患者数以万计，因疗效显著而深受老百姓的爱戴。

1979年应地方改革开放发展的需要，由原赣州地区体委推荐到河南郑州嵩山少林寺学武兼中医治疗3年。1982年返乡，并于当年冬重返医学界继续深造。1986年冬，受聘在定南县人民医院任风湿伤骨科医师，1987年由该院派送至中山医科大学学习深造。1989年学有所成返回定南县人民医院继续从事风湿骨伤科工作，同年冬兼任医院法医。

1990年自开五味堂伤骨医馆。1999年被聘为赣州地区医院伤骨科医师。2003年秋在深圳市宝安县自开龙华风湿骨伤科门诊，2006年冬由其徒弟接手该门诊后，其返回家乡主持五味堂伤骨科医馆至今。2014年其自学考取养生保健指导师后，将五味堂伤骨科医馆更名为藏医疑难杂症养生馆。2016年9月，其本人被中国民间中医医药研究开发协会特效医术发掘整理专业委员会评为中国名老中医而载入《中国名老中医风采》十四册。同月，被中国民间中医医药研究开发协会中医适宜技术推广分会评为专家委员会委员。2016年10月，其《椎间盘突出　硬膜囊受压》《颈椎突出　肩关节韧带损伤　肩关节疼痛》《内外风湿外治法》等实验秘方收录于《2016年名老中医会议献方集锦》。

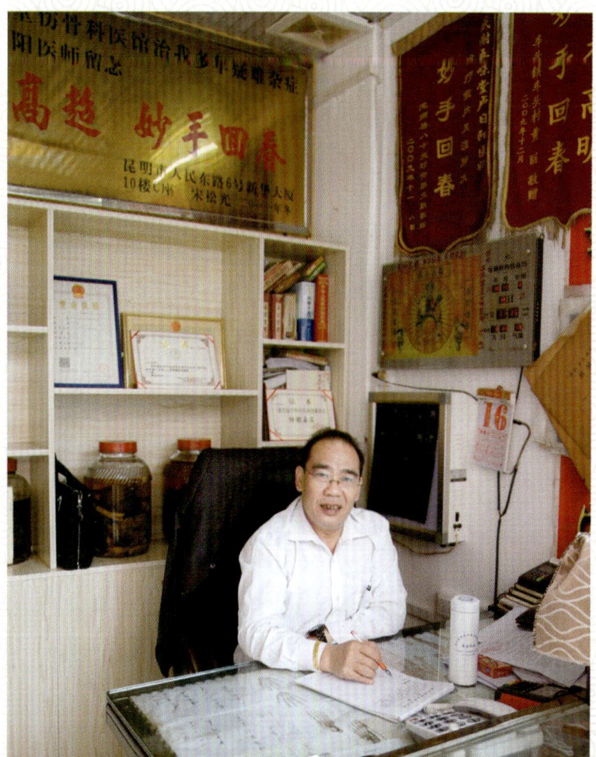

杨捷茹

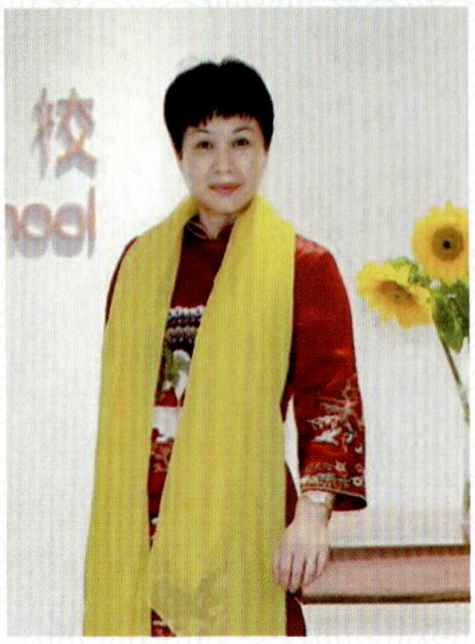

杨捷茹，北京喜颐健医学研究院副院长；非药物疗法的倡导者和实践者；香气身心能量平衡法创始人；香气平衡三分钟雕体创始人；香港世界华人建筑文化协会常务理事；全国手法医学学术委员会常务副主席；芳香疗法国际认证会员；国际剑锋手健康法医学会会员；国际气场彩光分析师；高级平衡针灸保健师；高级美容师。毕业于FINESSE国际专业美容学院，心灵色彩心理顾问专业(The soul color psychological consultant)，进修于江苏大学医学院及中国中医研究院基础研究所中医培训学校，参加自然疗法班系统学习，并注重临床实践实证。曾荣获第20届国际十大杰出美发美妆美肤美体美仪名师(讲师)选拔大赛金眉奖美眉讲师冠军。主要传播非药物疗法在生活中运用，负责研发开发绿色简、便、廉落地实用养生技术和产品，做到养生生活化，让更多人受益于非药物疗法带来的身心健康。主张养生宗旨：崇尚自然，尊重生命，喜缘臻香，回归本体。

从事中医养生行业二十多年，近十几年里和国内外志同道合的同伴一起交流学习和成长，一直为养生业分享非药物疗法自然养生知识，分享绿色的香气能量与身心健康平衡的关系、香气能量与色彩心理，香气能量与嗅觉的关系，香气能量与呼吸的关系，香气能量与本体感觉的关系，香气能量与塑身雕体，香气能量与睡眠养生的关系，以及香气能量与生活的关系，香气能量与记忆的关系，香气能量与学习的关系。杨捷茹通过自己的研究和实践认为，滋养身心的香气身心能量平衡法可以轻而易举地使用在生活、居家、美颜、保健养生……协助维持身心平衡，是一种美丽芬芳又幸福的方法，随着生命每一个阶段的开展，每个人经历着不同的生命形态， 持续专注于香气身心能量平衡法可以说是一种有益身心健康的方法，杨捷茹希望有更多的人体验和受益。

周儒昶

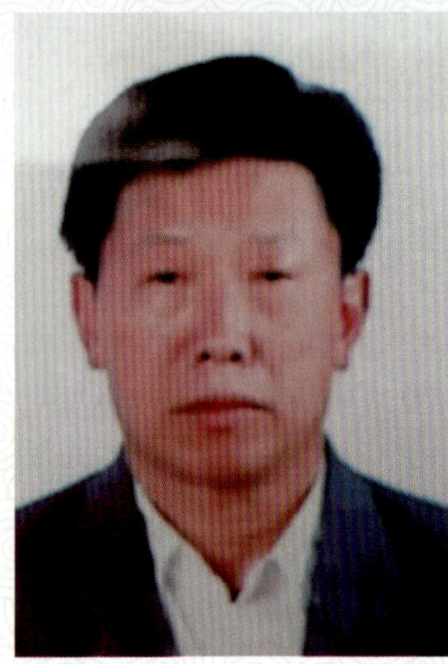

周儒昶，1947年生，江苏省江阴市申港镇人氏，家住江阴市申港镇虞门桥村周家店。

申港中学六四届初中毕业生，自学中医大专毕业（1985至1989年完成），1968年年底进公社赤脚医生西医学习班学习1个月，后创办合作医疗。

学过制剂，对中草药种植、加工、保管、炮制都有独特经验。

1977年参加（县革命委员会卫生局主办）第五届西医学习中医班学习。1981年上调镇卫生院，创办制剂室、中药房、兼总务（后勤）、基建（负责人），在申港及申港医院有一定影响。

1985年辞职创办私人诊所，为全科医生。在《江苏中医药》杂志上一共发表4篇论文，有3篇为个人特色经验，最后一篇申请国家两项专利。

第一篇论文《加兰他敏穴位注射面瘫疗效观察》公开发表于1998年《江苏中医药》杂志上，获省级论文证书。2000年7月入选《中国当代科技英才交流与研讨会》会议文选。而后论文以“中（医）西（药）结合治疗面瘫疗效观察”，刊登在《2000年国际中西医结合优秀成果经典》，并被命名为“周氏疗法”。

2000年底，第二篇论文《舌苔与胃液的酸碱度有关》。在《江苏中医药》杂志上发表，获“中国中医药学会学术部”论文证书。《第一届（香港）国际东方食疗学术研讨会》在香港中文大学召开，在大会上发表论文演讲、答辩。该论文被命名为《周氏苔诊》，获国际学术论文证书。

同年第三篇论文《浅谈肩关节周围炎疼痛的基础与临床》，刊登在2002年《江苏中医药》杂志上，获省级论文证书。

五次参加人民大会堂召开的“中国名医论坛”“中国主任医师年会”“全国社会各界知名人士座谈会”等等，多次受邀请参加世界学术会议。其中2001年10月、2002年3月赴越南参加国际学术研讨会。《世界名医论坛》杂志特聘编审（国际上20名）。

第四篇论文《电子波破壁花粉的研制和应用》发表在2007年《江苏中医药》杂志上，获省级论文证书，并参加全国学术研讨会，获中国中医药学会学术部论文证书，并且申请了两项国家专利。

2008年7月23日获申港镇政府发明奖叁千元。

2008年江阴市志载入周儒昶的名字与业绩，成为江阴市现代名人。

2011年7月14日获江阴市政府发明奖壹万元。

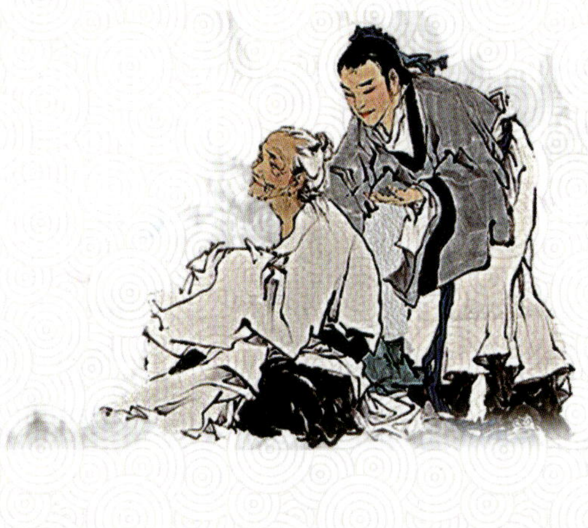

黄玉珍

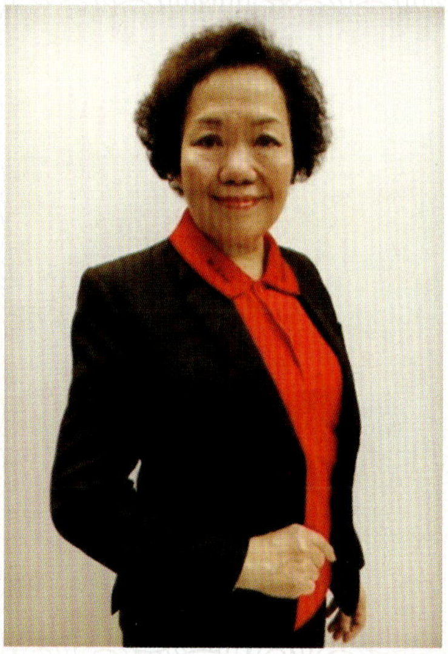

黄玉珍，马来西亚著名中医黄叔平的女儿。黄叔平在1984年被诊断出心脏两条主动脉完全梗塞，他凭着自己多年的行医经验，以中医活血化瘀法自治，开出药方“血府逐瘀汤”，成功缓解自己的心疾，生活上没有任何不适，健康地活到89岁（2006年）。当年，在验证了药方对心肌梗塞的效果后，黄叔平把此药方改良为成药“活血保安丹”，广泛地造福同类患者。在黄叔平医师行医的68年中，他不断推动中医药学术，献身中医教育事业，服务中医机构。他曾任马来西亚中医学院院长，与饶师泉医师等人开设了医治穷苦病患的中华施诊所，他的良好品德及渊博的医药学识，成为女儿的榜样。

黄玉珍自从进入中医学院，一直到毕业进入临床，因父亲在当地行医享有名气，这对她而言是荣誉也是压力。跟着父亲一起工作，没几个人记得黄玉珍的名字。病人都是来找黄叔平的，排了长龙，有些人等不及了，才愿意让黄玉珍为他们看诊。

在中医学院念书实习期间，为避免被人质疑当时任职教授兼副院长的父亲偏袒自己的女儿，父亲对女儿黄玉珍的课业要求更是严厉。比如：与同学一样的题目答案，别人80分，女儿只有60分。但是，严厉也造就了今天黄玉珍的行医诊疗成效。

黄玉珍还清楚地记得读书的时候随着父亲到中华施诊所当义工，免费为贫苦病患赠医施药，三个小时要针灸100人之多，大量的学习和操练机会，使得黄玉珍临床医术加快提高。毕业从医22年后，父亲鼓励黄玉珍继续进修，攻读中医专科研究院。当时黄玉珍已经45岁，有4名子女，除了工作还得照顾家庭。同为中医师的丈夫因意外事故离世了，单亲家庭的生活压力可想而知。然而父亲的这一建议，黄玉珍没有退缩，一直坚持到今天。获取了研究院文凭后，专攻“肝胆科”，发现了现代人的通病——因迟睡、熬夜、吸烟及嗜酒等所引起的燥热上火问题。因此，特别研发了有效帮助解毒养肝、加强肝脏排毒功能的“平肝素”，利用多种药材如：太子参、龙胆草、山枝子、五味子、黄芩、柴胡、白芍、郁金、因陈、虎杖、苍术等，组方制成成药，可滋补活化肝细胞，克服慢性疲劳综合症，预防肝功能异常，并且有助滋阴降火、清热利湿、退黄散结、和胆护肝、清心除烦、通便排毒。适用于因时常熬夜、喝酒、肥胖、血脂肪高、老人或吸烟者，时常觉得疲倦、嗜睡、头晕、失眠、便秘、尿黄、胸闷、腹饱胀、多忧虑、急躁易怒、食欲不振、皮肤干燥、有口臭和体臭的人，也适合服用。

为了纪念父亲，黄玉珍把父亲的名字“黄叔平”注册为品牌商标，并配成了“平肝素”“活血保安丹”以及“强效活血保安丹”（予已确诊为心肌梗塞者服用）。

葛战虎

葛战虎，男，陕西兴平人体病毒病菌研究所所长，著名皮肤病专家，疑难病治疗名家。葛战虎从医是子承父业，其父亲在二十世纪乃至二十一世纪初期都是当地有名的民间医生，在漫长的医疗生涯中，逐渐摸索和掌握了白癜风和牛皮癣的有效治疗药物和治疗方法。葛战虎从小耳濡目染，也慢慢对治病救人这个伟大而崇高的职业产生了浓厚的兴趣。

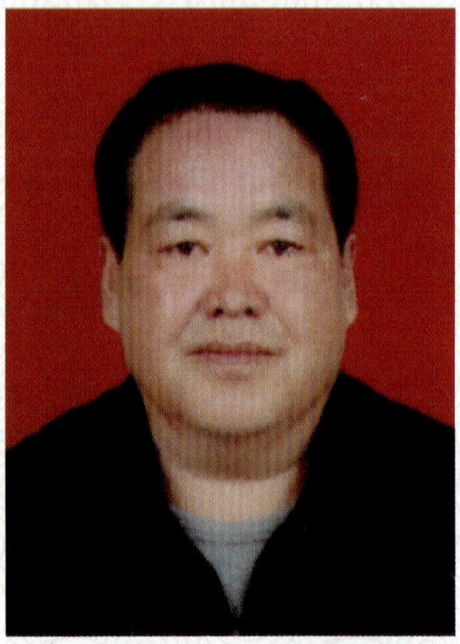

老父亲去世后，悬壶济世，治病救人这份沉甸甸的责任就落到葛战虎的身上。他在父亲留下的药方的基础上大胆突破和尝试，不断试验，甚至自己以身试药寻求对白癜风和牛皮鲜的最佳治疗方案，经过不断的研究和试验最终摸索出了一套独特的治疗方法和中成药丸剂，全国各地的患者慕名而来，纷纷留下感谢信和锦旗。

除了在白癜风和牛皮癣治疗领域有独特的方法和药物外，研究所对扁平疣也有独特治疗方案。在男性泌尿系统和妇科疾病领域研究也投入了大量的财力和人力进行了研究和临床治疗，患者的满意度率高。

俗话说：“没有金刚钻别揽瓷器活”，为了减轻不必要的花费和开销，消除患者的后顾之忧，葛战虎大胆开创了签约疗法，对前来就诊的患者签订医疗合同，对治不好和病症没有根治的患者进行全额退款并报销往返车费。对家境贫寒的患者免费治疗甚至补贴生活费和往返交通费用，正是这种白求恩式的医疗精神，兴平人体病毒病菌研究所受到广大患者拥戴。悬壶济世结善缘，药到病除为患者，成为葛战虎和他的人体病毒病菌研究所的努力方向。

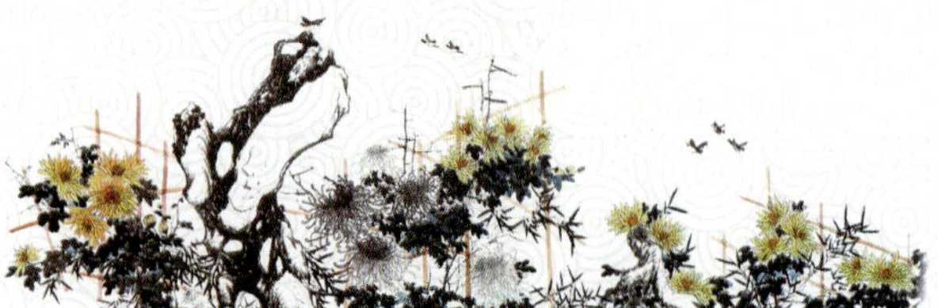

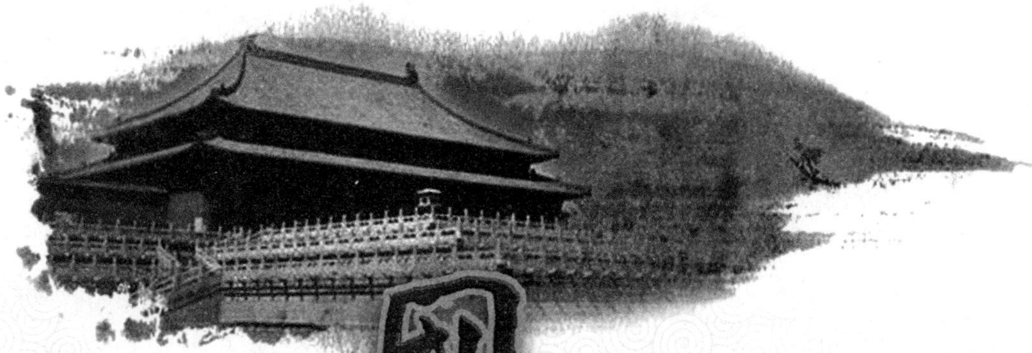

國醫年鑑

中医药教育与文化

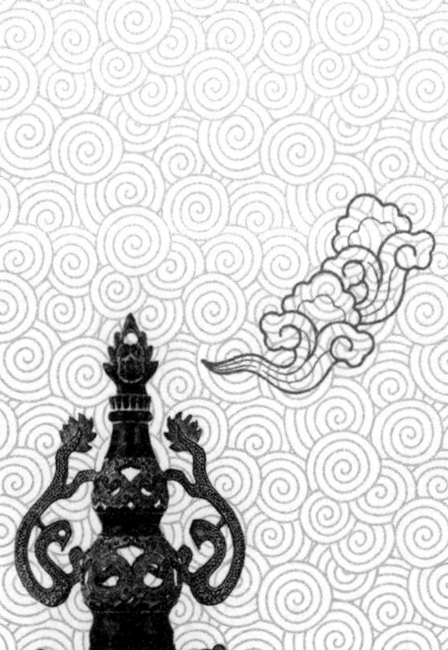

2017

GUOYI NIANJIAN

一、教　育

中医执业医师考试将分两阶段

第一阶段安排在第 4 学年末，成绩合格方可临床实习；第二阶段考试时间不变，内容由 14 门课程增加到 26 门，突出中医四大经典等特色内容。

“分阶段考试让我在学校里基础知识还很巩固的时候就能参加考试，比之过去毕业后临床实习 1 年以上再考，备考会轻松不少。”北京中医药大学五年制中医学专业在读的小王正在备考 2016 年 5 月 27 日和 28 日即将开始的中医类别执业医师分阶段考试中第一阶段的考试。

据悉，国家中医药管理局中医师资格认证中心将以五年制（及以上）中医学、针灸推拿专业为研究对象，根据地域分布、办学层次、参与意向等，在 8 所中医药院校开展中医类别执业医师分阶段考试实证研究（第一阶段）的考试工作。

本次实证研究的考试主要分为两个阶段，即把现行的执业医师考试分为两个阶段，第一阶段考试安排在院校学生完成课程学习进行临床实习前（即第 4 学年末）进行，成绩合格者，方可进行临床实习；第二阶段考试仍按目前规定时间进行，但考试内容由原来的 14 门课程增加到 26 门，突出中医四大经典等特色内容，考试比例也有明显变化，更加彰显中医药优势特色。

认证中心常务副主任周杰介绍，第一阶段考试分为医学基本知识考试和临床基本技能考试，理论考试的主要形式为计算机化考试，中医和西医考核内容比例约为 7：3，技能考试的主要形式为客观结构化临床考核（OSCE），包括问诊、操作、SP 配合，同时对沟通交流与人文关怀进行评价。

目前，实习医生在法律地位上没有“行医”保障，加之执业医师考试是在大学毕业后临床实习 1 年以上才能报考，存在考试内容与所学知识间隔较长，缺乏针对性，考生备考负担重，与院校教育脱节严重，与住院医师规范化培训制度关联度不够，对院校教育评价不足等问题。对此，参与实证研究的专家表示，分阶段考试主要是基于这些现行医师资格考试存在的问题和不足设计的。

认证中心主任杨金生介绍，分阶段考试是医考改革 7 项内容之一，已纳入医改范畴，旨在测试医学生是否具备临床所需的医学基础理论、基本知识和临床基本技能，是否能够在上级医师指导下，对重要的医学知识进行理解并应用到临床实践中，体现中医临床思维和岗位胜任能力。

本次实证研究选择了 8 所院校：北京中医药大学、天津中医药大学、上海中医药大学、南京中医药大学、广州中医药大学、成都中医药大学、陕西中医药大学、黑龙江中医药大学。这 8 所院校主要从全国 24 所全日制高等中医院校中，按照地域分布具有代表性、同时涵盖目前医师资格考试通过率高、中、低三个层面，结合自愿原则选取，为下一步在全国普遍开展积累经验。

分阶段考试实证研究开始前，中医师资格认证中心组织督导组专家开展了培训，来自教育部、国家中医药管理局以及各高校的专家参加培训。

中药专业人员中药鉴定与质控首期研修班举办

2016 年，由国家中医药管理局职业技能鉴定指导中心（中医师资格认证中心）与中国中药协会培训中心联合举办的首期全国临床中药专业技术人员中药材、中药饮片鉴定与质量控制高级研修班在京开班。

国家中医药管理局科技司副司长、局中医师资格认证中心常务副主任周杰指出，举办本次研修班目的是为贯彻落实《中医药发展战略规划纲要（2016-2030 年）》和《中药材保护与发展规划（2015-2020 年）》，配合国家中医药管理局组织实施好《全国医疗机构中药饮片专项检查方案》，加强中药专业人才队伍建设，提高中药专业技术人员的职业技能，确保中药材、中药饮片质量和临床用药安全。

本次研修班聘请中国中医科学院首席研究员、中药所所长陈士林、国医大师金世元学术传承人李京生教授、首都医科大学附属北京中医医院药学部主任郭桂明，以及中国中医科学院荣誉研究员王孝涛学术传承人付静等全国著名中药专家授课。内容涵盖中药材、中药饮片传统鉴定方法、技巧，个人经验绝招，以及运用 DNA 等现代科学技术进行中药材、中药饮片鉴定的前沿理论知识和技术。通过理论与实践相结合的教学方式，提高了学员的中药材、中药饮片鉴定能力和水平，增强了临床用药安全意识和质量控制本领。

中央财政支持为中西部免费培养本科医学生

2016 年 5 月 31 日，教育部发布通知，2016 年中央财政支持高等医学院校为中西部乡镇卫生院培养订单定向免费五年制本科医学生共计 5450 人，专业为临床医学、中医学、蒙医学、藏医学、维医学和哈医学。

免费本科医学生订单定向招生计划在有关学校的本科层次招生来源计划中单列编制，计划性质为“免费医学定向”。报考免费医学定向招生计划的考生均须参加当年全国统一高考，实行单列志愿、单设批次、单独划线，只招收农村生源，在本科提前批次录取。

免费定向本科医学生录取后，须与培养高校和定向就业所在地的县级卫生计生、人力资源社会保障行政部门签署定向培养和就业协议。免费定向本科医学生在学期间户籍仍保留在原户籍所在地，毕业后可按有关规定迁入定向就业所在地。

此外，有关省级教育行政部门、省级卫生计生、发展改革委等部门，根据本地区免费定向本科医学生需求数量计划，确定开展免费医学生培养的高校，以及各培养高校的招生计划。为保证免费医学生培养工作的连续性和实效性，原则上承担临床医学、中医学、蒙医学、藏医学、维医学和哈医学专业学生培养任务的高校在 2015 年承担培养任务的高校范围内确定。

国家中医药管理局召开“两学一做”学习教育推进会 开展“两学一做”促进事业稳步发展

2016 年 8 月 24 日，国家中医药管理局召开局直属机关“两学一做”学习教育推进工作会。会上传达了刘云山同志 7 月 30 日在中央召开部分地区和部门“两学一做”学习教育工作座谈会上的讲话精神，局党组成员、副局长、直属机关党委书记闫树江主持会议并作讲话。

闫树江结合近期局直属机关“两学一做”学习教育的进展情况，部署局直属机关党员学习教育“灯下黑”问题专项整治工作。强调“两学一做”是今年党建工作的重头戏，各级党组织务必要高度重视，以“两学一做”学习教育促进中医药事业稳步发展。他要求局直属机关各部门、各直属单位党组织认真学习习近平总书记“两学一做”学习教育有关重要讲话精神，进一步提升党员参与度和学习效果。各级党组织要坚持以学为前提，读原著、学原文、悟原理，把习近平总书记系列重要讲话精神放在首要位置，特别是“七一”讲话精神、全国卫生与健康大会精神，结合中医药工作实际，贯彻到工作中。要坚持以学促做，切实改进局直属机关党的建设。要进一步巩固中央巡视整改成果，特别是针对党建工作问题要认真再梳理，做到有问题清单，有工作台账。坚持“固本培元”，夯实基础，增强党的建设。

局直属机关各部门、各直属单位党组织主要负责人、局“两学一做”学习教育指导组同志参会。

探索中医药人才培养新模式

2016年，长春中医药大学开办“任继学教改实验班”3年来，坚持多临床、早临床、反复临床的教学理念，在培养学生专业技能、综合素质以及中医特色方面下功夫，学生各方面能力得到显著提升的同时，也培养了优秀的中青年骨干教师团队。

一是提升了学生专业技能。在2015年全国硕士研究生招生考试中，通过各报考学校的反馈，展示出该班学生扎实的专业素质。在2015年医学专业毕业多站式考核中，该班学生在基础技能与临床思维方面得分较平均分高出13.84分。二是提升了学生综合素质。在专业素质提升的基础上，该班更加注重学生表达能力、创新能力、沟通能力、协调能力以及团队精神等综合素质的培养，2014年，由第一届任继学班4名学生代表学校参加全国中医药院校技能大赛，取得优异成绩，6名学生在研究生考试中被免试录取，2名学生被评为优秀毕业生；先后涌现出两名“吉林省十佳大学生”。三是实现了对学生中医特色的铸造。每天早晨组织学生进行八段锦训练和经典理论的背诵；开展系统化中医舌诊、脉诊、问诊的模拟与实训，开展中医临床案例的分析与讨论；实施跟师出诊导师制，人均跟师出诊时间达到2000小时，通过两年师承传授，构建起较为完善的中医临床诊疗思维。四是培养了优秀的中青年骨干教师团队。以“任继学教改实验班”为依托，该校临床医学院中医内科学、中医外科学、中医妇科学等全部临床课均开展了PBL教学方法改革、案例式教学方法改革。

早在2013年，长春中医药大学为纪念已故国医大师任继学，创新现代应用型中医药人才培养模式，临床医学院从2010级、2011级、2012级中医学专业中医和中西医结合方向遴选出30名优秀学生，组成“任继学教改实验班”，现已开设三个班级，共80人。截至目前，2010级29名毕业生中13名学生考取本校研究生，13名学生考取北京中医药大学、广州中医药大学、上海中医药大学等省外中医药院校。从研究生考试成绩和就业方向看，该班形成“三突出”的鲜明办班特色：突出院校教育和师承教育有机结合；突出继承大师传统与创新教学方法的紧密结合；突出强化自主学习，培养学生的“主人翁”意识。

“任继学教改实验班”注重培养过程的改革。该班主要采用上午跟师出诊，下午理论授课的模式，实现了多临床、早临床、反复临床的教学理念。重点强化了学生对本校名老中医经方、验方的收集和整理，提高学生师承学习的方法和经验总结的能力。通过结合PBL引导式教学法，让学生掌握不同学科疾病的临床思维方法，真正实现了“授之以渔”，提高学生自主学习和终生学习的能力。开展包括中药饮片识别与应用、舌诊、脉诊、针灸技能等12项操作的集中实训，增加自主学习时间；开展方剂大赛，自主讨论等竞赛，以“赛”促建，以“赛”促学，夯实学生的中医基础理论，注意强化自主学习能力。

首批中药临床药师培训基地授牌

由中华中医药学会主办的全国中药临床药学学术研讨会2016年11月26日～27日在广东省中山市中医院召开。会上举行了国内首批10家中药临床药师培训基地的授牌仪式和首套全国高等学校中药临床药学系列创新教材的首发式。

北京中医药大学东直门医院、广州中医药大学第一附属医院、河南中医药大学第一附属医院、江苏省中医院、山东中医药大学附属医院、上海中医药大学附属曙光医院、天津中医药大学第二附属医院、新疆医科大学附属中医医院、中国中医科学院广安门医院以及中日友好医院等10家医院成为首批中药临床药师培训基地。《中药临床药学导论》《中药药性学》《临床中药药物治疗学》《中药临床方剂学》《中药临床药理学》《中成药与西药的相互作用》等6种中药临床药学专业教材已由人民卫生出版社出版发行，该套教材的其余10种正在组织编写将于两年内出版。

国医大师孙光荣收徒

2016年12月9日，由中国民间中医医药研究开发协会、中国中医药信息研究会、世界针灸学会联合会等联合主办的国医大师孙光荣学术经验传承拜师典礼在京举行，孙光荣收中医风湿病专家吴英萍和中医博士陈思为徒。

拜师活动按照中国传统的拜师收徒仪式进行，中国中医科学院原院长姚乃礼和北京中医药大学原校长郑守曾担任拜师典礼见证人。孙光荣向两位徒弟颁布了师训，要求弟子要"明志、明德、明理、明术、明法、明业"，规定弟子要守法遵纪、勤求古训、博采众方、精益求精，并向弟子颁发了师承证书。国家中医药管理局人事教育司副司长金二澄等出席拜师活动。

首期儿童亚健康咨询师中医传承培训班在北京完满结束

2016年12月18日，由中和亚健康服务中心全国中医药儿童健康工程办公室主办的首期儿童亚健康咨询师中医传承培训班在国家中医药管理局机关服务局408室完满结束。来自各地共计40余人参加了本次培训。

本次培训班历时七天，培训班特邀请到"京城小儿王"徐荣谦教授、河北中医学院儿科教研室主任王茹教授、北京中医药大学附属护国寺中医医院儿科主任蔡江副主任医师、北京东直门医院东区儿科主任王瑞萍主任医师、朝阳区孙河社区卫生服务中心程宁医师、北京市京都儿童医院中医科夏桂选博士、北京市昌平区中西医结合医院潘鸿主治医师。采用案例式教学，让学员掌握儿童常见感冒、咳嗽、发烧、肠胃疾病的精准辩证；儿童九大亚健康状态、儿童九种体质、儿童脏腑的辨识与调理；儿童的特色灸法调理及经典案例分享；同时学会运用中医少儿推拿手法、儿童灸法、中药草本药油外用调理的综合干预技术和方法促进儿童脾胃、肺卫等脏腑功能发育，改善儿童体质。

儿童亚健康成为社会广泛关注的焦点，儿童亚健康专业调理机构应运而生，但儿童亚健康咨询师的缺乏严重阻碍其发展。由中和亚健康服务中心全国中医药儿童健康工程办公室主办的儿童亚健康咨询师培训班，采用小班案例式教学，打造顶尖级咨询师，共同守护祖国未来。由于咨询报名人数不断增加，2017年全国中医药儿童健康工程办公室将会举办继续儿童亚健康咨询师培训班，为广大儿童亚健康群体服务。

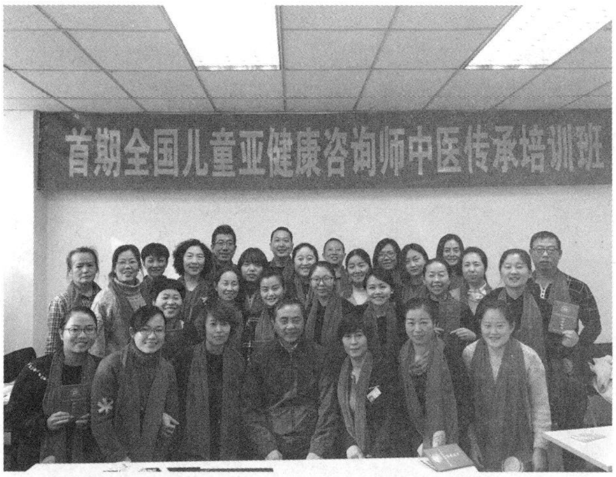

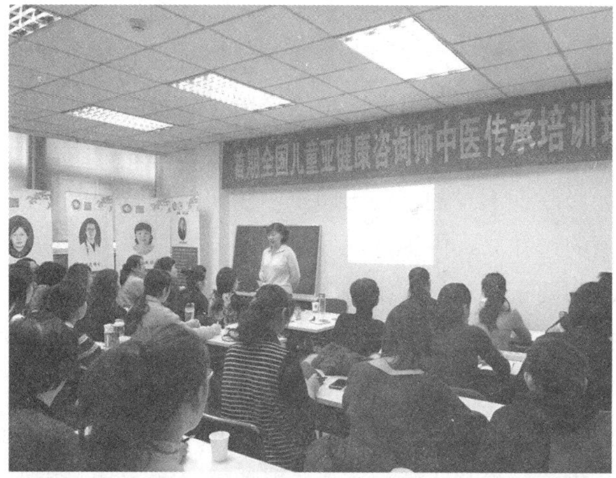

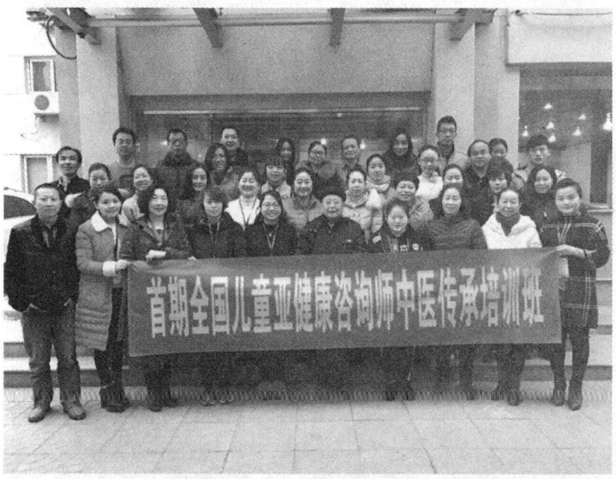

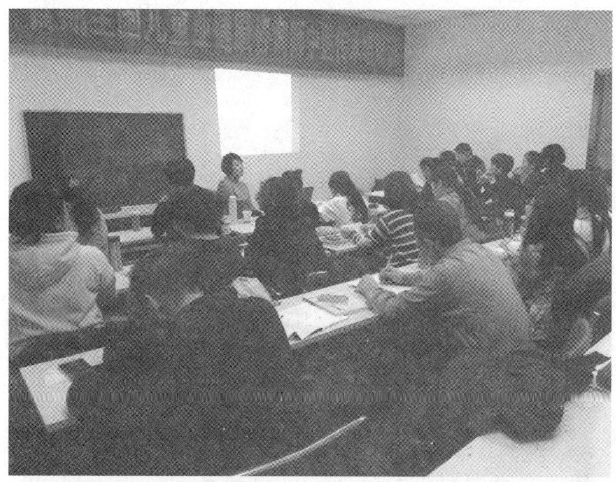

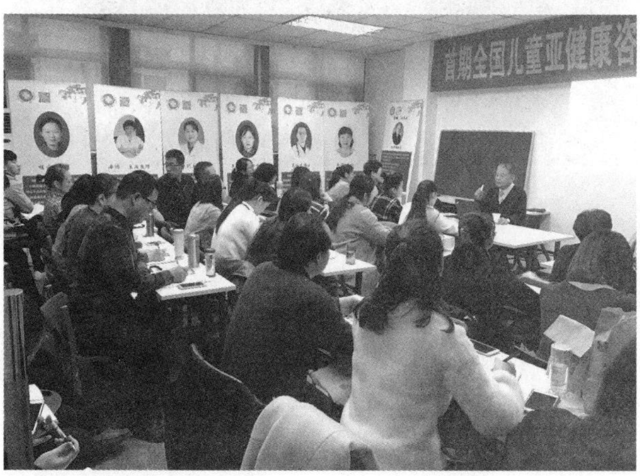

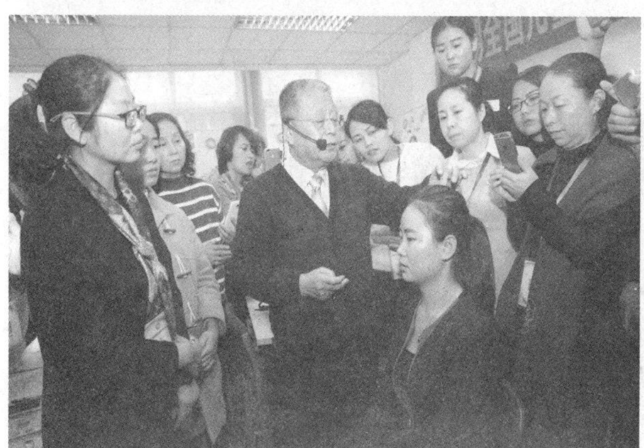

中和亚健康服务中心全国中医药儿童健康工程——少儿亚健康推拿调理师培训班

为积极响应《国务院关于扶持健康服务业发展的若干意见》（国发（2013）40号）文件精神，贯彻落实国家卫生和计划生育委员会和国家中医药管理局联合下发的《关于印发中医药健康管理服务规范的通知》（国卫基层发（2013）7号）文件的内容和要求，更好地推广儿童中医药养生保健知识，提升儿童亚健康专业调理机构及中医药儿童预防保健服务水平，培养少儿推拿优秀人才，2016年度中和亚健康服务中心全国中医药儿童健康工程办公室共计举办少儿亚健康推拿调理师培训班6期，培训千余人次。

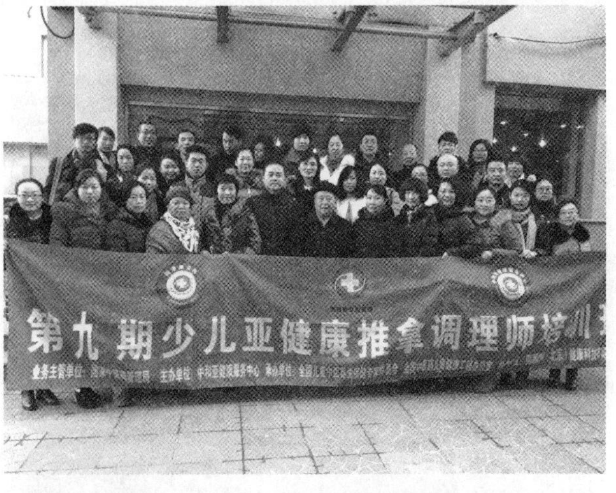

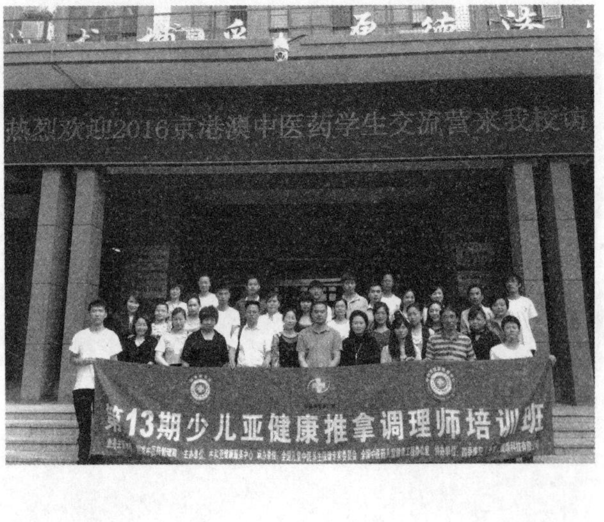

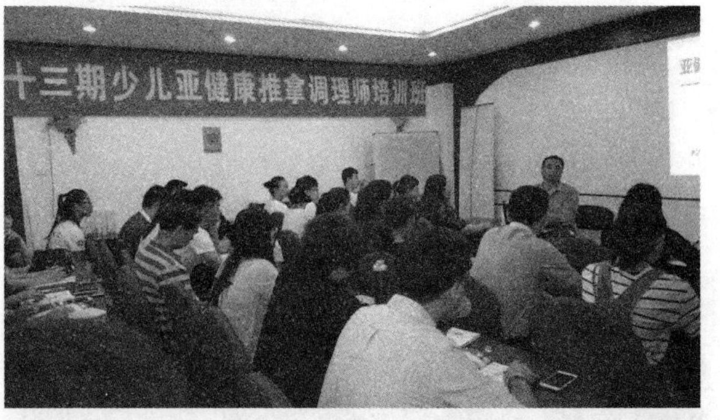

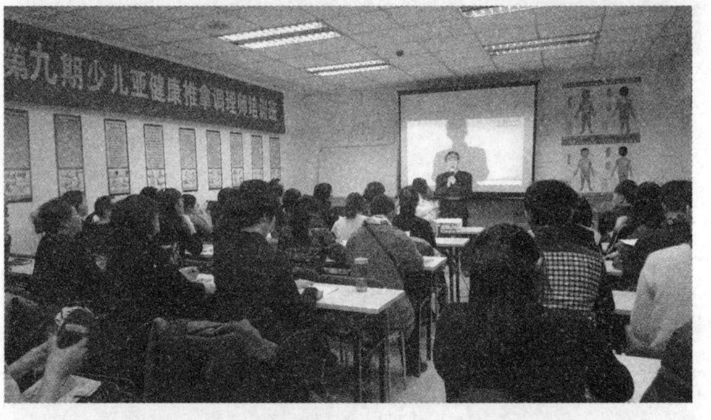

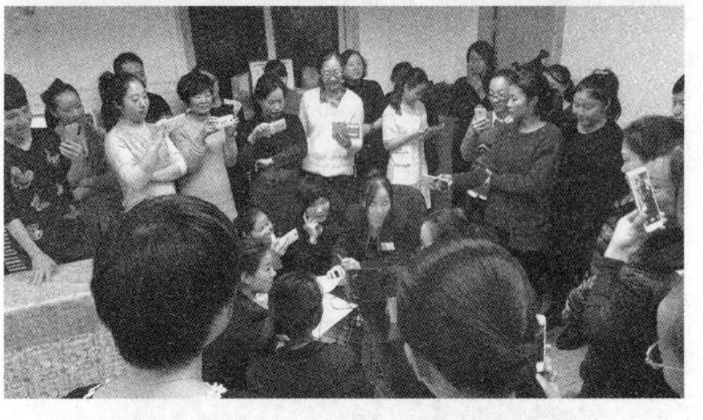

通过数届培训班的召开，提升了更多少儿亚健康调理师的技能，使越来越多的调理师在专业应用上得到更加规范的操作，规范了行业的服务，有利于国民的健康，促进了健康中国的发展。

二、文 化

《中国的中医药》白皮书

前 言

人类在漫长发展进程中创造了丰富多彩的世界文明，中华文明是世界文明多样性、多元化的重要组成部分。中医药作为中华文明的杰出代表，是中国各族人民在几千年生产生活实践和与疾病作斗争中逐步形成并不断丰富发展的医学科学，不仅为中华民族繁衍昌盛作出了卓越贡献，也对世界文明进步产生了积极影响。

中医药在历史发展进程中，兼容并蓄、创新开放，形成了独特的生命观、健康观、疾病观、防治观，实现了自然科学与人文科学的融合和统一，蕴含了中华民族深邃的哲学思想。随着人们健康观念变化和医学模式转变，中医药越来越显示出独特价值。

新中国成立以来，中国高度重视和大力支持中医药发展。中医药与西医药优势互补，相互促进，共同维护和增进民众健康，已经成为中国特色医药卫生与健康事业的重要特征和显著优势。

一、中医药的历史发展

1. 中医药历史发展脉络

在远古时代，中华民族的祖先发现了一些动植物可以解除病痛，积累了一些用药知识。随着人类的进化，开始有目的地寻找防治疾病的药物和方法，所谓“神农尝百草”“药食同源”，就是当时的真实写照。夏代（约前2070—前1600）酒和商代（前1600—前1046）汤液的发明，为提高用药效果提供了帮助。进入西周时期（前1046—前771），开始有了食医、疾医、疡医、兽医的分工。春秋战国（前770—前221）时期，扁鹊总结前人经验，提出“望、闻、问、切”四诊合参的方法，奠定了中医临床诊断和治疗的基础。秦汉时期（前221—公元220）的中医典籍《黄帝内经》，系统论述了人的生理、病理、疾病以及“治未病”和疾病治疗的原则及方法，确立了中医学的思维模式，标志着从单纯的临床经验积累发展到了系统理论总结阶段，形成了中医药理论体系框架。东汉时期，张仲景的《伤寒杂病论》，提出了外感热病（包括温疫等传染病）的诊治原则和方法，论述了内伤杂病的病因、病证、诊法、治疗、预防等辨证规律和原则，确立了辨证论治的理论和方法体系。同时期的《神农本草经》，概括论述了君臣佐使、七情合和、四气五味等药物配伍和药性理论，对于合理处方、安全用药、提高疗效具有十分重要的指导作用，为中药学理论体系的形成与发展奠定了基础。东汉末年，华佗创制了麻醉剂“麻沸散”，开创了麻醉药用于外科手术的先河。西晋时期（265—317），皇甫谧的《针灸甲乙经》，系统论述了有关脏腑、经络等理论，初步形成了经络、针灸理论。唐代（618—907），孙思邈提出的“大医精诚”，体现了中医对医道精微、心怀至诚、言行诚谨的追求，是中华民族高尚的道德情操和卓越的文明智慧在中医药中的集中体现，是中医药文化的核心价值理念。明代（1368—1644），李时珍的《本草纲目》，在世界上首次对药用植物进行了科学分类，创新发展了中药学的理论和实践，是一部药物学和博物学巨著。清代（1644—1911），叶天士的《温热论》，提出了温病和时疫的防治原则及方法，形成了中医药防治温疫（传染病）的理论和实践体系。清代中期以来，特别是民国时期，随着西方医学的传入，一些学者开始探索中西医药学汇通、融合。

2. 中医药特点

在数千年的发展过程中，中医药不断吸收和融合各个时期先进的科学技术和人文思想，不断创新发展，理论体系日趋完善，技术方法更加丰富，形成了鲜明的特点。

第一，重视整体。中医认为人与自然、人与社会是一个相互联系、不可分割的统一体，人体内部也是一个有机的整体。重视自然环境和社会环境对健康与疾病的影响，认为精神与形体密不可分，强调生理和心理的协同关系，重视生理与心理在健康与疾病中的相互影响。

第二，注重“平”与“和”。中医强调和谐对健康具有重要作用，认为人的健康在于各脏腑功能和谐协调，情志表达适度中和，并能顺应不同环境的变化，其根本在于阴阳的动态平衡。疾病的发生，其根本是在内、外因素作用下，人的整体功能失去动态平衡。维护健康就是维护人的整体功能动态平衡，治疗疾病就是使失去动态平衡的整体功能恢复到协调与和谐状态。

第三，强调个体化。中医诊疗强调因人、因时、因地制宜，体现为“辨证论治”。“辨证”，就是将四诊（望、闻、问、切）所采集的症状、体征等个体信息，通过分析、综合，判断为某种证候。“论治”，就是根据辨证结果确定相应治疗方法。中医诊疗着眼于“病的人”而不仅是“人的病”，着眼于调整致病因子作用于人体后整体功能失调的状态。

第四，突出“治未病”。中医“治未病”核心体现在“预防为主”，重在“未病先防、既病防变、瘥后防复”。中医强调生活方式和健康有着密切关系，主张以养生为要务，认为可通过情志调摄、劳逸适度、膳食合理、起居有常等，也可根据不同体质或状态给予适当干预，以养神健体，培育正气，提高抗邪能力，从而达到保健和防病作用。

第五，使用简便。中医诊断主要由医生自主通过望、闻、问、切等方法收集患者资料，不依赖于各种复杂的仪器设备。中医干预既有药物，也有针灸、推拿、拔罐、刮痧等非药物疗法。许多非药物疗法不需要复杂器具，其所需器具（如小夹板、刮痧板、火罐等）往往可以就地取材，易于推广使用。

3. 中医药的历史贡献

中医药是中华优秀传统文化的重要组成部分和典型代表，强调“道法自然、天人合一”“阴阳平衡、调和致中”“以人为本、悬壶济世”，体现了中华文化的内核。中医药还提倡“三因制宜、辨证论治”“固本培元、壮筋续骨”“大医精诚、仁心仁术”，更丰富了中华文化内涵，为中华民族认识和改造世界提供了有益启迪。

中医药作为中华民族原创的医学科学，从宏观、系统、整体角度揭示人的健康和疾病的发生发展规律，体现了中华民族的认知方式，深深地融入民众的生产生活实践中，形成了独具特色的健康文化和实践，成为人们治病祛疾、强身健体、延年益寿的重要手段，维护着民众健康。从历史上看，中华民族屡经天灾、战乱和瘟疫，却能一次次转危为安，人口不断增加、文明得以传承，中医药作出了重大贡献。

中医药发祥于中华大地，在不断汲取世界文明成果、丰富发展自己的同时，也逐步传播到世界各地。早在秦汉时期，中医药就传播到周边国家，并对这些国家的传统医药产生重大影响。预防天花的种痘技术，在明清时代就传遍世界。《本草纲目》被翻译成多种文字广为流传，达尔文称之为“中国古代的百科全书”。针灸的神奇疗效引发全球持续的“针灸热”。抗疟药物“青蒿素”的发明，拯救了全球特别是发展中国家数百万人的生命。同时，乳香、没药等南药的广泛引进，丰富了中医药的治疗手段。

二、中国发展中医药的政策措施

中国高度重视中医药事业发展。新中国成立初期，把“团结中西医”作为三大卫生工作方针之一，确立了中医药应有的地位和作用。1978 年，中共中央转发卫生部《关于认真贯彻党的中医政策，解决中医队伍后继乏人问题的报告》，并在人、财、物等方面给予大力支持，有力地推动了中医药事业发展。中华人民共和国宪法指出，发展现代医药和我国传统医药，保护人民健康。1986 年，国务院成立相对独立的中医药管理部门。各省、自治区、直辖市也相继成立中医药管理机构，为中医药发展提供了组织保障。第七届全国人民代表大会第四次会议将“中西医并重”列为新时期中国卫生工作五大方针之一。2003 年，国务院颁布实施《中华人民共和国中医药条例》；2009 年，国务院颁布实施《关于扶持和促进中医药事业发展的若干意见》，逐步形成了相对完善的中医药政策体系。

中国共产党第十八次全国代表大会以来，党和政府把发展中医药摆上更加重要的位置，作出一系列重大决策部署。在全国卫生与健康大会上，习近平总书记强调，要“着力推动中医药振兴发展”。中国共产党第十八次全国代表大会和十八届五中全会提出“坚持中西医并重”“扶持中医药和民族医药事业发展”。2015 年，国务院常务会议通过《中医药法（草案）》，并提请全国人大常委会审议，为中医药事业发展提供良好的政策环境和法制保障。2016 年，中共中央、国务院印发《“健康中国 2030”规划纲要》，作为今后 15 年推进健康中国建设的行动纲领，提出了一系列振兴中医药发展、服务健康中国建设的任务和举措。国务院印发《中医药发展战略规划纲要（2016—2030 年）》，把中医药发展上升为国家战略，对新时期推进中医药事业发展作出系统部署。这些决策部署，描绘了全面振兴中医药、加快医药卫生体制改革、构建中国特色医药卫生体系、推进健康中国建设的宏伟蓝图，中医药事业进入新的历史发展时期。

中国发展中医药的基本原则和主要措施：

坚持以人为本，实现中医药成果人民共享。中医药有很深的群众基础，文化理念易于为人民群众所接受。中医药工作以满足人民群众健康需求为出发点和落脚点，不断扩大中医医疗服务供给，提高基层中医药健康管理水平，推进中医药与社区服务、养老、旅游等融合发展，普及中医药健康知识，倡导健康的生产生活方式，增进人民群众健康福祉，保证人民群众享有安全、有效、方便的中医药服务。

坚持中西医并重，把中医药与西医药摆在同等重要的位置。坚持中医药与西医药在思想认识、法律地位、学术发展和实践应用上的平等地位，健全管理体制，加大财政投入，制定体现中医药自身特点的政策和法规体系，促进中、西医药协调发展，共同为维护和增进人民群众健康服务。

坚持中医与西医相互取长补短、发挥各自优势。坚持中西医相互学习，组织西医学习中医，在中医药高等院校开设现代医学课程，加强高层次中西医结合人才培养。中医医院在完善基本功能基础上，突出特色专科专病建设，推动综合医院、基层医疗卫生机构设置中医药科室，实施基本公共卫生服务中医药项目，促进中医药在基本医疗卫生服务中发挥重要作用。建立健全中医药参与突发公共事件医疗救治和重大传染病防治的机制，发挥中医药独特优势。

坚持继承与创新的辩证统一，既保持特色优势又积极利用现代科学技术。建立名老中医药专家学术思想和临床诊疗经验传承制度，系统挖掘整理中医古典医籍与民间医药知识和技术。建设符合中医药特点的科技创新体系，开展中医药基础理论、诊疗技术、疗效评价等系统研究，组织重大疑难疾病、重大传染病防治的联合攻关和对常见病、多发病、慢性病的中医药防治研究，推动中药新药和中医诊疗仪器、设备研制开发。

坚持统筹兼顾，推进中医药全面协调可持续发展。把中医药医疗、保健、科研、教育、产业、文化作为一个有机整体，统筹规划、协调发展。实施基层服务能力提升工程，健全中医医疗服务体系。实施“治未病”健康工程，发展中医药健康服务。开展国家中医临床研究基地建设，构建中医药防治重大疾病协同创新体系。实施中医药传承与创新人才工程，提升中医药人才队伍素质。推动中药全产业链绿色发展，大力发展非药物疗法。推动中医药产业升级，培育战略性新兴产业。开展“中医中药中国行”活动，弘扬中医药核心价值理念。

坚持政府扶持、各方参与，共同促进中医药事业发展。把中医药作为经济社会发展的重要内容，纳入相关规划、给予资金支持。强化中医药监督管理，实施中医执业医师、医疗机构和中成药准入制度，健全中医药服务和质量安全标准体系。制定优惠政策，充分发挥市场在资源配置中的决定性作用，积极营造平等参与、公平竞争的市场环境，不断激发中医药发展的潜力和活力。鼓励社会捐资支持中医药事业，推动社会力量开办中医药服务机构。

三、中医药的传承与发展

基本建立起覆盖城乡的中医医疗服务体系。在城市，形成以中医（民族医、中西医结合）医院、中医类门诊部和诊所以及综合医院中医类临床科室、社区卫生服务机构为主的城市中医医疗服务网络。在农村，形成由县级中医医院、综合医院（专科医院、妇幼保健院）中医临床科室、乡镇卫生院中医科和村卫生室为主的农村中医医疗服务网络，提供基本中医医疗预防保健服务。截至2015年年底，全国有中医类医院3966所，其中民族医医院253所，中西医结合医院446所。中医类别执业（助理）医师45.2万人（含民族医医师、中西医结合医师）。中医类门诊部、诊所42528个，其中民族医门诊部、诊所550个，中西医结合门诊部、诊所7706个。2015年，全国中医类医疗卫生机构总诊疗人次达9.1亿，全国中医类医疗卫生机构出院人数2691.5万人。中医药除在常见病、多发病、疑难杂症的防治中贡献力量外，在重大疫情防治和突发公共事件医疗救治中也发挥了重要作用。中医、中西医结合治疗传染性非典型肺炎，疗效得到世界卫生组织肯定。中医治疗甲型H1N1流感，取得良好效果，成果引起国际社会关注。同时，中医药在防治艾滋病、手足口病、人感染H7N9禽流感等传染病，以及四川汶川特大地震、甘肃舟曲特大泥石流等突发公共事件医疗救治中，都发挥了独特作用。

中医预防保健服务加快发展。推进中医预防保健服务体系建设，在二级以上中医医院设立“治未病”科室，在基层医疗卫生机构、妇幼保健机构、疗养院等开展“治未病”服务，社会中医养生保健机构发展迅速。推进中医药健康服务发展，开展中医药健康旅游、医养结合。中医药健康管理项目作为单独一类列入国家基本公共卫生服务项目，中医药在公共卫生服务中的潜力和优势正逐步释放，推动卫生发展模式从重疾病治疗向全面健康管理转变。

中医药在医药卫生体制改革中发挥重要作用。在深化医药卫生体制改革中，充分发挥中医药临床疗效确切、预防保健作用独特、治疗方式灵活、费用相对低廉的特色优势，放大了医改的惠民效果，丰富了中国特色基本医疗卫生制度的内涵。中医药以较低的投入，提供了与资源份额相比较高的服务份额，2009年至2015年，中医类医疗机构诊疗服务量占医疗服务总量由14.3%上升到15.7%。2015年，公立中医类医院比公立医院门诊次均费用低11.5%，住院人均费用低24%。

建立起独具特色的中医药人才培养体系。把人才培养作为中医药事业发展的根本，大力发展中医药教育，基本形成院校教育、毕业后教育、继续教育有机衔接，师承教育贯穿始终的中医药人才培养体系，初步建立社区、农村基层中医药实用型人才培养机制，实现从中高职、本科、硕士到博士的中医学、中药学、中西医结合、民族医药等多层次、多学科、多元化教育全覆盖。截至2015年年底，全国有高等中医药院校42所（其中独立设置的本科中医药院校25所），200余所高等西医药院校或非医药院校设置中医药专业，在校学生总数达75.2万人。实施中医药传承与创新人才工程，开展第五批全国名老中医药专家学术经验继承工作，建设了1016个全国名老中医药专家传承工作室、200个全国基层名老中医药专家传承工作室，为64个中医学术流派建立传承工作室。开展全国优秀中医临床人才研修、中药特色技术传承骨干人才培训、乡村医生中医药知识技能培训等高层次和基层中医药人才培养项目。124名中医药传承博士后正在出站考核。探索建立引导优秀人才脱颖而出的褒奖机制，开展了两届国医大师评选，60位从事中医药、民族医药工作的老专家获得“国医大师”荣誉称号。

中医药科学研究取得积极进展。组织开展16个国家级中医临床研究基地建设及中医药防治传染病和慢性非传染性疾病临床科研体系建设，建立了涵盖中医药各学科领域的重点研究室和科研实验室，建设了一批国家工程（技术）研究中心、工程实验室，形成了以独立中医药科研机构、中医药大学、省级以上中医医院为研究主体，综合性大学、综合医院、中药企业等参与的中医药科技创新体系。近年来，有45项中医药科研成果获得国家科技奖励，其中科技进步一等奖5项。屠呦呦因发现“青蒿素——一种用于治疗疟疾的药物”，荣获2011年美国拉斯克临床医学奖和2015年诺贝尔生理学或医学奖。因将传统中药的砷剂与西药结合治疗急性早幼粒细胞白血病的疗效明显提高，王振义、陈竺获得第七届圣捷尔吉癌症研究创新成就奖。开展中药资源普查试点工作，并初步建成由1个中心平台、28个省级中心、65个监测站组成的中药资源动态监测信息和技术服务体系，以及16个中药材种子种苗繁育基地和2个种质资源库。组织开展民族医药文献整理与适宜技术筛选推广工作，涉及150部重要民族医药文献、140项适宜技术。这些科研成果的转化应用，为提高临床疗效、保障中药质量、促进中药产业健康发展提供了支撑。

中药产业快速发展。颁布实施一系列加强野生中药资源保护的法律法规，建立一批国家级或地方性的自然保护区，开展珍稀濒危中药资源保护研究，部分紧缺或濒危资源已实现人工生产或野生抚育。基本建立了以中医药理论为指导、突出中医药特色、强调临床实践基础、鼓励创新的中药注册管理制度。目前，国产中药民族药约有6万个药品批准文号。全国有2088家通过药品生产质量管理规范（GMP）认证的制药企业生产中成药，中药已从丸、散、膏、丹等传统剂型，发展到现在的滴丸、片剂、膜剂、胶囊等40多种剂型，中药产品生产工艺水平有了很大提高，基本建立了以药材生产为基础、工业为主体、商业为纽带的现代中药产业体系。2015年中药工业总产值7866亿元，占医药产业规模的28.55%，成为新的经济增长点；中药材种植成为农村产业结构调整、生态环境改善、农民增收的重要举措；中药产品贸易额保持较快增长，2015年中药出口额达37.2亿美元，显示出巨大的海外市场发展潜力。中药产业逐渐成为国民经济与社会发展中具有独特优势和广阔市场前景的战略性产业。

中医药文化建设迈出新步伐。中国政府重视和保护中医药的文化价值，积极推进中医药传统文化传承体系建设，已有130个中医药类项目列入国家级非物质文化遗产代表性项目名录，“中医针灸”列入联合国教科文组织人类非物质文化遗产代表作名录，《黄帝内经》和《本草纲目》入选世界记忆名录。加强中医药健康知识的宣传普及，持续开展“中医中药中国行”大型科普活动，利用各种媒介和中医药文化宣传教育基地，向公众讲授中医药养生保健、防病治病的基本知识和技能，全社会利用中医药进行自我保健的意识和能力不断增强，促进了公众健康素养提高。

中医药标准化工作取得积极进展。制定实施《中医药标准化中长期发展规划纲要（2011—2020年）》，中医药标准体系初步形成，标准数量达649项，年平均增长率29%。中医、针灸、中药、中西医结合、中药材种子种苗5个全国标准化技术委员会及广东、上海、甘肃等地方中医药标准化技术委员会相继成立。42家中医药标准研究推广基地建设稳步推进，常见病中医诊疗指南和针灸治疗指南临床应用良好。民族医药标准化工作不断推进，常见病诊疗指南的研制有序开展，14项维医诊疗指南和疗效评价标准率先发布，首个地方藏医药标准化技术委员会在西藏自治区成立，民族医药机构和人员的标准化工作能力不断提高。

四、中医药国际交流与合作

推动中医药全球发展。中医药已传播到183个国家和地区。据世界卫生组织统计，目前103个会员国认可使用针灸，其中29个设立了传统医学的法律法规，18个将针灸纳入医疗保险体系。中药逐步进入国际医药体系，已在俄罗斯、古巴、越南、新加坡和阿联酋等国以药品形式注册。有30多个国家和地区开办了数百所中医药院校，培养本土化中医药人才。总部设在中国的世界针灸学会联合会有53

个国家和地区的 194 个会员团体，世界中医药学会联合会有 67 个国家和地区的 251 个会员团体。中医药已成为中国与东盟、欧盟、非洲、中东欧等地区和组织卫生经贸合作的重要内容，成为中国与世界各国开展人文交流、促进东西方文明交流互鉴的重要内容，成为中国与各国共同维护世界和平、增进人类福祉、建设人类命运共同体的重要载体。

支持国际传统医药发展。中国政府致力于推动国际传统医药发展，与世界卫生组织保持密切合作，为全球传统医学发展作出贡献。中国总结和贡献发展中医药的实践经验，为世界卫生组织于 2008 年在中国北京成功举办首届传统医学大会并形成《北京宣言》发挥了重要作用。在中国政府的倡议下，第 62 届、67 届世界卫生大会两次通过《传统医学决议》，并敦促成员国实施《世卫组织传统医学战略（2014—2023 年）》。目前，中国政府与相关国家和国际组织签订中医药合作协议 86 个，中国政府已经支持在海外建立了 10 个中医药中心。

促进国际中医药规范管理。为促进中医药在全球范围内的规范发展，保障安全、有效、合理应用，中国推动在国际标准化组织（ISO）成立中医药技术委员会（ISO/TC249），秘书处设在中国上海，目前已发布一批中医药国际标准。在中国推动下，世界卫生组织将以中医药为主体的传统医学纳入新版国际疾病分类（ICD-11）。积极推动传统药监督管理国际交流与合作，保障传统药安全有效。

开展中医药对外援助。中国在致力于自身发展的同时，坚持向发展中国家提供力所能及的援助，承担相应国际义务。目前，中国已向亚洲、非洲、拉丁美洲的 70 多个国家派遣了医疗队，基本上每个医疗队中都有中医药人员，约占医务人员总数的 10%。在非洲国家启动建设中国中医中心，在科威特、阿尔及利亚、突尼斯、摩洛哥、马耳他、纳米比亚等国家还设有专门的中医医疗队（点）。截至目前，中国政府在海外支持建立了 10 个中医药中心。近年来，中国加强在发展中国家特别是非洲国家开展艾滋病、疟疾等疾病防治，先后派出中医技术人员 400 余名，分赴坦桑尼亚、科摩罗、印度尼西亚等 40 多个国家。援外医疗队采用中药、针灸、推拿以及中西医结合方法治疗了不少疑难重症，挽救了许多垂危病人的生命，得到受援国政府和人民的充分肯定。

结束语

当前，中国经济发展进入新的历史时期，中医药在经济社会发展中的地位和作用愈加重要，已成为独特的卫生资源、潜力巨大的经济资源、具有原创优势的科技资源、优秀的文化资源和重要的生态资源。中医药振兴发展迎来了天时、地利、人和的历史性机遇。

中国将学习借鉴各种现代文明成果，坚持古为今用，推进中医药现代化，切实把中医药继承好、发展好、利用好，努力实现中医药健康养生文化的创造性转化、创新性发展，使之与现代健康理念相融相通，服务于人民健康，服务于健康中国建设。到 2020 年，实现人人基本享有中医药服务；到 2030 年，中医药服务领域实现全覆盖。同时，积极推动中医药走向世界，促进中医药等传统医学与现代科学技术的有机结合，探索医疗卫生保健的新模式，服务于世界人民的健康福祉，开创人类社会更加美好的未来，为世界文明发展作出更大贡献。

整理挖掘中医古籍刻不容缓

习近平总书记曾指出：中医药学凝聚着深邃的哲学智慧和中华民族几千年的健康养生理念及其实践经验，是中国古代科学的瑰宝，也是打开中华文明宝库的钥匙。的确，中医药是中华民族优秀文化的宝贵财富，也是传统知识创新的优秀领域，更是维护民众健康的不竭源泉。如今中医药发展面临的问题还是继承不够，继承是中医的传统，继承符合中医自身发展规律，只有充分汲取前人的智慧，才能有所发明有所创造有所提高。中医药文献资料是一个巨大的宝库，对中医药传统文化的挖掘整理，将会成为研究医学问题上疑难杂症的不竭源泉。中医药需要创新，但继承是创新的基础，而继承是离不开文献的翻新整理研究。中医古籍的传承，不仅仅对中医学传统文化的继承，更重要的是为临床选方用药提供重要的思路。

笔者看到陕西非物质文化遗产百年老号“太和医室”发起中医古籍翻新众筹活动，旨在集合大家之力传承古籍，传承先辈学术。发动这样的活动既传承了中医药文化，也让我们怀着敬仰之情体会老一辈中医大家的文化积淀和人格魅力。本次翻新的《陕西省一九八零年中医年会论文选编》涉及中医病证广泛，治疗方法叙述详尽，具有较高的可读性，可以说对如今的临床大夫来讲都是一笔宝贵的资源。文选作者中，虽然很多敬爱的前辈早已故去，不被如今的年轻人所熟知，但他们的中医遗风一直影响着前仆后继的中医人。

今年年初，国务院常务会议确定进一步促进中医药发展，其中明确：要促进中医药和民族医药继承保护与挖掘，抢救濒临失传的珍稀与珍贵古籍文献。中医药古籍文献怎么保护？首先就得抢救那些濒临失传的珍稀与珍贵古籍文献。由于历史原因，近代以来我国传统中医古籍文献流失严重。这些古籍著作是中医药在几千年发展中的记录和载体，只有保护好中医古籍，认真研究，才能更好地继承。《黄帝内经》是中国最早的医学典籍，中医学四大经典著作之一，但目前《黄帝内经》版本多样，良莠不齐，有些注解翻译甚至严重脱离书籍原本含义，给读者造成误导。陕西历代中医名家辈出，所出文献也较多，近年来由于种种原因，很多珍贵中医文献已“濒临灭绝”。黄竹斋先生是陕西的中医大家，上世纪八十年代曾编写《伤寒杂病论会通》，此书在《伤寒论》众多注解版本中价值较高，可读性强，但此书之后未再刊印。再如陕西中医药大学于上世纪 90 年代由著名内经大家傅贞亮教授牵头编写的《黄帝内经素问析义》，在众多《内经》版本中拥有很高的价值，如今这本书很难寻觅，不得不说是一种遗憾。

笔者认为，中医药领域要积极将濒临失传的中医珍贵文献资料进行重新翻新刊印，使得其保存和流传，萃取老一辈中医人的思想精华，传承先辈学术经验，从中汲取更多的营养和智慧，让祖国中医药文化不断开拓前行，造福人民。

山西平遥推中医药文化养生+旅游

2016 年 5 月 31 日，山西省平遥县举办中医药文化养生与旅游融合发展项目推介活动，部分中医药专家学者、知名中医药企业、旅行社负责人代表参加。推介活动上，平遥龙头中药材生产企业，山西晋药堂中药材有限公司与平遥县政府签订总投资 4.5 亿元合作协议。

活动旨在展示平遥县中医药文化养生旅游示范基地产业优势，吸引区域内外医疗、药企、金融、旅游机构等各方面人才、资金和技术，力求在更广泛范围促进交流合作，逐步形成集文化体验、养生体验与休闲度假于一体的中医药养生文化旅游新模式。

2015 年 6 月，山西省卫生计生委、省旅游局联合授予平遥“省级中医药文化养生旅游示范基地”。今年 3 月，该县又确定了县中医院、横坡村生态庄园等 9 家单位为首批中医药文化养生旅游示范点。9 个示范点既有独具特色的中医院和中药材合作社，也包括采摘园、醋文化产业园、中医世家经营的民俗客栈、中医药养生保健旅游产品研发销售店等。

目前，平遥中医药文化养生旅游项目已经逐步形成了以“一条街两个中心三个基地”为龙头的中医药文化养生旅游融合特色发展模式。一条街即中医药健康养生文化旅游街，旅游街已初具规模，预计今年9月投入使用。该项目建成后，古城游客可在这里体验传统的中医针灸、中药熏蒸，以及健康养生药膳、药浴等养生文化，还可以在古城享受国内顶级名老中医的把脉诊疗等。

“两个中心”即中医药文化研究中心和电子商务中心；“三个基地”指中药材养生观赏基地、中医药文化宣传基地和中药材种植基地，并通过企业主体、市场引领、政府服务的平遥模式，相继举办中医药文化养生大讲堂、中药种植采摘、生态旅游、文化长廊、名老中医专家义诊等活动。

电视剧《参工传奇》开播

2016年6月7日，以人参为题材的电视连续剧《参工传奇》在吉林卫视开播。

《参工传奇》共47集，以清末民初的吉林通化为背景，通过“东北三宝”之一的人参为切入点，展示了一个富家子弟历尽磨难、终成一代参王的跌宕人生。该剧描述叶天河富有传奇色彩的家族和人生，展现东北地区独特的人文风情。

吉林省通化市委常委、宣传部长经希军表示，通化素有“中国人参之乡”的美誉，多年以来，在发展人参产业、传承人参文化过程中积淀了深厚的历史文化底蕴。电视剧《参工传奇》的开播，传承和发扬了通化的人参文化和民族精神。

该剧由吉林紫鑫药业股份有限公司投资、北京大土国际文化投资有限公司出品。

中医文化蓝皮书进入社科院2015皮书排名前百

2016年8月5日，中国社会科学院发布“2015年版皮书综合评价前100名书目”。北京中医药文化传播重点研究室和北京中医药大学中医药文化研究与传播中心主持研发的《中国中医文化蓝皮书（2015版）》，综合评价第89名，进入前百。

《中国中医文化蓝皮书》项目组介绍，未来将积极创建中医药文化数据、思想和智库等三大平台，扩大“中医蓝色圆桌会议”的影响力，逐渐形成具有中国文化特色的中医药话语权体系，充当弘扬中华优秀传统文化、促进人类健康事业发展的智库。

广东拍摄首部中医药动画长剧《本草药灵》

2016年8月19日，中国首部中医药题材动画片《本草药灵》新闻发布会暨产业合作签约仪式在广东省东莞市举行。《本草药灵》项目已列入广东省中医药局重点扶持项目、广东省重点文化产业项目、国家广电总局动漫“中国风”项目。

会上，广东省中医药局副局长李梓廉表示，《本草药灵》计划拍摄1000集，开启了中医药文化新的传播形式。以动画片形式传播中医药文化，不仅形式新颖别致，而且趣味性强，中医药科普知识更容易被孩子们接受，从小培养孩子们对中医药文化的亲近感，更有利于对中医药文化进行传承。《本草药灵》的问世填补了中医药动画片的空白。

该片总策划之一、广东省动漫协会执行会长钟路明发言称，《本草药灵》历时三年。三年前，东莞中医界专家林创举找到钟路明，商讨中医、中医药、中医学与动漫结合的可行性。钟路明肯定地表示，“中医药+动漫”很有可为，中医药题材是动漫行业里未来的新蓝海，通过寓教于乐的方式让孩子们亲近中医，认识中医药文化知识。

国家现代中药资源中心主任、国家中医药管理局原副局长李大宁等出席发布会。

民营力量打造长春首条中医文化街

2016年10月15日，吉林省尚医堂中医院正式对外营业，同时，由吉林省尚医堂中医集团出资打造的中医文化一条街也同步开街。

记者采访了吉林省尚医堂中医集团董事长关凤媛女士，她告诉记者，现在尚医堂中医集团规划的中医文化一条街，有8个子项目，全部完成后，位于长春市飞跃路与东风大街交汇处的这条街，将成为吉林省第一条中医文化街。

八大项目：全部是古香古色的建筑风格

中医药文化街整体规划涵盖8个子项目：尚医堂中医院、儿童推拿馆、中医美容馆、艾灸馆、尚食坊食养药膳馆、长白山道地药材馆、传统中医药馆、中医药文化交流中心。目标是全面发挥中医药的价值，为人民群众带来福祉。

届时，中医药文化一条街会成为长春地标性建筑，全部采用中国古建筑风格，雕梁画栋，飞檐斗拱，整体规划的项目全部以传统中医文化方式运作和展现，旨在弘扬传统中医药文化，为群众提供高端、专业的中医药服务。每一项治疗项目、服务项目，力求采用纯中医手段，采用高品质中药配伍。

现在，尚医堂中医院正在试营业，对面的儿童推拿馆正在建设，艾灸馆也在拆迁，这三个项目年内建成。8个子项目全部摆放在这条街两侧，预计明年全部完成。

充满中医文化特色的街道，将成为长春市具有中医药元素的旅游景点，人们来旅游，能享受到高端的中医健康服务，而且还可以受到浓郁的中医药文化熏陶。

政策给力：迎接中医药行业大发展

“中医药文化一条街”的构想是怎样形成的？关凤媛表示，国家将中医药提到战略高度，给予中医药行业极大的信心，以往因为我们对市场未来方向不明，企业不敢做太大的投入，现在方向明确了，提高了对中医药的信心，资本就会跟进，行业发展将提速。国际市场对天然药物的重视程度正在不断加强，国外悄然兴起的“中医热”已使中医未来发展的光明前景初见端倪。

吉林省政府在《吉林省人民政府关于加快推进全省中医药发展的意见》中指出，要加快推进全省中医药发展，建设中医药健康特色园区、街区。中医文化街的建成，也是该省落实《意见》的一个具体做法。

健康产业：主打长白山道地药材

吉林省有着极其丰富的中医药资源，中医药文化一条街项目，就是要树立长白山道地中药材原产地的形象，将长白山道地中药材推向全国。同时，开创中医药文化的窗口，展示给全国。

在中医药文化一条街，采用符合国际GMP标准的中药产地的药品，依托享誉吉林省及国内外的中医专家、名家组成的医生集团，坚持救死扶伤、精准服务百姓的宗旨。

在中医药文化一条街的建设中，很多享誉国内外的中医中药名家为专家顾问团成员，提出了“食养一外治一外敷一内调”的绿色中医诊疗理念。

按照专家顾问团的规划，绿色、生态是中医文化一条街的最大特点。如长白山道地药材馆的功能规划为：长白山道地药材展示；吉林省道地药材鉴定；长白山特有山珍食品、山珍礼品推介。传统艾灸馆，通过传统的中医艾灸方法减肥，痛感小，疗效显著又无须饱尝其他减肥方式可能带来的痛苦。传统中药馆以传统中药房的形象、规矩、方式运作，体现传统中医药文化，提供高端服务。中医文化交流中心将举办中医药历史文化展、中医药文物展、中医文化节、中医知识讲座、中医培训、师承和拜师仪式等。

纪录片《大道本草》开始拍摄制作

2016 年 11 月 25 日，《大道本草》电视节目拍摄新闻发布会在北京太湖世界文化论坛岐黄国医外国政要体验中心召开。该片以《本草纲目》为背景和依据，对中医药文化进行纵深梳理和再现，预计于 2018 年即李时珍诞辰 500 周年之际播出。

《大道本草》由太湖世界文化论坛、中国中医科学院中医临床基础医学研究所、香港浸会大学中医药学院、金辉影业和 Discovery（探索频道）亚太电视网共同拍摄制作。该片共分 5 集，将拍摄多语种版本，在多个国家和地区播出。

太湖世界文化论坛主席严昭柱出席发布会。会上，国医大师金世元举例说明，《本草纲目》的内容在今天仍具有高度的实用性，《大道本草》以其为依据是正确的，也是必要的。德国中医史学家、英文版《本草纲目》译者文树德表示，拍摄《大道本草》有利于全方位、准确客观地传播普及中医药知识。

第五届国家中医药改革发展上海论坛举行，王国强强调推进中医药健康养生文化“双创”

2016 年 12 月 17 日，第五届国家中医药改革发展上海论坛在上海举行。国家卫生计生委副主任、国家中医药管理局局长王国强出席会议并强调，深刻把握中医药健康养生文化“双创”的重大意义，着力明晰中医药健康养生文化“双创”的主攻方向，深入探索中医药健康养生文化“双创”的实现路径。

论坛聚焦“创造性转化、创新性发展”主题，旨在学习贯彻习近平总书记系列重要讲话精神和发展中医药的新思想新战略新要求，贯彻落实全国卫生与健康大会精神、《“健康中国 2030”规划纲要》和《中医药发展战略规划纲要（2016-2030 年）》，推进中医药健康养生文化的创造性转化、创新性发展，使之更好地服务人民健康，服务健康中国建设。

王国强指出，要从增强文化自信的内在需要和增进人民群众健康福祉的内在需要两个方面理解推进中医药健康养生文化“双创”的意义。推进中医药健康养生文化“双创”，对于弘扬中华优秀传统文化，增强文化自信有着积极的推动作用，同时可以引导人们树立健康意识，养成良好的行为和生活方式，做到我的健康我维护、我的健康我做主。

王国强强调，要聚焦历史脉络、理论框架、实践体系、传播模式 4 个方面，着力明晰中医药健康养生文化“双创”的主攻方向。推进中医药健康养生文化“双创”，首先要解决转化什么、创新什么这个关键问题。要把中医药健康养生文化转化为人民群众能够用得上、用得好的健康实践。

王国强要求，深入探索中医药健康养生文化“双创”的实现路径。要尊重传统，深挖精髓。使记载在古籍、融入于生活、使用在临床上的中医药健康养生智慧、健康理念、知识方法生动起来，彰显时代价值，释放文化魅力，影响人们生活，提升健康素养。要学会表达，善讲故事。在内容上、手段上、方法上、渠道上大力创新，找准中医药健康养生文化与时代的对接点、与受众的共鸣点，学会转化话语、讲好健康故事，让古老的中医药在保持本意和精华的基础上，融合现代健康理念，适应现代生活需要，实现文化价值和实用价值相统一。要融合发展，推陈出新。让中医药健康养生文化适应时代发展需要，从树牢人们健康意识出发，从影响和改变人们行为和生活方式入手，加强与其他文化的碰撞交流、融合发展，吸收所长为我所用，创新理论知识，创新技术方法，创新服务产品，为群众提供更多中医药健康养生文化服务产品和手段，为全方位全周期保障人民健康作出新的更大贡献。

国家中医药管理局副局长马建中主持论坛开幕式，上海市卫生计生委党委副书记郑锦致辞。国医大师王琦等专家围绕“把握内涵”“实践探索”“相融相通”3 个专题交流发言。全国政协常委、山东省政协原副主席王新陆，中国科学院院士陈凯先，国医大师孙光荣等中医药改革发展专家咨询委员会专家委员，国家卫生计生委有关部门负责人，国家中医药管理局机关各部门负责人，各省（区、市）中医药管理部门负责人参加论坛。

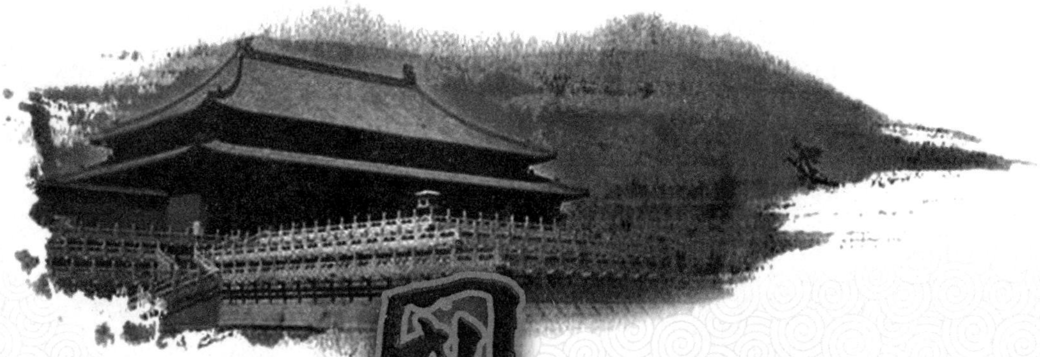

國醫年鑒

年度成果

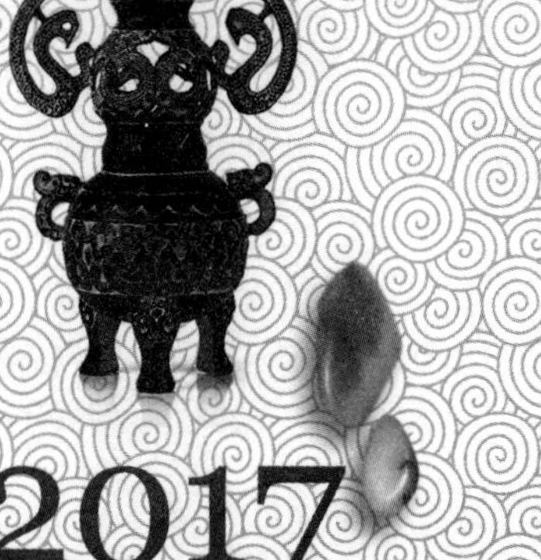

2017

GUOYI NIANJIAN

一、规 范

北京东城区发布中医养生保健机构卫生标准

2016年，北京市东城区中医药养生保健协会发布《中医养生保健服务机构卫生标准》，明确中医养生保健服务机构卫生指标。

该标准以《公共场所卫生管理条例》及《公共场所卫生管理条例实施细则》为法律条款依据，对东城区不同规模的中医药养生保健服务机构的基本情况、服务项目、环境、布局、卫生状况，公共用具的使用、管理及消毒，从业人员健康状况、专业等提出明确要求。

东城区中医药养生保健协会主要全面承担行业会员管理、宣传准入试点、开展课题研究、组织准入试点单位交流等工作。

我国13项新提案进入国际标准立项阶段

2016年6月，国际标准化组织/中医药技术委员会（ISO/TC249）第七次全体会议在意大利罗马闭幕。本届年会中方提案数量及参会人数创历年之最，通过努力，中方已争取到副主席席位，进一步巩固了我国在ISO/TC249的主导地位。来自中国、韩国、日本等13个国家以及A类联络组织世界中医药学会联合会的200余名代表参加了会议。会议讨论了28项新提交提案，中方提案22项，其他成员提案5项。在中方新提交的项目中，一次性针灸埋线针针具等13个中方项目通过会议讨论，并决定会后启动NP投票，拟立项项目涉及针灸、中药、设备及信息等多个领域，其余项目将在ISO/TC249内进行进一步讨论。

随着新标准项目数量的增加，控制提案质量成为新议题，本次年会上与会代表对提案质量的提高做了深入探讨，今后ISO新提案的审定将以质量和有限性作为基本原则。此外，会上还探讨了将中医药服务标准纳入ISO/TC249工作范畴的可能性。

在国家中医药管理局、国家标准化管理委员会的共同领导下，ISO/TC249国内技术对口单位（中国中医科学院中医临床基础医学研究所）负责组织中方参会工作，包括遴选中方国际标准项目、组织参会培训以及建立例会及信息沟通的工作制度，确保此次会议期间中方代表团圆满完成会议任务。

规范科研管理，实行诚信档案制度。印发《关于对中医药科技项目结题验收情况的通报》，对未完成任务的课题组负责人及其承担单位进行通报批评，并纳入到科研诚信档案，3年内不得申报吉林省中医药管理局的任何科研项目。

中华中医药学会发布2项团体标准

2016年11月1日，中华中医药学会在京召开新闻发布会，发布《中医健康管理服务规范》和《药食同源药膳标准通则》2项团体标准。

由湖南中医药大学编制的《中医健康管理服务规范》包含《中医健康状态信息采集规范》《中医健康状态评估规范》《中医健康状态调理规范》及《中医健康状态跟踪服务规范》4个分册，使用对象包括全国中医院治未病中心、全国综合医院治未病中心及健康管理中心、社区卫生服务机构内涉及中医健康管理范围的管理中心、养生服务机构等。

《药食同源药膳标准通则》由湖南中医药大学、湖南省中医药研究院起草编制，对现有部分标准进行整合、提升，界定了药食同源药膳的概念范畴，提出了药食同源药膳的应用原则及禁忌，规范了常见药食同源药膳的产品分类，并对87种药食同源中药进行匹配体质的推荐，统一规范了原料，指导药食同源药膳的临床应用。

国医大师王琦、中华中医药学会副会长曹正逵等出席新闻发布会。

二、科　研

首家胶类中药技术研发中心在山东成立

2016年3月16日，由山东中医药大学与山东东阿国胶堂阿胶药业有限公司联合共建，我国首家胶类中药技术开发研究中心在山东济南成立。

该中心立足于弘扬中医药文化，促进中医药科技创新，全面加强胶类中药技术的传承与研究，并结合现代人体质，对应不同人群、不同病症有针对性地开发研究、创新，开展胶类中药的临床研究、产品二次开发及新品开发等工作。

中心还将科研成果直接转化，重点研究阿胶在药用、保健、食用三大领域的实际应用，更好地服务于群众健康，实现学术进步与行业发展的有机统一。

中医药替代抗生素系统研究启动

第九届全球健康促进大会期间，面对公众普遍关注的“解决抗生素耐药性问题”，中国中医科学院院长张伯礼院士透露，中医药解决抗生素耐药替代疗法研究项目正在进行中。

张伯礼介绍，中国中医科学院正在制定中医药替代抗生素耐药疗法的系统研究规划，首先从临床着手，制定临床应用指南，以期降低抗生素的用量以及细菌耐药问题。在此基础上，该院还将对已上市、具有抗菌作用的中成药进行再评价，并从源头研究具有抗菌作用的中药新药。“相信很快就会推出一批成果。”张伯礼说。

中国政府高度重视抗生素管理，2016年8月，国家卫生计生委与国家发改委、国家中医药管理局等14部门共同发布《遏制细菌耐药国家行动计划（2016-2020年）》，推动多部门综合治理细菌耐药。其中提出，要加大抗菌药物相关研发力度，对用于耐药菌感染的相关创新药物、仪器设备以及疫苗加快审评审批。

三、著作·论著

中华中医药学会评出十大优秀论文

2016年5月28日，在中国科协项目资助下，中华中医药学会、《中华中医药杂志》社开展首届

"放眼未来·仁心雕龙"十大中医药论文评选活动，共评选出《关于争论与中医多元发展》等10篇优秀中医药论文。

活动共收到全国各地的论文98篇，涵盖中医、中药、针灸、中西医结合、民族医药等各个领域。根据评选办法中有关规定，经专家初评、网络盲审和会议终审，共评选出《关于争论与中医多元发展》等10篇论文授予首届"放眼未来·仁心雕龙"十大中医药优秀论文奖励，每篇奖金人民币壹万元（含税）；评选出《整合针灸学引领针灸未来发展》等20篇论文授予首届"放眼未来·仁心雕龙"十大中医药优秀论文提名奖励。

据悉，《中华中医药杂志》2016年第31卷对本次活动获奖论文进行专栏发表。

第四版全国盲人按摩中专教材发布

2016年5月25日，第四版全国盲人医疗按摩中等专业统编教材在京发布。该教材由骨科专家董福慧等编写和审定。

该教材中医特色明显，包括《中医基础理论》《中医诊断学》《经络腧穴学》《医古文》《伤科按摩学》等12门主课，这些教材充分考虑了盲生学习的特点和要求，注重实用性、科学性和创新性，是一套贴近盲人需求，凝聚最新成果的盲人医疗按摩专业教材。

该教材由中国盲人按摩指导中心组织编写，中国盲文出版社同时以汉文大字版、现行盲文版、双拼盲文版、语音版、电子版等形式出版，对于完善盲人医疗按摩专业教材规范化、培养合格盲人医疗按摩专业从业人员、提升质量、规范行业具有重要意义。

《盱医谢强五官针灸传珍》出版发行

2016年6月6日，《盱医谢强五官针灸传珍》一书由中国医药科技出版社出版发行，这是首部记载盱江医学当代传人临证经验和学术思想的专著，由谢强传承工作室建设项目基金资助。

该书从总论、各论、学术传承篇三个部分，阐述了名老中医谢强教授传承盱江谢氏五官和魏氏针灸在临床形成的五官针灸学术思想及临证经验。中国针灸学会针灸文献专业委员会原主任委员魏稼、中华中医药学会脾胃病专业委员会副主任委员何晓辉、中华中医药学会耳鼻喉科分会主任委员刘大新分别为该书作序。

谢强为全国第三、四、五批老中医药专家学术经验继承工作导师，世界中医药学会联合会耳鼻喉口腔科专业委员会副会长，江西省中医院耳鼻咽喉科主任。

国内首部《中医经典词典》出版发行

2016年6月22日，陕西中医药大学邢玉瑞教授主编的国内首部《中医经典词典》由人民卫生出版社出版发行。本书收录了《黄帝内经》《伤寒杂病论》《难经》《神农本草经》中医四大经典所有字词，计2747个字，7501个词，10248个条目。

本书结合历代研究成果，对中医四大经典所有字词按辞书要求作出解释，同时并具有如下特点：一是重视词义演变的内在逻辑，展现思想发展的脉络；二是字、词释义有所创新；三是汇集了中医理论及临床认识的新成果；四是对《汉语大字典》《汉语大词典》两本权威工具书的语证引用、释义错误之处有所订正。

《中医心理救援》出版

2016 年 6 月 27 日，由成都医学院阮鹏编著、四川科技出版社出版的《中医心理救援》出版座谈会在成都召开。

该书在分析西方心理学的基础上，以具有悠久历史的中华文明和博大精深的中医学为背景，创新性地将中医情志疗法从临床引入了灾难救援领域，首次提出了情志疗法的逆运用、科幻疗法、情志疗法诊疗规范等，拓宽了中医学的理论体系和应用范围，具有符合国情，操作简便，易于推广等特点。该书是作者亲历灾难救援，感受到中医心理救援的重要性，作为四川省教育厅哲学社科研究基地 2013 年科研项目及成都市青羊区科技局 2015 年软科学研究资助项目等研究成果，填补了中医在心理救援领域的空白。

河北:《邯郸道地药材》出版发行

2016 年 7 月 9 日，由山西科学技术出版社出版的《邯郸道地药材》一书，在全国中药材、中药饮片鉴别培训与中药质量控制模式论坛开幕式上举行首发仪式。

该书由邯郸市中医药专家周海平、孔增科、付正良教授等编著，收入邯郸辖域道地药材 50 种，每种药材均收照片一至数张，内容包括药材原植物、生态、药用部位和药材饮片等，均为作者亲自拍摄，并附作者多年临床应用方剂，便于读者查阅。该书首次将“空调病”载入中医典籍，并将白头翁等临床用药范围进一步扩大，尤其对距今八千年磁山文化药用植物小叶朴碳化物的记载与考证，将中华医药文明提前三千年，填补了邯郸道地药材书籍出版的空白。

《中国民族药辞典》出版发行

2016 年 7 月，由成都中医药大学贾敏如教授和张艺研究员担任主编的《中国民族药辞典》由中国医药科技出版社出版。全书近 200 万字，首次公布了全国少数民族使用药物的总数为 7736 种，涉及 53 个少数民族。该书以药用品种为辞条，可同时对比不同民族在使用同一品种时的使用方法和主治的异同。

成都中医药大学副校长余曙光介绍，该书出版将为民族药研发和使用的基础数据搭建平台，为周边国家及民族研究、开发、使用传统药物提供参考。依托该书，学校还将尽快建设民族药数据网络平台，并促成英文版出版，为民族医药参与国家“一带一路”发展战略提供支撑。

《中国民族药辞典》受到“国家中医药管理局民族医药文献整理及适宜技术筛选推广项目”的资助，全国 14 个省市区（含台湾省编委 1 人）的民族医药专家 53 人参与编写，历时 6 年，引用了近 40 年来各民族正式出版的有关图书 180 部，期刊文献 1118 篇。

《健康中国-国民健康研究》首发

2016年7月16日，红旗出版社在京举行《健康中国-国民健康研究》图书首发新闻发布会。该书以国务院发展研究中心中国经济时报社“中国健康问题与发展战略研究”课题成果为基础，全面阐述大健康观念，强调要把“以疾病为中心”的医疗卫生模式，转变为“以健康为中心”的医养强生模式，把战略重点从卫生转到养生上。

该书主编、北京百川健康科学研究院院长黄开斌指出，中西医都以健康为目标，但中医通过各种调理养护方式促进健康，是一种医养强生的策略；而西医通过消除疾病或控制疾病实现健康目的。二者虽各有优势，但在大健康、大医改战略中，中医将发挥更大作用。

“‘上医治未病’，健康教育和健康管理是最好的疾病‘疫苗’。”出席会议并为本书作序的原卫生部副部长殷大奎认为，中医治未病、辨证施治、整体疗法等都为大健康战略提供了很好的思路。

《百年中医史》发行

历时3年，凝聚80余位中医药史研究专家心血的《百年中医史》于2016年7月22日举行发布会，正式出版发行。

该书是中国中医科学院“百年中医史研究”项目组成果之一，由上海科学技术出版社出版，全书250余万字，彩色、黑白图片390余幅，在翔实史料基础上，以时间为轴线，以事件为节点，首次全面、系统地论述了1912～2015年国内外中医药各领域事业发展和学术进步。

国家卫生计生委副主任、国家中医药管理局局长王国强为该书作序：我们要把历史的经验和教训转化为解决现实困难与问题的智慧与谋略。希望中医药系统的各级领导干部多读点中医史，通过学习不断深化对中医药发展规律的认识，使自己的眼界胸襟更加开阔，认识能力和精神境界更为提高，领导素养和水平不断提升。

该书主编、中国中医科学院中国医史文献研究所所长朱建平表示，百年中医史研究充分说明发展中医药是历史的选择。

国家中医药管理局副局长王志勇，中国中医科学院院长张伯礼院士，国医大师陈可冀院士、路志正等出席发布会。

《中药现代化二十年（1996—2015）》出版

2016年10月23日～25日，第五届中医药现代化国际科技大会在成都召开。在政府论坛上举行了《中药现代化二十年(1996—2015)》新书发布。由中国工程院院士张伯礼、科技部社会发展科技司司长陈传宏主编，全国近200名活跃在中药科研工作第一线专家参与编写的《中药现代化二十年（1996-2015）》，由上海科学技术出版社出版。

该书系统展示了20年间我国中药现代化研究的历程和取得的成就。全国人大常委会原副委员长桑国卫院士题写书名，全国政协副主席、科技部部长万钢，国家卫生计生委副主任、国家中医药管理局局长王国强为该书作序。

该书战略篇回顾中药现代化启动的背景，叙述实施布局和项目部署；科技篇重点介绍中药现代化研究关键技术方法的建立、应用和取得的成绩；资源篇展示中药资源保护和开发利用技术突破及标志性成果；药物篇总结中药新药研发、大品种培育及国际化最新成果；民族药篇展示民族医药发展的阶段性成果；产业篇从产业规模、中药工业等方面进行论述；人才篇对多学科交叉、研究水平高、综合素质强的中药研究队伍进行介绍。

首套中英双语《中医药临床循证丛书》发布

2016 年 11 月 17 日，中澳国际中医药研究中心在广东省中医院举行了第三届中心顾问委员会会议暨《中医药临床循证丛书》首发式。

《慢性阻塞性肺病》和《寻常型银屑病》两部中医药临床循证专著的中英文版作为该套丛书的首发阵容亮相。今后每年将有 8~10 本中英文专著出版。该套丛书共涉及 29 个病种，预计 2020 年前全部出版完毕。

广东省中医院副院长、中心联合副主任卢传坚介绍，该丛书是国际首套采用整体证据方法，即结合古籍证据、临床前实验室研究证据和临床研究证据等对中医药临床疗效进行系统整理、严格评价的专著，并且是中英同步国际发行。

中澳国际中医药研究中心由广东省中医院（广东省中医药科学院）与澳大利亚皇家墨尔本理工大学共建。截至今年 11 月，中澳双方合作发表了阐明中医药临床疗效和安全性的循证医学 SCI 收录论文 58 篇，其中 50%发表在相关学科的世界主流医学杂志上，影响因子累计达 153.5。

四、合作交流

中加合作中西医结合肿瘤临床研究中心成立

2016 年 5 月 23 日，中加合作中西医结合肿瘤临床研究中心在江苏省中医院挂牌，院长方祝元表示，中心将把各自的优势集中体现，强强联合，做到精准医疗。

2015 年 11 月，在加拿大安大略省贸易访华团与江苏省合作大会上，方祝元代表医院与加方签署了临床研究合作意向，主要围绕胃肠道肿瘤、乳腺癌等重大疾病开展临床研究合作。

加拿大多伦多大学迈克尔医院教授 Dr.Brezden-Masley 表示，针灸在西方医学上得到很好的运用，中医在肿瘤临床中发挥了积极的作用；相信在江苏省中医院丰富的肿瘤治疗经验的优势前提下，结合加拿大先进的诊疗技术，双方合作一定能将中西医结合肿瘤临床的研究成果推向世界。

借力“一带一路”促陕西中医药走出去

2016 年 6 月 6 日，国家卫生计生委副主任、国家中医药管理局局长王国强赴陕西调研中医药工作时指出：要让中医药更好为“健康陕西”服务。

陕西中医药历史悠久，底蕴深厚，拥有张学文，郭诚杰两位国医大师以及一大批国内外知名中医药专家。近年来，学校招收多名“一带一路”沿线国家留学生，将中医药技术通过他们带出国门，传向“一带一路”沿线国家。

笔者认为，借助丝路经济带，全面促进陕西中医药事业发展需要做到以下几项工作：

首先，要将陕西省打造成通往“一带一路”沿线国家的中医药信息服务高地。实施“互联网+中医药”行动，要认识到互联网在当前中医药文化传播中的重要作用，加快中医药网络信息平台的建设与使用，充分利用好陕西中医药大学、陕西中医研究院以及省内各地市中医院在丝路经济带中中医药文化传播的积极作用，将“中医药故事”传播出国门。

第二，培养一批中医药复合型人才。这些既要掌握中医药基本知识，又要掌握外语、国际贸易、旅游管理等其它相关知识，特别是注重培养具有国际性视野的人才，为中医药事业发展融入“一带一路”战略提供人才支撑。

第三，打造具有中医药特色的优秀企业，创立中医药知名产品。习近平总书记考察江中集团时指出：中国进入小康社会，老百姓对健康产品的意识不断提高。建设小康社会首先是要延长老百姓的寿命，康也是健康，要全民健康，要发展中医药这条路。陕西省也可沿袭这个思路，鼓励民间中医药企业大力创新发展，加强与沿线国家交流合作，拓展中医药产业，打造国际品牌，走出国门。

第四，大力培植中医药旅游产业。积极开发中医药相关旅游产品，如中医治疗、美容、保健、养生之旅，开发中医药保健食品、药品、日用品等，制定相关政策，将陕西打造成中医药旅游、康养基地。

第五，实施“走出去”战略，依托陕西中医药大学和陕西省中医药研究院举办中医药发展国际研讨会，积极推动相关科研院所和中医药企业的对外技术交流与合作，鼓励和支持省内中医药企业和机构开展国际交流与合作。让开放合作有效推动陕西省中医药的加快发展和国际化进程。

随着“丝绸之路经济带”建设，国内外各种文化将在陕西汇聚、交流，这不仅有助于认识、吸纳各地先进文化，而且有助于推动陕西中医药历史文化的继承和发扬，为陕西中医药文化事业腾飞提供强大动力。(廖垚 何凯 彭成飞 陕西中医药大学)

2016 中国（澳门）传统医药国际合作论坛

2016 年 7 月 28 日“2016 中国(澳门)传统医药国际合作论坛”在澳门举行，来自海内外的嘉宾，在两天的会期中就“一带一路”与中医药国际合作等议题展开探讨。

本届论坛以“交融、创新、共享、促进人类健康”为主题。主办方称，论坛旨在推动中国与世界各国、尤其是“一带一路”沿线国家在中医药及传统医药领域的交流与合作，传播中医药创新发展成果，助力澳门建设成为“中医药国际会展中心城市及中医药国际交流高地”，提升中医药产品及中医药文化的国际影响力，为促进人类健康做出贡献。

澳门特区政府经济财政司司长梁维特在开幕式致辞表示，国家“一带一路”倡议、《中医药发展战略规划纲要(2016-2030 年)》等一系列政策措施的出台，为澳门积极培育和扶持新兴产业包括中医药业，提供了新的机遇。希望通过论坛这一交流合作平台，深化澳门与“一带一路”沿线国家和地区在中医药领域的交流合作。

国家中医药管理局副局长马建中指出，中外中医药高水平合作已迈出坚实的步伐。截止目前，中医药已经传播到 183 个国家和地区，中国与外国政府、地区和国际组织签订了 86 个中医药合作协议，并支持在海外设立了 10 个中医药中心，建设了一批面向“一带一路”国家的国际交流合作基地。

开幕式上，举行了粤澳合作中医药科技产业园专家顾问聘任仪式，粤澳合作中医药科技产业园与相关合作方的签约仪式。

此次论坛安排了多场主题演讲和专题研讨会，围绕中医药国际注册的技术性政策、国际医药管理法规、国际市场分析和国际业务发展性策略，以及中医药健康旅游、“一带一路”与中医药国际合作、传统医药防治糖尿病等核心问题分享经验，交流观点。

论坛由国家中医药管理局台港澳中心、南光(集团)有限公司等联合主办。

王国强率团访问捷克、匈牙利、奥地利中欧中医药合作再上台阶

2016 年 6 月 27 日，应捷克卫生部、匈牙利人力资源部和奥地利欧亚太平洋学术网的邀请，国家卫生计生委副主任、国家中医药管理局局长王国强分别率团访问了捷克、匈牙利和奥地利，并就中医中心建设、中医师合法执业、药品器械准入以及教育科研合作等问题与相关各方进行深入会谈。

加快推进中医药在捷克立法

访问捷克期间，王国强与捷克卫生部、药品监督局及相关各方分别就如何进一步深化中捷中医药合作，中捷中医中心的后续发展建设等事宜举行了工作会谈并深入探讨。王国强希望中捷双方共同努力，加快推进中医药在捷克立法。他建议，以科研为引领，先饮片后成药，先中心后全国，逐步解决人员、药品和器械的准入问题，捷方对中方的意见和建议表示感谢和赞同。

访问期间，王国强还参观了赫拉德兹·克拉洛韦大学医院和中医中心。他建议该中心结合上海曙光医院特色，增加中医优势科室设置，逐步扩大诊疗范围；组织捷克医师赴华学习交流培训，促进中医药人才在捷克的本土化培养。目前，该中心的病人已预约至 2017 年。

中捷双方正着手成立“中国—捷克中医中心”基金会，该基金会由捷克卫生部、赫拉德兹·克拉洛韦大学医院、中国华信能源有限公司和上海中医药大学附属曙光医院共同构成，旨在进一步推进中医药事业在捷克的发展。

中匈签署谅解备忘录

访问匈牙利期间，王国强就中匈中医药领域交流与合作、中医中心未来发展以及中医人员执业和药品准入等问题与匈牙利人力资源部及相关各方举行了工作会谈，并在中国驻匈牙利大使段洁龙陪同见证下，与匈牙利人力资源部副部长雷特瓦力·本茨博士（Dr.Rétvári Bence）签署了中匈中医药合作谅解备忘录。

王国强参观访问了匈牙利塞梅尔维斯首都医科大学健康教育研究院，就中医药学历教育、人员培训、科研合作等进行了会谈。大学副校长 Dr. Bagdy György 授予王国强“塞梅尔维斯大学最高贡献奖”。

王国强在匈牙利外交事务与贸易研究所发表演讲，分享了中国中医药发展和国际交流合作的思路和经验。王国强表示，中国将一如既往地支持和关心匈牙利的中医药发展。匈牙利国会议员 Làszlò Tamàs 以及人力资源部副部长、中国驻匈牙利大使馆及匈牙利外交、贸易和医疗卫生领域的专家学者和中匈友好人士共 120 余人出席并听取演讲。

奥将继续支持两国中医药合作

访问奥地利期间，王国强与奥地利联邦卫生和妇女部负责医疗外事的总司长 Dr.Pamela Rendi-Wagner 女士举行了工作会谈。双方回顾了自 2005 年 7 月，国家中医药管理局与奥地利联邦卫生和妇女部签署《中医药领域合作谅解备忘录》以来，中奥双方在中医药领域的交流与合作不断加强深化，成效日渐明显，尤其是中国中医科学院与奥地利欧亚太平洋学术网共同开展中医药科研合作、培养国际中医药科研人员。

奥地利卫生部表示将继续支持两国有意向的高等院校、医疗机构在中医药医疗、教育、科研和产业等领域开展务实合作。

浙江中医药大学与昆特兰理工大学签约合作

2016 年 6 月 30 日，浙江中医药大学与加拿大昆特兰理工大学日前在温哥华签署合作备忘录，双方将在中医医生和中医专业人士的培训、社区护理教育和老年护理等方面展开合作。

浙江中医药大学校长方剑乔表示，这次与昆特兰理工大学签署备忘录，是中医药走出国门的积极一步，表明加拿大的公立大学有意愿在中医教学、培训等方面与中方合作。希望以这次签署备忘录为契机，为昆特兰理工大学设立中医和针灸专业提供必要的师资和教学指导，最终把昆特兰理工大学的中医专业扩展至具有一定规模的中医针灸系或学院。

方剑乔介绍，除了在加拿大华人圈，中医在亚洲其他族裔、原住民和部分白人族裔中也有影响力。在此背景和环境下，他对未来与加拿大公立大学就中医药培训、中医药专业构建、师生互派等方面展开良好合作充满信心。

香港中医药代表团赴吉林交流工作

2016 年 7 月 6～10 日，由香港注册中医学会会长陈永光，香港中医药界代表人士一行 34 人，到吉林省考察交流，了解吉林经济社会和中医药事业最新进展，双方探讨中医药项目合作意向。

香港中医药代表团先后考察了长春中医药大学和长春中医药大学附属医院、通化中药企业和中药材种植基地，并与吉林省中医药科研机构、教学部门、生产企业和管理部门座谈商讨。

座谈中，吉林省卫生计生委副主任、中医药管理局局长邱德亮介绍了吉林省中医药发展的状况，将中医药“有人管、有人干、有人信”作为发展理念，坚定不移发展中医，走出一条具有吉林省特色的中医药发展道路。

陈永光介绍香港中医药发展现状，并表示因为吉林省中医药管理体系上、中药标准化制定、中药材资源保护等方面，都在全国前列，希望此次来能学习到一些经验。

四川中医药将被引入白俄罗斯戈梅利州

2016 年 11 月 9 日，四川省中医药管理局与白俄罗斯戈梅利州政府代表团在蓉召开座谈会，双方就加强传统医学交流合作，特别是将中医药引入戈梅利州等合作议题进行深入探讨与交流。

四川省中医药管理局党组书记、局长田兴军表示，四川省与戈梅利州政府开展中医药领域的交流与合作有着非常好的基础，各自的特色及优势比较突出。未来双方不仅将建立长效沟通机制，还将依托四川省中西医结合医院优质的医疗、人才资源，在白俄罗斯开设中医药合作中心，运用传统医药及中西医结合方法为当地开展医疗救治。

白俄罗斯戈梅利州政府副州长波奇诺克·奥列格说，欢迎四川将先进医疗技术和传统医药引入本地区，希望双方在建立互信的基础上，积极筹建医疗机构，在中医药医疗、教育、科研和产业等领域开展务实合作。

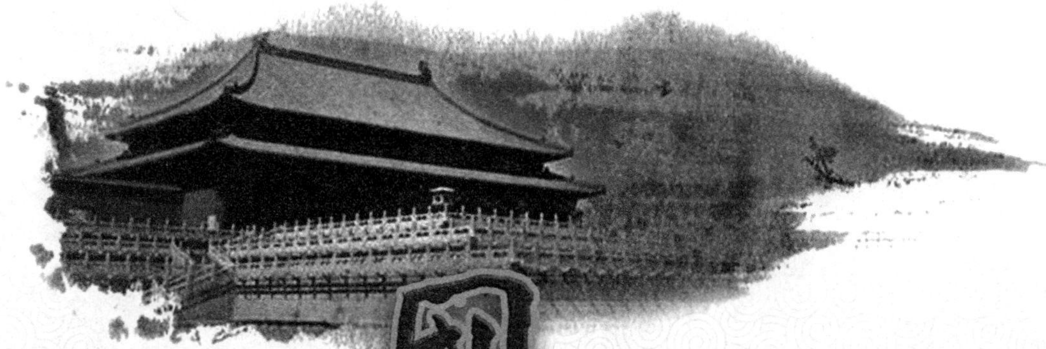

國醫年鑒

特色医案

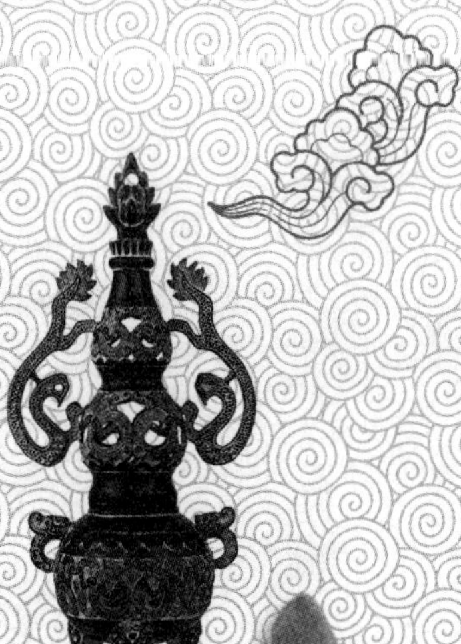

2017
GUOYI NIANJIAN

吕志杰教授特色病案讨论

河北中医学院　班光国 整理

病例一：水肿重症（心力衰竭）验案讨论

一般情况：司xx，男，78岁，离休干部，河北省石家庄市人，2010年6月15日入院。

病历摘要与西医诊治经过：主诉“间断头痛7年，水肿、胸闷、气短、咳嗽2年，加重3天”。患者7年前无明显诱因间断性头痛，多次测血压增高，最高达160/95mmHg，无恶心、呕吐及视物不清，无心悸、胸痛及胸闷，结合家族史，诊断为“高血压病”。给予氨氯地平片5mg，日1次，口服，血压可控制在120-140/70-90mmHg。2年前因头痛，心悸，双下肢水肿就诊，经多种检查，诊断：高血压病Ⅱ级；心律失常——房颤；心力衰竭——心功能Ⅲ级；Ⅱ型糖尿病。住院治疗六个月病情好转出院。七八日前夜间不能平卧，嗜睡乏力，偶尔大汗，稍活动即胸闷，气短，心悸等，3日来病情加重而入院。入院时症见：神志清，精神差，认知功能轻度障碍，烦躁易怒，咳嗽，痰白粘，饮食尚可，睡眠欠安，大便3、4日一行，干结，小便较少。患者既往有高血压病7年，糖尿病、低蛋白血症2年，青光眼、白内障术后2年，否认外伤及输血史，否认食物及药物过敏史。入院时查体：体温36.5℃，脉搏70次/分，呼吸18次/分，血压120/70mmHg（降压药为常服药之一）。发育正常，形体偏瘦，皮肤、黏膜、头、颈、胸部均未见异常；叩诊双肺清音，听诊双肺呼吸音粗，左肺可闻及少许湿性罗音；叩诊心界不大，听诊心率70次/分，心律不齐，各瓣膜听诊区未闻及杂音，周围血管征阴性；腹部微凸，剑突下轻度压痛、反跳痛及肌紧张，肝脾肋缘下未触及，肝颈静脉回流征阴性，腹部叩诊鼓音，无移动性浊音；双下肢水肿；病理性腱反射未引出。根据患者症状、病史、体征及辅助检查，入院诊断：高血压病Ⅱ级；心律失常——房颤；心力衰竭——心功能Ⅳ级；Ⅱ型糖尿病；肺部感染；低蛋白血症；贫血；电解质紊乱——低钠血症，低氯血症。入院后生化：总蛋白59.5g/L，白蛋白28g/L，羟丁酸脱氢酶43IU/L，总胆固醇2.76mmol/L，甘油三酯0.49 mmol/L，高密度脂蛋白0.59 mmol/L，载脂蛋白A 0.63 mmol/L，乳酸脱氢酶94 IU/L，氯94 mmol/L，钙2.05 mmol/L，镁0.73 mmol/L。入院后给予抗炎、利尿、降压、降糖、强心等对症治疗及支持疗法，疗效不满意，且水肿等症状有加重之势。经西医专家会诊：水肿已很难消除。故请中医会诊。

中医会诊治疗经过

初诊：2010年7月5日。四诊所见：精神不振，但欲寐，面色虚浮，水肿以下肢为甚，语声低微，全身乏力，嗜卧少动（二便需人辅助），心慌气短，咳嗽吐痰，色白质粘，手足不温，夜卧少寐，便秘多年，三四日一行，小便量少，舌质淡胖苔白而润，脉大按之无力、参伍不调。辨证：心脾肾阳虚，水饮泛溢。先拟人参汤加味补助阳气，佐以润肠通便。处方：人参（生晒参）10克，党参20克，生白术60克，干姜20克，炮附子10克，枳实10克，甘草15克，二剂，日一剂，水煎分日3次温服，服用中药后停用“福松”（为软化大便药）。

二诊：2010年7月8日。服上方后，病情略有好转，次日大便2次，惟咳嗽略加重，舌脉如前。辨证同前，改拟益气温阳、利水消肿法，以茯苓四逆汤加味：茯苓60克，人参30克，生白术60克，干姜30克，炮附子30克，黄芪15克，枳实10克，甘草15克。二剂，日一剂，先浸泡约30分钟，水煎2遍，头煎40分钟，二煎20分钟，合汁，分4次温服。

三诊：2010年7月11日。服上方后，小便增多，水肿明显消退，心慌、气短、乏力、烦躁等症状均有所好转，睡眠转好，咳嗽缓解，舌质淡偏胖苔白润，脉如前但较和缓。嘱继续服用上方二剂，煎服法同前。西药利尿药、降压药减量。

四诊：2010年7月15日。再服上方后，水肿基本消退，仅足踝部轻度水肿，诸症明显缓解，可自行活动，舌质淡苔微黄，脉仍参伍不调，但较前有力有神。血压106/60mmHg。但问及大便情况，已三日未下（经询问药房，在三诊方中用的是炒白术）。守上方适当减量巩固治疗。处方：茯苓60克，人参20克，生白术60克，干姜20克，炮附子15克，黄芪10克，枳实10克，炙甘草10克。三剂，煎服法同前。

随访：2010年7月21日。病情基本稳定，下肢轻微水肿，大便通畅，一二日1次。守上方略作加减，改为二日一剂，以善后调理。2010年8月18日再次随访，适当中西药调治，病情稳定。

师生讨论

上述诊治过程，有两个研究生侍诊左右，对不解的问题提出疑问，讨论情况如下：

学生：人参汤与茯苓四逆汤的功效、主治为何？

老师：人参汤首见于《金匮要略·胸痹心痛短气病脉证治第九》第5条，功擅补助心脾之阳气，主治心脾阳虚，寒饮内停所致心悸、短气、胸中痞闷等症。茯苓四逆汤首见于《伤寒论》第69条，具有回阳益阴利水之功，主治阴阳两虚，阳虚为重，水饮内停证。故上述治例，结合辨证，先后以人参汤与茯苓四逆汤加味治之。

学生：对于如此严重水肿，西药利尿药（呋塞米与氢氯噻嗪）已难奏效，上述处方为何有如此良效？

老师：此病人之水肿，既往应用利尿药呋塞米（速尿）及氢氯噻嗪尚有效，以后效果越来越差，乃至无效，此元气衰竭，无力化气行水使然。中医药取效的关键是辨证准确，方法得当。茯苓四逆汤加味以补气助阳扶正为主，重用茯苓甘淡渗湿，健脾利水，如此标本兼治，元气恢复，气行则水行，故小便增多，水肿消退。

学生：茯苓在处方中为何重用？

老师：茯苓甘淡平，作用平和，治心衰性水肿，非大量不能起效。我的经验也是源于学习，以及相关的实验研究。据临床报道，治疗心衰性水肿，在辨证论治的处方中重用茯苓40～120克，其利尿作用随其剂量的递增而增加。此患者也验证了茯苓利水消肿之功。

学生：为何先后四诊处方都重用生白术，换成炒白术后为何又出现便秘？

老师：有的老中医以及数篇临床报道，皆重用生白术治虚性便秘有良效。这种经验源于张仲景《金匮要略·痉湿暍病脉证治第二》篇第23条："……若大便坚，小便自利者，去桂加白术汤主之。"现代药理研究证实，白术有促进胃肠分泌的作用，使胃肠分泌旺盛，蠕动增强，这可能是白术通便的机制所在。据临床观察，生白术一定要重用60～90克才有润肠治便秘之效，辨证配伍效果更好，如阴血虚者配当归、生地，阳气虚者配姜、附等。本案为阳虚患者，故配合用干姜、附子，服之便通。但四诊时又出现大便三日未下，原因是医院没有生白术，擅自改用炒白术。炒白术健脾止泻，与生白术润肠之功正相反，故又复便秘，这更佐证了生白术通便的作用。

学生：附子有毒，一般需要炮制，且炮附子一般亦需要先煎，为何老师用炮附子30克而不先煎呢？

老师：附子是温阳、助阳及回阳救逆的主药。自医圣张仲景始，历代医家治阳虚证，无不以附子为主，特别是阳虚重症，必重用附子，才能达到起死回生之功效。当代善用经方的临床家吴佩衡、范中林及李可等老中医，都以善于重用附子救危急重症、治疑难杂病而著名。他们一般用附子30～100克，最多一剂药用至500克。李可在"破格救心汤救治心衰实录"一文中指出："古今本草，已有定论，附子有大毒，但附子为强心之主将，其毒性正是其起死回生药效之所在……”并具体谈到附子的剂量、煎法、服法及神奇的疗效，其经验诚为可贵。《吴佩衡医案》的整理者在其“前言”中说：“医案中凡用附子、天雄片、乌头者，都须先经开水煮透……用量15～60克，必须先用开水煮……”。我自己的经验是，附子在煎前一定要泡透，一般方中用附子10克以下，不必先煎；用10克以上，应随附子用量的加大，其煎煮时间要适当延长。必须要明确：附子毒性大小不仅与用量有关，还与方剂配伍密切相关。毒理研究表明，附子的毒性在四逆汤中降低了30倍，提示本方配伍的合理性。另据报道，附子（乌头）与蜜、甘草、姜同煎，使之毒性减低。总之，间接临床经验、动物实验及上述治例，都解答了附子减毒、增效的医理。

此外，方中用枳实，是取其行气之用，现代研究有强心之功。患者二诊时咳嗽加重，三诊时方未变更，咳嗽缓解，此正气借助药力祛痰而肺气通畅之理。患者服药后不仅症状逐渐缓解，血压亦平稳，此中医整体调治、治病求本之功。

临证指要

中医治病，必须要辨证，只有明辨病机（病性、病位及病势），才能治病求本。接着是立法、处方、遣药，要法因证立，方从法出，环环相扣。一个方子开出来，既要发挥每味药之专长，又要谋划各司其职的合力，以期达到最佳（扶正祛邪）治病效果。这就是中医治病的简要思路。在中医与西医并存的现代，我们中医既不能唯我独尊，又不能妄自菲薄，应当审时度势，衷中参西，认清中医学与西医学各自的优势与不足，充分发挥中医药治病的优势及特色，立足于治好病，治好西医西药治不了、治不好的病。治好病才是硬道理。学好中医、干好中医，把中医学之精华继承下来，发展下去，造福民众，这是历史赋予我们的使命。

病例二：咳嗽治验

诊治经过

患者xx，女，54岁，农民。2003年4月13日初诊。自述从去年11月份出现咳嗽，曾输液、服药治疗。现在仍有阵发性剧咳，咽喉部堵闷，伴有鼻塞，口干不欲饮，大便每日3-4次，曾于3月17日做胸透提示：两肺中下野纹理增重紊乱。查咽红，后壁有滤泡。舌红，苔两侧黄而中间无苔，左脉沉滑，右脉沉细数。于麦门冬汤加少许石膏。处方：麦冬90克，半夏15克，太子参10克，党参10克，甘草30克，大枣10枚（掰），生石膏10克，粳米40克。水煎两遍，取汁约600毫升，分日三夜一温服。

二诊：4月16日。服上方三剂，咳嗽、口干等症状稍有减轻，咽痒即咳。大便每日5～6次，量少不成形。舌偏红，苔两边薄黄、中间萌生薄白苔，脉沉细。守原方，去石膏之寒凉。处方：麦冬90克，半夏15克，太子参10克，党参10克，生、炙甘草各10克，大枣10枚，粳米40克。

三诊：4月20日。服上方四剂，咳嗽、咽痒及咽喉堵闷感均减轻，口干消失，唇干也明显减轻。更为惊喜的是，以往少寐易醒，醒后很难入睡好转，现在入睡较前容易，且睡眠的时间延长，醒后还能入睡。舌红苔两侧薄黄而中间薄白，脉沉缓少力。守上方继服七剂。

四诊：4月27日。服上方五剂后，咳嗽基本消失，咽痒减轻，仍有堵闷感。服药至第三剂时出现脘腹胀满，大便次数减少，每日1次。由于腹满有加重之势，故服至第五剂后自行停药。23日去河北省中医院耳鼻喉科就诊，诊断为慢性咽炎、鼻炎。咽后壁仍有滤泡。舌偏红苔薄黄而干燥，脉细。处方：仍以二诊方加生地40克，元参40克，大黄10克。二剂，两日服药一剂。

五诊：4月30日。喉部不适感明显减轻，时感咽痒，痒即咳，咯少量白痰。大便每日4-5次，量少，不成形有粘液。咽红减轻，滤泡减少。舌略红，苔微黄，中间薄白苔。左脉细而略弦，右脉弦略滑（有心情不好之因）。改拟小剂麦门冬汤合增液汤。处方：麦冬30克，半夏10克，党参10克，甘草10克，大枣2枚，粳米30克，生地20克，元参20克。取药四剂，日一剂。备用麦冬100克。

5月3日电话随访：服上方后咽喉堵闷等不适感基本缓解，时而咽部微痒，偶咳，鼻塞亦好转，大便转为正常，日1～2次。嘱其日用麦冬15克，泡水代茶饮，以巩固疗效。

师生讨论

学生：这个病人主症是咳嗽，为何应用麦门冬汤？

老师：麦门冬汤出自《金匮要略·肺痿肺痈咳嗽上气病脉证治》第10条，原文说："火逆上气，咽喉不利，止逆下气，麦门冬汤主之。"以方测证，所谓"火逆"，是说肺胃阴虚所致的虚火上逆。肺阴虚则见咳嗽、喘息等肺气上逆表现；胃阴虚可见呕恶或呕逆等胃气上逆的表现。而咽喉为肺胃之门户，肺胃虚火上炎至咽喉，轻则为痒，重则为痛，久而久之，火郁较甚，则可见咽喉堵闷，或有异物感等"咽喉不利"表现。麦门冬汤重用甘寒之麦冬为君，既润肺养胃，又清虚火，配合方中诸药，标本兼治，正合该病人之病机。

学生：这个病人舌红苔黄，为内热之象，如何区别实热还是虚火？

老师：诊察病情要四诊合参，切脉望舌要综合分析，患者舌红苔黄确是热象，但舌之"中间无苔"，为胃阴虚之象。

学生：三诊时不但咳嗽、咽痒等症状减轻，而且少寐易醒亦好转，这如何解释呢？

老师：麦门冬汤七味药没有一味安神药，而服药后却失眠好转，这正说明了辨证论治的科学性，治病求本的重要性。

学生：四诊时为何出现脘腹胀满，大便减少？

老师：这是一个深刻的理论问题，《素问·至真要大论》篇说："夫五味入胃，各归所喜，故酸先入肝，苦先入心，甘先入脾，辛先入肺，咸先入肾，久而增气，物化之常也。气增而久，夭之由也。"大意是说，味入既久，则能增强脏气，这是物质生化的一般规律。若长久地增补脏气，则可使脏气偏盛，乃是导致灾祸的原因。"气增日久"，物化反常，便会出现新的失调，导致新的症状。由此可知，四诊时出现"脘腹胀满"，乃是补之太过，气增而久，所谓"甘者令人中满"之故。此为教训！至于大便次数减少，此为处方中健脾补气之功。

四诊时原方加入生地、元参，取增液汤之意；加入大黄，不为治病，乃为治药，即治补药所致"脘腹胀满"之过。让患者两日服药一剂，即用量减半，吸取前面的教训。

临证指要

经方的灵验，用量是一个重要环节。《本草新编》说："但世人未知麦冬之妙用，往往少用之而不能成功为可惜也。不知麦冬必须多用，力量始大，盖火伏于肺中，烁干内液，不用麦冬之多，则火不能制矣；热炽于胃中，熬尽其阴，不用麦冬之多，则火不能息矣。"可见麦门冬汤必须重用麦冬，方收良效。

外邪上受，首先犯咽，可致"急性咽炎"性咽痒而咳，或咽干、咽痛而咳，银翘散为选方之一。失治、误治，日久演变为"慢性咽炎"性咳嗽。如此证候，一定要求病因、明病位、识病性，辨证论治，疗效始佳。不可凡是咳嗽就盲目治肺也。

病例三：胸脘发凉如手大

诊治经过

患者xx，男，49岁，建筑工人。2002年11月19日初诊。患者近2年来，每当入冬，天冷时感觉胸脘部发凉，面积比手大（上下约20cm，左右约15cm），晚上休息时喜将两手放于胸脘部，则发凉的感觉好转。出气时舒畅，吸气时难受，食欲不振，进食后胃脘不适，面白少华，身体较瘦，偶尔眩晕，舌质暗红苔薄黄，脉缓少力。处方：茯苓60克，桂枝40克，苍白术各20克，甘草20克。

2002年11月24日复诊：11月19日方服至第三剂时，胸脘部发凉的症状减轻，精神、体力好转，服至第五剂时，胸脘部发凉已消失，食欲渐增，舌偏暗红、苔薄黄，脉弦缓按之少力。

守原方二剂，巩固疗效。

师生讨论

老师：这个病人为何用苓桂术甘汤？

学生：（大学三年级，正学《金匮要略》。4人思考良久，皆无言以答。）

老师：《金匮要略·痰饮咳嗽病》篇第8条已明文指出："夫心下有留饮，其人背寒冷如手大。"这个病人不就是如此病机和主症吗？

学生：可原文说的是"其人背寒冷如手大"呀？

老师：学经典，背条文，不可死于句下，既要熟读背诵，又要正确理解，更要活学活用，方为良医。

病人：为何我冬天犯病，天气暖和后就没事了呢？

老师：中医讲天人相应，人是一个小天地，人之病有的与自然界气候变化密切相关。就说您的病吧，"胸脘部发凉"，冬季犯病，这与您的身体阳气不足，冬天阴寒之气盛有关，而夏天阳气盛，有利于你的身体，故不犯病。

病人："噢"了一声，心领神会。

临证指要

历代名医学习经典的成功经验可以归纳为三点：一是背熟，二是理解，三是应用。强调学习要熟读背诵，由来已久，可追溯到《素问·著至教论》："诵而未能解，解而未能别，别而未能明，明而未能彰，足以治群僚，不足治侯王。"杨上善注云："习道有五：一诵，二解，三别，四明，五彰。"可知习医之道首先应从背诵开始，熟读背诵是基础，但是不要停留在"诵"的阶段，而应正确理解、比较辨别，向深明大义、发挥昭彰等理性思维发展。须知背诵这种机械记忆与理性思维是相辅相成的。古人云："书读千遍，其义自见。"只有熟读才能理明，只有理明才能应用。

例如分析该病人的病情，必须背熟和理解《金匮要略·痰饮咳嗽病》篇中的4条原文，即第8条："夫心下有留饮，其人背寒冷如手（有的版本为'掌'）大。"第1条："其人素盛今瘦……。"第15条："病痰饮者，当以温药和之。"第16条："心下有痰饮，胸胁支满，目眩，苓桂术甘汤主之。"原文说饮留心下，阳气被遏，不能布达于背，则见背部一处寒冷如手大。那么，阳气不能布达于胸脘，则"胸脘部发凉"，不更好理解吗？其食欲不振，纳呆食少，水谷精微来源不足，则"素盛今瘦"，面白少华。饮阻于中，清阳不升，则"目眩"。阳气不足，水饮停聚，血脉不畅及饮郁化热，可见舌暗红苔薄黄。脉缓少力为阳气不足而推动无力之本脉，不一定"偏弦"也。至于喜将两手覆于胸脘之病位，以虚则喜按，寒则喜温，《伤寒论》所谓"其人叉手自冒心"，此之类也。

仲圣大法已明，主方已备，方证相对，必获良效。且仲圣示人以活法曰："伤寒中风，有柴胡证，但见一证便是，不必悉具。"柴胡证如此，苓桂术甘汤亦如此。举一反三，触类旁通，方为智者。

病例四：妊娠呕吐用下法

诊治经过

许xx，女，32岁。2003年7月3日就诊于某妇科专家，诊治记录如下：于10年前顺产一女婴。现怀孕2个月，乍热乍寒，全身乏力，体瘦，纳差，食入即吐，时有吐酸水、苦水，舌淡红苔薄白微腻，脉细弱。处方：橘皮10克，竹茹12克，制半夏6克，麦冬10克，白芍12克，太子参30克，紫苏叶10克，乌梅10克，炙杷叶10克，黄芪12克，炒白术10克，黄芩10克，砂仁（后下）6克，三剂。

7月6日转由笔者诊治：述说服用上方前二剂后呕吐稍有减轻，服第三剂后仍疗效不佳。进一步了解孕妇情况，其平素饮食尚可，但便秘，现已经有半个月未解大便。舌偏红苔薄黄，脉沉细略滑少力。处方：①大黄12克，甘草3克。日一剂，分4～5次温服，大便通畅后停用，改用下方。②黄连5克，苏叶5克，麦冬15克，甘草3克。日一剂，分4～5次温服。进食米饮。

7月9日复诊：7月6日下午服以上第①方2次，7月7日上午服第3次药后（大约10点），解大便1次，便干；下午5点解第2次大便，较稀。便后呕吐消失，饮食好转。8日改服第②方，中午尚能吃饭，但自觉腹中憋胀，下午又出现呕吐。舌红苔薄黄，脉沉滑。处方：大黄9克，甘草3克，白芍

6克，苏叶3克。日一剂，仍分4～5次温服。

7月11日三诊：服上方二剂，大便保持通畅，呕吐止，仍恶心，能进食。舌略红苔微黄，脉细略滑。停药，饮食调养。

师生讨论

学生：老师，该处方是何方？

老师：所处两方，一是大黄甘草汤，出自《金匮要略》第十七篇，原文曰："食已即吐者，大黄甘草汤主之。"二是连苏饮加味，连苏饮出自薛生白《湿热病篇》第17条，曰："温热证，呕恶不止……重用川连三四分，苏叶二三分，两味煎汤，呷下即止。"

学生：薛生白用连苏饮是治湿热证呕吐，老师为何治妊娠呕吐？

老师：王孟英说："此方药止二味，分不及钱……余用以治胎前恶阻，甚妙。"王氏以连苏饮治胎前恶阻属于胎火（热）上逆之经验，为今人效法。

学生：为何妊娠呕吐用大黄甘草汤泄下？

老师：以大黄甘草汤治妊娠呕吐，自古罕见，令人所顾忌。殊不知此乃医圣张仲景之大经大法，应该临证变通用之。大黄甘草汤本治胃肠实热所致的腑气不通，胃失和降而"食已即吐"，该方以大黄四两为君，甘草一两为佐，通腑泄热而止吐。本案借用大黄甘草汤治胎火、便秘呕吐，方证相对，疗效甚佳。

临证指要

《金匮要略·妇人妊娠病脉证治》治疗"妊娠呕吐不止"虽不用下法，而于《妇人产后病脉证治》却有用"大承气汤"之法。这明示医者临证要以辨证论治为总的原则。需要说明3点：①大黄甘草汤虽属下法，但并非大承气汤之峻下，而是通腑和胃之法。②本案脉症合参，虽属胎火（热），但久吐胃阴亦虚，故于连苏饮中加麦冬以养阴，并少加甘草以防黄连伤阴。③某妇科专家所处之方为何初服稍减轻，再服反无效呢？所处方药对所现脉症，不能说不对症，但问题在方药比较杂，没有抓准呕吐的根本成因为腑气不通，胃失和降。

《良方》自序说："医诚艺也，方诚善业，用之中节也。"这就是说，方之与药只有对证，才是良方良药。

王昆文坐堂医医案拾零

王昆文

一、嗝逆

李xx，男，43岁。

2016年8月2日初诊：嗝逆频繁已一周，我为其诊脉时仍嗝逆不断，气似梗，兼咯痰，脉弦。西医诊断为胃痉挛，已针灸过两次并服西药未效。其妻说他因天热开车（出租），近来常饮冰水一类。我估计是寒饮伤了胃气，寒热相争，故嗝逆频繁，据说在睡眠中亦不能停止。我用丁香柿蒂汤合旋复代赭汤加减，嘱其先服一剂再诊。方拟：丁香5克，柿蒂10克，柴胡根12克，麦冬30克，法半夏15克，旋复20克，枳壳25克，夏枯草30克，炒瓜蒌仁25克，黄连8克，赭石20克，郁金20克，陈皮10克，炙枇杷叶30克，炙甘草10克，生姜15克，日一剂。

8月6日二诊：自诉上方服两次后即见效，次日即不再嗝逆。今日夫妻二人来，主要是带另一位男子来诊（全身皮肤发疮疖作痒）。本人目前尚有喉间黏痰、口苦、大便稍下坠，我为其转方如下：柴胡根12克，枯芩20克，枳壳20克，黄连15克，川木通20克，旋覆花15克，法半夏15克，前胡20克，白芍20克，陈皮10克，夏枯草30克，炙枇杷叶30克，车前子15克，炙甘草10克，七剂，按语：嗝逆由胃寒所致者，一般用丁香柿蒂汤温中降逆。但本例并非全属中焦虚寒，而是寒热相争，兼有痰浊所阻，故气逆不降而噫气，嗝逆不断。且其脉不沉而略弦，因此合用旋复代赭汤调中降逆。但由于此证偏于实，故不用人参、大枣，而加清痰热之瓜蒌仁、黄连、枇杷叶、陈皮。又用麦冬者，以《本经》言其“主伤中伤饱”；用柴胡、枳壳、夏枯草者，取柴胡“去肠胃中积气、饮食积聚、寒热邪气、推陈出新”，邹润安谓柴胡为旋转中枢之剂；而枳壳（实）能“除寒热结，安胃气”；夏枯草亦能“散结气”，有疏肝解郁、调燮阴阳之作用。二方合用并加味，能增强升清降浊之功，故一剂即嗝逆得止。

二、腹胀与失眠（同一患者在不同时期的两种病症）

王 xx，男，80 岁。

2015 年 7 月 14 日诊：近日去九寨沟旅游路途劳累，饮食欠佳，回家后觉腹胀，不知饥，嗝气，大便略稀，舌苔白略腻。拟方：枳壳 25 克，柴胡 12 克，黄连 15 克，麦冬 30 克，法半夏 15 克，云苓 20 克，蒲公英 30 克，夏枯草 30 克，郁金 20 克，扁豆 20 克，神曲 30 克，生麦芽 30 克，鸡内金 20 克，薏仁 25 克。

按语：本例病机为伤中伤饱，而胃气生热，故首选麦冬、黄连、蒲公英、夏枯草等药，再加以理气消胀之柴胡、枳壳、生麦芽、鸡内金等。患者次日来说，上药服后已知饥，故嘱其将原方再服一剂。

又，2015 年 10 月 28 日诊：前日因失眠来诊，服药一剂后未见效，说“以往服您的药，一剂即见效，这次怎么未见效？”于是我把前方中的法半夏改为用生半夏，方拟：生半夏 15 克（先煎一小时），高粱 30 克，夏枯草 50 克，黄连 15 克，枳实 20 克，泡参 30 克，云苓 20 克，竹茹 20 克，胆星 15 克，炒苏子 25 克，炒枣仁 50 克，夜交藤 30 克，郁金 20 克。

按语：5 天后遇到他，说服此一剂药有效，睡眠已好，故未再来诊。这里用的是生半夏，效果优于法半夏，只是药房不易购得。以上是同一患者在不同时期所患的两种病症，即腹胀与失眠。如果都经一位医生治愈，则他对医生必然建立起了一种信任。一般来说，今后他如患病都会来找这个医生诊治。医生的信誉就是这么来的。

三、不思食（两例）

刘 xx，女，63 岁。

2015 年 6 月 13 日初诊：近日腹泻后，大便尚不成形，乏味而不思食，嗝气，咯痰，头晕，眼雾，腰痛，睡眠差，脉滑数，左尺大。方拟：防风 25 克，黄连 15 克，神曲 30 克，法半夏 20 克，白术 20 克，车前子 20 克，云苓 20 克，夏枯草 30 克，龙骨 30 克，僵蚕 15 克，枳壳 20 克，紫苏 20 克，陈皮 10 克，石菖蒲 10 克，藿香 20 克，蝉衣 15 克，石决明 25 克。

6 月 16 日二诊：上证好转，已知饥且思食，睡眠及精神亦好些，舌苔尚略黄腻，嘱再服原方一剂。服后得痊愈。

张 xx，女，3 岁半。

2015 年 12 月 30 日初诊：不思食，大便色白，盗汗，舌前部乏苔，患儿历来体较弱。拟方：白术 12 克，淮山 20 克，鸡内金 12 克，麦冬 20 克，大枣 25 克，香橼 15 克，黄芪 20 克，知母 12 克，浮小麦 30 克，麻黄根 15 克，枯芩 12 克，炒麦芽 30 克，陈皮 5 克，连翘 12 克，炙甘草 12 克。

2016 年 1 月 5 日二诊：食纳稍增，大便已不白，仍盗汗，手略冷。拟方：淮山 20 克，白术 15 克，鸡内金 15 克，黄芪 20 克，知母 15 克，浮小麦 30 克，麻黄根 15 克，大枣 30 克，仙鹤草 30 克，麦冬 20 克，枯芩 12 克，牡蛎 25 克，陈皮 5 克，炒麦芽 30 克，炙甘草 10 克。

按语：此证属气阴两虚，脾肾皆不足而有内热，故用张锡纯资生汤加益气和胃之药，更加麦冬等养胃和中之品，仙鹤草也有补肺止盗汗之效。此例与上例虽同为不思食，但一偏于实，一偏于虚，体质和兼证皆不同，故治疗有差异，两例处方中相同的药仅有白术与陈皮两味。

四、疝气

吴xx，男，1岁零3个月。

2015年9月27日初诊：疝气，右跨腹部稍肿大，哭时肿得明显，夜睡不安，口渴，时流清鼻涕，小便黄。拟方：荔核10克，乌药10克，白芍15克，小茴6克，桔梗12克，玄胡12克，浙贝母12克，麦冬15克，橘核10克，蝉衣10克，炒枣仁15克，陈皮6克，炙甘草10克，连翘12克。

10月6日二诊：疝气好转，哭亦减少，睡眠亦好些，今仅在后半夜稍不安宁。拟方：上方去桔梗，加炒麦芽20克。

按语：疝气属厥阴寒湿阻络，兼有痰阻，故以橘核丸为主方加减。邹润安曰："疝瘕者，涎唾自任脉阻心胸之行也。"又《本经》云贝母"主邪气疝瘕"，故本例就用了浙贝母、桔梗、陈皮以去痰。但因患儿又兼有内热及伤风，故用了麦冬、连翘、蝉衣，并用枣仁以安神。

五、呕吐

吴xx，女，接近12岁。

2015年3月31日初诊。主证是今晨呕吐两次，上腹略痛，面青，舌少苔，体偏瘦，精神不佳。其母亲带她来诊时说，患儿昨晚在夜市摊上吃了"钵钵鸡"，然后又吃了汽水。今上午我们带她去市级某医院看西医，验了血，医生说血象高，要患儿马上住院并输液。（她并拿出化验单给我看）患儿的母亲有些焦虑，拿不定主意。这时患儿的外婆说："走，我们去王老师那儿看中医，吃中药。"

于是，我给小孩看病后说，用不着住院。接着我给她开了以下一张处方：麦冬20克，黄连10克，蒲公英20克，炙批把叶25克，白芍20克，炙甘草10克，钩藤25克（后下），夏枯草20克，干姜8克，泡参20克，藿香12克，厚朴15克。

两日后，患儿的外婆带她来复诊，说病已基本好了，未再呕吐，只是晚间睡眠不大安宁，有些出汗。我看她的面色已不像前日那么青了，舌偏红，于是把前方去藿香、厚朴、干姜，加龙骨、枣仁、淮山、白术、鸡内金，嘱其再服一剂。

按：关于泡参，据《四川中药志》第二册第945页记载：泡参的别名即沙参、南沙参、泡沙参、鸡把腿。为桔梗科沙参属植物的根，四川省各地均产，如北川、峨眉、广元、巫山等。泡参性微寒，味甘、淡，入肺、脾二经。功能：补肺固正，祛痰止咳。（按：本人在治久咳方中，往往加之，且重用至30克。）

《内经》曰："诸呕吐酸，皆属于热"。本例患者体瘦、舌苔少，属阴虚；面青为肝旺或风象明显。总的病机为"伤中伤饱、胃热肝旺"。故治法宜清胃热、平肝风、和中止呕。麦冬为"伤中伤饱"的首选药；黄连、蒲公英、夏枯草为治胃热所致之胃痛胃胀之要药；枇杷叶治胃热呕吐；白芍、钩藤以平肝熄风；泡参、甘草以固正扶中；更取藿香正气丸之藿香、厚朴、干姜三味温中止呕以为反佐。这就是我组方时的用意。

宁晋民间中医李源医案医话选

河北省宁晋县李源草医堂　李　源

"真正中医"治疗疾病一般不会像现代医学那样详细分科。对于现代医学分科诊断的病名以及现代仪器检查的结果仅仅是个参考，对指导使用中药意义不大，不做为依据。"真正中医"更关注的是患者的舌苔、脉象、寒热、汗出、头身感觉、饮食、二便、口感等等情况。因为可以断言：到目前为止人类自己制造的即使是所谓最先进的设备、仪器也没有人类自己的大脑进化的精密、准确，而"真正中医"所关注的这些（即患者的舌苔、脉象、寒热、汗出、头身感觉、饮食、二便、口感等等情况）正是患者的“大脑”对自身不适的最真实、最准确反应。而患者的这种不适反应也最能真实的、客观的反映其疾病的本质，在很多时候患者这种痛苦不适即使是最先进的仪器也是检查不出来的。因此“真正中医”认为也只有查明这些情况，才能运用自己的“大脑”，根据传统经典中医（《黄帝内经》《伤寒论》等传承下来的固有中医理论）的那种思维、那种方法去辨病因、辨病性、辨病位、定病机。然后据此而立法、处方、用药施治。所以说中医真正诊治病的原理就是人类进化的最高成果——即患者的“大脑”和医者的“大脑”的信息互动的结果，是最客观、最真实、最准确的本质反应，是任何所谓的先进仪器无法比拟的，所以说任何现代先进仪器检查结果对于“真正的中医”来说也仅仅是个参考，对临床中指导使用中药治疗疾病的意义不大，不宜做为依据。

都说辨析证候，审机定治是中医诊治疾病的精华，惜现在很多“中医大夫”只知西医诊断、辨证分型，然后结合现代药理对中药的成分分析，运用西医思路作指导对症对号入座使用中药。或者拘泥于“现代中医”的一些“成说”，如：阑尾炎就用“大黄牡丹汤”，胆结石就用“利胆排石汤”，鼻炎就用“苍耳子散”等等。而常常忘记了医圣仲景所告诫的“观其脉证，知犯何逆，随证治之”之训，而使临床治疗乏效。下述病例的诊治过程即是。

例一：某女，32岁，本县某中学教师，2003年5月4日由丈夫（县某医院护士）陪同就诊。诉：近两个月来脐周及右下腹隐痛、时剧。曾在县某医院数次作B超示子宫、附件无异常，月经正常，大便微稀溏，血分析：白4000，红350。县某医院医生诊断为：阑尾炎。药用：头孢类药静点20余日，效不显，其丈夫又找本医院某中医大夫诊治（中医院校本科毕业，实在西医内科工作）处方：大黄牡丹汤加减又十余剂亦不见好转，反增食欲不振、乏力等症。又有医生建议做手术，患者惧。经人介绍找我诊治。刻诊：右下腹冷痛、乏力、倦怠、食欲不振、怕冷畏寒、咽部偶有痰、舌苔白腻滑厚、脉沉弱。据此余辨证为：脾虚湿困。治疗方案如下：嘱：立即停服苦寒类中药及抗生素，另嘱患者不要手术，恐术后刀口很难愈合。遂处下方：党参15克，白术10克，茯苓10克，藿香10克，黄连2克，甘草6克，砂仁6克，陈皮6克，黄芪15克。刚处方完毕，因其丈夫在医院做护士工作，素知医。怀疑所处方药不能治阑尾炎。说：怎么不用清热解毒之方药？我也没有给他做过多解释，而是让其只取二剂药试服，以观效果如何？到时候用疗效使其信服中医药的辨证思维。

5月6日来诊诉：服药二剂其症大减，自己已能骑自行车来诊。刻下所苦：口微干苦，右侧腰部微酸痛，白腻舌苔已薄，根部稍厚，脉沉。前方已对证，患者亦不再怀疑。综效不更方，再进五剂。

5月10日三诊：服完五剂药自觉神清气爽，食欲很好，腹部已不再隐痛。只是偶腹胀，舌苔薄白腻，脉沉。处方如下：党参15克，白术10克，茯苓10克，陈皮6克，半夏10克，藿香10克，砂仁克3克，白扁豆克10克，木香6克，五剂，水煎分早晚二次温服以善后。服后遂愈。随访至今3年余未复发。

例二：某女，56岁，河北省宁晋县城关镇人，曾在本县某工厂职工医院药房工作（现已退休）。

2004年10月18诊。患者自诉：2年前在家照看孙子，因不慎小孙子从高处摔下致伤，本人也因此受惊吓而致失眠、心悸。开始时自购安定片服用有效，约2～3个月后，服用安定片无效，且整夜不能入睡、烦躁，偶尔能小睡片刻，也是梦多、易醒，醒后则心悸不安、浑身不适。白天则昏昏沉沉、胁肋胀满、饮食无味、不能做事。先后经本地及省市多名中西医诊治一年多，效果不理想，甚是苦恼。

经人介绍治于余处，刻下：失眠如上述，脉濡缓而滑，舌苔黄燥。晨醒后口干黏，咳吐清稀痰涎。四肢沉重、乏力、头脑昏沉、心情郁闷、肩背麻木不适、大便黏滞不爽，据上症辨为：湿热化燥、微显伤阴、肝郁。治宜：清湿热、润燥祛痰、疏解肝郁。处方如下：杏仁15克，白豆蔻6克，薏苡仁

20克，清半夏15克，黄芩10克，黄连3克，麦冬15克，芦根20克，白芍20克，茯苓15克，远志10克，生麦芽20克，枳壳15克。二剂，水煎，分早晚2次温服，每日一剂。

10月20日二诊，服药二剂，诸症均减。舌苔已润仍有黄意，脉濡滑，清稀痰涎已变黏稠，大便已爽仍微黏，昨晚已能安睡一会儿，上午仍有心悸、烦躁不适，但时间已短。效不更方，原方七剂，服法如前。并嘱停服其他安定类西药。

10月28日三诊，又服七剂，晚上已能安睡，晨醒后自觉舒爽，咳吐痰涎亦消失。白天烦躁、昏沉等症状亦解除，但口中干黏仍不解。舌苔厚浊腻，脉细濡。证属湿热郁阻、伤阴。治宜：清热化湿、滋阴。前方减茯苓、枳壳、远志。加知母15克，藿香10克。七剂，水煎，分早晚2次温服，每日一剂。服后遂愈，患者因惧怕复发又要求服药七剂以巩固疗效。其后一年多来多次随访未见复发。

例一之患者在县某医院诊断为阑尾炎，西医已用抗生素治疗20余日乏效。此时患者当已现脾虚之证候。找中医治疗时本应详细分析，认真辨证，找准病机，据此立法处方用药，当可取效。惜该中医大夫虽是科班毕业，但在西医科室工作免不了受西医思路所左右，又泥于“现代中医”之“成说”，处方“大黄牡丹汤”服用10余日症不但不减，反而使脾虚之证加重，这种情况下又有医生建议患者手术（终因患者惧而未做）。余在临床观察：很多辨证为脾虚的患者做手术后，刀口愈合慢，甚至很难愈合，临床已遇多例，望戒之。

及至余处据中医之理法辨证为：脾虚湿困。药用四君子汤加味，可其丈夫略知医并不相信此方能治其所谓的“阑尾炎”，于是只给其处方二剂药试服，其不料服药后竟诸症大减，而前疑亦尽失。宗效不更方之训，按此思路又服药10余剂而病愈。且三年多来没有复发。

例二是一失眠患者，失眠一症，西医用安定类镇静药；中医用安神类中药，此其常也。然证之临床，凡服用西药安定类镇静药治疗无效者，应用安神类中药治疗亦多无效，这例患者即是。

该患者曾在药房工作过，粗知医药。因此，就诊处方一直保留着。开始时自行服用安定类镇静药能够缓解，2～3个月后失眠加重，且服用安定等药亦乏效。观其在当地及省市医院就诊处方，所用西药皆是安定、多虑平、谷维素等；中药皆是琥珀、酸枣仁、朱砂之类。有一医中药处方中有20余味药，其中酸枣仁用至100克，琥珀、朱砂各10克，柏子仁30克，且在睡前还要送服西药多虑平2片，安定片2片，可谓集中西医安神、镇静之大全，亦是不能使入睡片刻。即使能小睡片刻，醒后也是痛苦异常。

及至余处，据其脉证辨为：热重于湿且化燥伤阴、又有肝郁之象。于是处方用《温病条辨》三仁汤为基础加减，加黄芩、黄连以清热燥湿，加麦冬、芦根、白芍以清热滋阴，加生麦芽、枳壳以疏解肝郁、除胀满，方中茯苓、远志、半夏能祛除晨醒咳吐之痰涎。诸方药配伍，共同起到燥湿清热、滋阴化痰、疏解肝郁之功效，方证对应，故在服药后失眠等症能很快次第解除。惟三诊时脉细濡，口干黏、苔浊腻不解，这亦证历代医家所论湿热为患缠绵难愈之特点。故三诊时减去茯苓、枳壳、远志，加知母15克、藿香10克，以加强清热化湿滋阴之力。终于使患者在三诊后诸症得除。且在治疗过程中不但未再使用西药安定类镇静药，亦未使用中药安神类药，前二诊方中虽使用了远志一药，但主要是用其祛痰涎之功效。三诊时从方中去除后，并未影响全方主治失眠之功。这更进一步证明中医诊治疾病是辨证论治使然，若见病发药的“泥瓦匠式”医生不去辨证论治，见有咳嗽者，就用止咳类中药堆砌一方；见有失眠者，就用安神类中药堆砌一方等等，患者是永远不可能痊愈的。

把以上两例患者的治疗过程记于此，以体现中医治病之辨证思路与诸同道共勉之。

最后，提醒正在学习中医的同道们：在用中医诊治疾病时，心中一定要先忘记西医的思路、概念。应牢记：“有是证，用是药”“观其脉证，知犯何逆，随证治之”之训。有时候甚至连中医的一些“成说”

也不要拘泥。而是用传统经典中医（《黄帝内经》《伤寒论》等传承下来的固有中医理论）的那种思维，那种方法去辨病因、辨病位、辨病性、定病机。然后据此立法、处方、用药。此虽不能尽愈诸疾，庶几可见病知源，少犯错误。此乃余临证多年的心得。望牢记、领悟。临床常运用之自会得其妙也。

封志强先生脐腹论及其医案选

河北石家庄　封志强

腹为阴背为阳，脏腑居其间，腹背实为一体。在疾病的诊疗过程中，要时时留意腹背。根据望闻问切的信息，循经切按，有助于确诊疾病。俗曰：肚里没病死不了人。说明：人们在实践中认识到，腹部之重要。切诊项目虽多，腹诊无可取代。腹诊之中，切按中脘及脐周之水分、阴交、左右肓俞四穴（简称“脐四”）更为重要。

肓俞属冲脉，“肓俞者，胞之膜也，肓由是而过，上通胸膈之部，联系带脉，主育之原，包裹脐中，故名肓俞。”（会元针灸学）中脘、水分、神阙、阴交属任脉，任脉为阴经之海。中脘，《甲乙经》谓：“胃募也，……任脉之会。”腑会中脘；水分，《针灸聚英》谓：“穴当小肠下口，至而泌别清浊，水液入膀胱，渣滓入大肠，因曰水分。”神阙是神气通行之门户；阴交，系冲脉、任脉之所会。故，冲脉和任脉与十二经任何一经都可以相互影响，致使许多疾病与冲任积聚有关联。

“冲脉任脉，皆起于胞中，上循背里，为经络之海，其浮而外者，循腹上行，会于咽喉，别而络唇口。”（《灵枢·五音五味》）“膏生于脾，肓生于肾。”（《经穴治病明理》）肓俞是肾脉与冲脉的交会穴，二脉由肓俞入肓门，“上循背里”达膏肓；冲脉“其浮而外者”“起于气街，并于少阴之经，夹脐上行，至胸中而散。”（《素问·骨空论》）《医宗金鉴》说：“此所谓起于腹之气街者，是起胃中谷气也，是并于肾间动气也，其真气与谷气相并，夹脐上行，至胸中而散，是谓大气至胸中，分布五脏六腑诸经，而充身者也。”肾间动气与谷气相并，过肓俞，至胸中，与肺气心血相融合，则为大气、宗气。冲脉有一股分支“出于气街，循阴股内廉，斜入腘中，循胫骨内廉，并少阴之经，……”（《 灵枢·动输》）

《内经》曰：“任脉之为病，男子内结七疝，女子带下瘕聚。”冲任同出胞宫，交会于阴交，往往冲任同病，癥瘕显于“脐四”。被切按时有疼胀的感觉，医者多有弓弦反弹的感觉，故，称之谓“痃”，其跳动多与脉搏同步。触按松手后，有的患者会觉得有一股热气传向下肢。积聚现于肋下等处，称之为“癖”。痃癖有时会扩展到中柱、四满、中脘、巨阙、梁门等处。所有这些，不腹诊，不易确诊。

痃癖形成，冲脉脉气则在肓俞受阻不畅，谷气与肾间动气不能顺利进入肓门，上达胸中，受阻严重时则返回气街（属胃经）。胃气要下降，冲脉要上行，二者相争。若循阴股内廉下行，则腿疼；若冲气在气街沿足阳明经上行，胃气孤阳随之冲至头面，面部阵阵红热，或有微汗，“升极而降”，待胃气下降，红热消退。此现象出现于女子，多是月经不调，甚至不孕。

痃癖，多因饮食不节，过吃生冷，寒凝气滞而成，也有因用药不当，寒凝冲任者，“痃癖”用棱莪桂枝汤可以收到良好效果。

方：桂枝 30 克，酒白芍 30 克，甘草 20 克，生姜 30 克，大枣 15 个，三棱 10 克，莪术 10 克。水煎服或制成丸剂。视虚实寒热升降表里，随机加减。

张锡纯说：“桂枝，味辛微甘，性温，力善宣通，能升大气（即胸中宗气），降逆气（如冲气肝气上冲之类），散邪气（如外感风寒之类）。”（《医学衷中参西录》）这就是说，桂枝升降补散皆俱。脐四穴有瘀阻时，三棱、莪术等药物的配合，有助于桂枝“升大气”至胸中。

白芍味苦酸，微寒。能“益脾，于土中泻木”（李时珍），白芍养血益阴和营止疼，有促进三棱、莪术化瘀消积之功。用酒制者，引其入血分，也减缓其寒性。

“三棱、莪术、鳖甲消癥瘕”(《本草备要》)三棱、莪术皆微温微辛，莪术微苦，三棱化血之力优于莪术，莪术理气之力优于三棱，二者常相须为用。张锡纯说：“三棱、莪术为化瘀血之要药，以治男子痃癖、女子癥瘕、月事不通，性非猛烈而建功甚速。”

如是，桂枝、生姜与甘草、大枣辛甘化阳，白芍、甘草、大枣酸甘化阴，阴阳和合，助三棱、莪术开痃消癖，使谷气与肾间动气冲过肓俞，至胸中，注入胸中之大气，灌注五脏。

冲任交会于任脉之阴交，“冲脉者，十二经之海也。”痃癖阻碍冲任气机，与诸脏腑疾患多有牵连，故，棱莪桂枝汤治疗范围广泛。切按脐四穴（左右肓俞、水分、阴交）硬疼，均可用该方加减治疗。例如治疗腹疼、痃癖、臌胀、肺积、咳喘、咽疼、经闭、崩漏、臂疼。

《医宗金鉴》“桂枝汤”方解中，列举了桂枝汤加减治疗多种疾病后说：“因知仲景之方，可通知百病也。”

案例一：眼周口角痉挛

薛xx，男，44岁，石市市民。2015年4月1日初诊。

述：年轻时喝酒，动辄于一斤白酒，1997年开始，酒后右眼抽动，后来右嘴角也抽动。近些年来，不喝酒，有时也抽动、跳。熬夜、劳累加重。多处治疗无效。睡眠好，一觉7个小时，饮食二便正常，有时肚里不舒服。年轻时喜好冷饮凉食。脖子不得劲。

望：体中等胖瘦。面色暗。右眼内角抽动，右嘴角同时抽动，几分钟后停止。右眼上下眼皮都下垂，右眼明显比左眼小。舌灰暗，沙白苔略带黄。

脉：关浮大，寸尺沉细。74动。

触：脐四、中脘、石门疼。

析：关脉浮大，脐四疼，冲任有淤积。嗜睡是有湿气，眼皮、口角抖动是风痰，范围不大，但已延续十几年，难愈。冲任淤积，有阳痿早泄之嫌，问之，果然。脖子不得劲儿是脾之清阳不升。

断：冲任痰血淤积，风痰上扰。痉挛。

法：消积，祛风。不消积，风难去。

方：桂枝30克，酒白芍40克，甘草20克，三棱15克，莪术15克，生姜5克，大枣10个，禹白附12克，防风10克，全蝎3克，蜈蚣2条，葛根12克。

解：棱莪桂枝汤温通消积，禹、防去风痰，蝎、蜈止痉挛，葛根升清阳。

4月5日电话。吃三剂，胃觉得舒服，痉挛似乎减轻。

2015年5月16日二诊。

述：4月外出没有继续吃药，5月连服十五剂，（注：禹白附，药房没有，误用成“附子”）不再痉挛，只是，喝两次大酒（一斤以上）以后痉挛发生一会儿。

望：右眼皮如故，右眼明显小。

析：没有禹白附，用附子代替，谬！痉挛减轻是全蝎、蜈蚣的暂时作用。痰不去，病根难除。

法：继续上方。找禹白附，若没有用天南星。

2015年5月23日电话。拿十五剂，用天南星。吃三剂。效果好。

第一剂吐的是黄痰，第二、三剂吐白黏痰，夜间醒来喉疼，吐大量黏痰后疼止，晨起又吐大量白粘痰。吐痰后，轻松。

析：本是风痰作祟，今吐痰大量，病本将除。

嘱：继续服药，到不吐痰再议。

2015年6月8日三诊。

述：到6月5日，连续吃完十五剂，效果很好。右嘴角早就不抽动了，刻下，右眼偶尔抽动一下，吐口痰即止。

望：右眼皮提起，两眼一般大，诊断期间没有任何痉挛、抽动。面色棕色，润泽。

舌：嫩，淡紫，白苔。

脉：左稍弦，右柔。脉搏 70。

问：很注意戒酒了，昨天朋友相约，只喝了 4 两白酒，没有显病。

触：水分、左肓俞硬疼，右肓俞、阴交微疼，中脘深层胀痛，余无疼处。总之，硬疼减去八九。

析：痰去，眼皮提起，两眼等大。痉挛很轻微了，基本痊愈。脐四穴仍硬疼，病根未除，需要戒酒，自身慢慢调理消除。

按：若不用棱莪桂枝汤通冲任之瘀滞，它药难以凑效。

案例二：进食腹痛偏头疼

高 xx，23 岁，鹿泉封庄。2010 年 8 月 2 日初诊。

述：进食则腹痛。40 天前，村医诊断为胃炎，输青霉素等消炎药，无效；20 天前张庄诊所诊断为：脑供血不足，治疗无效。

昨天村医给输入清开灵，晚上，足三里、阴陵泉处疼痛。刻下，进食腹痛、偏头痛。

问：大便一、两天一次，成形，小便正常。睡不着。曾大量吃冰糕。

望：瘦。舌胖大，淡红，微有齿印，白薄苔根部厚。

脉：右，寸微、关浮、尺沉长 2 指；左，寸关平、尺沉细长。脉搏 77。

触：水分、阴交、肓俞硬疼，中脘次之。

析：腹有硬块，进食则疼，实。食冷物而发，寒。单纯消炎，自然无效，又输入清开灵之寒凉之品，阴陵泉、足三里疼，说明脾胃严重受损伤。依仗年轻，暂无大碍，若继续消炎解热治疗，后果不堪设想。

断：脾寒胃实。

法：温脾消积。

方：桂枝 18 克，炒白芍 30 克，炙甘草 15 克，陈皮 12 克，半夏 12 克，茯苓 15 克，干姜 10 克，三棱 7 克，莪术 7 克，党参 15 克，生姜 10 克，大枣 5 枚。

解：棱莪桂枝汤消痃为君，二陈汤消痰，干姜温脾，党参补气。

8 月 4 日来电话。

已服二剂，脐周胀痛不适。今日才泻，已 2 次，稀。饭量增加，精神不减。

析：没有泻药而泻，身体“自调”。说明寒积在被清除。

法：加饴糖，小健中汤守中，结合攻积，然，药房买不到饴糖，加白术代之。

嘱：加炒白术 15 克，再服三剂。

又服二剂，仍泻，再服第三剂，泻止。愈。

2014 年 3 月 5 日考：三棱莪术用量有点小。

按：没有泻药而泻下，再服，泻止而愈。如果说泻下之力来自三棱、莪术，那为何第五剂又不泻了呢？药物为病体自行调整创造了条件，当泻则泻，达到机体自然阴阳平衡，泻止。

案例三：浅表性胃炎

程 xx，男，59 岁，省安全厅干部。2012 年 4 月 8 日初诊。

述：胃胀，曾检查是浅表性胃炎。保和丸、开胃健脾药无效，江中健胃消食片、吗丁啉有效，治标不治本。不能吃零食，食则胀。肚脐喜温热。睡觉少。二便正常。

望：面灰黄，眼下深灰。舌胖，白苔，根部苔厚。

脉：左，寸短，关尺弦细；右，寸短，关浮尺沉。脉搏 80。

触：水分疼厉害，右肓俞次之，左肓俞，中脘再次疼。

析：水分疼，肓俞疼，是伤水受寒，积聚日久。触之疼甚，实。面暗黄，脉弦细，是血少有瘀，中气衰弱。肚得温则舒是阳虚。

断：痃癖

法：《临证备要》用木香顺气，然，此例瘀久疼甚，中气虚弱，已成虚劳之势，所以用棱莪桂枝汤合小建中汤加减。

方：桂枝20克，炒白芍40克，炙甘草30克，党参20克，茯苓（捣）20克，三棱（捣）10克，莪术（捣）10克，红糖40克，大枣5～10个，生姜20克，水煎分三次一日服。

4月10日二诊。吃了二剂，有效。他拿出刚才从医院拿来的化验单给我看：浅表性胃炎，十二指肠溃疡。嘱：前方再服五剂。

4月15日三诊。

述：上方又五剂，自觉病减七、八成。

望：面黄，精神显增。舌质淡，白苔。

脉：寸关稍细，柔和，尺沉细长2指。

触：仅右肓俞、中脘疼，而且大减。

析：明显好转，依据：①脉柔和，至数由80减至72动，是精神见长之依据。②脉由弦转柔，胃气恢复。单从脉象说，已经痊愈。疼劲及疼的面积缩减是瘀滞减轻。

断：上法对路。

方二：桂枝20克，炒白芍40克，炙甘草30克，党参20克，茯苓（捣）20克，三棱（捣）8克，莪术（捣）8克，红糖40克，大枣5～10个，生姜20克，鸡内金（研末吞服）5克，水煎分3次服。

效：又服十剂，愈。

宁晋民间中医樊迎朝医案

一、嗜睡二则

案例一：患者曹xx，男，37岁，2015年12月13日来诊。嗜睡，开车时经常打盹儿，不能自制，大便溏，双侧足跟后不明原因凸起、疼痛有年。舌淡胖苔白略黄，脉微弦。证由肝脾不升，神失所养而致；治当以调和肝脾为主。

处方：柴胡3克，黄芩6克，黄芪15克，白术10克，云苓10克，泽泻10克，川芎3克，党参15克，忍冬藤30克，五剂，水煎服。二诊，药后头脑顿觉清晰，嗜睡症状好转，足跟疼痛亦略有减轻。续服五剂。三诊，开车时已基本不再打盹儿，唯足跟略有疼痛，上方加透骨草30克，续服10余剂，痊愈。

按：此例患者根据脉症可知，当属肝脾不和。故以柴胡、黄芩以调肝之升降；黄芪、白术、茯苓、泽泻、党参以健脾；川芎、忍冬藤以活血通络；肝脾调和，神气得养而疾愈。

案例二：患者王xx，男，32岁，2015年6月28日来诊。体胖，嗜睡，胸闷，自觉疲乏，常于工作之时睡于案头儿不能自制。舌淡苔白，脉细滑。证由气血虚弱，心脉不畅所致。治以益气强心通脉为主。

处方：当归15克，防风10克，桂枝6克，丹参20克，黄芪20克，茯苓10克，熟地15克，泽泻10克，甘草2克，水煎服，五剂。二诊，药后症状好转，续服20余剂痊愈。

按：此例患者证由心阳不振、血府不畅，神之出入不利而至。故以当归、防风、桂枝、丹参以强心通脉；出入之不利又责之于脾之承化肾水之亏虚，故以黄芪、茯苓、熟地、泽泻补肾健脾祛湿；甘草调和诸药。

二、虚寒腹痛

患者马xx，女，50岁。

2016年1月10日来诊。主诉：上腹部隐痛3个多月。某医院诊断为慢性胰腺炎，住院治疗效果不佳。现上腹部隐痛，畏寒怕冷，遇冷则痛甚，饮食、二便、睡眠尚可，舌淡苔薄，脉左细弦右细弱关脉尤甚。

处方：黄芪15克，桂枝10克，白芍15克，当归15克，丹参12克，甘草5克，白术10克，云苓10克，党参10克，柴胡2克，水煎服 五剂。

二诊，药后疼痛好转，左手脉已不见弦象，右手关脉亦有起色。上方去柴胡再服五剂痊愈。

按：患者此证按中医诊断为虚寒腹痛，由里虚感寒所至。上腹部属脾胃，故病位主在脾土；然综合脉症，按五行辨证分析，此证为心火力衰不能抗寒御邪，而致脾土失健不能承化。故治宜强心益气建中散寒通络，故方中用桂枝、当归、丹参以强心散寒止疼；白芍、柴胡疏肝以生心火；黄芪、白术、党参、甘草、茯苓益气调中健脾。

三、咽炎、晨泄案

患者段xx，男，32岁。

2016年1月7日来诊。患咽炎3余年，时轻时重，诸药难愈。近日加重咽部不适，喑哑，咳嗽痰多，每日晨起需咳痰半小时左右，另晨起腹泻，大便每日3-4次。舌红根部苔厚前有裂纹，脉濡滑。

处方：黄芪15克，防风10克，炙百部15克，桔梗5克，浙贝母6克，白术10克，茯苓10克，泽泻10克，前胡10克，甘草5克，麦冬10克，桑叶15克，水煎服 五剂，忌辛辣、油腻。

二诊，药后咳嗽、咳痰、咽部不适、喑哑好转，唯晨泄与晨起咳痰不减，略作调整另处一方：黄芪15克，防风10克，白术10克，甘草6克，前胡10克，桂枝6克，麦冬10克，桑叶15克，桔梗5克，黄连2克，熟地15克，五剂，水煎服。

三诊，药后晨起已基本不需咳痰，晨起亦不再着急如厕。舌苔亦略转薄，脉略滑。上方再进五剂，药后诸症减轻。随证加减，续服10余剂，痊愈。

按：咽为五脏之要塞，咽炎此症，虽病位在咽，却根于五脏。此例患者咳嗽痰多、喑哑、晨起咳痰，结合舌苔脉象分析，其证应责之于肺、脾、肾三脏；以此为本，立法调治，多年顽疾，中药而愈。

四、焦虑症

患者寇xx，男，60岁，宁晋县某村人。

2015年12月30日来诊：自诉焦虑症多年。现发则头昏烦乱，心神不宁，腿冷，两手无力，每日不时发作，不敢见人，遇事则加重，痛苦不堪，睡眠差，纳食欠佳，亦常觉胃脘不适。舌红局部少苔，脉细滑不稳。

处方：当归15克，丹参15克，柴胡3克，栀子2克，天花粉10克，麦冬10克，黄芪15克，太子参15克，甘草3克，五剂，水煎服。

二诊：诸症减轻，药后基本未再发作，余症亦有所缓解。上方继续加减调服20余剂，诸症消失。

按：结合脉症分析，患者此证当责之于心、肝、肺三脏。方中当归、丹参以畅其心；柴胡、栀子以调肝之升降；天花粉、麦冬以养其肺；五脏之气皆出于中土，此患者遇事则加重可见其脾土承载力弱，故又以黄芪、太子参、甘草以助其承载运化。

福建民间中医陈锦明医案选

一、住院三日三夜，高热不退

连xx，女，76岁，族亲，政和县人大主席陈xx遗霜。

2008年11月18日下午初诊。

外感一月，住院高热三日三夜不退。

患者年老多病。其女曾参军于南京军区福州总院，后转业在福州。月前知情，接入家中疗养，不料乘车途中着寒，自觉双腿冰冷，如坐地窖，病情加重，在总院门诊及附近中西医诊所治疗数日乏效。于11月15日入总院，经“抗感染”、吸氧等治疗三天三夜，体温持续在38.5～39.7℃间徘徊不退，医院拟冰枕等物理降温，患者不接受，举家惊惶。于11月18日午后延余诊视，见右手点滴（用药不详），鼻孔吸氧。

刻诊：发热，面如关公，头如蒸笼，头面冒汗，至颈而还，口竟不渴，腹胀不食，腿膝自觉冰冷，摸之不厥，便少不爽，尿可，言语时下巴、颈项颤抖，体倦，起坐有恶风寒，舌光绛少苔、舌尖碎裂约如杨梅之状，唇内牙龈数处溃点，脉洪长过寸尺且浮滑数，按取无力。

综合证情，发热数日，高热不退，面如关公，头如蒸笼，汗出津津，至颈而还，上焦热盛也。然口不渴，未入阳明气分也。起坐有恶风寒，外邪仍在太阳卫表，经云“有一分恶寒便有一分表证”是也。体温持续在 38.5～39.7℃之间徘徊不退，汗出津津，至颈而还，当责少阳，少阳为枢，枢机不利，外不入里，里不出表也。口不渴，腹胀不食，腿膝自觉冰冷，中下二焦阴盛也。阴盛者，阳虚，阳虚者，阴盛，阴阳未平也。中下阳虚者，脾肾阳虚也；阴盛于下，龙雷之火浮越于上，故上焦热盛也。脉洪长过寸尺且滑数不弱者，号之曰溢，溢者上溢于鱼际也。浊阴不降，浮之太过曰阴乘也。综观之，久病阴阳偏颇之体，复加伤寒新感，阳虚阴盛于里，风寒外邪束表，少阳枢机不转。中下脾肾虚阳，龙雷之火浮越，上焦标热，中下本寒。寒热虚实夹杂，表里上下乖异，颇为棘手。发表过汗，有亡阳之虞；单纯辛热温阳，虑火上烧油，以热济热，况舌光绛少苔、尖碎裂约如杨梅之状者也。“医者，意也”，当予柴胡、桂枝合潜阳，三汤合方化裁为妥：黑附子（先煎）5 克，北干姜 5 克，北柴胡 15 克，嫩桂枝 7 克，生白芍 10 克，潞党参 10 克，生黄芪 10 克，缩砂仁 3 克，姜半夏 7 克，炒黄柏 5 克，生磁石（先煎）30 克，生龙牡（先煎）各 15 克，炙甘草 7 克，生姜三片，大枣四枚，嘱药一帖，水煎（30 分钟以上）二次，分服。

恶寒发热汗出者，邪在太阳，桂枝汤主之也。体温持续在 38.5～39.7℃之间徘徊不退，汗出津津，至颈而还者，当责少阳枢机，借柴胡以开枢机也。去黄芩者，里无热邪也。潜阳汤镇潜浮阳，引上越之龙雷之火潜归大海，所谓引火归原也。

下午三时书方，五时许服下头煎，半小时后即觉脘腹温，渐有热气透达下焦，渐及全身肌表，七时许全身微汗已达腿膝，顿觉轻松。旋后更衣，八时许服食些许热粥。约十时，服二煎，未再汗，夜寐安。次日未再发热，更方调理，三日后即出院。

二、住院达月，久热不退

林 xx，女，83 岁，福清人。

2010 年 9 月 11 日晚班初诊：因发热，二次住院，近一月不退。

医馆经理找我云：“百盛药业陈经理老母病重，住省立医院，高烧将近一月不退，要求我找医生帮忙诊治，我推荐你，你对退热有办法。你看怎么样？”余曰：“可以。”下班后专车送达，陈经理在医院门口迎接，对我云：“老母 8 月 14 日中午突然呕吐、高烧、昏沉、血压 170/50mmHg，当地不行，转省立医院住院 8 天，烧退回家。不料 3 天又复高烧，住福清医院 8 天，高烧不退，今转省立医院，又 3 天，仍然不退，不能饮食。已经花费两万。医生说可能是胃癌或脑癌，或其他地方癌转移，要不肺部感染消炎这么多天怎会不退？要求做胃镜。我怕老母八十多了，做胃镜吃不消，特求林总，他推荐您帮忙。”于是我和推拿科黄医生三人乘电梯上八楼急诊室探视。得知近五天午后即寒战、高烧，至晚上十一时左右，冒汗而热退。刻下仍发热、恶心、脘胀、纳呆，不欲饮水，大便量少，常 2-3 天一行，舌红少苔，脉弦略数。旋下楼书方：北柴胡 10 克，姜半夏 10 克，子黄芩 7 克，纹党参 10 克，藿香叶 10 克，姜厚朴 10 克，白茯苓 10 克，白蔻仁 7 克，建神曲 10 克，炙甘草 5 克，生姜三片，大枣四个，水煎服。

二诊（12 日）：次日求复诊，晚班后又前去，得云：“昨日太迟未取药，今天上午服药。下午推迟至 2 点寒战、高烧，6 时即全身冒汗而热退，入晚进卫生间大便，眩晕昏仆，呕吐清水。”刻下：神尚清、额头痛、身痛、纳呆、肠鸣、乏力、舌红少苔，脉弦。书方如下：北柴胡 10 克，姜半夏 10 克，子黄芩 10 克，煨草果 10 克，制常山 10 克，炒苍术 10 克，姜厚朴 10 克，纹党参 10 克，抚川芎 7 克，香白芷 7 克，广陈皮 5 克，炙甘草 5 克，生姜三片，大枣四个，水煎服。

三诊（13 日）：今日未发热，神好转，肠鸣，大便三次，有纳食少许，舌转红，脉弦数。书方如下：北柴胡 10 克，生黄芩 10 克，姜半夏 10 克，煨草果 10 克，制常山 10 克，槟榔片 10 克，炒苍术 10 克，姜厚朴 10 克，纹党参 10 克，抚川芎 7 克，香白芷 7 克，广陈皮 5 克，炙甘草 5 克，生姜三片，大枣四个，水煎服。

四诊（15 日）：下午欲发热而未发热，然心烦不寐，脘腹嘈杂，头昏眩，欲食纳可，口不渴，大便二次，舌正红苔薄白，脉弦。书方如下：北柴胡 10 克，姜半夏 10 克，生黄芩 10 克，煨草果 10 克，制常山 10 克，炒苍术 10 克，姜厚朴 10 克，白蔻仁 7 克，纹党参 15 克，白茯苓 10 克，藿香叶 10 克，生二芽各 10 克，生山楂 10 克，神曲 10 克，炙甘草 5 克，生姜三片，大枣四个，水煎服。

五诊（16 日）：下午吃苹果，曾腹痛，大便三次，头昏，舌正红苔薄白，脉浮弦。书方如下：纹党参 15 克，漂白术 15 克，白茯苓 10 克，炒苡仁 10 克，生山药 10 克，建莲子 10 克，生二芽各 10 克，神曲 10 克，苦桔梗 7 克，藿香叶 10 克，白蔻仁 7 克，广陈皮 5 克，炙甘草 5 克，生姜三片，大枣四个，水煎服。

六诊（17 日）：窗户被同房开启，着凉，头昏胀痛，恶心欲呕，纳少，大便三次量少。书方如下：北柴胡 10 克，姜半夏 10 克，生黄芩 7 克，煨草果 10 克，制常山 10 克，炒苍术 10 克，姜厚朴 10 克，白蔻仁 7 克，纹党参 10 克，白茯苓 10 克，藿香叶 10 克，紫苏叶 10 克，神曲 10 克，炙甘草 5 克，广陈皮 5 克，生姜三片，大枣四个，水煎服。

七诊（18 日）：今欲食但厌食，心悸，时气促，昨傍晚至今未大便，头略眩，精神尚可，寐差，舌正红苔薄白，脉弦略数。书方如下：纹党参 15 克，炒白术 15 克，白茯苓 15 克，北柴胡 10 克，姜半夏 10 克，酒黄芩 10 克，生白芍 15 克，缩砂仁 7 克，生山药 15 克，炒枣仁 10 克，柏子仁 10 克，生石决 10 克，神曲 10 克，炙甘草 7 克，水煎服。

八诊（19 日）：昨晚舒适，今饮食不慎，脘闷胀，大便未行。书方如下：炒苍术 10 克，姜厚朴 10 克，北柴胡 10 克，清半夏 10 克，川羌活 7 克，生二芽各 10 克，神曲 10 克，鸡内金 10 克，生山楂 10 克，广陈皮 5 克，开连翘 10 克，白茯苓 10 克，水煎服。

九诊（21 日）：今未滴注，余无他证，脉已平稳。书方如下：纹党参 15 克，漂白术 15 克，白茯苓 15 克，姜半夏 10 克，缩砂仁 7 克，香附米 10 克，生山药 10 克，白蔻仁 7 克，生二芽各 10 克，神曲 10 克，生黄芪 15 克，炙甘草 7 克，生姜三片，大枣四个，三剂，水煎服。

十诊（25 日）：已出院，至家出诊。自发病背冷肢凉，今已转暖。辰下脘不胀，便调，耳叶痛，略堵，仍心悸，寐差，神疲，扶持能行走。舌淡嫩少苔，脉弦略滑数。书方如下：生黄芪 30 克，纹党参 30 克，炒白术 15 克，木茯神 15 克，炙远志 7 克，广木香 7 克，炒枣仁 15 克，龙眼肉 15 克，柏子仁 10 克，全当归 10 克，生龙牡各 10 克，炙甘草 7 克，三剂，水煎服。

此后一切平顺，特制锦旗信函谢意。

三、发热，万里电话求诊案

田 xx，女，13 岁，住河北保定市。

电话接诊：日息夜热，经治半月，反复不退，电话求诊。

2012 年 6 月 26 日 11 时许，电视台来短信云：“有位河北的观众网上看到节目，孩子发烧，想问您的电话，能给吗？”余回云：“可以。”

不久对方来电话，告知病情：“小女 13 岁，发热，经多家治疗，反复半月不退，早上七八点开始烧，十点左右退烧，下午两点复烧。”

得知：少女田姓，13 岁，体重 54kg，昨天没吊瓶，昨晚又烧到 39.4℃；早上七八点开始，十点左右退烧，下午两点多复烧，烧到 39.6℃时头痛，发烧时面红出汗。口不渴，大便尚可，喉咙不痛有点红，饭量不减。

拟方去信：北柴胡 15 克，清半夏 10 克，生黄芩 10 克，川羌活 7 克，蒲公英 30 克，西党参 10 克，桂枝尖 10 克，生白芍 15 克，生石膏 15 克，广陈皮 5 克，炙甘草 7 克，生姜三片，大枣四个，共二剂。先用冷水泡半小时，每剂煎两次，大火烧开后中火煮 25 分钟，第二煎直接用开水加入中火煮 25 分钟。下午、上半夜、下半夜、明天上午各一次，服完后告知情况再处方。

6月27日7时来信:"烧怎么还不退?烧39.6℃,还伴有头痛、今天早晨大便干燥。"

复信:"再抓一剂,药后盖被闷汗,不出汗,再吃热粥助汗。"

6月28日7时来信:"今天早晨还是烧39.6℃。因为今天期末考试,我给她吃了两包(尼美舒颗粒),上学去了。"

余自语:"现在小孩真苦。"去信:"北柴胡15克,姜半夏10克,黄芩10克,党参10克,桂枝10克,白芍15克,川芎5克,白芷5克,葛根10克,秦艽10克,广陈皮5克,炙甘草7克,生姜三片,大枣四个,二剂。嘱晚饭早些,饭后半小时服药,嗣后每四小时后一次,明早饭早些,再一次。"

6月29日8时来信:"陈医生您好,告诉您个好消息,我的孩子今天早晨没烧,体温36.8℃,药还有一次的,中午让她喝吗?"

去信:"还是吃掉,肉汤等补品三五天内不吃,不能洗澡,防止重感。再买一剂。"

6月30日回信:表示非常感谢。

四、阑尾术后穴处复痛兼外感风热

吴xx,男,32岁,住乌山小区。

2011年5月1晚班初诊:阑尾术后四年,近半月右少腹不适,恶心,鼻塞,无涕,目痒,多眵,舌正红苔白,脉浮略滑,阑尾穴处有压痛、反跳痛。

处方:冬桑叶10克,黄菊花10克,开连翘10克,苦桔梗10克,苦杏仁10克,败酱草15克,生苡仁30克,牡丹皮15克,铁苋菜30克,荆芥穗10克,清半夏10克,建神曲10克,醋玄胡10克,绿枳实10克,酒大黄10克,炙甘草7克,五剂,水煎服。

八日后,其妻来诊咽痛,云其丈夫上证药后已瘥。

五、汤水不进案

林xx,男,2岁多,闽清县城关。

11月8日下午初诊:咳嗽发热,住院一周证消,然吐泻,汤水难进三天。10月30日咳嗽发热,急诊住闽清县医院,诊为"右支气管肺炎",经治一周,基本症状消失,于11月6日出院,转门诊续治。但呕吐、泄泻持续不解,饭食汤水不进。经其亲戚介绍,特包车进省城延余诊治。

11月8日下午二点半上班时,患儿家属多人已在候诊。辰下已无发热与咳喘,然纳呆,口渴,茶水进肚,旋即呕吐,大便清稀如水,偶有服小量浓米汤而不吐,大便亦随之而稍稠者。舌红苔白,脉缓。

拟旋覆代赭汤化裁:纹党参7克,炒白术7克,姜半夏7克,生赭石7克,旋覆花7克,白茯苓7克,生山药5克,仙鹤草7克,乌梅肉3克,炙甘草5克,生姜一片,大枣二个,三剂,水煎服。

11月10日上午,其亲戚带小孙来诊,言药后次日即未吐,并当余之面电话询问确认,已能索食,只因不敢给予多食,特表谢意,并云近日还得再延调理,顺带几人求诊。后于15日果带数人来诊。其母极为高兴,并云其小孩素本脾胃强,同桌还会抢食。今已恢复如初。

六、耳鸣

陈xx,男,58岁,省农业厅。

2010年3月12日上午初诊:耳鸣半月。半月前右耳鸣响,云花费三五千元经省级医院诊为"神经性",治疗乏效。辰下响声如小鞭炮连爆声,头晕,夜卧略旋,多梦,右腰疼痛,不渴,纳可,便调,舌淡苔薄白,寸关脉弱,双尺略浮滑。

初拟:熟地黄30克,白茯苓30克,山茱萸15克,建泽泻10克,生山药10克,牡丹皮7克,川牛膝30克,灵磁石30克,石菖蒲10克,明天麻10克,漂白术10克,清半夏7克,炙甘草5克,三剂,水煎服。

方中六味补肾壮水以制阳光,孰人不晓?半夏白术天麻化痰止晕,何须多言!妙在菖蒲为使,引药先入病所;后得牛膝、磁石,量大重镇引邪下潜,正所谓"人身小宇宙",妙在左右上下升降圆通也。

本月30日,外感来诊,云复方两次,共九剂,耳鸣已除,头仍微晕。

七、大腹胀

宋xx,女,38岁,住闽都大厦。

2011年4月26日上午初诊：大腹胀，午后傍晚为甚，得矢气可舒，大便溏薄，近有成形，舌红苔白兼黄，脉弦。

拟方：炒苍术10克，姜厚朴10克，绿枳实15克，清半夏10克，白茯苓10克，广木香 7克，缩砂仁 7克，建神曲10克，生二芽各10克，三剂，水煎服。

4月26日下午复诊，腹胀略松，素有面疹，口臭，臂痠。

拟方：北柴胡10克，炒苍术10克，全当归10克，炒白芍10克，绿枳实10克，清半夏10克，白茯苓10克，缩砂仁 7克，白蔻仁 7克，益智仁10克，广木香 7克，香附米10克，广陈皮 5克，三剂，水煎服。

八、外感内伤案

俞xx，男，90岁，住乌山小区。

2011年3月20日晚班初诊：反复外感1年多，近期脘痛。

反复外感1年多，身楚，鼻塞，有涕不多，咽痒时咳，自觉内热烦闷，衣少则怕冷，常多衣厚被，多方治疗乏效。近期脘痛，饥饱皆然，半夜得食，头眩，寐差，便调，舌红苔白，脉滑数。由其女婿带来就诊，云子女在外，一人孤独，耳目尚聪明。

拟：纹党参10克，酒大黄5克，川黄连7克，生黄芩10克，姜厚朴10克，北干姜7克，北柴胡10克，生白芍10克，大血藤15克，左秦艽10克，荆芥穗10克，辛荑花10克，苍耳子10克，商枳壳7克，香白芷7克，苦桔梗7克，炙甘草5克，三剂，水煎服。

二诊（3月24日上午），其女婿代诉，云脘腹舒，烦热除，昨天气冷，证有反复，但很快消退。辰下神疲，时咳。

拟方：纹党参10克，酒大黄5克，川黄连7克，生黄芩7克，姜厚朴7克，北干姜7克，北柴胡10克，生白芍10克，大血藤15克，左秦艽7克，荆芥穗10克，辛荑花10克，苍耳子10克，商枳壳 7克，香白芷7克，苦桔梗7克，香前胡7克，炙甘草5克，三剂，水煎服。

三诊（3月27日晚），其女婿代诉，药后证消。今起头痛背痛，无恶寒。

拟方：川羌活10克，鸡血藤30克，夜交藤30克，纹党参10克，漂白术10克，炒枣仁15克，左秦艽10克，白茯苓15克，广木香7克，广陈皮 5克，炙甘草7克，三剂，水煎服。

四诊（3月30日上午），其女婿代诉，仍时有咽痒咳嗽，头重痛，身痛，内烦热。舌红苔白，脉浮滑实。

拟方：纹党参 10克，酒大黄 5克，川黄连 7克，生黄芩7克，姜厚朴7克，北干姜5克，北柴胡10克，左秦艽10克，大血藤15克，粉葛根30克，忍冬藤30克，香白芷7克，全当归10克，鸡血藤15克，炙甘草7克，三剂，水煎服。

此后三月半载，稍后不适，即来延诊。

九、咽痛咳嗽

詹xx，男，50岁。

2012年4月3日晚初诊：咽痛咳嗽1周。

上周开始，咽痛咳嗽，经治未彻。辰下，咽仍略痛，发痒咳嗽，声音嘶哑，大便不畅，鼻塞，头胀，口干，舌红苔白，脉小弦。

拟方：一枝黄花15克，贯众片15克，黑玄参10克，苦桔梗10克，苦杏仁10克，淡竹叶10克，辛荑花10克，苍耳子10克，香白芷 7克，荆芥穗7克，生紫菀10克，蒸百部10克，香前胡10克，全瓜蒌10克，鲜芦根15克，炙甘草 7克，三剂，水煎服。

复诊（4月5日晚）：未咳，咽已不痛，余证未彻，脉略滑。

拟：一枝黄花15克，贯众片15克，黑玄参10克，苦桔梗10克，荆芥穗10克，生紫菀15克，蒸百部15克，白前根10克，香前胡15克，金蝉蜕 7克，淡竹叶 7克，鲜芦根15克，广陈皮 5克，炙甘草 7克，三剂，水煎服。

十、咳嗽微喘

谢xx，男，5岁。

2013年3月23日上午初诊：咳嗽微喘一月余。早年有咳喘，近年西药难彻。咳嗽微喘，喷药一月余，咳嗽不喘，晨痰色黄，时鼻塞，纳差，舌淡苔白，脉浮缓。

拟方：蜜麻黄5克，生紫菀7克，蒸百部7克，白前根7克，香前胡7克，苦桔梗5克，苦杏仁5克，荆芥穗7克，关防风7克，漂白术7克，生黄芪7克，建神曲7克，广陈皮3克，炙甘草3克，三剂，水煎服。

复诊（3月31日下午）：药后几瘥，近日又复作，咳嗽，流涕，痰黄，舌红苔白，脉浮数。

拟：生紫菀7克，蒸百部7克，白前根7克，香前胡7克，苦桔梗5克，苦杏仁5克，荆芥穗7克，明党参7克，漂白术7克，建神曲7克，蒲公英10克，广陈皮3克，炙甘草3克，三剂，水煎服。

十一、咳嗽

陈xx，女，4岁。

2013年3月25日晚初诊：反复咳嗽，鼻塞涕稠，夜喜伏卧，晨有痰声，口不渴，舌红苔白，脉浮缓。

拟方：辛荑花7克，苍耳子7克，香白芷5克，北细辛1克，蒲公英10克，苦桔梗7克，苦杏仁5克，生紫菀7克，蒸百部7克，白前根7克，香前胡7克，广陈皮3克，建神曲7克，生二芽各7克，炙甘草3克，三剂，水煎服。

十二、咳嗽

郑xx，女，29岁。

2013年3月29日上午初诊：遇风吹，即咽痒咳嗽，恶心，舌红苔白，脉浮滑。

拟方：荆芥穗10克，生紫菀15克，蒸百部15克，白前根10克，香前胡10克，苦桔梗10克，苦杏仁10克，旋覆花10克，广陈皮5克，炙甘草7克，三剂，水煎服。

4月7日上午再诊：云上次一诊即愈。近日又外感3天。辰下咽痛发痒，咳嗽痰黄，鼻塞涕清，口干，时恶心，舌红苔白，脉浮滑。

拟方：辛荑花10克，苍耳子10克，香白芷7克，北细辛3克，一枝黄花15克，贯众片10克，生紫菀10克，蒸百部10克，白前根10克，香前胡10克，苦桔梗10克，苦杏仁7克，广陈皮5克，炙甘草7克，三剂，水煎服。

十三、咳喘纳呆

陈xx，男，1岁，长乐城关。

2013年3月27日上午初诊：流涕6天，咳喘纳呆2天。流涕始，已6天，在当地治疗，证未减，反纳呆，牛乳不入口。辰下仍鼻塞，涕黄带血丝，时咳时喘，痰声重，便结昨始二日未行，肢凉，舌红苔白，指纹沉滞尚在风关。

拟方：生麻黄3克，苦杏仁3克，一枝黄花7克，贯众片5克，苦桔梗5克，白前根5克，香前胡7克，生紫菀7克，蒸百部7克，鲜芦根7克，荆芥穗5克，生二芽各5克，建神曲5克，广陈皮3克，炙甘草3克，三剂，水煎服。

4月7日下午复诊：上次一诊即愈。昨起发热，无汗，不咳，腹部大腿长满红疹，舌红苔白，指纹紫滞。

拟方：北柴胡5克，粉干葛5克，银柴胡7克，乌梅肉5克，地肤子7克，杠板归7克，千里光7克，生地黄5克，紫草根5克，牡丹皮5克，土茯苓7克，粉甘草3克，三剂，水煎服。

十四、咳嗽

张xx，女，70岁。

2014年3月31日下午初诊：反复咽痒咳嗽3月。年后反复外感，身楚，咽痛发痒，咳嗽，痰多沫色略黄，鼻塞，涕稠，口苦，舌红苔白，脉浮弦。

拟方：生紫菀10克，蒸百部10克，白前根10克，香前胡10克，苦桔梗10克，苦杏仁10克，荆芥穗10克，鲜芦根15克，瓜蒌皮10克，板兰根15克，贯众片15克，辛荑花10克，苍耳子10克，炙甘草7克，三剂，水煎服。

二诊（4月3日晚）：涕少，咳嗽，痰稠难咯，咽干，寐差，舌红苔白，脉浮弦。

拟方：生紫菀10克，蒸百部10克，白前根10克，香前胡10克，苦桔梗10克，苦杏仁10克，鲜芦根15克，胆南星7克，荆芥穗7克，淡竹茹10克，北沙参10克，蒲公英15克，炙甘草7克，三剂，水煎服。

三诊（4月8日晚）：咳减，咽干，神疲乏力，脚时抽筋，舌红苔白，脉浮缓。

拟方：北沙参15克，麦门冬10克，生白芍15克，生紫菀10克，蒸百部10克，苦桔梗10克，苦杏仁10克，鲜芦根10克，胆南星7克，夜交藤15克，太子参15克，香前胡10克，清半夏7克，广陈皮5克，炙甘草7克，三剂，水煎服。

十五、咳嗽呕吐脘胀案

余xx，男，16岁。

2014年4月14日下午初诊：咳嗽1周，呕吐脘胀2天。咳嗽1周，经西医诊治未缓，反呕吐，加滴注，仍无效。辰下：咳嗽，痰难咯，纳呆脘胀，呕吐泛酸，大便二日未行，神疲，头昏眩，舌红边赤苔白，脉小弦。

拟方：纹党参10克，旋覆花10克，代赭石10克，清半夏10克，白茯苓15克，吴茱萸5克，生黄连7克，生紫菀10克，蒸百部10克，苦桔梗10克，苦杏仁10克，白前根10克，香前胡10克，建神曲10克，生二芽各10克，漂白术10克，荆芥穗10克，广陈皮5克，炙甘草7克，生姜三片，大枣四个，三剂，水煎服。

4月30日其母带住美回国朋友郑某来诊，云男儿服完上药即愈。

十六、顽固咳嗽

王xx，女，11岁。

2014年3月11日晚初诊：咳嗽反复数月。近日鼻塞涕稠，咽略痛，咳嗽连声，无痰，颧红，舌红苔黄燥，脉浮滑。

拟方：生紫菀10克，蒸百部10克，苦桔梗10克，苦杏仁10克，白前根10克，香前胡10克，瓜蒌皮10克，荆芥穗7克，天竺黄7克，鲜芦根15克，辛夷花10克，苍耳子10克，金蝉蜕7克，枇杷叶7克，炙甘草7克，三剂，水煎服。

二诊（3月14日晚）：咳减，食后或行走快速则咳作，舌红苔黄，脉转细弦。

守方，炙甘草改5克，四剂。

三诊（3月18日晚）：咳减，晨起涕黄，咳多，舌红赤苔黄舌根厚，脉浮滑。

守二诊方，去枇杷叶，加广陈皮3克，蒲公英15克，五剂。

四诊（3月25日晚）：基本不咳，因体育课跑步而咳复作，耳堵，鼻时塞。

拟方：辛夷花10克，苍耳子10克，生紫菀10克，蒸百部10克，白前根10克，香前胡10克，苦桔梗10克，苦杏仁10克，蜜麻黄5克，荆芥穗10克，广陈皮3克，炙甘草7克，鲜芦根15克，三剂，水煎服。

五诊（3月28日晚）：证缓。守四诊方，减荆芥穗为7克，五剂。

六诊（4月3日上午）：昨咽喉不适。上方加银柴胡、板兰根、贯众片。五剂。

七至十诊（4月9日晚）：仍时嚏，偶咳，原方加加减廿剂，已瘥。近日足趾发痒。

拟方：土茯苓50克，杠板归50克，千里光30克，地肤子30克，苦参片15克，川花椒7克，生白矾10克，三剂，每日一剂，水煎二次浸泡患足。

十七、顽固咳嗽

温xx，男，11岁。

2014年4月23晚初诊：年关至今，咳嗽反复不彻。辰下咽痒，痰白，口不渴，舌红苔白，脉小滑。

拟方：荆芥穗10克，生紫菀10克，蒸百部10克，白前根10克，香前胡10克，苦桔梗10克，苦杏仁10克，浙贝母7克，广陈皮5克，炙甘草7克，三剂，水煎服。

二诊（4月26日晚）：证缓。

拟方：荆芥穗10克，生紫菀10克，蒸百部10克，白前根10克，香前胡10克，苦桔梗10克，苦杏仁10克，建神曲10克，生二芽各10克，浙贝母7克，广陈皮5克，炙甘草7克，三剂，水煎服。

三诊（5月2日晚）：咳减但夜作有痰，舌正红苔白，脉小弦。

拟方：荆芥穗 10 克，生紫菀 10 克，蒸百部 10 克，白前根 10 克，香前胡 10 克，炒莱菔子 7 克，建神曲 10 克，鲜芦根 10 克，苦桔梗 10 克，苦杏仁 7 克，全当归 5 克，广陈皮 5 克，炙甘草 7 克，三剂，水煎服。

十八、目赤肿痛

梁 xx，女，70 岁，旅美返乡，住亲戚家。

2014 年 4 月 3 日晚初诊：目赤肿痛 4 月。人居美国，2005 年突盲，诊为“肿瘤”，手术后恢复尚好，已 9 年。今年元月突然目赤肿痛，已无视力，眼压高，经福建医大附一医院彩超诊示：“左眼白内障、左眼肿瘤放射治疗后玻璃体混浊机化、左眼肿物在球壁种植播散”。接诊医生云“得马上为其手术，否则怎样怎样。”数日恶梦纷扰。经友人安慰，延诊于余，以求先予稳定现有症状，容回美国再议手术。辰下左眼赤肿疼痛，流泪，舌红苔白，脉弦。

拟：冬桑叶 10 克，白菊花 10 克，生白芍 10 克，枫猪苓 10 克，白茯苓 10 克，建泽泻 10 克，生地黄 15 克，牡丹皮 10 克，绿枳实 10 克，广橘皮 5 克，炙甘草 7 克，车前子 15 克，怀牛膝 30 克，石决明 10 克，生姜三片，大枣四个，三剂，水煎服。

二诊（4 月 7 日上午）：药后头天尿频量多，无不适反应，舌淡红苔白，脉右滑。

拟方：冬桑叶 10 克，白菊花 10 克，生白芍 10 克，枫猪苓 10 克，白茯苓 10 克，建泽泻 10 克，生地黄 10 克，牡丹皮 10 克，绿枳实 10 克，广橘皮 5 克，炙甘草 7 克，怀牛膝 30 克，石决明 10 克，生姜三片，大枣四个，五剂，水煎服。

三诊（4 月 11 日下午）：证缓，目赤转淡，至夜脑部时抽痛，舌红苔白厚，脉尺滑。

拟方：冬桑叶 10 克，白菊花 10 克，生白芍 10 克，枫猪苓 10 克，白茯苓 10 克，建泽泻 10 克，生地黄 10 克，牡丹皮 10 克，绿枳实 10 克，广橘皮 5 克，炙甘草 7 克，怀牛膝 30 克，石决明 10 克，抚川芎 7 克，生姜三片，大枣四个，五剂，水煎服。

证已缓解，择日返美。

十九、心烦不寐

张 xx，男，48 岁。

2014 年 5 年 5 日下午初诊：牙痛后心烦不寐 1 周。1 周前曾牙痛，辰下心烦不寐，舌红苔薄黄，脉小弦。

拟：淡竹茹 15 克，绿枳实 15 克，白茯苓 15 克，清半夏 10 克，北柴胡 10 克，炒苍术 10 克，全当归 10 克，生白芍 10 克，苏薄荷 7 克，炒山栀 10 克，牡丹皮 10 克，夜交藤 30 克，炙甘草 7 克，三剂，水煎服。

二诊（5 月 8 日下午）：心烦不寐明显好转，牙仍略痛，且目多眵，舌红苔薄黄，脉沉弦。

拟方：淡竹茹 15 克，绿枳实 15 克，白茯苓 15 克，清半夏 10 克，北柴胡 10 克，炒苍术 10 克，全当归 10 克，生白芍 15 克，苏薄荷 7 克，炒山栀 10 克，牡丹皮 10 克，广郁金 10 克，酒黄芩 10 克，酒川连 7 克，夜交藤 30 克，炙甘草 7 克，三剂，水煎服。

二十、眩晕

庄 xx，女，49 岁。住金山公园道。

2015 年 3 月 14 日下午初诊：眩晕时作 1 年，复作 5 天。去年六月眩晕，经总院检查治疗，近日又复作，头昏耳鸣，脑胀巅痛，恶心呕吐，眩晕旋转，舌红苔白，脉浮缓。

拟方：北柴胡 10 克，清半夏 10 克，生黄芩 10 克，建泽泻 15 克，白茯苓 15 克，枫猪苓 10 克，漂白术 10 克，纹党参 10 克，明天麻 10 克，双钩藤 15 克，白菊花 10 克，蔓荆子 7 克，广陈皮 5 克，炙甘草 7 克，生姜三片，大枣四枚，五剂，水煎服。

二诊（3 月 18 日晚）：证已缓解，口干，舌红苔白有齿印，脉浮滑。

拟方：北柴胡 10 克，清半夏 10 克，生黄芩 10 克，建泽泻 10 克，白茯苓 1 克，枫猪苓 10 克，漂白术 10 克，纹党参 10 克，明天麻 10 克，双钩藤 15 克，白菊花 10 克，抚川芎 7 克，藁本 7 克，广陈皮 5 克，炙甘草 7 克，七剂，水煎服。

三诊（3 月 26 日晚）：耳仍鸣，易发怒，舌红苔黄，脉滑。

拟方：北柴胡10克，清半夏10克，生黄芩10克，建泽泻15克，白茯苓30克，枫猪苓10克，漂白术10克，纹党参10克，明天麻10克，双钩藤15克，白菊花10克，灵磁石30克，蔓荆子7克，广陈皮5克，炙甘草7克，生姜三片，大枣四枚，七剂，水煎服。

四诊（4月4日晚）：前天扫墓，昨又眩晕欲呕，耳鸣如蝉，舌红苔薄黄，脉滑数。

拟方：北柴胡10克，清半夏10克，建泽泻10克，白茯苓30克，枫猪苓10克，漂白术10克，纹党参10克，明天麻10克，双钩藤15克，白菊花10克，石决明10克，灵磁石15克，怀牛膝30克，广陈皮 5克，生姜三片，大枣四枚，七剂，水煎服。

五诊（4月10日上午）：眩已止，耳仍鸣，舌红苔白，脉沉弱。

杞菊地黄加味，七剂，善后。

二十一、头胀如蒙

高xx，男，79岁，检验所。

2015年4年14日下午初诊：头胀如蒙，太阳穴痛，耳鸣，四肢无力，小腿麻痒，行走不稳，舌红苔黄根厚，脉细弱。

拟方：北柴胡15克，清半夏10克，枫猪苓10克，白茯苓10克，建泽泻10克，漂白术15克，生地黄10克，牡丹皮10克，绿枳实10克，纹党参10克，川牛膝10克，抚川芎7克，香白芷5克，广橘皮5克，炙甘草7克，生姜三片，大枣四个，三剂，水煎服。

二诊（5月2日下午）：耳鸣略好转，已无晃动感，左胸时痛，舌红苔白根浊，脉小滑。

拟方：北柴胡15克，清半夏10克，枫猪苓10克，白茯苓10克，建泽泻10克，漂白术15克，生地黄10克，牡丹皮10克，绿枳实10克，纹党参10克，川牛膝10克，薤白头107克，全瓜蒌105克，广橘皮 5克，炙甘草 7克，生姜三片，大枣四个，三剂，水煎服。

曹东义诊治中风案分析

河北医科大学第三临床医院　曹晓芸

中医所说的中风，涵盖了西医所说的脑出血和脑卒中，临床上以后者多见。卒中又称缺血性脑梗死，指由于脑部血液供应障碍、缺血、缺氧引起的局限性脑组织的缺血性坏死或脑软化。近年来，脑卒中已经成为临床常见疾病，患病率逐年上升，具有高致残率、高致死率特点，严重影响患者的生活质量。尽管脑血管病的诊疗技术不断改善，但缺血性卒中的复发率、病死率和致残率仍居高不下。给社会及患者家庭造成严重的经济负担和精神困扰。

笔者拜师曹东义主任医师，学习和整理他的医案，有一些心得体会，供同道参考。

例一、孙xx，男，40岁。

初诊：1994年5月16日。脑出血后遗症4个月，现症左侧肢体瘫软无力，左下肢明显肿胀，口和便自调，代诉病情。

处方：防己12克，黄芪30克，川牛膝15克，木通10克，车前子20克（单包），茯苓15克，泽泻10克，炒白术12克，丝瓜络15克，当归12克，川芎10克，白芍15克，桂枝6克，陈皮10克，三剂。

二诊：1994年5月19日。药后肿减轻，余症同前。

处方：防己12克，黄芪30克，川牛膝15克，木通10克，车前子20克（单包），茯苓15克，泽泻10克，炒白术10克，苍术10克，大腹皮10克，厚朴10克，白芍15克，党参10克，猪苓10克，天麻10克，桂枝10克，四剂。

三诊：1994年5月25日。偏瘫后遗症，下肢浮肿。

处方：川芎30克，生地10克，当归10克，赤芍10克，桃仁10克，红花10克，土鳖虫10克，大腹皮10克，丝瓜络10克，茯苓15克，黄芩15克，法半夏10克，焦三仙10克，五剂。

四诊：1994年5月31日。证见好转，继续服用五剂。

分析：脑出血一证，轻重不同，轻的患者仅有头痛头晕的临床变现，重症患者出现昏迷、偏瘫，甚至很快死亡。不同病程阶段，其临床证候也不一样，一般说来早期以阳亢实热证多见，后期多见阳虚湿停，气滞血瘀。脑出血是否可以使用活血化瘀药？这个问题有争议。吉林任继学国医大师主持研究课题，对于急性缺血性中风、急性出血性中风等，提出“气血逆乱、痰瘀内结、水毒伤害脑髓元神”的病机观。创立了“破血行瘀、泻热醒神、化痰开窍”的治疗原则。认为急性期也可以使用活血化治疗方法。因此，只要临床证候需要活血化瘀，就不应该受“脑出血”病名的制约，放弃中医的治疗原则。本例患者第四诊时，之所以放弃三诊的处方，也许有相关考虑而未详细论述。

一个脑出血病史的患者，在4个月之后，是否可以使用活血化瘀药？这是值得大家反思的问题，恐怕至今仍然没有一致的意见。辨证论治是中医的指导原则，是否参照西医的诊断可以研究。但是，活血化瘀与抗凝药物，有必然的联系吗？这也是一个很值得研究的问题。

例二、张xx，男，55岁。

初诊：1994年5月30日。左半身活动不利，伴语言謇涩，流涎半天，病现症不明显，伴舌基本居中，左手握力稍差，伴头晕，目胀流泪，胁痛，口苦，易醒，寐不深，舌质紫暗，苔白厚，脉沉弦有力，血压120/90mmHg。

处方：天麻10克（先下），钩藤15克，生龙牡30克，炒麦芽15克，川楝子10克，天冬15克，生地30克，怀牛膝30克，丝瓜络10克，橘红10克，竹茹10克，僵蚕15克，三剂。

分析：本例患者，突发中风，求诊于中医，治以平肝熄风，活血化痰通络。方剂仅用三付，以便于观察疗效。此后是否住院治疗，曹东义已经不能回忆，但是，该患者至今健在，出此案，以见当时应对之策。在中西医并存的当代，患者可以自由选择看中医，还是看西医，这既和疗效、费用有关系，也和此前人们对中医、西医的了解程度有关系。人们去医院看病，不是进商场购物，不是预先可以知道结果才进医院，进了医院就相当于一次试验，很多情况是随机的，影响预后的因素很多，不是只有辨证论治一条。

例三、王xx，男，52岁。

初诊：1994年6月2日。左侧偏瘫（血栓）8个月，现症麻木、沉重，左半身汗出，身凉，纳可，便自调，舌紫暗，苔厚稍黄，脉沉滑，有痰。

处方：黄芪30克，当归12克，川芎10克，桃仁10克，红花10克，地龙10克，木瓜10克，怀牛膝20克，茯苓15克，泽泻10克，桑枝10克，丝瓜络10克，竹茹10克，天麻10克（先下），半夏15克，七剂。

三诊：1994年6月21日。中风后遗症，左面、上肢麻木，舌淡，苔白，脉沉滑。

处方：黄芪40克，葛根30克，当归12克，川芎15克，地龙15克，土鳖虫12克，赤芍15克，水蛭10克，丹参20克，鸡血藤30克，山萸肉15克，白芍12克，桑枝12克，郁金12克，天麻12克，僵蚕12克，蜈蚣2条，三剂。

五诊：1994年7月9日。脑血栓后遗症，药后症无明显变化，舌淡红苔薄白，脉弦滑。拟化瘀通络之法。

处方：炙麻黄6克，菖蒲10克，远志10克，熟地30克，黄芪40克，葛根20克，地龙15克，川芎12克，赤芍15克，白芍15克，丹参20克，土鳖虫10克，桑枝12克，川牛膝15克，天麻10

克，僵蚕10克，白芥子8克，胆南星8克，蜈蚣段8克，四剂。

七诊：1994年7月17日。药后症见好转，无不适，舌淡苔白，脉沉弦。

处方：炙麻黄8克，菖蒲12克，远志10克，熟地30克，黄芪60克，葛根20克，地龙15克，川芎12克，当归15克，枸杞15克，白芍15克，丹参20克，土鳖虫10克，木瓜10克，怀牛膝20克，天麻10克，蜈蚣2条，鸡血藤15克，竹茹10克，白芥子10克，四剂。

九诊：1994年7月25日。药后手麻，肢烦减少，面麻如前，乏力，纳少，舌暗苔白厚，脉弦滑。

处方：白芷15克，防风10克，白芍30克，胆南星10克，黄芪60克，当归15克，地龙10克，乌梢蛇15克，全蝎5克，白蒺藜15克，山萸肉20克，葛根20克，巴戟天15克，肉苁蓉15克，怀牛膝30克，防己12克，四剂。

电针灸11次，大艾条 2支。

曹东义说，这位患者给我留下深刻的印象，并且由于为他诊治而结下深厚的友谊，他的子女、儿媳、孙子有病都来诊治。

回看这些诊治过程，有很多值得总结的地方。患者身高1.8米左右，平素健康有力，是单位的骨干职工，多年分居家属在农村，因此生活难有规律。51岁的时候突然发病，立即送医院急救，虽然竭尽全力，仍然留下难以消失的后遗症，左半身活动困难。单位将其家属接来照顾他的生活，70多岁的老父亲前来探视，他接受不了自己生活如此突然的变故，经常泪流满面，求治的心情自不待言。

一开始用补阳还五汤加减，后来用小续命汤与活血化瘀相结合，并且根据不同医生的经验和辨证情况，加用滋补肝肾，填精益髓，兼清郁热，虽然有一定效果，体力逐渐恢复，但是废用的肢体一直得不到恢复，面部的麻木感觉也时轻时重，至今20多年之后，患者已经75岁，还是半身不遂。

然而，这个患者经过药物治疗，心理疏导，逐渐接受了"康复"目的，有的时候不是为了完全治愈，带病和生存，重新回归社会和家庭，也是康复的重要目的。患者逐渐接受了这些理念，开始走出去，不再躲避同事和工友，拖着不太灵活的身躯，满身大汗，行走在省城的便道上，逐渐开始锻炼，渐行渐远，有的时候达到10公里左右，他的布鞋几天就换一双，坚持不拄拐，脚一拉一拉地顽强行走，很远就可以听到他行动的声音。后来，他购买了小三轮车，经常骑着这个小三轮车到处活动。

由于坚持不懈的康复锻炼，以及后来坚持服用胶囊，补肝肾，强筋骨，他至今仍然顽强而快乐地活着，而同期患病的有些病友，有的早已离开人间，有的不出屋，不下楼，已经多年了。

由此可见，坚强的心理，与强壮的身体一样，都是非常可贵的。

通过上述医案，以及有关中医知识的学习，我查阅中医有关文献，有如下体会：

中风病在我国自古有大厥，风痱，仆击，偏枯，薄厥等多种叫法，我国最早的医学著作《黄帝内经》认为中风病是风邪作用于人导致的病症，到了两汉时期，虽然对中风成因依然局限在由外来原因导致，但张仲景在伤寒杂病论中开始有了中经脉、中脏腑的病位诊断。宋朝时期古人开始认识到中风病因源于内因，严用和所著《济生方-中风候》中认为中风是源于内虚，正虚而邪入。对于中风病的认识逐渐由以往的"外风论"转为"内风论"。到了金元时期更是把关注点放在内因上，认为中风是"心火暴甚""正气自虐""痰湿生热"所致。发展到明朝，戴思恭在《证治要诀》中所述中风的概念已经与今日脑血管疾病基本相同。此后经过清代以及近现代医学的发展补充，我国目前对于中风症状的描述是："中风病症是因为气血逆乱造成血溢于脑或脑脉搏阻。眩晕、晕厥、肤麻、舌蹇、半身不遂等为主要临床特征，属脑血管病范畴"。以上对于中风的描述结合了西医理论，同时又融合了中医的病因病机。现中医对于卒中的诊断标准一般以《中风病诊断与疗效评定标准》与《中医病证诊断疗效标准》为主，辩证要点为①辨分期：急性期是指发病周以内，中脏腑最长至一个月；恢复期为发病周至个月；后遗症期为发病个月以上。②辨中经络、中脏腑：神志清楚、病情轻为中经络；神志障碍、病情危重为中脏腑。③辨类证阳类证：（以下三项）面赤身热，烦躁不安，口咽干苦，舌质红，舌苔黄，脉数。阴类证：（以下三项）静卧不烦，口咽不苦，舌质淡，舌苔白，脉迟缓或沉细。而临床的治疗效果判断，常常根据1986年中华全国中医学会内科学会制定的《中风病中医诊断疗效评定标准》，以下列床表现判定疗效：痊愈：临床症状消失，肢体活动自如，语言清楚，肌力恢复正常，生活自理；显效：临床症状基本消失，肢体活动明显恢复，自行走路，肌力在3级以上，语言比较清楚，生活基本自理；有效：临床症状好转，肌力2～3级，倚扶方可活动，语言恢复较差，生活不能自理；无效：临床症状无好转，肌力无改善。

中医治疗脑卒中主要以辩证论治为核心。《素问调经论》篇曰："血之与气，并走于上，则为大厥"。《太平圣惠方卷第二十》曰"夫脏腑久虚，气血衰弱，腠理开泄，阴阳不和，真气散失，荣卫虚竭，邪气毒风，从外而入，伤于经络，固名卒中风也"。中医认为，中风的病因病机是素体虚弱、饮食不节、五志过极、起居不慎、劳倦过度、纵欲过度等，终致痹阻经脉、风火痰瘀、气血逆乱，产生风、火、痰、瘀，上犯于脑，蒙蔽清窍，发为中风，表现为脑脉痹阻或血溢脑脉外。

中医认为中风病位在脑部。由于病中于督脉，而非为风邪所中，因此名为病风，实则为病血。病机主要有阳亢血菀（肝阳化风）、痰瘀阻脑、气虚血瘀以及肝肾阳虚等，又可分为风、火、痰、气、虚、瘀六端，即气虚，阴虚，阳虚；肝火，心火；肝风，外风；风痰，湿痰；气逆；血虚、血瘀六端，其中又以肝肾阴虚为根本。为本虚标实、上实下虚之证[5]，急性期有本虚，但标实为主，标实证又以血瘀为甚，瘀虽然由虚而起，但瘀血不去，新血不生，正气无以恢复，脉络无以通畅。恢复期是由于气虚血瘀、脉络阻滞、筋肉不得其濡养，导致阴阳失衡，而致肢体麻木、口眼歪斜、半身不遂、语言謇涩等，多为虚实夹杂，邪实不清。

《内经·异法方宜论》曰："故圣人杂合以治，各得其所宜。故治所以异而病皆愈者，得病之情，知治之大体也"。意为根据患者实际情况的不同而给予不同疗法，达到虽治疗方法不一却均可治愈的效果。中风治疗上，也需要根据患者实际情况辩证分型确定疗法。依据临床表现的差异，可把中风分为风痰淤血、痹阻脉络、风痰上扰、痰热腑实、气虚血瘀、阴虚风动等证型，需要根据不同证型给予患者不同治疗的方法。临床治疗上常以化瘀开窍为第一治疗要法，又根据辩证分型不一而常用平肝熄风、清热涤痰、化痰通腑、活血通络、醒脑开窍等法。气虚血瘀证中，常用益气活血法，主要方剂为补阳还五汤；痰热腑实证中，常用泻热通腑、清热化疾法，主要方剂为星蒌承气汤；风痰阻络证中，常用熄风、化痰、活血法，主要方剂为大秦艽汤和半夏白术天麻汤；在阴虚风动证中，常用滋阴熄风、平肝潜阳法；在肝阳上亢证中，常用平肝熄风法，主要方剂为天麻钩藤饮；在痰瘀证中，常用化痰熄风止痉、活血化淤法；在阴虚阳亢证中，常用平肝熄风、滋阴潜阳法。急性期重在治标，恢复期则扶正祛邪，常见育阴熄风、益气活血等法。另外郑国庆[7]等认为部分风药也可治疗中风病，如菊花、葛根等祛风解表药，刺五加、海风藤等祛风湿药以及天麻、地龙等平肝熄风药。此外还有温阳息风化痰法、宣通三焦法等药物治疗方法。

除了药物治疗，中医还有按摩、食疗、气功、拔罐、药物熏蒸、药浴、放血疗法、针刺疗法、泗滨砭石疗法、画圈疗法、五色疗法、情志疗法等非药物治疗。

行唐民间中医李宏奇医话医案选

随着多年的学习和丰富的临床经验，我对经方的运用愈加得心应手，也慢慢体会到每个方子的药味并不是越多越好，要恰到好处。经方的药味和量也是这样，有一个最佳值，用药不能贪得无厌，过了那个最佳值，结果就会适得其反。我看病还有个特点，开出来的方子基本都尝过，作为一个中医大夫除了熟知药性医理之外，还要设身处地的为患者着想，喝到嘴里的药是酸是苦是辣，能不能接受。有的重症患者需要常年喝药，方子口感他是不是能够坚持喝？我还善于开经方而不开大方，经方的效果往往事半功倍，而且大大降低了患者的经济压力。

记得我刚开始行医的时候，北京门头沟一个患有肝硬化腹水的老太太，65 岁，伴有高血压、冠心病、糖尿病，常年在北京住院，仍不见好转，听娘家的亲戚介绍找我师傅看病。当得知我师父不在时，就准备要走，我就和这个老太太说："你这么远来都来了，也别白跑一趟，我给你号脉，说准了你就看，说的不准你就走。" 老人家和亲戚商量好长时间，才进屋。我号脉后，把她的不适症状非常准确的说出来，初步取得了老人家的信任。我说："你这个腹水我开个很简单的方子就能好。" 我记得开了苓桂术甘汤，老人家提着三小包中药看了看，将信将疑的走出了诊所。三付药后复诊，腹水没有了，各种不适的症状明显好转。这个病人的疗效很快就传开了，因为我的药很便宜而且疗效高，很多人都来我这里就诊，有的人没有病就是专门来看看这个小孩是怎么给人看病的。这个北京来的老人娘家住了好几年就是为了找我看病方便，回去后还通过邮寄药丸调理身体，后来十多年再也没住过院。他娘家的很多亲戚朋友到现在身体不舒服还在找我治疗。

在行医过程中总会遇到这样那样的病例，每次对我都是一种挑战和提高。有的过程虽然曲折却总能有一种柳暗花明的感觉。

笔尾村的刁 xx，结婚后怀孕到六个月的时候突然孩子没有了胎心，大人也有明显的妊娠中毒症状，引产后大人的肾功能不正常，用药一年多才恢复。后来又怀孕了，在七个月的时候又出现了同样的情况，经过一年多的治疗后肾功能恢复正常。但被告知这辈子不能怀孕，如果强行要孩子再出现同样的情况，会危及到大人的生命。但病人要孩子心切，就到医院做各种检查，专家仍建议不要再怀孕。经多方打听找到我这里，我一看这个病人四肢冰冷，面色黯黑，就是一个虚寒加瘀血的体质，我说："要孩子别着急，身体调理好了，要孩子是迟早的事。" 经过三个多月的治疗，患者身体明显的好转，后来怀孕了，一切正常，以后他家生了三个孩子都很正常。这个病例也在农村引起轰动效果，不孕症的患者越传越多。

我们县一个患者，结婚后因为上电大做了人工流产，后只要怀孕就流产，无论怎样保胎都保不住。在县里、石家庄、北京的医院都去遍了，基因染色体都正常，就是坐不住胎。流产次数竟有十来次，家里人几乎都绝望了，就领养了一个女儿。得知我擅长治疗不孕不育时，就找到了我。我一看这个病人手脚冰凉，脉弦细无力，典型是气血不足，兼血瘀。经过我两个多月的调理身体，各种不适消除了，并且怀孕后一切正常，生下一个健康的男孩。

30 多年前留营乡的梁 xx 夫妇结婚好几年没有孩子，一检查男的精子很差，女的月经不正常，半年不能来一次。到省二院看了多次没有效果，后来要了本村大姑姐家的一个女儿。孩子两三岁了，因为管孩子和婆婆、大姑姐产生了矛盾，人家想要回孩子。她们两口下决心自己生一个，别人介绍到到我这里。因为两个人吃药，家里困难，我就让他有了钱再给，好不了就不要了。经过两个多月的治疗终于怀孕了，秋后家里卖了西瓜才还了欠账。这个病号也成了我的铁杆粉丝，经常介绍病人来诊，二十多年后他家孩子婚后无子也来找我治疗。

现在国家放开二胎的政策，孕育后代关系到一个家庭的幸福指数。有很多的输卵管不通，不排卵和习惯性流产的病人，到处求医，有的病人自己都绝望了。但经过我的诊断，悉心与患者交流，通过改变生活方式、心理疏导和药物治疗相结合，经方为主，很多病人经过 1 个疗程的治疗都能顺利怀孕生产。

治疗不孕不育的患者除了辨证准确、药简效宏之外，还要耐心的和患者做好医患沟通，因为一个女人不能怀孕，除了身体原因之外，还有一个主要问题就是心理压力大。所以在沟通的时候要去传播一种能量，传递积极向上的东西，说的话要有分量，有营养。除了药物，这才是真正有力量的。和病人沟通的过程让我很享受，自觉也很潇洒。通常经过一番语言沟通之后，无形中会增强病人战胜病魔的信心，拉近医患的距离，有的甚至激动得起身站立，庄严得和我握手，更有甚者说到痛处会潸然泪下。

现在的人们生活条件越来越好，饮食也是追求精益求精高营养，人人注重保养，生怕身体吸收不够。但对于一些老人和儿童，吃的多了反而是一种负担，因为脾胃功能弱，久而久之就会造成不好的影响，所以无论是什么都要有个度，要知道适量。

秦村的李 xx 之母，80 多岁，发热恶心不吃东西。住院一个多月，一直不能确诊，病人奄奄一息，精神错乱，胡话连连，老人反复要求回家。后来有人介绍我善于治疗疑难杂症，就找到我，看看能不能用中药治疗？老人出院后直接拉到我这里，我一看舌苔黄黑厚燥，脉沉滑有力，肚子实硬，典型的大承气汤证。我就开了一付大承气汤，服药后时间不长老人就浑身颤抖，想解大便。我说：“这是战汗，正邪交争，大便下来就好了。”解不出大便，用了好几支开塞露，后来女儿用手掏出了半盆干硬的大便，病人马上就清醒了，发热也退了。第三天，李 xx 给送了一个镜匾，上写“妙手回春”。

西桥的一个初中生，突然头疼发热呕吐，不能吃东西，在中医院住院二十多天，无法确诊，让到石家庄去做骨穿检查。家里联系好医院，要到石家庄住院治疗。小孩的妗子是我初中的班主任，让我给孩子用中医试试。当孩子背过来都坐不住了，我一看舌苔黄厚，摸了一下肚子胀满坚硬疼痛。我：“开一付药，你今晚喝了，如果烧退了就不用去石家庄了。”我开了大承气汤，服后拉出了大盆的坚硬的粪便，接着就觉着饿了，晚上十二点多喝了两大碗小米粥，第二天就出院了。

这样的阳明腑实证很多，尤其是老人和儿童，他们的脾胃消化功能比较弱，很容易产生积滞，严重的时候昏昏欲睡不思饮。家人往往被患者严重的表面现象所迷惑，而错过了最佳治疗时机。

我刚开业不久，西瓦仁李 xx，女儿十五六岁时，发热，浑身乏力，恶心呕吐不能吃东西。到县医院检查说是肝炎，各种指标太高，让转到石家庄住院治疗。家里五个儿子两个女儿，条件差，没敢去石家庄，就到中医一条街找中医治疗。医生听说病情严重无人敢接诊，我看了一下舌苔腻，脉弦滑，典型的暑温，就说：“我给你开一付药，你回去熬一下，如果减轻就不用去石家庄了。”结果一付药就热退，能吃东西了，又吃了不到 7 付药，就明显的没有症状了，调理一段时间后化验一切正常。这个病例在周围的村庄传开了，有的人没病就是来见识一下小孩号脉的准确度，很多人都成了我的粉丝，到处宣传我治病药简价廉高效。

在我刚开始行医的时候，新乐安泰庄的一个二岁小孩咳嗽发热，医院检查了说肺炎，让住院输液。病人不愿输液，就到老西街挨个找中医看病。我一看孩子的舌苔黄厚，肚子硬疼，说：“这个病好治，拉一泡屎就好了。”我给他开了一毛六的药，病人觉着这么便宜会有效吗？我就做工作让他一定拉一下大便就好了，不要去找别人了，结果回家吃了两顿就好了。这个病人三十多年来，不但自己家人的病让我看，还介绍别人过来看病，现在的孙子辈，即使感冒也要跨县找我看病。

我行医多年以来，除了继承师父治疗半身不遂和不孕不育的医术并逐渐完善外，随着临床经验的丰富和多年的潜心学习，在应对各种疑难杂症和危重症患者也有了自己独到的心得和治疗方案。

现在一些危重病人甚至癌症患者在医院经过一系列放化疗之后，身体极度虚弱痛苦不堪，生活质量极度下降而且经济压力巨大，每次在治疗癌症患者的时候，听他们诉说自己的治病经历，真的感受到他们求生无门求死不能的绝望心理。

印象最深的是一个肝硬化患者，严重的肝腹水，年龄不大五十左右，来我这里就诊之前多次在天津北京住院治疗，病情不见好转，反而越来越重。反复腹水，抽水和中药竣下之法好转，时间不长后又反复发作。病人消瘦，不思饮食，两腿紫黑水肿，逐渐对治愈疾病失去信心，后来看报纸上面写着好中医在民间，想找民间中医，一个有名的西医介绍他来到我这里。来的时候面色黧黑，腹大如鼓，青筋暴露，两腿紫黑水肿，由亲人两边搀扶着行走，腹满腹胀食不下，舌淡水滑苔白，脉沉。用苓桂术甘汤加减6付，简单的7味药。服药五天后，病人就过来了，症状明显好转，自诉服药后小便增多，肚子小多了，腹水几乎没有了。本来病人在我们县城租了宾馆准备长期治疗，看到病情有了明显好转，病人要求回家治疗。用苓桂术甘汤加减调理3个月，病情得到了基本控制，各种不适的症状消失，开始上班工作。然后根据体质慢慢调理，每十天从天津过来调理，到现在三年了，身体状态很好，现在每次从天津来都是自己开车过来。由此我们成了很好的朋友，经常带天津的朋友过来就诊。

去年我们县一个小女孩，不明原因的发热，左下腹疼，在村和县医院输液查不出原因。后到省二院住院治疗，医院也不能确诊什么病，最后按成人斯蒂尔病治疗三个月，不见好转，总是反复发烧腹痛。费用花了十几万，农村实在承受不了医药费，转到县医院住院治疗，同病房的病友介绍她找我，因为病人非常虚弱，就领我到医院给他诊断。当时病人因用大量的激素而虚胖，发烧，腹疼，恶心，食不下，舌红苔白，脉弦数，检查报告单血象高，心肌酶高，转氨酶高达1750，明显的少阳证，当即开了小柴胡汤一付7味药。当天晚上烧就退了，不肚子疼了，吃药7天化验转氨酶降到了100，后改柴胡芍药知母汤和麻黄附子细辛汤加减治疗，心肌酶和血象逐渐正常，西药激素也停了，肥胖的体质都正常了。最近病人过来复诊，体质恢复得很好。因为我用经方药味简单，药简力宏，不仅能治好病，也给病人减轻了经济负担，他的亲戚朋友和都很信赖我，身体有什么不舒服的就过来医治。

我们县一位老太太，甲状腺癌手术后，放化疗1年，花费十余万元，体质越来越差，病情越来越重。脖子异常肿大，压迫气管和食道，饮食呼吸困难，遂放弃西医的放化疗，找中医治疗。面诊体形中等偏胖，大便干，口苦口干渴，面色黯红，舌紫黯，苔白厚腻，脉滑数，两关脉弦大，明显的大柴胡汤证。用大柴胡加小陷胸汤7付，药后脖子明显好转，肿胀已不明显，后用中医调理至今。一年多了，效果越来越明显，现在已经能恢复正常的生活，领孩子做饭都没有问题。家属很高兴，每逢过年过节儿子都过来拜访，不忙还请我给他们讲一些中医知识。他儿子经常说："李医生，我最佩服你开始用那7付药，吃完我妈脖子肿硬那么厉害都消下去了，真是太神奇了。"通过治病，我和好多患者都成为了朋友，平常患者有什么问题都会向我咨询，我也乐于给他们解答。

我一个朋友是我们县有名的西医，可能是由于用电脑过度或者遗传因素，突然有一天睁开眼睛，两眼模糊而且视力急剧下降。他不禁心生恐惧，因为他的父亲就是在他这个年纪两眼突然失明的。于是他到省二院治疗诊断为视网膜分离水肿，需要吃药两三年，很难恢复。在省二院治疗一段时间后丝毫不见起色，于是找我给他开中药，当归芍药散合温胆汤加减。他非常信赖我，也特别有毅力，每天早晚准时喝药，在这个过程中视力也在逐渐恢复。喝了一年药之后又去省二院检查，视网膜分离竟然恢复了，就诊医生调出他之前的档案就说："这是不可能的，视网膜分离很难能逆转。"医生还招呼科室的其他人来看这个神奇的病例，我那个朋友非常幽默，非常骄傲的说："你们以为是吃你们的药恢复的吗？是请我们县一位老中医看的，我整整喝了 360 多天的中药。”

这样的重症患者很多，治疗过程中我能够真实体会到患者的痛苦，所以将心比心，对他们的境遇也会感同身受，不分贫富贵贱，都一视同仁，坚持用最经典有效的经方治疗疾病。这样，我的药价格便宜也能够减轻患者的经济负担，能够让患者坚持服药，已达到最好的疗效。

这样的例子数不胜数，每个患者痊愈之后无形中就起到宣传作用，一个人就能带动周围的一片人来我这里求医。最重要的是我精通望诊，看一眼就能判断出病人的体质，他的病在哪一经重点在什么部位，这样就提高了看病的准确率，对自己也是一次提高和锻炼。我熟知什么样的体质好发哪些病症，哪一类方更适合用在这种体质上，能给患者提供准确的诊断，细致的病情分析，甚至心理疏导。有的时候患者有疑问我会把方子给他看，但患者更愿意听我分析病因而不看方子。患者是外行，所以我会发自内心的讲解让患者明白我的诊断是正确的，开的方子是对症的。患者一看我对自己的专业这么精通，总是为患者着想，就觉得用我的药不会错。这样就收获了众多的粉丝，有的家庭甚至多半个村子都是我的粉丝，有的外县的病人来的时候组团来，一下车呼啦啦一堆人。

虽然现在我小有成就，但也没有沾沾自喜，每天都在学习，经常伴着书入睡，睡着了大脑也没闲着，好多疑问都是在刚醒来时似睡非睡的状态下想明白的，尤其是在饥饿的状态下，那个时候脑子最清醒，最有灵感。为此我写了一篇日志叫享受饥饿，这个时候突然就豁然开朗了，就赶紧拿笔记下来，有时候找不到笔生怕忘记了，就讲给我爱人听，生怕第二天想不起来了。

现在每天忙碌但很充实，我有自己的师徒经方研究团队，相对完善的系统，各个环节相互配合，对病人负责而且治病效果高效。跟我学习的学生看到我是怎样用心做事的，通过言传身教，也和我一起努力以取得更好的成绩。面对大量的病人，我有完善的电子处方系统，可以简单快速帮助我处方和保存病案。通过这个电子档案，可以很快的知道患者以往的病史以及用药记录。近几年积累了上万份的电子档案和处方，前几年我整理了一本《中医李宏奇治疗不孕不育症验案 120 例》，和徒弟们也整理了我的望诊体质学说《望诊的奥秘》，立体伤寒理论辩证模型也在逐步完善中，每天记录医案和临证日记，希望这些书能体现我多年来一直践行的简单中医快乐中医的理念。

河北省武安市史贵生医案医话

河北省中医药科学院　曹东义　整理

太行山东有个小山村，村里有家施氏。相传北河坟地已埋了 21 代，每代都有口传（祖传）中医，茔地用满，家里还很穷，借用社里（老时村里）“官租地”埋坟又已 5 代，据老人说，辈辈出医生。

今年 6 月，金氏到门诊看病，说“我的病不好治，走了很多地方，吃了不少药，就是不好，头晕、体瘦、口渴、无力、多汗、腰困、干不了活儿。”施氏诊脉后，“阴虚阳亢，脾胃不和，气血不足，肾气衰。”用祖传方剂煎药 7 付，喝 3 付后，金氏满脸堆笑来了，“药真管用，喝 3 付就好了，我已上班，这方子真好使，给我吧。”施氏：“只要管用，把药喝完，方不能拿，一是传方，二是要往下喝还要照方调。”金氏不高兴走了。两天后，也就是第 5 天，老金和小金一起来了，“一定要把方子拿走，不给我就去医院检查，要不上法院，我肾有病，是肾衰竭。”施氏：“方子不能拿，怕有改动，你可在方子背面签上自己的名，到时候一块儿拿出。”“好吧，拿来我签”，老金说。找到方子后一把撕下调头就走。又过几天，又跟上班的儿子来了。“把我花的钱给我，要不天天来”，老金说。施氏找了律师：“为了人家不找事，把钱给了吧，上法院也不少花。”施氏无法，拿出了药费120元给了，还是不走。“给精神损失费1万元”，又说。最后给了500元，不来了。这事被施家唯一的孙子全看眼里，本来全校第二名，正赶上高考，很受影响，考成第四名。志愿填报“土木工程”，几代的传世中医将成为过去。

这里有一个治疗三叉神经痛的秘方。

一般说来，三叉神经痛可分两大类：即原发性三叉神经痛和继发性三叉神经痛，两者的原因不同。

（1）原发性三叉神经痛，病因尚不完全清楚。可能为颅后窝的异常小团血管压迫，牵拉三叉神经根，或者供应三叉神经的动脉硬化，导致局部缺血，产生三叉神经有髓纤维脱髓鞘，这些脱髓鞘后的三叉神经就像没有绝缘外皮的电线，很容易和邻近的三叉神经无髓纤维和髓鞘很薄的细纤维发生短路。这时面部有轻微的触觉冲动，引起上述短路，就像电线上碰撞出的火花，导致疼痛爆发。

（2）继发性三叉神经痛。多由于肿瘤压迫三叉神经引起，机制过程同上述。常见的肿瘤有脑桥小脑角肿瘤，三叉神经半月节肿瘤，鼻咽癌颅内转移，多发性硬化等。

其它原因如：鼻额窦炎，胃肠神经官能症，牙根炎，中耳炎，青光眼等。

得病后的临床表现：

（1）原发性三叉神经痛多见于四十岁以上，女性略多于男性，多为单侧，短暂极为剧烈的发作性疼痛。疼痛始于面部三叉神经某一支分布区内，如眼眶上额部，面颊和鼻翼旁或下颌部，疼痛像刀割或灼痛，每次发作时间持续数秒或数十秒；一般不超过一分钟，两次发作间歇期没有疼痛，发作疼痛严重时往往做出怪象，或以头撞击墙壁，面部肌肉反射性抽动，伴有结膜充血、流泪、流涎等症状，这种现象称为痛性抽搐。疼痛常因洗脸、说话、咀嚼等面部运动，刺激疼痛的中心点而诱发。这个疼痛中心点通常又称之为“扳机点”，如上颌支的上唇、鼻孔与面颊交界处；下颌的下唇、舌等处……患者为避免接触“扳机点”，不敢刷牙、洗脸、说话、吃饭、漱口，唯恐引起疼痛。虽然在剧烈疼痛的间歇期患者无不适表现，但还是生活在恐惧之中，害怕再次发作。

（2）继发性三叉神经痛，发作情况、发作规律与原发性三叉神经痛相似；但发病年龄较小，神经系统检查可发现面部疼痛感觉减退，听力减退等症状。头CT、MRI、颅底X光片及脑脊液检查可以发现异常。

诊断依据：

中年发病，三叉神经分布区出现阵发性电击或刀割样，短暂的剧痛。轻触“扳机点”，即可诱发疼痛，缓解期无疼痛，无三叉神经器质性病变的体征，则考虑三叉神经痛。

中医认为：三叉神经痛发病有各种诱因，外感风湿，内挟风痰、风寒蕴脑、气滞血瘀、肝阴亏虚、肝阳上亢。症见：头晕、心烦、失眠、面色潮红、口咽发干、舌质红、苔薄黄、脉弦细有力、或舌质黯红、苔黄腻、脉弦滑。也有舌质淡红、舌有裂纹、苔薄白、脉沉细。

所治当辨证施治，审证求因，闻水寻源，以求根治。

例举方剂：藁本、川芎、白芷、荜茇、细辛、羌活、僵虫、川椒、全虫、蜈蚣。

对症加减，调整剂量，明察病因，施方剂如领兵布阵，巧妙配伍，根治三叉神经痛。

方解：藁本：对中枢神经有镇静、镇痛作用，并且还有轻度降压作用。川芎：有扩张冠状动脉，增加血流量，降低血肌耗氧，也可增加微循环，并有明显镇静作用。白芷：白芷素有明显扩张冠状动脉的作用，可治阳明头痛。荜茇：内含胡椒碱、棕榈酸、四氢胡椒酸、酰胺、芝麻素等，可温中散寒止痛。细辛：主要为甲基丁香酚，有解热、镇痛和局部麻醉作用。羌活：解表散寒，祛风胜湿，止痛。

僵虫：归肝、肺、胃经，可祛风定惊，化痰散结。川椒：对局部有麻醉止痛作用。全虫：归肝经，祛风止痉，通络止痛，攻毒散结；蜈蚣：性温，归肝经，祛风止痉，通络止痛，解毒散结。诸药合一，以解表，散寒，镇静，镇痛，解毒散结，解痉，止痛。

实践证实，本方剂治疗头痛、偏头痛、三叉神经痛、神经性头痛、心绞痛、血管性头痛及末梢神经炎亦有一定疗效。

药理研究：川芎、白芷、藁本等以上诸药味，有扩张血管、降压、镇痛、镇静等作用，对高血压等原因引起的头痛，也有一定效果。

众药成方，共奏奇效。

病案举例：陈 xx，女 54 岁，自幼两侧太阳穴阵发性疼痛，每次遇风寒或感冒时发作，发病时如电击，流涕，流泪，曾在多地多家医院治疗，症状经常发作。曾用：卡马西平，汉桃叶，针刺放血，按摩，无水酒精封闭，冰冻等方法治疗。本次发病为阵发性疼痛，剧烈时以头撞墙，不能吃饭喝水，不敢说话，不敢刷牙，伴有面部抽搐，流涎等症状。刚在医院注射（杜冷丁与安定），症状十分痛苦。求中药治疗。诊其脉浮紧，肝阴亏虚，肝阳上扰。治以：平肝熄风，解痉止痛，活血养血。方剂：白芍、当归各 30 克，生地 15 克，红花 15 克，川芎 15 克，柴胡 15 克，熟地 15 克，水煎服。七剂后症状缓解，发作 1—2 次，调 2 方：川芎 30 克，赤芍 15 克，桔梗 6 克，白芷 15 克，川牛膝 15 克，荜茇 3 克，羌活 10 克，甘草 6 克，又进七剂。3—4 日发作一次，调 3 方：藁本 15 克，蜈蚣 2 条，全虫 10 克，地龙 30 克，细辛 3 克，桔梗 6 克，甘草 3 克，七剂后只发作一次。调 4 方：藁本 15 克，川芎 25 克，白芍 15 克，白芷 15 克，细辛 3 克，羌活 9 克，全虫 10 克，蜈蚣 2 条（去头足），川牛膝 15 克，天麻 15 克，甘草 6 克。连进十四剂，病得痊愈，至今 10 余年未复发。

另一个医案，申 xx，女，47 岁。右例面部疼痛 5 年余，在某医院诊断为三叉神经痛。近半月经常发作，伴有呕吐，眼眶疼痛头晕，严重时如触电，浑身颤抖，大呼大叫，抱头痛哭。诊其脉相沉，弦细，舌质红，苔白薄，舌有齿痕，舌中有裂纹，纹深淡。投：白芷 6 克，细辛 6 克，川芎 30 克，吴茱萸 6 克，当归 12 克，川椒 15 克，羌活 3 克，防风 6 克，桃仁 12 克，蜈蚣 2 条，红花 10 克。加减服用 19 付，至今 3 年未复发。

王 xx，男，57 岁。患类风湿关节炎近 10 年，双手指，手腕，腿关节，踝关节肿胀，僵硬全身水肿，活动受限，经常卧床，无法劳动，生活不能自理。曾在当地用激素，野木瓜片、雷公藤胶囊等治疗，不见好转。又到医院住院两月余，出院时类风湿因子 650。诊其脉：沉缓无力，舌质淡，舌苔厚白。中医辨证属风寒湿痹。用方剂 1：萆薢 10 克，海风藤 15 克，鸡血藤 30 克，茯苓皮 9 克，秦艽 15 克，威灵仙 15 克，追地风 15 克，川牛膝 15 克，地龙 15 克，防已 10 克，甘草 6 克，水煎七剂。1 类风湿因子 90.2 调：青风藤 15 克，当归 12 克，羌活 10 克，独活 15 克，雷公藤 12 克，灵仙 12 克，桂枝 6 克，防风 12 克，细辛 1.5 克，甘草 3 克。加减用药 20 余付，症状消失，类风湿因子 30 以下，活动自如，至今未见复发。

陈勇《我的从医故事》医案选登

一、"陈氏烧伤愈疡膏"治愈糖尿病痈疽危重病案

2003 年我遇到一例糖尿病危重病人。谭 xx，女，67 岁，二型糖尿病患者。腰部左侧患痈疽，痈疽直径 7cm，深度 2cm 左右，左足部也有多处坏疽。患者在中南大学附属二医院内分泌科住院三个月，病情恶化，下达病危通知书，说最多只有一个星期的寿命。患者处于昏迷状态，血糖高达 37.72mmol/L。当时我与芙蓉区人民医院合作，开

展糖尿病足坏疽治疗。这位患者的女儿是该医院的职工，找了医院的罗德铭院长，要求将母亲转院到芙蓉区医院治疗。这可是一个烫手的山芋，患者已昏迷数天，附二院已下达病危通知书，说快则三、五天，最多一个星期的寿命，要家属准备后事。如果因转院死在芙蓉区人民医院，这可是个麻烦！患者女儿再三要求，并表示死亡与芙蓉区医院无关，决不会找医院的麻烦。她女儿认为妈妈是因感染而引起的病危，只要感染得到控制，妈妈就有救了！罗院长征求我的意见，我说："风险是肯定的，万一患者死亡找麻烦我可承担不起。"罗院长说："患者女儿是我院职工，她再三求我，表示死亡与我院无关，我才答应的。你对控制感染有没有把握？"我说："控制感染没有问题，一个星期内绝对有把握，就怕别的并发症。"罗院长说："有你这句话，我就放心了。"患者由附属二医院转到芙蓉区人民医院内科住院治疗，内科刘主任问我是否要应用抗菌素，我说："抗菌素附二院恐怕已经用了三个多月了，都没有疗效。是否使用由你们决定，我没有任何意见。"后来好像未使用抗菌素。一周后患者苏醒了，疮面感染不但控制住了，血糖也降下来了，当然是使用的胰岛素。那时还未发明"糖渐康脐疗膏"。三个月后，患者痊愈出院。她女儿遇到我说."事先我给我妈妈算了八字，算命先生说，我妈妈枯树逢春，要遇贵人，真的遇到你这个贵人了，救了我妈妈，真正要谢谢你！"就是说二型糖尿病因感染出现病危，如果感染未能得到控制，只有死亡一条路。糖尿病是免疫系统的疾病，对感染抗菌素无效，故西医对此束手无策，只有下达病危通知书一个办法！也许有网友会问既然有如此之疗效，与芙蓉区人民医院合作后来进行的如何？就在这之后，罗院长调芙蓉区红十字会任会长，新院长上台，宣布原来所签协议一律作废。正好我这时去美国待了一年，一年后变化太大，新院长实行很多新政，合作就此中断！但是我的医师执业注册始终在芙蓉区人民医院。直到长沙潇湘中医门诊部国医堂成立，才转注册到国医堂！

二、糖尿病与情志有关

中医讲病因，认为七情：喜、怒、忧、思、悲、恐、惊可以致病。中医认为喜为心志，喜伤心，喜则气缓，怒为肝志，怒伤肝，怒则气上，忧为肺志，忧伤肺，忧则气郁，思为脾志，思伤脾，思则气结，悲为肺志，悲伤肺，悲则气消，恐为肾志，恐伤肾，恐则气下，惊为心志，惊伤心，惊则气乱。在临床上有不少患者告诉我，他患糖尿病可能与自己的情志有关。东北吉林一个患者对我说，他三个月内父母先后去世，非常悲痛，随后体检发现患上糖尿病。问我他患糖尿病是不是与情志有关？我告诉他从中医理论上看，应该有关。

请看下面病案：北京密云的张 xx，女，51 岁，二型糖尿病患者。患糖尿病 4 年多了，口渴多饮、小便频数、多食善饥、体重下降，到了晚上两腿发沉，敷用"糖渐康脐疗膏"3 周血糖下降 6.7 左右，关键是所有的三多一少、两腿发沉等临床症状全部消失了。1 个多疗程后血糖降到 5.7 mmol/L，后来患者突然打电话给我说血糖出现反弹，我问她自己应该找找原因。她告诉我春节前比较忙，心情不太好！我问："什么事影响了自己的心情？"原来她是从事房地产的，春节前忙于收帐结算，有的原来承诺付款的结果不肯付款，非常令人生气。我告诉她，你生气对方结帐付款吗？她说："拍桌子也讨不到钱！""既然这样你还生什么气？怒伤肝，肝脏是摄取、化合、贮存糖元的主要器官，伤了肝，血糖能不升高吗？钱这个东西生不带来，死不带去，看淡些，你可以笑着对他说，我一直是很相信你会遵守承诺，你可能现在是真有困难，不然的话不会不兑现自己的承诺，你看什么时候能结帐？这样自己不会生气伤身体，又不伤对方的面子。"所以我提醒糖尿病患者，治愈糖尿病的需要一个好心情！

三、治疗糖尿病理论根据

糖尿病历代中医称为"消渴"，消渴之名，首见于《素问·奇病论篇·第四十七》"帝曰：有病口甘者，病名为何？何以得之？岐伯曰：此五气之溢也，名曰脾瘅。夫五味入口，藏于胃，脾为之行其精气，津液在脾，故令人口甘也。此肥美之所发也，此人必数食甘美而多肥也，肥者令人内热，甘者令人中满，故气上溢，转为消渴。治之以兰，除陈气也。”请大家注意：内经将病名定为“脾瘅”，而“消渴”只是症状。《内经》中也有“口渴数饮”“热中善饥”“善食而瘦”等症状的描述。也有“肺消”“膈消”“消中”等病名的记载。

首先将“脾瘅”定名为“消渴”的是张仲景，张仲景在《金匮要略》设立消渴专篇，《金匮要略》消渴篇列举了七个病症，真正属于消渴病只有二个，按理说其他五个应属于错简。第一个主症：“寸口脉浮而迟，浮即为虚，迟即为劳，虚则卫气不足，劳则营气竭。趺阳脉浮而数，浮即为气，数即消谷而大坚，气盛则溲数，溲数即坚，坚数相搏，即为消渴。”“趺阳脉数，胃中有热，即消谷引食，大便必坚，小便即数。”张仲景有症无方，是王叔和补加用调胃承气汤加天花粉、黄连、生地、葛根等。第二个主症：“渴欲饮水，口干舌燥，白虎加人参汤主之，该条我认为应属于错简，并非是张仲景的本意，白虎人参汤属于阳明病热证中的白虎加人参汤证方剂。第三个主症：“男子消渴，小便反多，以饮一斗，小便一斗，肾气丸主之。该条是属于消渴篇”。

后世医家将第一主症理解为中消，第二个主症理解为上消，第三个主症理解为下消，这是后世医家的错误分类。在临床应用中，人们发现治疗上消的白虎加人参汤与治疗中消的调胃承气汤疗效并不理想，对于上述二方颇有微词。我认为第二个主症，张仲景并没有说是消渴证，只是说“渴欲饮水，口干舌燥者”张氏应用白虎加人参汤并没有错。对于“渴欲饮水，口干舌燥者”确有良好疗效。后世医家应用治疗上消，疗效的好坏与张氏无关。《伤寒论》中白虎加人参汤证共四个：“伤寒，脉浮，发热无汗，其表不解，不可与白虎汤。渴欲饮水，无表证者，白虎加人参汤主之。【170】”“伤寒无大热，口燥渴，心烦，背微恶寒者，白虎加人参汤主之。【169】”“伤寒，若吐若下后，七八日不解，热结在里，表里俱热，时时恶风，大渴，舌上干燥而烦，欲饮水数升者，白虎加人参汤主之。【168】若渴欲饮水，口干舌燥者，白虎加人参汤主之。【222】”张仲景该条讲了四个主证，有三个明确讲伤寒，第【222】条主证虽然未讲伤寒二字，他列在【221】条栀子豉汤证下，栀子豉汤是治疗伤寒的。由此可以证明张仲景并没有说白虎加人参汤可治疗消渴的所谓“上消”。

用八味丸治疗消渴，八味地黄丸是补阳的名方。宋代名医许叔微云：“《易》于否卦乾上坤下，阳无阴而不降，阴无阳而不升，上下不交，故成否也。譬如釜中有水，以火暖之，其釜若以板覆之，则暖气上腾，故板能润也，若无火力，水气则不能上，此板终不得润也。火力者，则是腰肾强盛也。常须暖补肾气，饮食得火力，则润上易消，亦免于渴也。故张仲景云：宜服肾气八味丸。”许氏将张仲景用肾气八味丸治疗消渴的机理阐述的淋漓尽致。

金元时期张子和的《三消论》主燥热论：“补肾水阴寒之虚（即补肾阴）而泻心火阳热之实，除肠胃燥热之甚，济身中津液之衰，使通路散而不结，津液生而不枯，气血利而不涩，则病日已矣。”主张用滋补肾阴的方法治疗消渴。反对张仲景用补阳之法治疗消渴。刘氏理论讲的头头是道，临床上没有一例治愈病案。明代医家赵献可彻底否张子和的“燥热论”，主张用张仲景的肾气丸治疗消渴，并提出不须分上、中、下分而治疗。明末清初名医喻昌点名批评张子和曰：“《金匮》……其曰：饮一溲一斗者，肾气丸主之。于以蒸动精水，上承君火，而止其下人之阳光，此正通天手眼。张子和辄敢诋之，既诋仲景，复谀河间……颠倒其说，阿私所好，识趣卑陋若此，又何足以入仲景之门哉？”清代名中医陈修园批评滋阴派是“伪君子”“若以滋润甘寒为生津养液，实所以涸精液之源，而速其死也。”几个朝代中医对于“滋阴派”的批判，并没有引起当代中医界的重视，中医的内科教材仍然将“滋养肾阴”作为治疗消渴的首选方药。直到今天仍然有人相信滋养肾阴是治疗消渴的良方妙药！国家的863计划的“消渴丸”的组方就是应用“滋阴之法”，临床疗效不行，加西药，上欺骗国家取得了重要成果，下欺骗广大患者，说中药有了治疗糖尿病的新药。“滋养肾阴”仍然是当今国家糖尿病中药治疗的研究方向！纵观消渴病的治疗历史，当代中医治疗糖尿病的研究方向难道不需要认真反省吗？临床证明糖尿病的治疗必须遵循张仲景的补阳之法！

四、糖尿病如何辨证立法、组方

辨证是中医的灵魂，任何一种疾病的立法组方施治都需要建立在正确的辨证的基础上。糖尿病应辨证为何证？其实在2000年前张仲景的《伤寒论》早有定论，仲景辨证为：“厥阴之为病，消渴”，但是金元的刘河间、朱丹溪辨证为阴虚证，后世中医与现代中医不遵仲景，遵刘、朱滋阴论。使消渴病的治疗走入了歧途。张仲景将消渴辨证为厥阴证是不是正确的呢？为什么遭到历史上刘、朱的质疑，想另辟新法？第一提出阴虚论的是刘河间，后来的朱丹溪将滋阴论发挥到顶点。据《丹溪翁传》介绍，朱丹溪师从杭州罗知悌，罗“得金刘完素之再传，而旁通张从正、李杲二家之说”。以此可见朱丹溪辨证消渴为阴虚证是从刘河间的门人罗知悌学习来的。刘、朱将消渴辨证为阴虚证，请问具体能落实何脏、何腑？如辨证为肾阴虚，肾阴虚可见小便短黄，与消渴尿频不符。辨证为胃阴虚，同样有小便短少同时兼有纳少脘满，食不得化，由此可知，刘、朱将消渴辨证为阴虚证是一个伪理论。为什么刘、朱不遵仲景想另立新法？由于《伤寒论》辨证消渴为厥阴证是有证无方。在《金匮要略》曰：“男子消渴，小便反多，以饮一斗，小便一斗，肾气丸主之。”这是唯一的消渴治疗方剂，临床上应用确有止渴之效。“虚之补其母”，肾为厥阴肝木之母。但是对治疗厥阴证仍然不是对症之方。《内经·至真要大论篇第七十四》曰：“阳明厥阴，不从标本，从乎中也。故从本者，化生于本，从标本者有标本之化，从中者以中气为化也。”《内经·论厥阴治法》又曰：“调其中气，使之和平。”所谓“中气”者，指“脾胃”而言也。所谓“使之和平”者，指使之“厥阴肝经和平。”《内经》还曰：“厥阴不治，求之阳明”，《金匮要略》曰：“见肝之病，当先实脾”，就是说，治疗厥阴证必须兼治脾胃，这是《内经》《伤寒论》对厥阴证的治疗指导思想。仲景的《伤寒论》正是遵《内经》之旨，治疗肝胆之疾，均“调其中气”，如治疗少阳寒热往来之证的小柴胡汤方中，用黄芩、柴胡清肝胆之热，用人参、甘草、大枣以升脾气，用半夏、生姜以降胃逆，人参、甘草、大枣、半夏、生姜都是“调中气”，让肝胆“使之和平”，因此治疗糖尿病的立法组方必须“调其中气”。在临床上二型糖尿病患者均有乏力、脾虚之症状。由此可见《内经》《金匮要略》的“见肝之病，当先实脾”的论断非常英雄正确！

我应用这一理论创制的“糖渐康脐疗膏”治疗糖尿病取得了重要进展，临床证明糖尿病并不是不治之症，而是可以治愈的。而且用简单易行的脐疗法！2014年1月10日，我在深圳中和门诊部坐诊接诊一位糖尿病患者，该患者有十年高血压病史，患者就诊时并没有说自己患有高血压，只说自己患有糖尿病。应用“糖渐康脐疗膏”治疗2个疗程（2个月）一周后停止服用降糖西药，2个疗程后血糖降到6.0以下。她非常奇怪问我：“为什么我的高血压已治愈了，血压恢复到130/70mmHg左右，这是十多年来没有过的，以前服用降压西药血压也没有这么好。”这位糖尿病患者不但治愈了糖尿病，而且高血压也彻底痊愈了。为什么糖尿病与高血压异病同治？《内经》曰：“诸风掉眩，皆属于肝。”高血压中医认为属于“眩晕”，糖尿病为厥阴证，厥阴风木，糖尿病与高血压其本皆属于肝！故异病同治。临床实践再一次证明《内经》“阳明厥阴不从标本，从乎中也”及仲景的“见肝之病，当先实脾”的论断是多么英明正确！糖尿病应该辨证为厥阴证，治疗“厥阴，不从标本，从乎中也”。《内经》《伤寒论》是糖尿病治疗立法、组方唯一的理论根据！

五、“糖渐康脐疗膏”对什么样的患者见效最快？

“糖渐康脐疗膏”应用于临床已经有二年多了。所有的患者都想与降糖西药一样，用了马上就能将血糖降低，糖尿病的治疗不能仅仅看血糖指标，中医是治本。为什么得糖尿病？因为你的脏腑功能出了问题。应用中医药调理脏腑功能需要一定的时间，特别是被降糖西药伤害的脏腑功能，恢复需要一定的时间。降糖西药能够立即将血糖降低，糖尿病治愈了吗？没有！西医非常明确的告诉你糖尿病是不能治愈的。中医药治疗糖尿病当然不能走西医的路子。中医药治疗糖尿病必须首先调理患者的脏腑功能。这里患者存在一个误区，所有降糖西药都会伤害人体的肝、脾、肾、心，如果不相信，可以看看降糖西药的说明书。降糖的西药既不能治疗糖尿病，也不能预防治疗糖尿病的并发症，为了一个好看的血糖指标，伤害你的肝、脾、肾、心，值得吗？我临床上证明，没有服用过降糖西药的糖尿病患者疗效最好，见效最快！因为他们的脏腑功能没有受到降糖西药的伤害，不信！请看下面的病案。

江苏常州糖尿病患者谢xx，是常州市中医院的职工，2007 年单位体检查出空腹血糖 19mmol/L，谢 xx 拒绝治疗，他说："我知道我们医院的中医不能治疗糖尿病，服西药、打胰岛素也不能治疗糖尿病，我的同学服西药、打胰岛素都治死了。"到 2013 年整整 6 年了，既没有服用降糖的西药，也没有找中医治疗，空腹血糖高达 28mmol/L，从 2011 年起口渴多饮严重，到了 2013 年患者一天喝水 18.9 升。敷用"糖渐康脐疗膏"5 个小时渴止，打电话对我说："陈老你的药膏真牛！"

原南方航空公司飞行员韩xx，男，60 岁，2013 年 11 月 23 日上午到深圳中和门诊部就诊。几年前单位组织体检报告单说：韩 xx 血管有瘀斑。本人无任何临床不舒服的症状，飞行员的身体素质是最好的，他刚刚退休，身体能有什么问题？南方航空公司的医疗保险肯定不错。故医生建议他做血管支架，为做支架做了血管造影，一年内做了 3 次造影，安装了 3 个支架，花费几十万。从此身体状况一落千丈，浑身不舒服，这是不是西医在制造疾病？不相信的话上网查查，血管造影的毒副作用与后遗症，安装支架的后遗症。2013 年 10 月底查出患了糖尿病，空腹血糖 6.41—6.80mmol/L，西医建议服用降糖西药。这次他没有相信西医，采取控制饮食与运动疗法，但是血糖始终降不下来。初诊时患者给我看西医的化验单，我说："6.41—6.8 mmol/L 血糖并不高，不需要治疗，可采取控制饮食与运动疗法自我恢复。"患者对我说："陈老，我采取了控制饮食与运动疗法，但是血糖始终没有下降。我血糖虽然不高，但是糖尿病所有的症状我都有，如口渴多饮，多食善饥，小便频数，乏力，右下肢麻木，上下肢怕冷，上身怕热，小便有泡沫，大便干稀不调。"要求应用"糖渐康脐疗膏"治疗。1 周后上午复诊，告诉我乏力症状消失，人感到非常有精神，大便已成形，恢复正常，怕冷症状缓解，他要我摸摸他的手，手指已变温，口渴症状还有点，右下肢麻木仍旧。他是吃了早饭来的，要求做一次血糖检查，我让他做餐后两小时血糖检测。检测结果 7.2 mmol/L，患者自己都不敢相信，要求明天早上再做一次空腹血糖检测，我开了免费检测单。2013 年 12 月 1 日检测空腹血糖 5.7 mmol/L，这一下患者高兴了！说："我才治疗一个星期，疗效这么好！"这位患者为什么疗效这么好？我告诉他你患糖尿病才一个月，血糖指标并不高，而且没有服用降糖西药，所以疗效才有这样好！这又是一个真实的病案。

北京一位儿子为父亲朱 xx 曾经求医于我，我治愈了他父亲的糖尿病，后来因为长期吃面食糖尿病复发，餐后血糖 47.01mmol/L。两周后其儿子发的感谢信说："据我父亲反馈，他回家后用了三天左右，小便频和喝水多的问题就全面减轻；不到两周时间，所有症状就几乎全面消失。我父亲的原话是，这真是神药！"

辽宁省本溪糖尿病患者全 xx，临床症状：乏力、心悸、怕冷、大便溏稀、视力下降、脸色萎黄等等。2014 年 3 月 17 日晚发来消息说："星期一早上空腹血糖 5.4 mmol/L，头天半夜肚子饿吃了小米饭、与大米饭。原来因为怕血糖高，不敢吃晚饭，如果吃了晚饭早上空腹血糖 10 mmol/L 左右，不吃晚饭早上空腹血糖 7.1 mmol/L。"他告诉我是星期四早晨开始脐疗，每天早上换药，短短 4 天，取得了如此好的疗效！一个重要原因该患者从来没有用过降糖西药。

深圳患者刘 xx，2014 年 3 月 16 日发来消息说：“陈医生，今天用药第三天，午餐前血糖已经降到 9.6 mmol/L，太神奇了！非常感谢您啊！”她原来空腹血糖 18.2 mmol/L，医院要她住院治疗，她跑出来了，立即打电话找我，问我在不在深圳？我告诉她我现在长沙。她立即邮购了糖渐康脐疗膏。

上述 5 位患者都是没有服用降糖西药，脏腑功能没有受到伤害。这些患者一个特点不相信西医能治疗糖尿病。相信中医药。西医忽悠糖尿病患者，血糖高不控制，会伤害人体的脏腑功能，会患并发症。通通都是毫无根据的谎言。常州中医院的谢 xx，2007 年单位体检空腹血糖 19mmol/L，到了 2013 年空腹血糖高达 28mmol/L，整整 6 年，也只是口渴多饮、多食善饥、下肢如踏棉花状。如果服用降糖西药，6 年会并发更多的并发症。

患者服用降糖西药或注射胰岛素无效时，控制不住血糖，而且已经出现了多种并发症，才求助糖渐康脐疗膏治疗，见效也很快，疗效也非常好。对于这类患者西医已经是黔驴技穷，用胰岛素加降糖西药已经无法控制血糖，一味的说患者有胰岛素抵抗。再也不会说血糖控制不好会得糖尿病并发症。而且这时患者已经有了多种并发症。这时西医不敢说三道四了。而患者已经对西医失望了，一直用西药、胰岛素控制血糖，怎么血糖越来越高，多种并发症相继发生。这种患者比较配合治疗。

山东淄博糖尿病患者牛 xx，女，37 岁。2011 年诊断为糖尿病，注射胰岛素早上 30 个单位，晚上 24 个单位，每天共计注射胰岛素 54 个单位，还要加服盐酸吡格列酮片，空腹血糖 9—10 mmol/L 左右，临床症状：多食善饥、极度乏力、心烦、腹部脂肪厚而四肢瘦削、脸色萎黄、口唇暗紫、舌质暗紫、阴道干涩等等。可谓是糖尿病之重症。敷用糖渐康脐疗膏半个月，全部停止注射胰岛素与口服西药。一个半月后空腹血糖下降到 7.6 mmol/L，关键是乏力症状消失、脸色红润、阴道湿润、大便成形等等。

湘潭糖尿病患者张 xx，2013 年 3 月 27 日患者女儿发来病历：“张 xx，男，61 岁，湘潭人。13 年糖尿病史，看过中医，中医诊断：脉象微弱，元气大伤。现在用西药降血糖：在医院好像是用了阿卡波糖片并三餐前注射胰岛素，胰岛素用量早 10，中 12，晚 16 共计 38 个单位。临床症状：口渴多饮、小便频数、多食易饥、小便有泡沫、大小便失禁、乏力、时而全身怕冷、时而上热下寒、下肢麻木、身痒、眼睛已看不清东西、足背动脉搏动减弱、双足与双下肢出现坏疽。2012 年下半年已睡床不起，脸色萎黄、口唇暗紫、空腹血糖 8—9 mmol/L。”张 xx 是农民，家里其它子女都放弃了，唯有女儿没有放弃。女儿是研究生毕业，要我救救她爸爸。这是一例危重糖尿病患者，2013 年 4 月 25 日该患者女儿在我博客评论说：“我父亲应该说离死亡只有一步了，住院半月效果甚微，而后偶遇陈医生，并拜读其所有博文，深知其治病有方。父亲敷药五天就显效，这是我没有想到的。糖尿病本来就是一慢性疾病，不是一天两天、一月两月就能治愈，严重如此，所以治愈也不可能是一朝一夕的事。陈医生行医重道，每每我短信告之病情他定能耐心解答和建议。现父亲很多症状都有明显好转，在此我衷心感谢陈医生！也愿天下糖尿病患者能早日摆脱病痛的折磨。上述湘潭患者就是我的父亲！”对于这样的糖尿病危重患者治与不治？说实话我很犹豫，开始我答应：先治疗双下肢坏疽。治疗糖尿病坏疽从祖父到我有一百多年的临床经验，如此重症糖尿病，我没有把握。万一患者病逝，怕说不清楚责任。其女儿坚持糖尿病与坏疽同时治疗，并说：“糖尿病治疗无效不要你负责。”4 月 1 日用药，4 月 3 日患者女儿发来短信说：“敷药三天，出现腿无力”女儿马上意识到又发来短信问：“有没有可能是低血糖？”接着又来电话问，我当时在江苏溧水市帝豪大酒店，接受美国洛杉矶刘江医生的访问。我告诉她你父亲脐疗已经见效，是低血糖反应，胰岛素立即减少 8 个单位。4 月 13 日发来短信告诉我，胰岛素用量已经减至 24

个单位，5 月 5 日发信说：已停止胰岛素注射。从用药到完全停止注射胰岛素，一个月零 5 天。原来临床全身骚痒症状基本消失，大便一日一次二次，还有点溏。双下肢的坏疽溃疡已基本愈合。4 月 27 日我去湘潭亲自看望了患者，患者脉象：浮、弦有力，患者已出院。如此好的疗效，出乎意料。临床再一次证明糖尿病并不是难治之症！请大家不要相信西医所谓的糖尿病是不可能治愈的！那你去问问西医既然糖尿病不可能治愈，为什么每个大西医院都开设有很大一个“内分泌科”？ 为什么你们西医拼命拉着糖尿病患者治疗？可能都是为了赚患者的钱！我临床实践证明没有服用降糖西药的患者应用中医药治疗见效快！更容易治疗！糖尿病应用中医药治疗只要辨证正确就有桴鼓之效！西医所谓已产生胰岛素抵抗的患者，应用糖渐康脐疗膏治疗疗效同样好！糖尿病患者千万不要被西医忽悠！

六、二型糖尿病并发症大多数是降糖西药治出来的

大家都知道糖尿病患者不是死于糖尿病而是死于糖尿病并发症，你是否知道糖尿病的很多并发症都是降糖西药治出来的？我之所以这么说，二型糖尿病患者的并发症大多数是服用降糖西药治出来的，并不是我是中医，站在中医的立场反对西医、西药，而是我深入得研究了降糖西药的机理与毒副作用，根据我临床观察发现的！是有充分根据的，不是没有根据的乱说。

1. 低血糖症，当血糖低于 2.8mmol/L 时，立即出现因大脑缺糖导致不可逆转的脑损害，甚至死亡。从发病起十分钟死亡，深圳地铁口梁娅的死亡就是死于低血糖。该症刚刚出现时极度乏力、出汗、心悸、心跳加快等等，自救的方法是吃糖果、饼干等食物。一旦晕倒，患者昏迷不醒，谁也不知道你是为何晕倒，无法救治，西医的医嘱要求患者要随身带糖果、饼干，并且胸前挂病情卡。糖尿病患者血糖高，为什么会出现致人死地的低血糖呢？告诉大家这是降糖西药与胰岛素的毒副作用，西医将该症列为糖尿病的并发症，实际是想忽悠患者，低血糖死亡，西医不说是降糖西药与胰岛素的毒副作用所致，而说是糖尿病并发症死亡。

2. 糖尿病乳酸酸中毒，死亡率非常高，就是说一旦出现乳酸酸中毒就没有救了，即使当时救过来当时不死，也活不了多久。你知道不知道这是二甲双胍的毒副作用？二甲双胍类可加速无氧酸解，可致乳酸性酸中毒，造成患者死亡，故在国外欧美、日本等国家都已禁止使用。而中国作为治疗糖尿病的首选药物。中国的西医说少量服用不会出现乳酸酸中毒。这种说法也是忽悠患者的，二甲双胍短时期内的确不会出现乳酸酸中毒，二甲双胍人体不能完全通过肾脏排出体外，一部分会残留在体内，有累积的作用，这在二甲双胍说明书中都说明了。一旦到了极限，立即并发乳酸酸中毒。糖尿病患者死亡还不知道是怎么死的，西医只会说是死于糖尿病并发症，绝对不会说是二甲双胍中毒死亡。

3. 糖尿病性胃轻瘫、糖尿病肠病，这些都是西医称为糖尿病并发症，而且西医无法提供任何西药与技术治疗。这些并发症也都是降糖西药治出来的。目前我国二型糖尿病患者口服降糖西药主要有两类：一类是双胍类，据西医自己介绍，此类药物的降糖机理尚末完全阐明，毒副作用主要为肠道反应，表现为厌食、恶心、呕吐、腹泻等。而在我国却作为首选用药，现在全世界的二甲双胍都到中国销售，法国产的叫格华止，澳大利亚产的叫迪化糖啶，台湾产的叫立克糖，合资产的叫美迪康，国产的叫降糖片，其成份是一样的，都是二甲双胍。这是为什么？有关单位是否考虑过这种降糖药物对糖尿病患者的健康造会成伤害？第二类为：磺脲类，据西医介绍他的作用机理为刺激胰岛 B 细胞释放胰岛素。磺脲类的副作用主要有食欲减退、恶心等消化道反应，少数可有皮肤过敏反应及骨髓抑制及黄疸等。

西医所谓的糖尿病并发症糖尿病性胃轻瘫，临床症状：食欲不振、食后腹胀、恶心呕吐、有时吐宿食等等。大家对照一下这些是不是都是降糖西药的毒副作用？不管是一类降糖药还是二类降糖药，都对人体的脾胃的毒副作用是食欲减退、恶心、呕吐、腹泻等等。

4．所有的降糖西药说明书都标明：肝、肾功能不全者禁用，这是什么意思？就是说这些降糖西药对人体的肝、肾都会造成损害，糖尿病肾病，即尿毒症，糖尿病眼病，即视网膜脱落失明，心血管疾病，糖尿病高血压……这些都与服用降糖西药的毒副作用有关，无论是国外、国内的西医都承认糖尿病是不可能治愈的，也就是说西医、西药没有治疗糖尿病的药物。西医自己说对二型糖尿病的发病机理尚未研究清楚。对于一个发病机理都未研究清楚的医学，一个自己都说自己不能治愈糖尿病的医学，但是患者却偏偏相信他，愿意让他治，这与西药制造商的宣传广告、西医的误导及患者对西医的迷信分不开的。患者总认为西医科学、先进！通过上述分析对二型糖尿病患者口服任何一种降糖西药都是没有必要，而且会加重你的病情，加速并发症的发生，对治疗没有任何好处！糖尿病患者应该清醒了，要你们服用任何一种降糖西药都是一个骗局，有患者说我服用了，血糖的确下降了，这就是西医所说我可控制血糖。我认为那是骗子使用的一种障眼法，试问你的胰岛素功能利用解决了没有？试问你糖尿病治好了吗？你的糖尿病并发症是不是不会发生了？一个问题都没有解决。降糖的西药不但不能治疗糖尿病，反而对患者的肝肾造成伤害。为了欺骗患者，好像血糖真的降下来了，但你不服药血糖照样升上去，而且比原来更高。你是不是服药量越来越大？而且要不但升级？就是说你一旦进入这个骗局就不能自拔！你们现在是被西药制造商的利益所绑架！

我国顶尖级的西医糖尿病专家邝安堃、陈家伦、侯积寿在《糖尿病在中国》一书的前言中说："糖尿病及其并发症的致死及致残率已成为世界医学家棘手的问题，每年世界各国耗费巨资对此病进行研究，但是收效甚微。对糖尿病慢性并发症的预防及其治疗更是缺乏有效的措施。"这些顶尖级的西医糖尿病专家告诉大家，对于糖尿病及其并发症西医是没有有效的治疗措施的，但是广大的糖尿病患者都去找西医治。我告诉大家中医药不但能治愈糖尿病，还能治愈糖尿病的并发症！我在上篇博文中论证了糖尿病很多并发症是降糖西药治出来的。治疗糖尿病及其糖尿病的并发症必须停止服用降糖的西药及停止注射胰岛素！糖渐康脐疗膏做到了！在糖渐康使用方法说明书中就明确说，敷用糖渐康脐疗膏三天可以停止服用二甲双胍，一周可以停止服用所有的降糖西药，注射胰岛素的患敷药1—3天胰岛素的注射量必须减量，否则会出现苏木杰效应。一个月左右可以彻底摆脱胰岛素！有胆量在使用说明书中能够如此说明，说明糖渐康脐疗膏的疗效是确切的！这都是经过临床验证了的！糖渐康脐疗膏不但能治愈糖尿病，而且能治愈糖尿病的并发症！首先停止服用二甲双胍就不会再出现乳酸酸中毒的并发症！停止服用所有降糖西药及停止注射胰岛素，就不会出现低血糖症。这两个死亡率非常高的并发症就不会发生了！其他并发症的治疗请看下面的病案：

糖尿病患者大部分都有便秘、腹泻的临床症状，西医说是：内脏自主神经病变、肠道激素生成异常、胰腺外分泌功能不足、电解质失衡、小肠运动减弱等等。说的头头是道，而且说得那么严重，患者觉得十分可怕，也十分无奈，而且西医根本就没有治疗的办法！湘潭一糖尿病患者长期腹泻，大小便失禁，敷药五天显效，大小便失禁解决了，腹泻即止，大便虽然未成形，但是不腹泻了！又如福州一患者长期大便不成形，用药三天大便成形了。再如河南省新野县糖尿病患者xx，大便干结状如羊粪，用药三天大便通了，解决了，西医说什么小肠运动减弱，敷用糖渐康脐疗膏三个小时左右，腹内肠子开始蠕动，这患者可以自己感觉到。是不是治疗糖尿病这些并发症并不难？不要相信西医这个病变，那个失衡，西医对自己不能治疗的疾病，都是说你某某病变，并且还有各种仪器设备检测报告。不可否认这些病变的确存在，但是病变可以治疗的。西医用病变忽悠患者，患者对此深信不疑！

糖尿病患者下肢麻木，西医说是周围神经病变。当你的足背动脉搏动减弱或搏动消失，西医会说你是下肢血管病变，微循环发生障碍。当有患者走路步态不稳如“鸭步”，或有如踏棉花样状，四肢远端感觉减退如“手套袜套样”感，西医会说病变已累及大纤维神经。对于这些所谓病变，西医是没有任何治疗手段，一旦发生感染，西医唯一的方法就是截肢！这些所谓的病变西医都有详细的检测报告，患者也深信不疑！对于病变的肢体西医要截肢，要切除病变部位是理所当然！这些病变真的不能治愈非截肢不可吗？我的回答：不！治愈并不难！如江苏省常州市糖尿病患者谢xx，就是西医所谓病变累及大纤维神经，下肢麻木，走路脚如踏棉花状，敷用糖渐康脐疗膏四天，下肢麻木，走路如踏棉花状感觉消失！治愈糖尿病并发症周围神经病变与大纤维神经病变是不是并不难？又如，李xx，男，72岁，湖南省印刷三厂退休干部，糖尿病患者。患者左足无名足趾溃烂见骨，足二趾前端也已溃烂，整个左足肿且紫黑色。首先在湖南中医大学附属一医院住院一个他多月，花费一万八千余元，医生通知要截肢，患者不同意。转院湖南医科大学附属二医院三病室33床，西医抗菌素消炎折腾一个多月，医院又下通知要截肢，同病房一位病友告诉他民间有一个中医不需截肢可以治的好，患者把这个信息告诉该病房的主任毛教授，该教授是专门治疗糖尿病足坏疽的，毛教授说：“能治愈该病的药物还未出世，全世界都不能治愈，我倒要看看他的本事，给他一个月的时间，我就让他治。”患者请我去病房治疗，毛教授开始倒也配合为我提供换药的器械与敷料，她是要出我的洋相，看我的笑话。两周的治疗患者足部肿消退，紫黑色转变为红色，创面炎症消失，创面肉芽鲜活、红润，已消失的足背动脉搏动开始恢复搏动，创面正在缩小，也就是说患者已看到了希望。但是这位教授并没有兑现给我一个月时间的承诺，仍然再次下达截肢通知书。患者当然不同意说：“你看我已大有好转，为什么还要截肢？”这位教授说：“你住在我这里，我就要截肢。”这简直不讲道理。患者连夜逃走，到湖南医科大学湘雅医院的急诊部住院，住院104病房36床，负责该病房的廖博士，患者向她介绍了请民间中医治疗的情况，现病情已好转，附属二医院还要截肢，所以我逃到你这里来了。廖博士说：“这位民间医生治糖尿病足坏疽我知道，你可自己向他购药，我们负责换药。”患者住院2个月痊愈出院。对西医所谓大血管病变，微循环障碍，周围神经病变，治疗并不难！

上述病案充分说明糖尿病的并发症治愈并不难，因为西医没法治疗，就说你有这个病变，那个病变，而且是先进的仪器检测出来的，对于病变部位进行手术切除，截肢是理所当然！不截肢就会威胁生命，截肢是有科学根据的，由于患者相信西医先进、科学，被截肢了也深信是应该的！

七、糖渐康临床应用中一个重大进展

糖渐康外用散自问世应用临床1年（从2011年底至2012年底）以来取得了很好的疗效，但是也有些不足之处，如散剂难以固定容易脱落，疗程长、见效慢等等。现在这类问题已经解决。糖渐康外用散的剂型由散剂改为膏剂，改名为“糖渐康脐疗膏”。糖渐康脐疗膏的处方更加完善，经过熬制浓缩，疗效大大提高。

糖渐康脐疗膏的特征如下：①剂型的改变，由散剂改为膏剂，使用更方便，再也不会发生药末脱落现象；②处方的完善，经熬制浓缩提高了疗效，原来是一个月见效，现在一周即可见效，三天可停二甲双胍，一周左右二型糖尿病患者即可停止一切降糖西药，胰岛素注射患者一般敷药1—3天，血糖就开始下降，胰岛素注射必须减少胰岛素注射量，否则会出现低血糖，出现苏木杰效应；③疗程大大缩短，原来散剂完全康复需要5—6个月，现缩短为1-3个月；④治疗费用也减少了，原来每1个疗程费用600元，6个疗程需要3600元，现在每一个疗程1000元，3个疗程总费用3000元，开始上市7.8折，每个疗程780元，3个疗程只需要2340元，但是有相当多患者1个疗程就治愈了；⑤使用方法更简单，肚脐的清洗原来用9°白醋，肚脐的清洗现改为生理盐水清洗，再也不需要因买不到9°米醋而烦恼；⑥治愈西医所谓不可能治愈的糖尿病，弘扬振兴中医药，为患者提供最好的服务，是我终身追求的目标！

八、必须走出糖尿病治疗的误区

糖尿病现代西医治疗控制血糖，当代中医药主流派主张滋阴论，临床证明中医的滋阴论、西医的控制血糖论都不能治愈糖尿病！糖尿病的治疗必须走出中医的滋阴论、西医的所谓控制血糖这两个误区！

首先说西医对糖尿病的治疗，西医治疗主要控制血糖，并威胁患者说不控制血糖，会得糖尿病的并发症！大家都知道糖尿病不是死于糖尿病，而是死于糖尿病的并发症，全世界的糖尿病患者都在应用降糖西药或胰岛素控制血糖。据世界卫生组织宣布2011年全世界死于糖尿病并发症460万人！其中中国死亡113.2万人！美国是西医学最发达最先进的国家，美国2011年死于糖尿病并发症18万人！从此可以证明西医的控制血糖可以预防糖尿病并发症纯属是谎言！西医会辩解说，我们从来没有说过糖尿病是可以治愈，糖尿病并发症可以预防，糖尿病并发症是可以治愈，也没有说过控制了血糖就不会患糖尿病并发症！我们西医只是说不控制血糖会得糖尿病的并发症！这种说法患者很快理解为控制血糖就不会得糖尿病的并发症！根本不知道很多糖尿病的并发症正是降糖西药治出来的！是降糖尿病的毒副作用，是降糖西药造成的药源性疾病！糖尿病患者必须走出服用降糖西药或注射胰岛素能治疗糖尿病的误区！

中医药治疗糖尿病的也有误区，原本消渴病的治疗，张仲景《伤寒论》明确辨证："厥阴之为病，消渴"。张仲景在《金匮要略》中曰："男子消渴，小便反多，以饮一斗，小便一斗，肾气丸主之。"仲景明确的告诫后世医家治疗消渴应该补阳！金元的刘河间创立"新说"：说消渴为阴虚证，治疗应该补阴！明代朱丹溪将滋阴论发挥到顶峰！在临床应用发现所谓滋阴论并不能治愈消渴！明末清初名中医喻昌批判追随刘河间的滋阴派张子和："张子和辄敢诋之，既诋仲景，复谀河间……颠倒其说，阿私所好，识趣卑陋若此，又何足以入仲景之门哉？……昌观戴人吐下诸案中，从无有治消渴一案者，可见无其事，即无其理矣。"清代名医陈修园批评滋阴派是"伪君子"！滋阴派"以滋润甘寒为生津养液，实所以涸精液之源，而速其死也。"就是说滋阴派在临床上没有一例消渴病治愈的医案，而且会加速患者的死亡！从刘河间、朱丹溪，一直到现代的中医都是遵刘河间、朱丹溪应用滋阴论，中医药的教材是滋阴论，绝大多数中医药院校、中医院的教授、博导的学术论文一律是滋阴论。临床上有治愈的糖尿病患者吗？大家都知道用滋阴方玉泉丸合玉液汤加减制造成中成药消渴丸，临床无疗效，加降糖西药格列本脲（优降糖）忽悠患者，消渴丸销售超过5亿多瓶，有治愈的糖尿病病案吗？没有一例！就是说从刘河间、朱丹溪到当代滋阴论没有治愈一例糖尿病患者！必须走出中医药用滋阴论治疗糖尿病的误区！

什么是中医药治疗糖尿病的正确方向？糖尿病辨证治疗必须遵从《伤寒论》：消渴应辨证为厥阴证！《伤寒论》辨证厥阴证有五大主证：上热下寒证、厥阴厥逆证（寒厥，手足厥冷）、厥热往来证、厥阴寒呕证、厥阴下利证。在临床上糖尿病患者中都可以看到，以上热下寒证、寒厥为多见，其次为厥热往来，厥阴下利、厥阴寒呕少见。我正是按照仲景的厥阴证辨证立法、组方、遣药，因此取得了重要进展！我在治疗糖尿病的临床证明，《伤寒论》之旨不可违，一切想避开《伤寒论》另创新论，都是歪理邪说！

九、经方的魅力

我11月7号去广州参加邓铁涛学术思想研讨会，因为广州糖尿病要求面诊，所以在博客中发布了去广州的消息。一位非糖尿病患者广东中山的年轻人找我治疗。开始我不同意，患者反复哀求，我终于同意可以看看，疗效不承诺。因为年老体弱，什么病都治疗，没有这个精力。11月9号上午患者从中山赶到广州彭达大酒店，我住宿的宾馆。患者因长期手淫导致阴囊睾丸潮湿红肿疼痛，尿急、尿等待，西医检测诊断前列腺炎，前列腺增生造成尿急、尿等待。中西药治疗无改善。常年腹泻，反复口腔溃疡，患有肾结石。这些多的临床症状如何治疗？首先解决阴囊睾丸潮湿肿痛症状。因为这些症状妨碍正常的行走与工作。服药七副，阴囊睾丸潮湿红肿症状消失。患者要求治疗尿急、尿等待症。我用中医治疗癃闭方，三副不效。我立即明白被西医检测诊断所误导。我治疗癃闭方有一剂知，三剂已之效。尿急、尿等待就是中医的小便不利，该患者与前列腺增生无关。要患者停服治疗癃闭方。改为治疗腹泻与口腔溃疡。请问广大网友这两个症状如何治疗？口腔溃疡应该是有火，腹泻应该是脾胃虚寒。上部有火，中焦虚寒。我开方七副，该患者服完四剂报告说口腔溃疡已愈，服药七剂腹泻症状基本缓解，原来每天大便多次现在只有大便一次，大便前段已成形后段有点溏稀。服药十二剂，排下一个 5*5mm 结石。腰不痛了。患者问我不用排石药，为什么能排出结石？这点网友也会问用的什么方？疗效如此神奇？我告诉大家我用的是经方！用的是理中汤加桃花汤加减！如何加减，需要自己去悟！

理中汤《伤寒论》曰："自利不渴者，属太阴，以其脏有寒故也，当温之，宜服四逆辈"。此"辈"作"类"字解，"四逆辈"，指理中汤、四逆汤一类方剂。仲景此法示人规矩。腹泻这类疾病，属于太阴证，太阴脾土，其脾脏有寒湿，治疗当用温药。理中汤：人参、干姜、白术、炙甘草。四味药全部为温性药，无一味寒性药。人参补中益气，炙甘草和中补虚，干姜温中祛寒，白术健脾燥湿，中阳健运，升降复序，腹泻得止。桃花汤：赤石脂、干姜、粳米，赤石脂质重性温，酸涩收敛，以涩肠固脱，粳米滋养脾胃。方药对症，诸药共凑，腹泻得止，口腔溃疡得愈。

为什么腹泻与口腔溃疡同治？泄利者，其源为肝脾下陷，肝脾下陷，其肺胃必上逆，胃逆不能降摄甲木，肺逆不能收敛相火，相火上炎，多生上热，往往喉舌口腔生疮。其治法宜温燥水土，如用寒凉清上热，寒凉之药必败脾土。如此腹泻更胜，口腔溃疡越剧！上方加降肺胃之逆之药。效如桴鼓！

为何治疗腹泻之方能排出结石？腹泻其根源为脾土寒湿，脾主运化水湿精微。脾土寒湿，运化失司，水液从胃肠走，不入膀胱。肾脏内水分少了，一些残存物质易残存留积为结石，滞留肾脏内，现在水液从肾脏走，水多了，积存的结石自然随水液冲刷下来，自然之理！结石当然可以使用排石药物强行排出，这类降泄通利药物，往往易伤脾阳，顾此失彼，诸疾皆不能除！

空鼻症！西医鼻甲手术的后遗症！而西医死不承认，说患者神经有问题，西医为什么这么说？因为西医的检测说患者没有任何问题。而患者生不如死。只好与医生拼命，全国已经发生多起惊震全国的杀医事件，都是空鼻症患者所为！说的真凑巧，这位患者做过鼻甲切除手术。而且患上了空鼻症。西医检测一切正常，说是心理因素，看过心理医生，服用过一个多月的抗抑郁症的西药，没有效果。大家可以上网查询就知道空鼻症是一个什么病？希望大家千万别听西医做什么鼻甲切除手术。患者常年鼻塞不通，咽喉干、干呕、喘气、背部发凉，凉的让人崩溃。网上说是不治之症，古代绝无此疾病。患者要求我治疗，实在没有办法，只能试试看。现在已经缓解了鼻塞、喘气之症，其他诸症能否治好，还不能肯定，正在调理中！有好消息一定会告诉大家！

王三虎教授特色医案选登

广西中医药大学第三附属医院　王三虎

一、急性淋巴细胞白血病

有些人和事，一辈子都不会忘记。今天来诊的疏性男孩就是几年前虎头虎脑的有点像我且经常来看病而被牵挂的。2009 年 7 月 9 日以皮下出血点被确诊急性淋巴细胞白血病开始化疗。两月后找我门诊治疗过。至 2014 年 7 月 8 日已化疗 12 次，骨髓仍呈未缓解像再次就诊。以咽痛，咳嗽，面黄，乏力为主诉。舌淡胖苔黄厚，脉弱。辨为脾虚肾伤，肺有痰热。以三伏贴温肾阳，四君子汤加味补脾气，利咽清热化痰。

处方：农本方颗粒剂：党参10克，白术10克，茯苓10克，炙甘草6克，桔梗10克，牛蒡子10克，岗梅根10克，黄芩10克，板蓝根12克，金银花24克，五剂，每日一剂，温水冲服。

上方服用30余剂，三伏贴6次，停药20天，面疖，咳嗽，腹泻，食欲正常，舌红苔黄厚，脉滑数，痰热又盛，热毒未尽。乃用四君子汤和小陷胸汤补脾益气，宣肺化痰，清热解毒。

处方：农本方颗粒剂：党参10克，白术10克，茯苓10克，炙甘草6克，黄连9克，半夏12克，瓜蒌皮12克，白花蛇舌草30克，半枝莲20克，葛根35克，五剂，每日一剂，温水冲服。

上方依证化裁，至2015年3月9日，前后来诊32次停诊。

2016年7月9日因准备三伏贴，再次来诊，形色神态如常，1年多来未再用药。发病至今6年，病情未见复发，家人详述病情，非常满意。今在做三伏贴的基础上，考虑到面色偏黄，右耳下几年前就有的淋巴结还未消，右扁桃体偏大，舌淡脉弱，仍当补益后天，疏利少阳，兼化痰散结，四君子汤和小柴胡汤加味。

处方：农本方颗粒剂：党参10克，白术10克，茯苓10克，炙甘草6克，柴胡10克，黄芩10克，半夏10克，桔梗10克，马齿苋20克，瓦楞子15克，猫爪草10克。五剂，每日一剂，温水冲服。

二、发热性甲状腺结节伴肾囊肿

宋xx，女，71岁，柳州人。2012年7月17日，主诉：发热3月余不退。近曾在某三甲医院住院21天，未明确原因。其后又经某中医治疗1月未效，因见报刊报道我招收徒弟的消息而求诊。除体温37.3℃外，无其他自觉症状。二便调，纳寐可。面黄声低，舌暗红，苔白腻，舌下紫脉怒张，脉弱。SPECT：结节性甲状腺肿。左叶“凉”结节样病灶2.10×1.24cm，右叶“温”结节样病灶3.08×1.65cm。B超：左肾囊肿1.8×1.7cm。

治疗过程：初诊以气虚血瘀立法，以补中益气汤加味：黄芪30克，党参15克，白术10克，升麻9克，陈皮5克，柴胡12克，当归12克，炙甘草12克，水蛭12克，桃仁12克，红花12克，丹参12克，远志6克，浙贝母15克，土贝母15克，猫爪草12克。三剂，水煎服，日一剂。

患者服药后发热减轻，体温多在37.1～37.2℃，有恶心欲吐感，但能强忍，余无不适。且自身觉得舒适，向愈倾向明显。第5诊考虑呕恶感与水蛭有关，乃减水蛭量为10克，即舒。自就诊于余，经中医药治疗以来，其本人记录发热天数如下：8月份27天，9月份17天，10月份15天，11月份9天，12月份4天。2013年起体温一直正常。继续按上法调理，以图对甲状腺结节和肾囊肿之治疗。

2014年4月27日第50诊时，加郁金12克。2014年12月13日第100诊，主诉：胸闷心悸，失眠乏力半月，与劳累有关。舌略红，苔白厚，少津，脉寸滑尺弱。证属年老体弱，胸阳不展，痰浊痹阻，心火上炎，阴液已伤，中气未复。换方换药，瓜蒌薤白半夏汤合补中益气汤加味：瓜蒌皮30克，薤白12克，半夏12克，葛根30克，防风10克，丹参30克，黄精15克，苍术12克，白术12克，茯苓12克，党参30克，黄芪40克，当归12克，炙甘草30克，麦冬12克，生地黄15克，柴胡12克，瓦楞子20克，浙贝母12克，白芥子12克，瞿麦15克，黄连6克。

间断来诊，守上方服用约五十剂，治疗至2015年6月21日第110诊，当年该期学徒即将出师之际，该患者前来报喜：近日体检扫描，甲状腺右叶仅见有0.6×0.4cm不均匀回声，未见明显血流信号，双肾则未见异常，且诸症消退，因而停药观察，并嘱注意饮食起居调理。

按语：此患者乃知书达理之人，个人记录非常仔细，病历也很完整。该人也，病不算太大，药不算太少，费时不算太短，效果不算太好，但患者却感恩报德异于常，赞许有加，实为我之幸也。

袁炳胜按：本案患者，无外感之因、无恶风恶寒之状，不是表证之发热；发热3月，余无他症；面黄声低、舌苔白腻而脉弱，中气不足，湿郁内阻可征；又有舌下紫脉怒张、甲状腺结节样变、肾囊肿等病位固定、有形之变，瘀、湿痰腻滞明确无疑；且虽见发热，体温不高；舌、脉、证无其他阳热病象，用补中益气汤甘温除热、合通络活血（桃仁红花、丹参水蛭）、化痰散结（远志浙贝、土贝母、猫爪草），兼顾标本，调其虚实，治之获效。继则坚守其法，经服药5月余而无形之热退；但考虑其有形之变，生于气虚血瘀湿痰之滞，非短时间所能彻除其根，故仍以前法继进，而情况继续好转。后因高龄，元气渐衰及劳累伤耗所致，出现痰浊痹阻，出现胸阳不展之象，因去水蛭、桃仁、红花，合瓜蒌薤白半夏汤而加防风、白芥子、苍术、黄精、茯苓（合二陈汤意）、黄连、麦冬等，谨守病机，新病旧病同治，不仅所有自觉症状消除，且胸痹既愈，肾部扫描也没有异常发现，结节性甲状腺肿也消除五分之四，未见血流信号。本案可为学者师法者：善治虚，能守法。实证易治，其效也速；本病有形之实（痰湿、瘀血；结节、囊肿）实生于虚者，故本病以虚为本；若不能守补中益气其法，恐终难获愈，即时后因高龄劳累，发胸痹之症，亦守大法而不易。此非学有主宰、临证胸中有定见者难能为之也。

三、子宫内膜癌肺转移

覃xx，58岁。柳州人。2012年3月子宫内膜癌手术。1年后肺转移，经化疗1次难以承受，遂来求治。面黄咳嗽，颈项不适，腰酸腿软，小便频数。证属风邪入里，痰浊犯肺。以化痰浊，祛风邪，补肝肾为法。方：海浮石30克，白芍12克，炙甘草6克，桔梗10克，苦杏仁12克，枳实12克，连翘15克，黄连15克，法半夏15克，百部12克，射干12克，党参30克，姜黄12克，覆盆子12克，菟丝子12克，金樱子12克，竹茹12，代赭石12克，川牛膝30克，粉葛30克，威灵仙12克，牛膝30克，徐长卿30克，乌梢蛇12克。

至2015年6月23日，上方进退六百余剂，十次出游，自上乾陵，畅游延安。3次CT复查，肺部病灶，渐次缩小，今已消失。

按语：患者今来复诊，眉飞色舞，喜形于色，滔滔不绝云云。受到感染，当时在门诊室内就有肺癌8年，宫颈癌7年的患者，互相展示、交流各自自患癌以来，经中医诊治前后的变化，研究生邹秀美、杨湖双俱在。因热蒸现卖，信手拈来，复习前情，与同道分享，不敢诓语，也不必虚语。

袁炳胜按：本案患癌有年。术后一年，又见转移。化疗一次，自觉难以承受。求生之愿强烈，寻求中医治疗。面黄咳嗽、腰酸腿软、小便频数，是脾肾肺俱虚，又兼风邪（颈项不适、咳嗽、癌症转移）癌毒。三虎师认为，风邪是肿瘤发生发展的重要因素，尤其是转移癌。今补肝肾（甘草、党参等）、祛风邪（川牛膝30克，粉葛30克，威灵仙12克，牛膝30克，徐长卿30克，乌梢蛇12克），断了痰浊后援，继用化痰、理肺之药（海浮石、桔梗、苦杏仁、法半夏、代赭石、竹茹、百部、射干、连翘），并兼和中焦（枳实、半夏、黄连）、则肺之痰浊易消；风者善行而数变，功能祛风之药，亦有善行经隧、鼓舞气血之功也，是以能逐多变之风邪外出。又以姜黄、射干，散结消肿，邪正虚实兼顾，守方治疗，获得全功。

癌症转移，多瞬息万变之恶候，为当今现代医学界不解之难题。化疗放疗，实验室可行，而临床应用，常常癌肿难抑，而病家气血已难耐其伤损，往往导致病势急下，难以逆转的情况。三虎师治癌，于临床辨治中独得其妙，尤其于癌症转移，从其病位病势变化迁转，从风论治，于对病对证之际，善用风药为截断之法，更善辨其虚所在、其实所因，药必合证、守方以道，进退不乱、寸土必争，终至正日胜而邪日去，癌症大患，乃有克服之机。

四、胸痹

李xx，男，50岁。胸闷气短，失眠，消瘦乏力

1年余，日渐加重，多方求治，曾经心电图、胸片、胃镜等检查，除发现肝血管瘤外余无所见，治疗用药毫无效果。2015年7月1日下午诊。舌红少津、有裂纹，脉沉。按胸痹、兼涉心肾辨治。证属劳累太过，气阴两伤，血脉痹阻。以生脉散、瓜蒌薤白半夏汤、六味地黄丸加味：党参18克，麦冬30克，五味子12克，瓜蒌40克，薤白12克，法半夏12克，熟地黄30克，山药15克，山萸肉15克，丹皮12克，茯苓12克，泽泻10克，丹参30克，葛根30克，白蒺藜30克，枳实12克，赤芍30克，川芎15克，红花12克，降香12克。3天后复诊，水煎服一剂后，泻下黑色物4次，即顿觉胸膈畅快无比，精神倍增，睡眠也感香甜。守前方二十五剂予服。

按语：仲景有言："胸痹缓急者，薏苡附子散主之""胸痛彻背，背痛彻心，乌头赤石脂丸主之"。因为其痛时缓时急，正是风邪休作有时的特征；又以风入胸腔，居无定所，则胸痛彻背，背痛彻心。可知胸痹的成因与风寒有关。而乌头赤石脂丸中的蜀椒之用，则使仲景之心昭然若揭。方中葛根、蒺藜，均善祛心经风邪。葛根芩连汤证的脉促可证。脉促用葛根，也从侧面反映了葛根与心脉的关系。葛根、蒺藜通心脉既是个人经验，也是现代一些医家的共识。正如纽约中医黄欢所谓："葛根含黄酮类，已证明能扩张心脑血管。该药药性平和，已被广泛运用于治疗胸痹。单味白蒺藜也用于治胸痹、胸膈间胀闷不通或作痛。用法：刺蒺藜一斤，带刺炒，磨为细末。每早、午、晚各服四钱，白汤调服（《方龙潭家秘》）"另外，本案方药剂量为笔者多年临床历练总结而成，如实展示，不敢藏拙。

袁炳胜按前案1者，素体中气不足，痰湿内滞，又兼年高，于病程中曾因劳及痰浊痹阻，出现胸阳不展之证，以补中益气合瓜蒌薤白半夏汤治之获效；本案则为胸痹之另一端。舌、脉、证及形体所示，皆气阴不足之象，是为血脉痹阻之因。审因论治，以益气阴、补心肾治其本虚，瓜蒌薤白半夏汤宣展胸中阳气以治其标急，并益以善祛心经风邪、能通心脉而不温燥之葛根、刺蒺藜，匠心所在，即是临证获效之机关。

五、风邪入里案（脱髓鞘病、糖尿病、脂肪肝等多种病症同患）

河南徐xx，59岁，以百病缠身5年，辗转多方求医未果。于2015年5月初通过我女儿提前转交自述5000多字的病史资料求诊。除详述病史，还列出身患的糖尿病、脂肪肝、前列腺增生、阳痿、脑供血不足、皮肤过敏、耳鸣、脑动脉硬化颈椎病、肩周炎、脱髓鞘等多种病症。及其来诊，面述病史，仍滔滔不绝。由其父母开头，继而自自己少年时始，从头至脚，不厌其烦，唯恐有所遗漏。问及现在最主要不适，乃述左半身不自主抽搐"非常严重"，而耳鸣、皮肤瘙痒次之主诉。乃其主症，辨为风邪入里之证，以小续命汤为基本方治之。

6月1号复诊，喜形于色，自述服药4周左右，现腹泻止，瘙痒消，抽搐能自我控制，颈肩轻松，唯耳鸣依旧，舌有瘀斑，脉弦。效不更方，唯改颗粒剂：桂枝1袋，淡附片1袋，川芎1袋，麻黄1袋，红参1袋，白芍3袋，杏仁1袋，防风2袋，黄芩1袋，防己1袋，甘草3袋，天麻3袋，龙骨2袋，牡蛎2袋，珍珠母2袋，黄连3袋，肉桂1袋，龟甲1袋，骨碎补1袋，蒺藜2袋，蝉蜕2袋，僵蚕2袋，乌梅1袋，姜黄2袋，羌活1袋，黄芪3袋，葛根2袋。制三十剂，日一剂冲服。

2015年10月5日第六诊，手足抽搐十去其八，余症均已消失。效不更方，继用原方三十剂。

按语：此患者病症繁多，然半身抽搐、身痒耳鸣为主，"风为百病之长"，风邪入里，是其主因。小续命汤，如其方歌所云"六经风中此方通"，故用以为治，获得显著疗效。

袁炳胜按：此患者，自幼多病，现查见糖尿病、脂肪肝、前列腺增生、阳痿、脑供血不足、皮肤过敏、耳鸣、脑动脉硬化、颈椎病、肩周炎、脱髓鞘等多种病症，内外表里、脏腑经络、营卫气血、虚实寒热、无证不有。考其部位，则不外表里；查其病性，不离虚实。审其根由，则表里内外之传变，寒热燥湿、内外之邪，则皆因乎风邪以出入也。而半身抽搐、皮肤瘙痒，则为风邪之确切辨证依据。故以善治“六经风中”之小续命汤，扶阳、益气，活血、温经，通阳、逐邪，用麻黄汤散在表风寒之邪、桂枝汤祛风和营卫，共同透达邪气于表；然虚实互见相因，则需借正气以为鼓舞，方可建功，故用参附汤以辅助正气，而为根本大法；又加天麻、珍珠母、龟甲、龙骨、牡蛎、白蒺藜、蝉蜕、僵蚕以治半身抽搐及皮肤瘙痒内外之风，疏散与潜镇并用，黄连、肉桂以交通心肾，助主方以通阳；黄芩、乌梅者，合芍药以平肝息风，且防温药之燥热；葛根、羌活则助麻黄、桂枝二汤以祛外风，更助川芎、姜黄以活血通经止疼痛也。看似庞杂，然究其病之繁难，实则以简驾繁、治之以道也。

六、久泻（回肠淋巴滤泡增生、糜烂性胃炎）

叶 xx，中学生，湖南人。2014 年 3 月 12 日初诊。久泻不愈 2 年，随父专程来柳。形体消瘦，怕冷，纳少，晨起时偶有反胃感，天气变凉或进食凉物则便溏作泻，大便每日 3-7 次寐可，小便调。舌红，苔薄白，脉滑。胃镜：非萎缩性胃窦胃炎（流血 / 渗出型）伴糜烂。肠镜：末端回肠改变，考虑淋巴滤泡增生。以乌梅丸颗粒剂，服药 30 剂，大便每日 2—3 次。半年后再诊，情况改善，仍守原方。2015 年 6 月 11 日，三诊，病去六七，但大便仍不成形，每日 1—2 次；而近半年来以容易感冒为最大苦恼，喷嚏流涕，头身不适，畏寒自汗，舌淡脉弱。辨为手太阳小肠病，桂枝加葛根汤证。以桂枝加葛根汤原方六味药为颗粒剂，二十剂。嘱服至五剂后，来电告知效果。服药 5 天后如期来电，感觉舒适，大便日 1—2 次，接近成形，惟喷嚏还在。9 月 25 日再次来电，告知大便正常已 2 月，未再感冒。

袁炳胜按：本案患者初诊，形寒怕冷，消瘦纳少，晨间反胃，遇凉则泻，证属三阴明也。既有少阴证之形寒怕冷，又有太阴证之纳少反胃，又有厥阴病乌梅丸之“久利不止”，舌脉则兼见寒热。故主以乌梅丸。三诊时，无明显三阴证象及寒热错杂，太阳病见证明显，其病已转出于表，以太阳经、腑（小肠）之证候（头身不适、畏寒自汗，喷嚏流涕、容易感冒，大便不成形）为主。故以桂枝汤加葛根，既可外和营卫、疏达表邪，利太阳之经筋，又可内助脾胃之中气，升阳止泻，药仅 6 味，但有扶正祛邪、表里同治之妙用。

七、皮肤黑变病验案

患者女教师，33 岁，2015 年 3 月 21 日就诊。皮肤瘙痒 1 月余，诉已多处就诊未效，突然想起 2012 年曾因皮肤问题，就余诊治效果不错，乃前来求治。皮肤瘙痒事小，皮肤黑变事大。复习病案：2012 年初，因全身瘙痒，皮肤黑斑，面部尤甚，已经十年余而就诊。2011 年 11 月病理检查显示：表皮角化过度伴角化不全，基底层色素颗粒细胞增生，真皮层可见浆细胞浸润，诊断：皮肤黑变病。刻诊：全身发黑瘙痒，热时痒甚；皮肤干燥，面部散在黑斑；月经量少，腹痛，大便次数多；纳可、寐差，小便调；舌红，苔白，脉细。既往有慢性咽炎史。辨证：内有干血，瘀血内阻，肺胃有热。处方：大黄蛰虫丸加减。方药：大黄 3 克，甘草 6 克，杏仁 12 克，桔梗 10 克，赤芍 30 克，生地 20 克，虻虫 3 克，水蛭 12 克，防风 15 克，生石膏 30 克，红花 12 克，知母 12 克，白芷 12 克，牡丹皮 12 克，桃仁 12 克，蒺藜 30 克。随后就诊中曾加减变化：凌霄花 12 克，桔梗 12 克，牛蒡子 12 克，玄参 15 克，麦冬 18 克。

患者从 2012 年 3 月服用此方治疗至 9 月，皮肤色黑、身痒问题均解决，随后未复诊，直至今次来诊。现皮肤瘙痒再发，详询病情，考虑舌脉表现与前相同，乃再开前方七剂。

按语：本案抓住瘀血内阻和肺胃有热、血热生风的关键病机，以经方大黄蛰虫丸为汤剂，加清肺胃、凉血息风之药，主次相宜，和缓以取效。

袁炳胜按：地之五味入口，传于胃肠；天之五气入鼻，通于心肺；故人者，禀受天地之气，外与天地之气相应；内而脏腑阴阳之变，亦可因经络气血，而动见于皮肤毛窍爪甲。今此案患者皮肤黑斑，遍布全身，干燥瘙痒，是瘀血阻内，不荣于外，皮肤失于煦泽矣。热则痒甚，是瘀久生热，热而兼风，风在血分，流于肌表故。月经量少、腹痛，舌红、脉细，皆为内有瘀血之征。病理检查亦提示：表皮角化过度伴角化不全，基底层色素颗粒细胞增生，真皮层可见浆细胞浸润等表现（即此病理结果，可从瘀、从热、从皮部失养之虚看）。故以大黄蛰虫丸以下瘀血、破癥积，清肝热，宣肺闭，益营阴，润血燥，并甘草和诸药，通十二经，内调脏腑阴阳，外和营卫气血，以下瘀血与通经络同施，以通为补，标本兼治，服药半年而愈。

刘世峰主任临床医案选

重庆市荣昌区人民医院　刘世峰

一、顽固性水肿医案

郑xx，男，81岁。浙江省衢州市斗潭人，2016年7月16日初诊。病人家属代述：双下肢肿1个半月多，近半月来手背又肿，眼睑也肿，右眼更厉害。小腿上半部到了午后肿，左腿厉害一点。患者双下肢肿，在当地治疗，有的时候，吃吃药，不会肿，但是过一段时间又要复发。有糖尿病史，后来引起心脏病，做过冠状动脉搭桥手术安了支架。肾功能也不好，尿酸、尿素、肌酐都高。肌酐141umol/L，高血压 162/65mmHg。西医诊断：慢性心衰，肾功能不全。十二指肠溃疡，出血等。口不渴，舌质淡胖有齿印，苔白滑。

诊断：水肿(阳水)。

济生肾气汤合五皮饮，五苓散加减。

处方：熟地20克，枣皮15克，怀山药20克，泽泻20克，川牛膝18克，丹皮10克，茯苓20克，车前子(包煎)20克，桑白皮15克，大腹皮15克，肉桂6克，陈皮12克，白术15克，猪苓10克。三剂，水煎服，1日3次，2日一剂。

7月25日复诊。病人家属来电说：服上方后，脸和上眼睑肿，基本上好了，手背浮肿，昨天好得差不多，今天又有啦，相比以前好一点。效不更方，仍用上方加益母草30克，芡实15克，黄芪20克。三剂。

8月3日，病人家属说：三贴药吃完了，现在手背浮肿，基本上好了。脸部就是早上起来看起来还有一点点，应该说，好多了。小腿和脚背，要下午以后才会明显浮肿。还有我爸爸眼屎多，早上起床血压高一点。仍用上方增损三剂。

8月12日病人家属说：三贴药吃完，手背浮肿没有了，脸部早上起床，还有一点点，小腿和脚背，下午以后还是有一点肿，(有几天没有）眼屎还是很多，眼睛有时候看起来还有眼泪。早上起床，眼睛有时候有一点点充血症状。早上起床血压还是偏高。仍用上方增损三剂。

二、顽固性湿疹医案

唐xx，男，39岁，四川遂宁市船山区人。2016年8月12日初诊。主诉：患皮肤长湿疹近20年。湿疹发生主要部位：腰和腹部两侧，大腿、小腿及双上肢内侧，呈对称性。曾经在华西医院和深圳武警医院看过西医，都治标不治本，没过多久又复发了。口味及二便正常，舌质黯红，苔白厚。

诊断：湿疹。

治法：养血活血，祛风除湿止痒。

处方：自拟苍参止痒汤加味。

药用：苍术12克，苦参10克，生地30克，当归15克，赤芍15克，川芎6克，丹皮12克，桃仁12克，红花10克，荆芥15克，防风12克，蝉蜕10克，白蒺藜20克，白蘚皮15克，首乌藤30克，地肤子15克，蛇床子15克，银花15克，甘草12

克。三剂，水煎服。2 日一剂。药渣加陈艾熬水洗澡。

8 月 17 日 2 诊，病人说：刘医生你好，我三付药已经吃完，每天用药渣加艾叶洗澡，比开始要轻的了，是不是还是这个药方吃下去？效不更方，仍用上方加丹参 20 克，蒲公英 20 克，三剂。

9 月 4 日复诊，病人说：刘医生你好，你开的药我吃了，我还在家里自己捡了二付吃，现在只有大腿和背上有鸡蛋那么大三坨，请问还是继续在家捡还是你另外给我开？仍用上方去苍术，苦参。三剂。

9 月 17 日 4 诊。病人说：刘医生你好，我湿疹好像基本好，就是皮带这过敏，请问继续吃这药方，还是你另外给我开？

病人湿疹基本痊愈，宜增加养血药善后。仍用上方去银花加熟地 20 克，白芍 15 克，紫花地丁 20 克。三剂。

三、腰痛(腰椎间盘膨出，骨质增生)验案

患者胡 xx，女，75 岁。2016 年 8 月 28 日初诊。患者于 2 年出现腰痛，核磁共振报告：①腰椎骨质增生，L2 椎体上缘许莫氏结节。②L4/5 及 L5/S1 椎间盘变性，膨出；L4/5 椎间盘后方纤维环局部撕裂。近日因晒稻谷劳累后出现腰椎、骶椎部胀痛。口干不欲饮水，舌质紫黯，苔白厚。脉涩。

诊断：腰痛(肾虚瘀血阻络)

治法：补肾活血，祛风通经止痛。

处方：活络效灵丹加味。

药用：丹参 20 克，当归 15 克，炙乳香 10 克，炙没药 10 克，香附 20 克，玄胡索 20 克，白芥子 12 克，鹿衔草 30 克，狗脊 30 克，杜仲 15 克，桑寄生 20 克，独活 12 克，防风 12 克，骨碎补 30 克，大枣 12 克，甘草 10 克。二剂，水煎服，2 日一剂，1 日 3 次。

9 月 3 日复诊。服上方后腰痛大减。自诉右手四、五指及右脚四、五趾麻木。效不更方，仍用上方(原方)加威灵仙 20 克，二剂。

9 月 11 日复诊。服上方后，腰痛，右手指，脚趾麻木好转。病人出现口苦，仍用上方加黄芩 15 克，三剂善后。

张建先生用附子治疗脑瘤

北京振国中西医结合肿瘤医院　张 建

患者贡 xx，性别，女，年龄，62 岁。

于 2014 年 7 月初无明显诱因出现失眠，记忆力下降，到海军总医院检查脑部 MRI 检查：脑胶质瘤；给予脑部放疗 27 次，口服化疗药（替莫坐胺），肿瘤未控制。于 2014 年 9 月 5 日出院回家后开始口服中药；患者症状：神清，卧床，生活不能自理。9 月中旬，患者要内穿毛衣，外穿棉衣，要盖被子，仍不觉温暖；全身酸痛，畏寒，无汗（夏天从来不开空调电扇），无发热、无抽搐，无呕吐，大便正常，小便频（夜尿多 7-8 次），舌淡，苔白腻，脉沉。

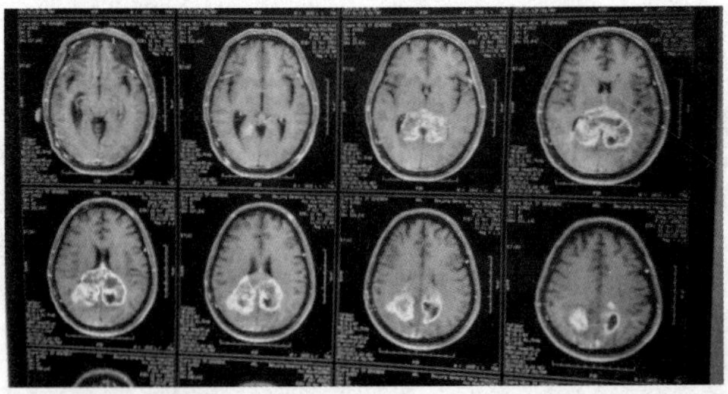

(2014 年 7 月 31 日 MRI)

治疗经过：

诊断为：风寒袭卫，表闭，邪不外透，侵袭阳位；放化疗戕伐真阳，肾阳虚衰。

治则：温阳散寒，脱毒外出。

基本处方：麻黄6克，黑附子140克，干姜75克，炙甘草180克，清半夏45克，细辛45克，鹿角霜45克，白芥子30克，肉桂10克，龙骨30克，牡蛎30克，浙贝30克，淫羊藿30克，生黄芪120克，熟地30克，枸杞子30克，菟丝子30克，全虫6克，蜈蚣3条　补骨脂30克。

患者于2014年9月中旬开始口服中药。第一阶段：患者表开（汗出），病有出路；时间约半个月。第二阶段：健脾温肾助阳，保得一份真阳，留得一份生机，期间经历正邪相争，患者症状一度加重，小便频频，不能离开厕所（患者家属未有放弃，不离不弃；儿子至孝，照顾患者起居）；时间约在3个月。第三阶段：消瘤散结，温肾助阳。患者从此踏上康复大道。现患者生活自理，思维清晰，大小便正常，饮食，睡眠均可。

（2014年12月29日MRI）

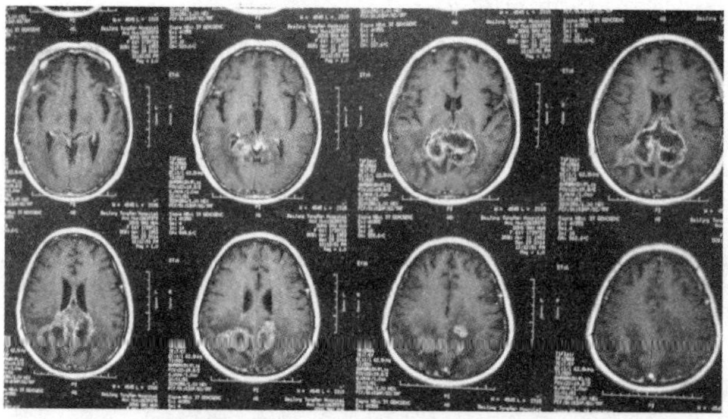

(2015年12月29日MRI)

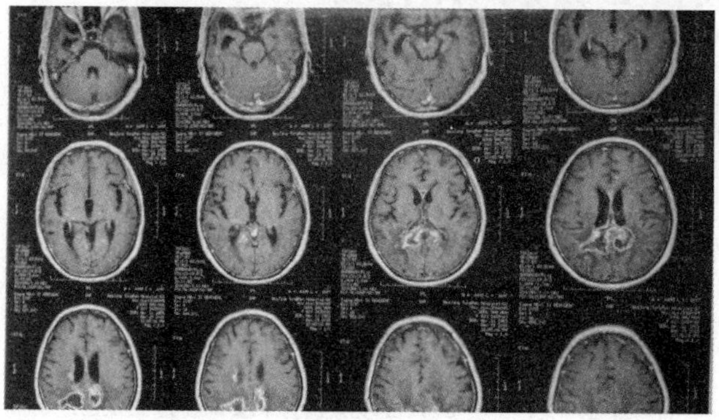

（三次MRI对比）

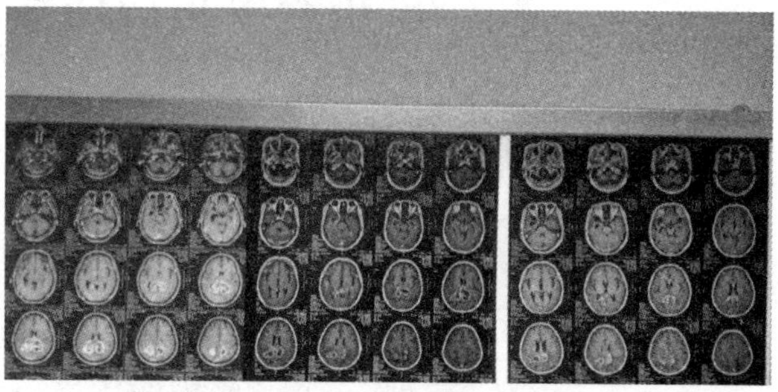

分析：探讨大剂量中药安全性

此患者黑附子用量平均每日用量约140克，细辛每日用量45克，清半夏每日用量45克，至今用药1年半；患者每一个月复查一次肝肾功能，未见肝肾功能损伤。

现代药理研究，15克黑附子可以毒死一头牛，如果一头牛能顶10个人的分量，1.5克附子粉要是给一个人吃上，应当和15克附子毒死一头牛是一样的结果吧，这你亲自试过吗？书上写过，不如自己用过，只有亲自做过，才可发现真理。临床用黑附子，辨证为虚寒者，附子乃是治病仙丹；如果辨证为实热证，3—5克亦为毒性。

细辛一味药，“细辛不过钱”的最早是在北宋陈承的《本草别说》中提出，具体是一个看守犯人的牢头，当时有一个犯人自杀了，发现在尸体旁边放着些药，牢头鉴定后认为是细辛粉；后又被明李时珍收入《本草纲目》，流传“细辛不过钱”这样一种说法。然《神农本草经》将细辛列为上品，可久服，明目，利九窍，轻身延年。

伍吉中用烫伤油治疗烧、烫、灼伤

伍吉中所用茵陈蒿汤、三黄汤加减治疗烫伤的原方，由四川省仁寿县宝珠场黄尚明老外公遗传于外公蒋昌东，蒋昌东传于儿子蒋于近，蒋于近舅父亲口传于伍吉中，蒋于近属于我母亲蒋素君的二哥。

其原方为栀子、胆草、大黄、黄连、黄芩、黄柏组成。后经伍吉中在原方基础上加上大青叶、青黛、紫草、地榆、芒硝、冰片。

先将栀子、胆草、大黄、黄连、黄柏、大青叶、地榆粉碎，青黛、紫草、芒硝、冰片需另包。将粉碎后药子前夜子时（即 23 点）后加水 5 升浸泡，次日辰时（即 7 点）后先煎 3 小时后过滤，再加紫草煎 2 小时后再过滤。将浓煎过滤后的药液加入青黛、芒硝、冰片再煎 1 小时后加入纯芝麻油 1 升再浓煎 1 至 2 小时，使药液与芝麻油充分和匀，以芝麻油药液能挂牌为度。冷却即得烫伤油。

该烫伤油对各种烧伤、烫伤、灼伤有特殊治疗效果，总有效率高达 98%，治愈率高达 95%以上。一度烫伤一般 9 至 12 天治愈（一度烫伤为皮肤红肿疼痛起泡）；二度烫伤一般 3 周治愈（二度烫伤为皮肤破溃，有大量液体渗出剧烈疼痛）；三度烫伤一般 5 至 7 周治愈（三度烫伤为严重破溃，伤及肌肉组织甚至伤及筋骨撕裂性疼痛）。

该烫伤油无毒副作用，笔者有近 50 例治愈经验。用棉签拈油擦患处一次（黄水）渗出液减少；擦二次后基本无液体渗出，不再流黄水，红肿疼痛诸症减轻。

病例举例：

患者女，2 岁，于 2008 年 10 月 23 日下午不慎将开水瓶打倒，烫伤右侧下肢，从臀部直到脚跟红肿疼痛，擦油 3 次后红肿疼痛消退，擦 5 次后于 11 月 2 日观察基本康复。

但愿广大医生大胆为患者使用。总之经济实惠，简便易行，费省效宏。

绝不保守，真诚奉献。现将处方剂量全部公诸于众：

栀子 20 克，胆草 15 克，大青叶 30 克，姜黄 20 克，大黄 15 克，大连 10 克，黄芩 20 克，黄柏 20 克，地榆 20 克，紫草 30 克，青黛 10 克，芒硝 10 克，冰片 10 克，纯芝麻油 1 升。

经方大承气汤治疗慢性心力衰竭两例

莘县中西医结合研究所 李登岭　赵红霞　李乔

大承气汤出自张仲景《伤寒杂病论》，为攻下实热、荡涤燥结之剂。用于治疗急腹症的报道颇多，而以此方治疗慢性心力衰竭的资料鲜有，笔者用此方治疗慢性心力衰竭 2 例，疗效显著。报告如下：

宋 xx，女，94 岁，1995 年 10 月 18 日初诊，呼吸困难，心慌，不能平卧 1 周，加重 2 天。风心病史 60 年，2 周前无明显诱因出现活动后气喘，渐加重。1 周前休息时亦感呼吸困难，心慌胸闷，不能平卧，剑突下胀满，已 18 日未大便。血常规、尿常规无异常，心电示窦速 112 次/分，电轴右偏，左心房肥大，右心室肥大。B 超示二尖瓣狭窄伴关闭不全。入住莘县人民医院心内科。初步诊断：风湿性心脏病，二尖瓣狭窄伴关闭不全，心力衰竭三度（心功能四级），窦性心动过速 112 次/分。经吸氧、西地兰、速尿等强心、利尿配合四逆汤加味治疗两日无效。1995 年 10 月 20 日，患者要求转中医治疗。邀余诊治。望其面色红赤，闻语声低微，问知咽干口燥，心下热，已 20 日未大便，腹中胀满，按之痛甚，舌苔黄厚，脉玄硬。余观之前医所用四逆汤，未免风马牛不相及。语声低微，咽干口燥，心下热，腹中胀满，按之痛甚，已20日未大便，舌苔黄厚，脉弦硬，舌、脉、证皆显为实证，其用四逆汤二剂，还妄说四逆汤现代药理研究有强心作用，此等“中西结合”，真是恣意发挥、胆大妄为！同事赵医师以患者胸闷、剑突下胀满，以腹胀便结，舌苔黄厚，再参阅脉弦硬，似有少阳阳明合病之势，当用大柴胡汤。余悉心讲解大柴胡证原委。以腹胀便结，舌苔黄厚，应为阳明热邪结聚，痞满而实为承气汤证，并言大柴胡汤宋本载每剂含大黄2两，按《伤寒论讲义》（李培生主编5版教材）换算为6克，久经煎煮（以水1斗2升，煮取6升），每服1升（约200毫升），每服含1克大黄。1克大黄，无通里攻下作用，仲景大柴胡亦无通里攻下之意。并劝其观阅伤寒论条文（大柴胡汤无通里攻下作用的这种认识，经总结提炼成文，1999年发表在刘渡舟老师主编的《99仲景学术论坛上》），随后和赵医师商定治疗方案。以案有语声低微，咽干口燥，心下热，腹中胀满，按之痛甚，已20日未大便，舌苔黄厚，脉玄硬。此虽年事已高，为其痞满燥实俱在，仍当法下。大黄10克（后下），枳实24克，厚朴12克，芒硝10克（溶服）。1995年10月21日下午复诊，神昏谵语，视物不清，服满拒按，舌苔黄厚，脉沉略数。其家属陈述，药后，胃脘胀满难忍，间断返流约40小口，少量泻下。疑为药量不足，与服药后药液反流有关，间断返流约40小口是药力不足之因。经云：“腹满时减，减不足言，当下之，宜大承气汤”况腹满不减乎！遂处方：大黄24克，芒硝24克，枳实24克，厚朴24克，水煎大黄后下，芒硝溶化，分2次服，间隔4小时。首次服药40分钟后，大便黑水约600毫升，间有大便结块十数枚，色黑质硬。未再服药，大便又下约200毫升。患者感腑通气和，胃脘舒畅，当晚已能平卧。改生脉散加当归、寸云、核桃肉、柏子仁加减用药六剂而愈。

李xx，女，79岁。1998年3月17日初诊，胃脘满闷，呼吸困难，不能平卧，发作7日余。7日前感冒，经输液治疗（具体药物不祥）3天，发热症状好转，胃脘痛加重，大便色黑，质稀如水。1998年3月14日配合四逆汤和参苓白术散化裁三剂不见好转，转中医治疗。余诊之，呼吸困难，端坐呼吸，双侧颈静脉怒张并可见颈动脉搏动，肝—颈静脉回流征阳性，此现代医学之心衰。而望其精神萎靡，闻其语声低微，问知心下痛甚，口燥咽干，大便质稀如水，切脉滑数，按知腹中硬满，此病属少阴，证为热结旁流，非四逆汤所主，当以大承气汤，大黄10克（后下），枳实24克，厚朴12克，芒硝10克（溶服）。水煎出200毫升，顿服。药后3小时，大便下，有结块。感清爽异常，纳谷亦香，精神好转，以生脉饮加减调理三剂而愈。

笔者在临床实践中体会到，慢性心力衰竭除有左心衰时的呼吸困难症状，右心衰时的水肿体征外，精神萎靡、疲乏无力亦是常有症状。极似“少阴之为病，脉微细，但欲寐”的描述。而因为心力衰竭胃肠功能相对减弱，腹满腑实症状并非鲜见，类似少阴病的三急下证。此时为真虚（衰弱状态）、真实（腹满腑实），攻下之法非为不妥，当属必须。中西医结合临床上从“心衰—强心—强心甙”而推出“心衰—阳虚—回阳—四逆汤”，只是拘于现代药理研究的惯性思维，对少阴寒化证回阳救逆的肯定，强调了少阴病救治中的回阳，而对少阴病救治中的急下之法重视不够，忽视了少阴病救治中的救阴思想。把以整体观、辩证观、恒动观为核心的辨证论治简单化、机械化了。以上两例患者的腹气不通、坚、满、实，是在一定条件下造成心衰的重要病理环节，在一定程度上是造成心衰的决定因素，在此处此时已上升为亟待解决的主要矛盾。现代研究亦发现，大承气汤可使胃肠附近的脏器充血，产生诱导作用，以治疗其他部位的充血。因此以大承气汤攻下实热、荡涤燥结是减轻心脏负荷，打断此恶性循环的关键方法之一。

现代医学在治疗心力衰竭的探索中，曾一度陷入困惑，“有些严重的心力衰竭患者，继续增加洋地黄和利尿剂已无任何效验，而只能表现出中毒征象，面对这样惨淡的前景……”，通过医学工作者的努力探索，至少到了七十年代初期，人们才想到应用血管扩张剂改善心脏功能的方法。这样现代医学治疗心衰的方法就由强心、利尿扩展到强心、利尿、扩血管。可以断言，治疗心衰的方法还有很多，只是尚未发现。

现代医学是通过实验和应用新的科学成果，而达到今日的水平的。而中医学虽然没有摆脱形象思维和类比推理的古代哲学框架，但其对临床经验的天才的总结，仍值得我们发掘其科学内涵，尤其是《伤寒论》的科学内涵，“其质朴的学术，直逼实验科学的堂奥（岳美中语）”。这也是其屹立于世界医学之林的原因。

在临床工作中，我们发现附子、葶苈子有强心作用，枳实尚有利尿作用，因而用于治疗心衰，这只是现代医学对中医的同化，而不应成为中西医结合的主流。应用经方必须坚持以经方的理论为指导，以伤寒论的精义为指导。中西医结合治疗临床上现代医学诊断的系统疾病，应以中医基础理论的辨证论治为核心，不仅不应局限于现代医学已知的治疗原则而去找相应功效的中药，而去找相应功效的方剂，而是可能启示现代临床治疗的原则和方法的进一步拓展。

参考文献

[1] 李登岭，试论大柴胡汤证为少阳病本证。见刘渡舟编，99 仲景学术论坛，台北，富群文化事业出版社，1999.173-174.

[2] 李嘉璞等，伤寒论临床辩略，济南，山东科学技术出版社，1995.321-322.

[3] 王贤才译，希氏内科学（5），呼和浩特，内蒙古人民出版社，1985.53.

李富震博士特色医案

一、偏重于化用古方

案例：产后发热

苏 xx，女，27 岁，哈尔滨人。

初诊：2016 年 10 月中旬。产后二十余日，忽发热恶寒，项强酸楚，后头痛，体温 38.5℃，大便偏干。舌暗，苔黄腻；脉双尺滑。

处方：黄芩、滑石、茯苓皮、大腹皮、白豆蔻、通草、猪苓、葱白、淡豆豉等。

二诊：10 月 16 日。服上方加减四剂无显效，仍发热，体温 37～38℃，项强酸楚，头痛明显，以后头、两颞尤甚，时有跳痛，口气臭秽，大便不畅，小便尚利，舌苔黄腻。

处方：竹叶 40 克，太子参 20 克，清半夏 15 克，佩兰 15 克（后下），生薏米 30 克，茯苓皮 30 克，通草 10 克，桔梗 10 克，防风 10 克，葛根 30 克，生白术 30 克，麦冬 15 克，二剂。并嘱停食鸡肉、猪蹄等助湿生热之物。

三诊：10 月 18 日。头痛、项强大减，大便见畅，舌苔黄腻，已减。惟产道尚未恢复，站立时下体有异物窒塞感。

处方：竹叶 40 克，党参 20 克，清半夏 15 克，佩兰 15 克（后下），生薏米 30 克，茯苓皮 30 克，生白术 30 克，木香 5 克，槟榔 15 克，桔梗 10 克，防风 10 克，葛根 30 克，二剂。

服后愈，下体异物窒塞感亦逐渐消失。

按：初诊舌苔黄腻，脉滑，故拟清利湿热之法为主，辅以散风解表，投以黄芩黄石汤加葱白、豆豉。孰料用后疗效不著，余思患者项强、头痛明显，风寒袭表甚明；而舌苔黄腻，湿热内蕴亦显而易见，当此之时，内有湿热，外受风寒，祛风散寒则易助湿热，清利湿热则不利外邪开散，难以措方。踌躇之际，忽悟得《金匮要略》竹叶汤为清利湿热、祛风散寒等法并用，可参而化用之。惟竹叶汤原方清利湿热之力弱，且有温补气血之药，于此患证情不合。遂仿竹叶汤方义，重用竹叶清利湿热，加半夏、佩兰、生薏米、茯苓皮、通草以助其力；以桔梗、防风、葛根祛风散寒舒筋；同时，去甘温补益之桂、草、附子以防碍邪；而仲景原方设补益之法于产后体虚亦属必要，故参竹叶石膏汤之意，加太子参、麦冬、生白术益气养阴不助邪。考虑患者多进肉蛋有加重湿热之虞，故嘱停食鸡肉、猪蹄等助湿生热之物。患者服后大效，故仍从前法出入，考虑头痛、项强大减，风寒显减，舌苔见减，可知湿热亦轻，故减清利湿热之药，加党参益气以加强补益之力。惟患者下体异物窒塞感明显，仿刘完素治痢疾里急后重“调气则后重自除”之训，加木香、槟榔行气利湿，服后取效。

案例：口疮

王xx，女，37岁，哈尔滨市人。

初诊：2015年7月2日。口腔溃疡反复发作，感寒则脘腹胀满，遇热则双肩、后背作痒，逢凉则缓，但后背冷，口粘，时发口臭，溲黄，足冷，眼睑浮肿，目干，无眼泪，鼻干，常有黄涕量少，曾因目干、鼻干于半年前查风湿系列无恙。舌偏暗，泛紫气，有齿痕，苔薄；脉左关虚缓短，右关虚弦。

处方：党参25克，炒白术30克，干姜10克，炙甘草10克，升麻10克，焦栀15克，茯苓15克，泽泻25克，猪苓15克，桂枝10克，柴胡10克，防风10克，羌活5克，七剂。

二诊：7月9日。服三剂口腔溃疡即愈，脘腹胀满大减，纳食转香，足转温，小便转清，遇热肩已不痒，后背仍痒，目干大减，仍鼻干。舌红，齿痕已无，苔薄；脉同上。上方防风减为5克，加葛根20克，桑白皮15克，七剂。

三诊：7月16日。近三日气温下降，口腔溃疡复又略发，脘腹胀满、足冷略生，鼻干。舌偏红，苔薄白润；脉左寸虚缓，右关虚弦。

处方：党参25克，炒白术15克，干姜10克，炙甘草10克，升麻10克，焦栀15克，当归20克，葛根30克，肉桂10克（后下），生黄芪20克，炒白芍30克，柴胡10克，防风10克，羌活5克，独活5克，黄连5克，泽泻20克，七剂。

四诊：7月23日。鼻干、口腔溃疡皆无，仍脘腹胀满，右后背胀痛，畏寒，寐差。舌偏暗红，苔薄白黄腻；脉同上。

处方一：党参25克，炒白术15克，干姜10克，炙甘草10克，升麻10克，焦栀10克，柴胡10克，葛根30克，肉桂10克（后下），丹参25克，檀香2.5克（后下），砂仁2.5克（后下），黄连5克，泽泻20克，七剂。

处方二：党参25克，炒白术15克，干姜10克，炙甘草10克，柴胡10克，葛根30克，肉桂10克（后下），当归15克，川芎10克，酒芍30克，茯苓30克，泽泻25克，生白术30克，五剂。

按：据舌，脾胃虚寒，合之于脉，偏弦主饮，总为脾胃寒湿也。脾胃寒湿，故感寒则脘腹胀满，口粘；遇热之后，机体阳气略振，奋起逐湿外出，《金匮要略》所谓“痒为泄风”之类也，故遇热作痒。寒湿阻滞，脾不能为胃行其津液，津液难以上承，故睑肿，目干，鼻干；阳气不达肢末，故足冷。脾开窍于口，津不上承，局部失养，故发口疮。寒湿久羁，郁而化热，故见口臭、溲黄。此是寒湿久羁，郁而化热，寒湿为主，郁热为次，故当注意温清用药比例，以温七清三，仿升阳益胃汤法，纳入理中丸、五苓散，温中阳，化水气，风药升散，又可助津液敷布四旁；稍加升麻、焦栀清解郁热。二诊大效，知上法合度，舌转红，中阳来复也，惟脉未见改观，加之仍有后背痒，鼻干，余恙未平也，故继步前法，恐过用风药偏燥，故减防风用量，加葛根升清；鼻为肺窍，故略加桑皮清肺热。三诊因气温下降，病情略又反复，故仍以升阳益胃汤法补脾胃，升清阳，因无浮肿，故未用五苓散。四诊仍有脘腹、后背胀痛，又舌苔腻，故合入丹参饮行气化湿；寐差，故合入交泰丸。预计此后病当大愈，继以升阳益胃汤为法，合当归芍药散利湿和血，以资巩固。

二、偏重于精细辨证

案例：气虚湿热郁阻发热

许xx，男，63岁，哈尔滨市人。

初诊：2009年8月29日。因反复发热就诊于哈尔滨市某三甲医院，多方检查不能确诊，用药治疗一月有余无效，遂转某中医院以糖尿病伴轻度心肌缺血收治，中西药并用后仍发热，继用地塞米松退热，用之发热即退，然又生，每日凌晨二三时发作性不适，作时先心烦汗出，继而周身酸痛，肌肉有紧箍感，下肢冰冷，移时自缓。其主管实习医师恰为余同学，特邀余往诊。刻诊：身倦乏力，身热不扬，体温多在37～38℃，有时略高于38℃，下肢痿软，抚其腨部肌肉松软，无弹性，纳谷不香，口干不欲饮，略有胸闷头晕，口臭。舌红见紫，苔黄腻甚厚，局部有堆积感；脉沉弱甚，几不能触及。

处方：苍术25克，生石膏40克，知母15克，炙甘草10克，通草15克，白蔻仁20克，滑石30克（包），石菖蒲20克，茵陈25克，黄芩15克，藿香15克，陈皮25克，生薏米30克，瓜蒌20克，五剂。

二诊：9月5日。患者自述初诊之时，地塞米松已经停用，所奇者，服上方二剂尽，发热仍未作，凌晨发作性不适减轻，并推迟至四时发作；三剂尽，凌晨发作性不适继减，并推迟至五时发作；服四五剂时，凌晨发作性不适未再推迟发作。自初诊以来，体温始终正常。现凌晨不舒发作时仍有心烦，但亦减轻，乏力仍甚，二便欠畅。舌苔稍减，脉沉弱甚。

处方：太子参30克，麦冬15克，五味子10克，炙黄芪15克，当归15克，黄柏15克，苍术25克，泽泻20克，怀牛膝20克，黄芩20克，红花15克，苏木15克，葛根25克，生薏米30克，四剂。

三诊：9月10日。二诊以来，发作性不适仅发作一次，体温始终正常，口干无，汗止，力增，但腰腿酸软较甚，活动不甚灵活。舌质转鲜泽，苔转白腻，有平铺见薄之势；脉沉取仍软，已较前有形。

处方：太子参40克，麦冬20克，五味子15克，炙黄芪25克，当归15克，黄柏15克，苍术25克，怀牛膝20克，红花15克，苏木15克，葛根25克，生薏米30克，杜仲20克，狗脊20克，四剂。

四诊：9月14日。服上方半剂后，患者凌晨不适又发作一次，继服如常，后知当时正静点参麦注射液。刻诊：腰腿活动已较灵活，可行走数百米，仍臀酸。舌质鲜泽，苔白腻平铺；脉明显见起。上方减当归，加桑寄生20克，四剂。

后知患者自觉状态已佳，于9月14日出院，余同学嘱继服本方两周，以资巩固。

按：患者身热不扬，胸闷不饥，口干不欲饮，周身酸痛，结合舌象，湿热阻滞为患也。湿热阻滞，阳气敷布不利，不通则痛，故周身酸痛，乏力；凌晨之时，阳气升发，被湿热所阻，正邪交争，故身痛肢冷，阳气郁甚，迫汗外出，湿热随之暂缓，阳气暂得敷布，故诸症移时自缓。脉沉弱甚，或为正已大虚，或为湿热阻滞，气血被遏，即使确是大虚，湿热不除，补益难以为功，故拟先予清热除湿，观脉之变化再定。方以苍术白虎汤为基础方，加芳香淡渗诸品以助清热化湿。其中藿香除口臭，薏米除湿舒筋，茵陈清热利湿，又能疏达肝气，以利阳气升发。二诊据舌可知湿热见除，发热始终未作，亦证清热除湿之法合度。惟其乏力，脉弱，故本诊改以东垣清暑益气汤为基础方，益气养阴，清热化湿，攻补并进，又合入身痛逐瘀汤之意以利血脉，通阳气，止身痛。三诊再步前法，因腰腿酸软，故加大补益力度，又加强筋壮骨之品。四诊继步前法。

又按：初诊方服药期间，凌晨发作性不适发作时间持续推迟，如何解释？盖初时湿热阻滞较重，阳气稍有升发，即致正邪交争剧烈，出现发作性不适。服药期间，湿热渐去，阻滞减轻，必待阳气升发明显时方有阳气郁阻、正邪交争剧烈之象，故凌晨发作性不适随服药剂数增加发作时间持续推迟。待湿热大减，阳气郁阻已不明显，发作性不适亦不作矣。

案例：顽固泄泻

王xx，男，8岁，齐齐哈尔市富拉尔基区人。

初诊：2015年7月16日。自出生后长期腹泻至今，时因腹泻发生脱水、酸中毒住院，多处求医无效，观前医处方多为温补脾肾之品。首都儿科研究所附属儿童医院诊断：慢性腹泻；小肠吸收不良综合征（非手术性）。现每日晨起腹泻严重，大便如蛋花汤样，晚上略缓，溲黄而少，或屎尿俱下，肠中漉漉。舌红苔薄少，舌面后部剥脱，脉双寸一息七至。

处方：川贝 2.5 克（冲），杏仁 15 克，百合 30 克，枇杷叶 15 克（包），桔梗 15 克，厚朴 10 克，陈皮 20 克，法半夏 10 克，茯苓 30 克，炒白术 15 克，生苡米 30 克，升麻 5 克，地榆炭 15 克，桂枝 15 克，炙甘草 10 克，七剂。

二诊：7 月 23 日。现已知饥，大便已由蛋黄汤样转为粘糊样，晨起小便已经正常，现大便后常腹痛。舌红见减，苔见增，舌面后部仍有剥脱；脉一息五六至。上方加太子参 10 克，炒白芍 30 克（法半夏暂时缺，以清半夏代），七剂。

三诊：7 月 30 日。腹痛无，大便初硬后溏，但屎尿分明，口渴。舌苔显增，均匀分布，舌面后部剥脱消失；脉一息五六至，以虚滑软为主。上方去炒白芍，加玉竹 30 克，石斛 10 克，十四剂。

四诊：8 月 13 日。一周前电告：患儿腹泻突然加重，此后减缓，仍大便质稀，详询知是进食猪肉、虾肉后发生，舌苔剥脱处确已不明显，脉双寸虚滑软。

处方：太子参 10 克，玉竹 30 克，石斛 10 克，干姜 5 克，川贝 2.5 克（冲），杏仁 10 克，桔梗 10 克，厚朴 10 克，陈皮 15 克，姜半夏 10 克，茯苓 30 克，炒白术 15 克，生山药 30 克，荆芥 15 克，防风 10 克，七剂。嘱可适量进食牛肉，忌生冷粘滑。

五诊：8 月 20 日。精神见振，进食加多，大便日行二至四次。舌尖边红，苔浮白腻；脉左见滑而有力，右关虚滑缓。上方去厚朴，玉竹增至 40 克，石斛增至 15 克，加炒白芍 30 克，焦栀 15 克，淡豆豉 15 克，葛根 20 克，七剂。

六诊：8 月 27 日。力增纳香，大便日行一二次，便质粘稠，夹有浮沫。舌偏红，苔薄少，舌苔仍有剥脱痕迹；脉双寸滑缓。详询知患儿喜食牛肉，近日进食稍多。

处方：太子参 15 克，干姜 7.5 克，玉竹 30 克，石斛 15 克，川贝 2.5 克（冲），杏仁 10 克，生山药 30 克，麦冬 10 克，桔梗 10 克，厚朴 10 克，清半夏 10 克，茯苓 30 克，炒白术 15 克，马齿苋 15 克，葛根 20 克，十剂。嘱进食牛肉务必注意适量。

七诊：9 月 6 日。 大便日一二次，便质有时成条，仍有浮沫，时腹痛。舌红见减，偏暗，苔白见多；脉双寸见滑。上方去麦冬，加柴胡 10 克，炒白芍 30 克。七剂，隔日一剂。

八诊：9 月 20 日。腹痛无，状态稳定。舌淡暗，苔薄白，仍有剥脱之迹；脉同上。六诊方去川贝、麦冬、葛根，加防风 7.5 克，炒白芍 30 克。七剂，隔日一剂。

九诊：10 月 6 日。整体佳，偶尔大便溏。舌淡暗，已无剥脱痕迹。仍以前方加减十剂，隔两日一剂，嘱若状态稳定，不必再诊。

按：一诊据舌，当润肺养阴，又肠中漉漉，为饮走肠中，当施以温化，故投以瞿文楼先生治泻方合苓桂术甘汤。二诊明显见效，因其便后腹痛，故加芍药和脾络，缓急止痛。三诊腹痛消失，转又口渴，故去白芍，加玉竹、石斛生津止渴。奈何前医徒守温补，不知肺脾同治，气阴双补？患儿病情正趋坦途，未料进食寒凉，腹泻加重，故四诊再步前法，并加荆、防，以成升阳益气之局。患儿服后转佳，惟舌尖边红，故五诊继增益气养阴之力，加栀、豉解郁结，清心肝之热。八月中旬以来，患儿病情日益转佳，惟六诊舌红较上周略甚，疑因进食甘温之牛肉过多所致，故仍用肺脾同治，气阴双补法，加马齿苋清肠解毒止泻。七诊因其腹痛，仍用二诊法，加柴、芍理气血，和脾络。八诊、九诊继步前法，逐渐减少用药次数，巩固疗效。

又按：小儿脉较成人多加两至看，脉七八至为数，五六至为迟，此儿科脉法常见之论。笔者认为此说仍是约略言其理，不可拘泥。本案患儿初诊脉一息七至，经服药变为五六至，且有虚滑软象，盖初时虚热尚盛，故脉数，经服凉润药后，虚热渐去，故脉至减少，而呈虚滑软象，脾虚本象外露也，故此后参入益气养阴诸品。

三、偏重于伤寒法受挫，从运气学观点入手，

改用温病法收工

案例：湿热感冒

柏姓三童，长者女，9岁；次者女，7岁；末者男，4岁。河北省石家庄市人。

第一阶段：

初诊：2014年9月20日。电告：次女发热，精神尚佳，别无所苦。

处方：柴胡15克，清半夏12克，党参15克，炙甘草6克，黄芩12克，葛根30克，生石膏40克，青蒿20克，生姜三片，一剂，分三次一日服尽。

二诊：9月21日。电告：仍发热，纳食不香。

处方：柴胡15克，清半夏12克，黄芩12克，葛根30克，生石膏40克，青蒿20克，桔梗15克，大黄10克（单包），枳实15克，炒白芍30克，生山楂20克，生姜三片，一剂，分三次一日服尽。若今日服此诊方前得快利，大黄即停用或少用。

三诊：9月22日。电告：仍发热。

处方：柴胡12克，清半夏10克，黄芩12克，党参12克，炙甘草6克，葛根20克，生石膏35克，青蒿15克，竹叶20克，生姜三片，一剂，分三次一日服尽。

四诊：9月23日。电告：仍发热，时至39℃以上，咽喉不利，略有鼻塞，详询知患儿服以上三诊方皆有汗出，汗出热退，嗣后体温复起，每以西药布洛芬等暂时退热，幸得精神一直较佳，自发热伊始舌苔白厚腻，近乎满布。

处方：枇杷叶10克（包煎），郁金12克，射干12克，通草10克，生薏米25克，竹叶20克，滑石20克（包煎），淡豆豉10克，连翘12克，茯苓25克，白蔻仁5克（后下），一剂。

五诊：9月24日。电告：服后周身觉舒，热势渐退，舌苔见化，头痛，略有鼻塞。上方去白蔻仁，加川芎5克，带须葱白一段，一剂。

六诊：9月25日。电告：体温虽仍有起伏，整体已降至38℃以下，仍头痛。上方去通草、淡豆豉，射干改为10克，加白芷5克，柴胡10克，一剂。

后电告：愈。

第二阶段：

初诊：2014年9月30日。电告：末男发热，恶寒明显。微信照片：舌红，苔黄白腻。

处方：生麻黄10克，杏仁6克，桂枝6克，炙甘草3克，生石膏35克，清半夏6克，生姜三片，大枣两枚，一剂，分三次一日服尽。

二诊：10月1日。早8时半电告：末男之药尚未服尽，恶寒已减轻，仍发热。长女亦发热，微信照片：舌红，苔白不厚。

处方：柴胡12克，清半夏9克，黄芩12克，党参9克，炙甘草5克，葛根20克，生石膏30克，大黄6克，生山楂15克，生姜两片，带须葱白一大段，一剂，令长女分三次服尽。

三诊：10月1日。晚9时电告：长女服后汗出，末男则始终未作汗，两患皆口渴索饮，详询知两患舌苔与次女相似，且近日石家庄市阴雨不止。大致按第一阶段次女四诊方与之，令两儿同服一方，二剂。

10月2日电告：两儿服后皆明显减轻，令服尽，后愈。

按：第一阶段初诊、二诊、三诊方皆余此前治柏姓长女、次女外感发热屡用屡效之方，今用之竟然不效，后始注意其母所诉患儿自发热伊始即舌苔白厚腻，近乎满布，思及《温病条辨》薏苡竹叶散方下“学者于有汗不解之证，当识其非风则湿，或为风湿相搏也”句，遂于四诊尝试改用薏苡竹叶散化湿清热；因患儿咽喉不利，合用《温病条辨》上焦宣痹汤。五诊证情得转，知方合度，因患儿头痛鼻塞，故加葱白散邪通窍，川芎祛风止头痛。六诊虽体温仍有起伏，患儿整体已大见改善，此是湿邪粘腻难除之故，不必忧虑，击鼓再进，加柴胡疏解散邪，加大退热力度，又加白芷散风燥湿，且可通窍止痛。

第二阶段长女、末男同病，末男恶寒重，无汗，伴发热，初诊辨为太阳病风寒表实证；舌红苔黄白腻，认为当是兼入阳明，故主以麻黄汤，加生石膏清阳明里热，半夏化痰湿。二诊恶寒减，太阳表寒渐除，仍发热；且此时长女发热用此前治其外感发热屡用屡效之大小柴胡汤出入亦不效，思及第一阶段治次女情形，详询知两患儿舌苔与次女相似，且近日石家庄市阴雨不止，故仍从湿热入手，用第一阶段次女取效方治之，遂获速效。

又按：五运六气理论本发源于黄河中下游地区，故应用于斯，最为适宜。然亦不可不顾当年实际气候以及患者四诊，奢谈运气，故必于当年气候、患者四诊寻出确实证据，于运气相合，始可用之。《黄帝内经》曰：“天地阴阳者，不以数推，以象之谓也”，此之谓也。2014 年岁在甲子，土运太过，提示雨水较多，湿气偏盛。石家庄市正处黄河中下游，且今年确实降雨甚多，人处此运气之中，患病必考虑湿邪之因素，且患儿舌象确有湿邪见证，是以用化湿之方有效也。余家乡河北省临西县，靠近鲁西北，处黄河下游，当年降雨亦多，稼穑颇受其益，亦为运气推算正确之证明。

又按：宋代诸医大谈运气，为后世所讥。清代张志聪师徒以气化论伤寒，是为解读伤寒又一法门。当今之世，除上世纪方药中、任应秋、王玉川等先生有专门论述外，运气之说，已非主流。今人江阴顾植山先生倡导运气，大行五运六气培训收徒，从之者渐多。窃以为运气之说，为中国黄河中下游先民长期观察气候演变所创立，虽有既定程式推算，并有常变之考量，然古今情形大变，当今工业污染、环境破坏，皆古之所未有也，是以五运六气之推算即便不拘泥于既定程式，以象参之，或仍有可商。故运气之说可作为启发临床思路之用，所做推理必以临床四诊为依据，方最为稳妥。

又按：2015 年 4 月 22 日，末男发热，声音嘶哑，无明显外感症状，余先后以小柴胡汤、大柴胡汤加味各进一剂无效，详询知其舌红，苔白较厚，改以薏苡竹叶散加减，一剂发热显减，继以上方加减一剂，以为可痊愈；孰料患儿复感风寒，鼻塞、流涕、咳嗽明显，大便呈粘冻状，热势不甚，乃以薏苡竹叶散略加荆芥、防风、豆豉之类祛风散寒，据大便之状而言恐是痢疾，加马齿苋清热解毒以预防之，一剂愈。患儿前后服药竟达五剂之多，发热始愈。

又按：2016 年 1 月 6 日，末男发热，39℃，恶寒甚，乃以麻杏甘石汤加薏苡仁、竹叶、生山楂，服二剂恶寒虽减，发热未除，不欲食，咳嗽，舌苔白厚，改以薏苡竹叶散加杏仁、白蔻仁、半夏、僵蚕、蝉蜕一剂舌苔明显见化，体温见降，咳嗽显减，仍不大便，继步前法，以上方加姜黄、大黄，并增僵蚕、蝉蜕之量，一剂而愈。患儿几番感冒发热皆以伤寒法不效，受挫后改从湿热辨治取效，笔者临床发现，当今小儿多进肉蛋奶之品，发热多属湿热为患，温病法颇为实用，学者识之。

朱柏林特色医案选评

河北中医学院 高绍芳 整理

医话一：法阴阳，调抑郁，独取少阴

抑郁症又称抑郁障碍，是心境障碍的主要类型。以显著而持久的心境低落为主要临床特征，主要体现为三大主症：情绪低落、思维迟缓和运动抑制；严重者可出现幻觉、妄想等精神病性症状，是当今医学界研究的重要课题之一。现代医学治疗抑郁症疗效不佳，不能起到预防复发的作用，并且几乎所有抗抑郁药都有较大副作用，长期服用可损伤消化道及肝脏功能，严重影响患者的生活质量，从而难以坚持服药。

中国传统医学中虽然没有抑郁症的病名，但是对抑郁症的认识早已存在，主要将其归类于神志疾病。对于抑郁症的相关记载，多见于郁证、百合病、脏燥、癫狂、失眠、健忘及梅核气等疾病中。

中药复方治疗大多集中于疏肝理气解郁类的经典方剂：柴胡龙骨牡蛎汤、逍遥散、解郁汤、越鞠丸、半夏厚朴汤、甘麦大枣汤、开心散类方剂，疗效不佳。作者在临床诊治本病的过程中有些许心得，愿共享，希望对临床治疗抑郁症有所启迪。

一、承内经，法阴阳，独特辨证

八纲辨证中阴阳为首，在中医中的应用方式主要为解释现象和指导临床实践两方面：通过解释现象可以凝练经验；指导临床实践时往往暗含经验思维，而非僵化的推演。其辨证在中医学发展极具丰富性。

在《素问·阴阳应象大论》："积阳为天，积阴为地。阴静阳躁，阳生阴长，阳杀阴藏。阳化气，阴成形......" 其中"阴静阳躁"不仅仅说明阴阳的属性，也为抑郁症的中医诊治提供了纲领。根据抑郁症三大主症：情绪低落、思维迟缓和运动抑制，可明确辨证为阴证。故此需以行阳、扶阳之中药的偏性来纠正人体阴阳之偏，治疗抑郁症应时刻不忘这一诊治纲领。

二、疗抑郁，用经方，独取少阴

《内经》提出"谨守病机，各司其属，有者求之，无者求之"。"谨守病机"的前提是准确的推求病机，在四诊的基础上，进行综合分析归纳，从而进行病机诊断，谴方用药。根据抑郁症的主要临床症状和体征的外在表现以及《伤寒论》第 281 条："少阴之为病，脉微细，但欲寐也。" 301 条："少阴病，始得之，反发热，脉沉者，麻黄附子细辛汤主之。"可以明确诊断抑郁症证属少阴，病位在心、肾两脏。方选麻黄附子细辛汤，其方为：麻黄二两，细辛二两，附子一枚炮去皮，破片上三味以水一斗，先煮麻黄减二升，去上沫，纳诸药，煮取三升，去滓，温服一升，日三服。麻黄附子细辛汤，以附子为君，温阳固本；细辛辛热散寒；麻黄温经通阳，透邪外出。为少阴病之寒证第一方，是著名的方剂之一。下面就这一诊治思路以临床经典病例做一详解。

三、典型病例

张 xx，女，35 岁，西安。

主诉：抑郁症幻听间断性发作 8 年。

现病史：患者及家属综述，15 年前由于上大学脱离家庭照顾，心情抑郁，且为减肥夏季连续 2 个月单以西瓜为食，遂出现幻听，诊断为抑郁症，幻听，经中医诊治（当时药物不详）愈。9 年前因家庭变故，心情抑郁，产后复发，至今中西医治疗无效。刻下：面色晦暗，眉头紧蹙，眨眼频繁，厌交流，幻听（有一男人说话：她爱人是妖怪，婆婆是魔鬼等），形体胖，幻听，白天头昏沉不清，困倦嗜睡，夜晚精神，心烦口苦，小便可，大便黏腻，舌紫暗苔白腻，脉沉细滑。

药投：麻黄附子细辛汤合柴胡龙骨牡蛎汤加减

麻黄 30 克，细辛 30 克，黑附子 30 克，柴胡 45 克，当归 20 克，枳实 30 克，栀子 10 克，桂枝 20 克，生龙骨 30 克，生牡蛎 30 克，山萸肉 30 克，茯苓 50 克，生白术 30 克，炙甘草 15 克，石菖蒲 30 克，郁金 30 克，莱菔子 20 克，生姜 30 克，大枣 10 枚。

服一剂则幻听消失，前后加减共服 20 余剂，抑郁症痊愈。

按：

患者白天困倦思睡是阳气不振；面色晦暗，头昏沉不清，形体胖，大便黏腻，苔白腻是阳气不振痰湿内生，随气机升降而肆意逆乱。白天困倦思睡，夜间又入睡困难，脉沉细，这是少阴证麻黄附子细辛汤的经典重现，根据"有是证用是方"的治疗原则放胆用之。幻听是浊邪扰动心神的表现，心烦口苦又提示蕴热产生，故此用麻辛附通利阳气，柴胡剂疏肝解郁，安定心神。

另外凡是情志病变均需结合中医三分治，七分养的原则再日常调护中注意养阳护阳，本案例的起因就是贪食西瓜寒凉之品损伤机体阳气，兼而情志弗郁，导致气机紊乱，阴寒痰浊内生，上蒙清窍而得，故此心理疏导是治愈本病的另一不可或缺的辅助疗法。

医话二：针五俞，行补泄，乳癖一次消

乳腺增生症中医称之为乳癖，是指乳腺上皮和纤维组织增生，乳腺组织导管和乳小叶在结构上的退行性病变及进行性结缔组织的生长，其发病原因主要是由于内分泌激素失调。乳腺增生症是女性最常见的乳房疾病，其发病率占乳腺疾病的首位。近年该病发病率呈逐年上升的趋势，年龄也越来越低龄化。据调查约有 70%～80%的女性都有不同程度的乳腺增生，其发生往往与劳累、生活不规律、精神紧张、压力过重有关。

中医认为乳腺增生症多始于肝郁，而后血瘀痰凝成块，治宜疏肝理气，活血化瘀，软坚散结，方取逍遥系列。针灸往往选用围次的局部针刺法和局部按摩等等。

笔者根据《素问·阴阳应象大论》：“...... 阳生阴长，阳杀阴藏。阳化气，阴成形......”认为乳腺增生辨为阴实之邪阻遏经络，发而为病，针刺可以起到立竿见影的治疗效果。

传统针刺并非哪疼扎哪，用穴如用药，也有其辨证规律。《素问》：“气反者，病在上，取之下；病在下，取之上；病在中，傍取之。”《灵枢》：“病在上，取之下，刺腑俞也。”“病在上者下取之；病在下者高取之；病在头者取之足；病在腰者取之腘。”

笔者在传承中医“五俞穴”（五俞穴分别为井、荥、俞、经、合五个俞穴，阴经依次为木火土金水，阳经依次为金水木火土）的辨证治疗上，结合病变部位经络巡行的不同，采用实者泄其子穴，虚则补其母穴的治疗法则，左病治右，右病治左，病在上者下取之的传统针法，以期达到“阴中求阳，阳中引阴，以平为期”。疗效显著，以期推广应用。

典型病例：

刘xx，女，37岁，2016年11月8日初诊。

主诉：乳房胀疼5个月。

现病史：双侧乳房胀痛，经前甚，有肿块（乳房外上方），左手麻，10月7号中指红肿，第二天紫，一周前左上肢麻木，沿心经，中午到夜晚麻疼严重，甚则不眠。白带黄白，易醒多梦，月经规律，又咳嗽尿频急，舌淡暗苔白脉沉缓。

西医检查：妇科宫颈糜烂轻中度，手麻，乳腺增生5个月。

方药：生黄芪120克，赤芍30克，川芎30克，红花20克，地龙10克，当归30克，苍术60克，黄柏20克，土茯苓80克，桂枝40克，茯苓50克，桃仁30克，丹皮20克，半夏30克，五味子20克。

水煎服，日一剂。

针刺：针治一次，乳腺增生消失。

大陵穴、中脘、关元、归来、天枢、曲骨、太冲、三阴交、血海、足临泣、阴陵泉、膻中、天突，列缺，照海。

按：乳腺增生部位均位于手厥阴心包经的经络线上，为有形实邪，根据实则泄其子的治疗方法，选用手厥阴心包经上的俞穴（土穴、子穴）进行针刺。行泄法，边针边揉对侧乳房肿块处；中脘、天枢、关元、归来穴位相配则中气调和，气畅则血行；曲骨、太冲、三阴交、血海，带脉足临泣，阴陵泉，膻中、天突，列缺，照海。方药选用补阳还五汤结合桂枝茯苓汤气血双调，消痰结行瘀血，诸症全消。另外治疗乳腺增生症首先就是要舒缓生活和工作压力，消除烦恼，心情舒畅，心态平和。

医话三：法仲景，透伏邪，疗喘疾

姜xx，男，32岁。

主诉：咳喘间断性发作20年，加重一个月。

现病史：12岁起感寒引发咳喘，治疗不及，遗留宿病，每受寒发作，一直中西医治疗，效不佳。刻下：胸闷，气短，咽堵，咳嗽有白色痰，少许但难咯，甚则喘息，形胖，小便可，大便黏腻，舌淡苔白腻脉弦细滑，有溢脉。

方药：

麻黄20克，桂枝20克，干姜30克，细辛30克，五味子20克，生半夏30克，桔梗30克，款冬花20克，蝉蜕20克，白果20克，瓜蒌30克，薤白20克，紫苑20克，石菖蒲30克，薏米50克，炮附子15克，每付5克递增。

生姜1两大枣5个，麻黄先煎去上沫。

五剂诸症大减，二诊：调整处方：

芦根60克，薏米50克，桃仁30克，冬瓜仁30克，炙甘草30克，桔梗30克，细辛30克，五味子20克，生半夏40克，苍术30克，石菖蒲30

克，辛夷 20 克，干姜 30 克，旋复花 20 克，代赭石 20 克，生姜 3 两，大枣 5 个，三剂诸症消除。

三诊诸症消除，以理中丸和金贵肾气丸善后。

按：中医古话云：“内不治喘，外不治癣”“名医不治喘，治喘丢老脸”，可见喘证治疗之困难。本病案痰湿体型，内有饮邪，窃居伏于阳位，胸阳为阴邪蒙蔽而不振，气机失和，加之病程较长，元阳久虚，六经辨证为少阴虚化证；脾为生痰之源，肺为储痰之器，故取小青龙合苇茎汤之意临床治疗喘疾，鲜有失手，后期以理中合肾气丸培脾肾之本，透邪与扶正双调，标本缓急适宜。

医话四：谈桂枝加龙骨牡蛎汤治疗广义失精临床病案一则

张 xx，男，44 岁。

病史：1 个月前感冒，经现代医学输液（药物不详）治疗，打喷嚏流清涕症状消失，但一直头晕，全身虚汗，乏力，手心冷汗出严重，活动喘息，盗汗，面色晦暗，大便黏腻，舌淡暗苔白脉沉缓。

方药：桂枝龙骨牡蛎汤加减。

桂枝 30 克，白芍 30 克，干姜 30 克，炙甘草 30 克，山萸肉 90 克，柴胡 20 克，石菖蒲 30 克，郁金 40 克，茜草 20 克，龙骨 45 克，牡蛎 45 克，红参 20 克，炮附子 60 克，白术 40 克，杜仲 60 克，牛膝 30 克，当归 30 克，地榆炭 30 克，葱白 4 段，生姜 2 两，大枣 5 个，服药五剂，愈。

按：桂枝加龙骨牡蛎汤来源于《金匮要略·血痹虚劳病脉证并治第六》：夫失精家，少腹弦急，阴头寒，目眩（一作目眶痛），发落，脉极虚芤迟，为清谷，亡血失精。脉得诸芤动微紧，男子失精，女子梦交。桂枝加龙骨牡蛎汤主之。在临床上其不但是治疗遗精的效方，我们要广义理解失精，例如遗精、遗尿、自汗、盗汗等诸多病症都是失精的表现，本病症感冒后营卫失和，阴阳失调，用桂枝汤治疗自汗，乃取其调和营卫之功，加龙骨牡蛎增加其止汗之效，笔者临床用之，每获捷效。

医话五：谈牙疼的针刺治疗

大家都知道这么一句俗语：牙疼不是病，疼起来真要命！针灸治疗立竿见影，下面我们看看《黄帝内经》的《灵枢经》对其的认识：

《灵枢经·经脉·第十》：大肠手阳明之脉……其支者从缺盆上颈贯颊，入下齿中。……是动，则病齿痛颈肿。胃足阳明之脉……下循鼻外，入上齿中。

它说，手阳明大肠经有一条分支跑到人的下牙底下，足阳明胃经有从鼻子外侧跑到上牙床里面。所以在《黄帝内经》的思考框架里面，中医就会说：如果是上牙有问题的话，大概是胃经经过，下牙有问题是大肠经经过。

《灵枢经·杂病·第二十六》：齿痛，不恶清飲，取足阳明。恶清飲，取手阳明。《灵枢经·寒热病第二十一》：臂阳明，有入頄遍齿者，名曰大迎，下齿龋，取之臂，恶寒补之，不恶寒写之。足太阳，有入頄遍齿者，名曰角孙，上齿龋，取之在鼻与頄前。方病之时，其脉盛，盛则写之，虚则补之。

这就是《黄帝内经》中针灸对于牙齿痛的主要治法，但我们如果看上面这一段内经它说「臂阳明，有入頄遍齿者，名曰大迎」，这是说手阳明有从颧骨底下钻进来，弥漫在牙齿这一条有一个穴道叫做大迎，如果下牙痛的话，就要从手臂来扎针，但这个如果拿到我们现在的针灸学来看的话，已经不太知道它在说什么了。因为我们现在针灸的穴道，大迎穴是一个在足阳明胃经上的穴道，不是在手阳明大肠经上面的穴道。所以《灵枢经》那个时代的大迎到底在哪里，我们现在也不是那么清楚，因为经络毕竟是我们肉眼看不见的，它到底怎么绕，在不同的书里也有不同的讲法，所以到底要扎哪里呢？扎大迎究竟有没有效？其实多多少少还是有效，但是我们这堂课已经摆明了不在针灸上下功夫，而且大迎在的位置我也不知道要怎么扎，因为太不会了所以不敢下针、感觉不太踏实。至于「取之臂」，大肠经要在手上找对于牙痛会有效的穴道，其实有好几个，但是一般来讲中国人的「取之臂」是直接取合谷穴，它最好用，合谷如果扎得够好，得气得的够，四总穴里面我们说「面口合谷收」，牙痛的时候顺利的话在合谷上做一番补泻就不痛很多、甚至完全好的，都是有的，所以手阳明经就取合谷了。那它接下来又说「足太阳，有入頄遍齿者，名曰角孙」，我们现在针灸穴道来讲的话，角孙是属于足少阳胆经的穴，那当然现在的针灸书会说角孙是手太阳跟手少阳三焦、足少阳胆经三条经的交叉口，临床上角孙是放血治疗腮腺炎比较有效的一个穴道。

所以我们可以知道在《黄帝内经》里面讲到牙痛它大概是这样的一个框架，就是上牙痛是足阳明、下牙痛是手阳明，这是《黄帝内经》的思考。

罗愚关于肿瘤相关脉象与胃癌研究

罗 愚

1. 肿瘤脉象核心说明

按照全景脉学医理，恶性肿瘤为先天孙络任脉督脉精血癌毒结（糖尿病为任脉营血结）。

指感则属于四级以上指感、难以直接掌握、需要专门培训。

下面是关于一级或者二级表现力的指感，我们是按空间的分层加以说明，第一层是毛脉的诊断。毛脉就是附着在脉管表层的一层振动。恶性肿瘤患者，尤其晚期、其毛脉振动是僵硬的，而且很不均匀，按照我们粗略的指感，我们有的人会把它描述为有点涩的感觉，可能会笼统的归入涩脉。

第二，脉管的管体是偏硬的居多。

第三，大结节标志物的特征。

那么按照大结节标志物表现，我们可以分为三类：

第一类：大结节空间位置浮起，结节膨大凸起，简称大结节浮凸粗大型，如果一定要拿传统的脉象，可能和一部分革脉的脉象类似，因为它是很坚硬的，而且粗大。

按照位置分别，这种中部相对独立的大结节标志物凸起的显著表现，还有偏于寸关部的寸关上型与偏于关尺部的关尺下型，以寸关上型的为多。这个脉象我们可以借鉴一下刘绍武先生的聚关脉，与聚关脉大致相类似，只不过我们描述上要细致一点，刘绍武老前辈的方法比较形象化，要粗略一些，刘老没有明确的脉象基础成分概念，具体内容含糊不清、仍然属于传统脉学的描述方法。既然是大结节凸起，那么它的前端，也就是离心端的寸，和近心端的尺部自然下陷而且显著。右手出现的频率高于左手，左手的大结节凸显相对不是非常典型，其实左右并见的也比较多；或伴右寸部出现结节坚硬，右手的大结节往往可以出现两枚，而左手主要是一枚，右寸部的结节会表现为坚硬，但是它的形态相对要细小成粒、成细条，有一部分略膨大，极少数见整个寸关融合一体，两个结节单独的凸起消失，或者会出现关尺一体而坚硬粗大凸起。

第二类：细硬结节型，就是大结节形态比较细小，质地偏硬。以女性多见。这种类型有一部分患者，大结节与周围组织的界限比较模糊，要注意左手的关部，就是大结节附近，所谓三线征，就是出现三条或者四条很细小的脉管体。它是如何分叉的，机理暂时不清楚，但现象我们摸到了。多半是在左手，出现的频率高于一般正常人。

第三类：长硬实融合型，即牢脉类，整个脉管大结节并没有完全凸起，大结节的边缘消失，它与寸部和尺部的管体完全融合于一体了，这个类型脉管的周围以及管体的融合比较致密，偏坚实，它的位置有特点，位置偏中位、偏沉，所占的面积明显大，它不是光有一个大结节的凸起，它是成为一个长条型的，三关都有可能涉及到。

胃癌的特殊性说明：胃癌属于全景脉学医理的皮肉二体为主的肿瘤脉，因而具有皮肉二体的一些特质出现在相关肿瘤脉表现之中。

全景脉学的肿瘤脉象观察，可以贯穿胃癌诊治全程，包括前兆筛查、指导预防性治疗、发病过程中的观测、指导论治、晚期预后判断等。

（1）胃癌前兆筛查评分与肿瘤相关脉象评分。

现代医学的肿瘤病理脉象，具有良好的特异性。

但是现代医学的恶性肿瘤现象，在全景脉学的中医理法内，并不是一个完全独立的现象，其它一些现代医学现象，如部分良性肿瘤及部分机化增生现象（银屑病、糖尿病，甚至部分肝、肾病），尤其部分良性肿瘤与早期隐性恶性肿瘤之间，其机理会出现部分交叉重合，脉象上会出现彼此相似的部分脉象表现。

对胃癌前兆筛查分级的说明：

脉象信息，包括整体的一二级指感和细微的三四级指感二个部分。分为三级，即三十分的信息初显状态、三到六十分的肿瘤预警状态、六十到九十分的肿瘤萌芽状态。

已经确诊为胃癌的患者，需要进行肿瘤分化程度、浸润程度、生长速度等现象的评分。

1）体检式的前兆筛查。

信息初显状态：此状态的脉表现之中，此时出现了一些肿瘤信息，它们最终不一定成瘤、而且其中有多种在一定理法层面的极为相似的不同病理，如部分银屑病、肾病和肝病、糖尿病等。具体脉象表现略。

肿瘤预警状态：这部分信息出现后，病人常常在若干年后得以证实。具体脉象表现略。

肿瘤萌芽状态：这个阶段表现最为复杂，少部分现代医学诊断手段已经明确诊断的肿瘤、这里仅仅只是萌芽、但是一般预后良好。具体脉象表现略。

2）发病过程中的观测。

包括肿瘤性质、分化程度、浸润程度、生长速度等现象的评分。

（2）晚期胃癌预后变化评估。

肿瘤脉象表现的细致变化与整体脉象变化结合，可以评估晚期患者的预后。

（3）胃癌的非肿瘤脉象。

由于肿瘤患者自身整体的异常变动，导致肿瘤相关体征及并发症等生理与病理也出现过度改变，少数患者的肿瘤脉表现被掩盖，而不仅仅表现出不典型的肿瘤脉表现。

2. 肿瘤相关脉诊技术与中医病理分别举例

胃癌肿瘤诊疗的特殊性。

参看前述。

虽然胃癌的肿瘤相关脉诊技术提示，胃癌更多是癌毒脉象、痰湿和风燥肿瘤类型偏多，由于其它组织和脏器的肿瘤如食管、肺、胰腺、各肠部等处的癌症中痰湿和风燥肿瘤类型也有一定占比、所以论治特异性并不是非常高，更接近中医目前主流的辨证论治方法。

（1）痰湿肿瘤、风燥肿瘤分别。

痰湿肿瘤粗略的寒热虚实分别；风燥也有寒热虚实分别。

（2）各类腺癌分别。

胃癌基本上都属于腺癌，其中脉象仍然有一定的差异提示。

（3）癌毒活跃状态、一般性实证与正气衰退状态分别。

除了前述肿瘤特殊病理变化（分化、浸润、生长速度）的脉象表现观测，还有全身状态和并发症的把握、并匹配相应的方药。

3. 胃癌方药套路与脉象表现的互动

主张高频基础方与大六经辩证方法结合，精细到全景脉学医理的三分五体等治疗对象。

高频基础方：生黄芪、仙鹤草 60 克，煅瓦楞各 18 克，喜树果 18 克，云茯苓 20 克，白术、枳壳各 12 克，女贞子 18 克，生藤梨根 60 克，焦山楂、神曲各 15 克，白英 30 克，赤、白芍各 9 克，白蚤休 15 克，白花蛇舌草 30 克，枸杞子 12 克。

尤其对于胃癌术后、相当可靠。

4. 医案举例

男，58 岁，2002 年 9 月 7 日初诊，主诉：胸、胃脘部疼痛 2 月余，伴恶心、饮食不振，患者于 2002 年 3 月 23 日出现胸及胃脘部胀痛，伴口苦、恶心呕吐，于某院作胃镜检查怀疑胃癌（具体不详），行病检提示：黏液腺癌，部分为印戒细胞癌，5月16日住院行胃大部切除术，术后病检提示：胃黏液腺癌，管状腺癌及印戒细胞癌，术后月余开始施行化疗，后因药物反应剧烈，血白细胞明显下降，特来就诊。

脉象：仍可见肿瘤相关脉象。右：大结节标志物凸起并有中梡线小凸起、浮中位、关尺处、管韧实、按下软泡少力、不匀略虚，周围略软，寸及关前中位、略软、乏、按下落差较大、去指略远，尺后中位有长条僵硬，中取关部线条略长、管线条而搏动应指不及；沉取软略虚，久候略乏、软、关尺一体、寸头略虚。

左：大结节梭形。

刻下症见：面唇色淡、神疲乏力、消瘦恶寒、恶心纳差、口苦口干、心下痞满、头晕心悸、失眠多梦、大便有型，舌胖质淡、苔薄白夹薄黄、左前侧剥、中部竖裂二处。血常规示：白细胞 2.4×10^9/L，辨病：虚劳、积；辨证：少阳太阴兼少阴阳明病。

处方：柴胡 12 克，黄芩 12 克，生半夏 15 克，生南星 12 克，太子参 60 克，藤梨根 30 克，石斛 9 克，生牡蛎 18 克，内金 12 克，干姜 6 克，炙甘草 6 克，附子 6 克，当归 18 克，茯苓 12 克。每日一剂，水煎服，每日 3 次，七剂。

9月16日二诊，因故自行续服原方一剂、自觉胃脘难受，特来再诊。

述前五剂神疲乏力、口干口苦、心悸头晕、胃胀等症状减轻、再服大便开始不成形、腹痛开始加重，附子 12 克，干姜 6 克，炙甘草 6 克，黄芪 18 克，肉桂 3 克，炒白芍 12 克，柴胡 6 克，枳实 6 克，生半夏 15 克，藤梨根 30 克，蛇六谷 12 克，元胡 12 克，内金 12 克，七剂。

患者以上方加减三十余剂后，面色红润、神疲乏力、胸腹胀痛、口苦咽干等症状均显著减轻，食纳好转，复查血常规示：白细胞 3.2×10^9/L，继用上方加减巩固治疗，病情稳定。2007 年复查胃镜、CT 均未发现复发和转移征象。

纯中药内服快速治愈一例脑积水疗效浅析

山西翼城　乔武明

患者 2012 年 8 月 1 日初诊，男，22 岁，河南洛阳人，因头晕胀痛，时有复视恶心呕吐 伴四肢瘫软一年半。

患者于 2011 年 2 月骑摩托不慎摔倒，当时有少许四肢皮肤擦伤，未予理会。一周后出现头晕，于洛阳市中医院开口服药物（具体药物及诊断不详）治疗，症状消失。四五天又晕，再开药，也有效。两个月来头晕发作频率及程度逐渐加重，直至用药无效。再到洛阳市人民医院就诊，未效。然后到郑州市人民医院求治（具体药物及诊断不详 ），输液一天头晕加重，输液第二天更重，并出现恶心呕吐、四肢软瘫不能站立。由郑州市人民医院亲自送往河南省人民医院，诊为脑积水，遂转往西京治疗。西京确诊为脑积水，保守治疗无效施以腹腔引流。患者头晕恶心呕吐缓解，四肢瘫软没有改善，无人搀扶都不能独立起坐。西京又嘱咐其前往 301 医院求治，后又辗转几家医院，均未明显改善。

刻见：患者由两人搀扶入室，被二人相拥而坐，面肌松弛，色黄唇淡，落日目，表情淡漠迟滞，问答切题，言语基本清晰，四肢肌张力 1 级，舌质淡，苔薄黄，双脉缓滑无力略数。

处方：葛根 30 克，白芍 30 克，羌活 15 克，僵蚕 15 克，钩藤 15 克，珍珠母（打）30 克，泽泻 20 克，木通 12 克，猪苓 30 克，木瓜 20 克，全虫 10 克，蝉衣 15 克，菖蒲 30 克，菟丝子 30 克，胆南星 10 克，竹茹 10 克，苍术 20 克，山萸肉 15 克，生山楂10克，红花10克。

因是慢性病程且路途遥远，开十剂。

煎煮方法：头煎，加冷水1000毫升，泡半小时以上开始煎，水开后小火煎半小时，滤出；

二煎，加温水1000毫升，不泡，直接煎半小时；

三煎，同二，三次煎液混合，分三次，早晚空腹服。

服上药一剂头晕减轻，二剂吐止，三剂能自动起坐，四五剂下地踉跄步行。嘱其按时服药，继续步行。十剂坐行自如。

二诊

2012年8月16日，患者独自步入诊室，行坐自如。一面之缘，已不认识。报名之后，本人大惊。

刻见：神清语利，表情鲜活。因进门时没留意，嘱其退回去再走几步。观其步态基本稳定，但不能走直线。患者自诉“闭着眼睛能走直。服药后头脑清醒，想吃饭，察其舌红苔薄稍燥，脉略滑而有力。”

处方：葛根30克，生白芍30克，羌活15克，钩藤15克，僵蚕15克，珍珠母（打）30克，胆南星15克，陈皮15克，猪苓30克，泽泻 木通各15克，木瓜15克，生白术30克，苍术30克，全虫10克，蝉衣10克，远志 菖蒲各20克，枳实10克，郁金10克，黄连（打）6克。

煎服方法同前。

患者症状平稳好转。服第十六剂药时因饮酒复发如初，依前方治疗，也是第五天开始独立行走。本患者前后共计服药三十剂，身体恢复如初，骑摩托、开车、做生意无任何不适，至今常有联系。

讨论：脑积水是多种原因引起的脑脊液循环障碍，分泌过多或吸收不良所致的脑脊液容量增加、颅内压增高的一系列病理结果。典型症状为头胀痛、呕吐、视力模糊、复视、眩晕及癫痫样发作，或并发智能障碍、行动障碍，严重威胁人类的生命健康，甚至造成死亡。现代医学称为梗阻性脑积水和交通性脑积水，这里不再赘述。祖国医学记载为解颅、囟填、大头儿等范畴，认为多发于小儿，为先天肾气不足，外邪侵之；或因后天失调，脾虚湿泛；肝火上炎，髓热毒壅以致水积脑络而成。其病位在脑，常波及心肝脾肾。既是脑积水，首当利之，泽泻、木通、猪苓、木瓜；葛根、羌活，轻可去实，直达病所，再配白芍共促生清降浊；诸风掉眩皆属于肝，而风之伤人头先受之，全虫、蝉衣、钩藤、僵蚕，祛风燥湿，止晕止痛；菖蒲、胆南星、竹茹、苍术，祛痰涤污，以助脾之健运；山萸肉、菟丝子益肾生精；生山楂、红花，通络，以利升降出入；珍珠母重镇潜阳，止掉眩且防诸利水祛风之燥。

体会：笔者居基层，也非脑神经专业，对脑积水别说熟悉，就纯粹没有见过，而患者已经权威机构的现代化高端设备和药物反复确诊和治疗，又千里迢迢，慕名而来。怎忍拒之门外？其实，经过详细调查病史，再色脉舌诊后，又把患者带来的将近三公斤（专门称的）的各种造影片子就看了两三个小时，(许多也看不懂)心里也没谱。只得以自己粗浅的中医知识遣方一试，不料收效甚捷。

还有一19岁男孩，三门峡人，因生殖细胞瘤继发脑积水，完全失明，仍依上方加减治疗，十天能见光，十六天能看见室内锦旗轮廓。后来转北京手术，中断治疗。

纯中药治疗“植物人”的临床体会

原南宁市中医院 梁逦棋

摘要：昏迷的病人在生死存亡之际，必须以救阳为急，望诊是首务，“目开口合”是观察指征，必须详问病情以寻求病因，真正掌握附子干姜等回阳求逆药的使用时机，熟悉阳气回复后继续治疗康复的不同阶段的用药特点。

“植物人”就是与植物生存状态相似的特殊人体状态，是指机体已经没有意识、知觉和思维等人类特有的高级神经活动，脑干仍具有功能，还能消化与吸收，并利用这些能量维持身体的代谢，包括呼吸、心跳、血压等，还会有咳嗽、喷嚏、打哈欠等一些本能的反射，“植物人”与脑死亡不同，脑死亡是指包括脑干在内的全脑死亡，无自主呼吸与心跳。

植物人是病情危重，已经到了生死存亡的时刻，治疗稍有不慎，就会油尽灯灭，撒手人寰，需要一个医生有扎实的医学基础和丰富的临床经验，既要大胆心细，又要有过五关斩六将的气魄和本领，才能力挽狂澜，我治这个植物人就过了制止抽搐、苏醒、退高热、止呃逆、拔胃管尿管、治瘫痪这几个大关，由于祖先已给我们开好了一个用之不尽，取之不竭的智慧宝藏，只要我们掌握好中医这把金钥匙，就能创造出任何奇迹。

下面，我介绍一下治疗这个植物人的经历和一些粗浅的体会：

今年4月7日我收到一条求救信息，贵州毕节市陈先生的父亲突发脑病，面部、四肢持续抽搐，4个小时后丧失对话能力，进入浅昏迷状态，在医院抢救2天无效后，只好插着胃管尿管抬回老家，成了植物人，在西医治疗无效后，他想到了中医，相信中医会把他父亲从死亡的边缘拉回来，请我大胆用药，做最后一搏，尽管素昧平生，没有任何报酬，但想到救死扶伤，责重如山，中医人的职责使我义不容辞，时间紧迫，路途遥远，已来不及前去当地诊治，只有充分利用现代的网络通信技术。具体治疗经过和体会如下：

一、无脉无舌更要重辩证，辩证以问诊为首务

我们中医看病诊治的方法是非常丰富的，有望、闻、问、切，每一种学得精通都能在不同的场合发挥很好的作用。我平时很注重望诊和问诊。经曰：“望而知之为之神……问而知之为之工。”我通过陈先生发来的照片，观察到病人的状态是双目紧闭，嘴巴张开，面色偏红，我想到：“目合口开，手撒遗尿”属于绝证，视为危象，病人亡阴亡阳，危在旦夕。必须马上了解病人发病前后所经过的整个详细过程，方能找到病因病机，通过电话我了解到，病人平素嗜酒，发病前洗过一次冷水浴，开始先是面部四肢抽搐，尚可对话，但在持续抽搐4个小时后，丧失对话能力，送到医院已进入浅昏迷状态，无意识、无知觉，只有自主呼吸和心跳，在医院西医用尽各种措施，多次注射安定，还是制止不了抽搐，经过抢救2天无效后，抬回家准备后事，当时体温39℃，血压128/95mmHg，心率107次/分，尿黄，时有汗出，住院当日曾服用2颗安宫牛黄丸，经过望诊和问诊，思路就慢慢出来了，患者平素嗜酒，肝阳上亢，肝风内动，突遭风邪入侵，风邪直入厥阴，风痰闭阻，经脉不通，引起抽搐，抽搐太久，元阳消亡，神智不清，神机废灭，急需回阳救阴，驱风通脉，化痰熄风，我遵从经方治大病的原则，用仲景乌梅汤加二陈汤、僵蚕、石菖蒲、巴戟、肉苁蓉、麦冬、山萸肉，服药后翌日马上见效，病人抽搐减少，能间歇30-60分钟，每次抽搐为十几秒，左手可以稍微活动。

二、生死存亡，救阳最急

面对一个昏迷的病人最重要的是救阳气，经云：阳气者，若天与日，失其所则折寿而不彰。阳气在人体生命中是最宝贵的，是生命的源泉和动力，所有的大病重病最后的转归都要走向亡阳亡阴，生命的尽头出现的首先是亡阳，最后才是亡阴，这个论点还有待于以后的临床观察和大家的补充，也希望各位大家有什么体会和我多多交流。

亡阳的临床特征是：意识丧失，目合口开，手撒遗尿，大便失禁，此时，要把救阳放在首位，其他放在次要位置，这个患者服了二剂药后，4月8日晚上眼能睁开一下，到4月10日抽搐停止，双眼睁开能维持大约1分钟，左上肢能动，嘴巴开始合拢，显示阳气已有回复之机。

三、准确把握附子干姜桂枝等回阳救逆方药的用药时机

辨证施治是中医的灵魂，我们根据每个疾病的不同阶段来用药是很重要的，这一点必须时时铭记心中。在用了足量的附子干姜等药，取得了开眼合口的效果后，是显示阳气已经回复，此时病人体内的阴阳动态平衡起了一些变化。病人表现为烦躁，发热加重，这是提示病情已经开始向好的方向发展，因为神气已经有所恢复，原来所存的热邪有所加重，这时必须要悟到大病重病阴阳变化的微妙之处。找出邪正交争转化的关键所在，当时我辩证为元气大衰，热邪内蕴。用原方加金银花、柴胡、石膏等，服二剂后，病人体温正常，之后改用地黄饮子减附子肉桂，加人参、北芪、鳖甲、地骨皮、黄精等。假如当时不去附子干姜，不加用银翘柴胡等药，恐不能退热。通过退热才求得体内阴阳重新平衡，否则会因热邪的增加再度伤阴伤阳，使病情加重。可见在大病重病的治疗中，附桂也有当用和不当用的时候，我们必须掌握好实用的指征和时机。

四、阳回之后加强养元固本

经过一周的治疗，病人明显好转，白天开眼的次数有所增加，每次约有 7 分钟，左手指能弯曲活动，但是还不能写字，能鼓气不能吸气，尚不能吞咽讲话，坐 1 分钟左右就感到没有力，这是元气不足，气血虚弱，阳气恢复不够。我又在原方基础上加红参附子，因为气血是人体阳气阴精的基础，要想阳气充足，除了用附子之外，还必须要补足气血，所以加用红参，同时继续服用地黄饮子回阳救阴，这才是养元固本之法。

五、扶阳祛风贯彻始终

治疗到第 17 日，病人精神好多了，有了精气神之后，可以拔掉胃管，可以进食服药，也拔掉了尿管，扶着能坐起来，右上下肢能活动，还能讲话，尽管吐字不清，但已经可以跟正常人一样开眼，可以与别人聊天。治疗进入了坦途，综观整个治疗过程，从目合口开、四肢瘫痪、二便失禁，到能开眼合口，手脚能动，能进食能解二便，是一个亡阳到回阳，到阳气逐渐恢复的过程，足以证明《内经》关于阳气的论述是非常正确的，有阳气则生，无阳气则死。在治疗大病重病中，每时每刻都要顾护阳气，所有的治疗用药，无论是祛风活血、补气补血等等，都是以扶阳为目的，即使有时暂时的清热也是为了祛除邪气，保护阳气。一旦阳气恢复，机体的活力就增强，生命活动才能正常进行。当然也要注意兼顾阴精这一方面，因为阴阳是相辅相成的。

还有一点，这个患者的起因是中风，按照患者儿子所说，是发病前洗冷水浴，这造成了风邪入侵，直中厥阴，所以在救阳护阴的同时一定要用祛风逐邪之药，是取邪去正安之意。整个治疗，一直使用麻黄钩藤等熄风之药，麻黄这个药特别好用，既能驱散外邪，又能升提阳气。

六、后期佐以活血化瘀

这个病人是在治疗三周后，才开始用田七，当时病人各方面情况已有好转，但右下肢瘫痪变化不大，考虑为气血已逐渐恢复，但血脉瘀结，经络阻滞。就在《地黄饮子》的基础上加上田七、牛膝，服三剂后，效果明显，右下肢已经能抬离床面，继续服用本方到五月底能自行行走 500 多米。在初诊时，病人呈现阳气衰亡，一切以回阳救阴为主，活血化瘀的药物有耗气伤阴之弊，故不主张使用。在后期阳气恢复，气血逐渐旺盛之时，血脉瘀阻，影响机体的恢复，这时就必须要用活血化瘀，通经行气之药，这充分体现了辨证施治的重要性。

七、中医也能远程诊病

当今世界，网络发达，信息畅通，微信视频非常方便，千里眼顺风耳已经变为现实，我们中医要跟上时代的步伐，通过在南宁治疗远在贵州的“植物人”，我体会到中医的远程治疗是完全可以的，有着广阔的前景，是值得推广和发展的。

赵振兴先生的“三论”与特色医案

河北省中医药科学院　王红霞

赵振兴，男，1952 年 11 月生，主任中医师，河北省第四批老中医药专家学术经验继承工作指导老师，河北省中医药研究院特约研究员，石家庄市中医院名誉副院长，石家庄市十大名中医，河北省名中医，全国劳动模范，全国“五·一”劳动奖章获得者，河北省第九、十届人大代表。从事中医临床工作 38 年，门诊量在省内综合医院名列前茅，诊治患者 40 余万人次。他潜心于中医临床，勤于实践，学以致用，不断探索。临证处方方小药简，价廉效佳。他在临床诊疗中，始终坚持简便廉验的中医特色而使民众受益；临床擅长治疗内科疑难病，良性肿瘤、情志病、对老年病的防治有独到之处。其爱心仁术，百姓称道，被誉为“人民的好医生”。笔者有幸成为他的弟子，跟随其门诊学习收益颇深，不仅学习到他丰富多彩、灵活多变的临证接诊技巧及临床治疗经验方法，更有他独特的临床学术思想在指导着我的临床，诊病疗效得到很大提高。他的学术思想概括为“三论”即“情志论”“心身同治论”“玄府论”，这些理论均来自于他的临床运用之中。以下从三个典型病例予以浅述，与同道分享：

一、情志论

赵老师认为郁症女性多于男性，女性性格内向者多因不良的情志长期积累致病，性格开朗者多为突然的较大的精神创伤，刺激而成病。临床多表现为神经功能紊乱一系列症状，治疗用药上以疏肝理气、补益心脾、养血安神定志为主的中草药，配合积极的心理治疗，还自创了个临床运用较为广泛的“夜交藤预知子汤（夜交藤、预知子、合欢花、丹参、连翘、栀子）”“扶正开郁汤（仙鹤草、翻白草、预知子、天花粉、青皮）”。对于疾病首先最难的莫过于诊断，赵老师诊断情志病有自己独特的诊断方法——望舌缨线，这条神秘的“舌缨线”是一个人情志变化的“晴雨表”，舌缨线是指舌面距舌边 0.5—1cm 处从舌尖到舌根，由唾液泡沫堆积成的白线，人在张口的一瞬间，才可以看到它。赵老师认为舌缨线——舌面两侧的唾液白涎为特异性标志，根据线的粗细、宽窄、薄厚、断续、连贯等现象可推断因情志刺激而致脏腑气血紊乱失调，积而成病的程度。

典型病例 1　慢性胃炎

患者刘 xx ，女，53 岁，石家庄人，2016 年 2 月 18 日初诊。

主诉：胃脘胀满不适，食后症状明显 6 个月。

现病史：患者去年夏季到南方外出旅游时出现胃脘不适，性格急躁易怒，情绪不稳定，在当地医院就诊，没有做任何检查，考虑“胃食管反流”，间断性口服西药治疗，症状时好时坏，效果不理想，欲求中药调理。现胃脘部胀满不适，食后加重，无胃脘疼痛，偶有恶心，无口干，晨起口苦，寐差，入睡困难，易怒烦躁，二便调，舌暗苔薄白，脉沉弦，舌缨线（+）。

证属：肝胃失和，气机不畅。

治则：疏肝和胃，调畅气机。

处方：夜交藤预知子汤合扶正开郁汤加减。

夜交藤 30 克，预知子 12 克，合欢花 10 克，丹参 10 克，炒栀子 9 克，连翘 10 克，当归 10 克，炒白芍 15 克，翻白草 20 克，仙鹤草 30 克，醋青皮 10 克，苦参 6 克，玫瑰花 6 克，代代花 6 克，佛手 10 克，7 付，水煎服，日一剂。

2009 年 2 月 26 日　二诊，药后症状有所好转，胃脘部胀满不适减轻，情绪稳定，后背部劳累后感不适，寐可，睡眠改善，纳可，二便可，舌脉同前。

处方：原方减佛手，加元胡 20 克，巩固疗效。

按语：本例患者为中年女性处于绝经期，素体肝肾不足，情志不畅，以胃脘不适就诊，辨证为肝胃不和，气机失调，舌缨线阳性，属于情志疾病，故选方夜交藤预知子汤合扶正开郁汤加减，给予疏肝和胃，调畅气机治疗取效。

二、心身同治论

心身同治强调的是在药物治疗的同时，一定要给予心理治疗。赵振兴老师临床擅长心身同治，并有自己的独特方法：

首先是话疗。赵老师认为，一个人，不论是躯体还是心理遭受挫折和不幸的时候，特别需要别人的帮助和理解。医生是病人的胆，医生的话能给患者力量。所以，他把心理治疗作为重要的治疗手段，在问病把脉中，在与病人的交谈中，在点穴拍背治疗中运用“话疗”化解病人的“心病”。 他认为：“温和的语言是良药，解疑释惑能祛病”，他独到的“话疗”深得病员信赖，患者普遍反映：听赵大夫一席话，药还未服病就去了一大半儿。老百姓就爱听他的宽心话。用赵老师自己的一句顺口溜概括：心身治疗有绝招，话疗祛病人夸好。

其次是治病开两张处方 《内经》有云：善医者，必先医其心，后医其身。因此，赵老师认为在治疗上分两个层次，首调其性情，移情易性；次佐以药物，平衡五脏阴阳。为此相对于临床治病则开两张处方，一张是中药处方，用于治疗身体疾病，另一张处方就是心理处方，即结合中医对疾病的认知和自己的人生体验，根据患者不同的性格、身份、家庭环境、工作特点和人际关系，现场即兴编写一段段通俗易懂，朗朗上口，幽默诙谐、贴近人心的“顺口溜”，作为一张特殊的心理处方送给有心病纠结的患者。

典型病例 2　精神分裂症

患者刘 xx，性别男，年龄 28 岁。

就诊日期 2015 年 1 月 12 日初诊，发病季节，大寒。

主诉：尿频、尿急、尿失禁 20 天。

现病史：患者平素易紧张，多虑，于 2014 年 12 月在市八院精神科住院治疗一段时间，现服利培酮、丙戊酸钠，现除上症外偶有上腹胀，纳可寐安，大便可，舌红苔薄，舌缨线（+），脉滑手发抖，舌缨线提示元旦前后有精神不稳。

证属：心胆瘀热，气化失调。

治则：疏胆清心，调畅气机。

中药处方：夜交藤预知子汤合温胆汤加减。

黄芩 10 克，枳实 6 克，竹茹 6 克，陈皮 6 克，半夏 6 克，云苓 10 克，甘草 6 克，预知子 10 克，柴胡 10 克，党参 10 克，夜交藤 15 克，栀子 10 克，合欢皮 10 克，丹参 6 克，连翘 15 克。

心理处方：（并对其进行话疗达 30 分钟）

人生在世五不忘　　人生在世烦恼多
生我之人是父母　　孝敬父母心宽阔
我生之人是儿女　　忍辱负重快乐多
相濡以沫是夫妻　　同甘共苦过生活
肝胆相照是诤友　　相互提携帮助多
成长路上设障碍　　感恩困苦出息多
纠错多久自己错　　心胸豁亮增开阔
有话说出不要憋　　相互沟通快乐多
长大成人知感恩　　和谐家庭幸福多

2015 年 1 月 19，二诊，患者药后诸症减轻，精神状态好转，尤其是心情大有好转，与父母的关系变得融洽了许多。

按语：

本例患者属于精神分裂症，根据病机，赵老师方选温胆汤合夜交藤预知子汤加减切中病机而获加效。

在对其进行话疗长达 30 分钟的情况下，针对患者坚信只用中药就可以治疗且没有西药的副作用，而母亲却坚决寄希望于西医能把儿子治好，儿子反对母亲的做法，为此互不理解产生矛盾。患者在住院期间悟出：人生中最不能忘记的人有四，即生你的人，你生的人，肝胆相照的人，相濡以沫的人。在此基础上赵老师给患者又加了一类人即在你人生路上设置障碍的人，并因此而开出了上面的心理处方。

三、玄府论

赵振兴老师认为络脉是广泛分布于脏腑组织

间的网络系统。络脉分布广泛，络脉之络所涵盖的不仅仅是微循环系统，络还有网络联络之意。络脉是人体气机上下通行的道路，体内代谢废物（浊毒）异常堆积，影响络脉的畅达，致使沟通脏腑器官或组织之间的微小孔道（玄府）闭塞，玄府也可称为气络、孙络是络脉更细微的末端，久病络虚，传统治法活血化瘀药虽使络脉畅通而使气虚，正气耗伤则浊毒难化而变生诸多病症。根据久病入络理论，应用荣络通玄汤（山萸肉，白芍、当归、羌活、细辛、桔络、青皮）可以荣养络脉，宣畅玄府而恢复机体正常代谢，使浊毒化，玄府畅而达到治疗多种由于久病而络脉瘀阻引发的疑难病症的目的。

典型病例 3　头晕

患者成 xx，女，55 岁。

就诊时间 2016 年 2 月 5 日初诊，发病季节，立春。

主诉：头晕 1 年。

现病史：1 年前因织毛衣劳累过度引发颈椎骨质增生，引起头晕，曾省一医院就诊，具体药物不详，治疗后症状减轻，欲求中药调理。现主症：头晕，心慌，早搏多（口服倍他乐克），胃胀，脐周隐痛，咽中有痰，咳不尽，纳可，寐可，二便正常，舌淡胖，苔黄厚，脉沉。

证属：络脉瘀阻，玄府不畅。

治则：荣养络脉，宣畅玄府。

处方：方选荣络通玄汤加减。

当归 10 克，生白芍 15 克，炒白术 15 克，云茯苓 9 克，川芎 6 克，泽泻 30 克，夜交藤 30 克，合欢皮 10 克，佛手 10 克，炒白芍 30 克，炙甘草 10 克，葛根 30 克，鸡血藤 20 克，仙鹤草 30 克，牡蛎 40 克，水煎服，日一剂，7 付。

2016 年 2 月 10 日，二诊，药后症轻，眩晕较前减轻，仍诉心慌，咽中有痰，偶有胃胀，腹部疼痛减轻，纳可，小便可，便溏，1 次/日，舌淡暗苔白，脉沉。

处方：原方当归、白术、白芍增倍。七付，用法水煎服，日一剂，分 2 次口服。

按语：本患者，年过半百阳气渐衰，劳累过度致气血不足，脑府失养而头晕，心阳不足则见心慌早搏，气血运行不畅，胃失和降则胃胀，气虚痰阻则有咽中有痰，咳不尽，舌淡胖，苔黄厚，脉沉为络脉瘀阻之症，故方选荣络通玄汤加减以荣养络脉，宣畅玄府而奏效。

曹东义诊治“手足口病”并发呼吸衰竭

河北省中医药科学院　王红霞　张培红

主诉：“手足口病”合并呼吸衰竭

现病史：2013 年 6 月 15 日患儿就诊于当地诊所，诊断：“手足口病”，口服药物及输液治疗 4 天，患儿病情无好转，1 周前出现易惊、肢体抖动，就诊于石家庄市人民医院感染科门诊，诊断：“手足口病（重症）、脑炎”，给予干扰素、热毒宁等药物治疗 1 天，病情无好转，遂就诊于“市五院”，诊断为“肺炎、脑炎、消化道出血”，住院治疗 1 周，给予喜炎平，甲泼尼龙、甘露醇等药物治疗 1 周，气管插管呼吸机辅助呼吸 6 天，患儿自主呼吸差，意识障碍重，仍有抽搐。2013 年 6 月 23 日为进一步诊治 120 急转至河北省儿童医院，急诊以“手足口病（危重症），病毒性脑炎，呼吸衰竭”收入院治疗。自发病以来患儿精神食欲差，大便干燥，尿量可。9 月底孩子在重症监护室凌晨出现脱管，经抢救脱离危险。家长申请把患儿从重症监护室里转到普通病房自己护理。10 月 9 日开始，孩子开始由父母护理。当时孩子的情况为，面瘫情况很严重，左眼睁不开，嘴角歪斜，一侧鼻唇沟浅。左臂不能动，肌肉轻度萎缩，手指紧握，肌张力高。右腿不如左腿灵活。在重症监护室里曾做过两个疗程的针灸共针灸了15次 ，但是效果不明显，就停止了。当时孩子的意识还是比较清醒的，爱听故事，可以模糊不清的说话。问的问题会做简单的回答。提示有尿。但是大便要依靠开塞露。此时家属开始为孩子寻找中医来治疗。并且请医生下调呼吸机的参数。每天陪着孩子做撤机锻炼。

2013年12月7日开始用中药治疗，经治疗一段时间后，左手的手掌能够稍稍打开，肌张力还是高，手指呈鸡爪样。左小臂可以慢慢抬起放到胸口上。吃了8个月左右的中药，吃的过程，孩子的面瘫纠正了很多，左眼可以张开，但是紧张，两个眼睛大小不一致。嘴角接近正常的水平。牙关由之前的紧闭到可以打开一部分。可以吞咽一部分食物，中间还撤过5天的胃管。但是由于进食量太少，时间太长，体重迅速下降，只能再重新下胃管。吞咽功能不稳定时好时坏。仍旧没能撤掉胃管插管及呼吸机，仍要不停的吸痰以维持生命活动。

初诊：曹老师给予培土生金以健脾润肺，肺以润为降，顺其性为补。药方：百合12克，沙参15克，麦冬20克，生白术20克，炒山药10克，党参15克，百部15克，牛蒡子15克，五味子10克，鸡内金15克，炒麦芽20克，炒杏仁10克，莲子肉15克，葶苈子15克，白芍20克，半夏10克。

二诊：患儿病情进一步稳定，曹老师认为热病久病伤阴上方加元参10克，乌梅10克，以进一步养阴生津。

三诊：药后患儿母亲打电话告知：痰没那么黄，也没那么粘了，容易吸出来了，患儿也看起来舒服多了，并感激的对曹老师说：曹院长您的方子真的很厉害，孩子回家后第一次这么久没有服用过任何抗生素，没有输过一次液，而且一副药价格很便宜，以前的中药都是好几百，且输液都要好几百，孩子每次输液都要扎五六针，痛苦极了，他的血管都被扎坏了。

曹老师根据病情变化，上方加生地10克，鱼腥草15克，以加强化痰排痰作用。

按语：

整理这个病例的过程中，心情甚是复杂，尤其是看到患儿的家长在求医的路上如此艰难，治疗过程付出如此沉重的代价：孩子从一个活泼的顽童，是怎样一步步变成了几乎是个不能自主呼吸人的，是治病选择的方向错误。若是一开始就找到中医诊治，也许就不会成为现在的样子，若是一开始就找到向曹老师这样的大医，或许就不会像现在这样把一个家庭的经济给拖垮了。从曹老师诊治疾病的处方用药就可以让我们感觉到他作为一名中医大夫的人格魅力，让我感受到何为仁者仁术。

曹东义老师治病过程中均体现出他的学术思想，在外感热病中他指出里证除了里热亢盛之外，还有“突变虚寒转为内伤”一类证候，他深受张仲景《伤寒论》三阴证候启发，提出了这个“突变”的病理类型。他认为，外感热病从阳明高热的里热亢盛阶段，日久不愈，转为“自利不渴”的太阴证，已经发生了质的变化，已经从阳热实的阶段，转化为里虚寒的阶段，其治疗措施也必须做相应的调整，不能一成不变地清热解毒不止。当然，也有的患者，起病之后，经过短暂的表证阶段，很快就进入了脾胃虚寒的里证过程。

本例患者即是“突变虚寒，转为内伤”的典型病例，这个病人开始就是个外感热病，西医的治疗没有抓住突变虚寒这个阶段，一直在输大量的寒凉液体包括那些清热解毒药品都是更加促使其虚衰。

治疗本例患者曹老师运用了“运四旁，保中央”的思路，通过健中央脾胃，让胃气降来促使肺气降，又通过健脾去除痰的来源以治本。中医有“脾为生痰之源，肺为储痰之器”之说。

附：母亲记录的治疗经过

患儿冯xx，男，7.5周岁。于2013年6月13日傍晚开始发烧，饮食不振，大便干燥，几天没有大便。其他没有什么症状，因为平时孩子爱闹嗓子，所以认为是扁桃腺感染。在家附近的门诊就医，拿了一些药（医生包的药片不知道是什么药）吃了一天，吃药就退烧，过几个小时就会又烧起来。体温大概在38℃左右。父母下班以后看孩子病情不减轻，就又带孩子去门诊看病，这时看嗓子有一两个小溃疡，医生说是手足口病，建议输液，这时发现孩子，很紧张，很焦虑，输液时手会不自主的抖，抖动不能停止，像打哆嗦一样。家长和医生都以为是孩子害怕输液所以紧张。输完液以后，大概在夜里11点左右。烧退了些，就带孩子回家了。6月14日后半夜，孩子开始呕吐，说头疼，间隔1个多小时就吐一次。因为一直没有吃什么东西，所以吐的都是胃液。凌晨就带孩子去省人民医院就诊，到省人民医院。医生确诊是手足口病但是因为没有床位，不收治，建议去省儿童医院或者市五院就诊。然后带孩子前往省儿童医院看病。省儿童医院的肠道传染病门诊人十分多，我们从上午排队直到下午3点钟才看到医生。这时孩子的手掌大小鱼际和足底可以在皮下隐隐能看到疹子，但不十分明显。医生诊断为手足口病脑炎。本应该住院治疗但是没有床位。医生说没关系在门诊上输液就可以，这的孩子有百分之三十都是脑炎。在观察门诊输液治疗用药大概是头孢曲松钠，喜炎平，干扰素，甘露醇。加上雾化治疗。输完液以后孩子还是没有退烧，但是精神还可以。当时就是想着能住上院就好了，但是一下午两个科室跑来跑去都没有住上，后来经联系，说市五院有一个床位当时不觉得孩子有多厉害，总觉得住上院，输输液就好了。我们就带着孩子赶往市五院。傍晚的时候住院，医生说需要输甲种球蛋白，说手足口病很厉害，重症死亡率非常高。大概8点钟左右的时候孩子开始吐血。医生说是病毒侵袭导致的胃出血。给孩子服用了云南白药等止血药。说如果血止住了，就没事了，如果止不住血，孩子就有危险。当时我们已经蒙了。然后10点多开始第二次吐血，大量的血从口鼻涌出来，身下的床单全被血浸湿了。然后医生建议进重症监护室。从此我们的人生轨迹开始改写!11点多医生出来说呼吸不好，孩子需要上呼吸机。我隔着重症监护室厚重的铁门可以听到我儿子声嘶力竭的在叫妈妈，孩子这时候的意识是清醒的。医生再出来的时候手里拿着两颗带血丝的牙齿说是上呼吸机时孩子牙关紧闭咯掉的。然后就是病危通知书，孩子已深度昏迷，体温居高不下，医生说需要用冰毯，冰帽给孩子降温。后半夜我一直守在重症监护室门外，凌晨的时候医生全体出来，告诉孩子的心率控制不住，特别快，全身器官衰竭，已经不行了，开始倒气了，让再去看一眼。我坚持请别的医院专家会诊。然后请的省儿童医院的专家过来会诊，孩子从凌晨开始倒气一直坚持到下午13点钟省儿童医院的专家过来会诊，专家进去参与抢救，半小时后情况趋于平稳。但还是高烧不退。稳定后的第二天上午我探视孩子，我叫孩子的名字他会流眼泪。又隔了一夜，护士长早晨告诉我孩子长上褥疮了。一共三块，右臀部一块，两个脚后跟各一块。没有自主呼吸，孩子没有意识。医生让买了安宫牛黄一次四分之一丸给孩子吃。一共吃了2丸。6月18号的上午医生突然让我进监护室看望孩子，孩子右侧肢体开始抽搐，进而发展到左侧肢体，后伴随着嘴唇和眼皮一起规律抽动，当时医生都不知道这是怎么回事，还以为孩子是要苏醒。后来我才明白这就是继发的癫痫。医生在长达2个半小时的癫痫发作中未做任何处理。这次长时间的癫痫发作以后，孩子的眼睛就不能闭合了，睁着眼睛，但是没有任何反应。这期间医生几次下病危通知书，并且劝家属放弃说，孩子已经没有生的希望。这个时候作为父母我们已经绝望，只是觉得孩子不会就这样离开我们。想转院，但是孩子的状态十分危险，可能刚离开重症监护室的这些仪器就会失去生命。不转院在这已经是死路一条。经商议我们又请省儿童医院的重症监护室的霍主任前来会诊。霍主任会诊完毕以后，同我们谈话。说孩子全身的深浅反射均没有，属于深度昏迷，随时有生命危险。但是孩子的瞳孔对光还有反应。或许还有一丝丝希望。于是我们联系好省儿童医院的重症监护室可以接收我们。找到带呼吸机的120急救车，准备开始转院。天空下着雨，我一路都在祈祷着不要堵车，让我可以在最短的时间里平安的把孩子转到省儿童医院。孩子在路上出现了一次血压心率下降，在120车里进行了一次简单急救，终于成功转到省儿童医院。

中药辅助气管插管患者脱机治疗

浙江大学附属第一医院方辉　洋　辉　肖党生

呼吸机辅助通气是急慢性呼吸功能衰竭患者抢救过程中的重要手段。中医药参与这类患者的过程中可以取得一定的疗效[1, 2]，国内也有通过针灸辅助治疗呼吸机脱机的报道[3]。但总体而言，中医药在呼吸机辅助通气治疗的患者中仅仅处于辅助地位。如何对呼吸患者进行辨证施治，以及呼吸机使用过程中患者病机辨证过程仍处于一种探讨之中。我们采用中医药辅助治疗一例呼吸机辅助通气患着。经过两个月治疗，患者最终脱离呼吸机。

1. 病例资料及治疗过程

2015年1月29 日1：26：13患者李xx，男，60岁，郊区农民。既往30年吸烟史，每天吸烟40-60支，已戒6年。因“反复咳嗽咳痰、胸闷气急8年”于2015年1月29日入住我院。既往诊断为慢性阻塞性肺疾病，长期用舒利迭、爱全乐、金康速力等治疗。1年前患者开始家中自备无创呼吸机辅助通气，每天2小时，长期氧疗。无其他基础疾病。入院前20余天，患者出现高热38.8℃，咳白色粘痰，胸闷气急加重。入院前16天前在其它医院呼吸科住院，先后予邦达、美罗培南、希舒美抗感染，大扶康、威凡、卡泊芬净抗真菌，甲强龙抗炎，并化痰平喘等支持治疗，入院前2天患者进食后出现胸闷气急，无创呼吸机使用下氧饱和度仍进行性下降，最低至49%，予气管插管，转ICU治疗，后于2015年1月29日转入我院EICU。入院时T：36.5℃，P：75次/分，BP：128/72mmHg。患者药物镇静状态，气管插管接呼吸机辅助通气，双肺呼吸音低，未及明显干湿罗音，心律齐，各瓣膜听诊区未及明显病理性杂音，腹膨隆，压痛、反跳痛无法配合，双下肢轻度水肿。双侧巴氏征阴性。外院痰培养提示：鲍曼不动杆菌和曲霉菌属。2015年1月27日外院肺部CT检查提示两肺慢支伴气肿，多发肺大泡；两肺散在纤维增殖灶；对照2015年1月12日右上肺前段新发炎症病灶。

入院诊断：①慢性阻塞性肺疾病急性加重期2型呼吸衰竭；②新生物（右肺上叶）。

入住EICU，气管插管呼吸机辅助通气，予舒普深抗感染，威凡抗真菌，沐舒坦化痰，雾化平喘，维持水电解质酸碱平衡等支持治疗。2015年1月30日床边支气管镜见右上支气管开口新生物，直径约5mm，各级支气管均可见大量粘痰，尤其以左下、右下支气管为多，予以吸除约10毫升粘痰后可见各支气管通畅。予以右上支气管开口新生物活检。痰涂片结果：见大量阴性杆菌及球杆菌，中量阳性球菌，未见霉菌孢子及菌丝。

患者自2015年1月29日入院到2015年3月11日第一次接诊期间。先予气管插管接呼吸机辅助通气，因病情加重，予以行气管切开接呼吸机治疗。先后予以舒普深针、磷霉素针、舒普深针、万古霉素针、哌拉西林舒巴坦钠针抗细菌感染；以威凡、科赛斯等抗真菌治疗；达菲抗甲流病毒5天。同时持续给予化痰、解痉、雾化、激素抗炎、肠内外营养、改善微循环、抗凝、漱口、抗焦虑等治疗，患者治疗过程中出现便秘、腹胀，给予中药煎剂鼻饲治疗，西药予调节肠道菌群、改善胃肠动力、通便、导泻、灌肠等支持治疗。患者一个多月来反反复复出现发热，呼吸机一直不能撤除。自接诊后在原有西医治疗的基础上，加用中药治疗，至5月下旬脱机成功。具体会诊用方过程如下：

2015年3月11日首诊

右关脉弦、大、虚象。右关脉弦，故土旺侮木，而肝郁。右关大，故而气滞腹胀。脉虚则脾血虚。患者年过六十，肾有阴阳两虚。《伤寒论》：腹满不减，减不足言，半夏厚朴汤主之，以此方化裁。建议拟方：

半夏9克，厚朴18克，苍术10克，党参10克，木香10克，乌药12克，白豆蔻9克，当归10克，五味子5克，菟丝子12克，桂枝10克，丹皮10克，泽泻15克，生麦芽15克，炙甘草6克，五剂。

2015年3月16日二诊

患者经中药治疗后，腹胀有所好转，床边胸片提示左肺感染。复诊患者右关脉弦数，拟温肾、健脾化湿，行气，开肺窍，拟方如下：

半夏9克，厚朴18克，苍术10克，党参10克，木香10克，乌药18克，白豆蔻9克，当归10克，五味子5克，菟丝子15克，桂枝10克，丹皮10克，车前子15克，生麦芽30克，桔梗9克，炙甘草6克，五剂。

注：患者经首诊治疗后患者烦躁不安症状好转，停用甲强龙及精神类药物（奥氮平片和喹硫平片）。

2015年3月24日三诊

患者精神状态有所好转，烦躁情绪减轻，腹胀好转，胸片仍提示肺部感染，但未见加重，开始少量自主进食。呼吸机PEEP降低。右关位脉大、软、虚等脉象较前明显好转。仍维持原治则。治疗拟方如下：

半夏9克，厚朴18克，苍术10克，党参10克，木香10克，白豆蔻9克，当归6克，五味子5克，菟丝子12克，杜仲10克，黄精18克，桂枝10克，丹皮10克，车前子18克，生麦芽30克，桔梗9克，杏仁15克，炙甘草6克，七剂。

2015年4月1日四诊

患者现仍以腹胀为主，体检可见腹部膨隆，仍呼吸机辅助通气，现仍考虑脾虚气滞，肾阳不足。今日拟方：

半夏12克，厚朴18克，生白术15克，党参12克，木香10克，乌药15克，藿香10克，草豆蔻10克，菟丝子15克，补骨脂10克，当归10克，生白芍10克，焦栀子12克，桂枝10克，葶苈子12克，桔梗9克，金钱草30克，玫瑰花10克，枳实12克，丹参15克，七剂。

2015年4月9日五诊

患者精神较前好转，配合治疗，仍有腹胀为主，较前减轻，体检可见腹部膨隆，仍呼吸机辅助通气，现仍考虑脾虚气滞，肾阳不足。患者上剂治疗有效，病情好转，用药不变，剂量调整，今日拟方：

半夏12克，厚朴18克，生白术15克，党参12克，木香10克，乌药18克，藿香10克，草豆蔻10克，菟丝子15克，补骨脂12克，当归10克，生白芍10克，焦栀子12克，桂枝10克，葶苈子12克，桔梗9克，金钱草30克，玫瑰花12克，枳实12克，丹参15克，七剂。

2015年4月17日六诊

患者精神状态明显好转，治疗配合，仍呼吸机辅助通气，近期仍有腹胀。今日再次会诊，予以拟方：

半夏9克，厚朴18克，苍术10克，党参10克，木香10克，乌药15克，藿香10克，苏叶10克，草豆蔻10克，仙灵脾15克，菟丝子15克，当归10克，炒白芍10克，焦栀子12克，玫瑰花15克，桂枝10克，葶苈子15克，金钱草30克，枳实12克，丹参10克，天花粉30克，生麦芽30克，炙甘草6克，七剂。

注：患者自4月9日起停用所有抗生素，此后治疗过程中仅短暂使用三天万古霉素，后未用其他抗生素治疗。

2015年4月30日七诊

病情好转，可床边坐立，进食，今日会诊后，以温肾健脾，行气化湿，祛痰治疗为主，拟方：

半夏9克，厚朴18克，生白术30克，党参10克，红景天10克，藿香10克，苏叶10克，草豆蔻10克，补骨脂15克，菟丝子15克，当归10克，炒白芍10克，焦栀子9克，玫瑰花15克，桂枝10克，葶苈子12克，枳实12克，天花粉30克，丹参10克，五味子5克，仙鹤草24克，生麦芽30克，七剂。

注：临床观察患者出现可以脱离呼吸机的可能性，中药进行相应的调整，以配合患者脱机锻炼。此后，患者也逐渐减少鼻饲，改半流质，最终自主进食。

2015年5月6日八诊

患者病情稳定好转，精神好转，可床边坐立，进食，呼吸机参数有所下调 PEEP：6cmH_2O，今日会诊后，脉象平和有力，以温肾健脾，行气化湿，祛痰治疗为主，原方药物不变，剂量调整，拟方如下：

半夏9克，厚朴18克，生白术30克，党参10克，红景天12克，藿香10克，苏叶10克，草豆蔻10克，补骨脂15克，菟丝子15克，当归10克，炒白芍10克，焦栀子9克，玫瑰花15克，桂枝10克，葶苈子12克，枳实12克，丹参10克，天花粉30克，五味子5克，仙鹤草30克，生麦芽30克，七剂。

注：此后再次复诊两次，方药未做调整变动，患者病情进行性好转。5月12日，呼吸机调整为SPON模式进行辅助通气。5月24日起患者能够日间脱机进行自主呼吸。5月28日患者彻底停用呼吸机，并可以坐轮椅下床活动。2015年6月1日出EICU回普通病房继续治疗。

2. 讨论

呼吸机治疗是现今ICU中治疗重症呼吸衰竭的重要治疗手段。我院在2003年SARS和禽流感流行期间均采用呼吸机对重症呼吸功能衰竭患者进行了相应救治。与上述患者相比，本例患者年龄偏大，病史长，呼吸功能进行性衰退。患者既往有8年的慢性阻塞性肺病病史，入院前接受过一年的无创通气治疗，本次因感染导致呼吸机功能进一步衰退。患者是典型的呼吸衰竭终末期患者，临床治疗除气管切开呼吸机辅助通气和肺移植外，没有其它进一步治疗方案。本次采用中西医结合治疗方案使得该患者能够脱离呼吸辅助通气，这为这类患者的治疗带来新的曙光。

在我们会诊治疗之前，患者已经气管切开，呼吸机辅助通气，并出现严重腹胀。如何利用中医药救治呼吸机辅助通气患者，这对中西医来说都是不小的挑战。在联合治疗过程，我们认为，中医辨证的核心需要掌握人体生命本质和生命现象的运行规律，以此为核心则能建立对患者病机的认识[4,5]。中医而言，化气过程出现异常就是导致疾病的重要因素之一。《素问·经脉别论篇》：“饮入于胃，游溢精气，上输于脾。脾气散精，上归于肺，通调入道，下输膀胱。水精四布，五经并行，合于四时五脏阴阳，揆度以为常也。”《内经》中的这段是论述人体化气过程的核心。简而言之，人体摄取食物后将消化系统消化形成小分子的能量物质后进行氧化分解形成代谢终产物后通过呼吸系统，泌尿系统和皮肤进行排泄，不能被人体吸收的物质以粪便的形式排出体外。这是人体代谢过程中核心通路。在这条通路中，肺脏的功能之一在于为整个化气过程提供氧气，但同时还有排泄水分，散失热量的功能（具体内容待发表）。

呼吸机辅助通气的患者虽然提高了吸氧浓度，改善了肺通气功能，同时也阻碍了肺通调水道的功能。呼吸机辅助通气是在相对密闭的系统中进行，湿化器对患者吸入气体进行加湿，并维持37℃的温度，这就降低肺部与外界湿度差和温度差，阻碍肺部水液，造成水液停于肺部，痰湿壅肺，临床变现为患者痰液增多，肺部感染，胸腔积液等等。但患者痰液通过稀痰剂稀释后转变为清痰，但此时患者痰液不能认为是寒痰，而需要辩证为热痰。这是因为：人体在对食物进行氧化代谢过程中会释放大量热能，这些热量将通过水分的散失而释放（具体内容待发表），呼吸道呼出的水分是热能的载体。呼吸机使用使得患者气道温度、湿度都出现升高，水液和热量丧失都出现障碍，水热互结，蓄积胸膈，患者就出现烦躁不安等临床表现。根据这一辩证分析，我们先后采用车前子、葶苈子、焦栀子、金钱草等药物清利湿热；玫瑰花清心热养心阴而安神；天花粉以清化热痰；枳实、丹参下气活血以除胸满。“热郁发之”，选用木香，白豆蔻，苍术，苏叶等药物温性剂发表功效通过发汗促使患者郁热得解。

该患者是因为呼吸机辅助通气治疗过程出现明显腹胀而请求会诊。张仲景的《伤寒论》和《金匮要略》对于腹满病有多条条文进行论述，并留下了诸如大承气汤，厚朴七物汤，半夏泻心汤，大黄附子汤等多张有效名方。这些方子为我们进行中西医结合治疗该患者提供了有益的参考。我们在整个治疗辩证施治过程中就以上述名方为基础进行加减化裁，终坚持半夏，厚朴，苍术（或白术），党参为核心药物，并采用木香，白豆蔻，乌药等化湿行气。水湿不去，痰湿难解，初起采用车前子利尿，但在治疗过程中需要利尿化痰效果欠佳，后改为葶苈子下胸膈痰湿。这里需要指出，从《内经》中化气过程的论述来看，肺部痰湿壅滞同腹胀形成密切联系。痰湿壅滞于肺，人体整个气化通路就会出现阻碍，阻碍的前端就会出现脾胃功能障碍，肝气郁结，腹胀、脾满和右关位弦脉就典型临床表现，治疗脾满腹胀就需要宣肺解表，在选择药物时需要考虑药物具有一定的解表功效，如白豆蔻，苏叶，苍术，同时也使用开肺窍的桔梗和杏仁以及桂枝、丹皮疏木凉肝。从化气角度来看，通过泻下作用减少能量物质吸收后壅滞于肺而化痰湿，则不仅能治疗脾满，同时也有利于治疗肺部感染，但在该患者治疗过程中，我们没用大黄进行泻下，而是采用杜密克、福松等药物协助进行排便泻下，从而达到缓下的效果。

在中医理论体系中，肾精化血以养五脏六腑的观点很少受到关注。我们在将人体干细胞等同肾精后发现，人体在感染后期需要通过干细胞分裂分化过程以修复受损的组织器官[5]，干细胞分裂分化能力不足则会导致感染的持续存在或者难以控制。这同中医传统观点“久病必及肝肾”的观点相一致。在整个治疗过程中，我们始终坚持温补肾阳增强患者修复能力。张仲景有大黄附子汤治疗腹胀的论述。面对这个重症病人，我们在治疗过程没有使用峻烈的附子、细辛，而选择比较平和的菟丝子，补骨脂等药物，在温肾阳同时滋补肾阳，达到肾阴阳双补的疗效，同时也有利患者长期使用。

总而言之，该终末期呼吸功能衰竭患者能够通过中西医结合治疗取得意外的疗效，这就为中西医结合治疗危重症呼吸功能衰竭带来新的治疗曙光和治疗思路。不可否认，由于患者为危重症，治疗时间长，用药复杂，把握患者病机仍然是治疗关键。另外，由于患者气管切开，言语功能丧失，凭脉辩证就成为把握患者病情变化关键所在，在此不再详细论述。在长期服用中药期间，我们未发现患者肝肾功能出现异常。

参考文献

[1]李瑶.中西医结合治疗呼吸机相关性肺炎疗效及对感染诊断标志物的影响[J].长春中医药大学学报，2015，31（6）：1262-1265.

[2]王益斐，张赟华.中医特色治疗在呼吸机相关性肺炎中的应用[J].中国中医急症，2013，22（11）：1924-1926.

[3]叶聿隶，萧雪峰，耿赟，方邦江.针灸辅助治疗呼吸机脱机的理论思考与实践[J].中国中医急症，2016，25（2）：368-370.

[4]肖党生，王晓萍，俞玲娣，余国友. 能量代谢与中医五行学说[J]. 中国中医基础医学杂志，2008，14(3)：封 2-封 3.

[5]肖党生，俞玲娣，余国友，杨云梅. 试探干细胞与五行相生的相关性[J]. 浙江中医杂志，2007，42(11)：669-671.

五味消毒饮治疗肝脓肿1例

栾城县医院　杨万胜

患者，彭xx，男，92岁，2016年11月5日16:30入院，入院前1周无明显诱因出现周身酸痛，午后发热，体温波动于37.5℃～38.5℃，午后加重，伴有恶寒、汗出，右上腹疼痛不适，纳差，当时给予静点抗生素，无好转。查体：T 38.5℃，急性病容，全身皮肤黏膜无黄染，浅表淋巴结未触及肿大，双下肺可闻及少量湿性啰音，心率110次/分，腹平坦，肝区叩击痛，舌质淡红苔黄，脉数。

入院实验室检查：白细胞16.15×109/L，中性细胞比率91.7%，淋巴细胞比率3.3%，血红蛋白122g/L，PLT141×109/L，CRP218.13mg/L，谷丙转氨酶61umol/L，总蛋白47.2g/L，白蛋白26.4g/L，总胆红素13.5umol/L，直接胆红素8.5umol/L，谷氨酸转肽酶80umol/L，谷草转氨酶35umol/L，乳酸脱氢酶264umol/L，α-羟丁酸212umol/L。B超示：肝右叶实质内可探及两处范围分别约6.2×4.0cm，3.3×3.3cm不规则液性暗区，内超声差，肝脓肿不除外，胆囊增大，胆囊壁不光滑增厚，胆汁淤积，胆结石（多发），胆总管增宽，左肾囊性占位。上腹部CT平扫示：肝脏边缘光滑，肝右叶可见类圆形低密度影，边界欠清，密度不均匀，肝内胆囊无扩张，胆囊增大，壁不厚，胆囊内可见阳性结石影，胆总管扩张。脾脏大小结构形态尚正常，脾脏内未见明确异常密度影，胰腺内未见明确异常密度影，胰腺周围脂肪间隙清晰，双肾大小、形态、结构正常，右肾可见斑片状高密度影及小圆形低密度影。脾肾之间可见小圆形软组织密度结节影，所扫层面显示双侧胸腔内可见弧形液性密度影。印象：肝右叶占位，胆囊增大、胆囊结石，肝总管扩张，右肾斑点状高密度影及小圆形低密度影，建议增强扫描，双侧胸腔积液。

入院中医诊断：肝痈（热毒内结型）；西医诊断：肝脓肿。中药治宜清热解毒为主，处方给予五味消毒饮加减，金银花15克，当归10克，紫花地丁10克，蒲公英10克，板蓝根12克，柴胡10克，白术10克，白芍10克，云苓10克，鸡内金10克，甘草10克。水煎服，日一剂，口服。

11月9日患者出现高热，体温达39.5℃，给予肝穿刺置管抽脓，继续前方加野菊花10克，水煎服。11月15日发热消退，上方加用太子参20克。11月26日患者无诉不适，出院。

讨论：五味消毒饮出自《医宗金鉴》，由金银花、野菊花、蒲公英、紫花地丁、紫背天葵组成，具有清热解毒、消散疔疮等功效，主治疮疡疔毒、红肿热痛等良好效果。肝脓肿属于中医肝痈，肝痈之发病，多由于外感六淫、嗜食肥甘，瘀血内停所致，导致湿热瘀毒，邪郁于肝，气血壅滞为脓，故肝痈病机在于湿热瘀毒。治宜清热解毒为本，佐以清热利湿，活血化瘀。方以五味消毒饮加减，五味消毒饮是治疗肝痈的常用方剂，方中重用金银花、紫花地丁、蒲公英、板蓝根清热解毒之品，并在此基础上，当归活血散瘀止痛；加用柴胡疏肝；柴胡味苦辛，性微寒，归心包络、肝、三焦、胆经。具有透表泄热、疏肝功效。主治寒热往来、胸满胁痛、口苦。白芍药味苦酸，性微寒，归肝脾经。具有养血柔肝、缓急止痛、敛阴敛汗之功。白芍配伍柴胡，一气一血，一散一敛，能增强柴胡疏透宣达之力。白术、云苓以健脾利水、消除食积，鸡内金软坚散结，配白术，用治脾胃虚弱、不能化食，三药用于食欲不振、嗳气食臭、腹胀。疾病后期出现热毒日退，气阴不足之象日益突出，以太子参加强益气之力。

现代药理研究表明：蒲公英具有广谱杀菌作用，抗病毒作用，还有保肝利胆、利尿作用，金银花具有抗炎降血脂抗癌作用。以上药物合用，增强了其抗炎抗菌的作用。

曹东义诊治不明原因的长期发热验案

河北省中医药科学院　王红霞　张培红

患者xx，男，80岁，北京人，2016年4月23日初诊。

主诉：发热50天，原因不明。

现病史：患者缘于50天前，无明显原因出现发热，体温38℃以上，遂住进了北京某医院，给予对症及支持疗法，并做了多方面的西医检查以找到发热原因。住院50天花去30余万元仍没能找到原因，仍旧在继续着各项复查，尤其是每天几十毫升的血液抽取，让家人感到恐慌。刚好赶上曹老师带我们去北京开会，病人的的老战友惠军先生与曹老师是故交，就请曹老师会诊，时见：病人虚弱的呈抬高卧床位，正在输液，吸着氧气，语声息微，精神较差，患者家属代述病情，症见：纳差，大便日2-3次，无恶寒，舌暗苔黄厚腻，脉滑。曹老师给予健脾祛湿润肺滋阴为主，处方如下：

党参15克，半夏15克，北沙参15克，麦冬15克，茯苓15克，炒白术15克，炒山药15克，川牛膝10克，香附30克，鸡内金15克，炒麦芽20克，百合15克，5付，水煎服频饮。

2016年5月2日，二诊：药服后，病人的儿子通过信息给曹老师回复了药后患者的情况：除了开始大便次数多之外，胃口好转，体力少增，心包有积液。具体详情如下：家父已连续八天服用您开的中药，情况日渐好转，因今天已是调整药方后的最后一次服用，不知道接下来是继续调整还是暂停观察听从您的指示。现将近几日家父情况跟您汇报如下：

1. 排泄：每日排便约两次，一次量大且成型，一次量减半且比较稀，但并非水状。

2. 体温：体温基本稳定在36.7-37.1℃之间（腋下）个别时候会上升到37.5℃。

3. 饮食：食量尚可，每日三餐每餐粥类或糊状食物200毫升配主食一两 凡固体食物均会咀嚼至有残渣后吐出，自身感觉胃口没开，且对食物的味觉比较敏感，会提出要吃什么的想法，但往往吃过会觉得不是以前的味道。

4. 体质：每天可坐于床上或轮椅4个小时左右，上肢感觉有些气力下肢稍弱，目前可扶固定物体站立十分钟，额头出汗情况比较明显，且在静卧状态下也是如此，会觉得闷但不至于难受。

5. 痰液：咳痰次数不频繁，多时一小时一到两次，少时几小时一次，痰大多比较粘稠，白灰色，黄绿色不一。

还望您在百忙之中能对家父的情况给些指导，不胜感激！

曹老师根据病情判断：患者正气正逐渐回复，在继续健脾润肺治本的基础上给予泻肺利水以治其标，处方：原方加葶苈子、桑白皮各10克，泽泻15克，3付，水煎每日三次服用。

并叮嘱家属：老人的情况逐渐稳定，可以继续服用中药，再取几付，应该逐渐好转，注意别感冒。如果情况稳定，可以试着回家调理，在医院休息不好，不如在家里方便，但是他的年龄大了，体质弱，也不能太着急。

按语：

这是曹老师5月14日在北京安贞医院会诊的一位老人，他当时住院2个月，花了30万，没有解决问题，曹老师看后让他出院，吃中药，如今已出院一个月了，一切都很好。作为曹老师的学生，见证其临床治病全过程的同时让我收益很深的不仅仅是他精湛的医术，还有他高尚的医德，有大爱者方能成为大医。本例患者即是其中之一。

曹老师治病重视脾胃，脾胃是整体气机的枢纽，通过脾的升清、胃的降浊作用，将水谷精微上输心肺，下输肝肾膀胱，外达四末，以滋养全身，才能维护正常升降运动。正如李东垣《脾胃论》所言“盖胃为水谷之海，饮食人胃，而精气先输脾归肺，上行春夏之令，以滋养周身，乃清气为天者也；升已而下输膀胱，行秋冬之令，为传化糟粕，转味而出，乃浊阴为地者也。”虚人发热建其中，本例患者年高体衰，患病已久，脾肾不足，肺虚影响津液输布的致痰，曹老师用药从古而不泥古，他用四君子汤去甘草并加大半夏的用量以健脾燥湿祛痰来升发脾气，以使阴火下降而热自退，并配以甘微寒药沙参、麦冬、百合以润肺养阴清热，佐以鸡内金、炒麦芽健胃消食，香附疏肝理气，舒调气机以利于津液的正常代谢，脾胃的正常升降，牛膝即补肝肾又引药下行。全方组方精准，抓住病机，疗效确切，另外口感较好，病人服之愉悦，易于接受。

李占京先生临床用药经验

河北省中医药科学院　张培红

中医用药有几千年以上的传承经验，很多都是来源于民间中医的临床摸索与实践。河北省元氏李占京老中医行医治病几十年，他使用珍珠有独特的经验。

李占京先生说，一提起珍珠，人们就会想到它是一种高贵的首饰，其实珍珠不仅是珠宝饰品，而且还是名贵的中药材，被广泛应用于化妆、美容、养生及医药药品，治疗多种疾病等方面，珍珠无论是内服、外敷在中外医学界都有着悠久的历史。

在我国，珍珠与玛瑙、水晶、玉石一起并称我国古代传统“四宝”。《尔雅》把珠与玉并誉“西方之美者”。秦昭王则把珠与玉并列为“器饰之宝藏”之首。儒家典籍《尚书·禹贡》中记载有“淮夷嫔珠”，说明在公元2200年的夏禹时代，淮水夷水等地就已经出现了淡水珍珠，并被列为当时必须被交纳的贡品。中国民间亦有蚌精感月生珠、露滴成珠等说法。从神话到传说，珍珠一直被认为是诸神送给大地的礼物。所以珍珠不仅是保健和养颜的佳品，也是治疗顽疾的必需品。是一种充满神秘色彩的宝物。

《神农本草经》记载珍珠粉可除伤寒热、湿症……久服后，可增强骨节、杀邪鬼、延大年。南北朝陶弘景所著的《本草经集注》中指出，珍珠具有安神定惊，清热滋阴，平肝明目，解毒生肌的作用，用于中风小儿高热，怔忡惊悸、癫痫、惊风抽搐、咽喉肿痛目赤翳障、高血压、皮肤糜烂疮疡久不收口等疾病。明代李时珍的《本草纲目》将珍珠称作真珠，书中说珍珠粉镇心、点目、去肤翳障膜、涂面、令人润泽好颜色，治小儿肤痘疮入眠、安魂魄、止遗精白浊、解痘疔毒。主难产、下死胎胞衣。明代另一典籍《独异志》记载说：唐武帝李炎在位时宰相李德裕将珍珠、雄黄、朱砂煎汁为羹，每食一杯药费钱三万，认为服羹能长生不老，珍珠一般只作丸、散，不入煎药。

中国古代宫廷一直将珍珠粉视为美容护肤佳品。相传珍珠粉是西施、杨贵妃等美女保有白嫩如玉肌肤的秘密武器。据说慈禧太后每隔十天就要服用一银匙珍珠粉（相当于现在的 1 克）数十年从不间断，她还把香粉揉进珍珠粉，用以护面润肤。所以慈禧古稀之年仍容貌姣好并不显老。

现代科学实验证明，珍珠含有钙质、十多种氨基酸和铝、铜、铁、镁、锌、锰、硅、钛、锶等微量元素，这些都是人体不可缺少的营养成分，其中被称为珍珠蛋白的蜗壳蛋白胺基酸，具有保湿抗过敏、调整 PH 值、活化细胞、抗老化等作用，被视为珍珠最奥妙神奇的成分。珍珠蛋白的组成结构与人体细胞中的蛋白质十分相似，最易为人体所吸收，颇具美容效果。珍珠通过人体表皮细胞的吸收、能增强细胞活力、增白皮肤、防皱嫩肤、抑制人体脂褐素生长，这就是长久使用珍珠使皮肤细腻光泽的原因。珍珠粉对气喘、高血压、肝炎及自律神经失调等多种现代疾病有显著疗效。对治疗骨质疏松症、骨质增生、风湿症、消化系统溃疡等也有一定效果。

20世纪以前的珍珠，由于多为高品质的天然野生珍珠，虽然药用价值很高，毕竟数量有限，只能供少数王公贵族享用。20世纪以后人们逐渐研究透了它的形成，人工大规模养殖珍珠的技术日益成熟，市场价格也很便宜。用于防病治病、保健美容等产品已琳琅满目、不一而足，而且遍及民间、惠泽百姓。

李占京先生购上等珍珠自制的珍珠粉，配制多种药剂，为民防病治病保健美容，如：

1.自制的桃花美容面膜，主要成分有珍珠粉、干桃花、白芷、白丁香、白瓜籽、白芨、白茯苓等，尤其桃花必须为农历三月三日或清明节前采摘的最有效，阴干不褪色的最好，共研为极细粉做面膜使用，每周使用三四次，8至10周面部就可红嫩光泽细腻。

2.自拟益寿养颜丸，由珍珠粉、西洋参、田三七、鹿茸、制首乌、炙黄精、桑葚子、黑芝麻、红景天、灵芝孢子粉等，16味上等纯中药制成的水蜜丸，作为抗老防衰的保健品，可预防由整体虚衰导致的一切衰老退化性病变，常服本品可大补元气、提高自身免疫力、增强心脏供血率、使气血畅通、阴阳共济、益寿延年。

3.还创有一方名养心补肾健脑丸。由珍珠粉、西洋参、炒枣仁、朱茯神、紫丹参、柏子仁、远志肉、石菖蒲、核桃仁、制首乌、女贞子、北五味、合欢花、川黄连、上肉桂等制成水蜜丸，梧桐子大，每服50—60丸，治疗多由心肾不交、自律神经失调所造成的失眠、多梦、健忘、惊悸、难寐易醒、心神不宁、思虑过度、性欲减退、阳痿早泄、早期老年性痴呆等皆有著效。

4.胃舒乐胶囊，由真珍珠、灵芝粉、野香菇、白木耳、参三七、鸡内金等为细末，另用绵黄芪、金石斛、川黄连、蒲公英煎煮浓缩为膏与上药，混匀晾干共为细末，装0号胶囊，每粒0.45—0.5克，每服4粒，一日三次。治疗各种胃病、胃溃疡。症见：脘腹疼痛久治不愈、腹胀、腹泻、反酸恶心、呕吐痰水及消化道出血皆有佳效。

还有一简便验方，由珍珠粉、紫丹参各等份，加入适量硫磺共研成极细面，贮瓶密封备用，治疗各种原因所导致的失眠。用法：将患者的肚脐用温开水洗净，趁湿将药填满肚脐盖以棉球，外用胶布封固，三天换药一次，五次为一疗程，效验甚佳。

以上所言及方剂乃李占元先生的独特经验，量效关系非常重要，在用者识悟尔，除了一点救人之心外，别无所求。复兴中医，愿与青年一代共勉。

李先生家《李氏家藏方》有一方子，名百消丹，祖上用来治疗妇科杂症与诸般胃病的方子，传给李先生后李先生把它作为专治胃病的方使用，改名清胃百消丹。治疗一切胃肠道疾病，如慢性胃炎、浅表性胃炎、溃疡性胃炎、非特异性结肠炎、十二指肠壅滞症、肠道易激综合症等并皆治之。能消除胃肠道聚积，能消痛、消胀、消肿、消痰、消痞、消积、消食、消气、消闷、消膈、消虫等慢性胃肠道疾病无不神效。在李先生运用清胃百消丹治胃病的过程中，不少妇女经期腹痛好了，还有人反应，乳腺增生没有了，还有人说小肚子经常发凉，有隐痛感吃上清胃百消丹小肚子不凉了也不痛了，它不是治胃病的吗？后来仔细研究才有答案，得知它的第一味君药是台乌药，第二味药是四制香附。什么是四制香附呢？就是把香附分成四份，一份用醋浸，一份用盐水浸，一份用童便浸，一份用酒浸。现在单独介绍乌药的作用。

乌药：别名台乌药，浙江天台山者为胜，性味辛、温、入胃肾二经。功能：舒气、温中、散寒、止痛。主治：胸胁胀痛，脘腹冷痛，反复吐食，疝气胀痛，小便频数，上气喘急等症。

前人认为本品“不刚不燥”，且镇痛作用较强，能理上下诸气，《日华子本草》中乌药治一切气，冷气、血气、肥气、息贲气、伏梁气、奔豚气、冷汗等，除一切冷的论述。

乌药调经是良药

在妇科病中，有不少妇女会遇到月经来时周身疼痛，发冷，发困，感冒等症，统称经前期综合症，《叶氏女科证治》中有一个对症方子乌药顺气汤。该方还可以用来治疗妊娠脚痛。此方最早出自宋代《太平惠民和剂局方》，用于治疗风气攻注四肢，骨节疼痛，后被历代名医用来治疗妇科杂症。

另有妇科常用药四制乌附丸，用药是乌药与香附。为什么是四制呢？因为它对制药方法有着特殊的要求，两药均分作四份，一份用醋浸，一份用酒浸，一份用童便浸，一份用盐水浸，各浸三日，然后蒸煮后晒干研细制丸服用。经过如此炮制，乌附就有了理气而不燥的特点，可用于妇女气郁血滞经闭。更有趣的是该方还被用来治疗“师尼室寡经闭”。《叶氏女科证治》载，室女，妒妾，寡妇，师尼，独阴无阳，欲动而不得遂，憾积而不得伸、抑郁成病，亦有经闭之证。这种情况下，经往表现为恶风体倦，寒热如症，面赤心烦，或时自汗，肝脉弦长而出寸口，宜服柴胡抑肝汤，兼服四制乌附丸，如每日上午神昏思虑，畏日羞名，心胸由痛，行经时其，病痛更甚，服养阴汤，合四制乌附丸。诸多妇科病四制乌附丸是首先药品。重在理气解郁。清咸丰年间，懿贵妃曾服用的调经丸就是在香附、乌药的基础上加用苍术，赤茯苓、赤芍、黄柏、泽兰、丹皮、当归等制成的。光绪年间，慈禧太后服用的乌金丸，首味药就是天台乌药。

养生不老传佳话

在我国浙江省台州市天台山县境内，有两个与乌药有关的景点，一个是桃源洞，一个是双女峰。相传在汉明帝永平五年，新昌一带有疾病流行，刘晨、阮肇为治好这种病。历尽艰辛到天台山采药，二人在桃源洞巧遇两位仙女，二女赠以天台乌药，很快治好了当地百姓的疾病。东晋太元年间，二人又进山寻找二位仙女，怎么也找不着仙女了，却发现二女因私赠仙药被惩罚，化作两座山峰——双女峰。

刘、阮遇仙得乌药的故事毕竟只是个传说，但是天台山乌药自古以来就被作为养身治病的良药却是有据可考的。据《康熙天台县志》载，元岁贡乌药二十斤，明岁进乌药三十斗，岁办药材乌药三百斤，可见当时皇帝也十分推崇乌药养生。天台山本就是道教南宗的发祥地，东汉葛洪早年在天台山炼丹活到80多岁，唐代寒山子后半生隐居天台山终年100岁，唐代司马承祯修身住天台山活到89岁，宋代张柏瑞98岁，史载天台山寿星还有清代的范青云142岁，高东篱151岁。寿星养生也大多以乌药代茶以保健。天台乌药因此获得了“长生不老”的仙药美名。

历届名医以乌药为主治拟定了好多方子，如乌药顺气汤、乌金丸、天台乌药散等。天台乌药散是金代医家李东垣的名方，用药有天台乌药、木香、茴香、青皮、高良姜、槟榔、川楝子等，功能辛温散寒，泄肝理气，治疗疝气寒症。清代医家徐大椿评价该方：气逆于中，寒滞不散，不能敷化精微，乃成疝瘕于腹，故小腹疼痛，控引睾丸。乌药顺九天之气，茴香祛九地之阴，再用槟榔破滞气，木香调中气，青皮破气平肝，良姜涤痰散滞，川楝子泻湿热，配用温酒，使湿化气行，寒邪解散，疝瘕自平，小腹恶痛也退。

在李先生个人的临床经验中，乌药既能行气，又可温通，对于肝、肾、脾、胃等寒阻气滞的病症，用之均有效，尤其是男子睾丸凉、刺痛、潮湿，女子痛经、小腹痛的加用乌药都会提高临床疗效。这也是暖肝煎、四磨汤、排气饮、缩泉丸，五磨饮子、六磨汤等名方里均用了乌药的原因所在，也是李先生《李氏家藏方》百消丹君药用乌药的原因所在。

现在药理研究认为，天台乌药能有效清除体内的活性氧，防治细胞老化，还能治老年痴呆，帕金森病，对防治各种炎症、癌症等都有效，可称其为名副其实的仙药。李先生的另一个方子二乌黄精丹由台乌药，制首乌、黄精等精制而成更是理气益胃的佳品，长期服用对养生保健大有补益，可祛病强身、延年益寿。

老年性痴呆或早老性痴呆也叫阿尔茨海默病。它的英文简称就是AD。

AD 病为现代社会最常见的老年性中枢神经系统病之一，有关专家做过调查统计，在北美及澳大利亚，65 岁以上的患病率为 6.6%—15.8%，过去认为，中国 AD 病的患者远不如西方高，但“九五”期间的一项攻关课题显示，北京市 65 岁以上老人的患病率为 7.3%，且每过五年的年龄段，AD 病的患病率增长约 1 倍。如 70 岁为 5.3%，75 岁为 11.9%，80 岁则为 22%。据 2000 年 11 月 6 日的《健康报》报道截至 2000 年中国 65 岁以上人口按 8000 万计算，则 AD 病患者已达 500 余万。15 年过去了现在 AD 病患者有多少就可想而知了。

现代医学认为 AD 病是一种不可逆性的脑功能逐渐衰退性疾病。迄今为止尚无任何有效的能够治疗和阻断这一疾病的方法。所以，一患上这个疾病，那就只有等待其逐渐衰竭直至死亡。

21 世纪是中国真正走向现代化的世纪，同时也是老龄化的世纪。由于城镇家庭都是独生子女，所以今后必定会面临两个青年四个老人的格局。如果其中一个老人患上 AD 病，那个家庭的境况就够呛。所以，这是一个日益严重的社会问题，也是迫切需要我们医界同仁解决的问题。

作为中医，我们怎么看这个 AD 病？AD 病有没有治好的可能？对这个病李先生是比较乐观的，其实 AD 病我们如果从六经的层面去思考它，它就是一个少阴病。AD 病的早期是由记忆障碍开始的，并逐渐发展到神志障碍。记忆的问题实际就是心肾的问题。记为储藏过程，这个过程与肾的主蛰、封藏相应，故记的过程系由肾所主。忆则为提取过程，这个过程与夏日之释放相应，故忆的过程实由心所主。因此记忆的障碍实际就是心肾的障碍，就是少阴的障碍，而神志的障碍则更与少阴心肾相关，以心藏神，肾藏志也。另外清代汪昂在《本草备要》中曾言：人之记忆皆在脑中，小儿善忘者脑未满也，老人健忘者，脑渐空也。可见脑髓为脑府功能活动的物质基础和源泉所在，而肾之精气的盛衰直接关系到脑髓的盈亏及大脑功能的正常发挥。随着年龄的增长，肾精逐渐亏虚，脑髓不足，脑失所养是老年痴呆的发病基础。肾精亏虚、阴虚火动、灼津为痰、痰浊困阻、蒙蔽脑窍为老年痴呆发生发展的关键因素。

少阴病的病机是：脉微细、但欲寐。寐的问题即如《康熙》所言：寐之言迷也，不明之意。少阴在运气方面属君火，君火以明、相火以位。如《素问·灵兰秘典论》所云：心为君主之官，神明出焉。主明则下安，主不明则十二官皆危。老年性痴呆实际上就是一个迷而不明的状况。否则怎么会连亲生儿女的名字也不知道，连居住了几十年的家也记不住呢？

少阴病总体上可分为寒化证和热化证。危证和死证全部在寒化证里。从整个《伤寒论》来看亦是如此。因热化也就是因阳火过盛而死者，所占甚少。而绝大多数之危证存于少阴、厥阴之中，皆由阳火虚衰所致，所以，从宏观上看，不但是东汉末的建安年间、其死亡者伤寒十居其七，就是现在的死亡者中，伤寒占大多数。阳火虚衰亦占大多数。为什么呢？因为西医不讲阴阳，不论五行，不管西医诊断出什么疾病，心血管疾病也好，肺心病也好，肿瘤也好，癌症也好，其治疗手段全部输液。最后导致险情出现甚至死亡的，其主要原因大都属阳火不及，亡阳而死。

老年性痴呆是一个地地道道的“寐”的状态，就应该从少阴病去考虑，该病固然难治，但也还是有回转之机，救逆之法。因此，从少阴的层面去论治 AD 病，应该大有可为！下面是笔者多年治疗精神疾病及老年性痴呆方面的经验方介绍如下，供医界同仁参考。

益气醒脑汤：

基础方：人参 6 克，炙黄芪 20 克，制附片 12 克，远志肉 15 克，石菖蒲 10 克，朱茯神 15 克，益智仁 15 克，淮山药 15 克，法半夏 10 克，郁金 10 克，栀子 10 克，干姜 6 克，肉桂 3 克等。

水煎服：每日一剂，分两次服。

注：服药期间根据病情变化可以加减运用。

临床应用多例，效疗颇佳，早期患者连用一到两个月，诸症明显好转，随后可用自拟养心补肾健脑丸等巩固疗效。

养心补肾健脑丸：

基础方：西洋参60克，鹿茸粉60克，炒枣仁90克，朱茯神90克，制首乌90克，女贞子90克，紫丹参90克，远志肉90克，石菖蒲60克，柏子仁60克，核桃仁60克，珍珠粉60克，灵芝孢子粉60克，川黄连40克，上肉桂20克等。

上药各自制好共为细末，蜜水为丸，梧桐子大，每服6克，一日2—3次，白开水送服。

李先生说：千方易得，一效难求。一则验方的组成，首先必须突出一个“准”字，抓住一个“效”字，不准不能蠲疾扶正，不效徒属纸上谈兵，只有疗效才是硬道理。效验之方的产生是来自实践，在长期临证过程中，不拘一格，博采众方，借鉴传统，锐意创新。以稳准制胜，偏胜取效的法度，精心调整主辅组合，君臣佐使、量效关系，然后反复用于临床，验之再验，而后成为验方。故不揣浅陋，将真正能治病的心契灵验之方简介如下，请同仁不吝赐教。

组成：大红参100克，紫河车120克，参三七100克，紫丹参100克，白云苓100克，五灵脂100克，炒枣仁100克，赤芍100克，龙血竭50克，生水蛭50克，血琥珀50克，石菖蒲50克，鹿茸50克，制附片50克，桂枝尖50克，川芎50克，远志肉50克，真降香50克，全蝎30克，蜈蚣30克，灵芝孢子粉100克。上药共为细面，制成水蜜丸，梧桐子大。

用量：每服6克（约50丸），一日2-3次，白开水送服。

功能：益气培元，通心活血。

主治：各期冠心病心绞痛，严重心律失常、心房纤颤、心悸怔仲、心慌气短、胸痹胸痛等。

方解：

大红参：味甘性温，入脾，肺经，功能大补元气，补脾益肺，生津止渴，安神益智，久病用之有殊功。现代药理研究证实，能显著增强机体对各种物理的、化学的、生物的，以及精神性伤害的抵抗力，能抗休克、抗衰老、抗缺氧、抗疲劳、抗癌、抗炎，还具有调节神经系统功能，调节心血管物质代谢，内分泌系统，兴奋造血系统，提高人体免疫力，还具有祛痰、强心、抗过敏、抗利尿、降低血糖、降低血清胆固醇、提高大脑分析能力等作用。

附子：通行十二经，能温五脏之阳，有回阳救逆之功效。《本草备要》对附子之功用说的很全面精辟，其性浮而不沉，其用走而不守，通行十二经脉，无所不至。能引补气药以复散失之阳，引补血药以滋不足之阴，引发散药以腠理，以逐在表之风寒，引温暖药达下焦，以祛在里之寒湿。现代研究证实其强心作用可靠，有改善外周及冠脉血循环，增强心肌收缩力，提高心排血量，扩张周围血管，降低外周阻力的作用，近20年来，已有参附注射液肌肉注射或静脉滴注，更有效的发挥了附子的急救作用。

紫河车：味甘咸，性温，归心、肺、脾经，尤能入肾而大补先天。功能：温肾补精，益气养血，本品为“血肉有情之品”有一切草木药物难以达到的补益功效。现代研究证实，本品含有丙种胎盘球蛋白，干扰素，多糖，多种氨基酸，卵巢激素，黄体激素等，有抗感染、抗过敏、抗癌、升高白细胞、有再造人体免疫力之功，可治疗诸虚百损。

鹿茸：味甘咸，性温而柔润，入肝肾经。功能：生精补髓、益气助阳、补肾气、强督脉，强筋骨、调冲任、止崩带，现代药理证实，本品含有25种氨基酸，具有生长、刺激血细胞，蛋白质和核酸合成，增强机体免疫系统，增强非特异抵抗力，增强性腺功能和生精效用，有明显的强心作用，对各种血液病有著效。

灵子孢子粉：孢子内含有比灵芝更丰富的多糖肽、腺嘌呤核苷、蛋白质、酶类、硒元素等特殊成分。本品提高免疫力、增强体质、可降血糖、降血脂、降血压、防止心血管疾病发生、消除并发症，有止咳、平喘、祛痰、消除过敏、舒缓痉挛的作用，还能增强脑细胞活性改善记忆力，有效防止血栓的形成，本品强心利尿，对各种疾病如过敏性，心源性皆有卓效，并能增强消化吸收功能，保护肝脏，升高白细胞等多种祛病强身之效。

水蛭：味咸性平，入肝膀胱经，善入血分。功能：通经、破淤、消肿止痛。张锡纯先生曰：其气味与淤血相感召，不与新血相感召，故破淤血而不伤新血。现代药理研究，水蛭具有明显抗凝血和扩张血管的作用，改善血液循环。

血竭：味甘咸性平，入心、肝经，具有活血化瘀、去腐生肌止血、收敛消肿止痛等功效。在治疗跌打损伤，内伤淤痛方面功效卓著。《本草纲目》中称之为“和血圣药”。现代医药临床发现，血竭不但可治疗跌打损伤、内伤淤阻，还能治疗脑梗塞、脑血栓、脑溢血、心绞痛、高血脂、糖尿病、甲亢、再障贫血、脉管炎、子宫肌瘤等多种疾病，凡有瘀滞不通者皆可用之。

三七：味微苦，性温入肝肾经。功能：止血化瘀，通络定痛，可治疗跌打内伤或外伤出血、吐血、肺胃出血、脑出血等。现代药理研究表明，三七具有调节免疫降脂降压、抗氧化、抗衰老、抗肿瘤、抗炎等功效，并有较强的滋补作用。因此对心肌缺血性损伤有保护作用，对多种心律失常有治疗作用。

蜈蚣，全蝎：同入肝经，功能：熄风镇痉、攻毒散结、清热散风，二药配伍相得益彰。主治中风口眼歪斜，半身不遂，手脚麻木，痉挛抽搐，小儿急慢惊风，高热神昏。破伤风及疮疡瘰疬，《衷中参西录》张锡纯先生曰：蜈蚣走患之力最速，内而脏腑，外而经络，凡气血凝聚之处皆能开之，虽有微毒专善解毒，凡一切疮疡诸毒皆能消之。其性尤善搜风，内治肝风萌动，外治经络中风。现代药理研究全蝎有一定的降压作用，能影响血管运动中枢的机能，扩张血管，并能降低肾上腺素的增压作用，故能降压，对于治疗癌症有一定的抗癌作用。

远志、石菖蒲：入心肾肺经，两药相配能开心窍，远志祛痰，菖蒲醒脑，能祛除心胞经之痰浊，多用于痰浊蒙消清窍，神志不明之病变，如神昏、癫狂、惊痫、中风失语，健忘、多寐精神恍惚等。

茯苓：气味甘平，入肺脾经。《本经》曰：主胸胁逆气，忧恚惊邪恐悸，心下结痛，寒热烦满咳逆，口焦，舌干，利小便，久服安魂养神，不饥延年。茯苓与琥珀同用增强其镇惊安神，利水通淋祛痰降浊之功效，对于慢性浮肿，水湿停滞之水肿，心血淤阻，胸腔积液，胸痹胸痹，水湿壅盛之实证有奇效。《中药十九畏》曰：人参最怕五灵脂，但临床验证，人参与五灵脂相配最能浚血。一补一通，益气活血，启脾进食，化瘀定痛疗效卓著。人参五灵脂等量相配，善治虚中夹淤症，凡见淤血日久，正气已虚者收效甚捷。人参得桂枝，通行内外，而益卫阳，桂枝得人参大气周流，气血足而百骸理。丹参、赤芍、川芎、降香共奏理血、活血、养血之功效。

本方脱胎于李可老中医培元固本散及破格救心汤，陈教授的精制冠心片等诸多方剂之精华筛选而成。上述各点，有历代医家千百年以上的经验结晶，有现代大量科学实验，临床应用的成果，结合本人20多年反复验证的体会，本方确能化瘀血、生新血，改善微循环障碍、降低血粘滞度，提高心脏供血率，减少心肌耗氧量，促进消化吸收，增强整体功能，久服可重建心脏正常功能。

运用“内外相关”理论指导治疗皮肤病治疗

河北中医学院研究生　张相鹏　　导师：曹东义

导师曹东义主任医师，深入挖掘民间中医经验，对于“内病外治”方法，进行理论探讨，他在国医大师邓铁涛先生“五脏相关”理论指导下，提出“内外相关”思想，并且认为《河图》《洛书》之中的象数之学，也是生成之道。“生成”思想贯穿于中华文化之中，启迪了中医思维，与西医重视“构成”恰成对照。

“内外相关”理论主要包括：外邪伤内、外病内传、内病外现、内病外诊、内病外治、外治内效；以及，内病外发、外病内治、内治外效等学术内容。

皮肤病的发生，往往是内在脏腑功能失调的结果，中医治疗皮肤病，虽然可以通过“外病外治”局部用药进行治疗，但是，更重要的是“外病内治”，用内服药进行调理治疗，以便达到“内治外效”。下面通过几个具体病例，加以说明：

中医在传统的治疗方法之中，有托、透、宣、通的方法，所谓“托透”即透达、透散、透发、宣透、通透，托邪外出之意，托透法是指通过使用轻清透达（散、发）之品，使邪气由表而解，或由里达外、由深出浅而解的一种治法。托透法是一种重要的祛邪方法，不属于“八法”中的某一法，而是寓于“八法”之中，其内涵非常广泛。皮肤病常见的病因有“风、寒、暑、湿、燥、火”，六淫之邪；七情内伤；和其他因素三类。病邪或由表及里，或里邪外发，郁于肌肤，发为皮病。邪气“郁于肌表”是皮肤疾病发病的病机关键，所以在临床中根据“托透表邪法”为指导，治疗皮肤病，让藏于体内，郁于肌表的邪气，托透而出，还身体气血、阴阳、五脏六腑、气机之顺畅调达，取得了满意的效果。现将病案整理如下：

带状疱疹案

李xx，男，38岁，2015年3月4日，初诊，患者腰部条带样斑丘疹3天，水泡散在其上，色暗红，疼痛难忍，夜间加重，稍痒，口不渴，舌质淡，苔白，脉浮涩。患者近期工作压力大，睡眠差，前两日偶遇风寒患有小感，不发热，稍怕冷，关节酸楚，随后皮肤发现疱疹。

西医诊断：带状疱疹。

中医诊断：蛇串疮。

治发：祛风散寒，开表透邪。

方药：麻黄桂枝各半汤加减。

麻黄10克，桂枝10克，杏仁10克，甘草6克，赤芍10克，丹参30克，浮萍15克，荆芥穗15克，蝉蜕10克，茵陈15克，生姜3片，大枣5枚，五剂，水煎服，日两次温服。

二诊

服用上方后，第三天疼痛加重，打电话咨询，问是否正常，特嘱咐，疼痛是病邪外透表现，不必惊慌。今日来诊，疼痛减轻，皮损好转，水泡吸收，唯有这几日疼痛影响，睡眠不佳，余无不适。舌质淡，苔薄白，脉，浮。

上方加茯神15克，首乌藤30克，龙眼肉15克，继续服五剂。痊愈。

按：该患者，风寒表邪不甚太重，患者正气也相对不足，故身体没有一鼓作气，将风寒之邪排出体外，没有形成太阳风寒正证。但风寒之邪，还是停留肌表，郁而不走，化为毒气，最终形成带状疱疹。本病的治疗重点为“散、透”取散风透邪之意，把郁在肌表的毒气透发出来则愈。初诊时，用药意在麻桂各半汤散邪开表的基础上，加大丹参，浮萍，荆芥穗，蝉蜕的用量，重点增加活血透邪的力量。所以患者服用期间会疼痛加重，这样正邪交争，是邪气一举透发而出的表现。二诊，加首乌藤，龙眼肉，茯神，通络止疼，养血安神。对于带状疱疹我常采用本法，视其寒热虚实，辩证用药，重点在透邪。

银屑病案

张xx，女45岁，2014年1月9日，初诊。患者小腿内侧，外膝眼至足外踝侧斑丘疹，色红，脱屑重，稍稍痒，其余腹部，后背散发，一年余。患者平素怕冷喜暖，四肢尤甚，大便少食冷易溏稀，常纳呆，月经少，或多则不易止，痛经，小腹冷痛，乏力体倦，失眠，面色黄暗，情绪不稳，好生气，舌质淡，苔白稍腻，脉，沉细缓。自得病以来，一直服用西药，时好时坏，效果不明显，今日看中医一试。

西医诊断：银屑病（静止期）。

中医诊断：白疕（气血两虚型）。

治法：养血祛风，补气透邪。

方药：当归补血汤合当归四逆加吴茱萸生姜汤

加减。

黄芪30克，当归10克，桂枝10克，白芍10克，细辛6克，通草10克，吴茱萸10克，何首乌15克，刺蒺藜15克，乌梢蛇10克，甘草10克，夜交藤30克，合欢花15克，郁金10克，石菖蒲10克，麦芽30克，炒枣仁15克，生姜10片，大枣10枚，七剂，水煎服，日两次温服。

二诊

体力稍好，睡眠改善，情绪好转，小腿处，皮损脱屑稍好，变薄，后背皮损面积增大，增多，舌质淡，苔，白腻去，脉，浮细缓。上方改黄芪为60克，继续服用七剂。

三诊

体力较好，面色有光泽，后背，腹部原有增大的皮损大部分消失，只留下色素沉着，但又出现一些新的皮损，痒。小腿部皮损面积、厚度，缩小，脱屑明显好转。这次来月经，量比上月多，色暗，血块，痛经轻，舌质淡，苔薄白，脉浮涩。上方加黄芪90克，麻黄10克，蝉蜕10克，荆芥穗10克，继续服用七剂。

四诊

痒去，腹部及后背皮损消失，小腿皮损消失百分之八十。诸症好转，面色润，心情舒畅，饮食渐增，睡眠佳，继续服用七剂。

五诊

患处皮损基本痊愈，余无不适。继续服用。

七剂，清扫余邪，以图巩固。

按：银屑病，为皮肤顽疾，不易治疗，本案治疗重点在于“补、透”，意在补气养血、散寒通脉、祛风透邪之意。患者平素体虚，脾胃中焦虚寒，气血化源不足，气血两虚，寒湿内困，且本气虚，营卫功能弱，易感风寒湿等外邪侵袭，表邪入里，内外合邪，病邪深藏，不得解脱，形成内虚，寒湿不化，外实，表邪留滞的复杂情况。久之，血虚风燥，郁而化毒，毒邪内扰，然人体有自我恢复功能，正邪交争，风寒湿邪有外透之机，表现于皮肤，引起银屑病的一系列症状。所以，本病治疗应遵循因势利导，顺势而为，补虚托透，直捣病巢的思路。重用当归补血汤，补气养血，固本扶正，攘外必先安内，内有所养，则透发有力，大剂量黄芪，不仅补气扶正，而且有祛大风癞疾之功，是治疗皮肤顽疾的良药，为本方托透法之君药，使藏于体内的毒邪不断被托出，由里出表，阴证转阳。当归四逆吴茱萸生姜汤，散寒通脉，引邪达表。何首乌、刺蒺藜为对药，养血祛风止痒。乌蛇，祛风、通络、止痉，为治疗银屑病的要药。郁金、合欢花、炒麦芽、炒枣仁、夜交藤，养血安神，疏肝解郁。石菖蒲化湿开窍。服药期间，随着黄芪的量逐渐加大，症状加重，这时加用麻黄、蝉蜕、荆芥穗，给邪气开道，使病邪顺畅透达而出。患者坚持服药痊愈，没有被症状加重而生退却之心，实乃大功。

湿疹案

朱xx，男，67岁，2014年7月20日，初诊。四肢对称，散发斑丘疹，少有渗出，痒甚，10天。患者每年夏天都发病，体胖，怕热，近日食不香，大便黏腻不爽，易口干，汗出不畅，舌质红（舌尖），苔黄厚腻，脉，滑数。

西医诊断：湿疹（进展期）。

中医诊断：湿疮（湿热蕴盛）。

治法：清热利湿，止痒透邪。

方药：甘露消毒丹合银翘散。

滑石10克(包)，黄芩10克，茵陈15克，石菖蒲15克，川贝母10克，木通6克，藿香10克，连翘10克，白豆蔻10克，薄荷10克，射干10克，金银花10克，桔梗10克，荆芥穗6克，牛蒡子10克，淡豆豉10克，甘草6克，五剂，水煎服，日两次，温服。

二诊

服用上方后，口不渴，大便顺畅，汗出爽透，吃饭香，痒大减，渗出愈，皮损基本消失。舌质变淡，舌尖不红，苔，变薄，稍罩黄。继续服用五剂。

按：湿疹是常见的皮肤疾病，中医治疗，疗效显著，本案患者治疗重点采用“清透”之法，清热利湿，透达表邪。夏日季节，易感湿热之邪，患者每年此时发病，说明体内宿有湿邪，易化热伤阴。湿热邪气，郁在皮肤，则发为湿疮。用甘露消毒丹，利湿化浊，清热解毒；银翘散，辛凉透表，透热转气，两方配合，内化外透，使湿热邪气一解而散。

神经性皮炎案

王 xx，女，35 岁，2016 年 3 月 4 日，初诊。颈项部皮革样斑疹，增厚，痒甚，一月余，症状随情绪变化，起伏不定，反复发作，患者情绪急躁，乳房胀痛，少食乏力，面色不华，月经量少，舌质淡，苔薄白，脉，细弦涩。

西医诊断：神经性皮炎。

中医诊断：牛皮癣（肝郁脾虚）。

治法：疏肝解郁，活血透邪。

方药：逍遥散合桃红四物汤加减。

柴胡 10 克，当归 15 克，赤芍 10 克，薄荷 10 克，茯苓 15 克，桃仁 10 克，红花 10 克，熟地 15 克，砂仁 10 克（后下），川芎 10 克，炒麦芽 30 克，何首乌 15 克，白蒺藜 15 克，香附 10 克，炒枣仁 15 克，甘草 10 克，蝉蜕 10 克，三剂，水煎服，日两次温服。

二诊

情绪稍好，乳房胀疼轻。夜间痒甚，上方加葛根 30 克，荆芥穗 10 克，夜交藤 30 克，茯苓，改为茯神，继续服用七剂。外加，外洗方药，地肤子散，湿傅患处。

三诊

痒大减，情绪稳定，面色红润，乳房不疼，食呐可，患处皮损消失多半，变薄，继续服用上方七剂。后遇患者，告知，服完药就痊愈了。

按：本案发病，因情志内伤，肝气不疏，肝郁脾虚所引起。脾虚，气血乏源，血虚生风，化燥伤阴，肝郁则气机不畅，气血瘀滞，郁而化邪，肌肤不得濡养，发为皮病。本案治疗重点采用“疏、透”之法，疏肝解郁、养血祛风、化瘀通络、透达表邪。肝血得养则风自消、肝疏条达则郁自解，气血和顺，气机畅达，瘀血自去，肌肤得养，病可痊愈。二诊时，加葛根，引诸药到达病处，且有疏通太阳经络之功，荆芥穗，引药入血分，开表逐寇，让郁在肌表的邪气一溃而散。

徐志田先生中医吐纳疗法

河北省中医药科学院　张培红　协助整理

徐 xx，男，今年 65 岁，河北清河人，师承于一游方僧人，从事自体验证《中医吐纳疗法》已逾 50 余年，并将吐纳用法有所创新，还总结出了一套完整的人体自组织进化免疫系统的理论，完全与《黄帝内经》的原始思想相吻合，如：把肝比作“类草木”，取肝如草木植被过滤、净化水分之意过滤、净化血液；把《伤寒论》的辩经论治的理论思维更加精准化，如：肝经活血化瘀，胆（三焦）经消炎化毒，心主神经二便，脾主痰汗髓脑之液，肺主胀哮尿急频储留，肾主津骨质等，完全把各种体证阴阳与六经阴阳精准定位，依此施与他人治疗 20 余年，积累了丰富的临床经验，治愈了无数的因阴阳失衡而患病的患者，特别是被现代人称之为“疑难病症”的疾病，都有治愈病例。

传承情况：1963 年 3 月 1 日，这天是徐先生的生日，加之有点感冒发烧，母亲为徐先生做的面条，正想吃饭的时候，忽然从大门走进一个游方僧人，说是要求碗水喝，徐先生就把母亲盛的面条端给他喝了，他喝后感激的看了徐先生几眼便问徐先生是否生病？徐先生说母亲为我做面条就是让我发汗的，他说：“我传给你一套吐纳疗法，很快就可以把病治好”，于是，他就简单的讲了下要领，一字一字的教给徐先生，不一会的工夫果然大汗出透，病情减轻，他说照此继续做很快就能痊愈，并说徐先生面善必成大器，从怀里拿出一本很破旧的手抄《秘诀》书相赠，并叮嘱说这是绝密验方，暂不可外传，待学成后明君现世再传。

直到1985年，徐先生从书店买得的一本《四时调摄笺》一看，与手抄《秘诀》中主要内容相仿，并且加注解释，从此，理解的更加深刻，结合《黄帝内经》《伤寒论》等名著，使《六字诀》与“六经”结合的更加紧密，用六字吐纳调六经阴阳，可以精准定位，定向调理，调理失衡的六经阴阳，有效率可达100%。现在，儿子女儿及家人都在使用，使用年龄最小的徐先生的外孙女两岁半，就成功治愈过发烧感冒。只是谨遵游方僧人“不可外传”的叮嘱，未让他们外传。现在，在国家大力推广并重视中医之际，根据徐先生的心得，编著成书《中医吐纳疗法》，并于2006年4月在国家版权局成功申请了著作权，受国家《著作权法》保护，于是，便开始了普及推广进程。先是在河北沧州举办了30名学员的学习班，因其都是天狮学员，将其助邪用于彰显天狮产品功效，未显现吐纳疗法功效。一气之下，再也没有举办成批学员的学习班，个别人前来求学并未拒绝，如：河北、北京、天津、山东、内蒙、江苏、厦门等地的都有。

内容简介，中医治病的基本原则是平衡阴阳，诊为诊察阴阳，诊出有病叫阴阳失衡，治疗叫调理阴阳，治愈叫阴阳调平。为了调理阴阳，中华医学从几千年的漫漫历史中，总结出了诸多的治疗手段和方法，如：针灸推拿、药石、按摩、食疗，音疗、武术气功等等，五花八门，唯源自《秘诀》《四时调摄笺》一书中秘不外传的《中医吐纳疗法》未被列入中医治疗手段范畴。徐志田所传承、开发、独自创新的《中医吐纳疗法》，是目前世界历史上仅有绝秘的又一个新医种的诞生。他能够帮助人们实现“用大脑自己给自己诊疗疾病的时代”。她的实际意义，其最大的贡献就在于：使用《六字诀》的六字口型，通过呼或吸，用气流按摩能感知百味的口腔穴位，用以达到调理六经阴阳，使其平衡的目的；通过调理实践，结合《黄帝内经》《伤寒论》等名著的理论，和现代版的《中医基础理论》，进一步把中医学最基础、最核心的理论完善、简化、哲学化。填补中医学乃至于世界医学史上哲学理论由繁至简的空白，摆脱中医学目前“摆事实有余，讲道理不足”的尴尬局面，打破一对一手把手的传教模式。突破了中医学几千年无进展的僵持局面！这一基础哲理，从任何医学的角度都能解释得通，能够解决当前世界性医学难题。充分完整的还原出《黄帝内经》原始、真实的思想意图。

书中所用六个字：嘘、嘻、呵、呼、嘶、吹，可以相对应的调理六经：肝、三焦、心、脾、肺、肾，调理平衡人体六大自组织系统，通过了解气、血、精、津、液、神的阴阳状况，定向使用以上六字口型，或呼或吸，调理失衡的经络，以达平衡阴阳；筋肌骨皮、痰汗髓恼、血质化毒、挛急二便、气化尿储、胰岛津齿、肥瘦血压、诸痛痒疮等等，各种身体阴阳表象，都精准定位于六经阴阳之中，都在本吐纳疗法的调理范畴之内。如：尿频急储留，可用嘶字纳法调理。

诸位若问本《中医吐纳疗法》能治疗什么病，徐先生只能说：“只治阴阳失衡病”。

请信坚行韧，毋庸置疑，不用不知道，一用真奇妙。一朝学成，则永久受益。

相关文献实物：①该《中医吐纳疗法》源自于明朝大诗人高濂所撰《遵生八笺》之二《四时调摄笺》之中，而该书中所称“择自《秘诀》中”之《秘诀》一书，则是高氏“家世藏书万卷”中的其中之一；徐志田编著的《中医吐纳疗法》著作，就是在该书基础上，结合《黄帝内经》《伤寒论》等名著的理论，和现代版的《中医基础理论》，以及几十年来临床经验和体会，集成、简化、创新改编而成，由国家中医古籍出版社出版，书号：ISBN7-80174-463-2/R．459；②2006年3月，由“中国医药导报”杂志社刊登了《中医吐纳疗法》的论文；③于2006年4月4日，获得中华人民共和国国家版权局，国家版权保护中心颁发的《著作权登记证书》（图2），因该著作只有理论和方法，国家《知识产权法》无法保护，则受国家《著作权法》保护，属个人知识产权；④2016 年 1 月，由《河北在线网》《河北都市网》予以报道，百度网永久保存，只需在百度网输入“呼吸防病徐志田”这几个字便可看到相关内容；⑤由于该理论疗法的创新与独有，2010 年 10 月由中国民族医药开发委员会、特色中医遗产保护办公室，给徐志田颁发了特色中医非物质文化遗产“特色中医吐纳疗法传承人”和“特色中医药文化传承人”方法和理论的双证书（图 3、4）；⑥2005 年 10 月，在国务院、卫生部、国家中医药管理局委托国家中华中医药学会主持召开的全国首届“三名”会议上荣获“全国十大中医名医”的光荣称号（图 5）；⑦2010 年 9 月，《中医吐纳疗法》在国家中医药管理局举办“中医中药中国行”活动中，入选全国“百项亚健康调理技术”前十佳（图 6）。

主要特征：以《黄帝内经》《伤寒论》的辩经论治为基础，用《秘诀》《四时调摄笺》所载“六字诀”口型吐纳用法相结合，根据气、血、精、津、液、神的阴阳表象，在人体精准定位，正确选字，通过呼（吐）或吸（纳），用气流按摩能感知百味的口腔穴位，用以达到调理六经阴阳，使其平衡的目的：定向调理以平衡阴阳。（六字具体用法见视频录像文件）

重要价值：①此疗法根植于中医经络理论，并有所精简创新，具有极强的民族特色和文化气息，是应用经络理论防治疾病的重要证据；②此疗法简便易学，适用于一切有呼吸、有意识且无语言障碍的人群，学成可以不用任何针药手法，便可完成祛病延年、健康长寿的目的，并且可以终身及世代享用，可以最大限度的解决百姓各种疾病缠身之苦，节省地球自然资源和医疗资源，百姓“看病难，看病贵”的问题可迎刃而解；③从医药角度讲，可根据精准定位的理论，研制出更加精准定向的新、特药品；④从国家的层面讲，人人拥有健壮的身体，能够给国家创造更多的财富，节省大量的医药资源，功在当代，利在永远的诸多好处数不剩数，在此就不一一列举了。

王海超临床针刺经验总结

河北省中医药科学院　吕文华　整理

“凡将用针，必先诊脉，视气之剧易，乃可以治也。五脏之气，已绝于内，而用针者反实其外，是谓重竭。重竭必死，其死也静。治之者辄反其气，取腋与膺。五脏之气，已绝于外，而用针者反实其内，是谓逆厥。逆厥则必死，其死也躁。治之者反取四末。”这句话的意思是：要想用针治病，必须先诊其血脉的盛衰情况。看病人气血的表里盛衰情况，才可以治疗。如果内脏的血液供应已经少了，已经出现微循环障碍了，根据休克，生理原理，反用针，针刺其外面及远端的腧穴，引气血外达，这就加重了内里的血液循环供应障碍。这样必定，萎靡不振的死去。在这里需要解释的是，针刺时医者在病人制造的一种用于治疗的病理生理状态，人体的生理反应是，气血找病，这样才能有很好的自愈能力。能治疗此病的大夫会，降气内收于里，取的腋与膺。倘若五脏之气已经出现外面不足的现象了，还是用针引气血内收，就有出现厥逆症状了，厥逆的症状，是四肢冰冷的阳郁症状。能治疗的大夫会取他的四肢末端，也就是十宣、十二井等穴位。这属于导引的原理，如气功、太极拳等都是这种原理。

生理学指出：“在某种特定的刺激下，交感神经系统还可以表现出相对选择，即不同部分的交感神经反应方式和反应程度的不同。例如，在热环境中，交感神经对皮肤血管的紧张性冲动减少，引起皮肤血流量增加，有助于机体的散热；而同时内脏血管的紧张性冲动则增加，使内脏血流量减少”。这是针灸补泻和艾灸补泻的生理机制。补法刺激量轻，泻法刺激量大。所以对机体的调节也不一样。

在这里说一个小插曲，也是我的个人体会。有一天媳妇脚很凉，我给媳妇暖脚，怎么暖也还是冰冷的，后来我就给他无意的捏脚，当然是瞎按一气了。结果没多久脚就不那么冰冷了，皮肤有些湿润的感觉了。这种表现在皮肤生理上是隐性的出汗，所以“阳加于阴谓之汗”。这是气血调和痊愈的表现。属于八法中的和法。

《黄帝内经•灵枢》“络刺者，刺小络之血脉也”意指凡经络瘀滞、火热实邪、痹阻为患，皆可刺络脉出血。如目赤肿痛，刺太阳出血；咽喉肿痛，刺少商穴出血；急性腰扭伤，刺委中穴出血；面瘫（面神经炎），在面颊内刺络出血。这些症候及症状都是相当于西医学的急性局部炎性症状。

炎症的病理学表现中的红、热症状符合中医望诊中的阳性症状如“上火”。“气”是人体生命生理代谢活动的动力，是人体正常和必须存在。但“气有余便是火”。气有余就是生理代谢过于旺盛了，便成了异常。这种异常往往会造成局部组织细胞内外营养物质的缺乏，表面细胞壁异常，导致局部组织的表面屏障受损免疫力降低，进而招致局部寄生或外来微生物的入侵。

《病理学》在“出血”章节“后果”中讲：“一般缓慢的小量出血多可自行止血，主要由于局部受损血管发生反射性收缩，或血管受损血小板黏集... ...”。针刺太阳、少商、委中、面颊内等穴位的络脉出血，产生的血管收缩反射，在循经传感的生理作用下，使经脉循行路线上的血管产生收缩。使得局部病变局部的血管收缩，而消除 红、肿、痛，血管变细，血流减少，过旺盛的局部代谢因缺乏能量而恢复，也使的营养物质的平衡利用和细胞免疫屏障得到恢复，产热减少，功能障碍恢复。相当于西医冷敷消肿的机理。所以刺络脉出血可以治疗“经络瘀滞、火热实邪、痹阻”。

腧穴在反射活动中一级中枢优势于二级中枢。中枢治疗作用优于循经传感治疗作用。四肢穴位以高级中枢（丘脑、迷走神经）反射作用为主。躯干部位腧穴以交感神经调节为主。所以四肢、头面部位的腧穴多属“阴”，躯干部位的腧穴多属“阳”。这种规律在没有循经传感的时候，更为凸显。轻刺激腧穴产生触觉反应，以循经传导为主产生效应。重刺激腧穴产生疼痛反应，以神经反射为主产生效应。深刺兴奋迷走神经，浅刺兴奋交感神经。内经对于背部腧穴提倡灸法。《内经》“刺诸热者，如以手探汤；刺寒清者，如人不欲行。阴有阳疾者，取之下陵三里，正往无殆，气下乃止，不下复始也。疾高而内者，取之阴之陵泉；疾高而外者，取之阳之陵泉也”。这里面需要参照《针刺深度与六经理论解》内容。

一、腧穴解

1．百会：开窍醒脑、回阳固脱。 临床常以此穴点刺出血为泻法，治疗高血压引起的头痛、头晕等实证。其生理机理是，点刺出血后，机体产生止血机制，反射性的收缩上半身的血管，扩张下半身的血管。同时刺激头部神经反射性的引起颅内血管的变化，改善病理状态。耳尖穴放血同理。艾灸此穴，为补法。刺激量不大，注意力集中在了头顶，可以使得气血向上引，犹如气功导引，从而使气血上行，治疗气机下陷引起的疾病。

2．涌泉：开窍、泄热、醒神。临床上常用此穴治疗一些上焦有热或气机上逆的疾病，还治疗神志病。其机理是，针刺可以引血下行。反射性的使得下面血管扩张，上面血管收缩。针刺后高级中枢反射为主，可以使得高级中枢活动兴奋，加之此穴脊反射中枢是迷走神经发出的地方，使得反射调节以迷走神经兴奋为主，而产生治疗效应。

3．命门、肾腧：这三个穴位位于，命门大致是左右肾腧穴功能的总合，所以藏元阴元阳，肾腧是肾经经气传输的地方，通常有补的作用。一般是灸法或浅刺。这种手法刺激触觉神经，可以起到兴奋交感神经的作用。通过循经传导生理，顺经传入下腰段及骶段，由于膀胱经和肾经触觉纤维，在L2～S4和L4～S2节段盘旋较多，所以在对迷走神经（盆神经）中枢产生兴奋多用其他经络。自主神经是人体生命活动的基本动力。以交感神经为阳，副交感神经为阴为基础，所以命门及左右肾腧藏元阴元阳。

4. 关元：关元腧与肾腧在同一神经中枢，所以同理。故曰："关元"。

疾病治疗过程中的腧穴生理

晕厥

实证泻法取穴生理：

水沟：为头面部三叉神经分布区，内有三叉神经血管复合体，强刺激，高级兴奋中枢神经，调整血管病理，所以醒脑开窍。

中冲：四肢末端，可以引气血外达，以解厥逆之证。所以是昏厥要穴。

涌泉：在身体的远端，针刺可以使下半身血管扩张，引气血下行，这是在没病的地方制造一个疾病，调动生理特性，围魏救赵。再者这个穴位以高级中枢反射为主，强刺激可以兴奋高级中枢。所以多用于昏厥之重症。

内关：其下是正中神经，由颈髓发出，以兴奋高级中枢神经为主，所以可以醒神宁心。

虚证补法取穴生理：

水沟：为头面部三叉神经分布区，内有三叉神经血管复合体，轻刺激，可以反射性扩张脑部血管，同时通过经络传导兴奋躯干的脊神经中枢可以使交感神经兴奋，所以以连接阴阳经气。

百会穴：在头之上端，艾灸此穴，为补法。刺激量不大，注意力集中在了头顶，可以使得气血向上引，犹如气功导引，从而使气血上行，使得脑部供血充足了。所以醒神升阳。

气海穴：在下腹部，其反射中枢有交感神经分布。轻刺激或艾灸此穴，以触觉传导为主，通过传导可以兴奋交感神经。如同打了肾上腺素。所以回阳固脱。

牙痛

实证泻法取穴生理：

合谷：合谷因经脉相连，治疗对侧疾患。针刺健康侧，强刺激，泻法。可以反射性，循经传感，收缩手阳明经血管，同时引气血于针刺侧，引气血于疾患远端。

下关：针刺同侧，强刺激，泻法。可反射性收缩局部血管收缩。

颊车：针刺同侧，强刺激，泻法。可反射性收缩局部血管收缩。

内庭：针刺同侧或双侧，强刺激，泻法。可反射性，循经传感，收缩足阳明经血管，同时引血下行，下焦血管相对扩张。

以上针刺手法均可降低局部血液供应。间接的降低局部代谢。起到相当于西医的冷敷效应。从而消除上火引起的肿胀。

田华琴医师中药治疗激素依赖性皮炎之案例选摘

田华琴，女，1945年出生，曾在军队与地方医疗单位从医四十余年。90年代初期，开始对激素依赖性皮炎的中药治疗方案进行研究，研发出独特的中药外用产品，并于1992年获得了国家专利。近二十年来，田华琴医师依托专业护肤机构，对激素依赖性皮炎的中药治疗产品进行临床验证，治疗案例两百余例，证明了产品的安全有效性和无依赖、无副作用的特点。

激素依赖性皮炎一般指糖皮质激素依赖性皮炎。糖皮质激素依赖性皮炎是因长期反复不当的外用激素引起的皮炎，表现为红、肿、痒、脱皮、丘疹、痤疮等皮损症状，在使用糖皮质激素后皮损消失，但停用后又出现炎性损害，需反复使用糖皮质激素以控制症状并逐渐加重的一种皮炎。时间一长便会对激素产生依赖，很容易引起皮肤萎缩、变薄、毛细血管扩张、色素斑、多毛、皮肤老化等不良反应，出现皮肤亚健康问题。

田华琴医师的中药配方外用产品包括纯中药面膜、植物修复水、乳液等，对激素依赖性皮炎的治疗原理重在辨证配伍、标本兼治、对症适用：

1．疏通经络，活血化瘀，消肿散水。经络通，则气血行，气血行，则瘀肿消。发挥泽泻、白芷等中药扶正祛邪、改善微循环的作用，充分补充皮肤细胞生长及代谢所需的必要元素，保持细胞各种功能的正常运行及细胞膜的“钠泵”功能，提供平衡的生理环境和生化条件，从而让皮肤细胞维持正常的新陈代谢，由真皮层——表皮层——角质层按顺序、有规律的推陈出新，完成皮肤细胞从生长到衰亡的完整科学周期。

2．营养修复，改善功能，提高抵抗力。如选取杏仁等中药，利用其植物挥发油即植物精油营养细胞、促进新陈代谢的作用，与其他中草药相互配合，使细胞获得充足养份，同时促进新细胞的生成，保养改善老化的肌肤状况。植物精油还可修复受伤的肌肤、排解皮肤因抵抗力下降而致的感染，消肿祛痘，增进肌肤的生化活力，帮助皮肤的修复及伤口的愈合，增强皮肤对外界干扰的抵抗力。

激素依赖性皮炎治疗典型案例：

1．充血红肿型

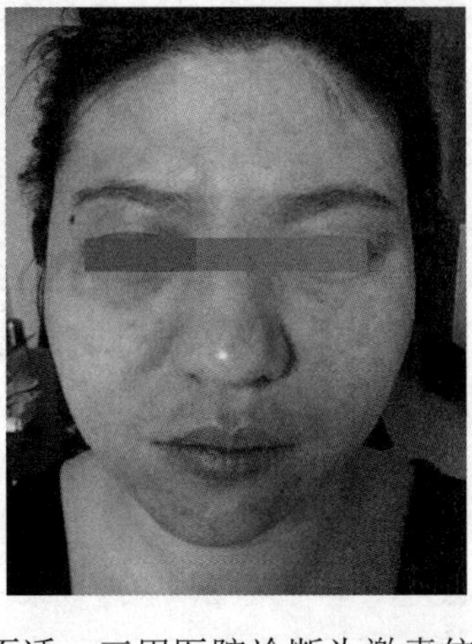

女，28岁，在美容院做美容一年多时间，一直用该院产品，面部皮肤细嫩白皙，感觉很理想。后因工作关系，不能按时继续去美容护理，即停用了该美容院的产品，皮肤不久便出现红、肿、痒、干、脱皮现象，皮肤十分不适。三甲医院诊断为激素依赖性皮炎，就医经冷疗、口服中西药等治疗，虽有好转，但未能根除激素依赖，不适症状反反复复有四年多时间。经人介绍用本产品进行治疗，过程如下：

（1）面膜一日三次，每次20分钟左右，因角质层受损较重，面膜极易干燥，20分钟内不断用温水洇湿，保证皮肤对中药的充分吸收，20分钟后清水洗净，再用植物修复水轻拍整脸至吸收以修养角质层，润肤乳液均匀涂于面部进行护理，四日后，皮肤明显消肿、退红，止痒，但皮肤仍比较干燥，少量脱皮，消肿后的皮肤有细纹，并有淡褐黄色色素斑出现。

（2）配合植物汉方按摩膏做皮肤按摩，轻轻按摩1分钟，直接敷面膜，再按照使用方法加植物修复水、润肤乳液调理。14天左右，面部细纹消失，皮肤干燥状况改善，无脱皮现象，角质层基本恢复正常生长，有了皮肤自然的光泽。

（3）经上述汉方产品调理40余日后，皮肤无任何不适症状。三个月后，因室内装修，接触了有挥发性的化学涂料，次日面部皮肤一度出现红、肿、痒过敏现象，再次经过本系列产品的调理，一周后痊愈。至今皮肤已完全恢复正常健康状态，对外界多种刺激已无过敏状况出现，且肤色肤质等均得到了一定程度的改善。

2．充血红肿痤疮型

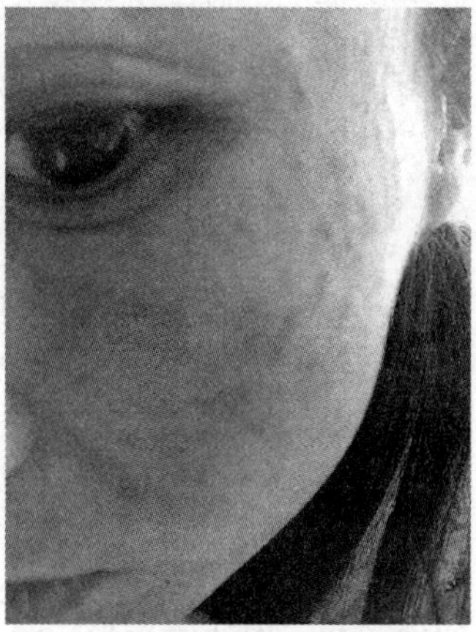

女，35岁，多年做美容，接受光子嫩肤半年后，面部皮肤出现小米粒样丘疹、浅淡色斑点，且干燥发暗，随即又在美容院做护理。四年后，停用了该美容院产品，随后皮肤时常出现散在红痘疹、干燥、痒痛状况，并伴有脱皮现象，食用辛辣刺激食品后，面部便红肿不适，曾在北京某医院按激素依赖性皮炎就医治疗，仍反复无常，于是接受本产品进行治疗。

患者除激素依赖性皮炎外，合并“单纯性疱疹病毒感染”，有红痘疹出现，治疗过程如下：

（1）使用面膜、植物修复水及润肤乳液调理，一日两次，4日后，皮肤红、肿、痒状况基本消失，加用中药按摩膏轻度按摩。十日后，皮肤状况稳定，面部小米粒样丘疹基本消失，干燥问题得以解决，并有自然光泽，且面部细纹现象明显减轻。红色单纯性疱疹口服西药“利巴韦林”，按药物说明书服用后效果明显。

（2）两周后，面部色斑明显减淡，皮肤紧致，毛孔缩小。三周后，皮肤基本恢复正常，在食用辛辣食物后，除极少数红点外，面部皮肤无其他不适症状。

（3）继续使用面膜、修复水、按摩膏和乳液治疗三个月左右的时间后，皮肤恢复自然健康的理想状态。

女，40岁，使用某化妆品，停用后，在长达六年的时间内，经常出现面部皮肤轻度肿、充血，有红色丘疹，且皮肤干痒、脱皮问题，即使用本产品进行治疗。

按步骤使用面膜、修复水加乳液，四周后，皮肤状况改善，无不适感。于是去美发店做了40分钟“热倒膜”头发护理，次日，双侧面颊部即出现红、肿、痒、丘疹问题，且丘疹顶端可见小水泡，考虑一度灼伤。再经本系列产品按步骤进行调理，40余日后，皮肤基本恢复正常。三个月后，皮肤无不良症状，恢复原有的面貌。

3. 充血红肿增殖痤疮型

男，52岁，皮肤增殖变硬如桔子皮样，且伴有较多痤疮及囊性痤疮，肤色暗黑粗糙，如饮酒后面部即红、肿、痒难忍。八年里先后多次到不同的医疗机构进行药物、激光等中西医治疗，未见好转。

患者年轻时因长青春痘，使用“尤卓尔”和“肤轻松软膏”治疗后见效，但不能停用，停用即复发，且红肿、痒，使用含激素软膏后症状便消失。如此反复，致皮肤越来越硬，并伴生囊性痤疮，合并感染致大面积脓性痤疮，皮肤同时充血、干痒难忍，甚至不能晒太阳。

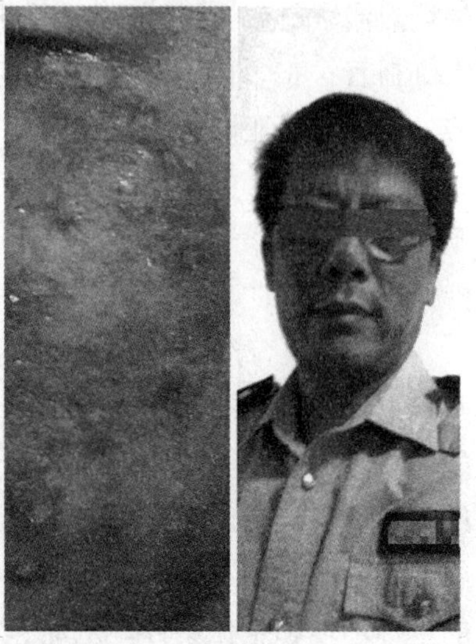

（1）一日两到三次使用面膜，面部及颈部涂匀且在20分钟时间内保持湿润，再10分钟左右面膜干后清水洗净，用植物修复水及润肤乳液轻拍涂抹面部、颈部，四周时间后，面部皮肤开始好转。

（2）使用面膜、修复水之后加用中药按摩膏轻轻按摩2分钟，再涂抹乳液。三个月左右时间，皮肤接近正常。时值冬天，患者某日在单位值班，室内暖气燥热，加上晚饭过于辛辣，患者面部再次出现红、肿、痒的症状，因过度揉搓，致双眼眼睑皮肤破损，面颊合并细菌感染出现囊性痤疮，伴有脓性分泌物，经静脉注射抗生素，并增加面膜及植物修复水的每日使用次数，以润肤乳液辅助护理，三日后症状减轻。随后患者继续按照步骤接受产品对皮肤的护理，注意避免及减少外界因素的干扰和刺激，一周后，红肿消除，囊性痤疮减轻，面部皮肤趋于正常。经过坚持用产品护理，一年来，皮肤已恢复到健康状态，且变软有弹性，肤色正常有光泽，无任何不适症状。

体会

使用不当的化妆品、洗护品祛斑美白、祛痘嫩肤、深层洁净等，不仅使皮肤受到过度刺激，角质层过度剥脱，表皮受伤严重，且因一些化妆品添加激素影响皮肤，出现刺激反应及过敏反应，产生激素依赖性皮炎。因此，对皮肤的护理切勿追美心切去追求即时效应、快速效果，避免对自己的皮肤造成不必要的伤害。（姜军 整理）

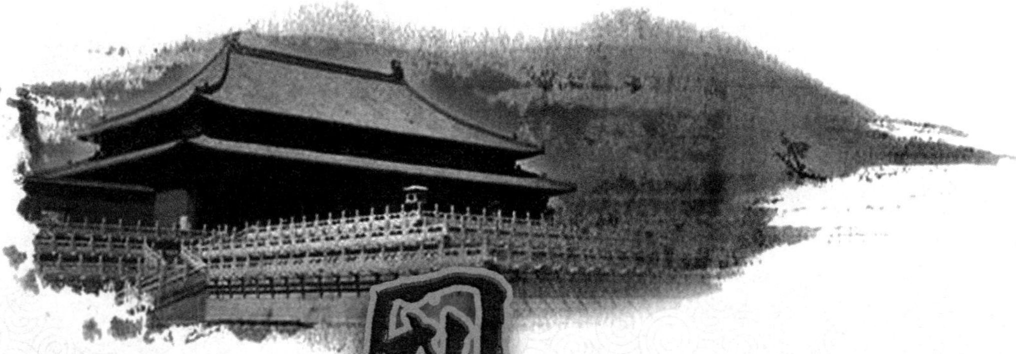

國醫年鉴

数字中医药

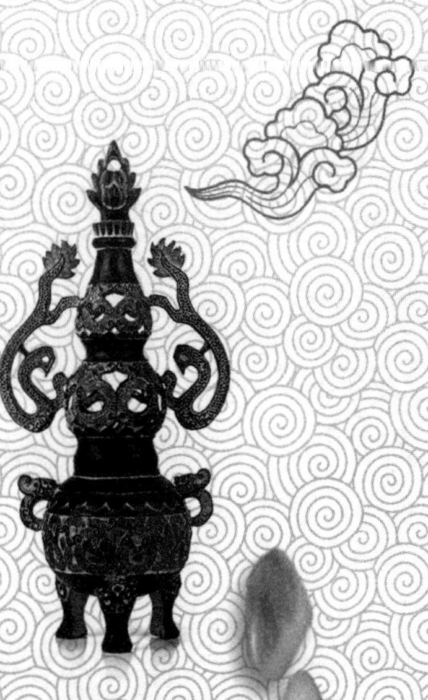

2017

GUOYI NIANJIAN

一、数字化技术在中医药领域的应用

当今社会已经入数字化的时代，各行各业都因为自动化、数字化而飞速发展着。西方医学的进步处处离不开医学系统学的帮助，其实质即要对数字化的医学资料进行统计学的处理和评价，所有现代医学的进步和成就早已被历史所证实。而中医学所面临的现代化、标准化、规范化等等问题，似乎都离不开数字化的过程，对中医学资料进行数字化的益处不言而喻。

我国中医药信息资源数字化建设始于 20 世纪 80 年代，经过几十年的发展，已经取得了不小成就。一是以数据库为主体的数字化资源类型多样。中医药信息资源数字化产品包括数据库、知识库、电子期刊、电子图书、网站等，而数据库是目前中医药信息资源数字化建设的主体。二是资源内容丰富，古籍资源得到有效开发。目前已经建成的中医药古籍数字化产品有书目型数据库、全文型数据库、图像型数据库、图文型数据库、古籍知识库。三是建设队伍扩大，部门合作加强。我国的中医药信息资源数字化建设已经形成了多部门参与、协调合作的建设格局。研发队伍得到了有效扩充。以中医药院校图书馆和研究院所为主，中医医院、商业机构等也都加入了开发的队伍。

虽然已经取得了成就，但也存在不少问题。一是资源开发深度有待提高。具有深度挖掘、知识组织等功能的知识库、数据仓库、数据分析平台的建设刚刚起步，仅有中国中医科学院及其下属医院、北京中医药大学及其下属医院等少数机构开发了一些数字化产品，其他机构尚无具有应用意义的产品。二是缺少音频、视频类产品。目前的数字化中医药信息资源以文字为主，音频、视频类产品非常少，代表性资源仅有万方的“医学视频数据库”。三是资源的可获取性较低。目前权威、综合的数字化资源多是收费服务，数字图书馆则除了收费之外，还需要安装特殊的阅读器，这都影响了资源的可获取性。

中医药信息资源数字化能使中医药的海量信息得到全面、高效的存储、采集、利用，有利于中医药知识的传播。目前，我国中医药信息资源数字化建设已经取得了一定成就，促进了中医药事业发展，但由于中医药信息资源的特殊性，今后的数字化建设需要加强资源开发深度，做好用户研究工作，并注重特色资源的建设。

计算机辅助教学多媒体系统

计算机辅助教学(Computer Aided Instruction)简称 CAI，CAI 是指教师用计算机把自己想要传授的教学内容、教学方法、教学目的等进行描述并存入信息系统内部，并且转换成可以人性化操作的应用程序，是一种有针对性的计算机教学程序。CAI 的出现发展和普及打破了传统教学模式的禁锢，极大地在传统教学模式的基础上提高了授课质量以及教学效率。

计算机多媒体教学设备的不断创新和发展使中医院校的教学模式有了飞跃似的更新改革。首先，利用计算机信息技术中的可视化教学引入了电子彩色图像、flash 动画、精品课程的教学视频等新兴教学资源，将文字、图形、图像、动画和声音等多种媒体完美结合于一体，从而使得传统中医院校教学中静止枯燥乏味的课程变得生动真实，这样不仅可以促发学生的学习热情，还通过教师计算机教学操作的方便快捷可视化人性化易操作等新特点有效地提高了教师授课的整体效率，使授课活动达到事半功倍的效果。

于此同时，网络电子档案数据库、远程中医教学等互联网途径也为中医药专业的学生提供了丰富的学习所用的专业学习以及临床实习资料。

安徽中医药高等专科学校医疗系基于标准化病人(SP)教学模式的缺陷和问题进行探讨，对当前的SP 教学进行改进，考虑借助计算机信息化技术，研发 SP 辅助教学系统，实现将 SP 由真人模拟转换为通过计算机模拟的目的。

数字图像处理技术

20 世纪 70 年代，X 射线计算机断层扫描成像(X-CT)的发明引发了医学影像领域一场革命，数字图像处理开始应用于医学领域。医学图像处理在现代医学的医学诊断、临床治疗等方面起着非常重要的作用。

中医临床的诊治是医生对于患者的观察由表及里，以点代面来综合把握患者的身体状况，对证施治，所以，其过程中必然牵涉到很多图像的辨证分析，通过图像处理技术的应用来解决这些问题，是中医信息化、现代化的重要路程之一。

一、在中医领域的应用

中医四诊客观化是中医现代化的重要内容，关系到中医辨证的规范化、病证诊断的标准化。近几十年来，国内外对四诊客观化的研究日益深入，取得不少进展。其中，图像处理技术在中医四诊客观化中的应用研究主要集中在望诊方面。望诊中的面象、舌象等包含了丰富的信息，利用图像处理技术提取人眼不易观察到的与中医诊疗相关的面部特征信息，有助于提取具有证候鉴别意义的望诊特征信息。目前图像处理技术已在望面色、望目、望手、望舌等方面取得多项研究成果，其中红外热成像技术在疾病早期诊断上具有非常重要的作用。

红外热成像技术应用于医学领域已经有几十年的时间了。早在 1913 年美国就成立了研究红外热成像的学术机构，并开始运用于临床；1977 年世界上已经有 75 个医疗机构用热像仪来诊断疾病；从 80 年代到 90 年代世界各国的红外热成像会议无论数量还是规模都不断提升，范围也更广，许多发达国家相继研制了多种专供医用的红外热成像仪，比如美国的医学家利用红外热成像仪来研究肿瘤的早期诊断，尤其是在乳腺癌的早期诊断方面取得了很好的效果。如美国费城爱因斯坦医学院的爱萨德医生，他用红外热成像仪检查了数以万计的妇女的乳腺癌，准确率达到 92%，证明它比 X 光要好。日本医学家利用红外热成像仪监测皮肤以确定冻伤、烧伤的面积。不仅如此，在其他的诊断应用上，如甲状腺的疾病、睾丸的疾病以及颈、肩、腰、腿痛等方面积累很多的经验。红外热成像仪对心脑血管疾病的观察为医生提供了很好的诊断依据。红外热成像技术在我国起步较晚，70 年代末国内有个别的大医院和学术机构开始引进红外热成像仪用于医学临床研究，并且发表了远红外在医疗方面运用许多文章，自此以后红外发展就加快了。随着医用红外热像仪的不断普及和人们对红外热成像技术认识的不断加深，红外热成像仪对于人体亚健康状态检测和评估的优势逐渐凸显出来，加上其检测过程中的无辐射、无创、无痛等诸多优势，越来越多的医疗机构、体检机构、健康管理机构等单位开始使用医用红外热像仪开启人们对亚健康状态的检测、评估以及对重大疾病的早期预警和筛查。

医用红外热成像技术即将人体发出的红外线（温度）信息通过电脑进行数据分析后，将不同部位的异常情况以温度图像的形式直观地进行反映。该技术可将±0.05℃的人体体温变化清晰地用彩色图像表示出来。红外热像技术的在医疗和亚健康领域的应用使得人体细胞组织温度的精确量化成为可能，这样我们能直观地看到人体五脏、六腑、五官、躯干、头颈、四肢及经络的功能状态。

二、在中药领域的应用

图像处理技术在中药领域的应用研究主要集中在中药材鉴定方法中。长期以来，传统中药鉴定主要依赖经验鉴别以及基于二维平面和定性描述的显微鉴定，对易混淆的中药材品种难以作出全面、客观、准确的刻画。具体来说，在中药显微鉴定、理化鉴定和生物鉴定等方面均取得了不错的研究成果。

数据挖掘技术

数据挖掘（Data Mining）为解决“数据丰富，知识贫乏”的问题而诞生，它是统计学、数据库以及人工智能等技术的综合，是一门从大量数据中寻找规律、发现知识的技术。数据挖掘的主要任务包括关联分析、分类和预测、聚类分析以及异常检测等。

近年来，随着数据挖掘技术的飞速发展和在各行各业中的广泛应用，越来越多的研究人员开始尝试在中医药研究中引入和运用数据挖掘技术，尤其是在方剂、中医候证、医案研究等领域。在中医药数据挖掘研究中采用了丰富的数据挖掘方法，包括关联分析、聚类分析、频数分析等技术，催生出一系列研究成果。

方剂研究

利用数据挖掘可以分析方剂中方、证、药之间存在的复杂关系，为方剂研究提供了强有力的工具。基于关联规则、频数分析和聚类分析等技术，研究人员对中药复方中的用药规律和配伍规律开展了一系列研究工作，其中关联规则分析是最常用的数据挖掘技术。

医案研究

医案是医师诊疗活动的记录，包含了丰富的诊疗信息。医案数据挖掘首先需要对医案中的关键要素进行规范化和标准化处理，然后使用数据挖掘算法来分析各种定性变量对病症的贡献度，进而挖掘出更多有价值的证候规则。对海量医案信息进行归纳与整理，运用数据挖掘技术对其开展深入分析和处理，总结医案中存在的临床经验，挖掘隐藏在医案背后的诊疗规律，对于指导临床实践具有重要意义。

名老中医经验研究

数据挖掘技术也广泛应用于研究名老中医的临床诊疗经验和用药规律。利用数据挖掘和分析技术，对蕴含在名老中医药经验中的知识进行挖掘和提取，有助于传承名老中医经验，对于中医药现代化的研究和发展具有极大的促进作用。

数据挖掘在中医药领域的应用，为中医药科研活动逐步向定量研究的方式奠定基础，也必将给新药研制、疾病诊治、医学科研带来方便，为中医药规范化研究注入新的生机和活力。充分利用并发展数据挖掘技术，将数据挖掘与中医药数据相结合，必将让中医药数据处理能力提升到一个新的水平，将加速中医药数字化和现代化的进程。

二、网络优秀中医药文化资源介绍

中医药电子书

《指尖上的儿科医生 程氏经典小儿推拿》

作者：程凯

出版日期：2016.01

出版社：山东科学技术出版社

程氏小儿推拿作为一种简单而独特的治疗方法，对没有推拿基础的家长来说，非常容易上手操作。其实，小儿推拿不仅仅是一种有效的疾病防治方法，更是父母对孩子健康的关爱，这种关爱会是孩子成长过程中温馨的礼物。

《子午流注与灵龟八法》

作者：郑魁山 编著

出版日期：2008.4

出版社：甘肃科学技术出版社

本书共四章。第一章主要论述纳子法和纳甲法子午流注的组成、五俞穴与天干、五行的配合和徐氏子午流注逐日按时定穴诀，力求理论联系实际，增加了脏腑经络辨证候时取穴、医案及子午流注的现代研究。第二章灵龟八法与飞腾八法，主要论述灵龟八法的组成、八法与八脉交会穴的配合、八法八穴主治病证、主客配穴和医案。第三章经脉和五俞穴及八脉交会穴，主要论述经脉的生理功能、病理症候及其在诊断治疗上的作用，阐明了五俞穴、八脉交会穴的穴性功能，并加了按语。第四章针刺手法与艾条灸法，重点介绍了针刺的操作、行针候气法、常用的补泻手法与艾条灸法。

《中草药家庭用典：单方独味治百病》

作者：吕宁

出版日期：2008.04

出版社：福建科学技术出版社

本书图文并茂，精彩纷呈。编者精选 250 味中草药，结合传统中医理论与现代药理知识，按功效分为 19 类，有解表药、清热药、泻下药、祛风湿药、化湿药、利水渗湿药、理气药、驱虫药、消食药、温里药、止血药、活血化瘀药等。每味药材按来源、单方独味、药理作用、性味归经、功能主治、用法用量等项加以详细叙述。书中共收录药方近 2000 例，可供读者阅读、参考。

《近代中医未刊本精选》

作者：杨杏林，梁尚华 主编

出版日期：2016.01

出版社：上海科学技术出版社

本系列图书共 16 册，其中第一册：内难经、第二册：伤寒、第三册：温病、第四册：诊断、第五册：药物、第六册：方剂、第七册：方剂、第八册：方剂、第九册：内科、第十册：外科、第十一册：妇科、第十二册：妇科、第十三册：儿科、第十四册：五官科、第十五册：针灸，传染病、第十六：医案医话。

中医药个性博客

罗大伦（博客地址：

http：//blog.sina.com.cn/luodalun）

罗大伦，北京中医药大学中医诊断学博士，健管家，原任北京电视台《养生堂》节目主编。罗大伦博士一直致力于将古代的中医文化介绍给现代人，因此广泛地在互联网、电视、报刊等媒体上传播中医知识，曾出版了《百家讲坛 大国医》《古代的中医——七大名医传奇》等八十多万字的中医科普著作，在《健康时报》等报刊长期撰写专栏文章，被评为“健康中国 2012 十大风尚人物”。

刘力红（博客地址：http：//weibo.com/u/2179021091?refer_flag=1001030101_）

刘力红，医学博士、教授、广西名中医。现任广西中医药大学基础医学院教师，经典中医临床研究所首席教授，善用中医传统经典方剂治疗疑难病症。著有专著《思考中医》《开启中医之门》及学术论文 30 余篇。

1978～1983 年就读于广西中医学院，1983～1986 年留本院温病教研室任教，1986～1989 年于成都中医学院攻读硕士学位，师从陈治恒教授，1989～1992 年于南京中医学院攻读博士学位，师从陈亦人教授。1992 年获医学博士学位。同年回广西中医学院中医临床基础教研室，从事《伤寒论》教学、临床、科研至今。曾于本科毕业后随先师李阳波习医达七年之久。1997 年晋升教授，1999 年起担任中医临床基础学学科带头人。2002～2003 年在清华大学人文学院访问。临床擅以经方治疗内、妇、儿等科疾病，尤于温热剂的应用有较深体会。研究方向：经典中医的理论及临床研究、中医的哲学思考。专著《思考中医》于 2003 年 6 月由广西师大出版社出版。

郑幅中（博客地址：

http：//weibo.com/u/1970502005?is_hot=1）

养生名人，健管家，家学渊源甚深，其父为八卦掌第四代传人。自幼师承父亲练习道家导引养生功法，更从祖父的亲书秘笈中汲取中医之精髓，后又研读了中医各家经典和现代医学典籍，尽得医武同源之意趣。根据自己对人体经络的切身理解和体会，认为治病不如防病、关注疾病不如关注健康，结合亲身感悟，写成了《求医不如求己》这本书，告诉大家在疾病未发之时如何预防，在所谓亚健康的状态下如何调理。

孔令谦（博客地址：

http：//blog.sina.com.cn/konglq）

孔令谦，著名中医文化学者，孔医堂创始人，孔伯华中医世家非物质文化遗产代表性传承人。现任孔医堂董事长，孔伯华学院院长，世界孔子协会副会长，中国中医药信息研究会养生分会副会长，中国医疗保健国际交流促进会医药养生专业委员会副主任委员，北京市中医药师承工作委员会副主任委员，知识共享中国大陆国际委员会委员等职。

作为儒家思想和中医文化的积极传播者，应邀在中央电视台、北京电视台等多家媒体及机关院校、企业传播儒家思想、中医文化和健康养生知识，获广大好评。先后获全国中医药科学普及金话筒奖，北京市非物质文化遗产保护贡献奖，北京市朝阳区创建全国文明先进个人奖，孔子文化奖，2015 中华儿女年度特别推荐人物等。其倡导的中医开放式教育理念，被收录在联合国教科文组织编写的《中国开放教育资源报告》一书中。编著有《孔伯华中医世家医学传习录》《孔少华临证经验纂要》《孔子全集》等著作。

三、中医药数字化成果介绍

中医专业查询数据库

1．中医药数据库检索系统（http：//cowork.cintcm.com/engine/windex.jsp）

中国中医科学院中医药信息研究所自 1984 年开始进行中医药学大型数据库的建设，目前数据库总数 40 余个，数据总量约 110 万条，包括中医药期刊文献数据库、疾病诊疗数据库、各类中药数据库、方剂数据库、民族医药数据库、药品企业数据库、各类国家标准数据库（中医证候治则疾病、药物、方剂）等相关数据库。

多类型的中医药数据库，以其充实的数据成为中医药学科雄厚的信息基础。所有的数据库都可以通过中医药数据库检索系统提供中文（简体、繁体）版联网使用；部分数据提供英文版；所有数据库还可以获取光盘版。

中医药数据库检索系统可以实现单库与多库选择查询。单表数据库检索可选择最专指的一个数据库进行相应字段的检索。多库可以进行跨库、多类检索。

2．中医药学科学数据中心

中医药学科学数据中心是国家人口与健康科学数据共享平台的 6 大平台之一，主要负责中医药领域各类科学数据的共建共享挖掘分析工作。中心自 1984 年开始建设中医药数据库，2002 年开始，联合全国 40 余家中医药大学、学院及科研机构，以中医药虚拟研究院的形式组建了专业的数据共建共享队伍，200 余位科研人员分布在全国各地，以中医药学数据中心为核心，在线参与中医药数据资源建设。目前中医药学数据中心已有43个主题数据库，形成包含医药期刊文献、疾病诊疗、民族医药等100多个数据库的中医药科技数据库群，数据总量约130G，形成国内外中医药与传统医学领域中最大规模、性能优良的科学数据共享平台，为国内外用户提供不同级别的7×24小时不间断共享服务，为政府卫生决策、医疗、保健科学研究提供数据共享服务，为用户提供可靠的中医学信息检索服务。2007年中国中医药科学数据系统与中国知网、万方数据资源系统等九家单位一起被第二届中国数字出版博览会评为“推荐品牌”之一，获得“推荐品牌”奖。

科学数据研究室，是中国中医科学院中医药信息研究所的一个重要窗口部门，是国家科技基础条件平台-国家人口与健康科学数据共享平台-中医药学科学数据中心、中国中医科学院中医药信息研究所浙江大学联合实验室的依托单位，福建省2011中医健康管理协同创新中心的合作单位。研究室承担着中医药数据研究与建设、数据库技术平台研究、中医药数据资源的共享与利用等任务，提供数据库开发、数据采集加工、数据标准规范化、数据处理、数据挖掘、数据检索分析等服务，多年来以其优质的服务深受广大中医药数据库用户的好评。

3. 闽港澳台中草药图谱数据库

由福建中医药大学创建，收录《香港中草药》《台湾原住民药用植物汇编》及《台湾常用药用植物图》中3400余种中草药的图谱。并提供药名、学名、别名、科名、形态、分布、生长环境、成分、药理等十余字段检索。

4. 云南地产中草药（民族药）数据库

由云南中医学院图书馆承建。该库是一个通过多种渠道尽可能全面地系统收集、整理相关文献资源，内容包括云南地产中草药（民族药）相关的图书、期刊、研究成果、专利、医药产品、学位论文、会议论文、图片等，采用desi系统进行制作的文献形式多样、品种收录完整的数据库。它能够全面反映云南地产中草药（民族药）的概况，弥补此类文献数字信息资源不足和无序的现状，为教学、研究、统计、开发、普及中草药和民族药知识提供文献信息，具有较好的实用性，是CALIS三期专题特色库——云南高校图书馆特色资源数据库建设项目的组成部分，并得到云南高校数字图书馆共享平台——特色资源数据库子项目经费支持。

5. 中医药珍善本古籍多媒体数据库

中医药古籍是中医药学伟大宝库的物质载体，是中华民族数千年来与疾病进行斗争的科学记录，至今仍对中西医学工作具有启迪作用。为避免这些弥足珍贵的医学宝藏损毁亡佚造成不可弥补的损失，科技部于2001年立项，展开“1100种中医药珍籍秘典的整理抢救”。

《中医药珍善本古籍多媒体数据库》对320种中医药珍善本古籍进行了数字化处理，对部分破损严重的善本古籍进行了修复，初步建成了网络版的中医古籍电子图书系统。由于采用了国际通用大字符集和可扩展标识语言(XML)，通过对古籍中病、证、方、药进行详细准确标注，既满足了中医古籍用字的复杂需求，又完全实现了图文关联模式，在检索方便的同时保持了阅读古籍的真实感，为这些中医药典籍的广泛传播，最大限度地实现其学术价值奠定了基础。

6. 海外中医古籍联合目录数据库

由中国中医科学院创建。该库以收集到11个国家和2个地区（日本、韩国、美国、加拿大、法国、英国、荷兰、越南、德国、意大利、梵帝冈及我国台湾、港地区）137个图书馆的240余种书目为依据，收录了以上国家和地区收藏的中医古籍27250部。(注：“部”是古籍的最小计量单元，而“种”则是较宽的计量单元。如一种古籍，可以有若干不同时期不同类型的版本，而每一种版本相同的书，又可以有很多部)。该库提供书名、著者、著作年及朝代等多种查询途径。

中医特色诊疗系统

2016 年 3 月，“十三五”规划纲要将“开发应用具有中医特色优势的医疗器械”列为包含各行各业的 100 多个重大项目之一。

1．中医四诊仪

中医四诊仪（中医脉、舌、面、问诊测信息采集系统 ）利用计算机技术、网络通讯技术等现代化手段，对中医舌象、面色、脉象、问诊数据进行记录、保存、查阅、对比、导出、备份，生成客观化、定量化信息，为中医教学与科研、临床等提供便利的数据管理功能。

它是将中医的望、闻、问、切、数字化，客观化，智能化的一种测评仪器。设备由五大模块组成：中医脉象诊断系统、中医舌面象诊断系统、体质辨识系统、养生调理系统和医用经典处方系统。其中，脉象诊断系统包含袖带式脉搏采集装置，压力传感器，气路，袖带等；舌面象诊断系统包含舌面象采集，中医舌面象仪或移动视频摄像装置；整机由计算机、显示器、工作台车、键盘、鼠标等组成；仪器可自由移动，以便顾客信息采集，符合人体工程学设计。

主要功能：

（1）配备网络接口，能与健康小屋信息管理系统对接处理数据信息；

（2）中医健康档案客观化采集与数字化存储；

（3）中医健康状态评价；

（4）中医养生调理建议；

（5）中医预防保健、亚健康检测、疗效评估、慢病管理；

（6）投标产品须有原厂授权书。

2．亚健康型态与中医体质评测仪

亚健康评测系统是经典中医和现代科技相结合的成果用户根据自身症状的情况，对中医体质辨识量表、亚健康分型量表进行勾选，判定出自身体质和亚健康型态等。能帮助用户获得对体质和亚健康型态的数据支持，是专业化的亚健康调理机构的必备软件之一，是亚健康咨询师必备的有效辅助工具之一。它的判定标准来源于中华中医药学会《中医体质分类与判定》以及世界卫生组织委托中和亚健康服务中心制定《中医药干预亚健康人群的适用标准和评估方法》。主要应用于各级医疗及养生保健机构进行体质及亚健康型态检测等。

系统包含了七大亚健康评测系统量表：中医体质与亚健康型态评测量表、亚健康躯体简易症状自评量表、简易应对方式问卷、五脏典型不适表现自评量表、老年人体质测评量表、症状自评量表(SCL-90)、匹兹堡睡眠质量指数(PSQI)。

设备特色：

新的评测——开始进入全新体验

档案中心——为客户永久保留健康信息资源

报告设置——为客户提供本机构的个性化专业健康报告

设备用途：

协助各卫生机构及中医养生保健机构，开展中医体质辨识，建立和完善《城乡居民健康档案》；

根据中医体质辨识结果，发挥基层医疗及养生保健机构特色，针对性的进行健康指导和干预服务；

开展中医体质辨识，协助医疗及养生保健机构开展中医预防保健服务，以及中医特色诊疗服务；

为体检者提供健康状态辨识及风险评估；

为体检者提供中医体检和评估服务；

对体检者进行健康状态信息管理；

向体检者提供体质成因解读，以及易发疾病的风险预测服务；

为体检者提供不同体质对应的健康养生指导，以及干预服务。

3．中和康贝儿童体质评测系统

中和康贝儿童体质测评系统由全国亚健康干预

效果测评中心监制，由全国亚健康调理音乐制作中心研发的一款体质测评软件。满足中医养生保健服务机构儿童中医体质辨识判定的需要。为客户输出个性化的专业儿童体质评测结果，判断儿童体质，出具可解决儿童现有体质问题的调理方案。

设备原理：

中和康贝儿童体质测评系统通过采集儿童的生理发育、生活状态、饮食起居等信息，进行综合评估后出具儿童体质评测报告（包括基本信息、中医体质判定结果与调理方案等），进而对儿童身体健康进行档案管理。

使用范围：

适用于 0—14 岁儿童。

4. 胃肠睡眠音波一体仪

胃肠睡眠音波一体仪是一种以中医学、西医学、现代睡眠医学、现代物理学、现代心理学和现代计算机技术等相关学科为理论基础，以脾胃亚健康（如腹胀、嗳气、恶心、早饱、乏力、烦躁、精神不振、注意力不集中等）导致出现的睡眠亚健康人群为调理对象，利用计算机技术将心理疗法、胃肠电起搏和中频电穴位刺激等技术融合，“三位一体”地对胃肠症状同步进行整体、多靶点协同调理的技术。该系统内含五脏、循经、五季、入静 4 大系列的失眠调理音乐库，具有亚健康音乐调理方案制定及管理功能，亚健康评估及管理功能，客户档案建立及管理功能。

产品功能：

（1）胃肠亚健康调理，减少胃肠疾病的发生；

（2）三位一体的功能性胃肠疾病新模式调理治疗，包括功能性消化不良、功能性嗳气、功能性腹胀、功能性呕吐、结肠易激综合征、慢性便秘、慢性腹泻等；

（3）专有的功能性胃肠疾病管理软件；独有的病案管理功能，999 个胃肠治疗专家处方，可拓展胃肠电刺激减肥功能（正在临床阶段）；

（4）多模块治疗选择，包括胃肠电起搏模块、脉冲电穴位刺激模块、胃肠心理语言模块等；

（5）亚健康评估及管理功能；

（6）基于调理音乐库的调理音乐试听、选择和管理功能；

（7）亚健康音乐调理方案制定及管理功能；

（8）客户档案建立及管理功能；

（9）集五脏、循经、五季、入静 4 大系列的失眠调理音乐库；

（10）集音乐、音响、信息等技术为一体的亚健康音乐(支持 5 个房间)。

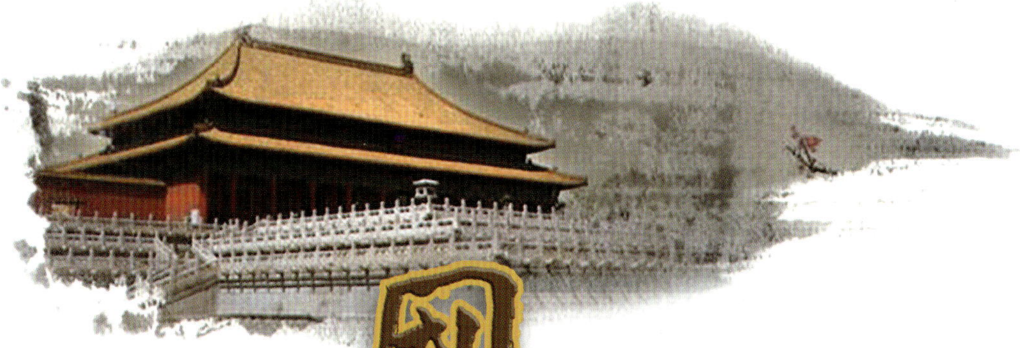

國醫年鑒

治未病与亚健康

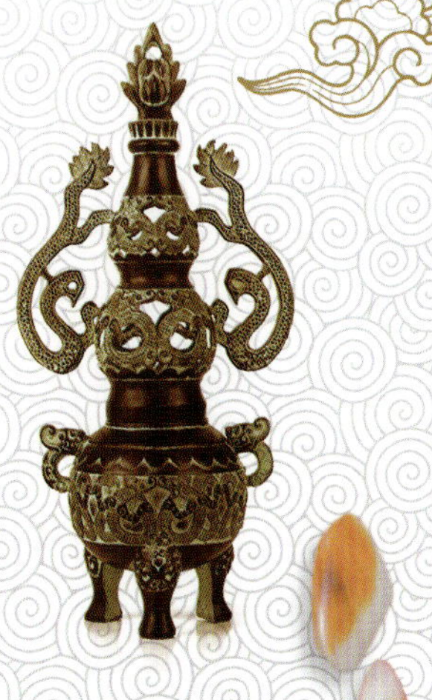

2017

GUOYI NIANJIAN

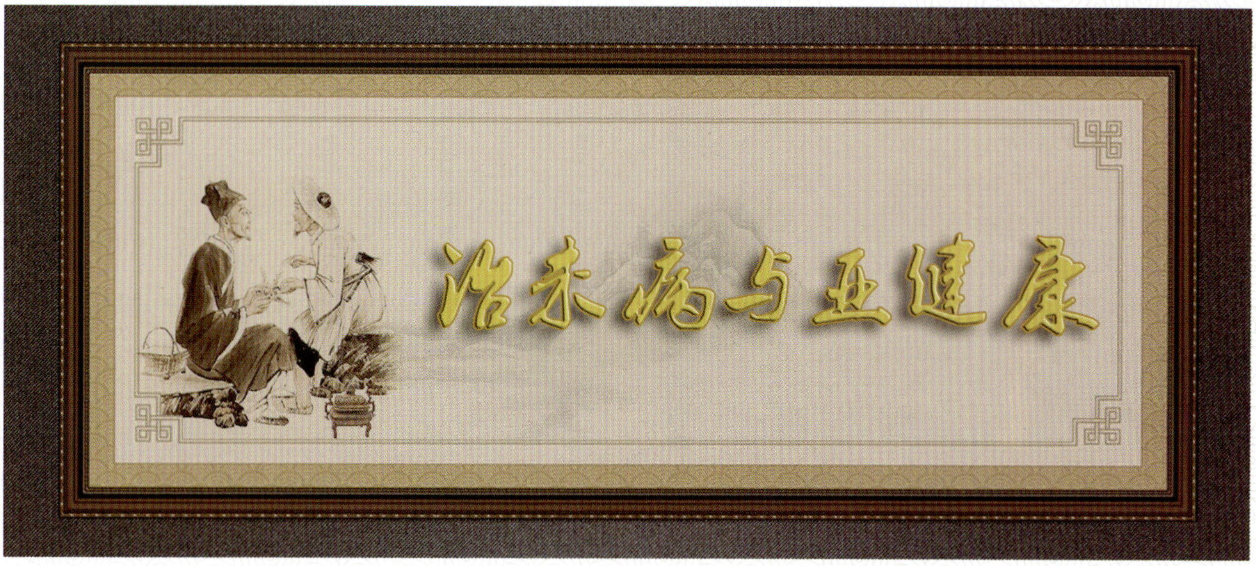

一、治未病健康工程进展

“第四届全国亚健康产业高峰论坛”暨“2016年度中和亚健康服务中心理事会”暨“2016年度中和亚健康服务中心全国工作会议”在北京召开

2016年3月25日至26日，“第四届全国亚健康产业高峰论坛”暨“2016年度中和亚健康服务中心理事会”暨“2016年度中和亚健康服务中心全国工作会议”在北京召开，此次会议总结了中和亚健康服务中心（以下简称中心）以及各省、市中心在2015年取得的成绩以及不足，制定了中心以及各省、市中心2016年的工作计划。有100多名来自全国各地的中心理事、各省、市中和亚健康服务中心领导、战略合作伙伴专家领导参加了此次会议。

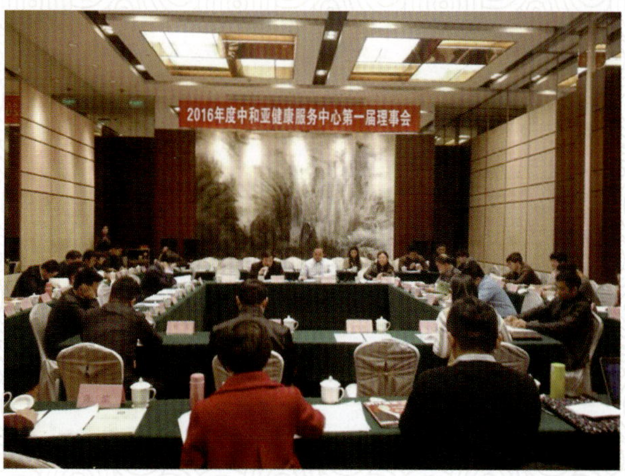

3月25日晚，在“2016年度中和亚健康服务中心理事会”上，中和亚健康服务中心主任孙涛教授向中心各理事单位代表做了“中心2015年度工作总结与中心2016年度工作计划”，在讨论修订后，中心在2016年将以“创新宣传方式，推广整店模式，完善人才培养体系，积极推进亚健康产业健康发展”为方向，继续推动亚健康产业发展。

3月26日上午，在工作会议上，中和亚健康服务中心朱嵘教授汇报了中心2015年度工作总结与

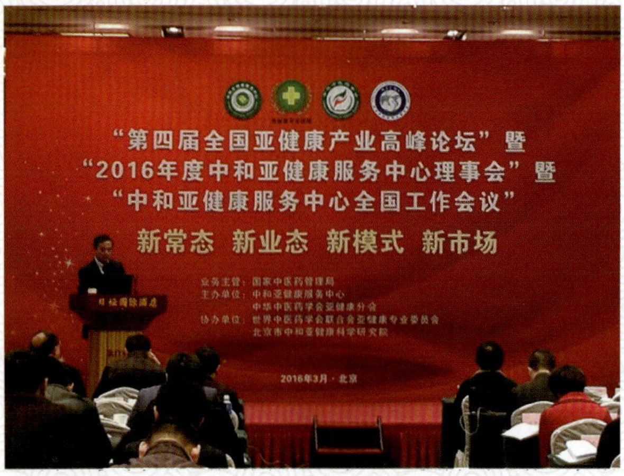

养”达成共识。中心计划和部分中医药大学、中国中医科学院研究生院强强联手，共同推出“亚健康专业调理和中医养生保健MBA”班，共同培养能适应社会需要，素质高，具有中医理论专业知识的管理型亚健康调理和中医养生保健专业高端人才。中心也将联合安徽中医药高等专科学校与湖北中医药高等专科学校等联合打造大学生就业创业工程，完善亚健康贮备人才培训体系。同时，中心计划于2016年4月面向全国各类机构和从业人员提供远程教育。打造远程亚健康人才培养模式，为亚健康学历教育、亚健康系列师从业资格教育，以及亚健康人才证书查询、亚健康人才继续教育等方面提供支撑。2016年中心将加大力度推广健康4s店的整店输出模式，鼓励省市中心、百项亚健康中医调理技术厂家独立和联合开展健康4S店的试点和推广工作，开展整店输出模式的申报和认证工作，建立全国的推广组织架构，为整店输出提供绿色通道。

中心在理事会的正确领导下，将尽快按计划开展工作，并认真落实和严格执行。充分发挥全体员工的主观能动性和激情，群策群力，为加速推进亚健康事业的发展而奋斗！

第二届山东中医治未病与亚健康高峰论坛举行
山东省中医亚健康调理机构趋向星级化发展

2016年3月27日，由山东中和亚健康服务中心、中华中医药学会亚健康分会、山东中和亚健康服务中心联合主办的“第二届山东中医治未病与亚健康高峰论坛”在济南召开。

来自中和亚健康服务中心以及山东中医药大学等单位的多位领导、专家出席了论坛，300余位来自山东及全国各地的相关专家和从业人员参加了此次会议。

本次论坛以“落实国家中医发展政策、抓住产业转型巨大商机、做强亚健康专业调理机构、迎接财富第五波”为主题，旨在推动中医预防保健服务体系运营新模式的建立和亚健康标准化建设，促进山东省亚健康产业快速发展。

随着医学技术的不断进步和人类对健康认识的日益深入，亚健康概念已从学术研究领域逐渐走向人们的日常生活。近年来，诸多政策意见的出台为亚健康行业的持续、健康发展释放了一系列“利好”。2016年2月26日，国务院印发《中医药发展战略规划纲要（2016－2030年）》，明确了未来十五年我国中医药发展方向和工作重点。这是新时期推进我国中医药事业发展的纲领性文

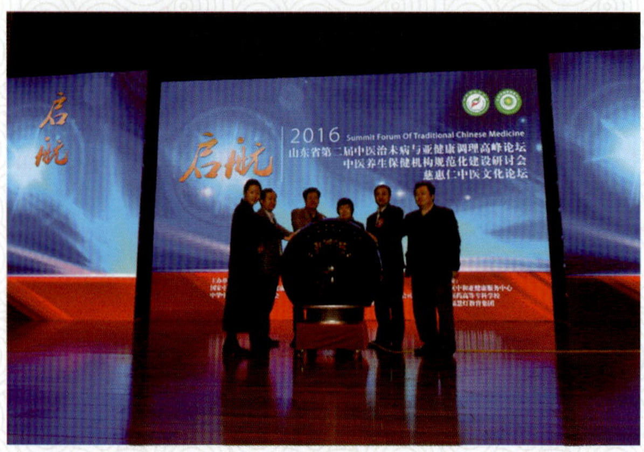

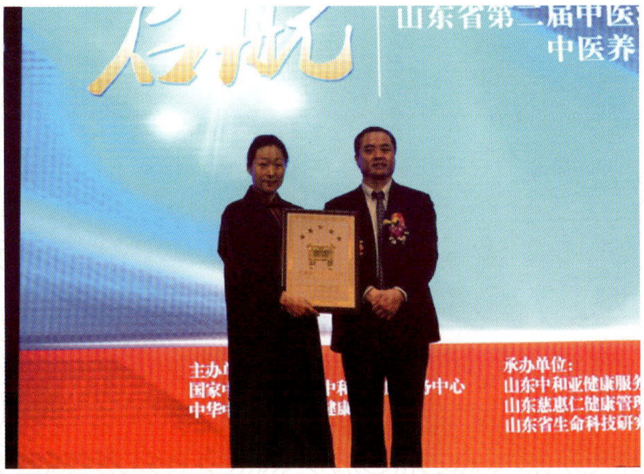

件，对促进中医药事业健康发展，推动中医药文化国际传播，展示中华文化独特魅力等方面具有十分重要的意义。本次山东中医治未病与亚健康高峰论坛就聚焦亚健康产业的发展，通过开展一些列活动，提升中医药养生保健技术在亚健康干预上的应用，推广在亚健康干预上具有良好实际使用效果的技术和产品，促进中医养生保健技术的普及和应用。

本届论坛讨论了以下几大议题：首先，围绕国家大健康产业进行政策解读，对亚健康、中医调理、美容养生市场的现状及存在问题进行分析，解析行业最新发展动态，从国家宏观布局层面，为养生保健机构的发展提供最新导向。其次，全面解析当下最新的人体健康“4S”店运作模式，也就是星级亚健康专业调理机的构建设与运营模式，帮助机构向专业化的亚健康专业调理机构转型升级，快速提升调理效果，树立社会公信力。另外，为解决机构在老百姓心中的权威性、科学性、有效性等问题，会议推出了慈惠仁经络排毒等特色亚健康中医调理技术，充分发挥中医养生保健技术在亚健康调理上的优势，增强机构的专业性。

据中华中医药学会亚健康分会主任委员、中和亚健康服务中心主任孙涛教授介绍，从2012年开始，在中华中医药学会亚健康分会倡导下，组织业内专家制定了“黄十字标识”星级亚健康专业测评标准，目的就是规范行业经营管理水平，建立行业新标杆。

华东首届中医治未病与亚健康高峰论坛圆满落幕

2016年3月19日，由中和亚健康服务中心、中华中医药学会亚健康分会联合主办，上海中和亚健康服务中心承办的“华东首届中医治未病与亚健康高峰论坛”暨“中医养生保健机构规范化建设研讨会”在上海召开。国医大师孙光荣教授、中华中医药学会亚健康分会孙涛主任委员、安徽中医药高等专科学校马波副校长以及上海中医药大学曙光医院治未病中心、上海治未病发展研究中心、世界中医药学会联合会亚健康专业委员会、上海中医药发展办公室的多位领导、专家出席了论坛，200余位来自华东地区的相关专家和从业人员参加了此次会议。本次论坛以“亚健康产业新政策、新模式”为主题，旨在推动中医预防保健服务体系运营新模式的建立和亚健康标准化建设，促进华东地区亚健康产业快速发展。

随着医学技术的不断进步和人类对健康认识的日益深入，亚健康概念已从学术研究领域走向人们的日常生活，亚健康产业也逐步发展壮大。而本次华东中医治未病与亚健康高峰论坛就聚焦亚健康产业的发展，通过举办百城百万睡眠健康大数据检测公益活动发布会、关爱女性亚健康黄丝带公益活动发布会、中和（华东）亚健康商学院的成立、亚健康调理机构建设研讨会等活动，给与会学者专家提供了一个交流的平台，积极探讨了亚健康学术与产业的发展，促进中医养生保健技术在中医治未病及亚健康干预的普及和应用。

本届论坛会议可谓亮点纷呈，中华中医药学会亚健康分会主任委员、中和亚健康服务中心主任孙涛教授发表致辞，向与会的专家学者介绍了中和亚健康服务中心近些年的工作和发展，并围绕国家大健康产业进行政策解读，解析行业最新发展动态，对中医亚健康医师这一新职业纳入职业大典进行了汇报。去年5月，国标委办公室下达了亚健康调理服务的标准化试点工作，意味着亚健康服务标准化工作要从行业标准向国家标准迈进。最后对亚健康、中医调理、美容养生市场的现状及存在问题进行分析，从国家宏观布局层面，为养生保健机构的发展提供最新导向。

中华中医药学会亚健康分会副主任委员、上海中医药大学附属曙光医院治未病中心主任张晓天博士代表了中华中医药学会亚健康分会向大会的开幕表示了祝贺，并介绍了上海治未病与亚健康事业的发展情况，相信上海中和亚健康服务中心的成立，一定能够带领亚健康产业走向规范化发展。

安徽中医药高等专科学校马波副校长就亚健康产业人才培养问题发表致辞，一个产业的发展需要很多专业的人才去支撑，安徽中医药高等专科学校与中和亚健康服务中心共建了全国亚健康产业大学生就业创业基地，一方面给行业注入了新鲜的血液，一方面给广大大学生提供了一个很好的发展平台。

最后，国医大师孙光荣发表重要报告，首先他对大会的胜利召开表示祝贺，在报告中，他以自己一个老中医的身份介绍了中医药事业的发展，而自己作为时代的见证人，见证了中医药发展的历史。虽然已76岁高龄，但谈及中医药事业，仍是慷慨激昂，激动不已。他说，近年来国家出台了一系列的政策如国发《中医药健康服务发展规划（2015-2020）》和国发《中医药发展战略规划纲要（2016-2030年）》等文件来支持中医药事业的发展，而中和亚健康服务中心在中医治未病与亚健康领域所做的工作就是在践行国家的政策，一个行业的发展需要经历无数的坎坷，所以亚健康产业的发展一定会达到一个新的高度，并对亚健康产业的发展提出了指引性意见，他说，在发展亚健康产业过程中要注意处理好六大关系：第一，五大建设与中医治未病之间的关系，即政治、经济、社会、文化、生态、文明与治未病的关系；第二，医药卫生体制改革与亚健康服务之间的关系；第三，执业中医师与中医亚健康医师的之间的关系；第四，中医治未病理论研究和现代科技之间的关系；第五，健康科普与亚健康服务技术产品之间的关系；第六，亚健康行业组织与亚健康服务产业链的关系。

在当前来说，正确处理好这六大关系，是亚健康产业发展的重要保障。在谈及中医亚健康医师的这一新职业的时候，孙老表示在中医领域能有这样一个新的岗位出现他感到十分开心。

据了解，在大会上全面解析当下最新的人体健康“4s”店运作模式，也就是星级亚健康专业调理机的构建设与运营模式，帮助机构向专业化的亚健康专业调理机构转型升级，快速提升调理效果，树立社会公信力，稳步拓展市场，健康发展！

华东首届中医治未病与亚健康高峰论坛的召开，众多学者齐聚一堂，共同研讨中医治未病与亚健康学科的建设和产业的发展，相信这场产业的饕餮盛宴，将在华东地区刮起一阵中医治未病与亚健康标准化的大风，将推动华东地区中医药与亚健康产业规范化有序发展。

世界中联亚健康专业委员会第二届换届大会召开

2016年4月22日，世界中医药学会联合会（以下简称“世界中联”）亚健康专业委员会第七届学术年会暨第二届世界中联亚健康专业委员会换届大会暨第四届全国中医临床疗效与亚健康干预疗效测评新技术及应用研讨会在中国北京胜利召开。本次会议由世界中联亚健康专业委员会和中和亚健康服务中心联合主办，深圳恩鹏健康产业股份有限公司和上海濾美医疗科技有限公司等协办。世界中联代理秘书长徐春波教授、学术部关涛副主任，国家中医药管理局中医师资格认证中心主任杨金生教授、世界中联亚健康专业委员会孙涛会长、朱嵘常务副会长、魏育林秘书长等30多位来自美国、加拿大、日本、韩国、泰国、新加坡等11个国家的专家出席了此次会议，参加本次会议的还有来自国内外各大中医药院校、研究院、各大中医院、亚健康领域的企事业单位代表的领导和专家500余人。本次换届共吸纳12个国家和地区 千多人入会，规模壮大，反响强烈。

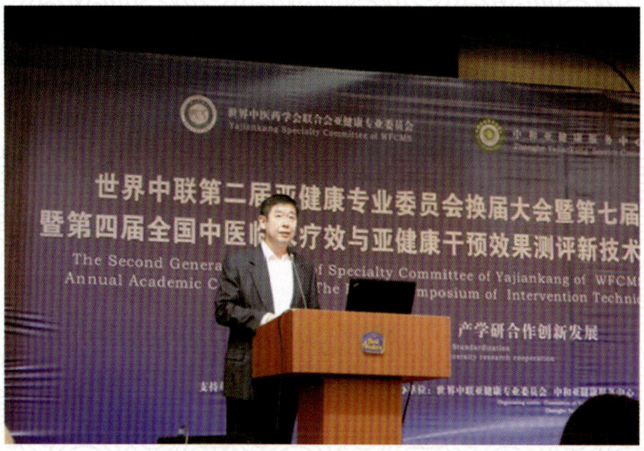

世界中联学术部副主任 关涛

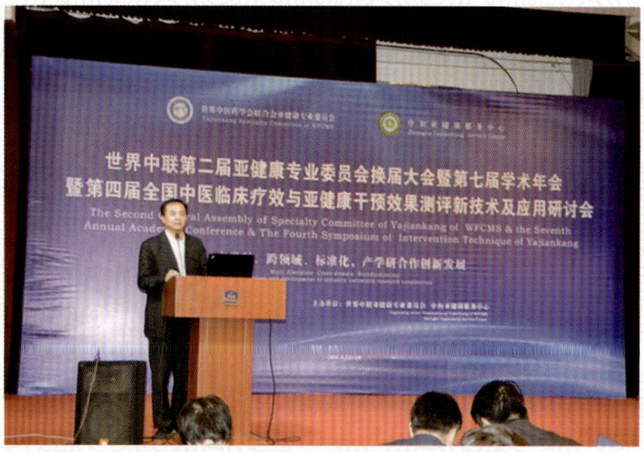

世界中联亚健康专业委员会会长

中和亚健康服务中心理事长 孙涛

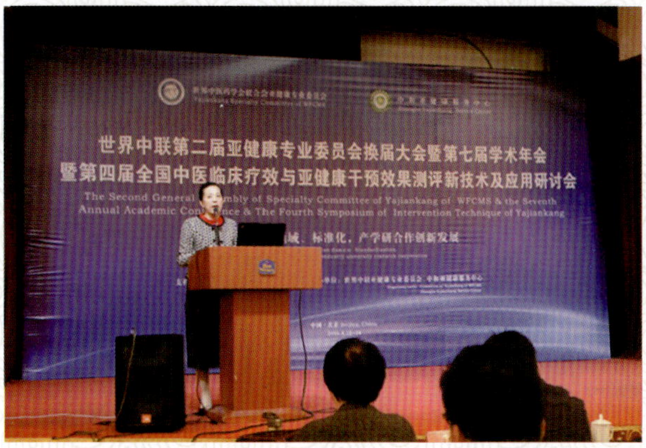

世界中联代理秘书长 徐春波

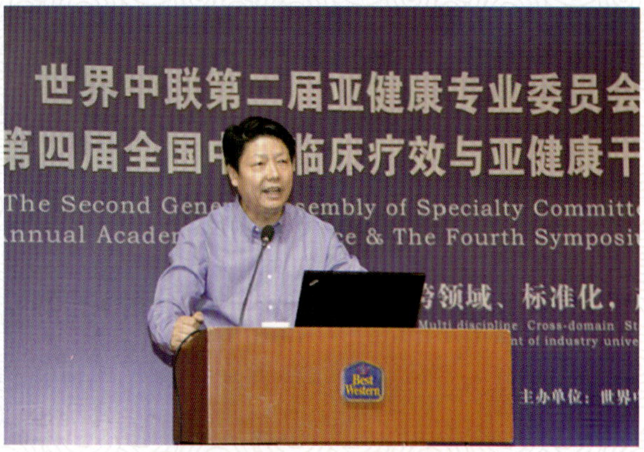

国家中医药管理局机关服务局中医师

资格认证中心主任 杨金生

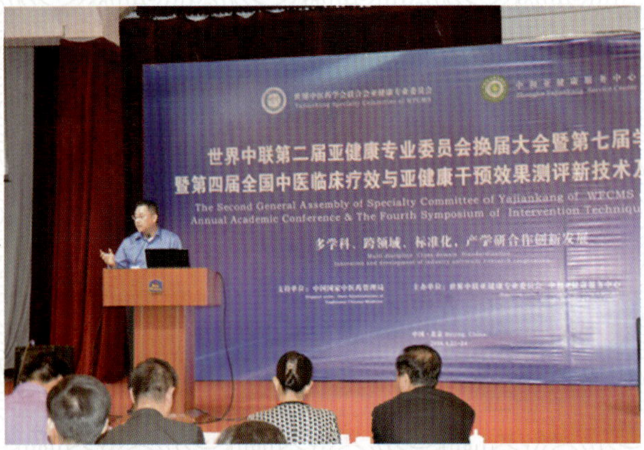

美国哈佛医学院BID医学中心高级研究员 刘燕辉

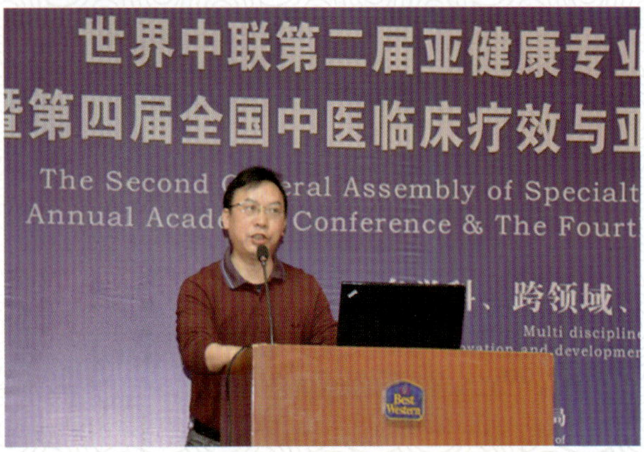

湖南中医药大学副校长 何清湖

大会主题为：多学科、跨领域、标准化、产学研合作创新发展。换届选举会议由关涛主任主持，会上，孙涛会长做了第二届亚健康专委会工作报告，从组织建设、学术进展、发展方向、会议建设、科研成果和吸纳会员等几个方面进行了详细的阐述。通过投票，选举产生了第三届理事会成员，新一届会长由孙涛教授担任，秘书长由魏育林研究员担任。第三届亚健康专业委员会将继续以传播中医治未病思想为先导，以构建亚健康学科体系为基础，以亚健康标准化为抓手，以预防保健专业服务人才培养为突破点，联合有志于亚健康服务的各类机构以及有识之士，共同推动亚健康学术和产业的发展，促进整个行业的水平升级。会后立即召开了第三届理事会第一次工作会议，理事会成员听取并讨论了孙涛会长2016年的工作计划。进一步明确了定位、目标和重点发展方向。

第七届学术会议在23日上午隆重开幕，开幕式由湖南中医药大学副校长何清湖教授主持。徐春波教授介绍了世界中联概况，重点对中医药国际标准化的形势与任务做了详细的阐述，并对亚健康专委会的发展提出了加强组织建设，做好服务工作等方面的建议。大会特邀嘉宾杨金生主任围绕中医药发展战略规划纲要展开介绍，加快中医健康服务人才培训体系建设，对亚健康专委会下一步工作做了方向性的指导。大会报告数量达18个，从不同的角度围绕中医药与亚健康展开讲座，使参会者获取了大量有价值的信息，代表们积极参与、踊跃发言，达到了学术交流的良好效果。会上还颁发了新一届会长、副会长、秘书长证书。大会学术氛围浓厚，为第三届亚健康专委会的发展与建设奠定了坚实的基础。

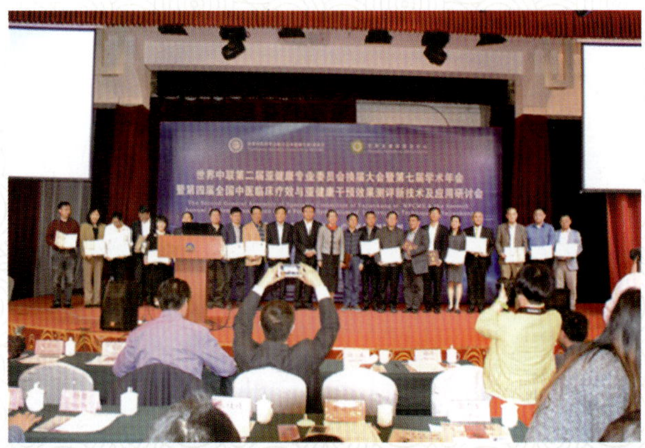

副会长颁牌仪式

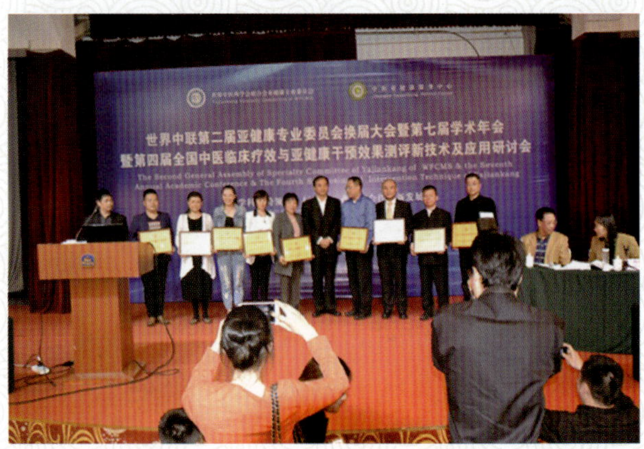

学科组颁牌仪式

第十届国学国医岳麓论坛圆满落幕

2016年5月21日，由中和亚健康服务中心、湖南中医药大学、中国中医药出版社和中华中医药学会亚健康分会联合主办的“第二届中国•长沙中医药与亚健康养生文化节”暨“第十届国学国医岳麓论坛”在长沙市开幕。湖南省中医药管理局副局长李国忠等领导出席了此次会议。

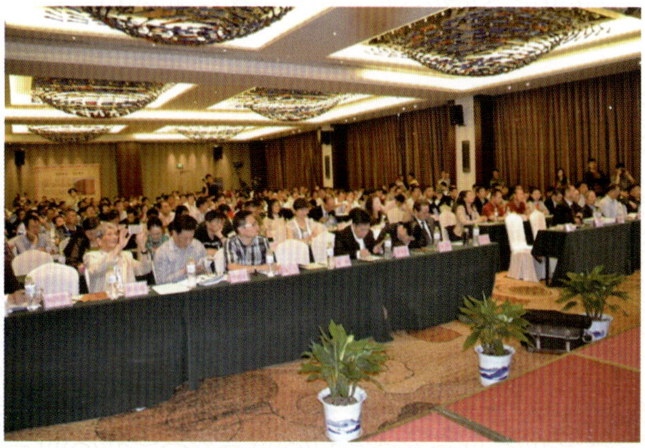

会议现场

论坛上，国医大师孙光荣教授作了题为《两千余年导引术开启中国人养生法，二十一世纪导引操拓展地球村健康路》的主题报告。他介绍说，在湖南长沙马王堆西汉古墓里发掘出的帛画《导引图》，是迄今我国发现的时代最早的一幅健身图。所谓导引，是呼吸运动和躯体运动相结合的一种医疗体育方法。早在原始时代，先民们为了表示欢乐、祝福和庆功，往往学着动物的跳跃和飞翔姿势舞蹈，后来发展成为锻炼身体的医疗方法。导引术依据长沙马王堆汉墓出图的《导引图》编创，是中国人民智慧的结晶。

文化节通报称，明年5月份，将在长沙举行万人演练“西汉马王堆导引术”大型公益活动，并将现场申报世界吉尼斯纪录，以推广中医药与亚健康养生文化。即日起活动启动报名工作，向海内外征集导引术爱好者和公益组织，统一在长沙进行专业培训与练习。

活动中还举行了《国医年鉴》2016卷、《中华传世医书》首发式；中华中医药学会授予湖南泓仁医馆连锁网络科技有限责任公司为“中华中医药学会慢病管理中医药临床创新示范基地”。

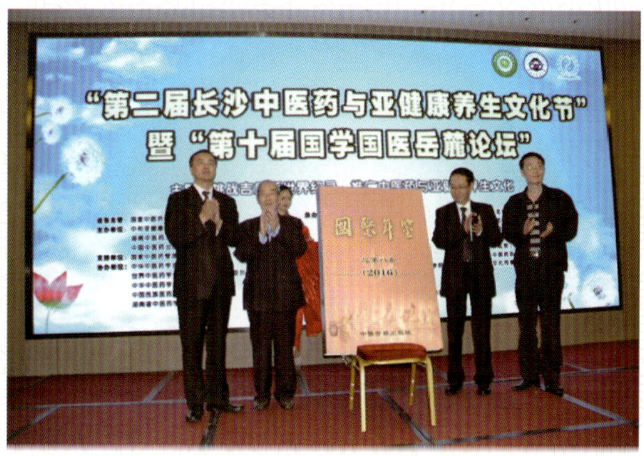

《国医年鉴》2016卷首发仪式

其中，泓仁医馆系统工程项目经过10年的建设，目前已建立起一个“慢病管理中医药临床创新学术技术培训+新型中药饮片配套产业+连锁业务+电子商务”的全方位可持续发展的系统工程平台，已经累积培训基层骨干医生近3万人次，一年内实现连锁加盟30余家，创造了极大的行业影响力。

第二届中国•长沙中医药与亚健康养生文化节旨在弘扬亚健康产业文化，整合亚健康产业资源，推动亚健康产业的发展。文化节集学术性、专业性、科普性、趣味性、艺术性等于一体，让与会人员和广大群众真正融入中医药与亚健康养生文化的氛围，将为推进亚健康科普宣传，推广亚健康文化发展做出重要的贡献。

热烈庆祝高碑店市亚健康专业人才培训基地成立仪式圆满成功

2016年7月8日，在河北省高碑店市振兴时代职业技术培训学校举行了盛大的亚健康专业人才培训基地成立仪式，活动圆满成功。

高碑店市振兴时代职业技术培训学校亚健康专业人才培训基地是全国亚健康专业人士培训基地的标杆，中和康贝儿童亚健康调理中心是“全国首家三星级儿童亚健康专业调理中心”“基地”的成立为想从事健康行业的有志之士提供了学习的平台；“调理中心试运营”为儿童的健康快乐成长架起了桥梁；“亚健康干预效果测评中心”的成立为成人早期病症预测、为及时治疗赢得了时间。

本次仪式业务主管单位：国家中医药管理局；主办单位：中和亚健康服务中心；承办单位：河北省高碑店市振兴时代职业技术培训学校暨儿童亚健康专业人才培训基地；支持单位：全国中医药儿童健康工程办公室、全国儿童中医养生保健专家委员会、全国少儿推拿调理专家委员会。

本次仪式媒体支持：中国中医药报、新浪网、腾讯网、搜狐网、河北省高碑店市电视台、河北省高碑店市广播电台。

北京市中和亚健康科学研究院院长、世界中医药联合会亚健康专业委员会会长、中和亚健康服务中心主任、被称为亚健康之父的孙涛院长，京城“小儿王”、北京市中医药大学东直门医院儿科主任医师、教授博士生导师徐荣谦教授，中和亚健康服务中心常务副主任、中国最著名亚健康管理专家、中国民族医药学会朱嵘主任，全国中医药儿童健康工程办公室主任黄博明、李继杰，中国中医药儿童健康工程办公室教育总监庄凤玲（台湾），高碑店市妇联、高碑店市人力资源和社会保障局、高碑店市民政局、高碑店市教育局、高碑店市卫生局、高碑店市司法局、高碑店市文广新局、高碑店市物价局、高碑店市残联、高碑店市文化馆、高碑店市和平办事处、高碑店市军城办事处、高碑店市撞河村委会。出席本次“基地”成立仪式的还有各省市行业领军人物100余人。

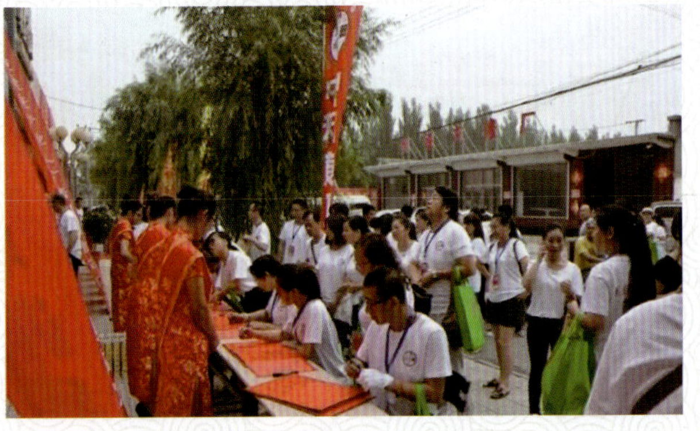

来自全国各地的嘉宾在为亚健康专业人才培训基地成立仪式挥毫留言

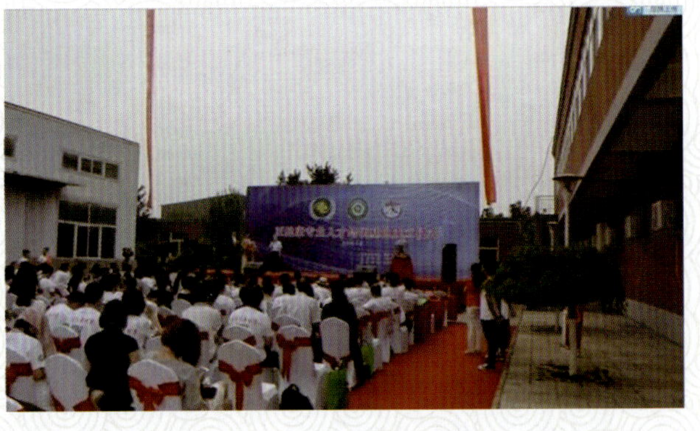

亚健康专业人才培训基地成立仪式大会现场

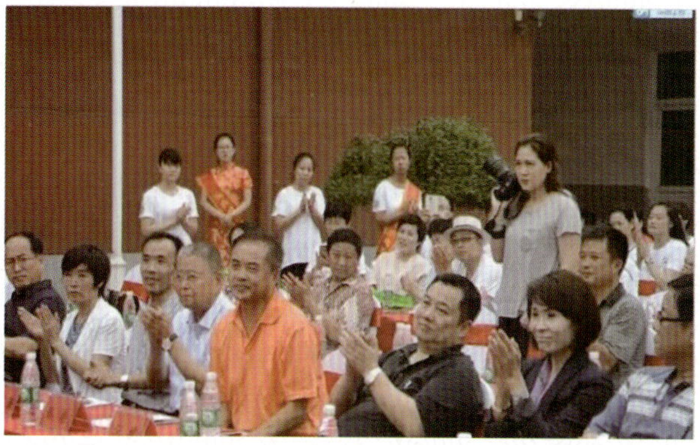

前排就坐领导从左至右依次为：市民政局袁晓民局长、全国中医药儿童健康工程办公室李继杰副主任、全国中医药儿童健康工程办公室黄博明主任、博士生导师徐荣谦教授、北京市中和亚健康科学研究院院长孙涛教授、中和亚健康服务中心常务副主任朱嵘研究员、台湾庄凤玲女士、市人力资源和社会保障部吴永学副局长

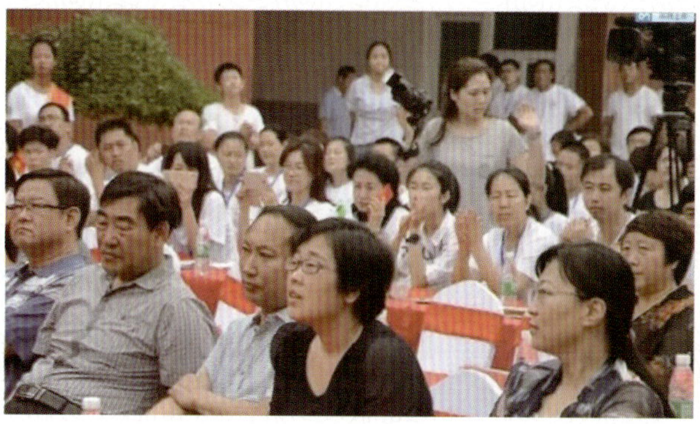

前排就坐领导从左至右依次为：市人力资源和社会保障部吴永学副局长、市人力资源和社会保障局就业局陈宏局长、市文广新局王腾洋局长、高碑店市政府妇联王玮副主席、高碑店市教育局工会蔡建君主席

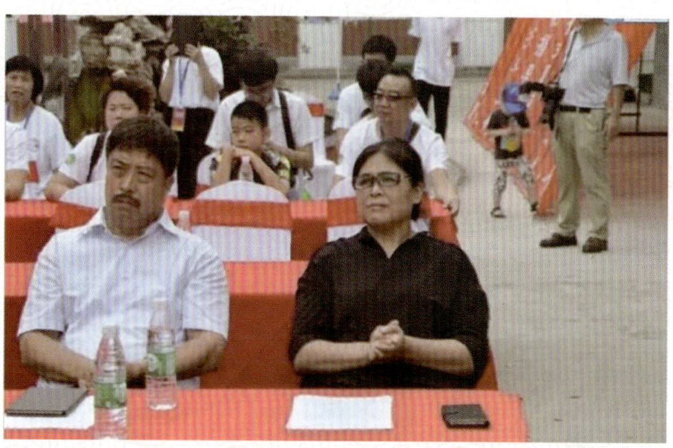

从左至右依次为：高碑店市振兴时代职业技术培训学校、亚健康专业人才培训基地董事长刘鑫先生、执行董事张文艳女士

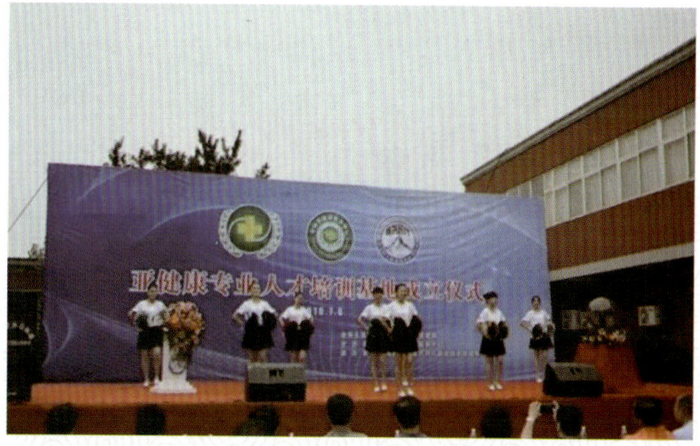

中和康贝儿童亚健康调理中心员工表演《绿旋风》舞蹈

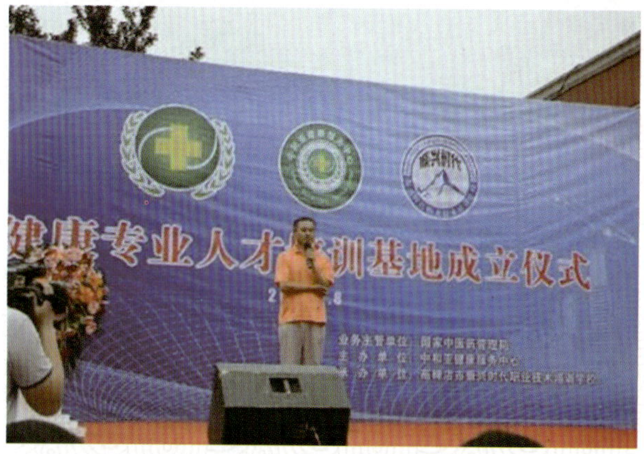

北京中和亚健康科学研究院院长、世界中医药联合会亚健康专业委员会会长、中和亚健康服务中心主任、被誉为“亚健康之父”的孙涛教授为亚健康专业人才培训基地成立致贺词

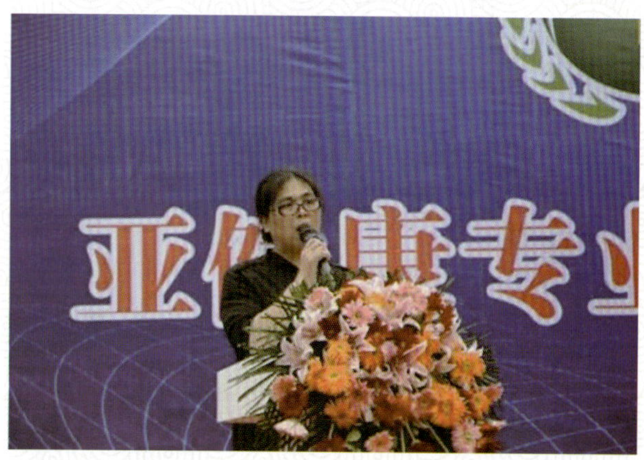

高碑店市振兴时代职业技术培训学校执行董事张文艳女士为培训基地成立致辞

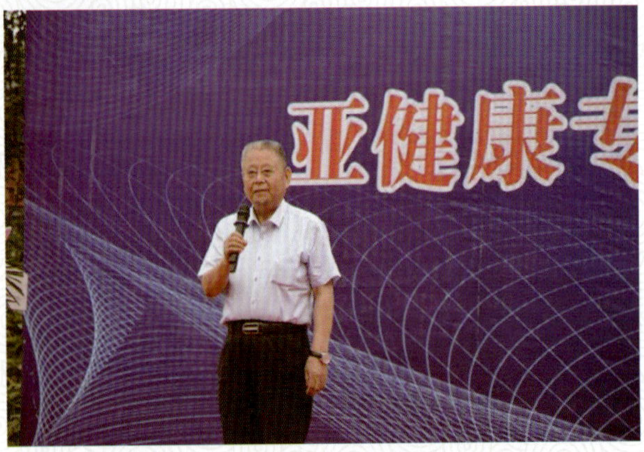

京城“小儿王”，北京市中医药大学东直门医院儿科主任医师，博士生导师徐荣谦教授为亚健康专业人才培训基地成立致贺词参加基地成立仪式现场有感赋诗一首“儿童健康系国本，固护根基保童贞，忠孝智勇强体魄，民族兴盛壮龙神。”

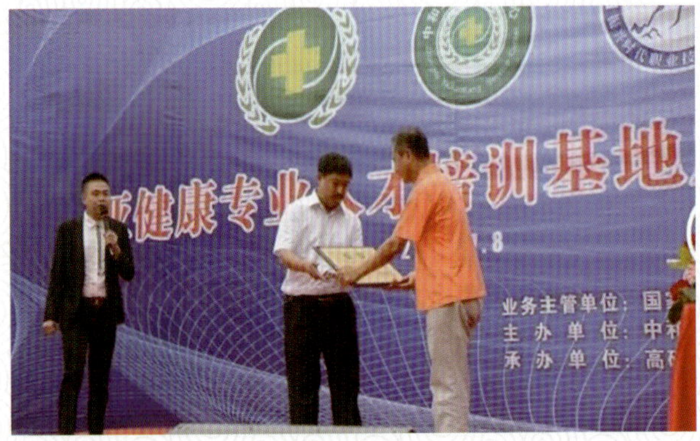

北京市中和亚健康科学研究院孙涛院长为亚健康专业人才培训基地授牌

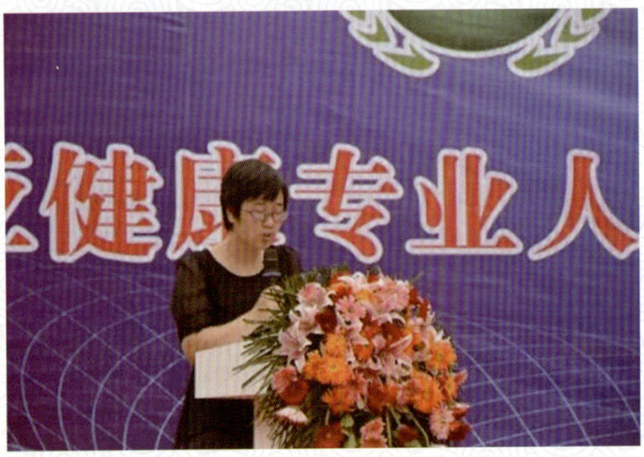

高碑店市委高碑店市妇女联合会王玮女士为亚健康专业人才培训基地成立致贺词

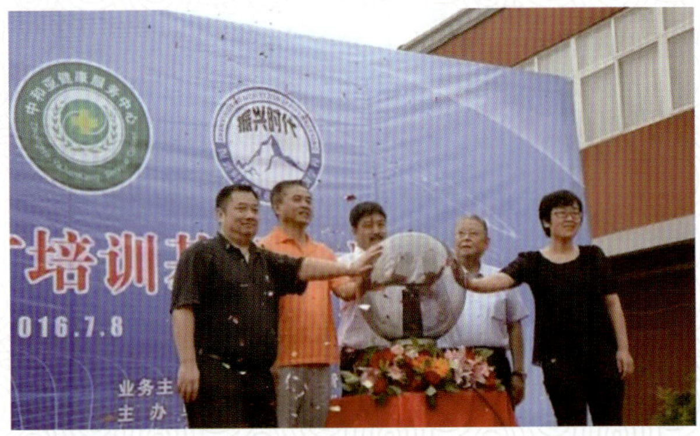

五位领导共同启动水晶球，亚健康专业人才培训基地成立仪式圆满成功。（从左至右依次为：中和亚健康服务中心常务副主任朱嵘、北京市中和亚健康科学研究院孙涛院长、亚健康专业人才培训基地刘鑫董事长、北京市中医药大学东直门医院儿科主任医师、博士生导师徐荣谦教授、高碑店市妇女联合会副主席王玮女士

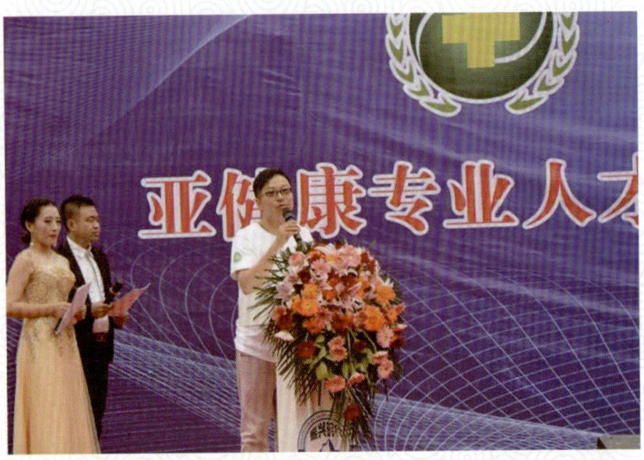

亚健康产业代表沈建豪先生为亚健康专业人才培训基地成立致贺词

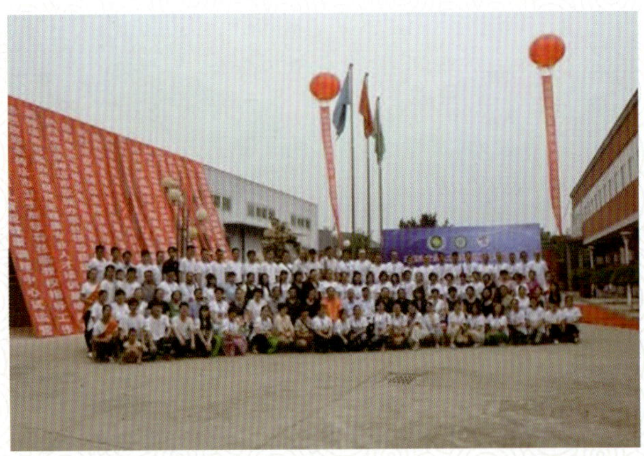

亚健康人才培训基地成立仪式结束后，参会领导及嘉宾合影留念

全国第二届亚健康产业技能大赛湖南赛区预赛圆满结束

2016年8月17日，在中和亚健康服务中心的组织下，全国第二届亚健康产业技能大赛湖南赛区预赛在长沙圆满结束。

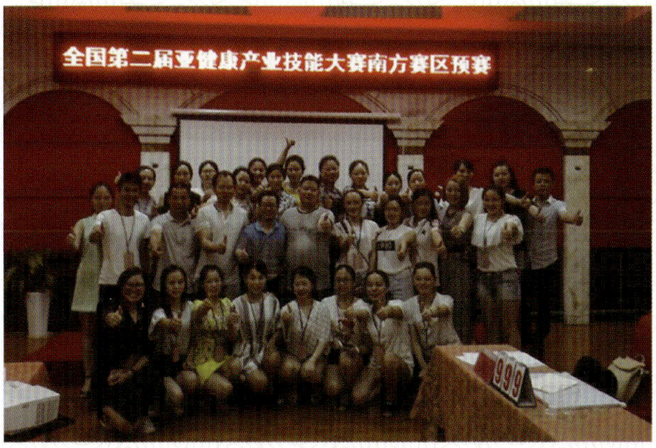

获奖人员合影

2016年8月16日上午，来自不同地方、不同星级机构的参赛选手陆续报到。下午2点，中和亚健康服务中心肖主任进行了赛前讲话，详细讲解了比赛规则及相关事项。随后，中和亚健康师资培训特约讲师、高级按摩师甘志斌老师针对比赛项目进行了赛前辅导和答疑。

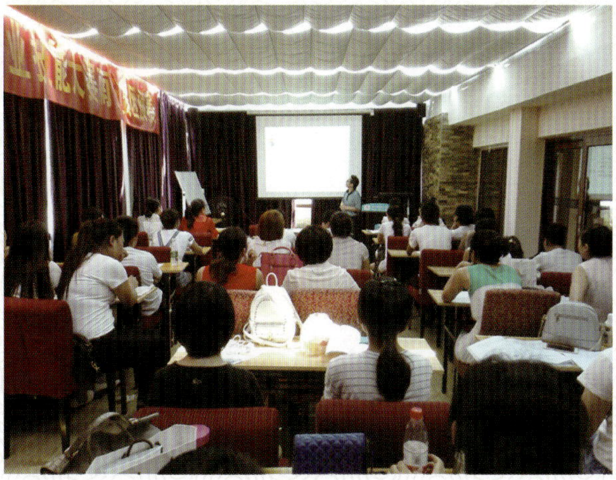

赛前辅导

2016年8月17日上午8点30分，亚健康调理师技能赛正式开始，参赛者在模特身上进行实际操作，评委根据其操作内容、操作部位及手法的有效性、准确性和熟练性进行评分。

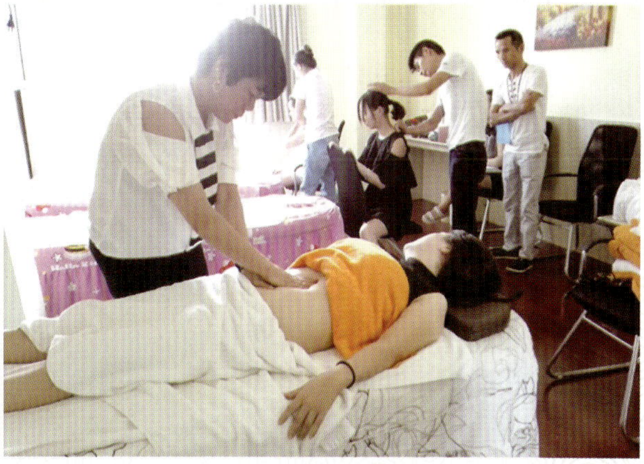

亚健康调理师赛

下午1点30分，亚健康咨询师技能赛和亚健康团体技能赛都紧张有序的进行，参赛选手们在各环节中均发挥出色，沉着冷静、思路清晰、自信应对。大赛本着公平、公正、公开的原则，现场宣布了比赛结果并颁发了荣誉证书。

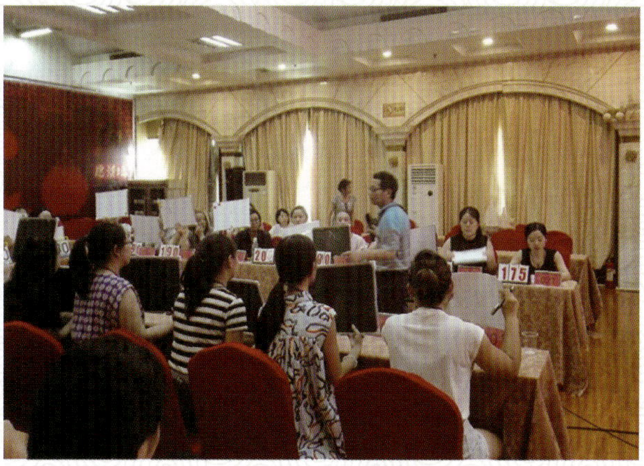

亚健康咨询师赛

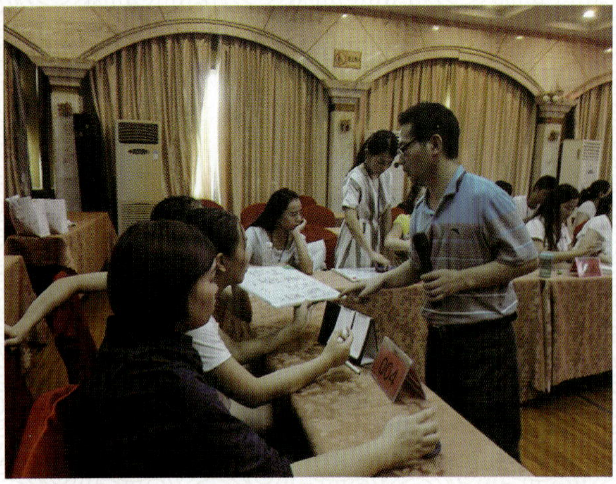

亚健康团体赛

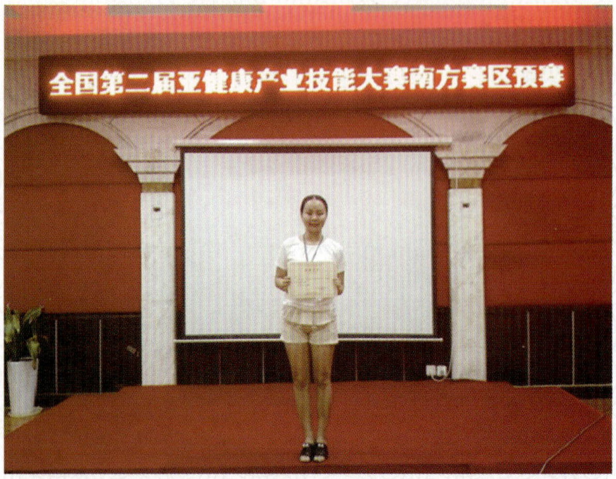

咨询师赛冠军

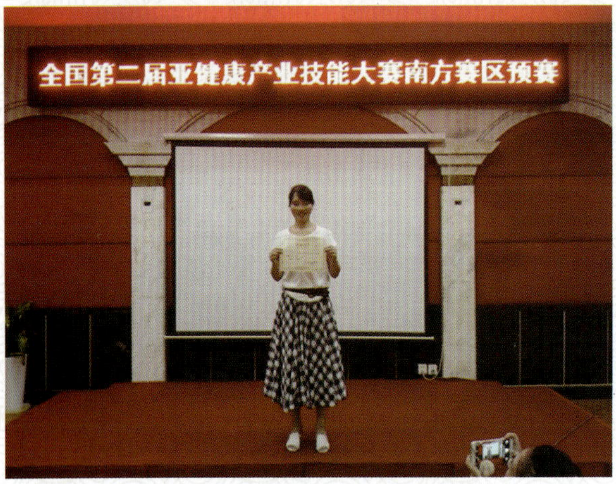

调理师赛冠军

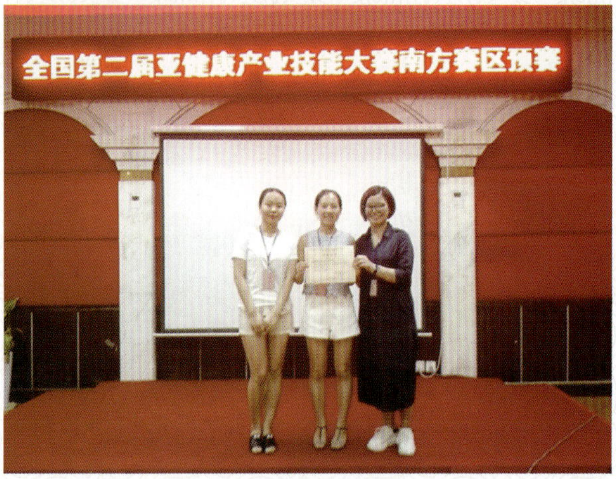

团体赛冠军

英国亚健康学会筹备工作正式启动

2016年8月21日，英国亚健康学会筹备工作正式拉开帷幕！

英国亚健康学会筹备工作会议于2016年8月21日在北京召开，中和亚健康服务中心常务副主任朱嵘、中日友好医院魏育林研究员、英国古典中医学会郭碧松主任、英国古典中医学会执行委员会经理汪嘉琳出席了会议，此外，中国社会科学院韩靖博士、中和亚健康服务中心国际部项目主管怀银平、查文锋参加了会议。

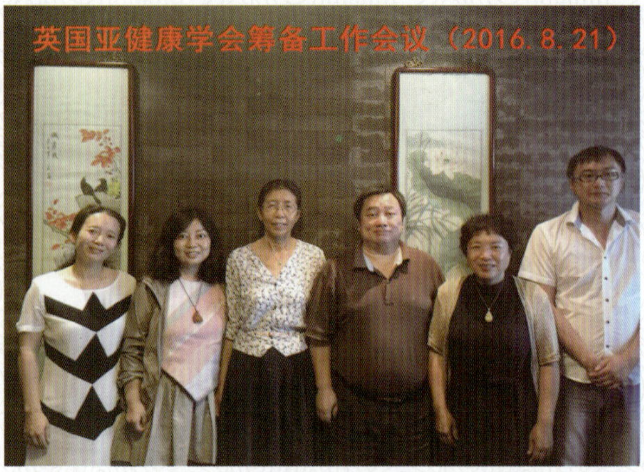

朱嵘常务副主任首先对中国亚健康的行业发展现状、前景及中和亚健康服务中心已做工作进行了介绍，表示目前中心具有较完善的包括远成像红外测评技术、CPC测评技术和中医四诊仪在内的测评技术体系；包括亚健康调理师、亚健康咨询师和亚健康测评师在内的人才体系以及包括音波调理、经络调理等百项调理技术在内的调理产品体系，并提出要将“健康4S店”推向国际，将“黄十字”标插满全世界。魏育林研究员对中和亚健康服务中心近年来所做工作进行了补充，对中心所承接的国家课题进行了介绍，并介绍中和亚健康服务中心的标准化建设，指出了中心所做工作的专业性和权威性。

郭碧松主任就英国目前中医药发展现状进行了概述、总结，对中和亚健康服务中心的成果进行了肯定与赞扬，并实地参观了全国亚健康干预效果测评中心，指出亚健康事业在英国前景广阔，具有很好的推广应用价值。汪嘉琳经理将中和亚健康服务中心现有工作与英国古典中医学会现有社区健康管理工作相结合，指出双方具有良好的合作前景。

最终双方就合作事宜达成共识：通过建立英国亚健康学会，以儿童或女性亚健康为切入点，逐步启动英国中医药与亚健康事业的发展。至此，英国亚健康学会筹备工作正式启动。

热烈欢迎国家认监委领导莅临我中心视察座谈

2016年11月23日上午，国家认证认可监督管理局认可监管部副调研员安东、国家认证认可监督管理委员会认证认可技术研究所认证技术研究中心主任杨泽慧一行2人来我中心考察并指导工作。

上午9时，认监委领导参观了全国亚健康干预效果测评中心，并对测评中心表示了高度赞赏，表示亚健康干预效果测评中心的建立是时代所趋，顺应健康产业发展之势。

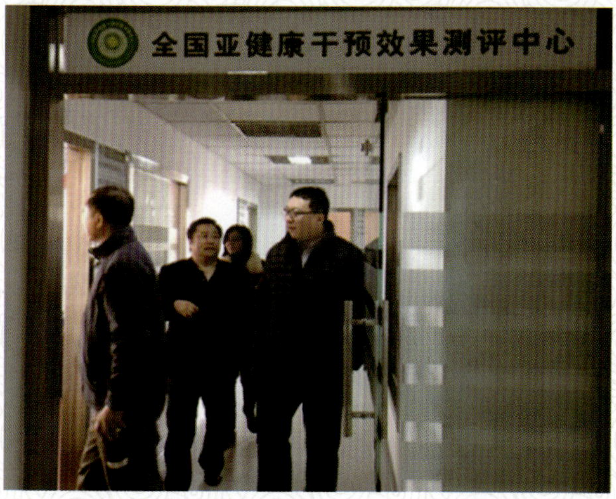

上午10时，在国家中医药管理局机关服务局办公楼305会议室召开了亚健康体系的认证认可工作座谈会。会上，中和亚健康服务中心主任孙涛首先对认监委领导的到来表示欢迎，并对认监委领导对我中心的亚健康服务工作给予的肯定和支持表示感谢。同时，也向认监委领导介绍了我中心在亚健康服务与管理方面所做的各项工作，重点介绍了亚健康标准工作的开展情况以及取得的成效。随后，中和亚健康服务中心常务副主任朱嵘对中心自成立以来所开展的工作作了详细的汇报。

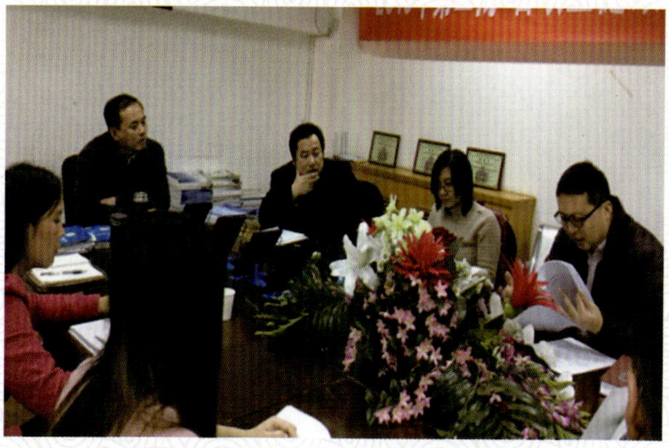

认监委领导在听取汇报后，安东副调研员充分肯定了我中心在亚健康领域取得的成绩，同时对中心的工作方向提出了指导性意见，并鼓励成立认证机构，并对认证工作的基本要求与流程作了详细介绍。杨泽慧主任说，成立认证机构需要明确定位，按要求完成各项认证材料的准备工作，同时也表示会在接下来的工作中给予指导与帮助，不断地共同摸索，更好的为百姓的健康服务。

第七届全国中医药与儿童健康学术大会圆满召开

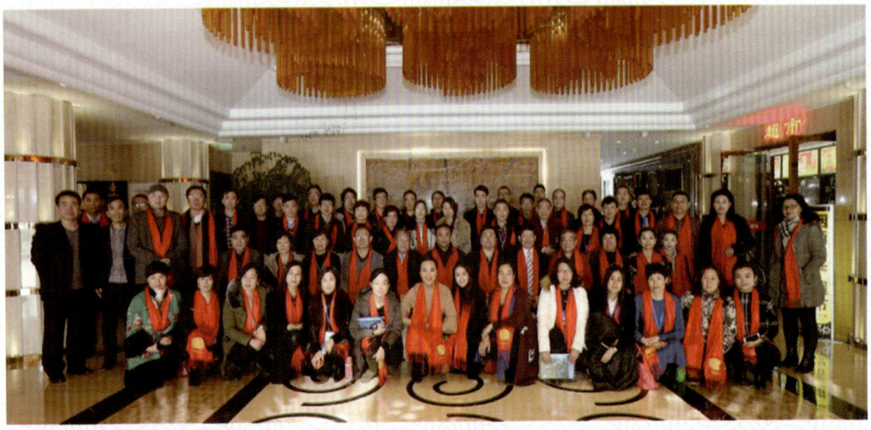

与会领导、专家等合影

2016年12月26日第七届全国中医药与儿童健康学术大会暨2016年度中和康贝品牌盛会在中国北京隆重召开，北京市中和亚健康科学研究院院长孙涛教授、中和亚健康服务中心常务副主任朱嵘教授、北京中医药大学东直门医院儿科主任医师徐荣谦教授、山西运城河东中医少儿推拿学校孙德仁校长、湖南医药学院康复与保健技术学院彭进教授、上海交通大学医学院附属上海儿童医学中心孙远岭教授、河北中医学院儿科教研室主任王茹教授、北京中医药大学东直门医院东区儿科主任王瑞萍教授、吉林省长春市中医药大学儿科主任冯晓纯教授、全国中医药儿童健康工程办公室黄博明主任、全国中医药儿童健康工程办公室李继杰副主任等出席了本次会议。

为更好地促进儿童健康服务业的发展，做好儿童健康管理科研，北京市中和亚健康科学研究院儿童健康研究所于此成立。北京市中和亚健康科学研究院院长孙涛教授、北京中医药大学东直门医院儿科主任医师徐荣谦教授为儿童健康研究所揭幕。

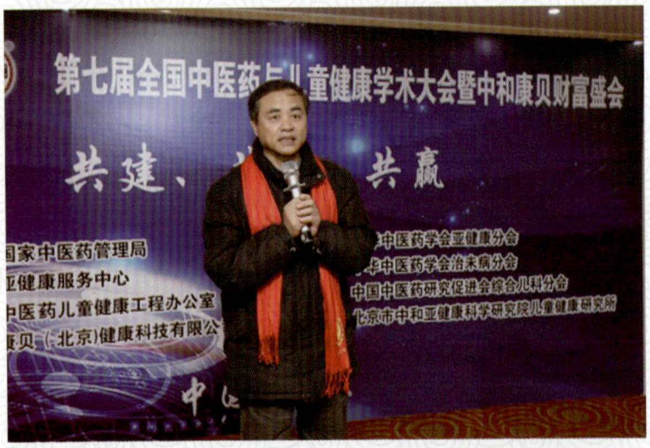

北京市中和亚健康科学研究院院长孙涛教授致辞

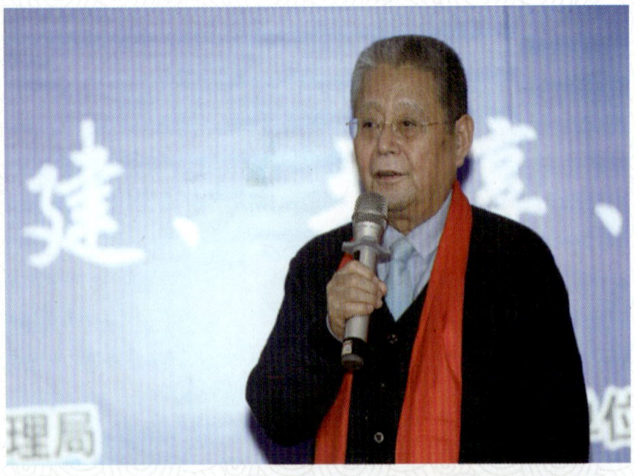

全国儿童中医养生保健专家委员会主任委员徐荣谦教授致辞

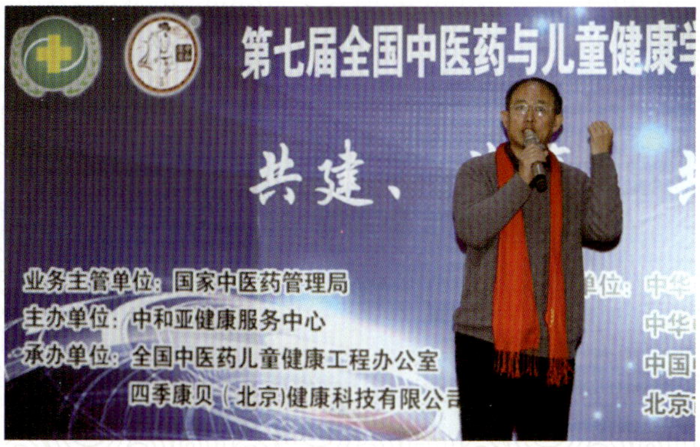

全国少儿推拿调理专家委员会主任委员孙德仁教授致辞

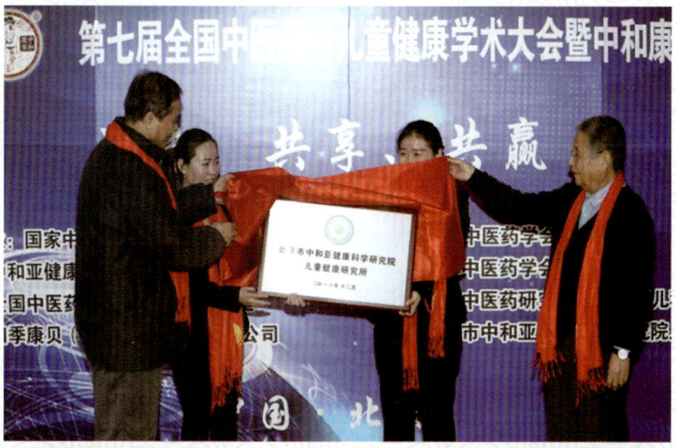

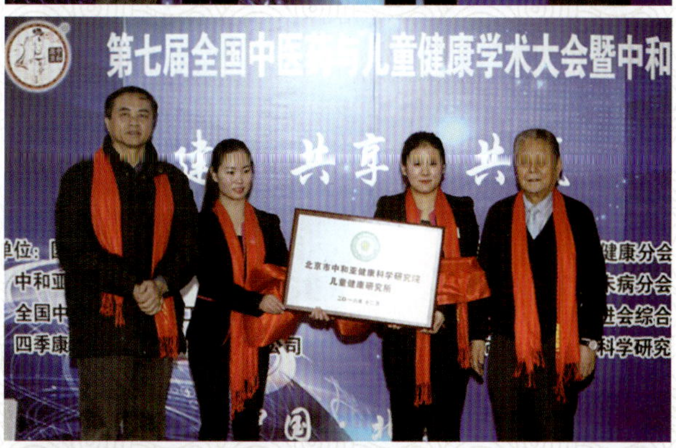

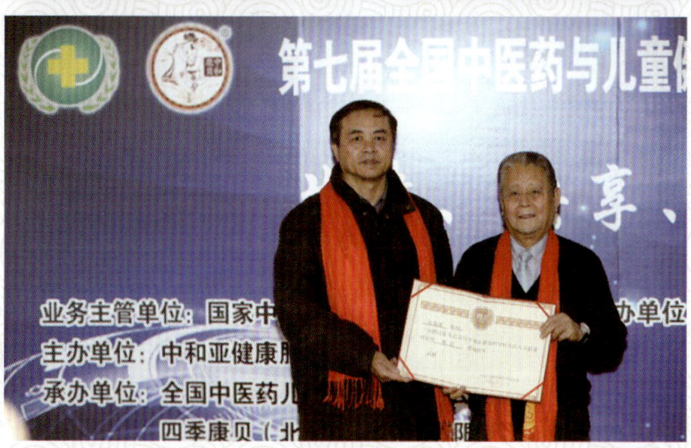

北京市中和亚健康科学研究院院长孙涛院长为徐荣谦教授颁发儿童健康研究所所长聘书

与此同时，北京市中和亚健康科学研究院院长孙涛教授、儿童健康研究所所长徐荣谦教授为儿童健康研究所副所长及所长助理颁发了聘书。

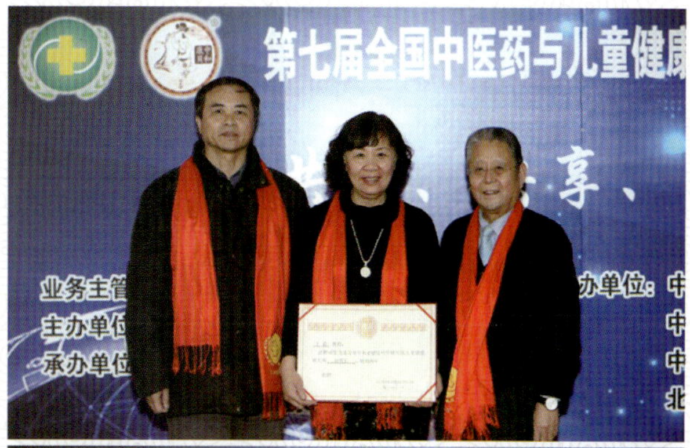

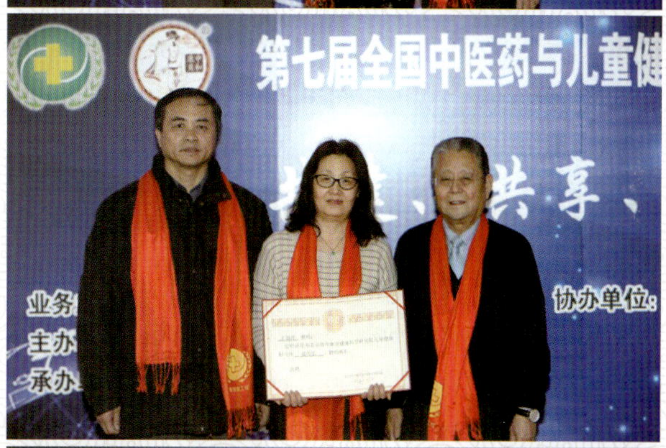

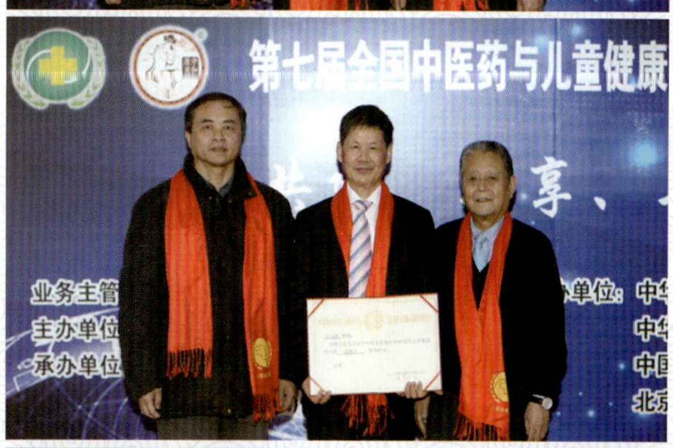

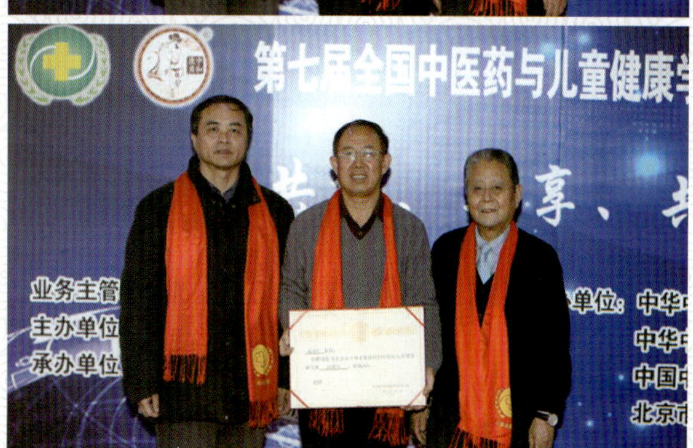

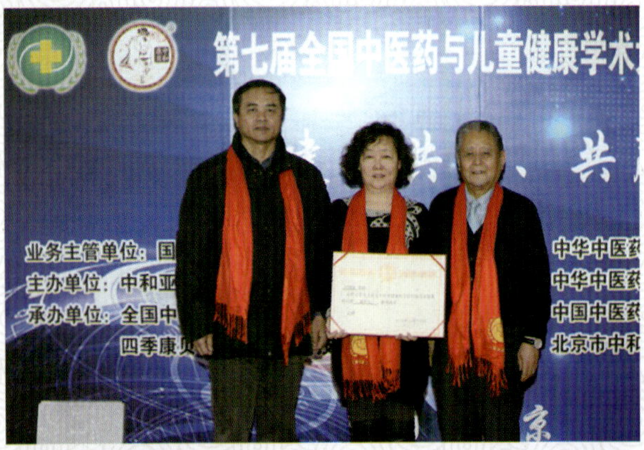

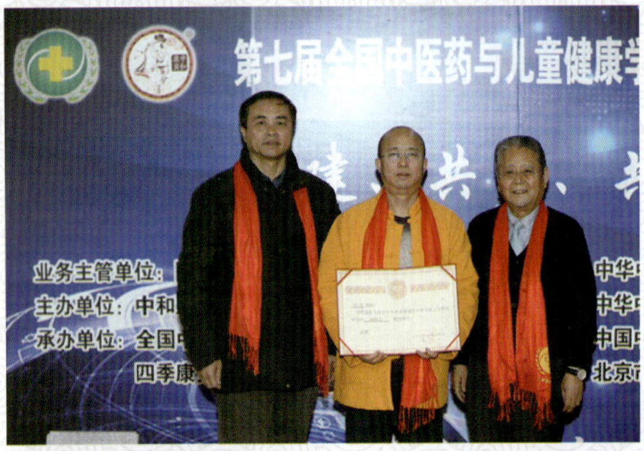

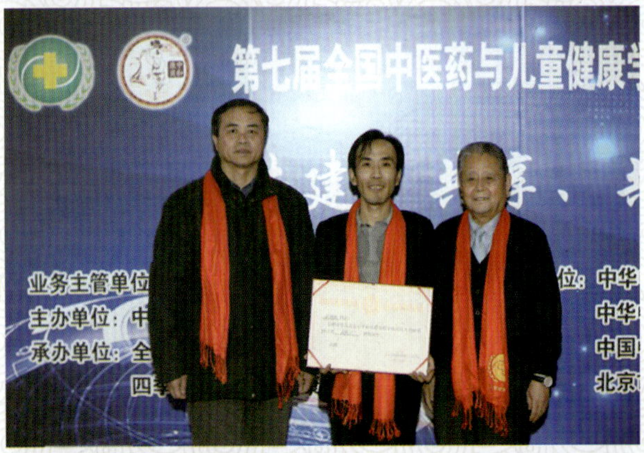

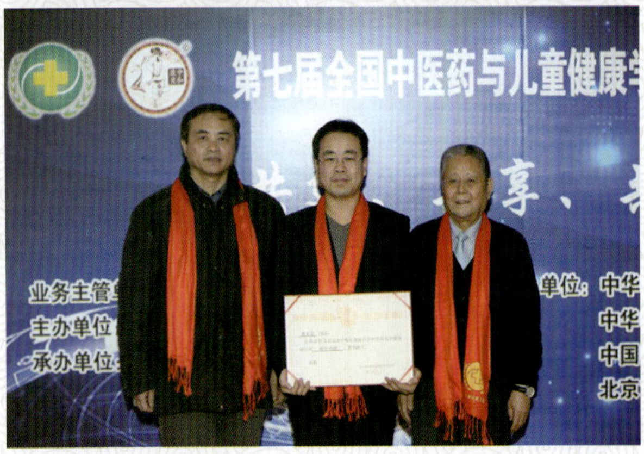

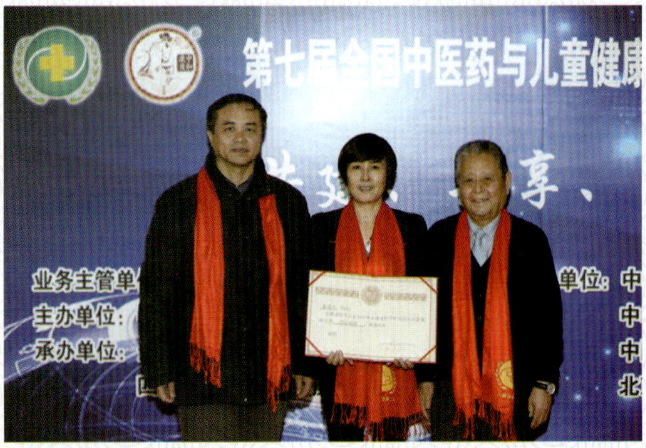

在本次大会上，儿童健康研究所分别成立了儿童体质研究中心、儿童功能测评技术研究中心、儿童推拿技术研究中心、儿童茶疗技术研究

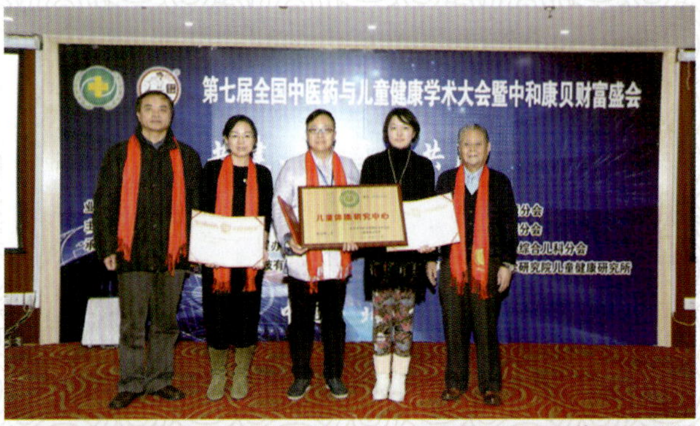

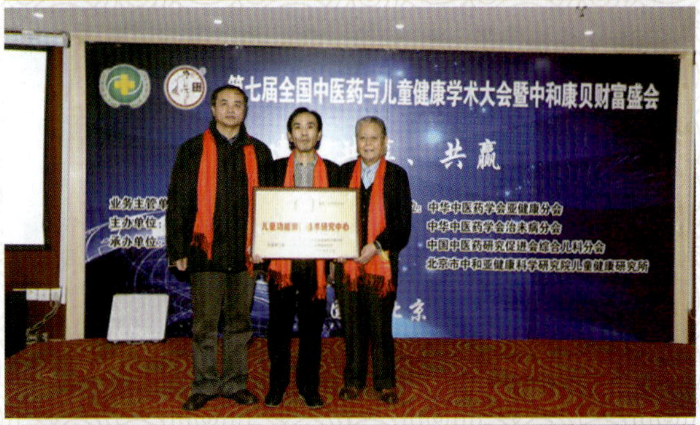

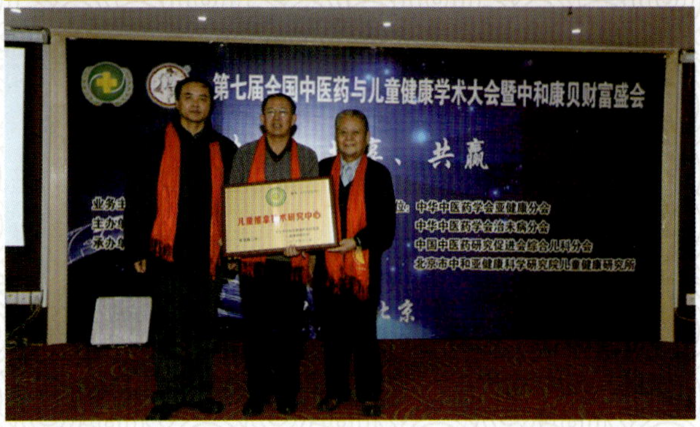

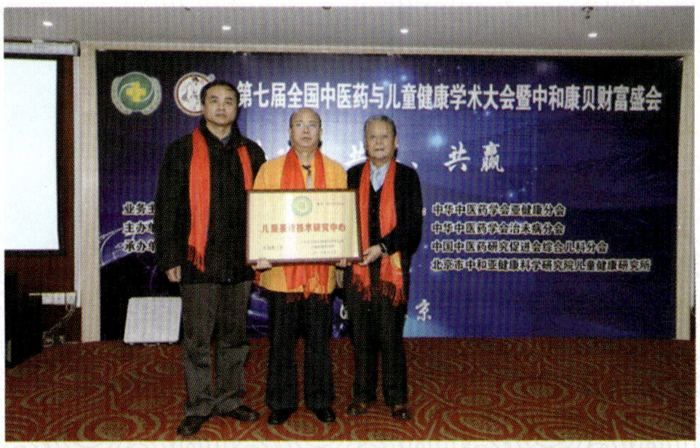

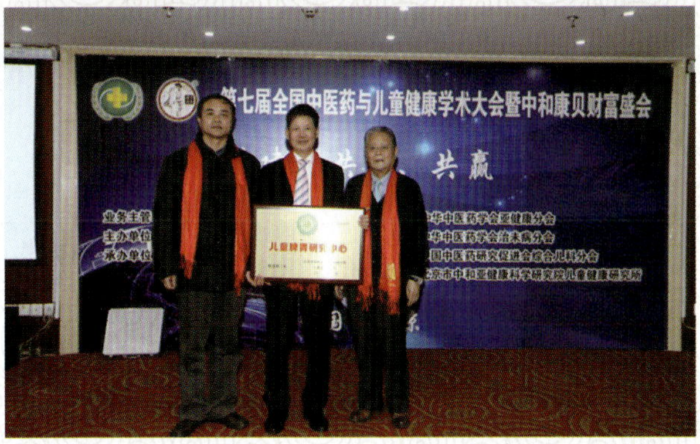

中心、儿童脾胃研究中心等，从少儿不同方面进行科研研究，更加专业化的指导少儿健康及保健方面的应用。

对于目前专业、系统、科学的儿童健康行业服务单位，结合研究所研究的范围，对申报各个研究所的研究基地进行了遴选，建立了更加完善标准的科研基地。

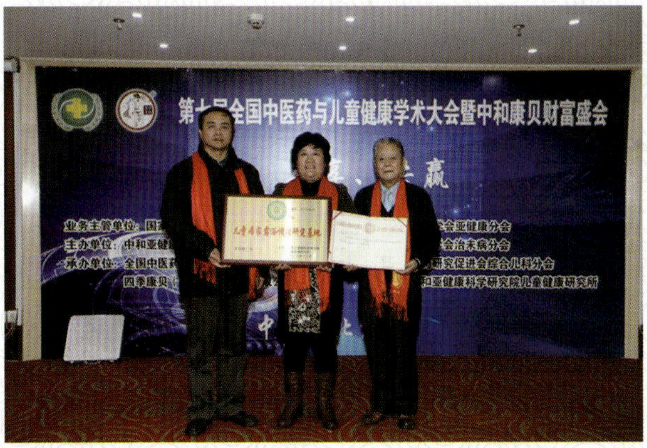

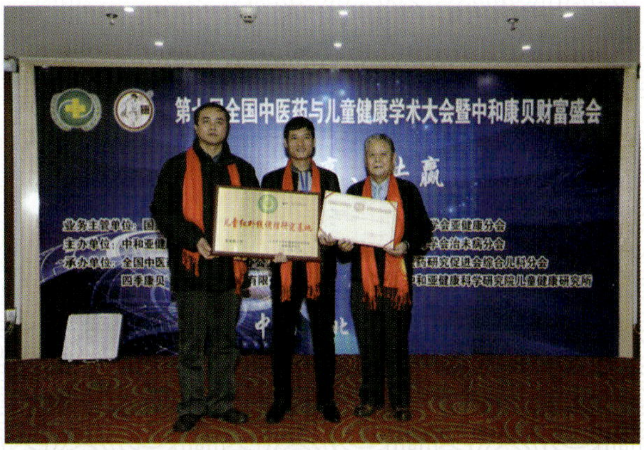

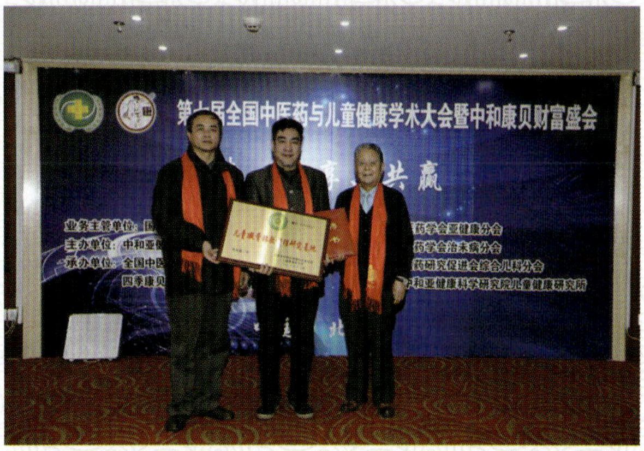

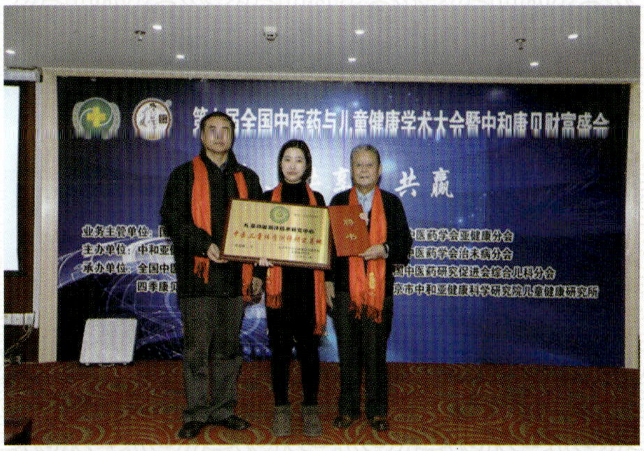

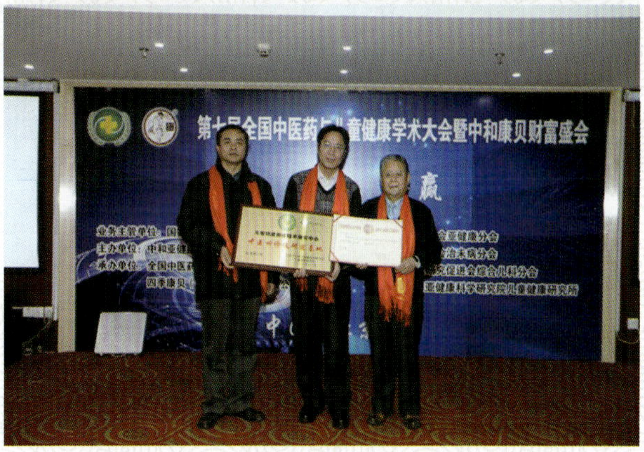

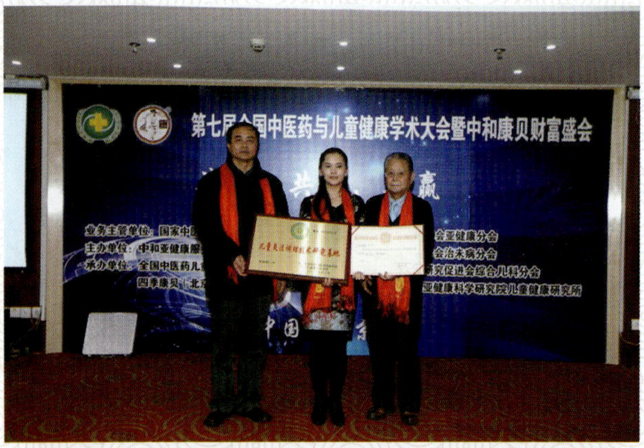

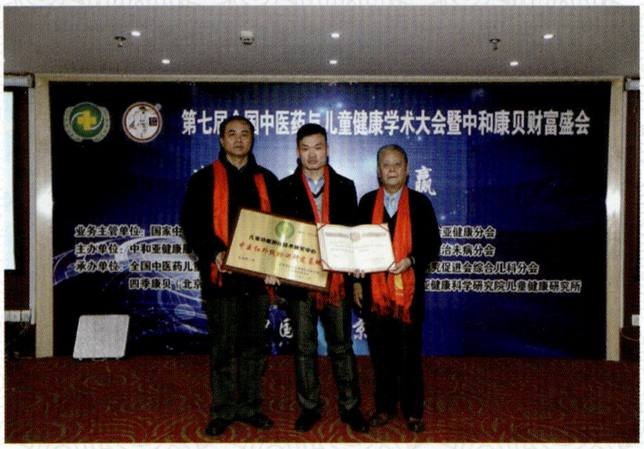

会上，还评选出了2016年度“全国儿童亚健康服务百强店”“全国优秀儿童亚健康调理师”，并为此颁发了奖牌和证书。

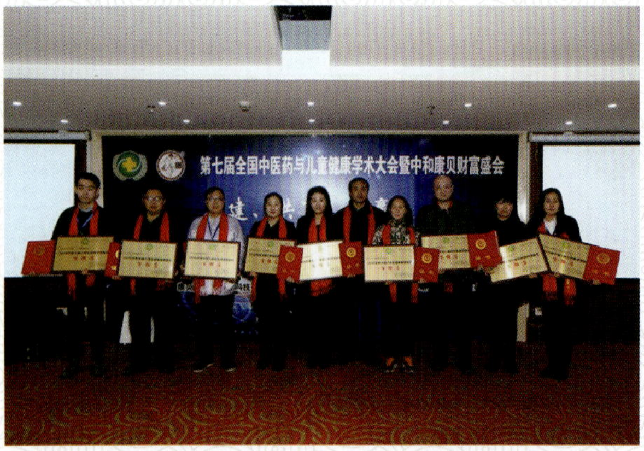

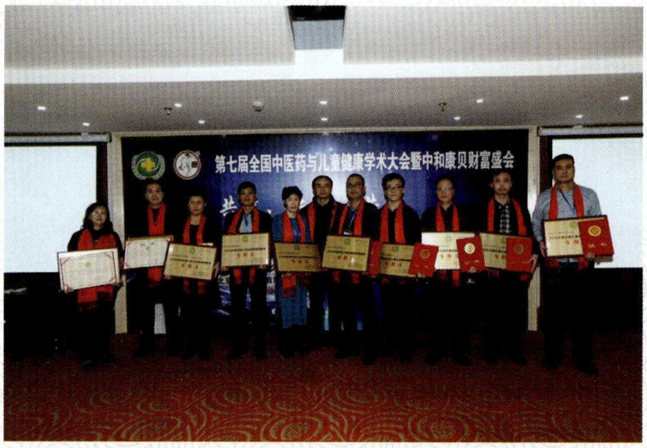

2016年度“全国儿童亚健康服务百强店”

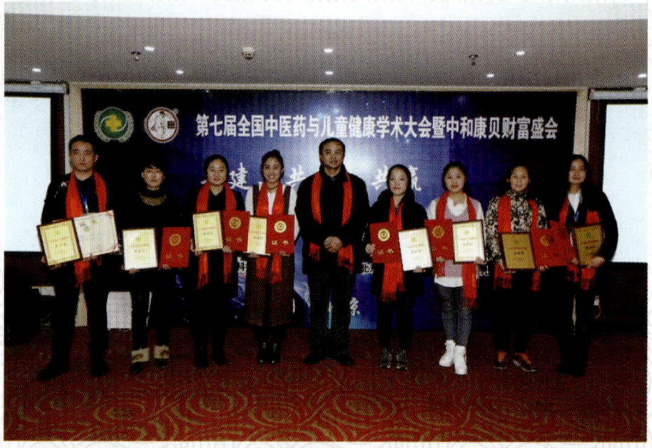

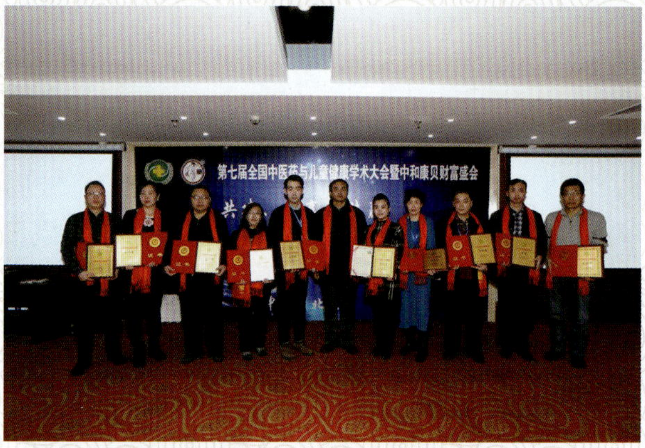

2016年度“全国优秀儿童亚健康调理师”

儿童是祖国的未来，民族的希望。关注儿童的身心健康是全民努力的方向，通过本次大会的召开，切实践行了我国目前对健康服务业的相关文件要求，让我们携手儿童亚健康研究所，共同“手”护儿童健康成长，助力健康中国的发展。

二、亚健康特色调理技术展示

本韵益肾理疗泥灸亚健康调理技术

肾者，作强之官。《素问•六节藏象论》说：“肾者主蛰，封藏之本，精之处也。”当今社会生活节奏日益加快，生活压力越来越大，饮食没有节律，抗生素的广泛使用，导致多数人都有肾精不足的症状，既而引起腰酸腿疼，手脚冰凉，耳鸣，记忆力减退，夜尿频多，齿摇，脱发早白。肾精的强弱决定着人的健康状况，历代养生家均注重对肾的调养，同样调理亚健康养肾是重点。

本韵益肾理疗泥灸亚健康调理技术通过药油+保健活络霜循经按摩+玉石滚轮温通疗法+天然火山矿物泥+远红外旋磁灸，具有祛风除湿、补肾壮腰、培元固精、温补肾阳等作用，让肾精充盛、脏腑平衡、恢复健康。

【原　　理】

肾为先天之本，与人的生长发育及衰老关系重大。肾气不足时，五脏生化气血功能下降，而导致不孕不育、提前绝经、脱发白发、掉齿、色斑暗疮等问题。中医认为：肾藏精，主生殖，主骨生髓。《素问•逆调论》说，“肾者主水，主津液。”

1. 药油与保健活络霜循经按摩：本法着重循经与对人体重要穴位进行点、按、揉、搓，推的操作，由上至下对人体进行自我点穴推拿按摩调理，配以子午流注时辰，可令人体经络畅通，气血充足，营血运化排泄功能正常。药油内的本草精华可促进肾功能，排毒、调节性激素的分泌，提高人体抵抗力。

2. 玉石滚轮温通疗法：它含有人体所需的硒、镁、钙等多种对人体有效的微量元素，可活化人体细胞，促进血液循环和新陈代谢，全面提升人体抵抗力。热疗：热属于物理能量的一种，其生物学上的变化，在物理治疗中是最常用的一种方法。对人体表面的经络、穴位、疼痛部位进行一定程度的刺激，使气血循环通畅，减轻疼痛，增强血液循环。

3. 天然火山矿物泥+精选中草药配方：将天然矿物泥运用高科技方法进行催化，通过纳米分离法，使其更具活性。可促进血液循环，加快新陈代谢，化瘀通络，活血止痛，补肾壮阳，强健机能。

4. 远红外旋磁灸疗法：用五年以上陈艾草70%，配以多种名贵本草植物30%制成艾条，联合专用的施灸仪，在相关部位施治，可起到疏通经络、调畅气血，全面调整亚健康状态。

【适合人群】

肾虚，疲劳，精神不振，失眠多梦，肌肉无力，手足肌肉僵硬，食欲不振，厌食，下腹虚寒。

【功　　效】

强肾：固本培元，改善肾虚各种症状，帮助排出身体多余水分和毒素，预防人体虚胖。

健体：全方位调节各脏器的功能平衡，调节免疫功能，提高机体抵抗力。

美颜：延迟更年期的到来，有效延缓衰老。改善由肾虚所引起的黑眼圈，皮肤发黄、斑点、暗疮等。

舒压：缓解紧张状态及压力，振奋精神，平衡血压。

调节内分泌：调节月经，痛经，改善性冷淡，缓解阳痿早泄。

【调理方法】

手法+工具+天然火山矿物泥+远红外旋磁灸疗法：

1.手法：药油开穴，足底涌泉穴、太溪、照海、复溜、三阴交、命门、关元；推足少阴肾经和足太阳膀胱经。按摩腰肾部位。

2.玉石滚轮温通疗法：将玉石滚轮加热后，腰肾部按韵律滚动，顺两条经络滚动。

3.用微波炉将暖肾泥灸加热3分钟左右，待温度适宜后，摊涂在灸区，厚度在5mm，盖上专用薄膜，40分钟取下。调理区域：神阙区域（肚脐部位），腰部区域（以命门、双肾俞为主），小腿区域（承山穴为主），涌泉区域（涌泉穴部位）。

4.艾灸疗操作，温通经络，行气活血，散瘀清毒，平衡调理五脏六腑的功能。

按照本韵的健康调理艾灸布阵法：双龙戏珠灸和腰椎调理灸、生理康复灸配合。

如下图：

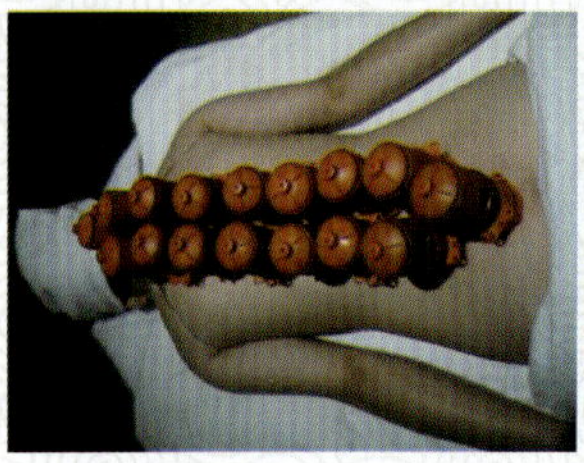

双龙戏珠灸

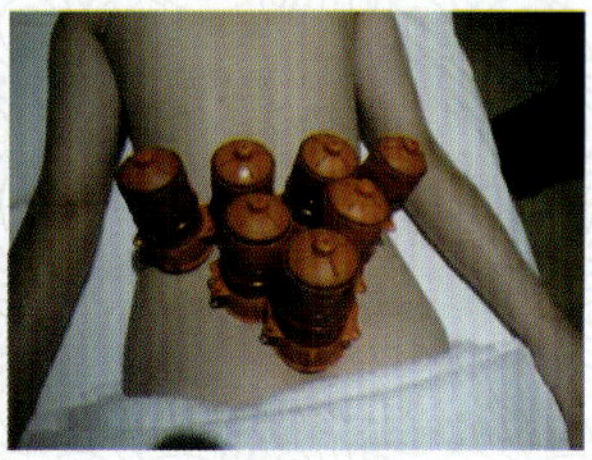

腰椎调理灸

操作方法：将补或健元素艾药点燃放入艾灸器中，按图排好阵法；或灸疗：太溪穴，复溜穴，肾俞穴，关元穴，气海穴。

【注意事项】

①妇女经期慎用，孕妇及哺乳期禁用； ②护理结束后应注意保暖，夏天时勿对空调或风扇进行操作；③饮食尽量清淡，少食辛辣油腻及煎炸食物； ④调理前后各喝一杯温开水。

柔嘉艾眼灸亚健康调理技术

当今社会，随着科技的飞速发展，我国的近视眼发病率也在快速增长，据统计，小学生的发病率达百分之四十，中学生的发病率超过一半，而大学生的发病率，高达百分之七十四。近视已经是一种常见病、多发病，但是在治疗方面的发展却一直很慢。

【原　　理】

眼睛通五脏贯六腑，其实任何一种眼病（眼外伤除外），都是由于脏腑功能失调，经络不通畅，人体气血津液上贯于目不能达到正常指标，久而久之形成各种眼病，眼睛的病变过程，只是脏腑、经络、视路等中间环节出现故障后的一种外在表现。任何一种眼病都有着发生、发展的变化的过程，只有认识了这个过程，掌握它的变化规律，及时纠正脏腑功能，疏通血液循环，调整脑神经、视神经，使人体处于正常免疫状态，任何疑难病都迎刃而解，不攻自破。

柔嘉公司推出的明目灸是以中医理论为基础，专为近视人群研制的防治近视、弱视、远视、散光的调理方案。近视套盒是由近视眼贴、明目艾柱、明目原液组成的黄金组合，此组合是按照中药君臣佐使的配伍理论，分别根据各产品内不同中草药成分的性质及其作用机理相辅相承，通过“一拔、二排、三补”三效合一，同步作用于眼部，从根本上解决问题，迅速康复视力。

一拔：柔嘉明目原液是在传统眼药的基础上，加麝香HDM 渗透因子，通过穴位透皮吸收，刺激穴位周围神经和血管末梢，打通血液到眼睛的屏障，拔出致病因子，加快眼部的新陈代谢，恢复睫状肌弹性，迅速提高视力。

二排：柔嘉近视眼贴采用二十余味名贵中草药，根据《黄帝内经》“五轮”及经络学说，运用高科技萃取技术精制而成，渗透到病灶部位，清除眼部垃圾，使提高的视力得以巩固，而且作用待久。

三补：柔嘉明目灸运用艾灸的原理，从中医整体理论调整机体，打通经络、补充眼睛所需营养成分及微量元素，从根本上提高视神经和三叉神经的兴奋度，清肝明目，标本兼顾。

柔嘉艾眼灸相传起源于明代，是一种用特殊药物处方制成的条柱，与传统灸法相比，柔嘉艾眼灸除具有温热穴位的物理作用外，还有其特殊的植物药物配方而起的药理作用，比其他艾灸温和，渗透力更强。

【适合人群】

品名艾眼灸套系	适合人群
明目灸套	专业调理：近视，任何年龄近视问题调理效果一致。
光明灸套	专业调理：老花眼。
醒目灸套	专业调理：散光、视力下降等。
退翳灸套	专业调理：飞蚊症、白内障尚有视力者。
健目灸	针对普通人群视力保健，预防视力障碍问题发生，可使眼睛永葆健康，少年预防近视，老年预防眼花。

【功　　效】

艾眼灸采取中医整体理论及透皮吸收，刺激穴位周围神经和血管末梢，改善眼部周围血液循环，从而获得睫状肌和屈光系统的良好状态，达到恢复眼球的正常生理功能。本品对青少年近视有显著效果。因这种特殊配制的药灸活血化瘀、通关利窍之力特别强，灸治时产生的特殊气味，对视神经刺激后又可使头目气血通畅，五脏六腑之精气灌注于目，从而达到了治疗眼病、提高视力的良好效果。

【调理方法】

第一步：取明目中药原液半支做眼部按摩。

第二步：敷近视眼贴，并以热毛巾热敷，换三次。

第三步：将两眼用无纺布盖上后再上，远红外旋磁灸疗法温灸60分钟。

第四步：疗程设置：前期可连续灸3次，后3-5天一次。10次为一小疗程，3套为一大疗程。

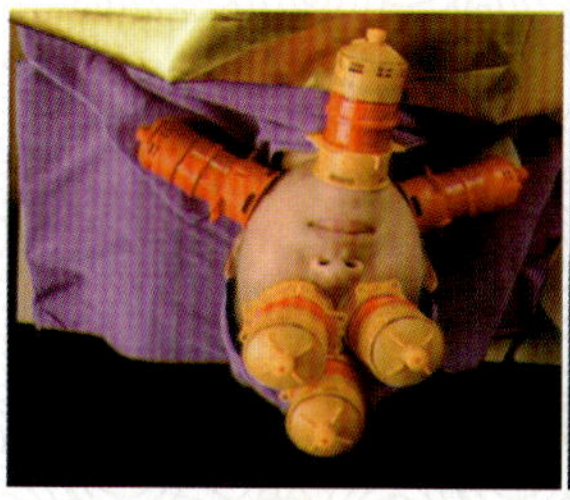
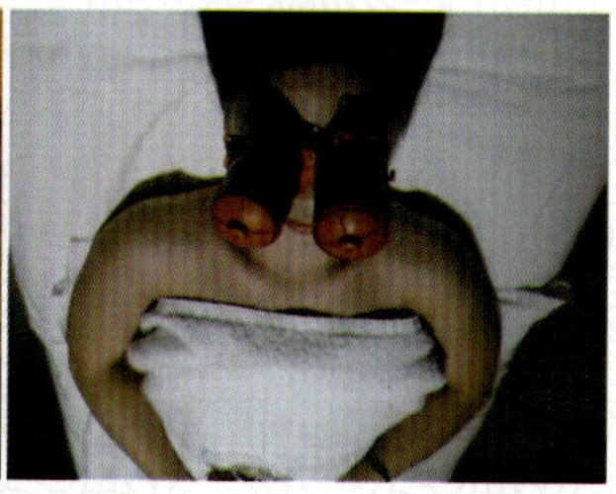

【注意事项】

①注意睡眠，休息，情绪；②坚持疗程，持之以恒；③注意饮食；④严重眼部疾病和眼出血者禁做；⑤眼部灸时一定隔布灸；⑥灸后半小时内不沾凉水，勿着凉。

柔嘉肩颈无忧亚健康调理技术

【原　　理】

中医对肩颈不适的论述，散见于“痹症”“痿证”“头痛”“眩晕”“项强”“项筋急” 和“项肩痛”中。认为是因气血渐衰不能濡养筋骨，或感受外邪导致经络阻塞、气血运行不畅而致。

柔嘉肩颈无忧亚健康调理技术是根据人体颈椎生理学，采用纯中草药油，对肩颈肌肉进行按摩，同时配合古老阴阳能量石穴压推疗手法+中医独创本草火山能量泥膜+艾灸旋磁远红外灸疗法，通过经络、穴位、神经、体液、循环、免疫系统作用于机体，从而起到疏通经络、温中散寒、活血化瘀、促进血液循环，保养护理因肩颈疲劳、劳损、肌肉僵硬、血脉不通所引起的肩颈亚健康状况。

【适合人群】

1. 长期伏案工作的上班族。
2. 肩颈脊椎僵硬酸痛、经常头痛、头晕者。
3. 常失眠、有高血压人群。
4. 记忆力下降、视力障碍、颈肩综合征。

【功　　效】

1. 缓解颈肩部肌肉劳损、僵硬及不适症状。

2. 调理颈椎弯曲、凸出等症。

3. 缓解颈椎供血不足、活动受限、头部不适、手麻等症状。

【调理方法】

1. 手法操作

（1）开穴：用开穴舒缓药油3—4毫升，铺油开穴。主要穴位：阿是穴、风池、风府、大椎、天宗、肩井、肩贞、肩中俞、肩外俞等穴。配合传统阴阳能量石穴压推疗手法，护养肩颈疲劳，缓解僵硬肌肉。

（2）舒经活络，行气止痛：用肩颈气血引导精油3毫升—4毫升，痛点按摩，经络疏通按摩法。疏通肩颈经络，通畅排瘀。

（3）祛风除湿，活血化瘀：火山能量泥膜涂摊在调理区域。膜中有效能量成分，由络脉入经脉，层层推进，循经感传，作用于相应穴位。消除酸痛，改善肩颈不适症状。

2. 艾灸疗操作

温通气血，扶正祛邪，清肿散结，除寒利湿。

按照灸安康的健康调理艾灸布阵法：肩颈飞行灸法 。如下图：

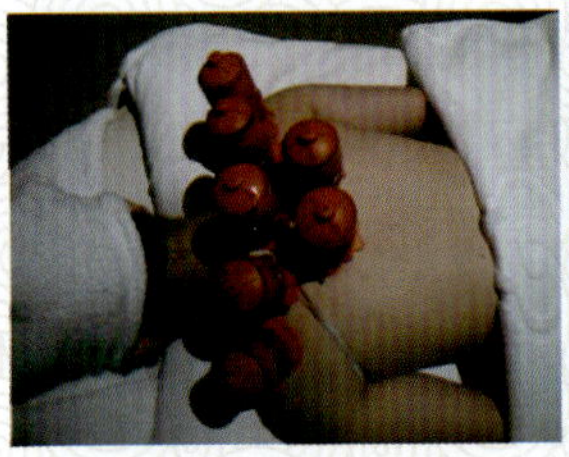

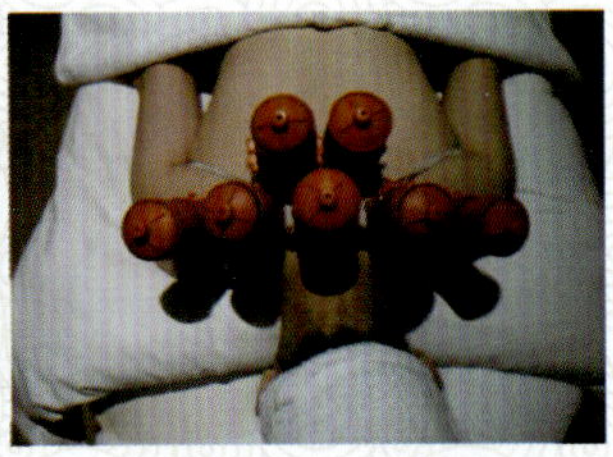

操作方法：将肾元素艾药点燃放入艾灸器中，以大椎穴为核心，按图排好阵法。

【注意事项】

①女性妊娠期、哺乳期、月经期间忌做；②按摩前30分钟不宜进食，以免引起胃部不适；③护理完毕后，两小时内勿冲凉、饮酒，以免寒湿侵体；④操作过程中，顾客应身心放松，养生师的手法配合顾客的呼吸，来调整节律；⑤操作完毕让顾客喝杯温开水或糖水，稍事休息再行返回；⑥部分受调理者调理后有皮肤痛，肌肉酸痛，嗜睡，失眠，口干、苦，鼻眼分泌物增多，小便色泽黄气味重，拉肚子，便秘，腿软乏力等症状，属正常调理反应，一般调理几次后会自行好转。

柔嘉经络养生
亚健康中医调理技术

【原　　理】

经络养生是根据中医学理论为基础，针对身体不同亚健康而设定的系统养生项目，它强调人体“系统器官平衡于协调”“防病胜于治疗”“人与自然平衡及人的心态平衡”三大养生理念，采用中医传统按摩技法，结合纯中草药精华介质，通过对肩、背、腰、腹及全身经络穴位按摩，由外及内。主要包含以下过程：1. 清毒素——调气血、清脏腑、特级驱邪扶正排毒药油，让排毒可以看得见。2. 调脏腑——十二脏腑阴阳调理药油，让阴阳平衡，气血充沛。3. 养筋骨——特效百草温灸液，迅速养足人体筋骨能量。4. 补气血——以阴阳平衡方式补气补血，以能量输送为基础。5. 固体质——特效药油有针对性的调理。人体健康——清＋调理＋滋养＋补充=健康。

【功　　效】

辨证施治、疏通经络、行气活血；调节脏腑，提升脏腑功能；平衡阴阳，补虚泻实；改善体质，使面色红润；促进新陈代谢，活化细胞；调和体内营养状态，平衡内分泌，使停滞在人体内的毒素排出体外，使身心保持气血充盈、经络通畅、脏腑安和，使人体达到“阴平阳秘”的健康状态。

【适 应 症】

经络养生法主要应用于预防、调理亚健康，通过植物药油对体表相应的经络穴位进行点、按、揉、推，对血液循环不佳，身体酸、麻、胀、痛，失眠、记忆力下降、口苦腹胀、眼目干涩等亚健康症状有很好的调理作用。

【应用方法】

1. 心藏神，心神不宁，神不守舍而致不寐。常见中医证候为心火亢盛，痰热内扰和心气虚等证候表现。调理前通过经络辨证，明确拟调理的主要经脉（心包经）和有母子、生克和表里关系六条经脉（肝及胆经、脾及胃经、肾及膀胱经）及主要腧穴。进行循经调理疏通。

2. 肝藏魂，魂不安藏，心神扰乱而致不寐。常见中医证候为肝火上炎证、肝气郁结证、肝郁化火证和胆郁痰扰等证候表现，并常伴不寐，调理前通过经络辨证，明确需调理的主要经脉（肝胆）和母子及对应被克的三条经脉（肾、心、肺），甚至扩展到表里的六条经脉（肾及膀胱、心及小肠、肺及大肠），进行循经调理疏通。

3. 脾藏意，意不能藏，思想多变，则心神扰乱。常见中医证候为食滞胃脘、脾气虚等证候表现伴不寐，经络调理从脾论治。调理前通过经络辨证，明确需调理的主要经脉（脾胃）和母子及对应被克的三条经脉（心、肺、肝），甚至扩展到表里的六条经脉（心及小肠、肺及大肠、肝及胆），进行循经调理疏通。

4. 肺藏魄，肺气虚，神魂失守而不寐。常见中医证候为肺气虚证候表现伴不寐，调理前通过经络辨证，明确需调理的主要经脉（肺及大肠）和母子及对应被克的三条经脉（脾、肾、心），甚至扩展到表里的六条经脉（脾与胃、肾及膀胱、心及小肠），进行循经调理疏通。

5. 肾藏志，肾阴不足、阴虚火旺，内扰心神而不寐。常见中医证候为肾阴虚证候表现伴不寐。调理前通过经络辨证，明确需调理的主要经脉（肾及膀胱）和母子及对应被克的三条经脉（肺、肝、脾）和心，甚至扩展到表里的六条经脉（肺及大肠、肝及胆、脾与胃），进行循经调理疏通。

【操作方法】

1. 手三阳手三阴经络：循手三阳手三阴经进行经络疏通，可改善颈椎病、肩周炎、眩晕症、偏头痛、失眠，同时改善颈部皱纹，让颈部皮肤修长细腻。

2. 胆经疏通清理腋窝：清理体内经络不通、经结阻塞淋巴循环障碍累积于腋窝皮下组织的淋巴结节，排出毒素、舒缓紧张心情、调理乳房胀痛、头痛、预防乳腺肿块。

3. 膀胱经疏通健腿：通过对腿部膀胱经经络的疏通，疏通腿部经络的瘀结，加速静脉回流，消除瘀肿，调理坐骨神经痛、关节疼痛，并达到瘦腿健美功效。

4. 胃经疏通胸部护理：乳房保健作为女性健康需要，已经成为现代养生美容行业的重要服务项目。沿经络路径对胃经路经点穴、疏通，有效改善胸部下垂，强化胸部组织的弹力与紧实度，并消除乳房胀痛等亚健康症状。

【注意事项】

①不宜做完马上起床，可倒一杯温水或红糖水给顾客喝；②不宜马上吃生冷，寒凉的食物；③不宜马上洗澡洗头；④孕期、哺乳期女性禁用；⑤人工流产后，100天内禁用或正常恢复两次月经后使用；⑥调理后有部分人群会出现皮肤痛、肌肉酸痛、嗜睡、失眠、嘴干苦、眼鼻分泌物增多、小便色黄味重、腹泻便秘、腿软乏力等等症状，是为正常调理反应，一般连续几次调理后会消失。

柔嘉玉石艾灸法
皮肤亚健康调理技术

本技术传承中国五千年中医养生文化，开创玉石温面艾灸疗法，让皮肤恢复自然健康的最佳状态。

【原　理】

本技术在传统中医理论基础上，独创皮肤养生——清、调、养、补、健五步方法。精选五年以上陈艾草70%配以多种名贵本草植物30%，制成相对应的清、调、养、补、健艾绒。通过本韵独创的玉石温面艾灸仪，将皮肤由内而外清通，调顺，养白，使之嫩滑，柔润。

玉石温面艾灸仪——远红外保健磁片的磁力作用，清洁血液，畅通血脉，促进皮肤的气血运行，活化细胞，美养肌肤。特配玉石片，加强经络疏通，促进毒素排出，温玉更有微量素吸收，润肤生肌的效果。

【适宜人群】

有色素沉着、色素不均、皮肤萎黄、干燥等皮肤亚健康状态。

【功　效】

可加速皮肤的血液循环，使老化细胞代谢，新细胞再生加强，淡化色斑，减少皱纹，使肤色红润白嫩，延缓衰老。眼部方面：可改善眼袋、黑眼圈、眼睑下垂、皱纹、延缓眼部的松弛老化现象，使眼部恢复光彩。

【调理方法】

1. 手法调理：运动皮下组织，疏通毛孔，排出深层污垢，激活皮肤细胞，促进皮肤的吸收与代谢，焕活皮肤新生。

①大量给水，精油导入；②平面按压皮肤，深层运动皮下组织；③按照皮肤生理纹路进行按摩。（从里向外上方打圈，从下颌至额头九线行进）

2. 面部温灸使用方法：点燃艾绒放入艾灸器中产生温热的刺激，用温热的玉石面旋转、提拉按摩肌肤，配合艾油（或精油）的渗入在肌肤经络四周，帮助肌肤温通经络、温补元气、调和气血、润泽肤色。艾灸方式：根据皮肤的纹理以下向上转圈，上重力下轻力，提拉平熨。额头——太阳穴——眼部（瞳子髎、承泣、四白）——脸颊——鼻翼——嘴周——颌尖——颈部——耳周。

3. 配合穴位艾灸疗，针对性解决皮肤问题，强化皮肤的功能：

清：“雪耳•清肌套”清理皮肤内外环境，畅通毛孔，减轻皮肤压力活化肌肤。配合穴位：太溪穴：（清毒素　保健康）调：“人参•调肤套”调整与修复，调理皮肤功能。配合穴位：神门穴：（调心神　固容颜）养：“灵芝•养颜套”疏通皮肤经络，养气血，养颜化斑。配合穴位：血海穴：（养娇颜　好气色）补：“虫草•臻补套”补充抗氧化，抗衰老的活力能量，补充流失的胶原蛋白，维生素及微量元素。配合穴位：足三里：（补元气　抗衰老）眼：“悦活新生美眸套”通过眼部皮肤疏通补水，促进吸收与代谢，从源头解决各种眼部皮肤问题。

配合穴位：太冲穴：（促循环　添神采）通体：“丝滑嫩白通体套”本草花香通体护肤，清调养补，活化身体每寸肌肤，细白嫩滑。配合穴位：足三里，阴陵泉（清），神门　，太溪（调）三阴交，太冲穴（养），涌泉穴，　内关穴（补）。

【注意事项】

①有传染性皮肤病禁用；（例：病毒性泡疹、湿疹、皮癣等）②认真清洁，消毒玉石片；③按疗程设置进行护理；（基本疗程）连续三天，后3天/次，根据皮肤恢复情况5-7天/次；④温玉艾灸疗一定配合相应的精油使用，保持皮肤润滑状态；⑤检查玉石面是否光滑，防止划伤皮肤；⑥注意玉石片的温度适宜；（勿过烫，过凉）⑦根据皮肤的需求配上相应的艾绒。

柔嘉艾灸养生亚健康调理技术

柔嘉艾灸养生亚健康调理技术，是传承古代传统国学的精华成果。灸疗罐包含了阴阳、五行、易经八卦、四象、十二经络等学术精华。经过十年的临床实践所研发。技术灸罐设计并获得国家39项设计专利。

【原　理】

柔嘉艾灸养生亚健康调理技术是根据中医学及国学理论为基础，中医灸疗穴位养生要点以人体中脏、腑、气、血、筋、脉、骨、髓八者精气会聚的穴位，本着“治未病”的医学理念，针对身体不同亚健康而设定的系统养生项目。它强调人体 “系统器官平衡协调”“防病胜于治疗”“人与自然平衡及人的心态平衡”三大养生理念，更有效、更快速、更根本地解决亚健康状态。

该技术运用特殊专利灸罐配合以特效中草药配方制定的五元艾元素，以五元艾元素火的温和热力，结合灸罐药物离子的作用、旋磁的作用、远近红外线的作用、艾药烟的药理作用，激发人体穴位（内药），激发人体经络（传导）。

该技术融合了透皮吸收、经络调理、呼吸系统给药，直达脏腑和病灶，对身体进行整体调理，从而解决亚健康问题。

【功　效】

调理人体呼吸系统、免疫系统、内分泌系统，提高五脏六腑机能，温通经络、活血散瘀、益气补血、回阳固本、消肿散结、除寒利湿。增强心功能、疏肝利胆、健脾补肾、通便利尿、增强免疫、调理血糖血脂代谢、稳定血压、强壮筋骨、活化细胞、缓解压力、松弛肌肉、安眠镇定、止痛等。

【适 应 症】

体重过重、祛斑、女性卵巢保养、男性肾保养、延年益寿、视疲劳、失眠、阳虚、预防近视、身体疼痛、畏寒、月经失调、慢性疲劳综合征、胃肠功能紊乱、免疫力下降、对湿寒体质、痰湿体质、过敏体质、血糖升高、女性白带增多，体虚血液循环不佳等引起的亚健康症状有很好的调理作用。

【应用方法】

卵巢保养

中医认识：卵巢是雌激素的产生、妇女生育、性功能等重要的生殖器官。妇女正常雌激素的产生是青春活力、生育力、性生活愉快的保障，它的健康与否直接关系到女性的健康和美丽，女性随着年龄增长卵巢功能会逐渐衰退发生萎缩，引起皮肤松弛，失去皮肤光泽，色素斑点增多等问题。因此想延缓衰老，推迟更年期，就不能忽视对卵巢的保护。

【灸疗部位】部位：少腹两侧，神阙至曲骨，腰椎至腰骶椎中部，骶骨部位，骶椎至尾椎。穴位：背部灸：肾俞、腰眼、啊是穴、长强、八髎穴。腹部灸：神阙、关元、气海、中极、曲骨、子宫、围道。腿部灸：血海、足三里、三阴交。

【专利罐灸法】神奇妇科灸、常规灸法（诊断灸法）、腰部倒凸字灸法。

【操作顺序】先灸上面；再做下面；先做阳（背）面；再做阴（胸腹）面。

【操作步骤】

背部灸法：①点燃十三味中草药艾柱放入专利灸罐，然后将专利灸罐排上（腰部倒凸字灸法）从腰3椎灸至长强，②分别将腿部针对性的穴位用专利灸罐固灸，③每灸一柱大约20分钟每穴调理灸三柱。（可根据顾客情况调整温度）。

腹部灸法：①先灸神阙穴，然后将专利灸罐排上（神奇妇科灸）②顺任脉线，从神阙至曲骨灸关元、中极、曲骨、子宫、围道、三阴交，③每灸一柱大约20分钟每穴调理灸三柱。（可根据顾客情况调整温度）

男性肾保养

中医认识：肾为先天之本，藏真阴而实有

元阳。宜固藏，不宜宣泄，男性16岁左右，“肾气盛，天癸至”，说明性发育基本成熟，故有精液泄出，开始具有生育能力。64岁左右，“则五脏皆衰”“天癸尽”说明性功能已衰竭，故生育能力下降。所以肾病多为虚证，实则阴阳虚也。临床表现：水肿、遗精、阳痿、腰痛、耳鸣、耳聋、眩晕等症状。也有阴虚火旺之症。所以男性必保养肾，男性肾为之重要。以上已说明肾宜固，不宜泄，保养的实质就是节制性生活，自身调养很重要。

【施灸部位】部位：两肾区，腰1椎至腰3椎，尾椎向阴囊部位，两侧少腹，耻骨联合处至阴毛之间。背部灸：肾俞、腰眼、啊是穴、长强、八髎穴。腹部灸：神阙、天枢、关元、归来。腿部灸：血海、足三里、三阴交。

【专利罐灸法】长蛇灸法、任脉神剑长龙灸、腰部倒凸字灸法。

【操作步骤】

背部灸法：①俯卧位，点燃十三味中草药艾柱放入专利灸罐，然后将专利灸罐排上由腰1椎灸至腰3椎，用纵向灸法（腰部倒凸字灸法）温灸两肾区②分别将腿部针对性的穴位用专利灸罐固定灸，③每灸一柱大约20分钟每穴调理灸三柱。（可根据顾客情况调整温度）

腹部灸法：①受灸者平卧，用纵向灸法（任脉神剑长龙灸）灸神阙、天枢、关元、归来至耻骨②每灸一柱大约20分钟每穴调理灸三柱（可根据顾客情况调整温度）。

延年益寿

中医认识：《素问•上古天真论》云：“上古之人，其知道者，法于阴阳，和于术数，食饮有节，起居有常，不妄作劳，故能形与神俱，而尽终其天年，度百岁乃去。”就精辟的撰述了中医养生延年益寿的观点，中医的灸疗在延缓衰老，延年益寿中通过临床实践，建立和总结出了，自己独特治疗衰老的一套学说。一是与阴阳失调有关，二是与脏腑衰弱有关，三是与精、气、神亏损有关。

【灸疗部位】背部位：大椎、两侧脾俞、肾俞、（女性加）八髎穴、（男性加）长强穴。腹部位：天突至中脘、耻骨区。穴位：背部长强、大杼、命门、天宗、大椎、肩颈、肩俞、风府。腹部：天突、膻中、中脘、神阙、气海、水分、天枢、关元、中极、子宫、阴包。手部：合谷。

腿部：双足三里

【专利罐灸法】长蛇灸法、双龙戏珠灸法、三阳开泰灸法。

【操作步骤】

1. 调和阴阳平衡

灸疗部位：背部位：大椎至长强，穴位：风府、风池、大椎、两侧脾俞、双肾俞、双足三里、（女性加）八髎穴、（男性加）长强穴、神阙、关元、三阴交。

背部灸法：①俯卧位，点燃十三味中草药艾柱放入专利灸罐，然后将专利灸罐排上风府、大椎至长强灸法（三阳开泰灸法）温灸整个背部②分别将腿部手部针对性的穴位用专利灸罐固定灸，③每灸一柱大约20分钟每穴调理灸三柱（可根据顾客情况调整温度）。

腹部灸法：①受灸者平卧，用纵向灸法（长蛇灸法）灸神阙、天枢、关元、归来至耻骨②每灸一柱大约20分钟每穴调理灸三柱（可根据顾客情况调整温度）。

2. 调和脏腑补脾健胃

灸疗部位：神阙至耻骨联合处；穴位：两侧（肺俞、肝俞、脾俞、肾俞、足三里）、（男性加）双命门、（女性加）双归来。

背部灸法：①俯卧位，点燃十三味中草药艾柱放入专利灸罐，然后将专利灸罐排上（双龙戏珠灸法）灸两侧（肺俞、肝俞、脾俞、肾俞、足三里）。若遇男性，加灸双命门；若是女性，加灸双归来，各腧穴各灸三柱，②每灸一柱大约20分钟每穴调理灸三柱（可根据顾客情况调整温度）。

若用于保健，夏天每半月灸一次，冬天每半月灸1～2次；若治疗脾胃犯病，灸10天为一疗程，连续可灸1～2疗程。

3. 保养精、气、神

灸疗部位：神阙灸至气海、灸胸11椎至腰2～3椎之间的两侧；穴位：三阴交、涌泉、内关、大椎、百会、足三里。

背部灸法：俯卧位采用温灸法，点燃十三味中草药艾柱放入专利灸罐，灸大椎、百会、足三里。

腹部灸疗法：从神阙灸至气海，加三阴交、涌泉、内关、灸胸11椎至腰2～3椎之间的两侧灸。每灸一柱大约20分钟每穴调理灸三柱（可根据顾客情况调整温度）。

青少年近视

中医认识：

近视多因先天禀赋不足、劳伤心神，或久视伤血，使心肝气血阴阳受损，造成眼珠形态异常，或用眼习惯不良，如看书、写字目标太近，坐位姿势不正以及光线过强或不足等，使目络瘀阻，目失所养所导致。

【灸疗部位】部位：双眼部、额部、双耳部、双耳心。穴位：双睛明穴、双鱼腰、双瞳子髎、双四白、双合谷。真性近视加灸风池、风府、大椎、肝俞。

【专利罐灸法】阴阳玉版灸。

【操作步骤】

患者取坐势（头直立勿仰，以免火灰掉入眼内）。

1. 采用温灸法，点燃十三味中草药艾柱放入专利灸罐，双眼闭合在双眼部来回平行摆动，灸至皮肤发红，深部组织发热为度。

2. 身体躺平点燃十三味中草药艾柱放入专利灸罐结合阴阳玉版，双眼闭合用横行灸法灸双眼，每灸一柱大约20分钟每穴调理灸三柱。（可根据顾客情况调整温度）

3. 用温玉灸疗法：结合提升手法灸双睛明穴、双鱼腰、双瞳子髎、双四白，每灸一柱大约20分钟每穴调理灸三柱。（可根据顾客情况调整温度）

4. 用横行灸法灸双眼：双眼张开，平视前方，将专利灸罐火头距离皮肤2～3厘米，在双眼部来回平行移动，每灸一柱大约20分钟每穴调理灸三柱。（可根据顾客情况调整温度）

5. 真性近视加灸风池、风府、大椎、肝俞，各灸三柱，用专利灸罐针对主要穴位灸。

施灸完毕，患者闭目休息三分钟。每日用本法调理一次，每周为一个疗程，一般调理2～5个疗程。恢复后可作保健性调理。成年近视患者采用本法，可稳定视力。

【注意事项】

①孕妇在医生的指导下施灸，装有心脏起搏器患者忌灸，月经期慎灸，痛经患者可止痛灸，醉酒者忌灸；②大雨、雷电、大雾、大雪、大风慎灸；阳光明媚天施灸效果最佳。

柔嘉女性乳腺亚健康调理技术

柔嘉女性乳腺亚健康调理技术传承中医的纯中草药油点穴按摩疗法+远红外旋磁灸疗法+独创乳腺净化热能中药膜，疏通任、脾、胃、肝、冲、肾六条经脉，行气止痛，活血化瘀，开创女性乳房保健新手段。

【原　　理】

中医文籍中记录：“男子乳头属肝，乳房属肾；女子乳头属肝，乳房属胃”，指出了乳房的经络归属，故肝、肾、脾胃的功能与所属经络是否正常，对乳房的生理病理影响最大。

健康丰满的乳房是建立在气血充足、经络通畅、阴阳协调的基础上的。乳房的健康发育关键在“气血”两字。在生理上气为血之帅，血为气之母，而经络的闭阻往往导致气血的功能发生异常，故疏通经络是调理乳房的关键，柔嘉根据人体经络运行的特征，独创打通任、脾、胃、肝、冲、肾六脉，使胸部经络畅通，培元固本，气血双补的调理原则，达到疏通经络，行气化瘀，全面滋养的效果。

结合独创乳腺净化热能中药膜，可通过经络、穴位、神经、体液、免疫系统等多种管道作用于人体，增强乳腺功能。

采用纯中草药油点穴按摩疗法，作用于机体，通过循经运行，从而起到疏通经络，温中散寒，活血化瘀，促进全身血液循环，改善、预防乳房易产生的多种问题。

特有的远红外旋磁灸疗法：用五年以上陈艾草70%配以多种名贵本草植物30%，制成艾条，联合专用的施灸仪，在乳房局部施治可起到疏通经络、通畅气血的作用，增强人体正气，全面调整乳房亚健康状态。

【适合人群】

1. 胸部下垂松软者，乳房较小、不集中者；

2. 生活不规律，引起的乳房胀痛者。

【功　　效】

1. 疏通乳腺管及淋巴管，促进腺体排毒功能正常；

2. 增强胸部的血液及淋巴循环，减少胸部疼痛；

3. 使肝胆的排毒解毒功能达到正常，解除因肝气郁结引发的乳房胀痛；

4. 提升胸部的肌肤，紧实乳房，使胸部更富有弹性。

【调理方法】

1. 手法操作：①铺油开穴：用开穴舒缓药油3毫升—4毫升铺油开穴。主穴用太冲和膻中，常用配穴有：胆经的肩井、阳陵泉，胃经的梁丘穴、丰隆穴，脾经的三阴交。②疏经活络：用乳腺气血引导中药油3—4毫升，手法按摩：疏通胸部瘀堵。③用乳腺净化热能中药膜：通过局部、痛点贴敷、穴位贴敷、借助磁疗独特的物理性能改善局部微循环、组织环境的碱性化、器官供养，从而达到舒筋活络、活血化瘀止痛的作用。

2. 远红外旋磁灸疗法：温通经络，行气活血，散瘀清毒，促进胸部血液循环。按照灸安康的旋磁暖宫灸和五行肺气灸 健康调理艾灸法：如下图：

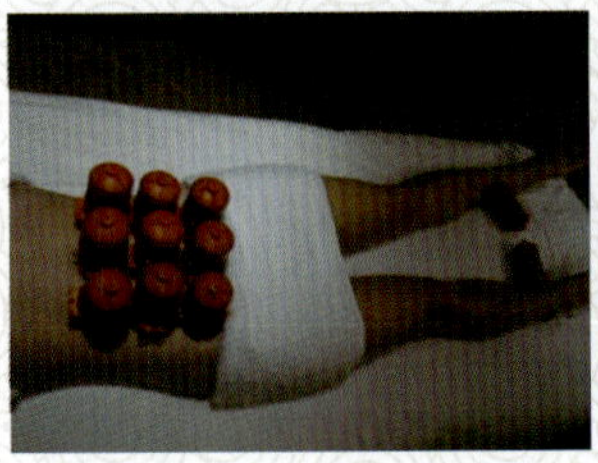

旋磁暖宫灸

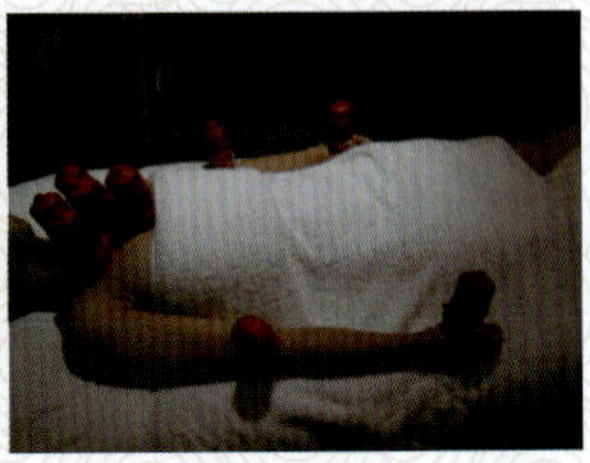

五行肺气灸

配穴：膻中、乳根、期门、肝俞、膈俞、内关、气海、地机、三阴交。

【注意事项】

①女性三期（孕期、哺乳期及月经期）忌做；②如初次调理后出现乳房微微胀痛、发痒等属于调理反应，可不必特别处理。

柔嘉清肺驱霾亚健康调理技术

柔嘉清肺驱霾亚健康调理技术通过中草药油中医经络气血引导，经络疏通调理法+循经刮痧+胸部火龙疗法+远红外旋磁灸疗，达清肺毒，增肺气，增加活氧量，强化肺功能，协调各脏器功能的正常运转，由外而内全面调理亚健康的专项技术。

【原　　理】

中医认为肺主金，鼻属肺窍，肺藉鼻而外通天气，肺在呼——吸之间，不断将体内浊气排出，外面的清气吸进，卫气也跟着散布全身。《素问·痿论篇》曰：“肺主身之皮毛”，《素问·六节藏象论》也说：“肺者，气之本”。可见，肺的外延部分是皮毛，皮肤需要肺经的经气充养，如果肺经经气过盛，皮肤血液循环过程易出现过敏；但是，肺气不足，皮肤表面也会缺少卫气的保护，这样一来，也易受到外部刺激而发生过敏现象。

肺主气司呼吸，主皮毛，是唯一与外界相通的脏器。西医所说的细菌、病毒，中医所说的就是外邪，风、寒、暑、湿、燥、火等首先会进入肺脏，堵塞经络，则肺部功能就会下降，抵抗力下降，出现呼吸系统问题；肺不宣发不肃降，就不能与脾胃运化的水谷精微结合，则气血生成不足；肺虚极易出现肠道功能紊乱，形成便秘，便溏，长痘等，所以，调补肺气，匡扶正气，可康复肺部亚健康。

本技术主要调理原理为：

1. 珍贵中草药油：采用中医经络气血引导，经络疏通调理法，配合穴位按摩。打通经络，加强肺气的补充。

2. 循经刮痧：清肺除烦，止咳平喘，通利关节的功效，也主治胸中烦闷、肩臂痛、上肢不举等症。

3. 胸部火龙疗法：清理浊气，排出湿寒，吸入清气与脾运化的水谷清微结合，化为宗气，维持生命。温经散寒，驱逐“外邪”。

4. 特有的远红外旋磁灸疗法：用五年以上陈艾草70%，配以多种名贵本草植物30%，制成艾条，联合专用的施灸仪，在相关部位施治，可起到疏通经络、扶正祛邪、温经散寒的功效。

【适合人群】

①经常吸烟及吸二手烟、生活和工作环境差。②易感冒，精力不足，心烦不安。③胸闷气短，心慌心悸，口渴咽干。④易出现鼻塞、流涕、畏寒，过敏体质者。⑤皮肤毛孔粗大、易长粉刺。

【调理方法】

手法+刮痧+火龙疗法+远红外旋磁灸疗法

1. 手法：

中医按摩，经络气血疏通调理，推肺经，膀胱经。动作轻柔效果显著。开穴：太渊、经渠、商丘、商阳、少商、天容、列缺、膻中穴采用按压，揉擦，等方法。

2. 循经刮痧：手太阴肺经，足太阳膀胱经。刮到位，痧出透，效果最佳。

3. 火龙疗法：按摩刮痧后，保鲜膜盖上需做的部位，三层湿毛巾盖上，倒上95%酒精，点燃，感觉烫了，熄火，停五分钟继续做。共做三次。

4. 远红外旋磁灸疗法：温通经络，行气活血，散瘀清毒，平衡调理五脏六腑的功能。按照艾安康的健康调理艾灸布阵法：五行肺气灸和除燥滋阴灸配合。 如下图：

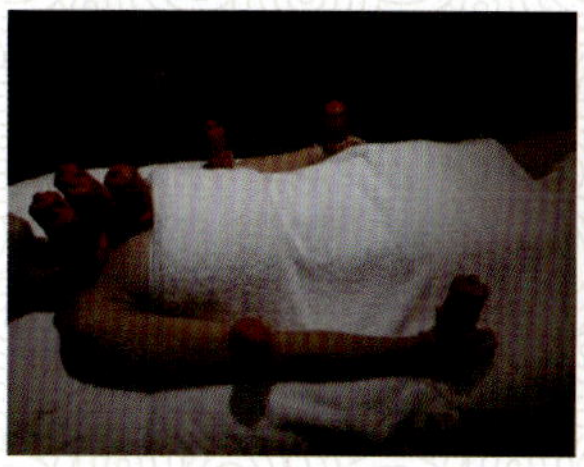
五行肺气灸

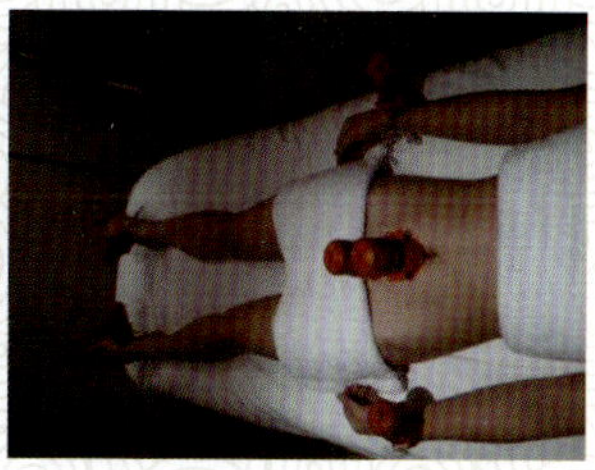
除燥滋阴灸

操作方法：将清或肺元素艾药点燃放入艾灸器中，按图排好阵法。

【注意事项】

①内外科急症，严重高血压、心脏病、癫痫病等禁用；②妇女经期慎用，孕期及哺乳期禁用；③护理结束后应注意保暖，夏天时勿对空调或风扇进行操作；④饮食尽量清淡，少食辛辣油腻及煎炸食物；⑤调理前后各喝一杯温开水。

柔嘉养脊通督亚健康调理技术

柔嘉养脊通督亚健康调理技术秉承《黄帝内经》“圣人不治已病，治未病；不治已乱，治未乱”的思想，和中医“上医治未病”的要求，对人体的脊柱亚健康进行保健的技术。

人体的脊柱是身体的骨干，人体的第二生命线，位于督脉附近，两者密切相关，同时位于它两侧的穴位影响着身体80%的健康问题。一个人的脊柱是否健康，关系着人们的生活质量。随着社会、工作、生活压力的增大，人们超负荷劳作，久行、久立、久坐以及不正确坐姿、卧姿等造成大量的脊柱亚健康问题，脊柱的问题同时影响督脉的畅通。

柔嘉养脊通督亚健康调理技术通过药油调理手法+保健活络霜整脊柱调理手法+热石疗+远红外旋磁灸疗，矫正椎体错位，恢复督脉畅通，消除致病隐患，调理脊柱亚健康。

【原　　理】

早在古代人们就已经重视脊柱和督脉的治疗和调养。在古代文献中有许多相关记载，如《灵枢经脉篇》云："督脉之别……实则脊强"；《素问骨空论》云："督脉为病，脊强反折，腰痛不可以转摇。"

本技术通过刺激或调整受术者体表的特定部位，使该部位的肌体状态以及体内的信息通道和能量传递发生变化，以实现调节平衡，完成调理的作用。

根据调理方式又可分为调理手法和热石穴疗及远红外旋磁灸疗法三大类。

1. 药油　调理手法及其作用机理

调理手法是指运用按揉、捏拿、点穴、指压、分筋、理筋等方法，传统医学称之为理筋手法。此方法对脊柱周围组织或肢体软组织进行刺激，使其发挥由外向内的力学和信息学效应，推动壅滞之气血运行，调和营卫，缓急解痉，舒筋通络等，即对机体的物质、能量和信息进行整体的调节，使其达到正常的动态平衡。

2. 保健按摩霜　整脊柱调理手法的作用机理为：

（1）调整软组织结构状态

手法治疗可以缓解或消除肌紧张或肌痉挛，改善血液循环，消散气滞或血瘀，增强新陈代射，以达到肌体恢复活力的目的。

（2）改善有关系统的功能

某一系统功能或能量代谢失调，可导致该系统出现系列亚健康症状。通过对失调的系统功能进行调节，使其恢复正常，就能起到积极的调理作用。如肌肉痉挛性症状，通过手法的调理作用，使肌肉放松、使变形得到恢复，痉挛就可解除，血液也因此通畅，相关系统的功能也随之改善，相关的症状也得到缓解。

3. 热石穴位点压，调整机体信息及其网络系统

人体的各个脏器都有特定的生物信息，各脏腑之间及各部位肢体之间，总是通过一定的信息通道来联系沟通，以传达各种生理和病理信号。当脏器发生改变时，有关的生物信息就会发生变化，这种改变可能进一步影响到整个系统甚至全身的内环境稳定和机能平衡。不同强度、频率的热石刺激作用于人体体表的特定部位后，将产生特定的生物信息，这些信息通过信息通道传输到有关脏器后，将对失常的生物信息节律加以调控，从而对病变脏器起到调理作用。例如用热石背部夹脊穴来调理相关内脏的问题，就是利用了这种信息的调节作用。

传统医学将其作用机制归纳为以下几点：①活血散瘀、消肿止痛；② 舒筋活络、解除痉挛；③顺理筋络、整复错位；④松解粘连、通利关节；⑤ 通经活络，驱风散寒。

4. 远红外旋磁灸疗法

是用五年以上陈艾草70%，配以多种名贵本草植物30%制成艾条，联合专用的施灸仪，在相关部位施灸，可起到疏通经络、通畅气血的作用，振奋体内正气。 对风寒所致经络不通、气血不和所致的肢体麻木、疼痛等症状，可温通经络、驱风散寒、调和气血。同时配合其相关穴位，矫正椎体错位，解除压迫，重塑形体，全面调整亚健康状态。

【适合人群】

①慢性颈肩腰背部劳损，不明原因的疼痛者。②失眠健忘、头痛、头晕等。③女性内分泌失调，更年期。④肾功能低下，肾虚者。⑤身体

疲乏，机体抵抗力低下者。⑥所有由脊柱劳损或损伤引起的诸亚健康症状的调理。

【功　效】

①有效舒缓脊椎两侧肌肉，平衡韧带扩张。②运用整脊放松的手法，释放关节压力，缓解不适。③有效补充肌肉能量，润滑营养关节，强劲脊椎。④从而改善因脊椎疲劳造成的内脏及美容方面的问题。⑤使人精力充沛，充满活力。

【调理方法】

手法+工具+热石穴位点压+远红外旋磁灸疗法

1. 手法：

（1）打油：从尾骨向上沿脊椎两侧上行，再沿肩颈下移。油打满打匀。

（2）按摩：①从尾骨向上沿脊椎两侧上推。包肩 沿颈下移，腋下淋巴排出。②从肩颈向下按揉至尾骨处。③点穴：脊中、中枢、筋缩、至阳、灵台、神道、身柱、陶道、大椎、巨骨、天宗、至室、腰阳关，命门、悬枢。④劳损点按揉。⑤滑压督脉（对督脉的良性刺激达到改善体质，强筋健骨的作用）⑥轻拍。

（3）整脊：需要整体摸，阳性点重点调理。整脊的首要之目的在于使椎骨合缝。如果椎骨真正合缝，则颈，胸，腰曲都可以调理。

2. 工具：玉石滚轮温通疗法：将玉石滚轮加热后，颈肩腰背部按韵律滚动，顺脊柱经络滚动到位。太极磁石刮痧：从脊椎两侧开始至整个背部。肩颈、肩胛处重点刮。相对应的脏腑如不适，可重点刮。

3. 热石疗法的按摩热石经过特殊加热后，放置在脊柱两侧经络上，因为热石具有温和的能量，作用于身体局部和整体系统，通过深层的热传导方式把热力源源不断地输入体内，再经由反射穴点的传导，对肌肉组织及关节具有调节功能。

4. 远红外旋磁灸疗法：温通经络，行气活血，散瘀清毒，平衡调理五脏六腑的功能。

按照柔嘉的健康调理艾灸布阵法：双龙戏珠灸和丁字调理灸配合。 如下图：

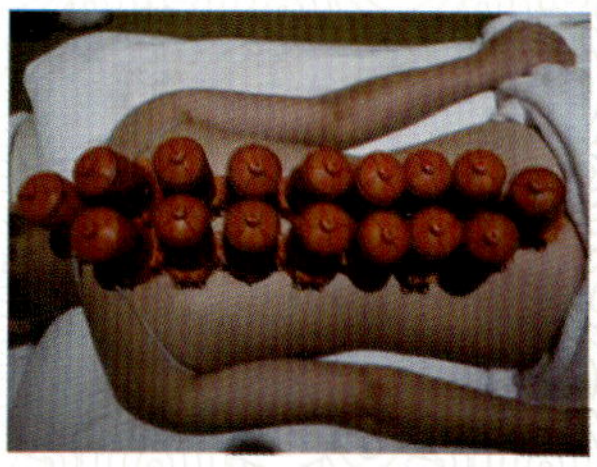

双龙戏珠灸

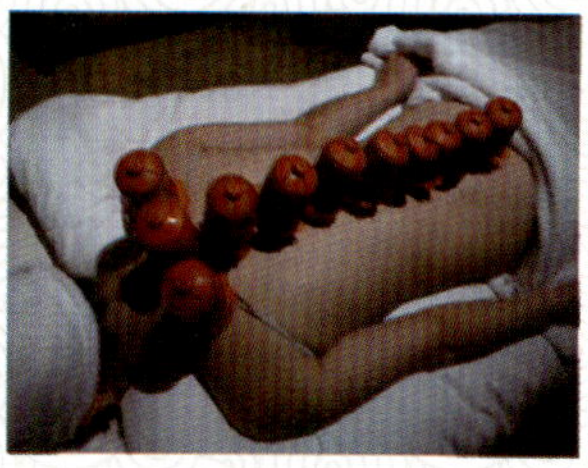

丁字调理灸

操作方法：将健元素艾药点燃放入艾灸器中，按图排好阵法。

【注意事项】

①操作时注意皮肤清洁，第一次做时必须去角质，后热敷至皮肤微红；②操作时脊椎骨处动作要轻柔，有骨刺，椎间盘突出者尽量避开。大椎穴不宜垂直大力点按。刮痧力度适中、不能破皮；③此疗法不能代替药物，使用后症状未改善，一定就医；④请按建议疗程配合；⑤皮肤敏感和体质敏感者，请先做测试；⑥做完后最好喝一杯花草茶，坐5—10钟后再离去。4小时之内不要洗澡。

柔嘉女性生殖亚健康调理技术

我国已婚已育的女性，45%都有不同程度的盆底功能障碍，90%都有性生活质量不高。柔嘉女性生殖亚健康调理技术是确保女性生殖健康，性生活美满的创意专项技术。

【原　理】

女性因生产等原因导致盆腔淤血后，盆腔组织的血液回流受阻，导致免疫力下降。而淤血的组织也为细菌、微生物的感染、生长提供了有利条件。这样，女性就容易出现阴道疼痛、性欲低下等各种亚健康。通过活血化瘀，促进盆腔组织的血液循环，加强盆底肌的锻炼与运动，则能改善相关症状。

《本草纲目》载“艾叶能 灸百病。”《本草从新》中又说，“艾叶苦辛，生温，熟热纯阳之性，能回垂绝之阳。通十二经，走三阳，理气血，逐寒湿，暖子宫……，以之灸火，能透诸经而除百病。”

《名医别录》：艾主灸百病，治妇人止漏血，利阴气，生肌肉辟风寒，使人有子。

根据古方原理，柔嘉将艾灸调理养生法用在女性生殖系统养护上，有效改善盆底瘀血症状，增强女性体质，恢复生殖系统的正常功能，提高性生活质量。

柔嘉精选玫瑰果、安息香、雪松、茶树、苍术、厚朴、何首乌、当归、肉苁蓉等中草药油配合五年以上陈艾草70%，辅以各种名贵本草植物30%，制成艾绒，加之灸安康专利--远红外旋磁灸疗仪结合调理，可疏通经络、活血化瘀、温暖子宫，有效调节女性荷尔蒙的分泌，调理女性生殖亚健康。

远红外旋磁灸疗仪：远红外保健磁片的磁力作用，清洁血液，畅通血脉，促进机体的气血运行，活化细胞。通过透皮吸收、经络的传导直达脏腑和调理部位，达到延缓女性衰老，健体美肤的效果。

【适合人群】

①产后疼痛；②女性性欲低；③乳房松弛、乳房下垂等女性生殖亚健康状态的改善。

【功　　效】

①改善因盆底肌肉松弛；②强化恢复生殖系统的正常功能；③提高性功能和改善性生活质量；④提高肛肠的收缩和弹力，刺激肠蠕动；⑤有效促进腰部和腹部脂肪分解，有美腰塑形之效。

【调理方法】

本技术只针对女性，调理师须女性人员操作，并保证受术者隐私。

1. 手法操作：

（1）背部：

1）点涂药油：用一号药油（八髎）6-8滴涂八髎，增加盆底肌的机能，用二号药油（肛肌）6-8滴涂肛门肛肌。

2）铺油：先用6号药油（生殖调理液）20-25滴铺油，从大腿腘窝处到臀部交界处，从委中高腰部，点穴、推腿部6条经络促进血液循环，提升臀部肌肉。

3）震肌：仪器震动从大腿腘窝处到臀部交界处，提高性感知能力，增强盆底肌弹性。

4）拍打腿部腘窝30-50下，直至出痧。

（2）正面：

点涂药油：用3号油（会阴）3-5滴涂会阴。用4号油（阴肌）3-5滴涂阴周、阴唇，排出毒素。

1）用7号药油（生殖激活液）20-25滴铺油，子宫卵巢腹股沟部位，点穴，打圈排毒，提升盆底肌机能。

2）震肌：仪器震动阴部，帮助体内垃圾代谢，提高性感知能力，增强盆底肌弹性。

3）腹股沟排毒：用5号油（淋巴）6-8滴涂腹股沟淋巴，按淋巴走向排毒。

2. 艾灸疗操作：

为了强化药油的功能，通过艾灸以温通温补的治疗与保健方法来补阳平阴，调理功能，预防生殖系统亚健康。

按照柔嘉的健康调理艾灸布阵法：代脉灸法和常用暖宫灸。如下图：

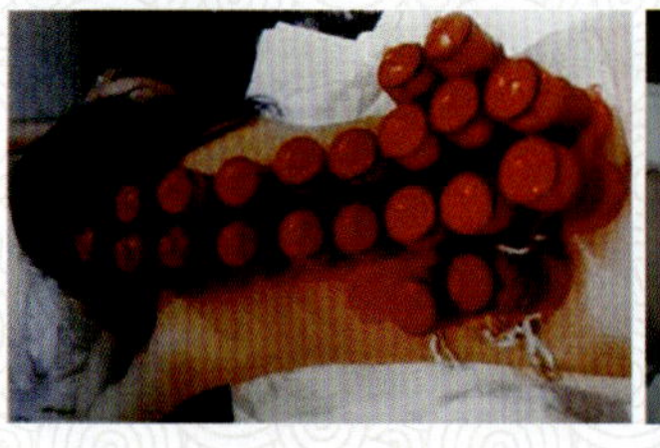

代脉灸法

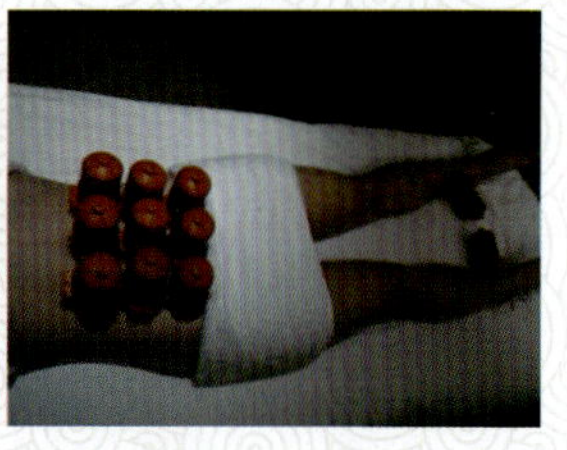

常用暖宫灸

操作方法：将肾元素艾药点燃放入艾灸器中，以带脉为核心，按图排好阵法。

【注意事项】

①调理结束后，应在调理床上休息片刻；②调理结束后，不宜马上吃冷、寒凉的食物或洗澡洗头；③产后恶露未干净或月经期不宜做；④调理当日不宜同房；⑤孕妇腹部不宜做；⑥部分受术者第二天出现阴道分泌物增多等情况，为调理后的正常反应，经过几次调理后会消失。

柔嘉六和调理养生疗法

老子曰："六和为贵"。人体的阴阳气血必须六和，方能健康无病。六和疗法就是根据这一理论进行设计研究的，朱丹溪曰："气血六和，则百病不生"。

本疗法集冲、和、刮、拔、闪、叩六种手法于一体，具有舒筋通络、活血化瘀、行气止痛、散寒除湿、强腰补肾等作用，起效快，疗效好，具有很大的实用性。该疗法诊断规范化，将一切疾病高度概括为寒、热、郁、虚四大类别，每一类简单总结出几大证，列成表格，患者只要查表，对号入座，就能诊断出自己是什么症状，选什么方法。

柔嘉六和调理养生疗法的构成

1.六和神罐

柔嘉六和神罐是集按摩、刮痧、拔罐、针灸四位于一体的医疗器械，与传统中医按摩、刮痧、拔罐、针灸手段相比，六和神罐具有其突出的优势，详见下表对比

柔嘉六和神罐与传统中医疗法对比表

	传统中医	六和神罐
按摩	劳动强度大，力度小；对操作者有较高技术要求。	力度大，劳动强度小；操作方法即刻掌握。
刮痧	患者易产生恐惧感；损伤皮肤有非常强的疼痛感。	无痛苦，患者无恐惧感；损伤皮肤性小，无疼痛感；对皮肤无刺激，无损伤。
拔罐	静态负压即罐拔在患处。	通过提拉走罐产生冲击性和牵引性动态负压，效果更好。

柔嘉六和调理养生疗法配合六和神罐使用，操作简便，疗效显著，既能达到有病治病、无病强身的效果，也可以作为一种很好的保健强身养生器械，调理后使人舒畅清爽，肢体倍感轻松。

2.柔嘉六和疗法十六字要诀：自上而下、先急后缓、由内而外、先轻后重。

3.柔嘉六和神罐的使用方法：柔嘉六和神罐使用方法包括：冲、和、刮、拔、闪、叩六种手法。

1）准备工作：治疗前先将患部用热湿毛巾擦净皮肤，将辨证所用精油或药油均匀涂在患病部位。

2）操作手法及要领：①冲罐法：简称"冲法"，将罐口按于患部或穴位上，右手提起手柄活塞，在产生适当负压吸起皮肤的情况下，双手配合在原处固定，反复多次提、拉手柄活塞，加强对穴位的刺激，从而加强治疗效果。作用：产生冲击性负压。用冲击性负压比用静态负压力量大得多（传统拔罐为静态负压）。要领：由轻渐重，力量适度，每处冲和30—60次左右。②和罐法：简称"和法"，涂适量精油和药油于治疗部位，左手按罐口于患部，右手提起活塞，在产生适当负压的情况下，双手拉罐向前或顺、逆时针方向运行。按照治疗部位上的经络走向，拉罐行走要有深透力，才能起到最佳治疗效果。作用：如同按摩的推、揉、擦等手法，有活血化瘀、疏通经络等作用，同时使毛孔扩张，汗腺开放，药物更容易透入皮肤。要领：力度、速度适中，由轻渐重。起痧为正常反应，每处和10—30次左右。③刮罐法：简称"刮法"，和罐法完毕，在原来部位用罐口刮之，每处刮20—30次，然后用揉法，使精油或药油全部透入皮下（同刮痧法）。④拔罐法：在患部或选定穴位处拔罐，如同传统拔罐原理，但无须用火，用右手提起手柄即可。作用：祛风，活血，清热，拔毒。要领：在患者耐受前提下，力度较大拔后呈深紫色。⑤闪法：简称"闪法"，在拔罐的同时，迅速提拉罐体，离开患部（似中医闪罐法）。作用：清热、消炎、止痛。要领：闪罐部位要准确，力度适中，主要治疗部位每次闪罐10次左右为宜。⑥叩罐法：在和罐过程中，大部分自然加入叩罐法，即用罐口在患部叩击10次左右。作用：如同按摩的击叩法、打法、和棒击疗法，有疏通经

络、调和气血的作用。要领：力量要适度，骨骼处勿叩。如下图：

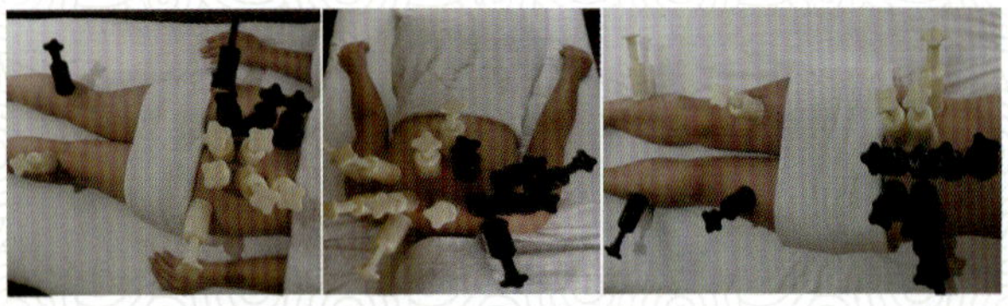

4. 柔嘉六和疗法辩证方法

辩 证	证 候
寒证	患部发凉；喜温怕凉；手足发凉，身体怕冷。
热证	热：患部或全身发热；红：患部发红或舌红、唇红、面红；苦：口苦、口渴、思凉饮食；黄：舌苔黄、小便黄。

5. 柔嘉六和疗法禁忌症

①皮肤病及皮肤损伤者，包括：湿疹、脓肿、蜂窝组织炎、溃疡性皮肤病、烫伤、烧伤等。②有感染性疾病者，如骨髓炎、骨结核、化脓性关节炎、丹毒等。③严重心脑血管病、急性十二指肠溃疡、急性腹痛等疾病的急性发作期。④有开放性损伤者、血液病及出血倾向者，如恶性贫血、紫斑病、体内有金属固物等治疗后易引起出血者。⑤极度疲劳、醉酒神智不清者，饥饿过度及饭后半小时之内的患者。⑥经期或临产的妇女。

柔嘉七巧养生亚健康调理技术

当一个人身中剧毒时，往往都是七窍流血而死的。说明，人体的健康和七窍上是有一定的联系的。那什么是七窍呢？七窍即目、鼻、舌、口、肛门、耳、尿道。中医认为，人体是一个相互联系的整体，七窍连接五脏，七窍的变化会直接反映五脏的健康。

【原　理】

七窍养生理念：调体质、调温度、调气血、纯中药古法养生；气血主健康；温度定生死体质延寿命。品牌定位：来自专业中医健康养生品牌；顶级中草药配方，专业传统养生；健康、环保、绿色、安全、简单有效。

《灵枢•脉度》：“五脏常内阅于上七窍也。故肺气通于鼻，肺和则鼻能知臭香矣；心气通于舌，心和则舌能知五味矣；肝气通于目，肝和则目能辨五色矣；脾气通于口，脾和则口能知五谷矣；肾气通于耳，肾和则耳能闻五音矣。五脏不和，则七窍不通。”

《寿世传真》：“耳乃精窍，目乃神窍，口鼻乃气窍”。

五脏的精气分别通达于七窍，五脏有病，往往从七窍的变化中反映出来。

《现代简明新中医概论》中的“七窍”说明：

窍：既是人体与外界相通的孔窍。人体有七窍：即目、鼻、嘴巴、肛门、耳、尿道。

1. 目：目在面上部眼眶窝内，左右各一，为视觉器官，它包括眼球和眼副器两个部分。眼目有病可以影响其它脏腑，其它脏腑有病也能影响到眼目。如：青光眼可引起头疼，肝火盛可引起目赤肿痛。所以眼目也是脏腑病变的反应部位。因此，有人说目是肝之苗。

2. 鼻：鼻在面部中央，分外鼻、鼻腔、鼻旁窦三部分。鼻为嗅觉器官。主嗅觉。它又是呼吸的门户，还能对吸入的空气起净化，湿润和加温作用。也可辅助发音。鼻有病可影响肺和其它器官，肺有病也能影响到鼻。所以说，鼻是肺之苗。

3. 舌：舌位于口腔内底部，是味觉器官。还具有协助咀嚼，吞咽和辅助发音的作用。舌质鲜红为热甚，心火上炎，舌尖赤红，舌红而出血，是热积伤心。从舌质可以看出心病，所以有人说，舌为心之苗。

4. 口：口是消化管道的开口。它有咀嚼和吞咽的功能。口唇内含丰富的微细血管，一般呈红色。当机体缺氧时口唇发紫称为发绀。脾虚口唇发白，唇焦而干为脾有热积。口为脾之苗。

5. 耳：耳在头颅两侧，耳是听觉器官，主听。脑病反应在耳上，所以，耳为脑之苗，或谓脑开窍于耳。如：脑萎缩可见耳背，耳聋。头火盛可见耳鸣。

6. 肛门：肛门是胃肠消化道的排泄口。它主要功能是排便。胰热可出现肛门刺痒，大便干燥，胰虚便会脱肛。所以胰开窍于肛门，也谓肛门是胰之苗。

7. 尿道：尿道是排尿的最后一段管道。肾，膀胱有热可引起尿道有烧灼感。这就是肾开窍于尿道的左证。尿道是肾之苗。

【适合人群】

七窍相关的亚健康人群。

【功　效】

有效调理人体七窍亚健康和五脏六腑，调经络、调气血、调温度。

【调理方法】

1. 七窍养生之：艾眼灸　先清洗眼部肌肤。用明目原液做眼球按摩，排出眼部毒素，激活眼部循环。贴明目舒缓眼贴。用五行旋磁灸罐结合十三味五元艾绒做眼睛艾灸。

2. 七窍养生之：（鼻、耳朵、口唇保养）蒸脸仪结合产品使用；脸部净化组合（脸部净化液、出水芙蓉凝露、出水芙蓉乳液）；作用：熏蒸眼睛、脸部、嘴巴、鼻子和耳朵，调节呼吸系统，促进血液循环，快速渗透、深层净化、促进吸收。同时为眼睛、鼻子、耳朵和口唇保养。

3. 七窍养生之：尿道（幸福密语组合）；效果：中药植物精华提取物配合生物活性因子，从根源入手，排宫、清阴、养卵巢，调理与滋养相结合，有效提高性生活质量。使用方便，效果持久。分三期疗法：动情期：提高性欲，滋润收缩阴道，改善子宫收缩力。排卵期：防止卵巢早衰，提高生育力，抗衰老。黄体期：促进女性荷尔蒙的分泌，提高细胞活力，促进新陈代谢，维持子宫的正常功能。

【注意事项】

七窍养生之：艾眼灸：①眼睛不要随意睁开。②旋磁罐要放到安全线上。七窍养生之：脸部净化组合：①随时注意温度，离仪器5—10厘米为佳；②嘴巴、眼睛最好是以一张一闭较适宜。七窍养生之：尿道（幸福密语组合）：女性来月经期间不能用、月经过后三天才使用。

柔嘉远红外旋磁艾灸《24节气养生灸》亚健康调理技术

二十四节气所反映的物候特征说明了自然界的一切生活都与节气密切相关，人也不能脱离天地气息而生存，人体的五脏六腑、七窍四肢、筋骨皮肉等组织的机能活动也无不受节气变化的影响。“阴阳四时者，万物之终始也，生死之本也，逆之灾害生，从之则苛疾不起，是谓道也。”这清楚地说明了人在养生中要顾应四季阴阳之根本。

养生专家指出，二十四节气不仅是指导农业生产的“圣经”，也是指导人们养生、保健的秘宝。这是因为，人与自然界是统一的整体，人的

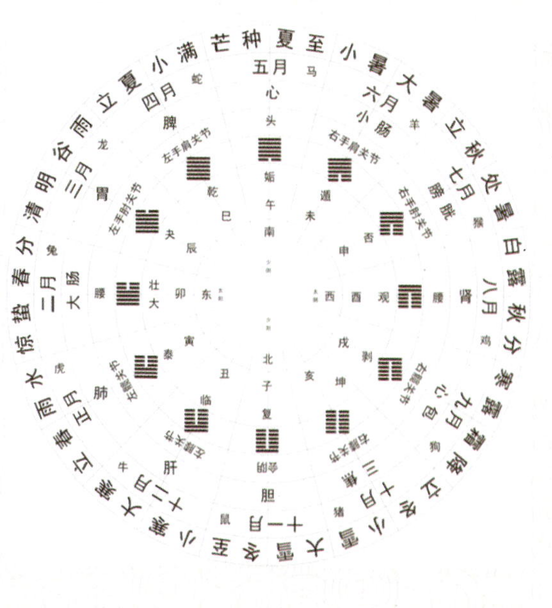

生命活动也必然与二十四节气紧密相联。一年四季的变化随时影响着人体，二十四节气的变化不一，也必定会引起人的生理和心理机能不断地发生更替。因此，非常有必要依从二十四节气的要求，进行养生保健。

【24节气养生专业】

1. 人体经络与二十四节气

人体十二经络在一年里面的一进一出，恰好对应着二十四个节气。经络上有365个穴位，而自然界一年有365天，这也是人体与自然相联系的一个表现。我们知道每隔四年的二月份就会润一日，那么全年就变成366天，而人体也会相应的每四年出现一次膏肓穴，这个膏肓穴就叫做第366穴。在人患病的过程中，如果生病四年都还没有痊愈，那就会危及生命，这就是古语所说的“病入膏肓”。在治疗的过程中，膏肓穴出现的这一天也是很关键的，如果利用二月份润日这一天，通过膏肓穴对人体进行调整则可有效治疗与调节疾病。

我们人体又是如何与二十四节气对应的呢?我们知道人体有十二经脉，阴经通于脏，阳经通于腑，十二经脉和十二脏腑结合起来，形成二十四经脉与二十四节气相吻合、相对应的关系。对应关系见下表 ：

人体二十四经脉十二经络	十二脏腑	二十四节气
足厥阴肝经	肝脏	惊蛰 春分
足少阳胆经	胆腑	清明 谷雨
手厥阴心包经	心脏大脑	立夏 小满
手少阴心经	心脏	芒种 夏至
手太阳小肠经	小肠腑	小暑 大暑
足太阴脾经	脾脏	立秋 处暑
足阳明胃经	胃腑	白露 秋分
手太阴肺经	肺脏	寒露 霜降
手阳明大肠经	肠腑	立冬 小雪
足少阴肾经	肾脏	大雪 冬至
足太阳膀胱经	膀胱腑	小寒 大寒
手少阳三焦经	六腑之和	立春 雨水

2. 人体脊柱与24节气

脊柱是人体最大的能量传输中心，通过神经系统的传递，可与人体五脏六腑相通。人体的脊柱由颈椎7节，胸椎12节，腰椎5节，共24节椎体组成，恰与一年24个节气相吻合。

据《黄帝内经》所载，人体每一个器官的能量，都是由特定的脊椎位置所控制，与大自然24个节气所对应。这种巧合正是体现了“人为小宇宙、天地为大宇宙”之观点。常人的脊柱内的炁机，冬至从第5节腰椎开始，每个节气上移一个椎体，一年内完成一次脊柱整体炁机变化，这正符合地球绕太阳运转一周轨迹的炁机变化原理。

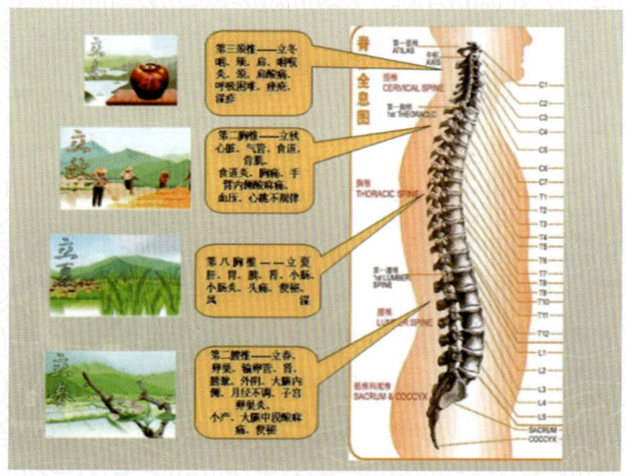

颈椎

第一颈椎——大雪，头、耳、鼻、喉、脸，头痛、失眠、眼疾、记忆减退、眩晕；

第二颈椎——小雪，喉、舌、声带、口，昏眩、耳鸣、扁桃腺炎、腮腺炎、直肠炎；

第三颈椎——立冬，咽、颊、肩，咽喉炎、颈、肩酸痛、呼吸困难、痤疮、湿疹；

第四颈椎——霜降，颈部肌肉、臂，肩酸痛、牙痛、甲状腺；

第五颈椎——寒露，手肘、食道、气管，气管炎、咽喉炎、手臂酸痛上臂或手腕痛、甲状炎、五十肩、大姆指酸麻痛；

第六颈椎——秋分，甲状腺、手腕肌、大拇指，上臂或手腕痛、甲状炎、五十肩、大姆指酸麻痛；

第七颈椎——白露，甲状腺、中指、肱肌，甲状炎、手臂外侧、中指、肱、无名指酸麻痛。

胸椎（胸椎十二节）

第一胸椎——处暑，心脏、气管、食道、前臂，心脏病、气管炎、气喘、手腕痛、胸痛、手臂内侧酸麻痛；

第二胸椎——立秋，心脏、气管、食道、背肌，食道炎、胸痛、手臂内侧酸麻痛、血压、心跳不规律；

第三胸椎——大暑，肺、支气管、食道、胸腔，支气管炎、肺炎、食道炎、肋膜炎；

第四胸椎——小暑，肺、食道、乳房，乳房炎、慢性胃症；

第五胸椎——夏至，肝、胆、胃、脾，肝炎、胆囊炎、低血压、胃炎、面疱；

第六胸椎——芒种，胰、胃、胆，肝炎、胃炎、胆囊炎、胃胀、食欲不振；

第七胸椎——小满，肾、胰、十二指肠，胃溃疡、糖尿病、十二指肠炎、扁桃腺炎；

第八胸椎——立夏，肝、胃、胰、肾、小肠，小肠炎、头痛、便秘、风湿；

第九胸椎——谷雨，小肠、肾上腺，肾上炎、过敏、频尿、湿疹、膀胱炎、排尿困难、不孕、下腹痛；

第十胸椎——清明，肾、盲肠、大肠，肾炎、水肿、痛风、不孕、输尿管炎、带状疱疹、静脉曲张；

第十一胸椎——春分，肾、大肠、输尿管，肾炎、输尿管炎、大肠炎、性无能、痤疮、痢疾、水肿、牛皮癣；

第十二胸椎——惊蛰，肾、大肠、淋巴、输尿管、膀胱，膀胱炎、不孕、生殖器疾病、风湿关节炎、输尿管炎。

腰椎（腰椎五节）

第一腰椎——雨水，大肠、输尿管、股四头肌、大腿前侧，大腿痛、便秘、尿床、疝气；

第二腰椎——立春，卵巢、输卵管、肾、膀胱、外阴、大腿内侧，月经不调、子宫卵巢炎、小产、大腿中段酸麻痛、便秘；

第三腰椎——大寒，生殖器、下腰、坐骨神经，月经不调、生殖器疾病、水肿、坐骨神经痛、血压不正常；

第四腰椎——小寒，前列腺、下腰、坐骨神经，下腰痛、小腿痛、坐骨神经痛、前列腺障碍；

第五腰椎——冬至，子宫、膀胱、直肠、足，膀胱障碍、小腿至足踝酸麻痛、痔疮、尿酸。

荐椎与骶椎

荐椎——直肠、肛门、大腿后侧、前列腺、脊椎弯曲，髋骨关节炎、臀部痛、前列腺炎、踝骨痛；

骶椎——直肠、肛门、痔疮、搔痒症、肛门炎。

3. 传承发展中国古老的24节气灸

24节气灸的意义：根据中医“天人合一”思想，“天”的变化自然影响人体，而节气对人体影响有两个方面：

（1）由于节气前后气候变化比较大，一个人如果有旧患或宿疾，他的适应能力和机体抵抗力就弱，往往会在这个时候发病或病情加重。据医学统计：心脏病、中风、哮喘等疾病多发于节气前后和半夜。因为当外界气候条件的变化超过身体的应变能力时，人就会生病。这正是《黄帝内经》所讲的“邪之所腠，其气必虚”。

（2）由于宇宙能量在节气前后变化较大，如果我们在这个时候运用一些特殊的方法进行干预，把宇宙能量转化为我所用将起到事半功倍的作用。节气灸就是在中医理论指导下成功的把宇宙能量转化为我所用的典范。通过做节气灸不但可以起到最佳的治疗效果，还可以调节机体免疫力、提高抗病能力。这样，当外界环境及气候等因素发生变化时，人就不容易生病，正如《黄帝内经》中所说的“正气存内，邪不可干”。

24节气灸的作用：“节气灸”是在特定的时令节气，选择具有强壮作用的腧穴进行艾灸，以温壮元阳，激发经气，调动机体潜能，提高机体抗病与应变能力。“节气灸”为我国历代医家及百姓所喜闻乐见并沿用至今，在传统防病保健领域里占有特殊的地位。

（1）扶正祛邪：用以预防治疗感冒、体虚易感、慢性气管炎、过敏性鼻炎、哮喘、荨麻疹等呼吸系统疾病及过敏性疾病；

（2）助阳祛寒：用以治疗胃寒、胃胀、胃痛、腹胀、腹泻等脾胃病及颈肩腰腿疼痛、畏寒、手脚寒凉、风湿、类风湿、骨性关节病等；

（3）疏肝理气：用以治疗失眠、易怒、焦虑、抑郁等；

（4）扶阳固本，强身健体，调整五脏正气，增强身体抗病能力。

三伏灸、三九灸

三伏天和三九天灸治，根据《内经》“春夏养阳，秋冬养阴；夏养三伏，冬补三九”。前者乃“冬病夏治”，后者乃“夏病冬治”之理。

三伏灸在最热的季节，三九灸在最冷的季节；三伏灸在每年夏季最热的三伏天，顺应大自然阳热降伏收藏的力量，以艾灸的阳热之力补充人体阳气；三九灸在每年冬季最冷的三九天，顺应大自然阳热萌动上升的力量，以艾灸的阳热之力来补充人体阳根，帮助人体阳气源源不断的升华。

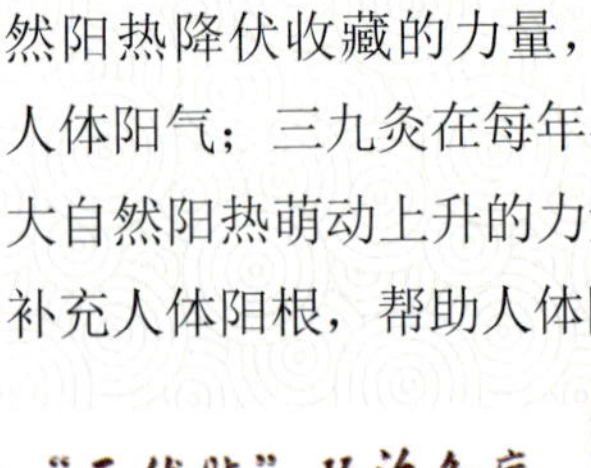

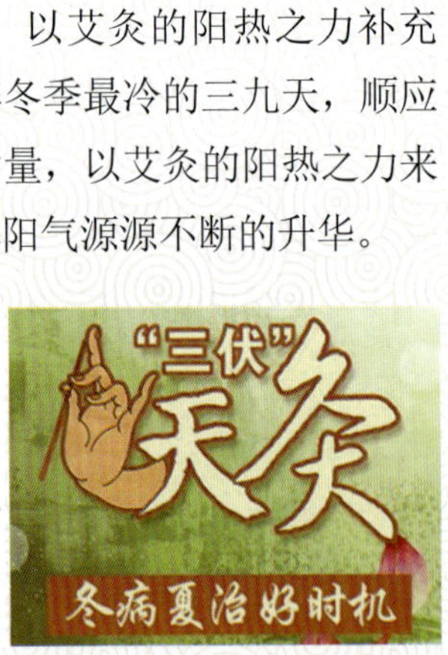

三伏灸是三九灸的延续和加强；二者互为始终、相互加强、相互补充；二者都是扶助正气、调节人体免疫机能，达到增强人体抗病能力的作用；二者出发点基本相同，但灸养的目的不同，《内经》指出：“春夏养阳，秋冬养阴”，春夏不可伤中下之阳，秋冬不可伤中上之阴。夏养三伏、冬补三九，“三九灸”与“三伏灸”相配合，能显著提高人体抵抗力。

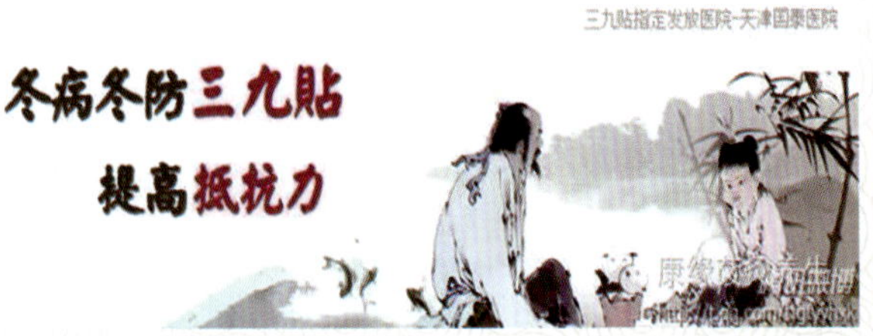

根据24节气养生原理与流传至今的24节气灸的中医科学，柔嘉艾灸成功开发出24节气养生灸专项技术。

【功　效】

《内经》有“天有八纪”之说。即春分，秋分，春至，夏至，立春，立夏，立秋，立冬。这些八纪都是一年中节气阴阳，寒热交替的纽枢，而冬至和夏至是阴阳主气交接的节气，二至对疾病影响很大，俗语说，重病难过冬至，过了冬至可过年，此时用艾灸辩证取穴强壮身体，是最佳选择。

1. 将养生细化到24节气，调理的针对性强，健康效果更显著。

2. 将持续养生的观念再次普及到众人。且将防病，康复调理做得更细致，更加深入人心。将艾灸养生的专业化做了极大的提升。

3. 传承发展中医文化，将流传至今的24节气灸的技术再做延伸。将调理效果扩展数倍。尤其解决慢性病及某些疑难症疾的康复调理有突出的作用。例如：过敏症：过敏性鼻炎，慢性支气管炎，哮喘，湿疹，荨麻疹等；妇科男科慢性炎症；长期脾胃不和，气滞血瘀，肾阴阳虚；风湿性关节炎，长期痛经月经不调；长期失眠，头痛，头晕；三高症，肥胖等症的康复调理；预防并发症。

【适宜人群】

亚健康人群以及慢性病及某些疑难症疾的康

复调理。老年人心血管问题的预防，康复调理，儿童成长发育的健康调理。

【技术特色】

艾灸＋天灸

远红外旋磁雷火灸+ 液体灸+本草能量热膜灸+天灸贴

【技术介绍】

24节气经络部位穴位灸

1. 技术操作：

（1）每节气一瓶油5毫升，点揉穴位，按摩对应部位到发热、推相应经络。

（2）各季能量油滚动、能量瓶底加强穴位和经络。

（3）各节气相应反射区部位或阿是穴敷本草能量热膜，进行热膜灸约20分钟取下。

（4）按照各节气相应经络取穴，专利阵法施灸。

（5）各节气相应的反射区部位或阿是穴贴天灸贴。

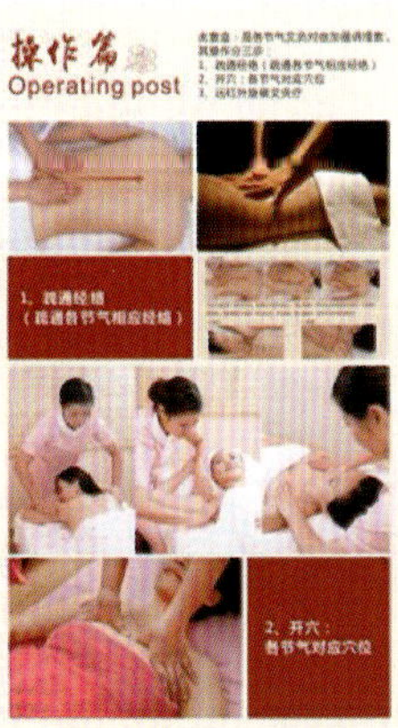

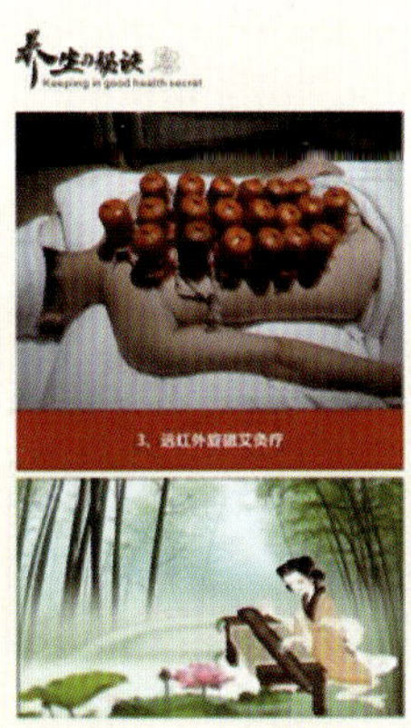

2. 各节气调理方案

（1）立春（立春油）：主调肝，养阳。

重点配穴：督脉：大椎、命门、肺俞、肝俞；任脉：关元、神阙、中脘、太冲。

专利阵法：旋磁天王灸，远红外旋磁雷火灸；灸第二腰椎。

推经络： 主推：肝经；辅助：胆经、肾经。

配合调理：肝胆套+肾部套+天灸贴+九窝清青组合（天灸）。

旋磁 天王灸

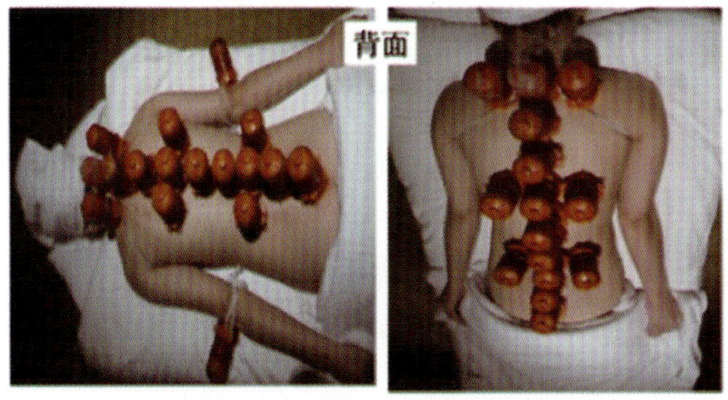

因正气不足内心压抑，无汗，肝胆代谢功能差，口苦，两肋胀痛胀满，眼干涩者，睡眠差多梦，头晕，脑供血不足，有极强的治疗效果，效果显著。

（2）雨水（雨水油）：主调脾，祛湿。

重点配穴：督脉：大椎、肾俞、肝俞；任脉：期门、关元、神阙。

专利阵法：旋磁肠胃调理灸，远红外旋磁雷火灸；灸第一腰椎。

推经络：主推：脾经；辅助：胃经，肾经。

配合调理：脾胃套+排寒套+肾部套+天灸贴。

旋磁 北斗七星肠胃调理灸

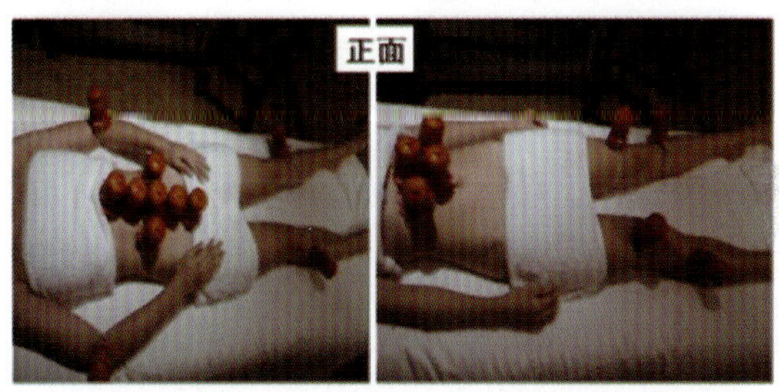

因中气不足，肝火旺盛，吸收功能差，瘦弱无力，增强及改善肠胃吸收能力，有经常腹泻者，腹腔无力，便溏，都有很好的调理及治疗功能。

（3）惊蛰（惊蛰油）：主调体质。

重点配穴：督脉：大椎、肝俞、肾俞；任脉：合谷、太冲、关元、神阙、中脘。

专利阵法：旋磁工字灸 ，远红外旋磁雷火灸；灸第十二胸椎。

推经络：主推：膀胱经。

配合调理：气血双补套+夹脊畅悦组合（天灸）。

旋磁 工字灸

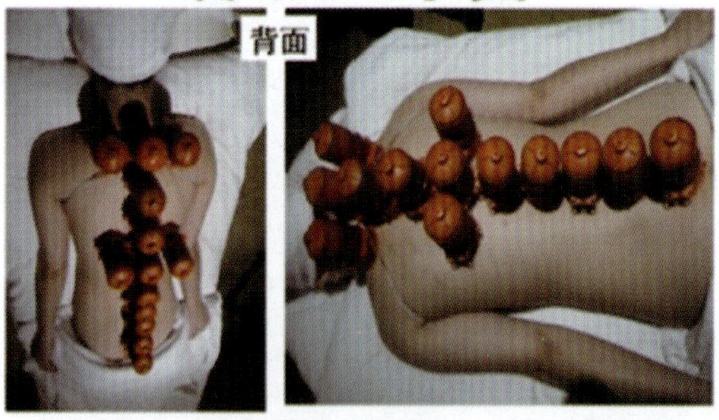

针对阴气虚而引起的手脚冰凉，背部寒气重，血虚者，有很好的调理及治疗的效果。

（4）春分（春分油）：主调阴阳。

重点配穴：督脉：大椎、肝俞、命门、脾俞；任脉：关元、神阙、中脘、膻中、太冲。

专利阵法：旋磁工字灸或旋磁滋阴除烦灸，远红外旋磁雷火灸；灸第十一胸椎。

推经络：主推：肾经；辅助：督脉或任脉。

配合调理：阴虚、阳虚体质套+肾部套+夾脊畅悦组合。

旋磁 除烦 滋阴灸

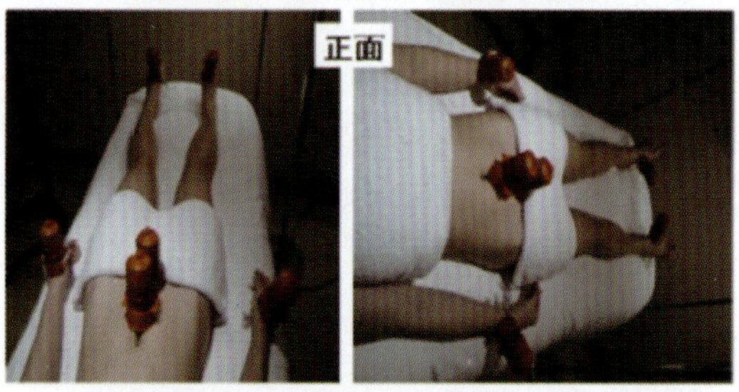

此灸法主要针对，因青春发育期间和长期上火的患者，有滋阴降火，安神调理的功能，主要针对因上火出现的，失眠，多梦，烦躁，易怒，都有很好的滋阴调理功能，被称为神奇的降火灸。

旋磁 工字灸

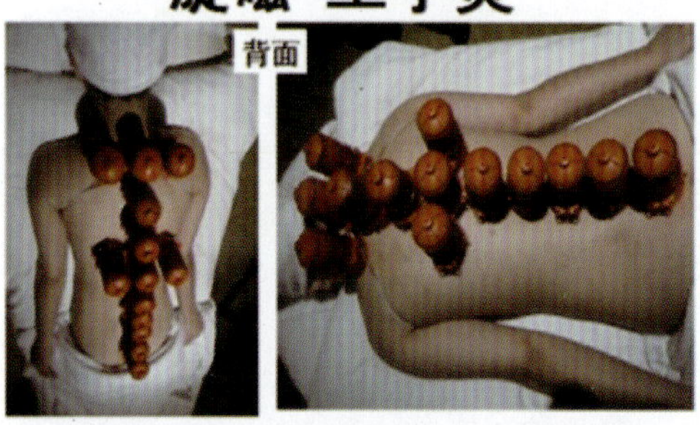

针对阴气虚而引起的手脚冰凉，背部寒气重，血虚者，有很好的调理及治疗的效果。

（5）清明（清明油）：养肝护阳。

重点配穴：督脉：大椎、至阳、命门；任脉：鬼哭穴、足三里、合谷、关元、神阙。

专利阵法：旋磁三阳开泰，远红外旋磁雷火灸；灸第十胸椎。

推经络：主推：肝经；辅助：胆经。

配合调理：肝胆套+肾部套+天灸贴+九窝清青组合（天灸）。

旋磁 三阳开泰灸

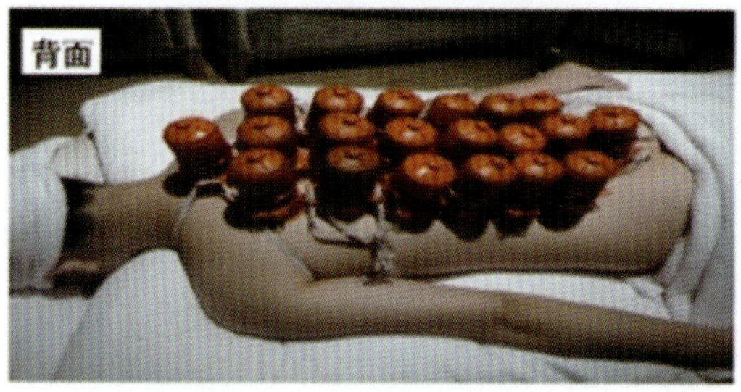

此灸法称为旋磁神灸法可对多种疾病及慢性疾病，有很好的调理及治疗的作用。主要针对长期熬夜，受寒，气血亏虚，元气不固者，阴经耗损者，口干舌燥，体虚多病，都能达到很强的补疗效。

（6）谷雨（谷雨油）：主调肝脾，祛湿。

重点配穴：督脉：大椎、百会、命门、心俞；任脉：关元、神阙、神门。

专利阵法：旋磁肠胃调理灸，远红外旋磁雷火灸；灸第九胸椎。

推经络：主推：脾经；辅助：肝经、胆经、肾经。

配合调理：肝胆套+脾胃套+肾部套+缝隙修护组合（天灸）。

旋磁 北斗七星肠胃调理灸

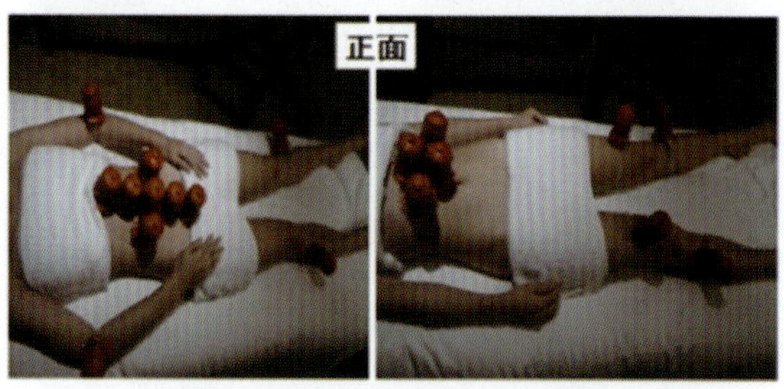

因中气不足，肝火旺盛，吸收功能差，瘦弱无力，增强及改善肠胃吸收能力，有经常腹泻者，腹腔无力，便溏，都有很好的调理及治疗功能。

（7）立夏（立夏油）：主调心。

重点配穴：督脉：大椎、心俞、肾俞；任脉：关元、神阙、膻中。

专利阵法：旋磁乾坤灸，远红外旋磁雷火灸；灸第八胸椎。

推经络：主推：心经；辅助：心包经、肾经。

配合调理：心肺套+头面通经+九窝清青组合（天灸）。

旋磁 乾坤灸

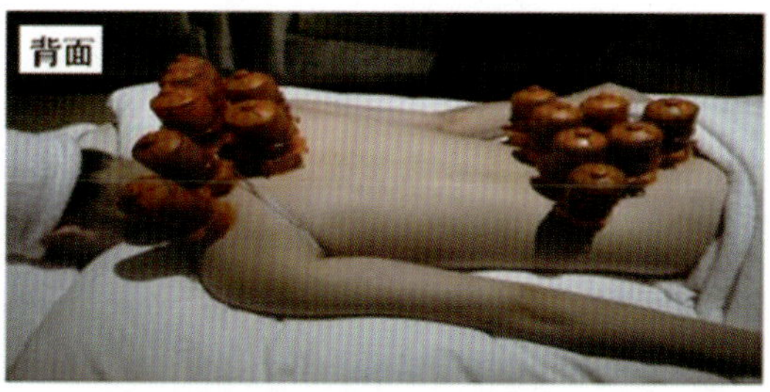

主要针对腰肩，酸痛，经常吹空调，湿发，睡眠或外出，腰背经常显露在外，而引起的腰肩疼痛，用此法，可以达到治疗保健的作用。

（8）小满（小满油）：主调脾胃，清热祛湿。

重点配穴：督脉：大椎、肾俞；任脉：关元、神阙、足三里。

专利阵法：旋磁肠胃调理灸，旋磁滋阴除烦灸，远红外旋磁雷火灸；第七胸椎。

推经络：主推：脾经；辅助：胃经、大肠经。

配合调理：脾胃套（或体三浊）+肾部套+淋巴免疫套+九窝清青组合（天灸）。

旋磁 北斗七星肠胃调理灸

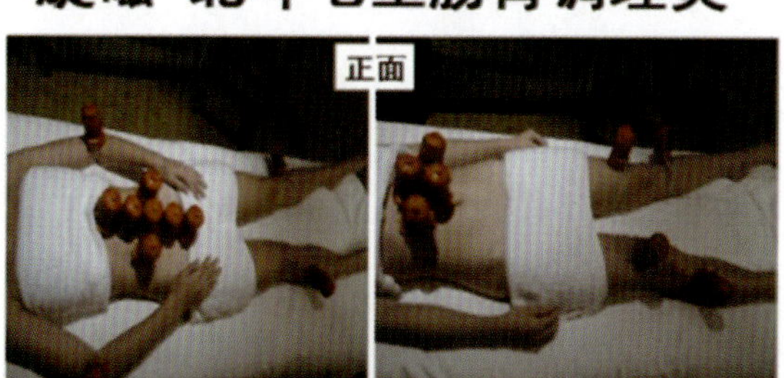

因中气不足，肝火旺盛，吸收功能差，瘦弱无力，增强及改善肠胃吸收能力，有经常腹泻者，腹腔无力，便溏，都有很好的调理及治疗功能。

（9）芒种（芒种油）：主调心神。

重点配穴：督脉：大椎、脾俞、心俞、命门；任脉：神阙、关元、足三里。

专利阵法：旋磁三阳开泰灸，远红外旋磁雷火灸；第六胸椎。

推经络：主推：心经；辅助：心包经、膀胱经。

配合调理：心肺套（或气血双补套）+头面通经套+肾部套+夹脊畅悦组合（天灸）。

旋磁 三阳开泰灸

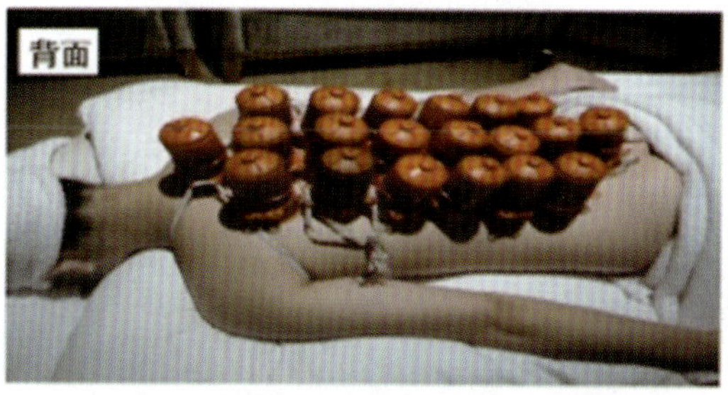

此灸法称为旋磁神灸法可对多种疾病及慢性疾病，有很好的调理及治疗的作用。主要针对长期熬夜，受寒，气血亏虚，元气不固者，阴经耗损者，口干舌燥，体虚多病，都能达到很强的补疗效。

（10）夏至（夏至油）：主调肾脾胃排寒湿。

重点配穴：督脉：大椎、至阳、命门；任脉：膻中、关元、神阙、巨阙。

专利阵法：旋磁双龙戏珠灸，远红外旋磁雷火灸；第五胸椎。

推经络：主推：脾经；辅助：胃经、肾经、胆经。

配合调理：脾胃套+四大排寒+肾部套+天灸贴。

旋磁 双龙戏珠灸

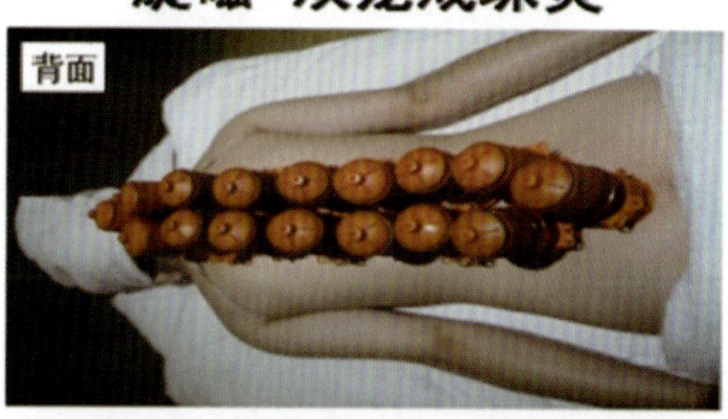

双龙戏珠灸法适合所有人群定的主要特点是能提高身体正气（阳气）提高人体免疫力加强气机循环，尤其对怕冷、怕风、身体发冷四肢出汗、身体无力、面色暗黄、手脚冰凉、肾气虚弱、气血不足、身体出现无名疼痛、经脉曲张、等症状最有很好的调理及治疗的效果。

（11）小暑（小暑油）：主调心阳护胃肠。

重点配穴：督脉：大椎、肾俞、心俞；任脉：神阙、关元、膻中、涌泉、合谷。

专利阵法：旋磁固本培元灸，旋磁肠胃调理灸，远红外旋磁雷火灸；第四胸椎。

推经络：督脉、心经、小肠经、胃经、大肠经。

配合调理：心肺套+体三浊+肾部套+夹脊畅悦组合（天灸 ）。

旋磁 北斗七星肠胃调理灸

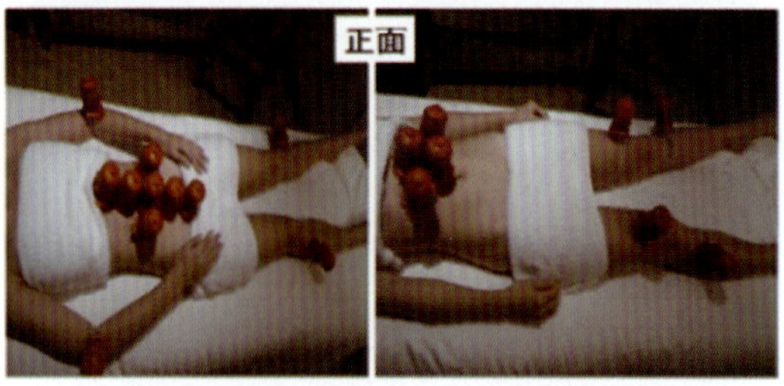

因中气不足，肝火旺盛，吸收功能差，瘦弱无力，增强及改善肠胃吸收能力，有经常腹泻者，腹腔无力，便溏，都有很好的调理及治疗功能。

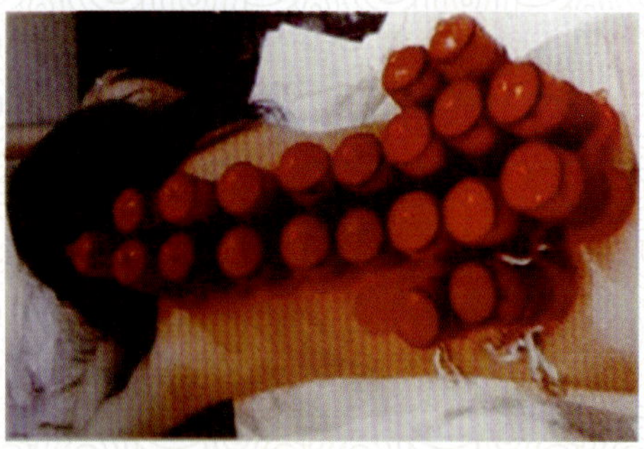

旋磁固本培元灸

（12）大暑（大暑油）：主调肾脾胃。

重点配穴：督脉：大椎、肾俞、心俞；任脉：神阙、关元、膻中、涌泉、合谷。

专利阵法：旋磁生理康复灸，远红外旋磁雷火灸；灸第三胸椎。

推经络：主推：肾经；辅助：脾经、胃经。

配合调理：脾胃套+肾部套+缝隙修护组合（天灸）。

旋磁 生理康复灸

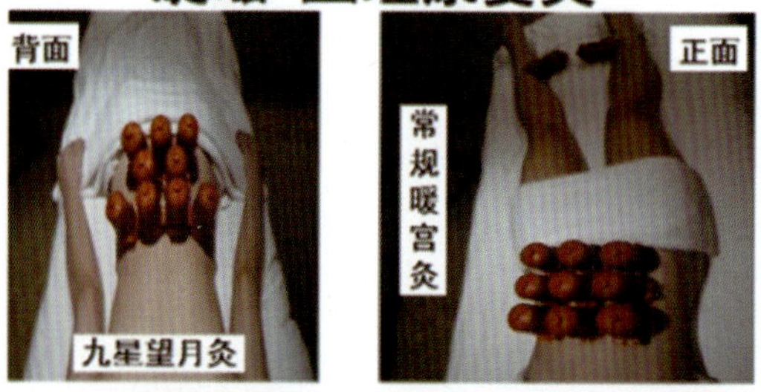

针对经常爱吃冷食，受寒，而引起的，小腹寒痛，经血疼痛不下，有很好的调理功能，同时针对男性前列腺，小腹无力，寒空及肾虚，而引起的尿频尿急，尿道感染，都有很好的治疗效果。

（13）立秋（立秋油）：主调肺。

重点配穴：督脉：大椎、肾俞、脾俞；任脉：关元、神阙、中脘、章门、太白。

专利阵法：旋磁五行肺气灸，旋磁除烦滋阴灸，远红外旋磁雷火灸；第二胸椎。

推经络：主推：肺经；辅助：大肠经、脾经、肾经。

配合调理：清肺套（或心肺套）+肾部套+脾胃套+九窝清青组合（天灸）。

旋磁 五行肺气灸（除寒）

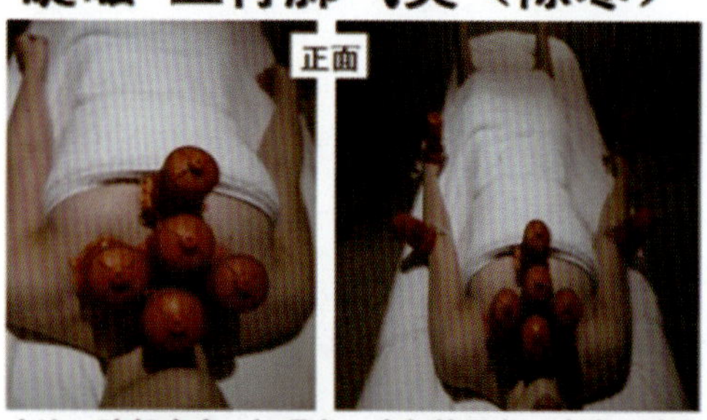

主治：肺部疾病，如咽炎，支气管咽炎，哮喘，肺胸胀痛，咽干，嗓子肺炎，因受凉引起的咳嗽，肺气虚弱，有很好的调理温养效果。

旋磁 除烦 滋阴灸

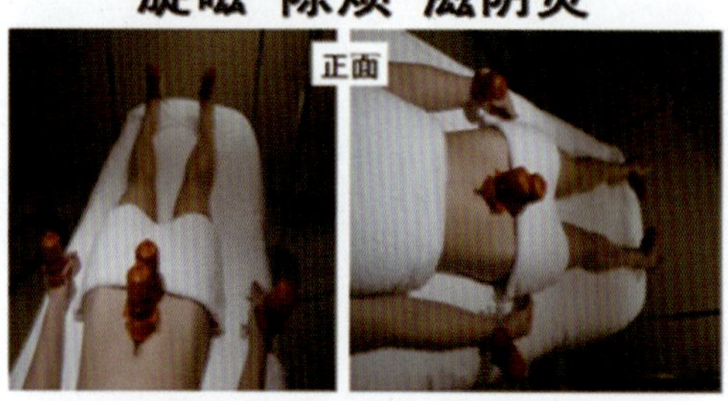

此灸法主要针对，因青春发育期间和长期上火的患者，有滋阴降火，安神调理的功能，主要针对因上火出现的，失眠，多梦，烦躁，易怒，都有很好的滋阴调理功能，被称为神奇的降火灸。

（14）处暑（处暑油）：主调脑肺脾　滋阴清暑湿热。

重点配穴：督脉：大椎、肾俞、心俞；任脉：神阙、关元、膻中、涌泉、合谷。

专利阵法：　旋磁除烦滋阴灸，旋磁肠胃调理灸，远红外旋磁雷火灸；第一胸椎。

推经络：主推：肺经；辅助：大肠经、胃经、脾经。

配合调理：清肺套+头面通经套+脾胃套+天灸贴（根据体质配：阴虚体质套）。

旋磁　除烦　滋阴灸

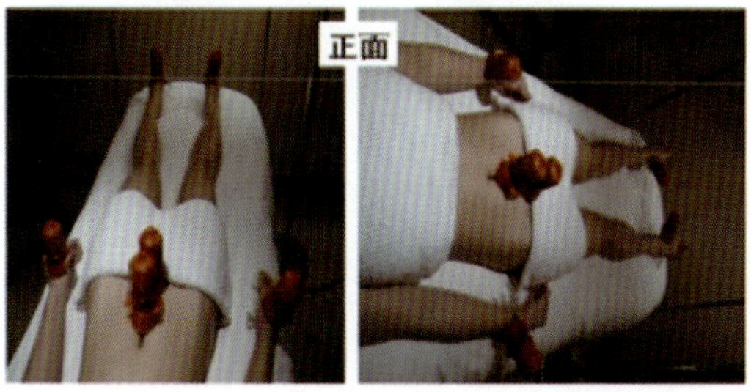

此灸法主要针对，因青春发育期间和长期上火的患者，有滋阴降火，安神调理的功能，主要针对因上火出现的，失眠，多梦，烦躁，易怒，都有很好的滋阴调理功能，被称为神奇的降火灸。

旋磁　北斗七星肠胃调理灸

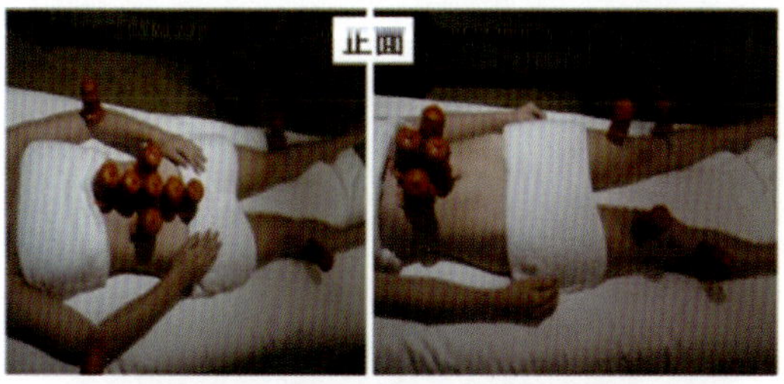

因中气不足，肝火旺盛，吸收功能差，瘦弱无力，增强及改善肠胃吸收能力，有经常腹泻者，腹腔无力，便溏，都有很好的调理及治疗功能。

（15）白露（白露油）：主调心肝脾胃，防燥滋阴。

重点配穴：督脉：大椎、肺腧、肾俞、脾俞；任脉：关元、神阙、足三里、中府。

专利阵法：旋磁三阳开泰，远红外旋磁雷火灸；第七颈椎。

推经络：主推：心经；辅助：肝经、脾经、胃经。

配合调理：肝胆套+脾胃套+肾部套+九窝清青组合（天灸）（根据体质配：阴虚体质套）。

旋磁　三阳开泰灸

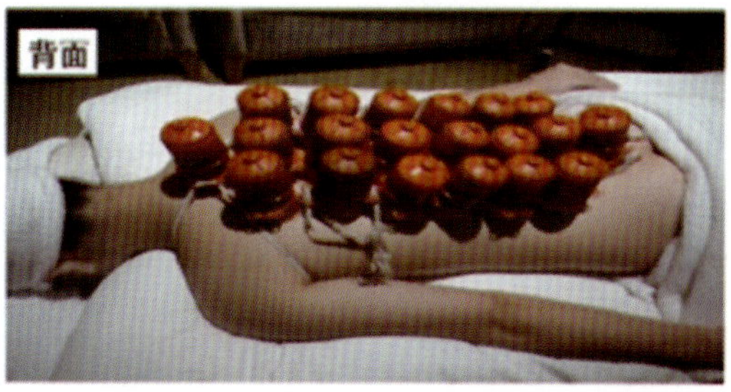

此灸法称为旋磁神灸法可对多种疾病及慢性疾病，有很好的调理及治疗的作用。主要针对长期熬夜，受寒，气血亏虚，元气不固者，阴经耗损者，口干舌燥，体虚多病，都能达到很强的补疗效。

（16）秋分：主调肺，祛寒燥。

重点配穴：督脉：大椎、肺腧、大肠俞、肾俞；任脉：关元、神阙、天枢、足三里、合谷。

专利阵法：旋磁五行肺气灸，旋磁除烦滋阴灸，远红外旋磁雷火灸；第六颈椎。

推经络：主推：肺经；辅助：大肠经、脾经、肾经。

配合调理：清肺套（或心肺套）+四大排寒套+肾部套+九窝清青组合（根据体质配：阴虚体质套）。

旋磁　五行肺气灸（除寒）

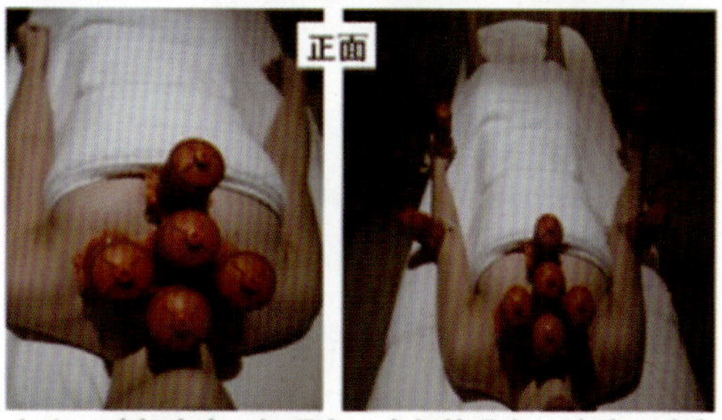

主治：肺部疾病，如咽炎，支气管咽炎，哮喘，肺胸胀痛，咽干，嗓子肺炎，因受凉引起的咳嗽，肺气虚弱，有很好的调理温养效果。

旋磁 除烦 滋阴灸

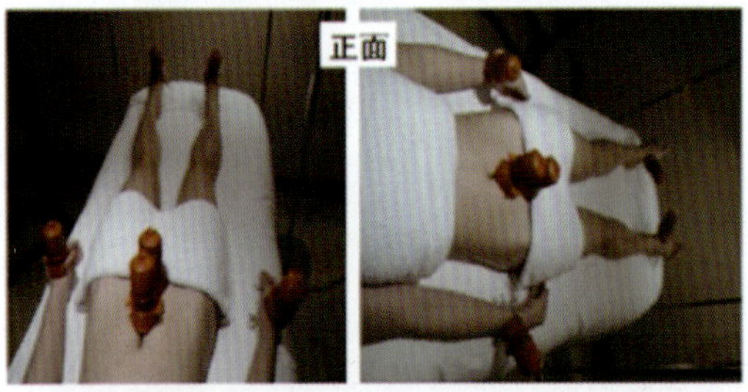

此灸法主要针对，因青春发育期间和长期上火的患者，有滋阴降火，安神调理的功能，主要针对因上火出现的，失眠，多梦，烦躁，易怒，都有很好的滋阴调理功能，被称为神奇的降火灸。

（17）寒露：主调肺，祛寒护关节。

重点配穴：督脉：大椎、肺腧、肾俞、八髎；任脉：神阙、关元、太渊、足三里。

专利阵法：旋磁五行肺气灸，旋磁腰椎调理灸，远红外旋磁雷火灸；第五颈椎。

推经络：主推：膀胱经；辅助：肺经、胆经、肾经。

配合调理：清肺套（或心肺套）+四大排寒+脾胃套+缝隙修护组合（天灸）。

旋磁 腰椎调理灸

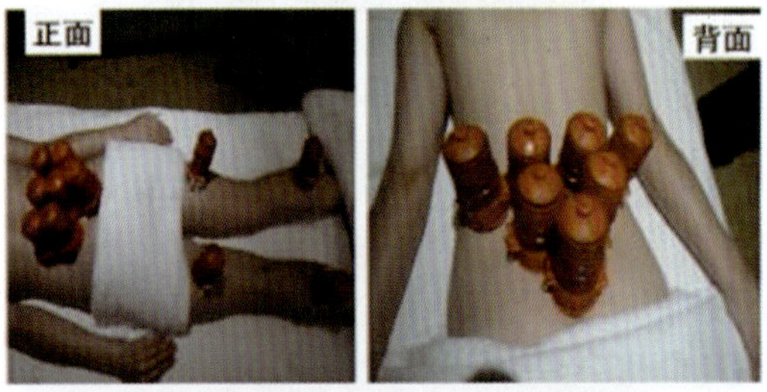

长期腰酸腿痛，腰部怕凉，坐骨神经疼痛，因肾虚引起的失眠多梦，腰肩无力，口干下肢水肿，经脉曲张，有很好的调理及治疗的效果。

旋磁 五行肺气灸（除寒）

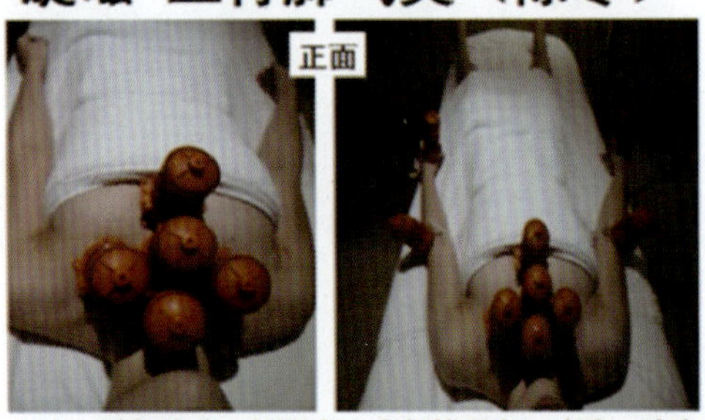

主治：肺部疾病，如咽炎，支气管咽炎，哮喘，肺胸胀痛，咽干，嗓子肺炎，因受凉引起的咳嗽，肺气虚弱，有很好的调理温养效果。

（18）霜降（霜降油）：主调肺，清郁火。

重点配穴：督脉：大椎、脾俞、肾俞；任脉：涌泉、关元、神阙、膻中。

专利阵法：旋磁五行肺气灸，旋磁坐骨神经灸，远红外雷火灸；第四颈椎 。

推经络：主推：肺经；辅助：肝经、胆经。

配合调理：清肺套（或心肺套）+肝胆套+体三浊+肾部套+九窝清青组合（天灸）。

旋磁 五行肺气灸（除寒）

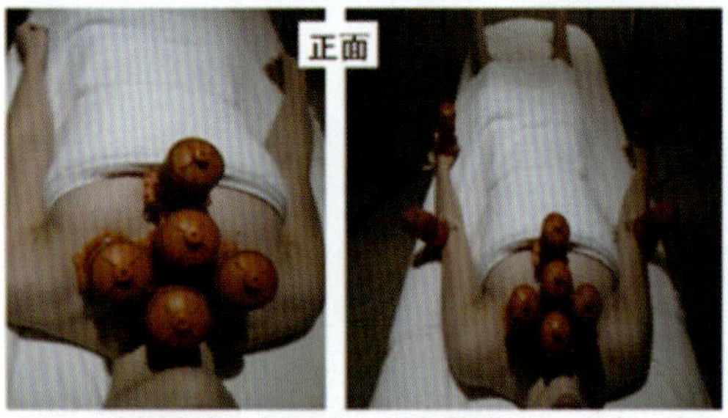

主治：肺部疾病，如咽炎，支气管咽炎，哮喘，肺胸胀痛，咽干，嗓子肺炎，因受凉引起的咳嗽，肺气虚弱，有很好的调理温养效果。

旋磁 坐骨神经灸

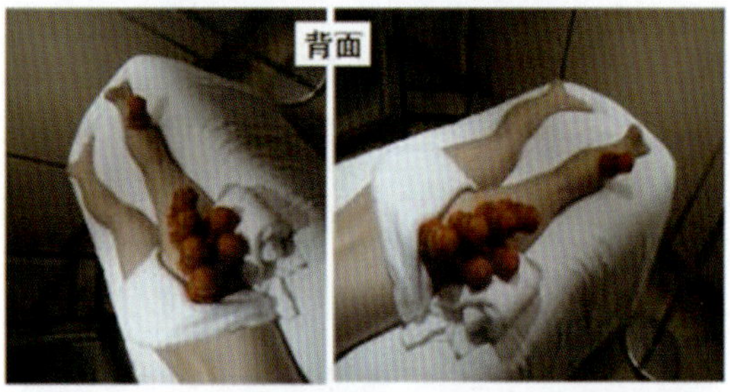

主治：因腰部扭伤，肝胆燥热，肺气虚弱而引起的坐骨神经疼痛，及腿部胀痛，都有很好的治疗效果

（19）立冬（立冬油）：主调肾。

重点配穴：督脉：大椎、肾俞、京门；任脉：涌泉、神阙、关元。

专利阵法：旋磁生理康复灸，远红外旋磁雷火灸；第三颈椎。

推经络：主推：肾经；辅助：膀胱经、胆经。

配合调理：气血双补套+肾部套+天灸贴（天灸）。

旋磁 生理康复灸

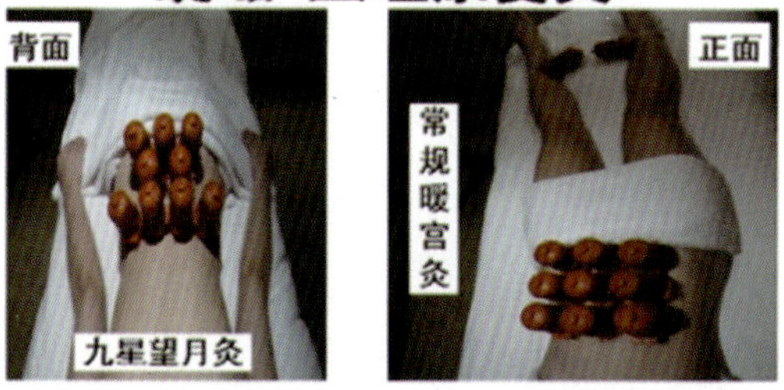

针对经常爱吃冷食，受寒，而引起的，小腹寒痛，经血疼痛不下，有很好的调理功能，同时针对男性前列腺，小腹无力，寒空及肾虚，而引起的尿频尿急，尿道感染，都有很好的治疗效果。

（20）小雪（小雪油）：主调肾，防寒祛内火。

重点配穴：督脉：大椎、至阳、肾俞、心俞；任脉：涌泉、关元、神阙、膻中。

专利阵法：旋磁生理康复灸，旋磁除烦滋阴灸，远红外旋磁雷火灸；第二颈椎。

推经络：主推：膀胱经；辅助：肾经、脾经、胃经。

配合套盒：肾部套+四大排寒+体三浊（或脾胃套）+缝隙修护组合。

旋磁 生理康复灸

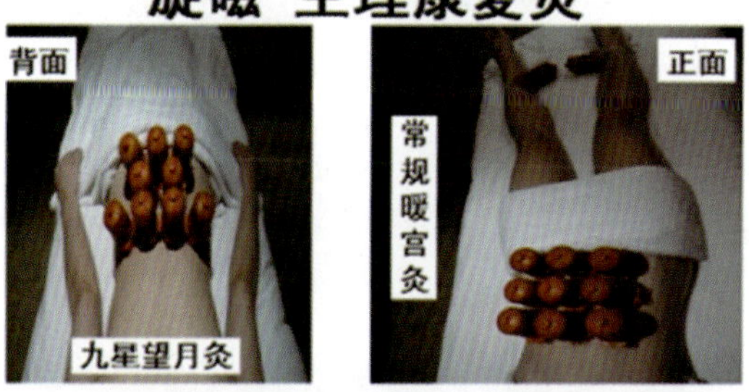

针对经常爱吃冷食，受寒，而引起的，小腹寒痛，经血疼痛不下，有很好的调理功能，同时针对男性前列腺，小腹无力，寒空及肾虚，而引起的尿频尿急，尿道感染，都有很好的治疗效果。

旋磁 除烦 滋阴灸

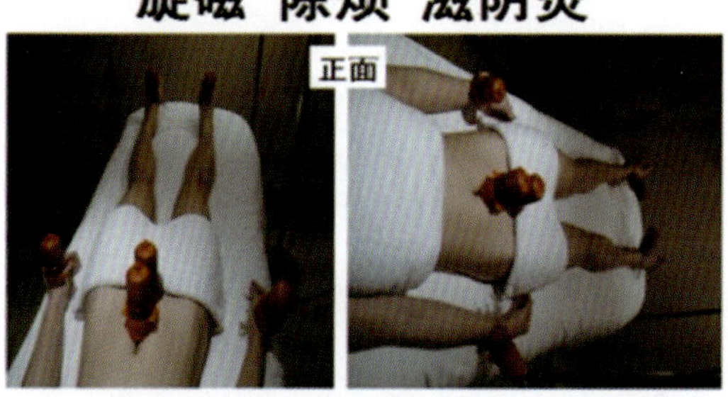

此灸法主要针对，因青春发育期间和长期上火的患者，有滋阴降火，安神调理的功能，主要针对因上火出现的，失眠，多梦，烦躁，易怒，都有很好的滋阴调理功能，被称为神奇的降火灸。

（21）大雪（大雪油）：主调肺肾。

重点配穴：督脉：大椎、至阳、肾俞、心俞；任脉：涌泉、关元、神阙、膻中。

专利阵法：旋磁五行肺气灸，旋磁生理康复灸，远红外旋磁雷火灸；第一颈椎。

推经络：主推：肾经；辅助：肺经、大肠经。

配合套盒：肾部套+心肺套+脾胃套+天灸贴。

旋磁 五行肺气灸（除寒）

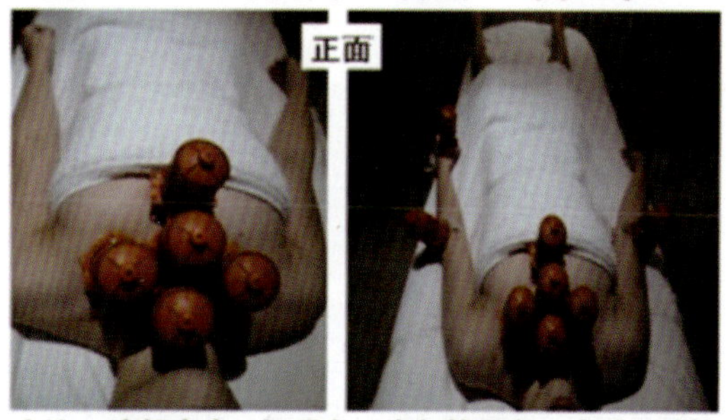

主治：肺部疾病，如咽炎，支气管咽炎，哮喘，肺胸胀痛，咽干，嗓子肺炎，因受凉引起的咳嗽，肺气虚弱，有很好的调理温养效果。

旋磁 生理康复灸

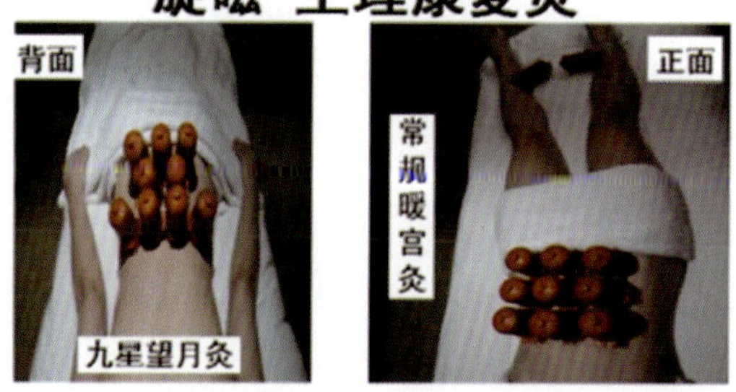

针对经常爱吃冷食，受寒，而引起的，小腹寒痛，经血疼痛不下，有很好的调理功能，同时针对男性前列腺，小腹无力，寒空及肾虚，而引起的尿频尿急，尿道感染，都有很好的治疗效果。

（22）冬至（冬至油）：主调胃，养阳。

重点配穴：督脉：大椎、肾俞、脾俞；任脉：太溪、关元、神阙。

专利阵法：旋磁肠胃调理灸，旋磁双龙戏珠灸，远红外旋磁雷火灸；第五腰椎。

推经络：主推：胃经；辅助：脾经、肾经。

配合套盒：肾部套+脾胃套+天灸贴（根据体质可配阳虚体质套）。

旋磁 双龙戏珠灸

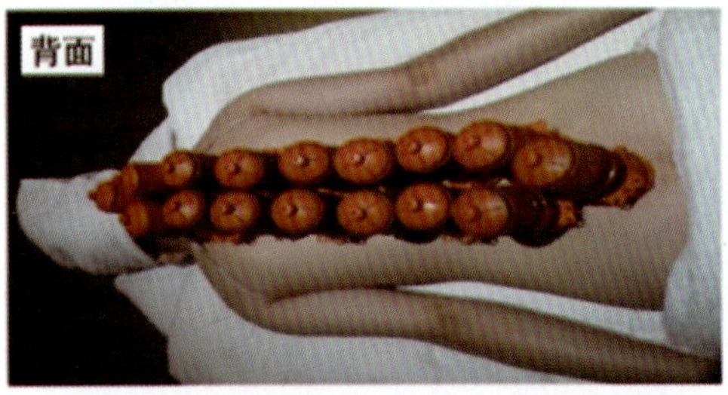

双龙戏珠灸法适合所有人群定的主要特点是能提高身体正气（阳气）提高人体免疫力加强气机循环，尤其对怕冷、怕风、身体发冷四肢出汗、身体无力、面色暗黄、手脚冰凉、肾气虚弱、气血不足、身体出现无名疼痛、经脉曲张、等症状最有很好的调理及治疗的效果。

旋磁 北斗七星肠胃调理灸

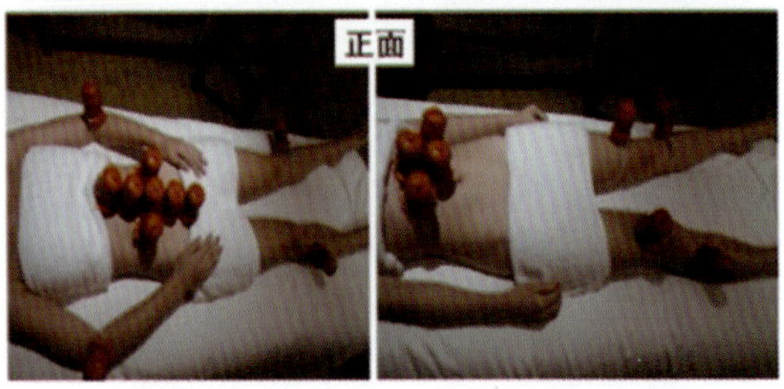

因中气不足，肝火旺盛，吸收功能差，瘦弱无力，增强及改善肠胃吸收能力，有经常腹泻者，腹腔无力，便溏，都有很好的调理及治疗功能。

（23）小寒（小寒）：主调肾，防寒。

重点配穴：督脉：大椎、肾俞、心俞；任脉：神阙、关元、膻中。

专利阵法：旋磁固本培元灸，旋磁三阳开泰灸，远红外旋磁雷火灸；第四腰椎。

推经络：主推：肾经；辅助：膀胱经、肝经、胆经。

配合调理：肾部套+四大排寒+脾胃套+缝隙修护组合（天灸）。

旋磁 三阳开泰灸

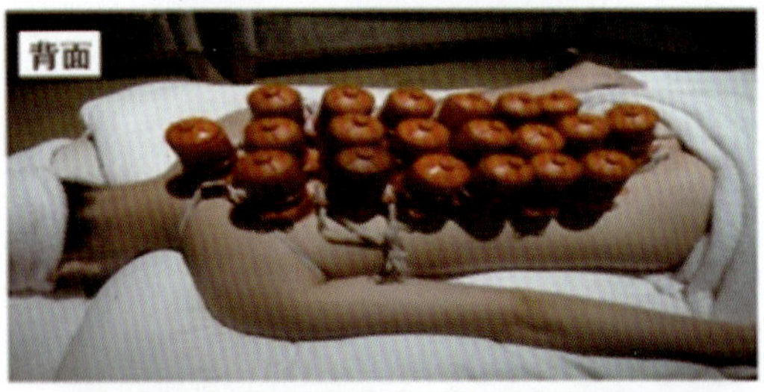

此灸法称为旋磁神灸法可对多种疾病及慢性疾病，有很好的调理及治疗的作用。主要针对长期熬夜，受寒，气血亏虚，元气不固者，阴经耗损者，口干舌燥，体虚多病，都能达到很强的补疗效。

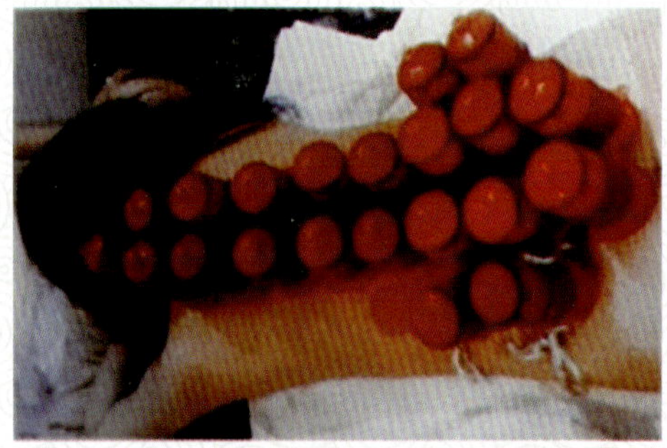

旋磁固本培元灸

（24）大寒（大寒）：主调肝脾肾。

重点配穴：督脉：大椎、肾俞、心俞；任脉：神阙、关元。

专利阵法：旋磁天王灸，远红外旋磁雷火灸；第三腰椎。

推经络：主推：肝经；辅助：胆经、脾经、肾经 。

配合调理：肾部套+肝胆套+脾胃套+天灸贴。

旋磁 天王灸

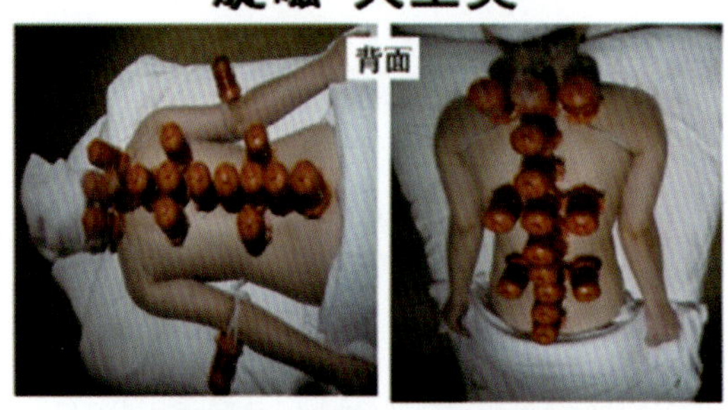

因正气不足内心压抑，无汗，肝胆代谢功能差，口苦，两肋胀痛胀满，眼干涩者，睡眠差多梦，头晕，脑供血不足，有极强的治疗效果，效果显著。

温馨提示：24节气养生必须坚持，并根据24节气调整饮食、情绪、睡眠、及生活起居，定能达事半功倍的效果。

总结语：人与自然界有着密不可分的关系。如：一年有365天，人体有365个穴位，人的体温是36.5℃；一年有12个月，人体有12条经脉；一年有24个节气，人从颈椎到腰椎共24节；天有无数星星，人有无数毛孔；天有日月运转，人有任督二脉运行；天有阴晴圆缺，人有喜怒哀乐；天要下雨，人要出汗；人是小宇宙，天是大宇宙，一句话就是——顺应自然。正所谓顺天者昌，逆天者亡。将人体融合到大自然中去，才能健康长寿，才能不生病。柔嘉艾灸的24节气灸技术就是根据《黄帝内经》的理论，对脏腑、气血经行应季艾灸调理。以达到“未病先治”“既病防变”的目的。 同时，把普通的艾灸养生上升到慢性病，疑难症疾的康复调理。遵循：柔嘉艾灸——来自自然，取之自然，顺应自然，回归自然的养生法。为亚健康调理提供最绿色、最安全、最有效、最持久的亚健康调理法。

柔嘉远红外旋磁艾灸《艾灸蒸骨肝胆调养》亚健康调理技术

【专　　业】

中医学中，肝主要的生理功能为“疏泄”，就是调畅人体的气机，使人体内气血通畅，营养得以濡润，代谢产物得以排出。此项功能下降，则肝气郁滞，经脉不通，气血不畅；面部皮肤得不到气血濡润，新陈代谢缓慢，逐渐枯槁成斑。而郁结之肝气横逆犯脾，使脾之运化功能失常，气血生化乏源。久而久之，可导致相关脏腑功能整体下降。特别是脾对气血的统摄作用和肝对气血的贮藏作用失常，往往直接引起女性月经周期、经量、经色、经质的异常改变，诱发内分泌失调等系列症状出现。

【技术特色】

《艾灸蒸骨肝胆调养》技术，融合了传统蒸骨的特点，是一种综合性的疗法，包括远红外热疗、药疗、熏蒸、磁疗、灸疗等几种调理方法。综合起来的立体调理疗法，其效果远远大于某种单一的调理方法。将传统疗法创新发展，使用更方便，操作更简单，效果更明显。深层排邪：从局部蒸皮，蒸肉，蒸骨，养骨，祛除风，寒，湿，邪，毒，一般一次30分钟即可明显见效，缓解疼痛，解除身体不适。此技术聚焦增强肝胆功能，预防疾病，康复慢性疾病，减轻药物及有害物质对肝胆的侵蚀，效果目标清晰。操作简单，易复制，便于普及。

【技术原理】

原理则是借鉴传统中药浴、薰、蒸，采用现代远红外透皮吸收力强和中药汽化装置，使中医外治的中药粉剂产生富含中药离子的蒸汽流，利用蒸汽流透蒸作用，舒张肌体毛孔，使毛细血管网放开，中药有效成份渗透关节组织，机体内邪外出，达到疏通经络，化瘀散结，促进邪毒排出，活络关节，强化脏腑机能的良好效果。

再配合柔嘉专利远红外旋磁艾灸疗：平泄温补，达阴阳平衡。同时，保健旋磁疗的作用，加速体内大量难以排出的重金属物质的排出，净化血液，大大减轻肝胆的负担，强化了各脏腑功能。

再配合：特质足灸拔毒贴，将毒邪从肝胆排出要穴——涌泉穴，顺利排出。

【功效与作用】

功效

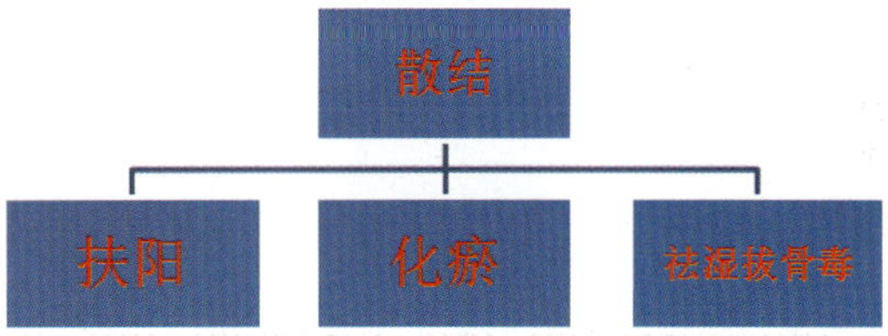

散结——通三焦、淋巴瘀毒、增生结节、筋肉酸痛。

扶阳——舒肝利胆、强肾助阳、平衡线轴、精力充沛。

化瘀——清血毒、排血瘀、通瘀堵。

祛湿拔骨毒——深层祛湿，骨缝拔毒，改善风、湿、热寒、痛症。

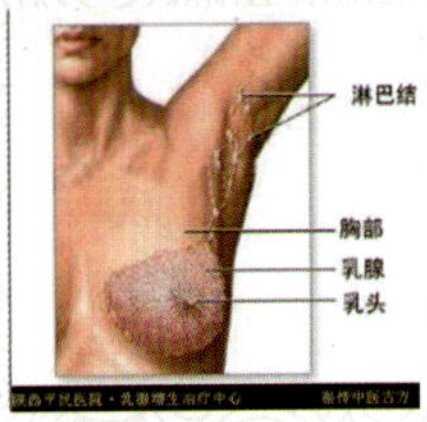

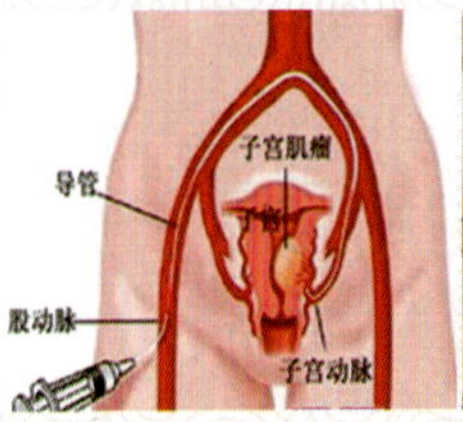

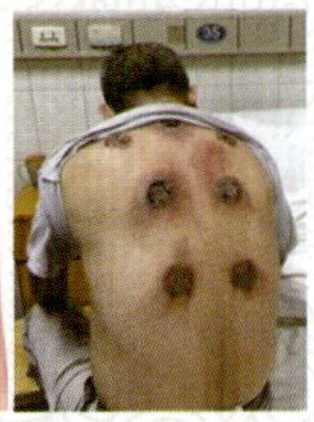

作用：

1. 能刺激损坏的肝细胞再生。

2. 增加肝脏的血液循环，保持肝脏气血通畅，调畅人体的气机，使人体内气血通畅，营养得以濡润，代谢产物得以排出。

3. 从而达到了保肝解毒的目的，能有效地防止酒精性脂肪肝的形成。

4. 预防各种肝胆疾病，康复调理各种慢性疾病。

【适合人群】

1. 长期脑力工作者，缺少运动，思想压力大。

2. 腰酸背痛，颈椎增生，膝关节痛，怕风畏冷，经常性头痛，失眠，心烦者。

3. 脱发，白发，近期发现头发越来越干枯稀疏无光泽，头皮屑过多。

4. 口臭，口腔溃疡，脸上背上长痘，便秘。

5. 女性月经不调，手脚四肢及腹冷，长斑，皮肤干燥脱屑。

6. 肥胖，腹大，长期减肥无效者。

7. 面色发黄，肝胆不适。

8. 亚健康人群，早衰人群。

9. 各种慢性疾病。

酒精肝、脂肪肝、胆囊炎、眼睛干涩、近视、记忆力减退、乳腺增生等。

【技术介绍】

1. 足浴：艾瑶足浴泡足

2. 排邪调养蒸骨油：

开穴：肝胆湿热：丰隆、解溪、太冲、曲泉、肝腧穴。

肝胆排瘀毒：合谷、内关、足三里、肝腧穴、三阴交、期门、阴陵泉。

推敲肝胆经。

3. 活络霜：双腿部按揉搓热，加强蒸骨油的吸收，加热促舒活代谢。

4. 足灸贴：贴涌泉穴，拔出代谢的邪毒。

5. 腿足蒸骨艾灸桶：会根据问题的轻重，会在体内，骨内病灶处产生80大卡“体内骨发热效应”对病灶进行“蒸、煮”蒸出骨内的风、湿、寒、邪、毒、并快速溶解附着在骨关节的瘀毒。

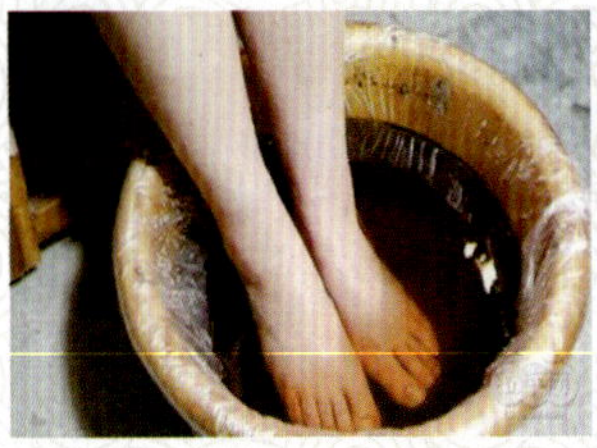

艾瑶足浴 泡足

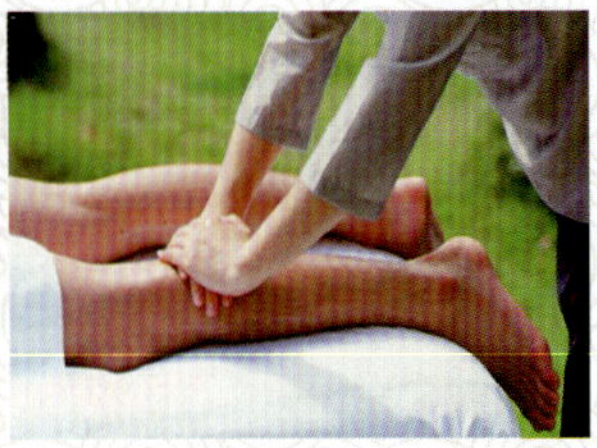

排毒蒸骨油开穴推经络活络霜加强

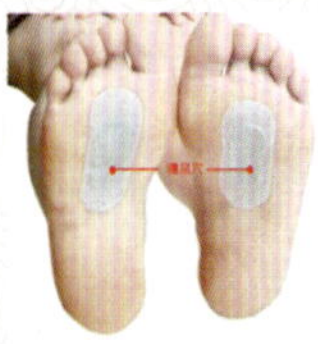

足灸贴拔毒

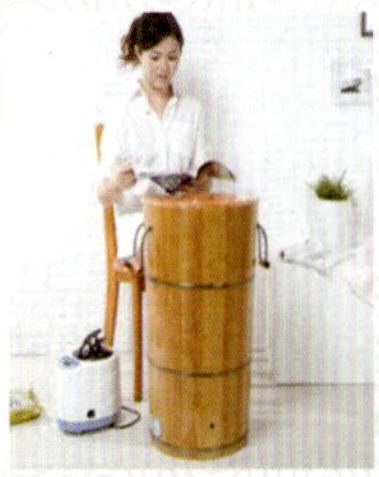

远红外蒸骨桶熏蒸

旋磁 三阳开泰灸

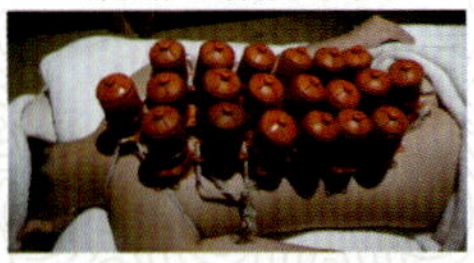

远红外旋磁艾灸疗

柔嘉远红外旋磁艾灸疗灸法：

1. 配穴：太冲、阳陵泉、涌泉。

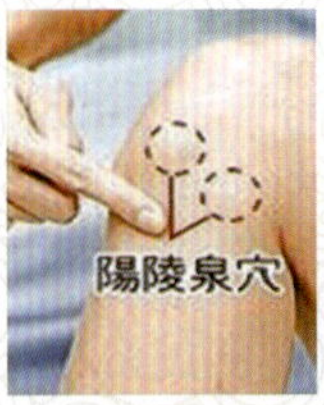

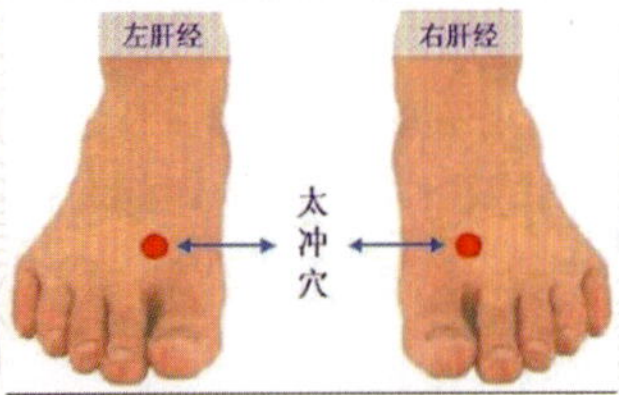

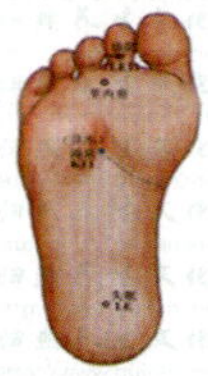

2. 阵法：旋磁天王灸和旋磁三阳开泰灸。

旋磁 天王灸

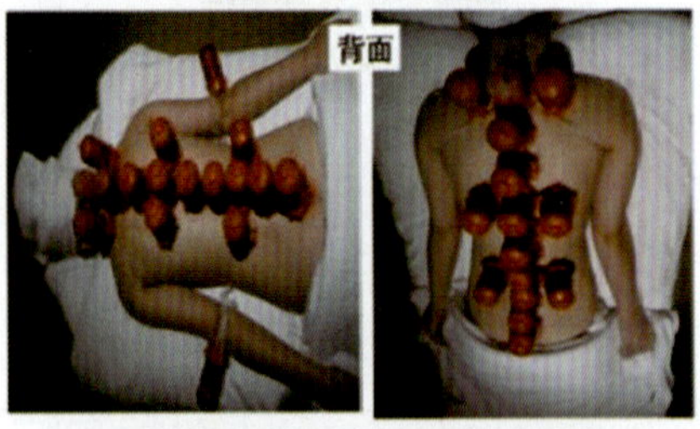

因正气不足内心压抑，无汗，肝胆代谢功能差，口苦，两肋胀痛胀满，眼干涩者，睡眠差多梦，头晕，脑供血不足，有极强的治疗效果，效果显著。

旋磁 三阳开泰灸

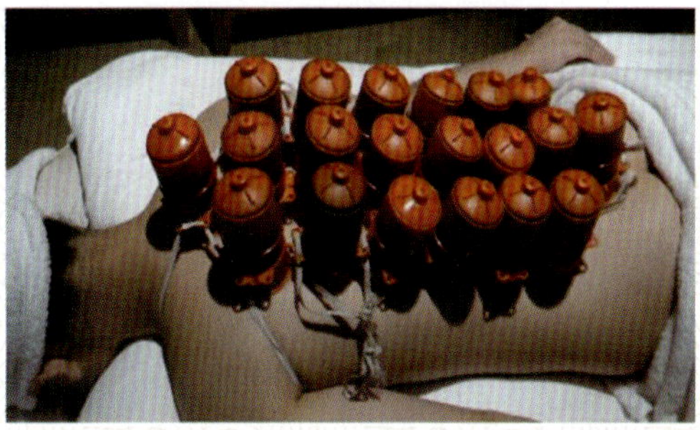

【调养建议】

1. 按疗程设置进行调养。

普通调养：10次为一小疗程，30次为一大疗程。第一小疗程：2-3天做一次；第二小疗程：2-5天做一次；第三小疗程：5-7天做一次；根据身体调理的情况，以后可以维持7天一次。持之以恒，保持健康少得疾病。

慢性病康复：10次为一小疗程，50次为一大疗程。第一小疗程可隔天一次；第二小疗程，2-3天一次；第三小疗程，保持3天一次；第四小疗程，根据身体恢复情况可5天一次；第五小疗程，可维持5-7天一次。长期坚持才能有意想不到的惊喜。

2. 注意饮食配合：每日按时合理饮食，勿暴饮暴食。

（1）多吃新鲜蔬菜和水果，如菠菜、白菜、卷心菜、荔枝、葡萄等；

（2）多吃富含蛋白质的食物，如豆腐、大豆、猪肉、动物肝脏；

（3）多吃对肝有益的酸性食物，如乌梅、酸奶、山楂、白芍等。

3. 少食不洁食物，不酗酒，戒烟。

4. 适当加强运动，如走步、慢跑等。

5. 减轻压力，放松心情，保持乐观情绪。

6. 保证充足良好睡眠。

7. 配合柔嘉艾灸家居养生，天灸贴，缝隙组合贴，夹脊畅悦组合贴，九窝清青组合，以保持每日对淋巴、关节、脊柱的保养以及经络的畅通。从而减轻肝胆负担，加强五脏六腑的功能。

【总　　结】

蒸骨疗法是我国古代人民长期与疾病作斗争的经验结晶。原始社会，祖先们在烘烤食物取暖的过程中发生灼伤，结果使原有病痛减轻或消失，于是主动使用热敷，烤灼以治疗更多的病痛，这便是灸疗的起源。现在最早记载灸疗的医籍是长沙马王堆二号墓出土的帛书《五十二病方》中《足臂十一脉灸经》《阴阳十一脉灸经》两书，据考其成书年代早于《内经》。

蒸骨疗法虽然受启发于灸疗和针灸，但它没有灸疗和针疗的痛苦，而且它比灸疗、针疗更完美，操作时让人会有一种从未体验过的舒服感，并且会深深的喜欢上它，因为它不仅运用了灸疗的经络热效应作用原理，又综合了针疗当中的贴敷法，即药气经络穴位渗透作用于全身，同时，贴敷膏药里的药物成分通过皮肤呼吸系统进入体内从而达到疏通筋络，增强血管、淋巴、神经组织代谢的作用。中医学外治法、热敷法之精髓，采用局部蒸敷，速打开皮肤毛孔及人体经络，使人体气血畅通、阴阳平衡。

柔嘉艾灸传承发扬了灸疗的同时，又发掘古代蒸骨疗法，并加以发展和开创，使之更加完美，综合现代远红外的穿透力和旋磁疗的优势，让其效力发挥到极致。且舒适感更强。并配合远红外旋磁灸，相辅相成，完美配合，调养的同时，舒舒服服让慢性病康复。柔嘉艾灸为健康产业再添力量。

柔嘉远红外旋磁艾灸疗【清淋巴、调免疫】亚健康调理技术

淋巴免疫系统是人体重要而复杂的系统，对于人体的健康起到决定性的作用。目前人体多种自身免疫性疾病均在医学界难以解决。给人体造成持久的损伤。且年龄越大，症状越严重。通过淋巴系统的调理，增强淋巴免疫细胞的健康活性，平衡免疫功能，减轻给人体带来的不良症状，舒缓病况。

中医：按照“凡治病总宜使邪有出路”的原则，经络是运行气血，联络脏腑肢节，沟通上下内外的通路。清•高士宗《黄帝内经•素问•直解》指出：“五脏循行之路，皆从出于经脉之隧道”。经络既可运行气血，作为通道可以成为邪毒由外入内侵袭的途径，反过来，邪毒也完全可以在治疗手段的驱使下，由五脏沿经络排出体表。

西医(见图)：

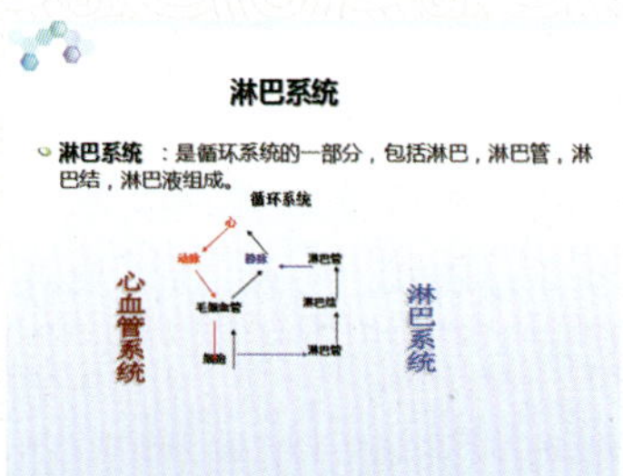

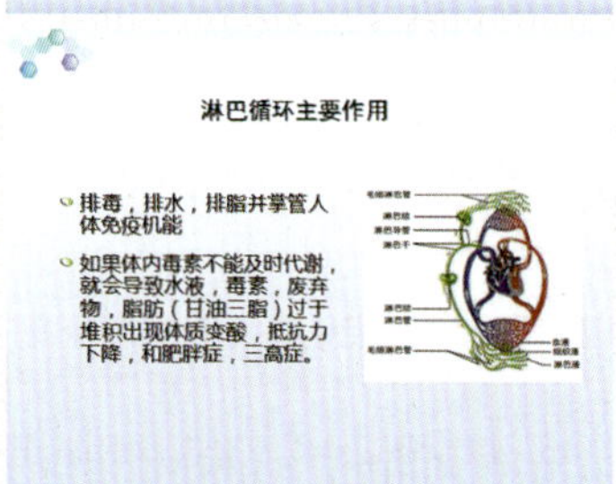

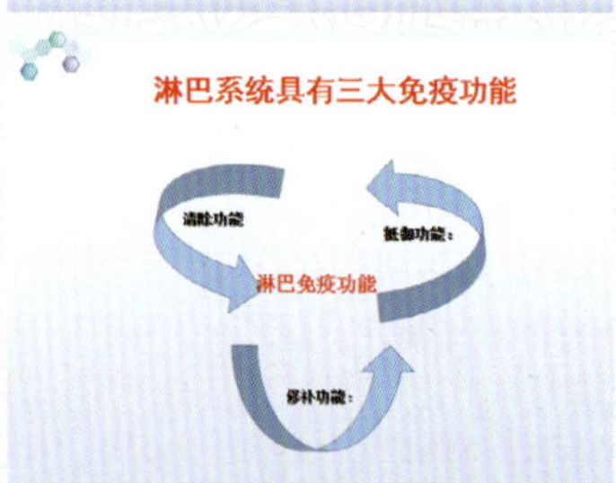

淋巴的畅通，功能的强弱，直接影响我们的五脏六腑及免疫功能。专家们指出，现代人为刻意让自己生活过得舒适，身上的“三件宝”——流汗、放屁、打喷嚏，正在不自觉中失去。正常出汗可以排出多余的水和尿素等毒物，运动和沐浴是促进排汗的主要途径；放屁排出的带有臭味的气体无疑包含了胃肠道中的有毒成分，不要因为不雅而勉强憋住；打喷嚏可以把呼吸道中的有毒物质和病菌排射出去，是人体免疫功能的正常表现。浊气就是我们放出的屁。浊气若处于身体中未及时排出，上窜下走，对身体就会有很大的危害。浊气堵在心窝处人就会觉得胸口堵闷，心里憋得慌，走到脑袋处就会觉得头晕眼花，窜到胃部就会胃胀胃痛，恶心呕吐。浊水就是我们体内的湿浊。老爱吐痰的人，就是因为体内浊水太多。浊水对人体的危害很大，它若窜到腿上，就是水肿；若跑到皮肤表面，就成了湿疹；若上到头部就导致晕眩症。浊物就是我们常说的宿便。宿便堆积体内会导致身体抵抗能力迅速衰退，病痛也会越来越多，皮肤和五脏六腑都会受到侵害，可以说宿便是人体衰老的重要杀手，所以一定要注意按时排便，保持体内排毒系统的畅通。淋巴堵塞，功能减弱，淋巴免疫细胞不健康，直接影响人体免疫功能。淋巴细胞活性低，免疫功能低下，身体抵抗力差，易得病且不容易痊愈。淋巴免疫细胞异常，会引起身体的免疫变态反应，如过敏，哮喘，湿疹，荨麻疹，妇科疾病，肠道疾病等。可见有效排出淋巴循环内的毒素，令身体通畅，自我清排调理功能加强，改善体内各种不良症状，预防疾病的发生，身轻体健！

【功　效】

1. 全面排出“三浊”令身体通畅。
2. 排出人体淋巴循环内的各种毒素，调理平衡免疫功能。
3. 改善长斑长痘问题，改善皮肤质地。
4. 去除体内湿毒，调节腹部脂肪，增强肠蠕动功能，清除肠垢。
5. 改善慢性妇科炎症。
6. 调理肝气郁结，气滞血瘀症状。
7. 均衡全身气血运行，调节五脏六腑功能。

【适合人群】

亚健康人群以及先天免疫功能异常者的维护调理。

【技术特色】

三灸一贴法：液体灸+本草能量热膜灸+远红外旋磁艾灸疗+九窝清青贴。

【技术介绍】

1．艾药油手法操作："推腹法"清三浊+经络淋巴温玉刮痧疏通。

操作：

正面手法：

（1）铺油：3、4、5号药油各2毫升调和从心窝到下腹涂匀。

（2）做"推腹法"排三浊：

方法：推腹，顾名思义就是推肚子，用手指，手掌，拳头皆可。第一步从心窝向下推到小腹，7次；第二步从左侧推，7次；第三步从右侧推7次；第四步用手掌在腹部顺时针转圈7圈。这是比较简单的方法，做的时候动作要慢，手要用力，必须是客人能承受范围的，最重要的一点腹部必须放松，不能憋气。

（3）顺经络走向做淋巴排毒手法按摩。

（4）玉石刮痧

1）腋下及胸腺淋巴：2号油5-8滴（疏通腋下及胸腺淋巴）

2）正面胸肋两侧肝胆经：4号油5-8滴（疏通肝胆郁结气血）

3）下腹盆腔部：3号油5-8滴（疏通盆腔气血）

4）腹股沟淋巴：5号油5-8滴（疏通散结腹股沟淋巴）

背面手法：

（1）头部按摩至头皮发热。

（2）铺油：用6号和7号药油各3毫升调配，背部涂匀。

（3）做经络疏通穴位按摩。

（4）玉石刮痧：

1）后头颈部：1号药油5-8滴（疏通下丘脑垂体）

2）背部+委中：6号+7号药油调和（疏通经络排淤毒）

2．本草能量热膜灸：每次一袋，用30°C的温水调和，敷在问题突出的相应淋巴处。20-30分钟结束。

3．远红外旋磁艾灸疗

（1）特色专利技术

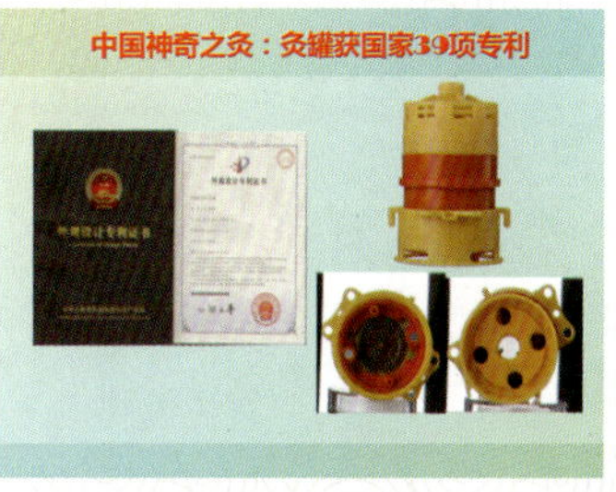

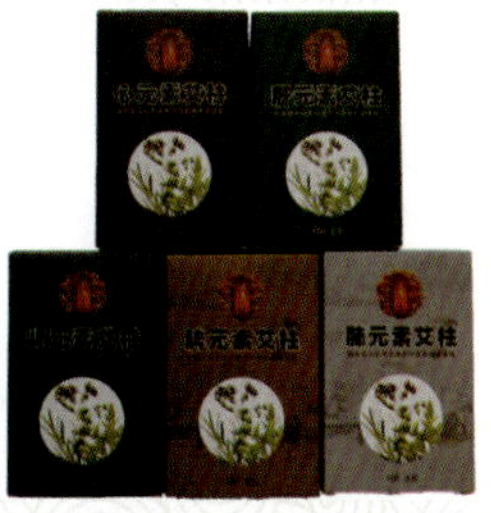

历经十年潜心研究获得国家39项外观专利认证。国内目前拥有远红外旋磁功能的灸疗养生罐。将中国古代养生精华传承与发展。特别添加远红外过滤网和保健磁片，能大大加强了艾灸功效。配合使用柔嘉独家秘方十三味中草药黄金艾柱，可将效果提升3-5倍。

（2）艾灸疗操作

温通经络，行气活血，散瘀清毒，平衡调理五脏六腑的功能。

按照柔嘉艾灸的健康调理艾灸布阵法：长龙灸法和旋磁肠胃灸，如图：

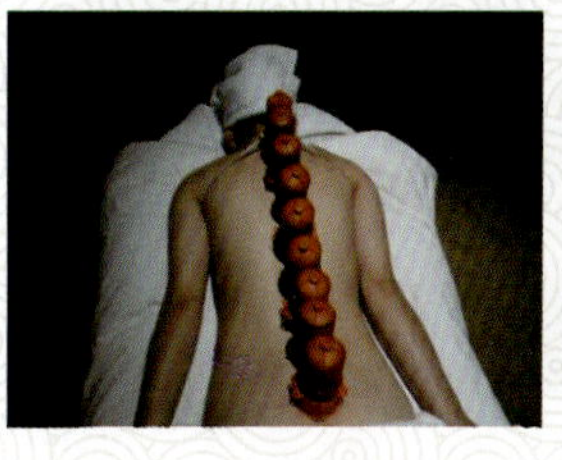

长龙灸法

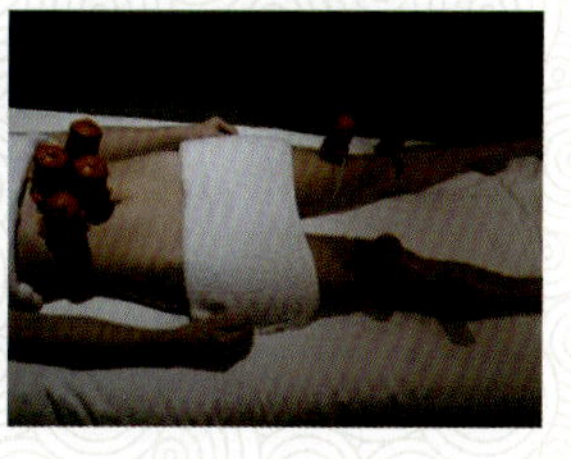

旋磁肠胃灸

颈淋巴调理阵法，如图：

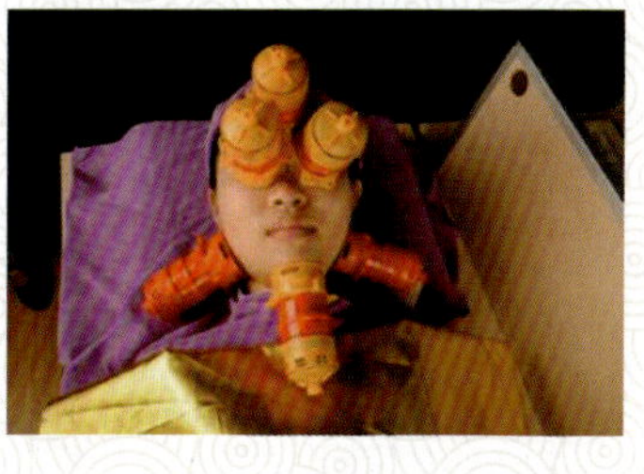

加配穴：肝俞、胆俞、肾俞、期门、太冲、三阴交。

操作方法：将肾元素艾药点燃放入艾灸器中，以脊椎为核心，按图排好阵法。

（3）专项调理灸法

①湿疹、荨麻疹的特效灸法

荨麻疹

阵法：除烦滋阴灸

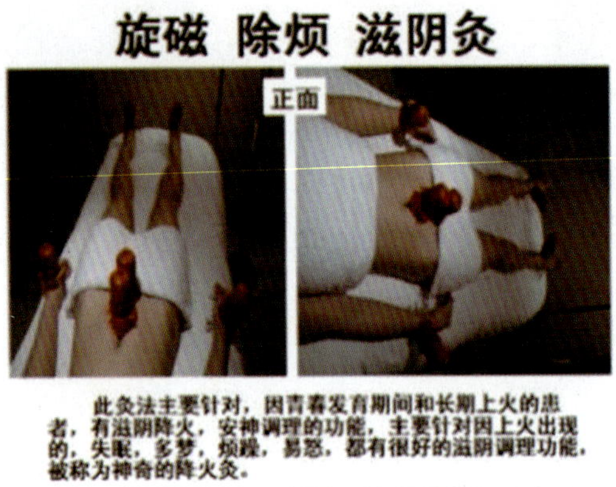

肠胃调理灸

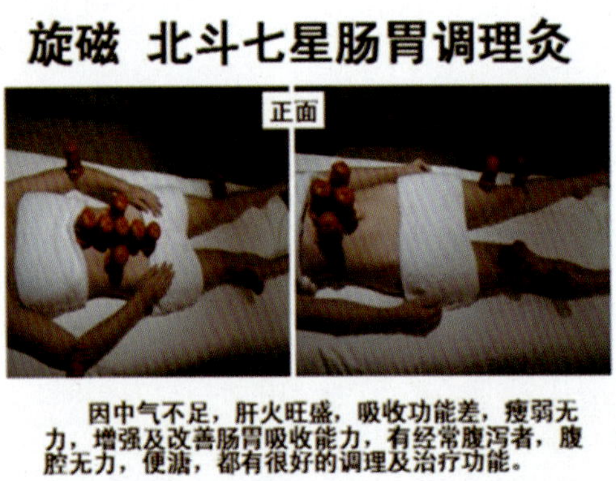

配穴：血海、风池、百会、常强、膈俞、百虫窝、足三里、三阴交。

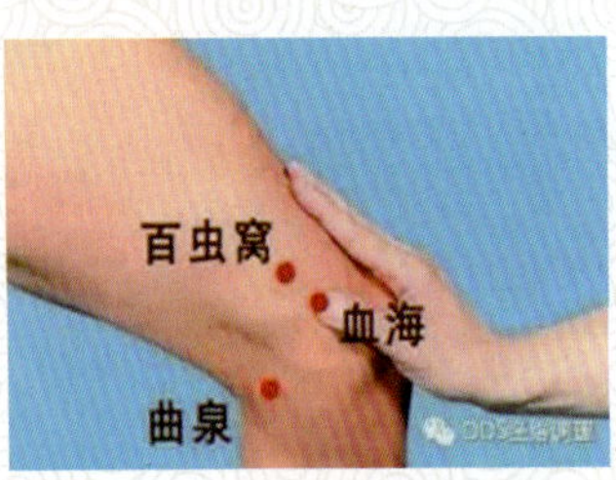

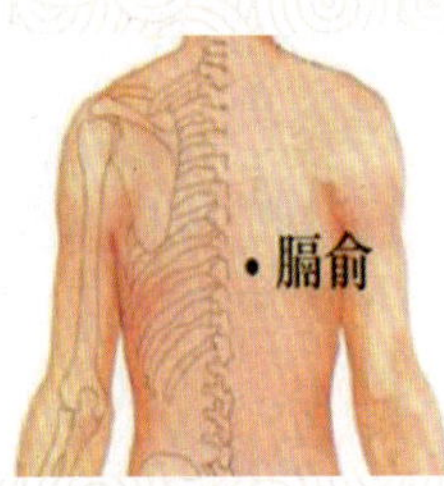

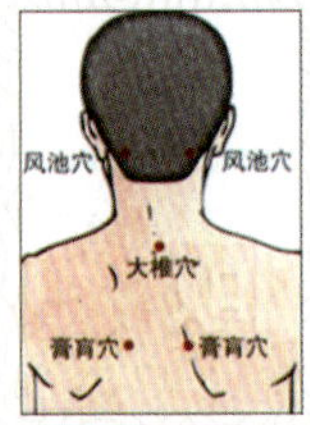

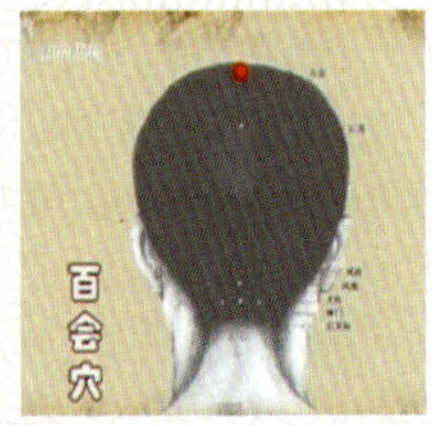

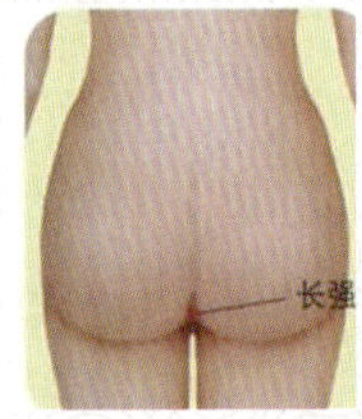

湿疹

阵法：同上

配穴：大椎、血海、委中、三阴交、风池、阴陵泉

②儿童成长发育，强化免疫系统灸法

鼻炎、哮喘、支气管炎

手法：颈淋巴疏通为主，清三浊加肾部疏通。

阵法：生理康复灸的背面（如图）

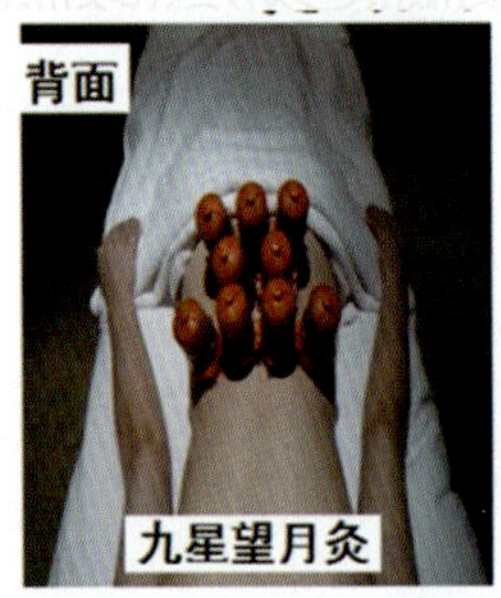

配穴：迎香穴、风池穴、合谷穴（鼻炎）；列缺穴、大杼穴、巨阙穴、灵台穴（支气管炎）；肺俞穴、大椎穴、身柱穴、神阙穴（哮喘）。

以上病症，均属于儿童免疫系统异常症。这些症状的存在极大地影响儿童的生长发育。从中医角度讲：中医认为免疫疾病的发生和发展主要与先天禀赋不足、外感六淫之邪、营卫气血失调、腑脏功能紊乱、痰浊瘀血内生等因素有密切相关。外感六淫之邪是疾病的外在原因，先天禀赋不足、营卫气血失调、腑脏功能紊乱等是内在原因。中医认为肾为先天之本，因而强调肾具有调整和维持免疫平衡及其稳定的重要作用。因此在调理上主要以强肾为主。

感冒咳嗽

这是儿童发病率相当高的病症之一，因儿童的免疫系统尚未健全，机体抵抗力低引起。多次反复发病会转成慢性病，也会影响儿童的生长发育，因此用自然的方法——艾灸调理淋巴系统，改善儿童的免疫功能，提高机体抵抗力。

手法：颈淋巴疏通为主，清三浊加肾部疏通。

配穴：身柱穴、风府穴、太渊穴（感冒）；丰隆穴、大杼穴、濂泉穴（咳嗽）。

阵法：生理康复灸的背面（如图）

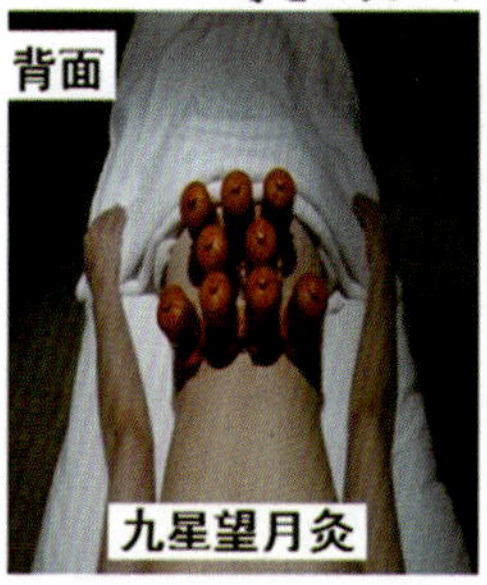

4. 注意事项

（1）女性妊娠、哺乳期忌做，月经期慎做。

（2）癌症、急慢性炎症等患者不适合。

（3）动作频率缓慢、一致、有规律、用力轻巧，不可过重；否则，反而阻碍淋巴液的流动。

（4）排三浊注意手法准确，力度适中。

（5）顾客做后有皮肤痛，肌肉酸痛，嗜睡，失眠，口内特干、苦，眼屎鼻屎增多，小便色泽黄味道重，拉肚子，便秘，腿软乏力等症状，属秘现反应（如人体就像一个从未加过油的车轮，突然加了油，自然会出现反应），坚持做几次反应就会好转。

（6）儿童艾灸时，注意从少量开始逐步加大灸量，注意温度的调节。

（7）必须坚持按疗程施灸，循序渐进，方能达到所需效果。

5. 养生建议

（1）气滞血瘀体质宜选用有行气、活血功能的食物，如：白萝卜、柑橘、大蒜、生姜、茴香、桂皮、丁香、桃仁、韭菜、黄酒、红葡萄酒、洋葱、银杏、玫瑰花茶、茉莉花茶等。

（2）常食以下食物：桃仁、油菜、黑大豆具有活血祛瘀作用；黑木耳具有清除血管壁上的淤积功能；适量的红葡萄酒能扩张血管，改善血液循环；山楂或米醋能降低血脂、血粘稠度。

（3）气滞血瘀体质宜少吃盐和味精，避免血粘稠度过高。

（4）保持心情愉悦，防止肝气郁结。

（5）随时减压放松，减少身体内部的气血和精力的损耗。

（6）适当运动，保持良好睡眠。

（7）儿童调理，注意合理饮食，尽量避开刺激性强的食物，忌辛辣厚味，少食牛、羊肉，海鲜等。避开诱发患病因素。适当运动，不可激烈。注意情绪和休息。

结束语：强化淋巴免疫系统，要顺四时变化，主动维持人体与外界环境的平衡，从而保持人体本身内在平衡。正如《素问•上古天真论》所说“恬淡虚无，真气从之，精神内守，病安从来”。清淋巴调免疫，预防疾病的发生。从养生角度讲：做人体的各脏腑保养，均需调理淋巴免疫系统。只有强化人体的净化、防御、免疫功能，其他的功能才能健康。这是中医《黄帝内经•四气调神大论》中即有：“是故圣人不治已病治未病，不治已乱治未乱”的论述，开创了预防医学的先河。

（柔嘉企业产品技术研发部整理）

世家康健易医
固脊疗法亚健康调理技术

师誉桐，世家康健品牌缔造者，易医养生固脊疗法第一人。世家康健易医固脊疗法技术核心——固脊疗法，以自愈力为核心，超越了一切物理疗法 ，是从物理疗法到精神领域的一种跨越。

五行巡络能量油

主要成分：五行巡络能量油集七代家传之精华，小分子，能溶于水，富有208种名贵中草药，是由低温萃取而成的植物活性油。

特点：透皮吸收技术，快速渗透肌肤深层肌肉、筋骨、关节，激活体内不活跃的细胞，调动内能，促进人体气血运行、调理人体五脏六腑，排出体内风、湿、寒、暑、燥、热、凉，同时让多余的脂肪归位，让细胞重新组合，具有调整脊柱能量通道、平衡阴阳、疏通经络、活血化瘀、减肥减脂、骨雕塑身之功效，可以缓解三百多种脊源性疾病。

不良反应：无任何副作用，孕妇、儿童都可以使用。

使用方法：一涂、二抹、三康健， 哪疼搓哪，哪不舒服搓哪，搓红、搓热、搓透，是居家健康的保护神。

喜乐鼎

字义：喜，喜世界人康健；乐，乐家和事业兴；鼎，顶起世界脊梁。“喜乐鼎”由北京承道易医药研究院监制，世家康健健康科技有限公司出品。

喜乐鼎 以“世家康健易医固脊疗法亚健康调理技术”为核心，传承中医养生理论，运用现代先进技术，创新融和 “灸、刮、推、拨、滚、颤、点”综合技法，真正实现扶正，祛邪，驱寒，除湿，散结，化瘀，排毒等效果，达到阴阳虚实的双向调节作用。“喜乐鼎”的产生，意味着将中医内病外治之精髓，融入“温通经络、推拿导引、刮痧灸疗、透皮给药”等综合功能运用于一个小小的喜乐鼎之中。真正实现“有病不出门，有病不求人”，以鼎代手，补而不过，去邪而不伤正。一鼎在手，喜乐无忧。

使用方法及作用：

温刮：疏通经络，活血化瘀；温推：行气活血，消淤散结；温灸：温通气血，扶正祛邪；

温拨：松懈黏连，缓解痉挛；温拍：舒筋活络，活血化瘀；温点：温通经络，调和气血，镇静止痛；温滚：温通经络，调和气血，缓解痉挛。

固脊疗法经筋骨理疗仪

固脊疗法经筋骨理疗仪增加了经络刷、负压鼎，与喜乐鼎相辅相成，补泻互补，结合世家康健五行巡络能量油的中药元素透皮技术，皮肤给药快速吸收直达患处，有效的解决了长久以来艾灸的气体污染和温度控制等难题，使得操作简单，控制安全，功能全面，效果显著。

扶阳七星灸

【摘　要】

扶阳七星灸汇聚了扶阳罐的热能、磁场和红光功能。使光、热、磁的能量效应更强大，更便于发挥其功能。适合在身体腰背部、腹部、臀部、大腿、肩等部位，采用灸、揉、摩、按、推等各种方法进行按摩调理。以温通气血，扶正祛邪，达到调理亚健康和预防保健的目的。

【关键词】扶阳 外治 七星灸

扶阳七星灸（见图1）是由株洲扶阳医疗器械有限公司新近研制而成的一款实用的中医理疗器具。扶阳七星灸系将7个温灸磁疗红光罐的核心应用部分巧妙地结合在一起所制成的产品。使光、热、磁的能量效应更强大，更便于发挥其效用。其运用方式、方法与扶阳罐使用基本相同。适合在身体腰背部、腹部、臀部、大腿、肩等部位，采用灸、揉、摩、按、推等各种方法进行按摩调理。以温通气血，扶正祛邪，达到辅助治疗适宜疾病、调理亚健康和预防保健的目的。

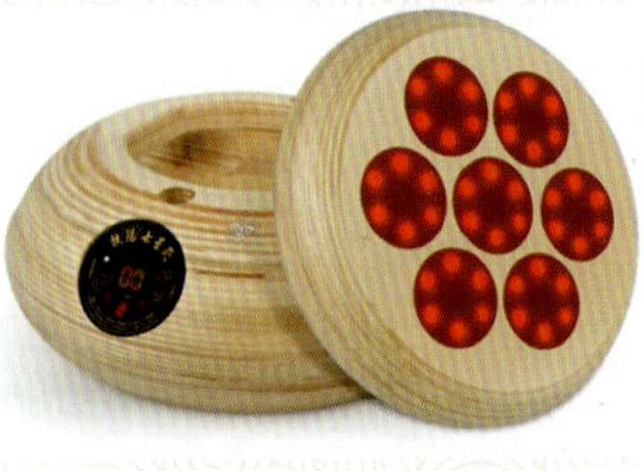

图1 扶阳七星灸

1. 常用手法

根据专家团队的应用研究，扶阳七星灸的常用手法归纳有：

（1）温灸　温灸是手持扶阳七星灸，应用面紧贴皮肤，固定在受术者身体表面部位，稍稍用力，使光、热、磁能量缓慢渗入皮肤组织（见图2）。其手法要领：

① 扶阳七星灸底面着力，力度垂直朝向皮肤；

② 恒定在操作部位，并施加一定压力。

主要适用部位：适用于全身各部位。能够温经通络、行气活血、消肿散结。

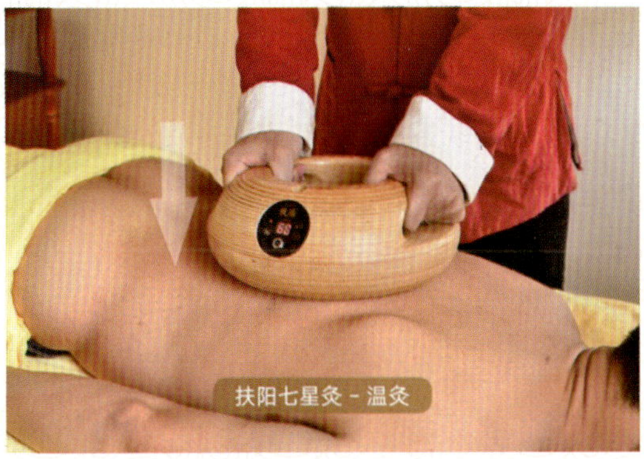

图2 扶阳七星灸温灸

（2）温揉　手持扶阳七星灸，应用面紧贴皮肤，轻轻用力，做轻柔缓和的回旋动作，带动体表皮肤，使皮下组织产生摩擦的方法（见图3）。其手法要领：① 操作时整个动作贵在柔和，揉转的幅度要由小而大，用力应先轻渐重；② 固定在操作部位上，带动着力处皮下肌肉组织一起回旋运动，不能在皮肤表面摩擦或滑动。

主要适用部位：腰背部、腹部、臀部及四肢等肌肉组织或者皮下组织丰厚的部位。能够舒筋活血、松解粘连。

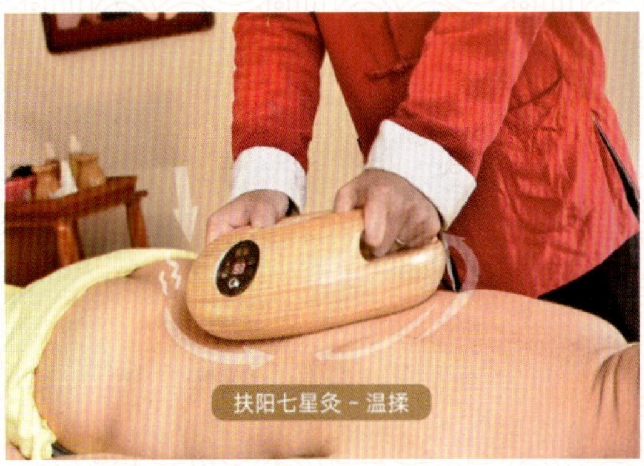

图3 扶阳七星灸温揉

（3）温摩　手持扶阳七星灸，应用面紧贴皮肤，轻轻用力，行环形平移摩擦的操作方法（见图4）。其手法要领：① 进行轻柔缓和的摩擦，不带动该部位皮下组织。② 速度均匀、力度轻缓。

主要适用部位：胁肋部、腹部及四肢部位等肌肉组织松软的部位。能够益气和中、消积导滞、疏肝理气。

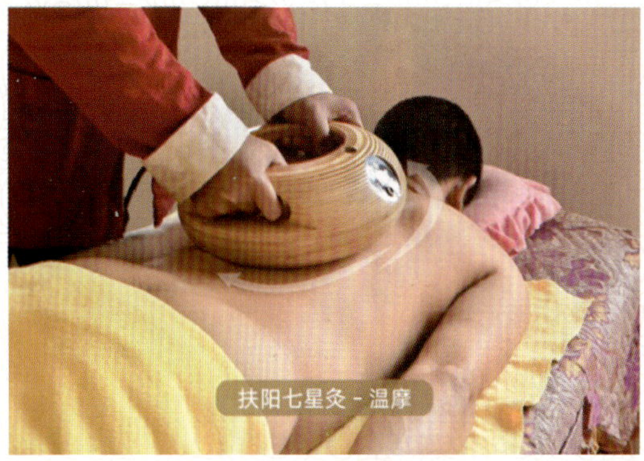

图4 扶阳七星灸温摩

（4）温按　手持扶阳七星灸，应用面紧贴皮肤，稳定在皮肤表面，施加一定压力后停留的操作方法（见图5）。其手法要领：① 按压后要稍作片刻停留，停止施压，再做第二次重复按压；② 为增加按压力度，术者在施术时可将双肘关节伸直，身体略前倾，借助部分体重向下按压，注意力度不可过大。

主要适应部位：腰背部、臀部、肩部、腿部等体表面积大而又较为平坦的部位。能够疏松筋脉，温中散寒，活血祛瘀。

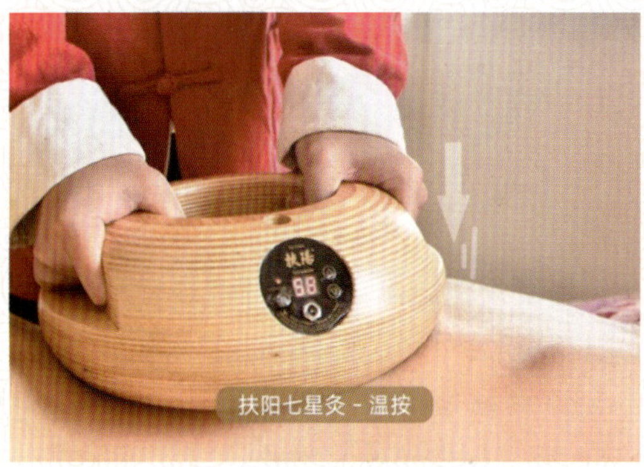

图5 扶阳七星灸温按

（5）温推　手持扶阳七星灸，应用面紧贴皮肤，在皮肤表面进行缓缓移动，并且带动皮肤及皮下组织的方法（见图6）。其手法要领：① 底面着力，施加一定压力，缓缓移动。② 动作缓慢，力度重而不滞、轻而不浮、紧推慢移，带动皮肤及皮下组织。

主要适应部位：腰背部、臀部、大腿部等体表面积大、肌肉丰厚的部位。能够疏通经络、行气消瘀。

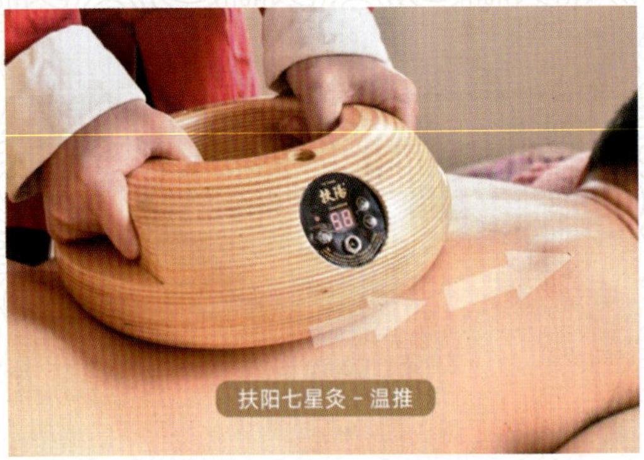

图6 扶阳七星灸温推

（6）其他手法　在调理时也可以采用综合手法，如：温灸加温摩、温揉带温摩、温灸加温按、温摩带温推，等等。也可以自己躺、坐在扶阳七星灸上，轻轻挪动身体自助按摩调理，或者环抱扶阳七星灸自助温灸腹部，或者腰部倚靠扶阳七星灸自助温灸腰部。

2. 常用操作流程示例

（1）腰背部操作

1）扶阳七星灸调至高温档预热5分钟；

2）受术者俯卧于按摩床上，术者手法放松背部5分钟；

3）展油：将扶阳金艾油滴在预热好的扶阳七星灸上，用扶阳七星灸在腰背部展油，涂抹均匀；

4）温推：用扶阳七星灸温推腰背部，由腰俞推至大椎，再由外侧胆经向下，共9遍；

5）左右横推：用扶阳七星灸左右横推腰背部，从上至下缓慢操作，5分钟左右；

6）温揉：用扶阳七星灸温揉腰背部，从上至下，每个部位揉5圈后再移至下一部位，温揉时稍加下压力，尽量带动皮下组织，重点加强大椎、至阳、命门；

7）神龙摆尾：扶阳七星灸调至低温档，交替放在至阳、命门，紧帖皮肤，左右摆动，使受术者身体摆动起来（调理脊柱），3分钟左右；

8）温按：用扶阳七星灸温按督脉（调理脊柱），从上至下，每个部位停留5秒钟；

9）温推：用扶阳七星灸温推腰背部，由腰俞推至大椎，再由外侧胆经向下，共9遍；

10）温灸背部三焦区域：扶阳七星灸调至低温档，温灸下焦肾区，中焦脾胃区，上焦心肺区各5分钟，操作完毕。

11）给受术者补充一杯温开水。

（2）臀部操作

1）扶阳七星灸调至高温档预热5分钟；

2）受术者俯卧于按摩床上，手法放松臀部5分钟；

3）展油：将扶阳金艾油滴在预热好的扶阳七星灸上，用扶阳七星灸在臀部展油，涂抹均匀；

4）行8字温推：用扶阳七星灸温推腰背部，由腰俞推至命门，再由左外侧胆经向下，包过臀部至腰俞穴，再操作右侧，进行8字温推，共9遍；

5）左右横推：用扶阳七星灸左右横推臀部，从上至下缓慢操作，5分钟左右；

6）温揉：用扶阳七星灸温揉臀部，先左侧后右侧，温揉时稍加下压力，尽量带动皮下组织，左右各5分钟；

7）神龙摆尾：扶阳七星灸调至低温档，放在八髎区域，紧帖皮肤，左右摆动，使受术者身体摆动起来（调理脊柱），3分钟左右；

8）温灸：用扶阳七星灸温灸臀部，先左侧后右侧，左右各15分钟，每隔5分钟，用纸巾或棉布擦去灸出来的水湿，操作完毕。

9）给受术者补充一杯温开水。

（3）腹部操作

1）扶阳七星灸调至低温档预热五分钟；

2）受术者仰卧于按摩床上，手法放松腹部五分钟；

3）展油：将扶阳金艾油滴在预热好的扶阳七星灸上，用扶阳七星灸在腹部展油，涂抹均匀；

4）温摩：扶阳七星灸放在腹部，紧贴皮肤，轻轻用力，行环形平移摩擦，共5分钟；

5）温灸：扶阳七星灸放在腹部，中心对准神阙穴，温灸15分钟，每隔5分钟，用纸巾或棉布擦去灸出来的水湿，操作完毕。

6）给受术者补充一杯温开水。

（4）腿部操作

1）扶阳七星灸调至中温档预热五分钟；

2）受术者俯卧于按摩床上，手法放松腿部五分钟；

3）展油：将扶阳金艾油滴在预热好的扶阳七星灸上，用扶阳七星灸在腿部展油，涂抹均匀；

4）温揉：扶阳七星灸放在腿部，紧贴皮肤，带动皮下组织进行揉动，由上向下，共5分钟；

5）温推：用扶阳七星灸温推腿部膀胱经和胆经，由上向下，各9遍；

6）受术者仰卧于按摩床上，手法放松腿部五分钟；

7）展油：将扶阳金艾油滴在预热好的扶阳七星灸上，用扶阳七星灸在腿部展油，涂抹均匀；

8）温揉：扶阳七星灸放在腿部，紧贴皮肤，带动皮下组织进行揉动，由上向下，共5分钟；

9）温推：用扶阳七星灸温推腿部胃经，由上向下，共9遍，再温推内侧肝脾肾经，由下向上，共9遍，操作完毕。

10）给受术者补充一杯温开水。

3.注意事项

（1）在使用扶阳七星灸时可以配合涂抹扶阳金艾油，提高功效，但皮肤或体质敏感者，使用前要进行敏感测试，在前臂内侧或耳后涂抹24小时后，无红斑和异常感觉即可正常使用。

（2）使用时，切勿大力拉扯电源接入线。

（3）产品在使用和贮存时要轻搬轻放，防止摔落和碰撞。

（4）为防止皮肤低温烫伤，要注意控制温度。请勿长时间躺、坐在产品上面且加盖被褥使用。

（5）孕妇禁用本产品。月经正常的妇女月经期间慎用本产品。传染性皮肤病或皮肤有破损处不宜使用本产品。血小板减少性紫癜，白血病及血友病等出血性疾病及有出血倾向者禁用本产品。为了避免对人体烫伤，生活不能自理或对热疗不敏感的患者不宜使用本产品。

（亚健康中医扶阳罐调理技术推广项目办公室　胡木明　李太泉）

三、2015年度“全国十佳亚健康专业调理机构”

（按机构笔画排序）

※ 获奖机构 ※

上海俊辰儿童健康调理中心

获奖理由

上海俊辰儿童健康调理中心是首家以小儿推拿等传统中医特点鲜明的综合性调理手段为主要特色方法，为0—14周岁孩子提供专业的健康咨询、体质辨识、健康指导和调理服务的儿童亚健康调理连锁机构。成立六年以来，上海俊辰逐渐充实完善儿童中医预防保健服务内涵，形成了以国家公共卫生中医药儿童健康管理服务规范项目、儿童四季养生日常保健调理、儿童九种体质平衡调理、儿童亚健康状况保健调理、儿童慢性病辅助康复调理、儿童中医预防保健实用技术家长培训为核心项目的具有中医特色和时代特点的儿童健康调理综合服务体系。

机构简介

上海俊辰儿童健康调理中心成立于2010年，在全国专业亚健康调理机构建设中特色鲜明，成效突出，获得了上级领导及社会的一致好评。现有六家区域分中心和四家社区示范点。

上海俊辰品牌创始人、董事长沈建豪先生是全国著名小儿推拿和健康育儿专家、小儿推拿泰斗金义成嫡传弟子、海派儿科推拿第二代代表人物、现任全国儿童中医养生保健专家委员会副秘书长、上海市中医药儿童健康工程办公室主任、全国中医药儿童健康工程专家讲师团特聘讲师，世界中医药学会联合会亚健康分会常务理事、中华中医药学会亚健康分会委员。

上海俊辰积极推广“防重于治疗”的健康育儿理念，以“关爱孩子，从家庭健康开始”的亲子育儿文化传承传播来推动中医预防保健知识和技术进社区、进学校、进家庭，减少盲目打针吃药抗生素滥用对当今儿童和家庭的危害。

2016年起，随着国家中医药儿童健康工程课题实践的不断深入，上海俊辰将在全国中医药儿童健康办公室统一部署下，开展国家公共卫生中医药儿童健康管理服务规范项目推广示范工作，推动上海地区中医药预防保健体系建设，让中医药预防保健知识和技术进社区、进家庭、进学校！

获奖情况

全国小儿推拿行业和儿童养生保健行业中获得“中医药儿童健康工程”《社区中医药特色专业儿童预防保健机构》实施单位；首批《少儿亚健康推拿调理技术推广示范单位》；中医药与少儿推拿学术论坛《促进少儿推拿事业突出贡献奖》；全国首届《十佳亚健康专业调理机构提名奖》；首家《少儿亚健康推拿调理人才培训实践基地》；首批《国家公共卫生中医药儿童健康管理服务规范项目推广示范单位》；国家公共卫生中医药儿童健康管理服务规范项目在华东地区的总推广示范单位和项目支撑单位；在国家儿童中医预防保健产业体系的建立和完善过程中，起到积极的示范作用。

合灸堂

获奖理由

合灸堂打造以“灸”为特色，运用“合灸七步养生调理法”特色技术,创立以提供“终生服务解决方案”为核心的4S服务模式。其宗旨为：“合古今灸法百技于一道，为中外苍生福寿立万堂”。

机构简介

合灸堂位于北京市朝阳区，首家社区自助型健康4S店，首家社区型二星级亚健康专业调理机构，首家全国亚健康干预效果测评中心社区公益测评站，首家北京市中和亚健康科学研究院科研合作基地。

江苏省江阴市唯因亚健康专业调理机构

获奖理由

唯因亚健康专业调理机构以基于中医“治未病”及现代健康医学理论的亚健康学科体系为理论基础，通过专业的亚健康检测、干预设备、技术和方法，由亚健康专业人员对亚健康人群进行辨识、分类、评估、调理、咨询和管理，致力于打造江苏五星级亚健康专业调理机构样板。

机构简介

唯因亚健康专业调理机构，坐落于江苏省江阴市虹桥南路168号嘉福商务大厦6-7楼，营业面积达1300平方米。全新装修设计与布置，严格按照标准规范进行建设，经过将近半年的人员培训与内部试运行后，于2016年9月正式揭牌开业。

唯因亚健康专业调理机构是一家具备相应工商营业资质，同时机构的建筑、附属设施、服务项目和运行管理符合安全、消防、卫生、环境保护等现行的国家有关法规和标准,通过中和亚健康服务中心申报、审核、权威认证。

是五个等级的星级机构里服务水平的最高等级的五星级机构，能够提供全方位的亚健康专业调理，调理房间设施齐全，亚健康调理专业人才众多，调理方法与技术非常专业，亚健康检测及干预设备完善，能够给顾客提供高质量的亚健康管理服务，专业性非常强！唯因作为江苏星级亚健康机构的样板店，将不断努力发展与提升，争取做到更优秀、更专业！

环境、场地、人员及设备介绍：亚健康体质调理师15名，培训总监1名、咨询师10名、管理师4名、仓库2名、前台接待3名、配料师2名，专业保洁人员2名。配有红外成像检测仪、CPC、一拖五音乐调理床等百项亚健康中医调理设备。

河北省高碑店市中和康贝儿童亚健康调理机构

获奖理由

河北省高碑店市中和康贝儿童亚健康调理中心倡导绿色疗法与自然疗法相结合，以中医传统治未病为理念，以养生文化为基础，运用专业中医调理技术调理儿童亚健康状态，为0-14岁儿童提供儿童健康咨询、九种亚健康体质测评和调理以及健康管理服务，促进儿童脏腑功能健康发育、增强儿童体质、提高机体免疫力。

机构简介

河北省高碑店市中和康贝儿童亚健康调理中心位于河北省高碑店市，是一家专业为儿童提供亚健康调理服务和儿童预防保健服务的三星级健康管理机构。于2015年获得“国家公共卫生中医药儿童健康管理服务规范项目推广示范单位”“全国标杆式直营店”。

机构展示

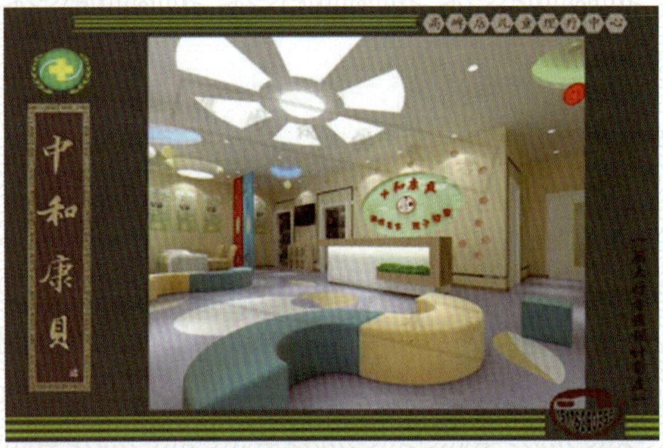

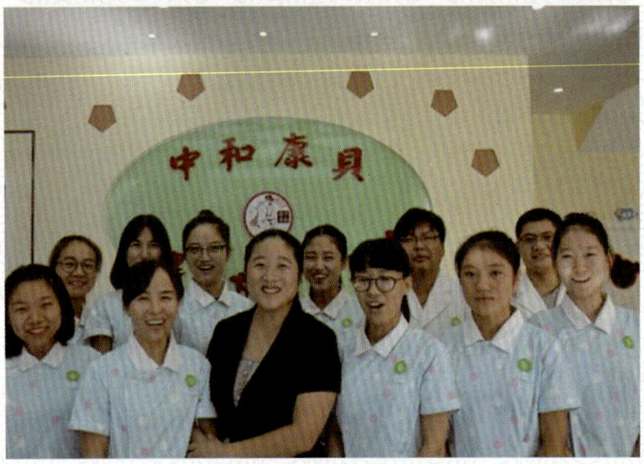

茶母中和亚健康调理中心

获奖理由

茶母中和亚健康调理中心，是在河南中和亚健康服务中心指导下，按照亚健康专业调理机构星级评定标准建设成的郑州市金水区第一家亚健康专业调理机构，是郑州首家三星级调理机构，是国家公共卫生中医药儿童健康管理服务规范项目推广示范单位。机构设施完整，服务人员专业，亚健康服务项目丰富，能为社区居民提供完善的中医预防保健服务。机构负责人任爱荣本着以专业求发展，为客户创造独特价值，注重专业，缔造真正的健康和美丽，并立志于服务全民健康。

机构简介

茶母亚健康调理机构总面积273平方米，分为产品展示区、测评区、少儿调理区、老人调理区、其他调理区、茶疗区、休息区。调理环境干净优雅，每个调理区房间分别设有独立卫生间。机构内有亚健康体质测评系统，红外热成像检测设备。目前所使用的亚健康干预与调理的技术及方法有阿娜隶腰腿疼痛亚健康调理技术，阿娜隶皮肤亚健康拨金调理技术，阿娜隶女性乳腺亚健康调理技术，腹部太极能量调理技术，阿娜隶肌肤亚健康调理技术，阿娜隶失眠亚健康调理技术，阿娜隶徒手整形调理技术。

机构展示

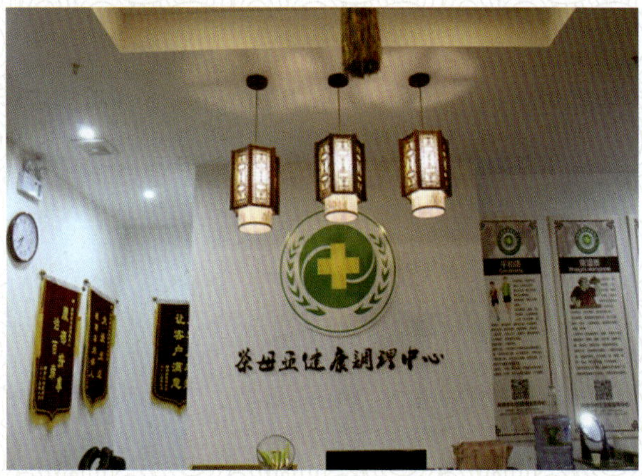

盘锦逸轩亚健康专业调理机构

获奖理由

逸轩亚健康专业调理机构集亚健康调理、美容与养生、抗衰与休闲为一体.机构秉承“康为之本，兼善天下”的经营理念，将盛行欧洲的“新派芳香疗法”和中国古老神奇的“中医养生疗法”有机结合，依托中医“清、调、补、养”的医学理念，引进中和亚健康服务中心推荐的亚健康调理项目和国际先进的仪器设备，全方位的对于人体不同程度的亚健康症状进行有效地调整和治疗。

机构简介

逸轩亚健康专业调理机构是盘锦市唯一一

家四星级亚健康专业调理机构，位于盘锦市兴隆台区兴隆大街中段，是盘锦唯美度美容养生连锁机构的又一腾飞力作，集亚健康调理、美容与养生、抗衰与休闲为一体，专门为各界崇尚健康、热爱生活的人士提供服务。营业面积2000多平方米，泰式后现代的装修风格，结合东南亚SPA文化元素以及传统的中医养生文化的装饰和欧美宫廷御用家具的烘托，彰显豪华大气。拥有豪华包房数十间，其中50%可独立完成会所全部项目，以供独享高贵清静的私密空间。

康童堂少儿亚健康专业推拿调理机构

获奖理由

康童堂少儿亚健康专业推拿调理机构，是一家集成人与少儿亚健康调理为一体的综合性专业调理机构，具有专业的调理师和推拿师，专注个性化服务。致力于开创和推动中国儿童保健产业的发展，以少儿推拿为切入口，深耕儿童健康保健市场。

机构简介

康童堂少儿亚健康专业推拿调理机构，隶属于山西康童堂健康管理咨询有限公司，位于太原市小店区。康童堂少儿亚健康专业推拿调理机构是第一家把少儿推拿这门传统的中医技术品牌化、资本化、连锁化运作，形成一套核心的经营技术体系的机构。2015年被评为国家公共卫生中医药儿童健康管理服务规范项目推广示范单位。主要服务对象是小孩子，包括小儿脾胃、女性产后、老人关节等养护项目，以及头部、面部、全身经络养护技术，阳虚、阴虚、气虚、血瘀体质调理养护技术等。

机构展示

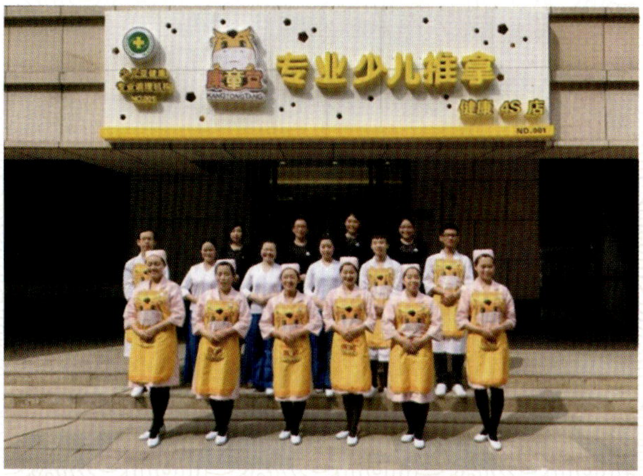

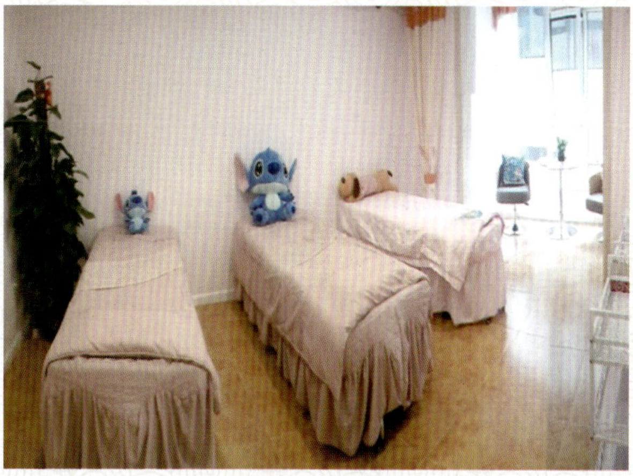

雯一亚健康专业调理机构

获奖理由

雯一亚健康专业调理机构是一家集亚健康调理、美容化妆品经营，美容美体机构，健康管理咨询为一体的综合型企业。始终秉承着“诚信为本，顾客至上”原则，赢得全省各大美容院加盟店、各大合作医院和多家专业整形机构的一致认可。其扶阳罐和温灸亚健康调理技术荣获第十届世界手法医学会优秀项目，并在2013年荣获湖南美妆行业2012年度品牌推广十强企业。

机构简介

雯一亚健康专业调理机构是湖南雯一健康管理有限公司旗下直营的调理机构，地处长沙市中心最繁华地段，公司设有直营店、托管、客服部、培训部、市场部等专业部门及物流部、财务部、办公室配套齐全的管理部门。代理经营品牌均为国内外知名度一流品牌：扶阳罐养生，韩国-雪美姬，法国DTB，养生泥灸，关爱女性-夏娃的诱惑，唤新妍•绿色整体抗衰等。为广大女性及其家人带来了幸福美丽的生活。公司为促进提升行业的整体水平，在长沙打造了公司的旗舰店和多家专业形象机构，创办了专业人员培训基地和终端人员实习基地，为旗下加盟店培养输送了一批又一批专业骨干人员，打造了一个具有超强执行力的精英团队。

机构展示

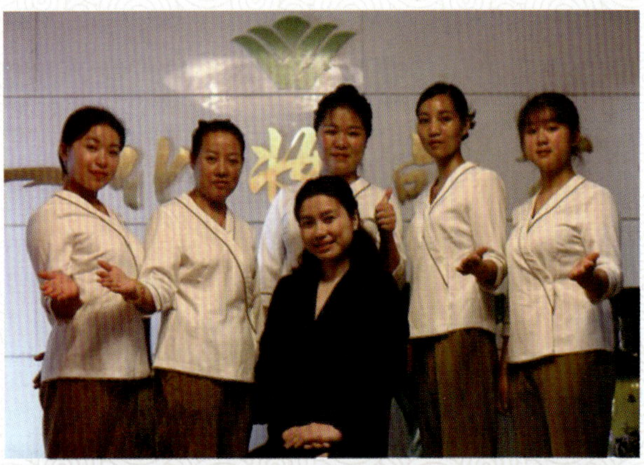

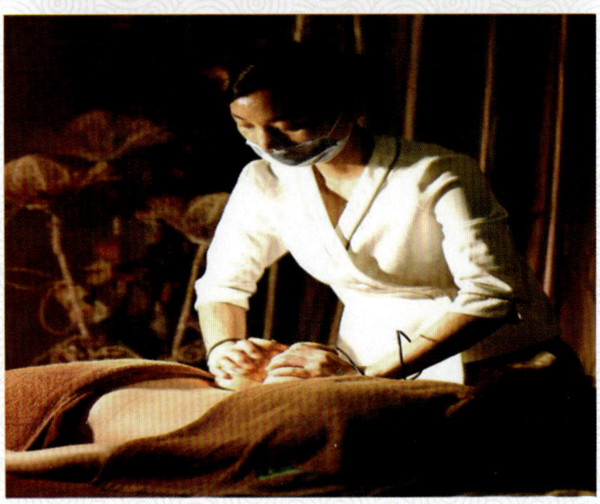

紫水晶亚健康专业调理机构

获奖理由

紫水晶亚健康专业调理机构始终本着“对顾客诚信经营，用心服务；对团队，合作双赢，共同成长；对社会，注重爱心，回馈大众企业”的宗旨，以“诚信、务实、专业、用心”为经营理念，坚持“正心修身、内圣外王”的企业精神，打造专业团队，专注经营，弘扬大爱文化，帮助顾客获得健康美丽的生活；支持团队创造富足喜乐的生活；引发人类建立关爱和谐的世界。

机构简介

自2012年9月份创建紫水晶以来，本着建立一个健康、美丽、自由、快乐的女性世界，力求提高每个家庭的幸福指数的企业宗旨以来，紫水晶的全体员工，不论是创建人还是一名普通的从业人员，都是兢兢业业力求上游。获得了客户们良好的口碑。

2014年3月在主动与安徽中和亚健康服务中心沟通后，了解了中医治未病与亚健康专业调理是行业发展的趋势；在同年的7月份争取下来了亚健康专业调理机构、全国百项亚健康中医技术推广示范单位、全国百项亚健康中医技术临床示范基地。同年的9月份店内服务人员考取了亚健康经络调理师、亚健康咨询师、亚健康体质调理师等一系列的中医亚健康调理资格证书。引进敖氏专业亚健康调理技术，几个月的快速成长，给了客户们更好服务与专业知识、专业技术，解决了客户们身体上的颈椎、腰椎、乳腺增生、妇科肌瘤等诸多不适，客户们更加信任机构的专业技能。

机构展示

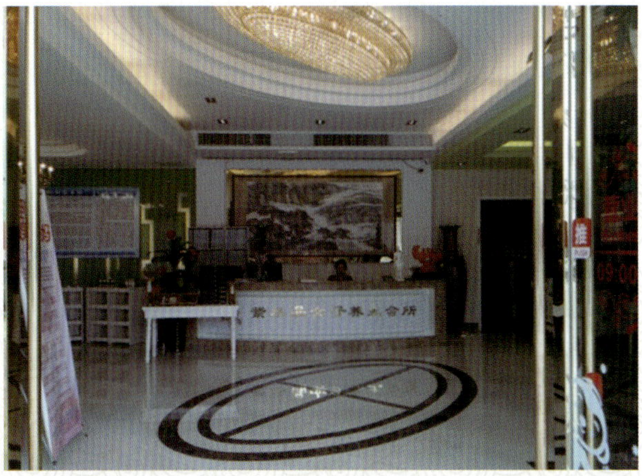

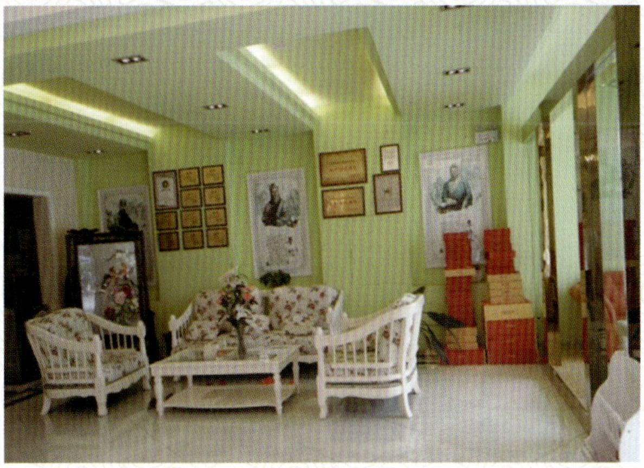

慈惠仁亚健康专业调理机构

获奖理由

自2000年创立以来，山东慈惠仁亚健康专业调理机构一直秉承“以诚为基，以真为本”的服务理念，坚持要质不要量的服务宗旨。用感恩的心全力以赴回报顾客回报社会，风雨十几载，得到诸多前辈的引领，及老顾客的信任和同行的支持。自主研发的“治其外，应其内”未病调理技术在2012世界针灸养生大会上荣获“推动养生事业的突出贡献奖”，并且已经将发明专利用于养生保健行业，填补了国内空白。

机构简介

山东慈惠仁亚健康专业调理机构隶属于山东慈惠仁健康管理咨询有限公司，是山东省目前唯一一家亚健康调理五星级服务机构和山东省首家黄十字养生机构。

慈惠仁秉承遵循先人遗志，弘扬传统中医，恢复人类健康，共建大同世界的宗旨，付海洋女士通过多年苦心钻研国粹中医学，借鉴古人的医学智慧，精取现代医学理论，成立慈惠仁养生堂，率先在业内推出“慈惠仁经络排毒一元五行论”疗法，真正实现了健康与美丽共享，以最诚挚的心回馈社会。

公司目前，慈惠仁经络排毒技术代理商和加盟商已达上百家，遍布山东省各地市以及吉林、浙江、江苏、河北、广西、河南、山西、湖北、内蒙古、新疆等省、市、自治区，我们坚信秉承经精诚合作的理念，慈惠仁一定会在更多的省份和城市生根结果，为更多的顾客带来健康生活。

福建省康美妆园五星级亚健康专业调理机构

获奖理由

康美妆园五星级亚健康专业调理机构是福建省福州市首家五星级亚健康专业调理机构、首家儿童亚健康专业调理机构。

机构简介

康美妆园五星级亚健康专业调理机构位于福州市鼓楼区的锦绣华庭。因其养生品牌品质高、专业强、服务优质，获得顾客极高的信赖与认可，拥有长期稳定的会员，健康养生事业是他们矢志不渝的追求，最大的愿望就是让康美妆园的顾客健康美丽。首家儿童健康4S店。拥有超强大的专业技术服务团队，拥有中和亚健康服务中心评选的百项亚健康中医调理技术。

机构展示

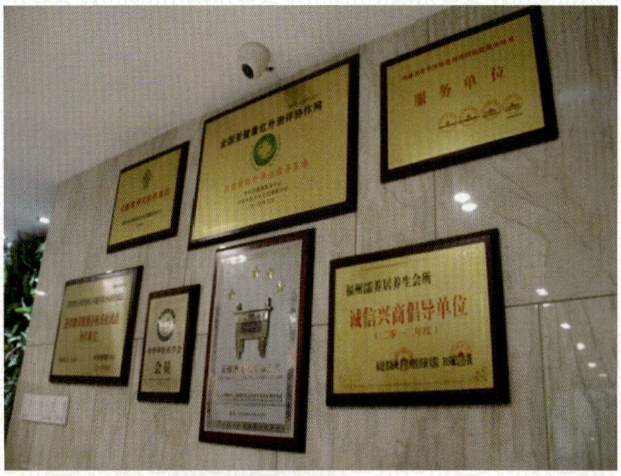

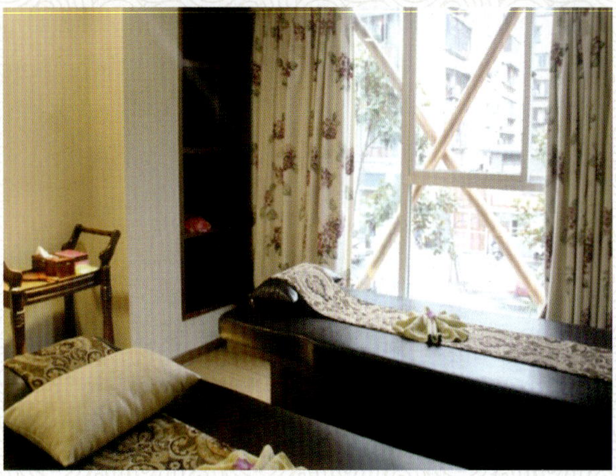

※ 提名奖机构 ※

千禧亚健康调理中心

获奖理由

千禧亚健康调理中心运用经络穴位等中医理论对常见亚健康症状进行预防和调理。包括颈肩腰腿痛调理、男性调理、女性产前保养、产后恢复、月经调理、小儿推拿、失眠调理、田氏反射足疗以及其他调理，2015年度获湖南“十佳亚健康专业调理机构”称号。

机构简介

千禧亚健康调理中心是湖南中和亚健康服务中心下属机构，受中和亚健康服务中心业务指导，分别从各大医院引进临床经验丰富的特级、高级、中级理疗师二十余名。主要提供亚健康咨询服务、未病预防、已病调理等综合性调理服务。

机构展示

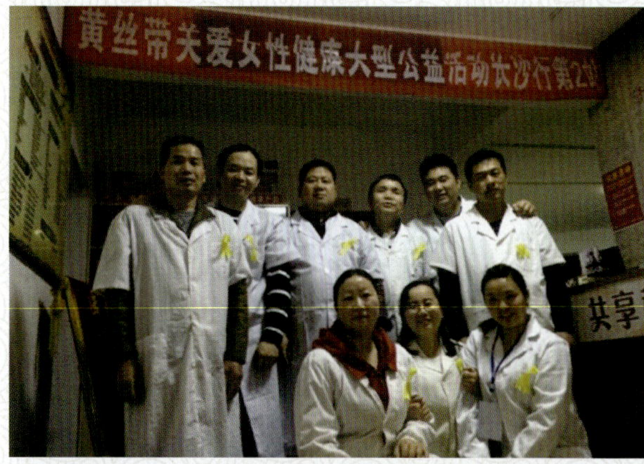

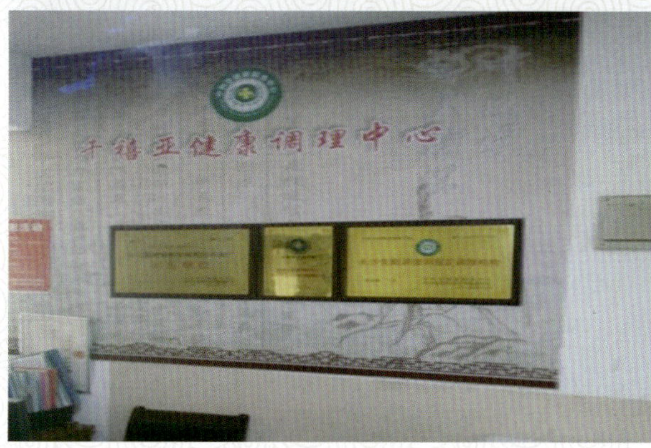

久美神话亚健康专业调理机构

获奖理由

久美神话亚健康专业调理机构紧跟国家关于中医治未病、规范亚健康养生行业的政策不断提升专业综合能力。形成以女性私密保养为特色，以亚健康调理为宗旨的养生连锁机构。通过私密保养、红外检测、体质养生、排毒营、科技养生五大系统全面致力于解决女性亚健康问题，为广大女性及其家人带来健康美丽的生活。

机构简介

久美神话亚健康专业调理机构隶属于湖南

省久美神话医疗科技股份有限公司，是中国首家以女性私密保养为主题的养生连锁机构，创办于2005年，久美神话亚健康专业调理机构秉承中医传统保养精华的同时，整合了日本、美国等国内外最先进的私密保养方式，凭借新颖的项目、神奇的效果、贴心的服务引领了中国美容养生时尚潮流，成为追求高品质生活女性的首选会所。

2012年，久美神话亚健康专业调理机构评为湖南首家“亚健康调理五星级服务单位”。2013年久美神话亚健康专业调理机构私密保养入选“百项亚健康中医调理服务技术项目”。2014年获得亚健康突出贡献奖。

中梅亚健康专业调理机构

获奖理由

山西省代县中梅亚健康专业调理机构是一个集美发、形象设计、生活美容、健康咨询、亚健康测评、亚健康专业调理为一体的大型综合亚健康专业调理机构。是亚健康体质调理技术推广示范单位、中华中医药学会亚健康分会中和亚健康服务中心的亚健康体质调理干预产品示范单位、中和亚健康服务中心的亚健康专业调理机构的四星级单位。

机构简介

代县中梅亚健康专业调理机构，位于山西省忻州市代县东关吊桥绿缘小区，是一家专门为女性打造的美容养生会馆。成立于2008年，在2014获得年度“全国十佳亚健康专业调理机构”提名奖，同时机构创始人李中梅女士荣获“全国十佳亚健康测评师”荣誉称号。代县中梅亚健康专业调理机构现有员工12人。其中包括亚健康咨询师2人，亚健康调理师3人，亚健康CPC技术测评师1人。店内引进了美国哈弗医学院最先进的CPC睡眠健康检测设备，针对各种睡眠亚健康状态，进行专业调理。2015年10月引进了少儿推拿亚健康调理技术，并成为国家公共卫生中医药儿童健康管理服务规范项目推广示范单位。目前已开设两家分店，精湛的技术和热诚的服务，获得了顾客的一致好评和认可。

服务介绍

店内有顾客接待区、咨询室、调理室、熏蒸室、煲汤区，可以全身疏通经络、泡浴、熏蒸、煲汤。有小儿脾胃养护项目，女性产后养护调理项目，老人关节养护项目，小儿预防感冒发热项目和头部经络养护技术，面部经络养护技术，全身经络养护技术，阳虚体质调理养护技术，阴虚体质调理养护技术、气虚体质调理养护技术，血瘀体质调理养护技术，痰湿体质调理养护技术，湿热体质调理养护技术，可以调理各种亚健康状态。

机构展示

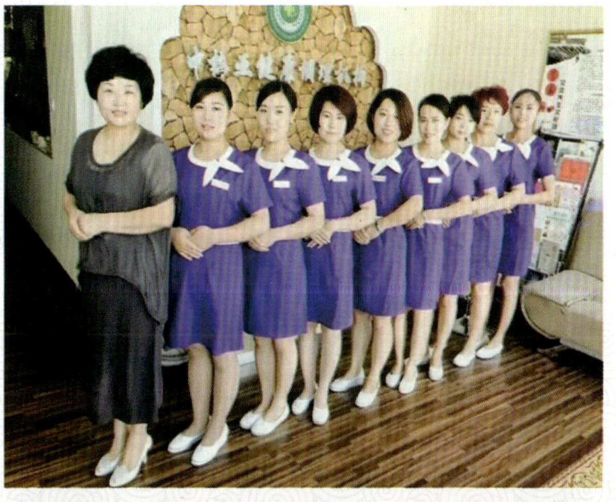

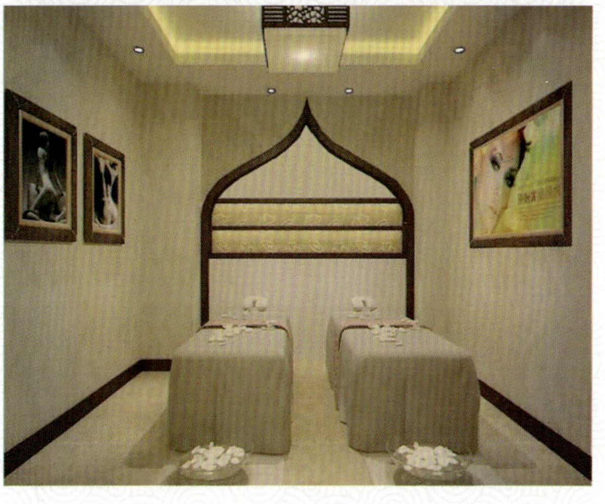

四季康美庄园

获奖理由

四季康美庄园（广东省广州天河店），推崇“身心同养、泰定生命”的中医养生理念，于市中心独辟一方静谧，出则都市，入则桃源，缔造出大隐于市的亚健康专业调理机构，于2014年2月被中和亚健康服务中心授予“五星级亚健康专业调理机构”牌匾，具有五星级环境、五星级技术、五星级人才、五星级设备、五星级服务全面打造的健康体系4S店，为亚健康专业调理机构服务水平的最高等级，可为顾客量身定制终身健康管理服务方案。

服务介绍

四季康美庄园有七大主营项目：①药浴；②熏蒸；③通络；④温阳；⑤排毒；⑥音乐；⑦食疗。并设有：体质调理辨识区、私房药膳区、干足浴区、中医检测室、红外检测室、VIP品茗区等功能区，氤氲出质朴清雅、平和淡泊、低调奢华的自然气质。

机构简介

四季康美庄园工作人员无论是亚健康咨询师、亚健康调理师还是红外线检测师均已通过国家亚健康职业资格（中医养生保健行业最权威资质）系列认证，持证上岗，并且严格按照五星级专业调理机构人数配备，为顾客提供专业保障。

调理间以北斗七星布局，推崇天人合一的养生理念，设有1间总统套房和6间VIP调理室，并分别命名为攒竹、廉泉、神阙、天枢、中极、极泉、曲池。另配有无菌调剂间和VIP专属存放柜。

同时配备国家中医药管理局中医可视化课题研究首选设备，输出权威检测结果，为顾客提供正确养生指导。并率先引进国际最先进的多款智能养生设备。18项“全国百项亚健康中医体质调理技术”调理体质，全国著名权威中医养生专家为顾客量身定制调理方案，化繁为简，直指本源，为广大顾客解决各类亚健康困扰。

华特亚健康专业调理机构

获奖理由

华特亚健康专业调理机构，是在河南中和亚健康服务中心指导下，按照亚健康专业调理机构星级评定标准建设成的洛阳市第一家亚健康专业调理机构，机构设施完整，服务人员专业，亚健康服务项目丰富，能为社区居民提供完善的中医预防保健服务。

机构简介

华特亚健康专业调理机构在中和亚健康服务中心的指导下，于2015年6月成立了洛阳亚健康服务分中心，进一步为洛阳及周边地区的亚健康事业发展奉献自己的力量，给更多人带来健康美丽。

机构展示

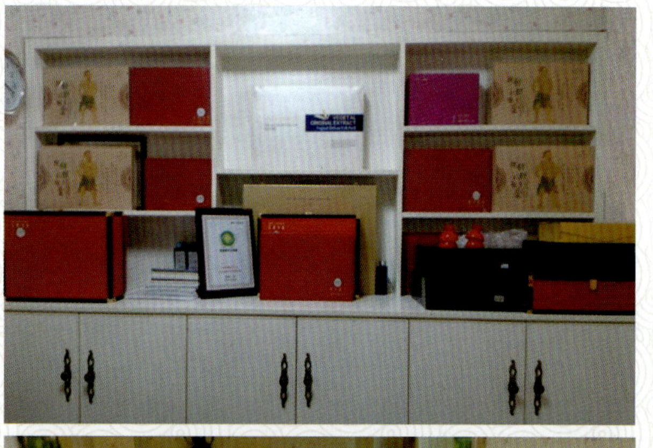

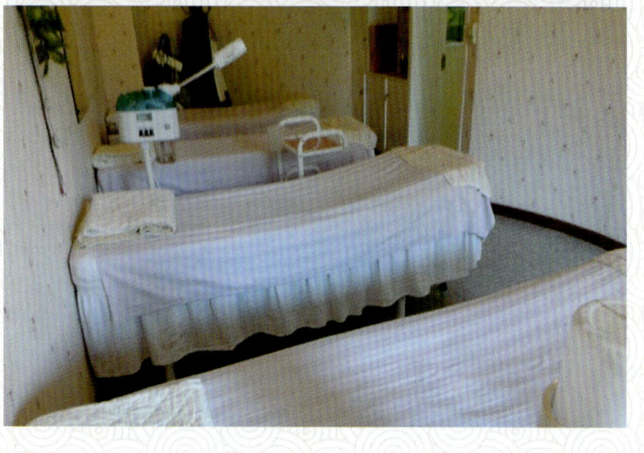

好养眼亚健康专业调理机构

获奖理由

好养眼亚健康专业调理机构以诊断式的特色服务模式为指导，以时尚、健康、美丽的核心理念为宗旨，以高科技的抗衰仪器、高活性的生物产品、中医的经络文化、精细的调理服务、坚持走技术和效果并举的5A立体抗衰之路。 是长沙市唯一一家星级亚健康美容抗衰排毒专业调理机构，唯一一家最先提出要美容先排毒，要健康先排毒的国际连锁机构，唯一一家使用使用纯植物无添加产品的连锁机构。是2015年度湖南“十佳亚健康专业调理机构”评选前十名。

机构简介

好养眼亚健康专业调理机构于1997年10月由长沙市美容美发协会副会长，长沙市化妆品安检协会副会长，邵阳市人大代表，高级美容技师冒海群女士创办，至今已有20年的历史。她高瞻远瞩的带领好养眼人走共同发展的连锁之路，至今已在湖南和广东等地创办了5家直营连锁店，12家合作加盟店。自1997年成立以来，一直以专心，专注，专业的理念服务顾客。以传播和发扬排毒养生文化为使命，根据健康排毒养生专家诊断式服务顾客，结合现代中医经络修身养性为宗旨，打造湖南第一排毒养生连锁机构。经过20年的不断探索和努力开拓，好养眼亚健康专业调理机构已发展成为国际养生连锁总部，好养眼抗衰国际美容中心，再就业培训中心，品牌形象运营中心等为一体的抗衰美容养生的综合性企业。也成为了健康美容行业中独树一帜的领航品牌。

多年的沉淀使企业拥有了一大批技术精湛、经验丰富的专家团队。她们八仙过海、各有特长，多年来缓解了广大客户的亚健康状态、美丽问题。“感恩，团结，拼搏，创新，健康，共赢”始终是好养眼亚健康专业调理机构的企业精神。坚持以感恩之心做人，以感恩之意做事，是每一个好养眼人必须具备的首要品德和态度。

美多亚健康专业调理机构

获奖理由

山西省朔州市美多亚健康专业调理机构是中华中医药学会亚健康分会中和亚健康服务中心的亚健康体质调理干预产品示范单位、亚健康体质调理技术推广示范单位、中和亚健康服务中心的亚健康专业调理机构的四星级单位。2015年荣获全国十佳亚健康调理机构提名奖。2016年获得“国家公共卫生中医药儿童健康管理服务规范项目推广示范单位”。

机构简介

朔州市美多亚健康专业调理机构位于山西省朔州市平朔北路45号，是正规的美容、美发、亚健康专业调理机构。员工8人，其中亚健康咨询师3人，亚健康调理师4人，亚健康CPC技术测评师1人。中心地处朔州市的核心地带。地理位置优越，店内有小儿脾胃养护项目，女性产后养护调理项目，老人关节养护项目，小儿预防感冒发热项目和头部经络养护技术，面部经络养护技术，全身经络养护技术，阳虚体质调理养护技术，阴虚体质调理养护技术，气虚体质调理养护技术，血瘀体质调理养护技术，痰湿体质调理养护技术，湿热体质调理养护技术，可以调理各种亚健康状态。借助美国哈佛医学院CPC睡眠检测技术和四季康美的《百项亚健康中医调理技术》的八大项目和七大技术成为朔州市唯一集检测、预防、调理为一体的特色中医亚健康专业调理机构。

机构展示

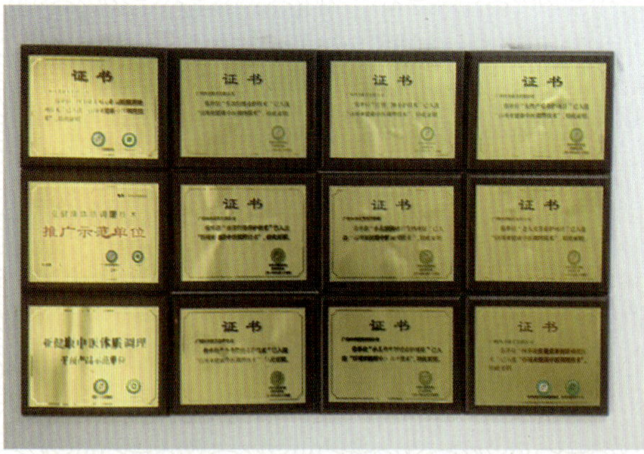

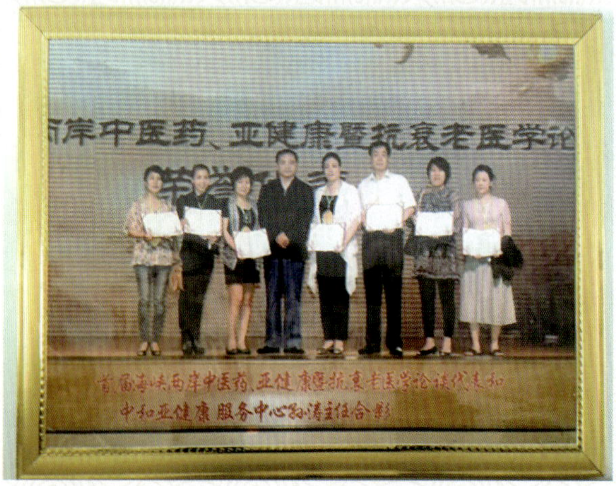

曼嘉漂亮宝贝生命美文化会所

获奖理由

曼嘉漂亮宝贝生命美文化会所是一家集美容、美发、亚健康专业调理等为一体的三星级亚健康专业调理机构，以高科技美容与功能性美容为主导，与亚健康专业调理、经络美容和国际健康SPA相结合。以面部年轻化、身材苗条化、五官标准化、形象个性化、身心健康化六大特点为服务宗旨。集中医亚健康调理、全能营养餐、美容、美发、彩妆、美甲、形象设计等一站式服务于一体。于2015年通过中和亚健康服务中心“黄十字”认证。

机构展示

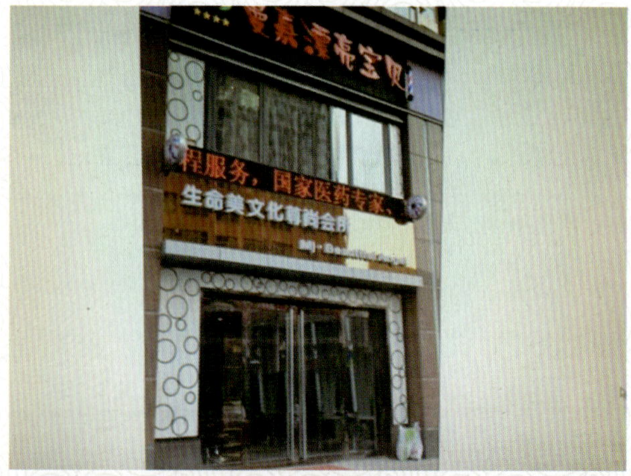

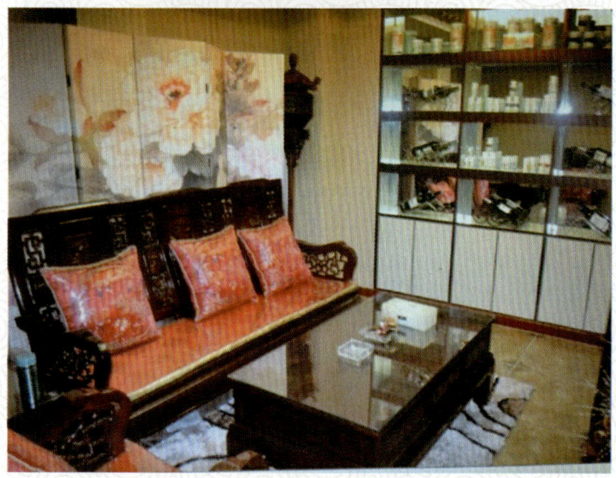

超英亚健康调理中心

获奖理由

超英亚健康调理中心是永兴县唯一一家星极亚健康专业调理机构，专业只做女性亚健康调理和解决问题性皮肤的调理中心，也是唯一一家使用纯中药无添加产品的亚健康调理中心。经过15年的发展，凭着诚实，诚信的经营理念，获得了社会各界的一致好评，被无数消费者认可、肯定与推崇。

机构简介

超英亚健康调理中心自2003年成立以来，一直以稳健步伐发展，以传播和发扬中医养生文化为使命，根据中医理论治未病，结合现代中医经络修身养性为宗旨，打造永兴第一亚健康调理中心。企业文化：用健康产品，倡健康消费，造健康行业。中心的核心：唯人、唯美、唯情、唯实。中心的理念：脚踏实地，不断创新，稳步发展，再展雄风，只有想不到的没有做不到的。

获奖情况

2011年获得了康乃馨企业最佳贡献奖；2011年年度养生标杆企业；2012年养生推广最具特色奖；2012年中华美业杰出美容院领导者金奖；2015年获得中和亚健康服务中心，中华中医药学会亚健康分会亚健康专业调理机构黄十字牌匾；2015年荣获养生抗衰十大诚信企业；2015年荣获养生抗衰十大诚信企业；2016年荣获最佳诚信合作企业。

机构展示

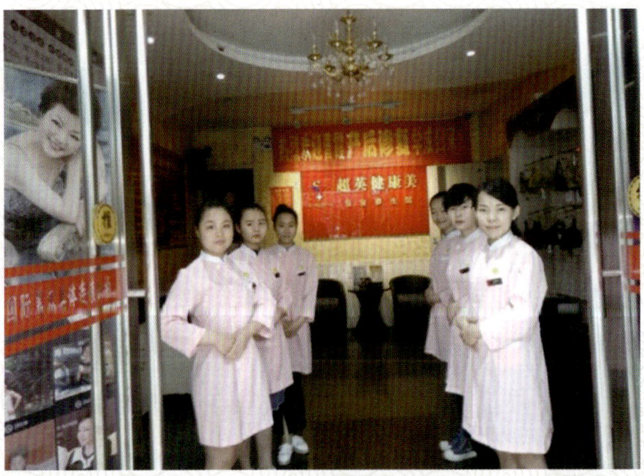

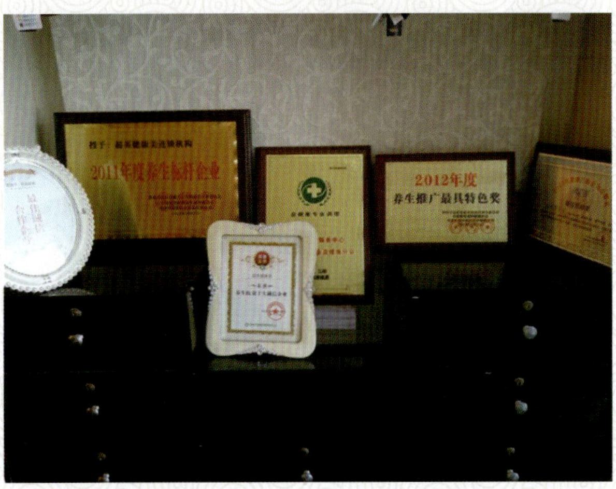

楚灸棠(浠水县店)
亚健康专业调理机构

获奖理由

楚灸棠人一直会秉承“成就健康美，创造自然美”的宗旨，“以仁为本，以客为上，以信为业”的经营理念，以维护健康，追求自然，改善生活品质及绿色为主体思想，着力打造健康、美丽、自信的时尚新女性，将现代美容技术与我国传统中医理论融为一体，重 在由内养生，针对现代都市女性的亚健康状态，采用中医整体经络 脏腑、体质的标本皆调，根据您身体和生活症状给您设计属于自己 的私人处方，用最先进的技术、科学的理念，天然的品质，纯熟的手法，独特的工具，星级的服务，最尊贵的方式宠爱女人。

机构简介

楚灸棠（浠水县店）亚健康专业调理机构 ，成立于2007年，是一家集养生、亚健康调理、汗蒸为 体的大型综合养生会馆，营业面积已经达到三百平方米，装修独特，环境优雅，是追求休闲、美丽、健康的最佳场所。现店内开设：贵宾区（单独洗浴、泡浴、汗蒸为一体）药膳区（顺四季更迭，为顾客提供营养美味养生药膳）；顾客休闲区（宽带、电视为一体的多功能休闲区）、专业护理区（舒适、安静的护肤调理场所），更于2014年10月国庆节之际，全面升级，全力打造亚健康体检中心。体检中心初设的项目有：亚健康红外检测仪、妇科检测电脑成像仪、血液循环检测仪、经络检测仪等。亚健康红外检测仪能检测全身能量代谢状况，又称为“健康云图”。楚灸棠人知道：准确的测评是调理亚健康第一，也是最重要的环节。楚灸棠亚健康专业调理在全面升级后，会将精准而有特色的体检项目与专业的精英服务团队、专业的亚健康咨询师、调理师和精湛的技术、热忱的服务相结合为更多的追求健康品质的人群服务。

机构展示

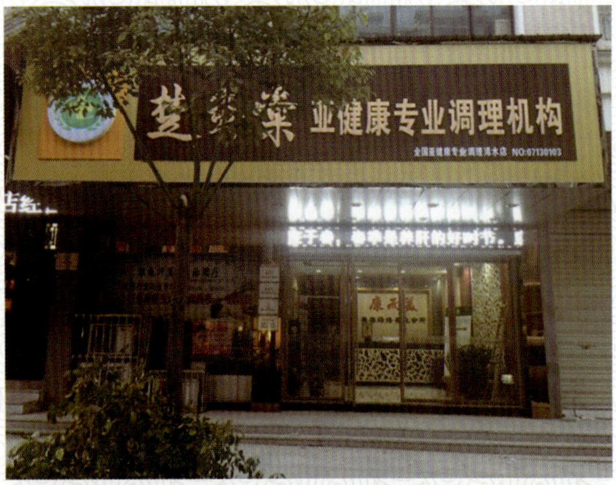

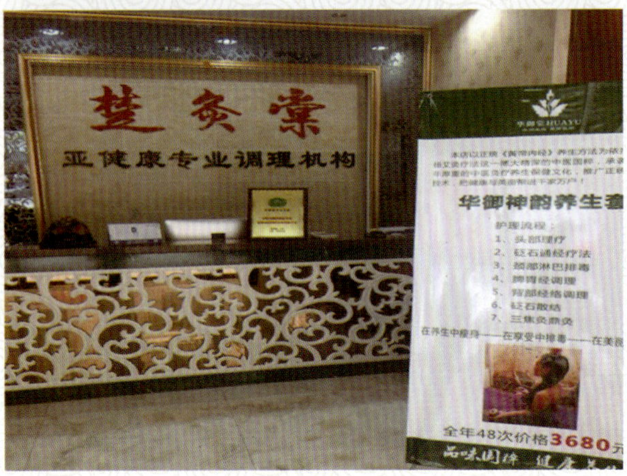

楚灸棠(襄阳市店)亚健康专业调理机构

获奖理由

楚灸棠(襄阳市店)亚健康专业调理机构是三星级全国亚健康专业调理机构。机构依托亚健康星级机构管理办法，规范、标准、专业的操作流程，为亚健康人群解决亚健康问题，实现中国梦健康梦。

机构展示

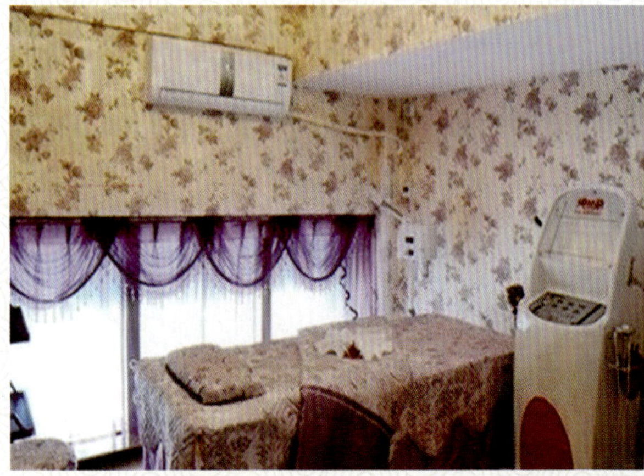

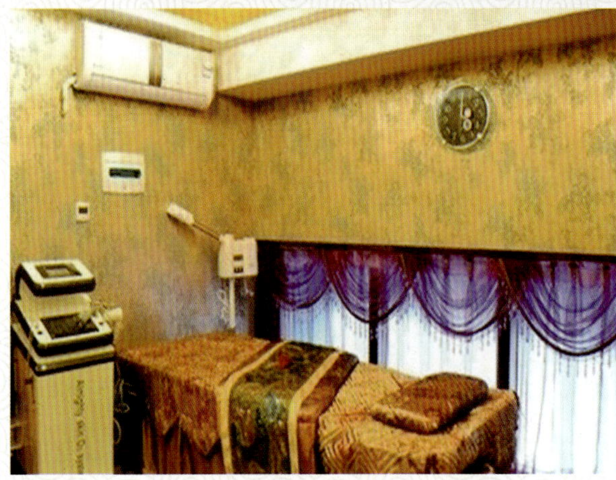

橘圣源美容养生会馆

获奖理由

橘圣源美容养生会馆，是一家集护肤、养生、亚健康调理为一体的大型综合养生会馆，于2013年荣获五星级亚健康专业调理机构。它针对现代都市女性的亚健康状态，将现代美容技术与传统中医理论融为一体，将精准而有特色的体检项目与专业的亚健康咨询师、调理师的精湛技术相结合，为更多的追求健康品质的人群服务。

机构简介

橘圣源美容养生会馆是全国亚健康红外检测干预服务基地，也是全国百项亚健康中医调理技术推广示范单位。成立于1993年，位于太原市云路街凯旋大地底商6号，装修独特，环境优雅，是一家集护肤、养生、问题皮肤调理、亚健康调理、泡浴为一体的大型综合养生会馆，营业面积已经达到五百平方米，是追求休闲、美丽、健康的最佳场所。

服务介绍

店内开设：贵宾区（单独洗浴、泡浴、养生护肤为一体）；药膳区（顺四季更迭，为顾客提供营养美味养生药膳）；顾客休闲区（宽带、电视为一体的多功能休闲区）；专业护理区（舒适、安静的护肤调理场所）。更于2014年10月国庆节之际，全面升级，全力打造亚健康体检中心。体检中心初设的项目有：亚健康红外检测仪、妇科检测电脑成像仪、德国皮肤检测仪、血液循环检测仪、经络检测仪等。亚健康红外检测仪能检测全身能量代谢状况，又称为“健康云图”。橘圣源人知道：准确的诊断是调理亚健康第一也是最重要的环节。橘圣源在全面升级后，会将精准而有特色的体检项目与专业的精英服务团队、专业的亚健康咨询师、调理师和精湛的技术、热忱的服务相结合为更多的追求健康品质的人群服务。2013年被评为五星级亚健康调理机构，并载入《国医年鉴》。

机构展示

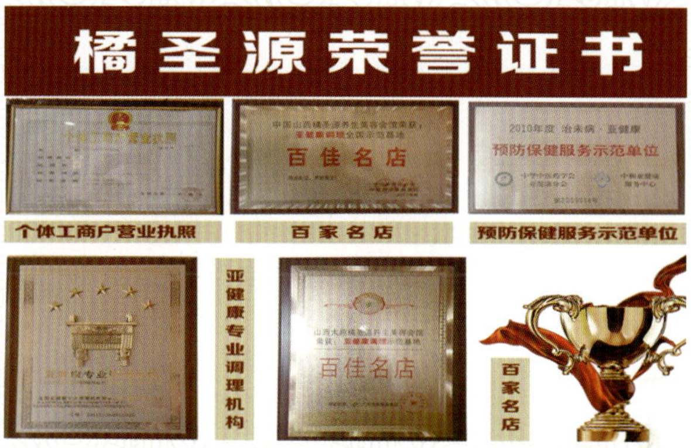

四、2015年度“全国十佳亚健康中医调理技术”

（按技术名称笔画排序）

※　获奖技术　※

中和康贝儿童健康草本精华博士猫露浴调理技术

获奖理由

中和康贝儿童健康草本精华博士猫露浴调理技术，由四季康贝（北京）健康科技有限公司研发，该技术通过独特手法将多种植物精华作用于丹田、肾俞、命门、八髎等穴位，起到调整阴阳、促进气血运行、改善脏腑功能以及增强机体抗病能力等作用，入选“百项亚健康中医调理技术”。

申报单位：四季康贝（北京）健康科技有限公司

技术简介

【原　　理】

中和康贝儿童健康草本精华博士猫露浴调理技术，通过独特手法将多种植物精华作用于丹田、肾俞、命门、八髎等穴位，起到调整阴阳、促进气血运行、滋养肌肤，改善脏腑功能以及增强机体抗病能力等作用。

【适宜人群】

0岁至6岁儿童

【功　　效】

调整阴阳、促进气血运行、改善脏腑功能以及增强机体抗病能力等作用。

【调理方法】

洗浴流程中：

①摩丹田顺逆各36遍；②横搓肾俞、命门、八髎2分钟；③摩顶1分钟。

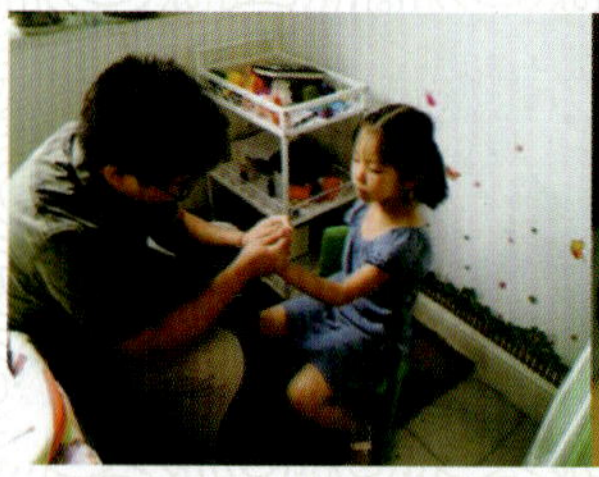
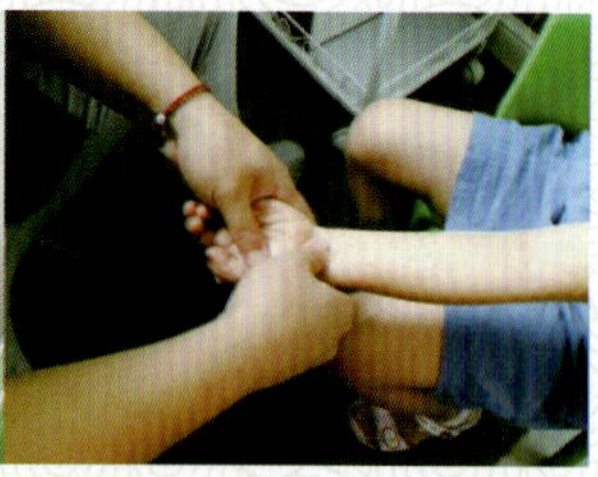

【注意事项】

①动作轻快，注意保暖；②在疗法操练时须匀速、缓慢、柔和、轻松自然；③勿使水或沐浴露进入耳、眼内。

【禁　　忌】

①某种急性传染病（如猩红热、水痘、肝炎、肺结核等）；②各种恶性肿瘤的局部；③出血性疾病及正在出血和内出血的部位；④骨与关节结核和化脓性关节炎；⑤烧、烫伤和皮肤破损的局部、各种皮肤病患处；⑥骨折早期和截瘫初期；⑦极度虚弱的危重症患者，严重的心脏、肝肾疾病，诊断不明的疾病。

甘本堂女性痛经亚健康专业调理技术

获奖理由

甘本堂女性痛经亚健康专业调理技术，由富智中和（北京）健康科技有限公司组织研发，该技术结合医用红外热成像专项应用系统和甘本堂女性痛经生殖调理浓缩露、能量灸的使用，通过对人体进行症状评估，经络疏通，以达到调理痛经等亚健康问题的目的。获得2015年全国百项亚健康调理技术殊荣。

申报单位：富智中和（北京）健康科技有限公司

技术简介

【原　　理】

“经行腹痛”是阴阳失衡、气血失调、脏腑功能失常导致冲任气血运行不畅，子宫经血受阻，以致“不通则痛”，或冲任子宫失于濡养而致“不荣而痛”。或经期感受寒湿，导致寒凝经脉，冲任气血运行不畅，经血淤阻胞宫而致。

甘本堂女性痛经亚健康调理技术通过温推任脉、脾经、膀胱经等经络上的穴位，对这些经络和穴位进行全面的疏通和调整，以疏通经络、调理气血、驱寒祛湿，并温阳补肾、培元固本、通调冲任、疏通经气而通达止痛，达到调理痛经等亚健康的目的。

通过刺激神经系统，对身体内脏发挥积极而广泛的神经、体液调节，使痛经得以调理。

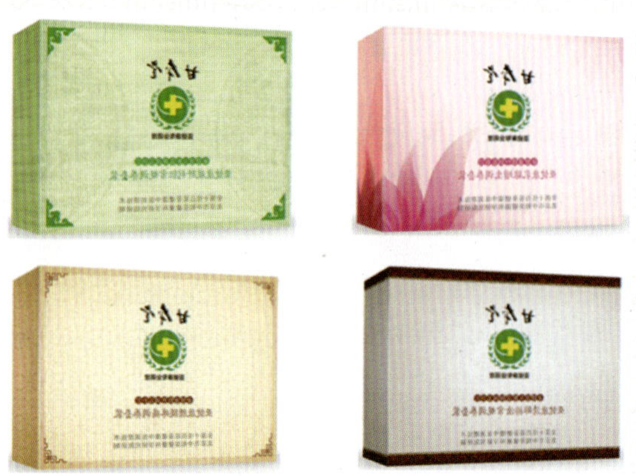

【功　　效】

疏通经络、调理气血、驱寒祛湿，并温阳补肾、培元固本、通调冲任、疏通经气。

【适 应 症】

痛经、卵巢囊肿、阴道炎、月经不调、多次流产女性及日常保健。

【调理方法】

1. 将甘本堂女性痛经生殖调理调理露均匀喷洒在肚脐内，双手四指轻柔脐周部，至软化。沿肚脐为圆心，每圈隔0.5厘米顺时针按揉腹部，上至胃脘，下至曲骨为止，连续三次。

2. 将甘本堂女性痛经生殖调理浓缩露均匀喷洒在子宫区、两侧腹股沟，使用甘本堂女性痛经生殖理疗手法按摩。

3. 撕去甘本堂女性痛经能量灸经穴药灸托下的胶贴，点燃药灸条，依次贴于关元、中级、子宫、三阴交、阴陵泉、带脉、气海、血海、少府、曲泉，药灸条熄灭后取下。

4. 日常综合调养：根据客户评估结果和生活习惯，制定以甘本堂女性为主体的日常综合调养方案。如甘本堂女性痛经调理生殖调理坐浴浴粉进行起居的综合调理技术指导。

5. 调养效果评价与客户追踪管理：通过医用红外热成像专项应用系统，对被调理者进行定期症状评估，帮助其及时发现自身健康问题；定期提供调养建议，帮助其维护和促进健康。追踪管理时间为首次调养后三个月、六个月和一年，目的是确保痛经调理专项技术的有效性，更好地亚健康者服务。

亚健康中医扶阳罐调理技术

获奖理由

亚健康中医扶阳罐调理技术，由株洲扶阳医疗器械有限公司研发，该技术以罐代手进行温刮、温灸、温推、温滚、温拨、点按等各种手法的操作，能够调理和治疗多种亚健康状态及疾病症状。获得“世界自然医学传承创新奖”等多项荣誉。

申报单位：株洲扶阳医疗器械有限公司

技术简介

扶阳罐使用方便、一罐多用，可以代替传统的刮痧、艾灸、推拿疗法，替代红外线保健仪、磁疗保健仪等治疗设备。扶阳外治，简便易行。不但可以在专业机构使用，也可以在家庭自助使用。使用扶阳罐以罐代手进行温刮、温灸、温推、温滚、温拨、点按等各种手法的操作，能够调理和治疗多种亚健康状态及疾病症状。

经过几年的发展、完善，扶阳罐调理技术越来越成熟、普及。很多中医专家运用扶阳罐在临床进行应用比较研究。经过收集，发现已经发表在正式的医学期刊上的有关扶阳罐的医学研究论文就有9篇。

在亚健康中医养生保健领域，已经有18项亚健康中医扶阳罐调理技术进入“亚健康中医调理技术” 项目。还有几项调理操作技术正在观察、总结、调整、完善之中。扶阳罐产品及其调理技术已经遍及五湖四海，千千万万的亚健康状态者经过调理已经恢复了健康，得到了这项调理技术实实在在的福惠。

扶阳罐调理及治疗技术是祖国经络学治疗技术的进一步创新和发展，其产品和技术的普及，必将为更广大的亚健康状态者及相关疾病患者造福。

光讯子启能灯亚健康调理技术

获奖理由

光讯子启能灯亚健康调理技术，是上海羟利光电科技有限公司于2011年获得的国家发明专利。该技术是中医科学理论与当代自然科学结合，以光讯子启能灯为基础的高新技术，可直接补充元气、提高自愈力，具有“绿色、安全、智能、显效”等特点。获得2015年 “百项亚健康中医调理技术”等荣誉。

申报单位：上海羟利光电科技有限公司

技术简介

【原　　理】

光讯子启能灯（光动能净化保健仪）是易经“天地氤氲、万物化醇”“生生之谓易”“一阴一阳谓之道”的哲学智慧与《黄帝内经》之中“上工治未病”“正气存内，邪不可干”等科学理论的具体运用，并与当代自然科学相结合，创新性地研发出“生命能量场讯息”。经动物实验与临床，显示出其“补充元气提高自愈力”等功效，并具有“净化空气、安全可靠、不针不药、效果显著”等特点，适用于广大亚健康、健康人群的养生保健、治未病及居家净化等等。

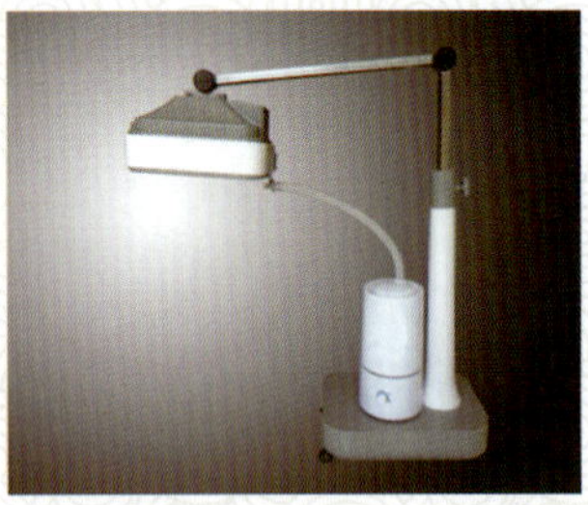

【功　　效】

本产品属高新技术，直接补充元气提高自愈力，集多功能于一身，具有“绿色、安全、智能、显效”等特点。

【适 应 症】

适用于广大亚健康、健康人群养生保健、治未病及居家净化空气等等。

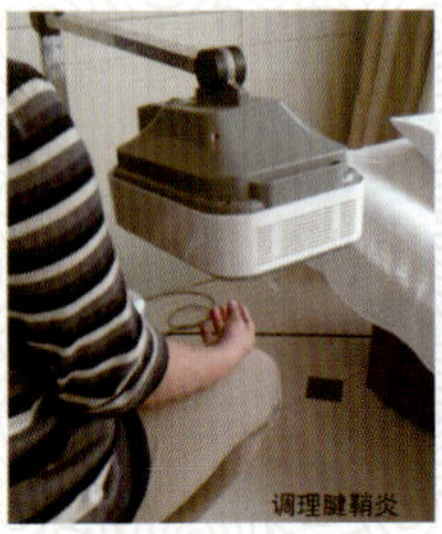

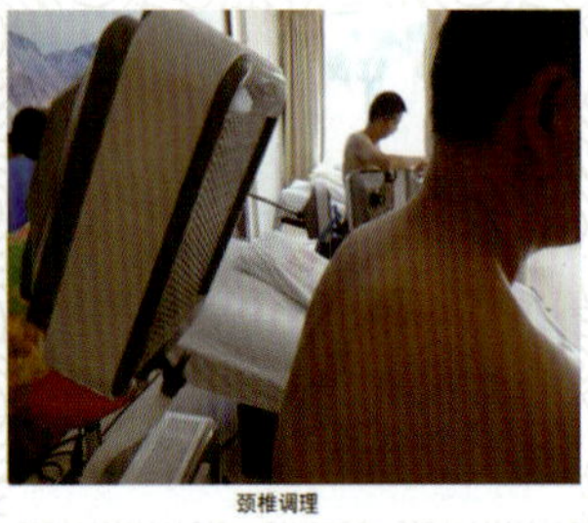

【技术特色】

绿色：①净化空气，净化环境，净化身心(净化细胞)；②甲醛可清除；③PM2.5(雾霾)可消除；④生成大量“空气维生素”——负氧离子！(详见国家质量监督局的检测报告)

智能：①不用医生，只需“人灯对话”；②不针不药，自我调理；③生命体自我选择，不出差错；④亚健康状态可缓解，“未病”可治，慢性病可调，养生保健可行。

安全：本产品所含光源均为有益光源，因此安全自然无副作用。

神奇：①“三不”：不需医生、不用针药、不出差错。②动物实验，同样收效(光讯子对猪、鸭生长发育有良好促进作用)；③用之植物，则花繁叶茂。

阿娜隶女性乳腺亚健康调理技术

获奖理由

阿娜隶女性乳腺亚健康调理技术，由郑州阿娜隶健康科技有限公司研发，该技术根据中医理论，运用独特按摩推拿手法，进行胸部穴位推拿按摩，疏通胸部经络，疏肝活血，促进血液循环、加速新陈代谢，以达到活血化瘀、消肿散结的目的，疗效显著。

申报单位：郑州阿娜隶健康科技有限公司

技术简介

【原　　理】

根据中医理论，运用独特按摩推拿手法，进行胸部穴位推拿按摩，疏通胸部经络，疏肝活血，促进血液循环、加速新陈代谢，以达到活血化瘀、消肿散结的目的。

【功　　效】

促进乳腺增生、乳腺炎的康复，加强乳房的自我保健功能。

【适 应 症】

乳腺亚健康、乳腺疾病者以及所有想保持胸部健康的人群。

【操作方法】

调理师操作程序

1.取热毛巾敷背部，用专业中医开穴推拿手法进行背部开穴8-10分钟。

2.用热毛巾热敷胸部，控制水温在70° C为宜，热敷3-5次。

3.取适量乳意舒活调理1号，配合专业胸部中医点穴推拿消肿散结保健按摩手法，每侧25分钟，然后敷乳意舒活调理2号，乳头用消毒棉球覆盖。胸部覆盖保鲜膜50分钟后清洗。

4.按摩时，在乳意舒活调理1号内添加3毫升-5毫升乳意舒活调理浓缩精华。

居家护理操作

热敷后，取适量乳意舒活调理1号做专业美容师指导的简单中医推拿按摩，每侧8-10分钟左右，然后敷乳意舒活调理2号。（注意避开乳头使用）

宫福源—速溶抗菌亚健康调理技术

获奖理由

宫福源—速溶抗菌亚健康调理技术，由湖北甲天下生物科技有限公司申请。该技术以全球微生物免疫学家仲发明教授研发团队研发，集杀菌、消炎、排毒、修复为一体的高效生物制剂为基础，具有全生物、无毒、高效环保的特点，已获得多项国家专利。

申报单位：湖北甲天下生物科技有限公司

技术简介

"宫福源—速溶抗菌亚健康调理技术"使用的产品：是以全球微生物免疫学家仲发明教授为首的武汉同济医科大学多位医学专家和教授组成的研发团队，经过多年无数次的实验和艰苦不懈的努力研究，成功以"饱和超氧（活氧）包裹技术（壳寡糖）"，生物诱导诱变技术，生物发酵萃取技术、生物表皮生长技术、生物延时技术、生物渗透技术，二次溶散系技术为核心，成功研制出集杀菌、消炎、排毒、修复为一体的高效生物制剂。

敖氏十二基本舌型亚健康调理技术

获奖理由

敖氏十二基本舌型亚健康调理技术，由广州敖氏正元通营养健康咨询有限公司研发，本技术针对常见舌型的亚健康人群调理，利用中医传统外治、内调的养生保健理论，通过一泡、二敷、三推、四灸、五贴、六口服的模式，达成保健养生、预防和缓解亚健康状态的目的，效果显著。

申报单位：广州敖氏正元通营养健康咨询有限公司

技术简介

敖氏先祖在公元13世纪，就归纳总结出12种舌体形态图。舌为心之苗，脾之外候，苔由胃气所生。脏腑通过经脉与舌相联系，手少阴之别系舌本，足少阴之脉挟舌本，足厥阴之脉络舌本，足太阴之脉连舌本，散舌下，故脏腑病变，可在舌质和舌苔上反映出来，舌诊主要诊察舌质和舌苔的形态、色泽、润燥等，以此判断疾病的性质、病势的浅深、气血的盛衰、津液的盈亏及脏腑的虚实等。

本技术针对常见舌型的亚健康人群调理，利用中医传统外治内调的养生保健理论，通过一泡、二敷、三推、四灸、五贴、六口服的模式，达成保健养生、预防和缓解亚健康状态的目的。

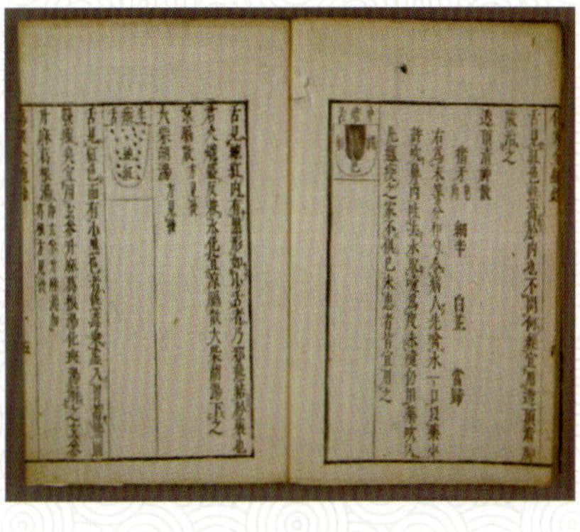

该技术诊断简单，以舌索图、以图确诊、诊疗结合。

2015年6月推出该技术以来，先

后在河北、浙江、江苏、福建、广州、湖北等省市地区三十余家机构，四百多客户临床调理，亚健康状态改善明显，效果显著。

营养代餐与减脂调理技术

获奖理由

营养代餐与减脂调理技术，由纵贤国际贸易有限公司研发，该技术采用纯天然无污染有机谷物成分，最大程度的控制糖分、脂肪、高热量食物的摄入，平衡胰岛素的分泌，修复胰腺功能，快速燃脂，彻底解决肥胖根源，打造易瘦体质。入选“百项亚健康中医调理技术”。

申报单位：广州纵贤国际贸易有限公司

技术简介

轻苗康美致力于打造中国健康行业的领导者，并逐步实现了多元化、规模化、系统化、科学化的新型高新技术健康产业群。以“让健康产业造福人类”作为企业使命，将全世界最好的原料、最先进的技术带到中国，用最科学的方法更好的改善国人肥胖亚健康状态！

积极倡导并定制“人类健康生活新标准”，同时响应国家政策号召开展“传播健康生活方式.远离肥胖亚健康”大型公益活动，并用“爱”的文化打造全新的商业模式，全面推动了中国健康产业的发展。

在国家中医药管理局业务主管的中和亚健康服务中心技术支持下，纵贤以“善行天下，健康众生”为己任，为天下更多肥胖亚健康带来福音，引领整个行业朝一个健康、规范、良性的方向发展，致力打造成国内绿色健康领导品牌，成为受人尊敬的品牌！

市场实名案例达万人以上受益，特别多的胖子，三高人群通过调理回归健康和美丽身材！

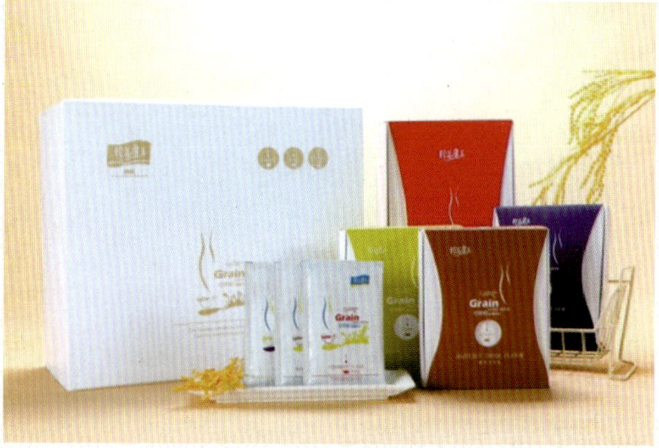

清蕴启脉疗法 亚健康中医调理技术

获奖理由

尚道国际清蕴启脉疗法，由郑州尚妆化妆品有限公司研发，该技术结合传统启脉疗法及敷贴疗法，运用独特的手法作用于特定穴位，通过调启经脉，调理气血，调理虚实，平衡阴阳，解淤散寒，从而达到有利于改善人体亚健康的目的。获得2016年度“百项亚健康中医调理技术”称号。

申报单位：郑州尚妆化妆品有限公司

技术简介

【原　理】

结合祖国传统医学的传统启脉疗法及敷贴疗法，运用独特的手法作用在人体特定的穴位、经络、特定部位上，做穴位的调拨，点按，使气血打开，通过输通经络中的淤滞的气血，协调虚实，调整脏腑的功能平衡，通过调启经脉，调理气血，调理虚实，平衡阴阳，解淤散寒，从而达到有利于改善人体亚健康的目的。

【功　效】

泄热解毒，通络止痛，解淤调气，镇定安神，祛风止痒，理气止麻，提高人体机体免疫力，改善人体亚健康问题。

【适 应 症】

适用于易疲劳、失眠多梦、记忆力减退等因虚症引起的症状；宫寒痛经、手脚冰凉、骨关节疼痛等因寒症引起的症状；腹痛腹泄、尿频尿急、急性膀胱炎等湿热症引起的症状。

【调理方法】

调理因六邪引起的不同症状，运用独特的手法作用在人体特定的穴位、经络、部位上，相关穴位上再进行特制的贴敷药灸，能有效达到一次见效立竿见影的效果，从而改善亚健康症状。（如因虚症引起的易疲劳、失眠、记忆减退等情况，调理方法为：疏通任督二脉、膀胱经、肾经，在关元穴、气海穴、命门穴、肾俞穴做定罐，约10-15分钟，结合特制的“叁拾陆味”药物做贴敷药灸，约20分钟，能达到一次改善失眠多梦、易疲劳症状。）

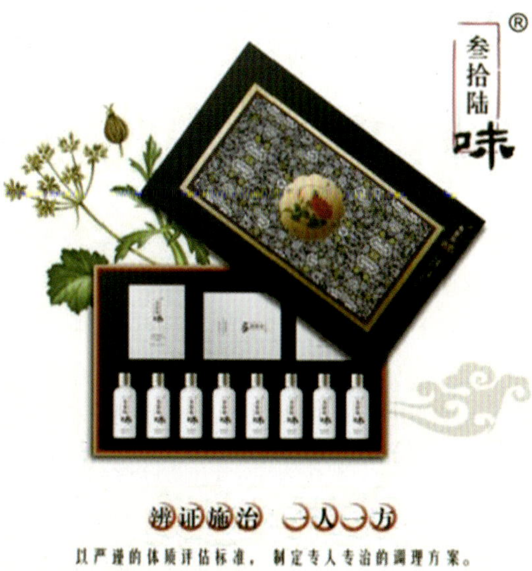

【禁忌人群】

严重心脏病、肾功能不全的人群；孕产期人群；有传染病人群；糖尿病患者；有凝血机质人群；严重大手术后人群；饮酒后人群。

晴轩疏肝利胆亚健康调理技术

获奖理由

晴轩疏肝利胆亚健康调理技术，由杭州舜天健康管理有限公司研发，该技术采用中草药油和液针的有效成分，通过穴位点按，经络刺激排除肝胆毒素，减轻肝胆的代谢负担，起到疏肝理气、加速毒素代谢的功效，该技术已入选《国医年鉴》。

申报单位：杭州舜天健康管理有限公司

技术简介

【原　　理】

肝、胆、肠道都是毒素源头，而万病之源都来自毒素的堆积，晴轩疏肝利胆亚健康调理技术采用中草药油和液针的有效成分，通过穴位点按，经络刺激排除肝胆毒素，减轻肝胆的代谢负担，使肝脏功能正常进行解毒、分解、合成、分泌、储存、转换和代谢。

【功　　效】

疏肝理气，加速毒素代谢。

【适 应 症】

①皮肤晦暗，粗糙，长斑，长痘易过敏人群；②小腹凸起，腰部易长赘肉人群；③头疼、失眠、多梦、脾气急躁、易怒；④便秘，口臭。

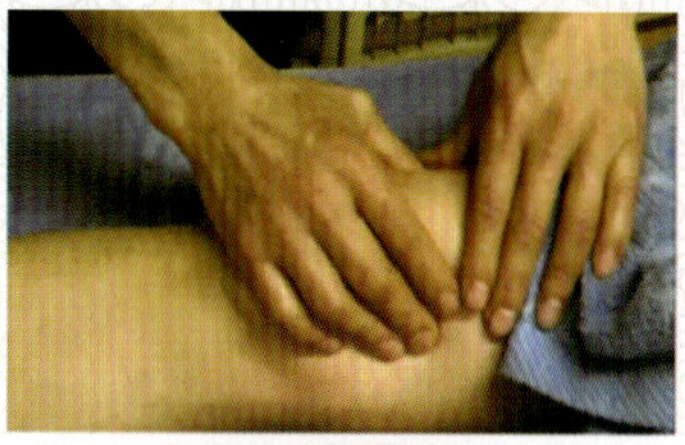

四肢三关调理技术

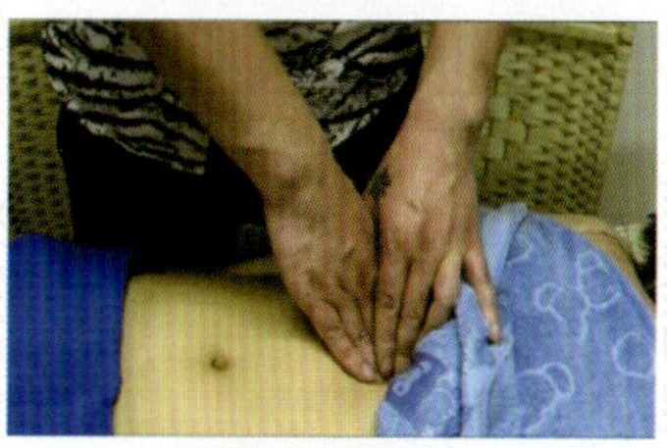

健脾养胃调理技术

慈惠仁经络排毒亚健康调理技术

获奖理由

慈惠仁经络排毒亚健康调理技术，由山东省慈惠仁健康管理咨询有限公司研发，本技术利用传统中医“治外应其内，经络通而百病不生” 的原理，通过开穴、清淤、升阳、扶正于一体，达到清淤通气、防病治病、美容健体、延年益寿等目的，显著效果。

申报单位：山东慈惠仁健康管理咨询有限公司

技术简介

【原　　理】

慈惠仁经络排毒亚健康理疗技术是集开穴、清淤、升阳以及反相学祛邪就是扶正的原理为一体的创新专利技术，通过拔出体内毒素，来激活自身正气运行，以及贯通经络、变理阴阳、调整气血、促进细胞新陈代谢，增强大脑皮层的保护性抑制力量，从而使人体的固有潜能得以挖掘发挥，经过自我调节，自我修复，自我治疗，自我重建等过程，取得防病治病、开发智慧、美容健体、延年益寿的显著效果。

【功　　效】

消除疲劳、防病治病、开发智慧、美容健体、延年益寿、贯通经络、变理阴阳、调整气血、促进细胞新陈代谢，增强大脑皮层的保护性抑制力量。

【技术特点】

1. 慈惠仁经络排毒养生技术立足于传统中医学和现代医学理论，立足于“治未病”的中医理念，具有简单易操作，无副作用等特点，受到人们的普遍欢迎和好评。

2. 慈惠仁经络排毒是一项具有综合性调理与辅助治疗的革新型经络清淤技术，利用中医泻而不虚，祛邪扶正，经络畅通而百病不生的原理，用经络清淤进行强身健体。

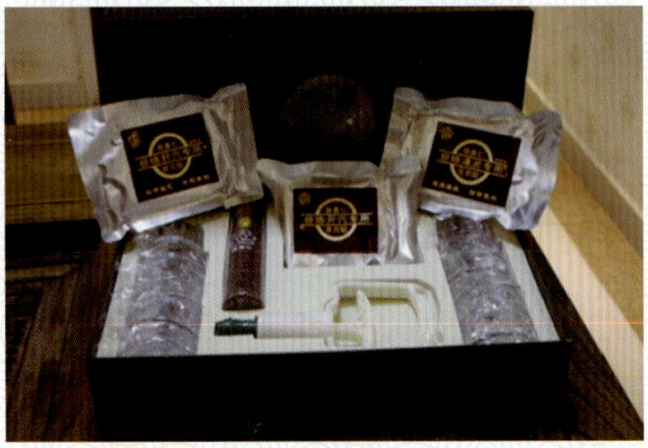

※　提名奖技术　※

“莱香三养疗法”亚健康调理干预技术

获奖理由

“莱香三养疗法”亚健康调理干预技术，是上海晟玺莱香生物科技有限公司，以“莱香三养疗法”为特色，以“亚健康经络调理”为基础，运用酵素，针对不同人群的各种亚健康状态和易感疾病进行防治和调理的方法。荣获2009～2015年度“百项亚健康中医调理技术”称号。

申报单位：上海晟玺莱香生物科技有限公司

技术简介

【原　　理】

“莱香三养疗法”亚健康调理干预技术是以“中医治未病”理论为指导思想，以“莱香三养疗法”为特色，以“亚健康经络调理”为基础，针对不同人群的各种亚健康状态和易感疾病进行防治和调理。调理干预技术的精髓是“清、通、调、补”。这四种调理方法中酵素在“清”和“补”中起到了举足轻重的作用。酵素有净化血液、抗氧化、分解毒素、促进新陈代谢等作用。在调理身体经络之前，利用酵素的独特功效帮助排出体内的毒素，做到“无毒一身轻”。同时，酵素可增强免疫力及补充体内营养，使身体在“通”“调”后可以迅速补充能量，恢复人体生机。“酵素”技术的应用是高科技生物技术与国宝中医的完美结合。该技术已在众多亚健康专业调理机构推广使用，效果显著。

“莱香三养疗法”，即“养气”“养血”和“养经络”。这里的“养”不单是补养、还有调养、调理、养护的含义，如“养气”包括补气、调气、理气、行气等含义；“养血”包括补血、活血、祛瘀等含义；“养经络”包含经络调理，疏通经络等含义。亚健康调理的实践中，在整体观念指导下，以“养气、养血、养经络”为基础，运用独特的“莱香三养疗法”产品与亚健康经络调理干预技术，顺应四时五季养生，根据不同的亚健康症状辨证调理。

【功　效】

疏通经络，行气活血；调节脏腑，沟通内外；平衡阴阳，补虚泻实；改善体质，面容红润。促进新陈代谢，活化细胞，调和体内营养状态，平衡内分泌，将阻滞在人体内的毒素排出体外，养气、养血、养经络，使身心恢复保持气血充盈、经络通畅、脏腑安和、平衡阴阳的健康状态。

【适 应 症】

亚健康状态，如头晕、头痛、疲劳、失眠、健忘、目干涩、便秘、身体酸痛、月经失调、无食欲、面色晦暗、内分泌失调、乳腺增生、畏寒、情绪低落、烦躁易怒、下肢无力等症状。

【调理方法】

1. 清：清除体内已有毒邪;清理体内影响健康因素，排除毒素，远离疾病；

2. 通：提高机体新陈代谢，舒通气血以强五脏；

3. 调：调通郁阻、调理气血、调和脏腑；

4. 补：补益气血、滋补元阴、滋补元阳、延缓衰老。

女性灸养管理系统
肩部保养系统

获奖理由

女性灸养管理系统肩部保养系统，由湖北华御生物科技公司研发，该技术以肩部保养手法与温灸法相结合，以药物外治为辅助，温通经脉、活血化瘀、祛邪散寒，具有鲜明中医外治特色，对临床常见肩颈亚健康有较好的调理功效。获得“百项亚健康中医调理技术”等荣誉。

申报单位：湖北华御生物科技公司

中医综合诊断系统
亚健康调理技术

获奖理由

中医综合诊断系统亚健康调理技术，是芜湖圣美孚公司研发的、国内首家取得中医诊断产品生产许可证的产品。该技术由中医脉象诊断系统、舌面象诊断系统、体质辨识系统、养生调理系统、经典处方系统五大模块组成，填补了国内中医诊断设备的空缺，获得“百项亚健康中医调理技术”等多项荣誉。

申报单位：芜湖圣美孚科技有限公司

技术简介

中医综合诊断系统：由五大模块组成：中医脉象诊断系统，舌面象诊断系统，体质辨识系统，养生调理系统，经典处方系统。

中医综合诊断系统自然环境下接受检测；中医全科诊断；对人体无创伤、无介入，无需采血、无射线辐射；机器自动采集，自动判别，自动分析；采集分析数据可以在局域网或互联网传输、查阅、调取，可实现筛选、统计、检索等功能。

中医脉象诊断系统：利用计算机，通过袖带式传感器，传感器自身重量≤50克，在桡动脉寸，关，尺三个部位检测脉象信号，模仿中医医师指法，（传感器Φ8圆形）更精确的按照中医举、按、寻的诊脉过程，浮、中、沉散布全自动气体加压取脉，采集八个不同压力段的脉象波形自助选择最佳压力波形，并将脉象的位，数，形，势和脉图的各项参数自动分析，以判定出28类脉。用于临床脉象检测，可提供脉图并检测计算出最佳脉压、脉率、主波高度、上升时间、上升角5个脉象参数。

舌面象诊断系统：适用于临床舌象、面象信息采集和分析，为中医临床诊断提供依据。舌面象仪由采集箱、照明装置、数码相机、计算机及配套软件组成。舌象-对舌色、舌络、舌形、舌态、苔形、苔色、苔质；面象-对唇色，面色，局部特征，面部光泽，用下拉标准选项并比对标准图的方式，自助得出结论。对舌面象进行特征信息提取与处理，可实现客观量化。

中医体质辨识系统：按照中华中医药学会标准ZYYXH/T157-2009《中医体质分类与判定》的要求进行问诊，并对九种基本体质及44种复合体质进行自动辨别。

个性化养生调理系统：可提供体质成因解读，以及易发疾病的风险预警提示；所提供的养生调理方案，包含季节养生、饮食调理、药物调理、运动调理、针灸按摩穴位、起居、精神等内容，为被测试者提供个体化的健康养生指导建议；可建立电子健康档案，进行长期中医健康管理服务。

经典处方系统：可依据四诊信息，得出病人的病名，证侯名，由专家数据库开出相应的治疗方剂，包括可修改调整中医药方，按摩、针灸穴位的选取，中成药等。

经络健康检测：十二经络虚实、经络五行、阳性脏腑生理及相关美容的诊断分析。柱形量化图和五行图检测报告，直观反映十二经络虚实、脏腑表里问题。

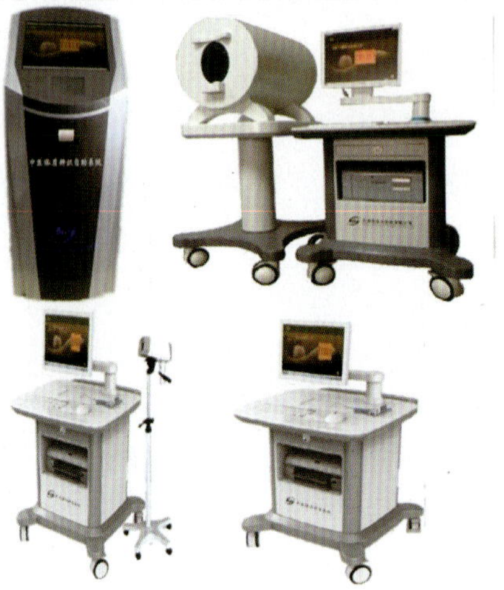

分子营养三高食疗法亚健康调理技术

获奖理由

分子营养三高食疗法亚健康调理技术，由福建西斯格生物科技有限公司申请，该技术经多年实践，体现了客户接受率高，稳定性好，效率高的特点，被“中医中国行：绿色健康工程”推荐为“绿色健康工程项目”；并获得“广东省亚健康服务协会”《优秀亚健康调理项目》等荣誉。

申报单位：福建西斯格生物科技有限公司

技术简介

原来由厦门贝乐元生物科技有限公司申报的“贝乐元生机食疗亚健康调理技术”获2010年第二批百项亚健康调理技术，经过5年多的实际应用和发展，已经日趋成熟与完善。客户案例已经超过5000个，由广州昊恩生物科技有限公司、泉州康多福健康科技有限公司、深圳众善健康管理有限公司等共同实际应用，效果良好。其中由福建西斯格生物科技有限公司完善的分子营养三高食疗法亚健康调理技术，客户接受率最高，有效率最高，稳定性也最好。

华御八卦灸亚健康调理技术

获奖理由

华御八卦灸亚健康调理技术，由湖北华御生物科技有限公司研发，本技术依据中医穴位原理，在传统灸法基础上改进而成的华御八卦灸器，通过单穴灸或多穴灸法，具有温阳散寒、舒经通络、行气活血、扶养正气的作用，可广泛应用于美容、养生、保健和理疗等领域。

申报单位：湖北华御生物科技有限公司

技术简介

【原　　理】

华御八卦灸亚健康调理技术入选2014年度“百项亚健康中医调理技术”，华御八卦灸是由湖北华御生物科技有限公司针对传统灸法进行摸索改进、自主研发的具有鲜明中医外治特色的亚健康调理技术，通过华御八卦灸器，可单穴灸亦可多穴灸，操作简便安全，具有温阳散寒、舒经通络、行气活血、扶养正气的作用，可广泛应用于美容、养生、保健和理疗等领域。

传统灸调，只能依靠人工单穴施调，耗时长、易烫伤、烟尘难收集，华御八卦灸器克服了上述弊端，是对传统灸法的改良和创新，其长6厘米，宽6厘米，高5厘米。八角，立方体，硅胶外套，顶面依八卦卦象镂空设计，中为艾灸孔，下有收集烟尘的隔筛，使用时，可视需要，依穴位单穴灸或多穴灸，大大增强了灸调效果。华御八卦灸技术，针对常见亚健康证候，依据中医穴位原理，创立华御八卦灸九种阵法，即九种多穴灸法，分为督脉助阳灸、健脾和胃灸、疏肝利胆灸、疏胸散结灸、水火济济灸、温阳助神灸、暖肾固本灸、五脏平衡灸、肩颈背痛肃肺静心灸等。

【功　　效】

该技术具有扶阳气、通经络、行气血、除寒湿、散秽浊、养正气，通过华御八卦灸法，真正做到平衡阴阳，增强精、气、神，内外共调。适应众多亚健康状态人群。

【技术特性】

安全性：通过机构上千人使用测试结果说明：华御八卦灸亚健康调理专项技术对人体无副作用，安全、有效、可靠。

有效性：①利用亚健康者对对子宫系列症状的靶向体验，达到调理目的；②利用经脉腧穴-五脏振效应，达到疏通经络，改善气血紊乱和脏腑功能失调。

非药物（自然）疗法

获奖理由

非药物(自然)疗法，是中国碧蓝集团研发的，通过空间聚能能量场非药物获得相应计量药物的技术。该技术采用声、光、电、磁非药物方式，提前干预调理人体的疾病，通过能量场达到养而无疾、未病先治的效果，获得 “特色失眠测评、调理养生及管理技术”等荣誉。

申报单位：中国碧蓝集团有限公司

技术简介

通过中医矿药五色调节人体五行，五行调五脏六腑才能达到天人合一，人类是宇宙的缩合体，宇宙通过声、光、电、磁规范着人体，而此聚能技术采用声、光、电、磁非药物方式，提前干预调理人体的疾病，这项技术是通过空间聚能能量场非药物获得相应计量药物的技术，也就是说通过聚能医学解决疾病调理。

恩鹏红外医学疼痛亚健康调理技术

获奖理由

恩鹏红外医学疼痛亚健康调理技术，由深圳恩鹏健康产业股份有限公司研发，该技术通过远红外技术的运用，进而达到疏通经络、打通淤结、改善微循环、平衡阴阳、促进修复等整体作用，有效改善人体疼痛状态。入选国家中医中医药管理局“百项亚健康中医调理技术”。

申报单位：深圳恩鹏健康产业股份有限公司

技术简介

【原　　理】

远红外线被誉为“生命之光”，因其特有的共振作用与温和作用，能够有效改善人体亚健康状况，远红外线接近于人体所发出波长，能深入皮肤和皮下组织，与人体细胞产生共振，产生温热效应，促使皮下深层温度上升，扩张微细血管，溶解血液中的脂类代谢物及血管内壁的脂质斑块，将淤血等妨碍新陈代谢的物质清除出体外，重新使组织复活，促进酵素生长，补充体内热量，排除体内寒气及毒素，改善血液循环，促进新陈代谢，增强内脏功能，提高人体免疫力。

恩鹏红外医学疼痛亚健康调理技术以我国优秀中医养生知识为指导，通过远红外技术的运用，进而达到疏通经络、打通淤结、改善微循环、排出体内寒湿毒堵、改善气血运行、平衡阴阳、促进修复等整体作用，有效改善人体疼痛状态。通过近十年国内外的客户见证与临床使用，恩鹏产品技术服务经过了市场的验证，并获得好评，帮助众多亚健康人群与病痛人群，远离亚健康困扰，重获健康幸福人生。

【功　　效】

疏通经络、打通淤结、改善微循环、排出体内寒湿毒堵、改善气血运行、平衡阴阳、促进修复等整体作用，有效改善人体疼痛状态。

脊疗--速溶抗菌亚健康调理技术

获奖理由

脊疗-速溶抗菌亚健康调理技术，湖北甲天下生物科技有限公司研发。该技术通过壳寡糖过氧化物对副交感神经的作用，促进微细动脉的功能，改善血流量，从而缓解腰酸背疼，改善亚健康状态，具有全生物、无毒、高效环保等特点，获得多项国家发明专利。

申报单位：湖北甲天下生物科技有限公司

技术简介

【原　　理】

“脊疗”产品中所含主要成分：壳寡糖过氧化物是生命第六要素，医学界将壳寡糖称为继脂肪、蛋白质、糖、矿物质、维生素之后的第六生命要素。科学研究证明，壳寡糖过氧化物是对细胞有很好的亲和力，其本身就是细胞膜表层糖链结构中不可缺少的成分，在体内起到细胞间识别、调控、信息传达、接触抑制等作用。“脊疗”产品中含有的“壳寡糖过氧化物”的分子结构与细胞十分相似，通过实验证明“壳寡糖过氧化物”可以直接作用在细胞上，能够起到很好地修复受损细胞的作用，并能恢复受损细胞的功能。脊疗产品是药食同源植物组织细胞，与生物组织细胞相融合，在清洁、消毒椎体周边皮肤的同时，通过“热导”和“推导”将其有效活性因子渗透至椎体，使其吸收从 而达到修复破损的神经细胞和骨性细胞，改善亚健康状态，舒缓和修复“椎体”疲劳组织。根据中医理论，末梢血管循环不全，身体表面温度降低，提供给肌肉的氧气、养分供应不足，会引起腰酸背痛。壳寡糖过氧化物对副交感神经有一定的作用，促进微细动脉的功能，改善血流量，从而缓解腰酸背疼。

【功　　效】

修复破损的神经细胞和骨性细胞，改善亚健康状态，舒缓和修复“椎体”疲劳组织，缓解腰酸背疼。

晴轩腰椎亚健康调理技术

获奖理由

晴轩腰椎亚健康调理技术，由杭州舜天健康管理有限公司研发，该技术根据中草药的调理性和精油的高渗透性及中医养身专业技术起到疏通经络，排除毒素，调和气血，从而使身体达到机体平衡由内而外的健康。该技术已入选《国医年鉴》。

申报单位：杭州舜天健康管理有限公司

技术简介

【原　　理】

腰酸背痛、肌肉僵硬多是因为经络不畅导致气血无力濡养，所以形成韧带钙化，晴轩颈椎亚健康调理技术以经络学说为原理、现代医学为依据，根据中草药的调理性和精油的高渗透性及中医养身专业技术起到疏通经络，排除毒素，调和气血，从而使身体达到机体平衡由内而外的健康。

【功　　效】

活化神经系统，促进血液循环，缓解疼痛，舒缓紧绷僵硬的肌肉，改善头晕、头疼，减轻肌肉经挛，恢复或重建脊椎力学平衡，改善神经血管压迫，恢复四肢血液循环、使身心处于放松状态。并有效改善由于姿势不当，面对电脑，长期工作造成的肌肉疼痛，肩颈疼痛、腰部疼痛等症状。

【适应人群】

1. 腰酸背痛，背部肌肉酸痛人群。

2. 颈椎、腰椎亚健康所引起的头疼、眩晕、势力模糊、记忆力下降、食欲不振、呕吐、反胃、等人士。

皓月阐心疏肝安神特色失眠调理养生技术

获奖理由

皓月阐心疏肝安神特色失眠调理养生技术，由广州悟真健康科技公司研发，该技术通过皓月阐心精油、药油和中药提取物的有机结合，加上头部拨筋减压和督脉和华佗夹脊穴的调理，可达到通经络，调脏腑，平衡阴阳，改善睡眠的效果。获得“特色失眠测评、调理养生及管理技术”等荣誉。

申报单位：广州悟真健康科技有限公司

技术简介

【原　　理】

中医认为，正常的睡眠，有赖于人体的“阴平阳秘”，脏腑调和，气血充足，心神安定，心血得静，卫阳能入于阴。失眠主要与心、肝、脾、肾关系密切。因血来之源，由水谷精微化生，上奉于心，则心得所养；受藏于肝，则肝体柔和；统摄于脾，则化生不息。调节有度，化而为精，内藏于肾，肾精上承于心，心气下交于肾，阴精内守，卫阳护于外，阴阳协调，则神志安宁！诸脏不和，气血耗伤，阴阳失调，导致心

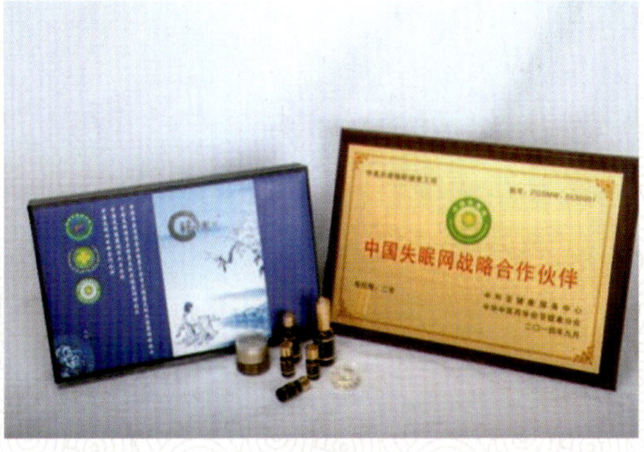

神失养，神不内守，阳不入阴，是导致失眠的主要原因。

皓月阐心根据现代人精神压力大、生活节奏快，和身体亚健康引起的睡眠质量差，融合传统精油香薰，结合头部拨筋减压和身体亚健康调理，从而达到改善睡眠质量的目的。

皓月阐心睡眠调理技术，主要是使用精油和药油的有机结合，加上中药提取物的辅助调理，达到通经络，调脏腑，平衡阴阳，改善睡眠的效果。

五、2015年度“全国十佳亚健康咨询师”

（按姓氏笔画排序）

※ 获奖者 ※

白月清

获奖理由

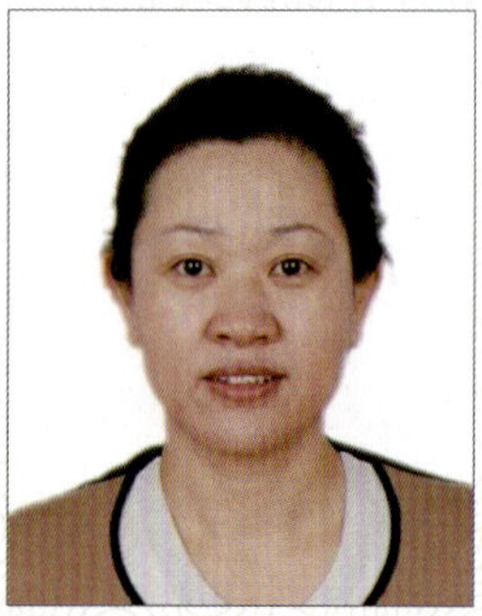

山西省朔州市美多美容美发店经理，亚健康咨询师，2007年开始学习中医养生保健。2015年获得“全国十佳亚健康咨询师”称号，2016年通过审核成为世中联理事。

杨佳佳

获奖理由

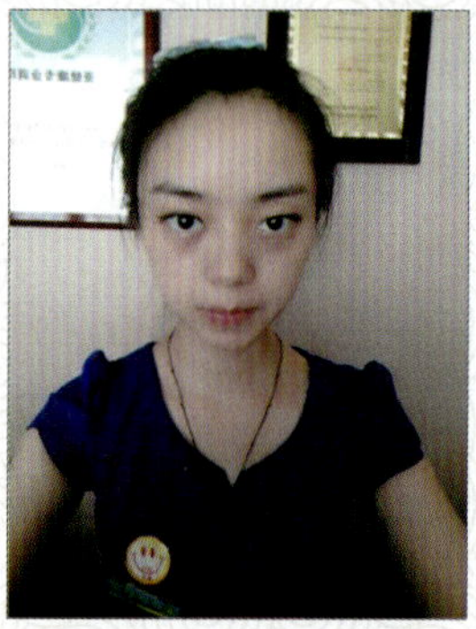

亚健康咨询师，现工作于玉丽中和亚健康调理中心，长期从事亚健康咨询调理工作，获得丰富经验，2015年参加全国技能大赛。

邢珍珍

获奖理由

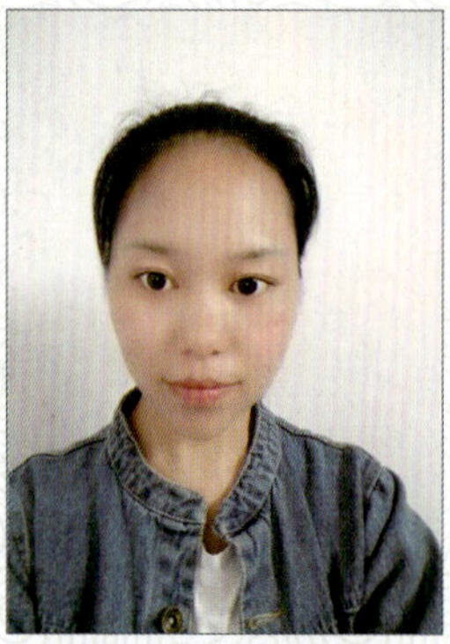

亮芝堂亚健康调理中心亚健康咨询师，先后在多家中医养生、亚健康调理机构从事亚健康调理咨询工作， 2015年参加全国技能大赛并获奖。

吴瑞

获奖理由

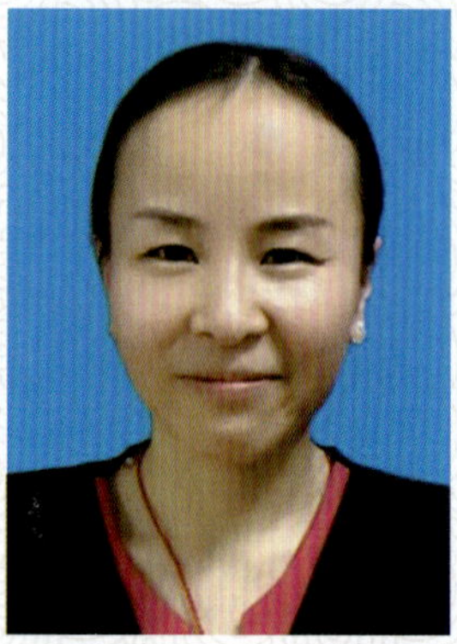

四季康贝（北京）健康科技有限公司高级儿童亚健康咨询师，执业助理医师，全国少儿推拿专家委员会委员，2015年参加“全国亚健康产业技能大赛”获得优秀奖。

迟伯乐

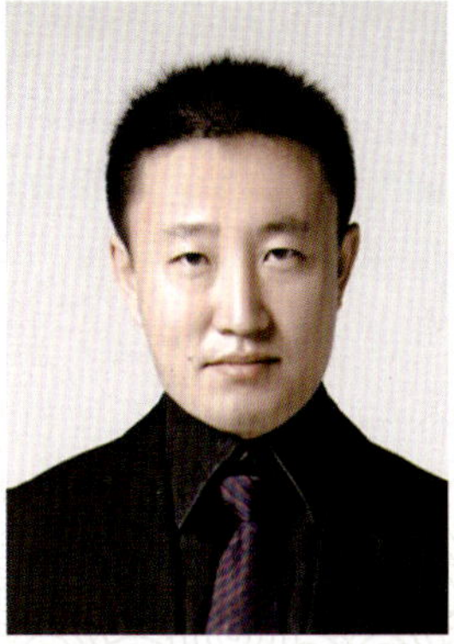

获奖理由

上海晟玺莱香科技生物有限公司高级讲师，中华中医药学会委员，全国亚健康经络调理学科委员，参与了《漫画中医治未病》《酵素于亚健康》等书的编写。

胡祥义

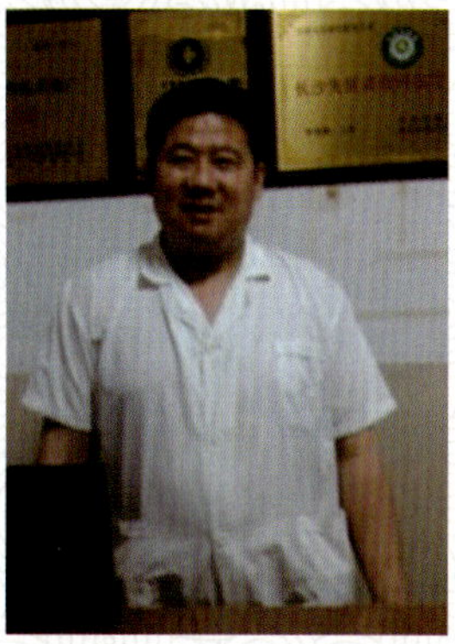

获奖理由

千禧亚健康调理中心主任，擅长中医推拿、针灸、艾灸、中医少儿推拿等多项亚健康项目。荣获2014年度、2015年度“全国十佳亚健康调理师”称号。

郑海燕

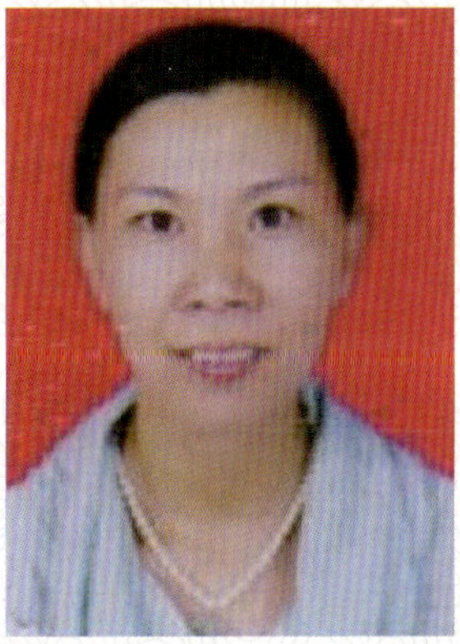

获奖理由

河南省鹤壁市绿野仙踪美容美发沙龙经理，现已创办三家美容院，一家中草药亚健康调理机构，2015年9月参加全国亚健康技能赛并获奖。

袁文婷

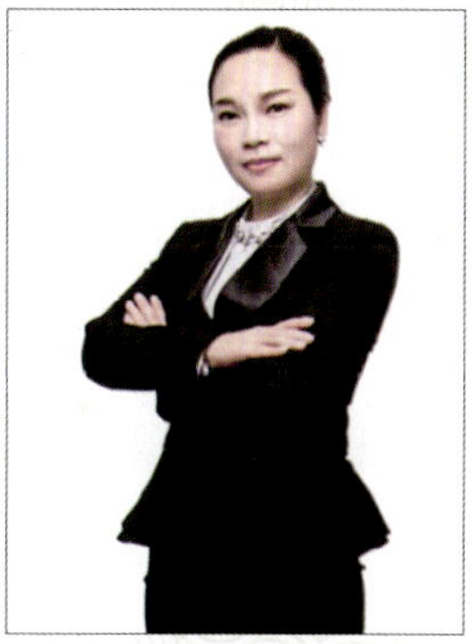

获奖理由

骄阳养生美容会所经理，高级亚健康咨询师，荣获中韩纹绣大赛中国赛区“时尚风尚奖”，首尔国际人类（美容与健康）奥林匹克大赛“优秀纹绣师”等奖项。

赵红军

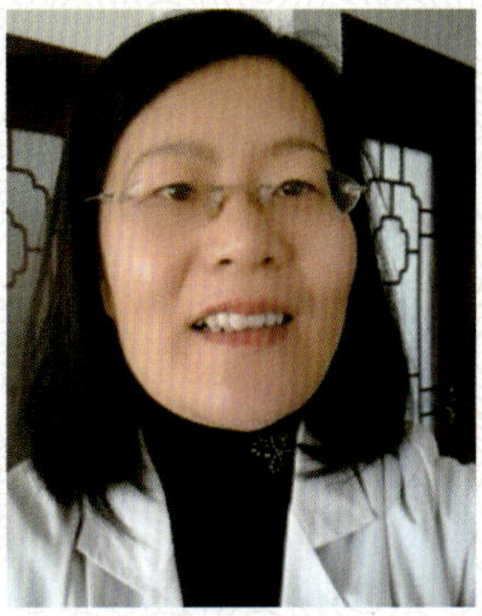

获奖理由

医师，来自赵红军针灸工作室，自幼学习中医针灸，精通“贺氏针灸三通法”，曾先后工作于多家医院，发明多项针灸、拔法及灸法专利。

郭珍

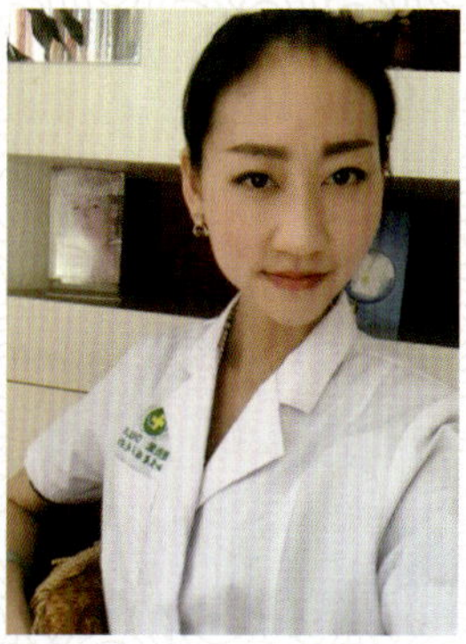

获奖理由

亚健康咨询师，来自楚灸棠亚健康调理机构，从事亚健康调理与咨询工作多年，参加全国亚健康产业技能大赛，并获优胜奖。

※ 提名奖 ※

王碧琼

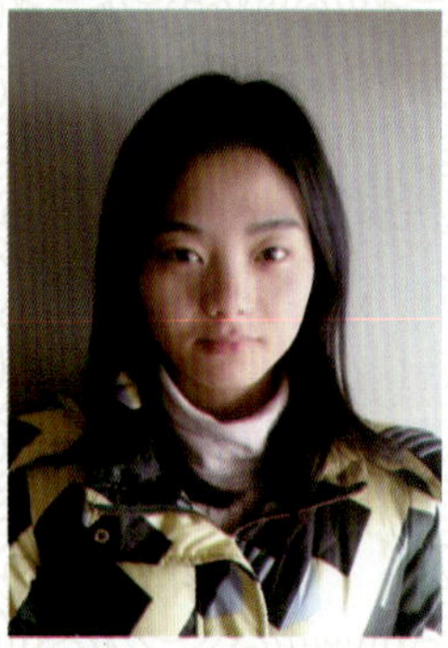

获奖理由

亚健康咨询师，现工作于河南中和亚健康服务中心，多次组织参与亚健康专业调理师学习培训、河南中和亚健康论坛会议等公益活动。

池首兰

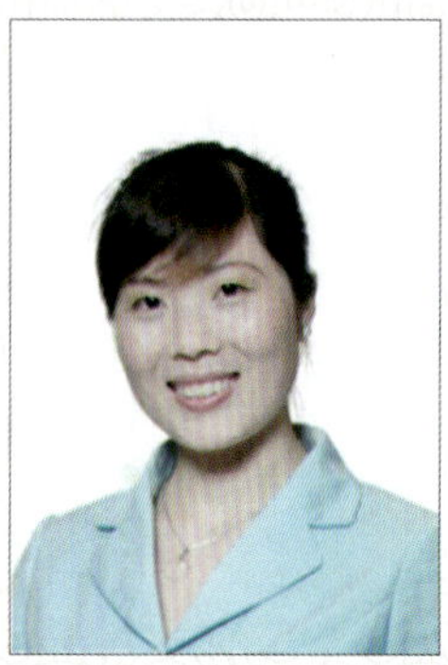

获奖理由

亚健康咨询师，2006年进入久美神话医疗科技股份有限公司从事亚健康咨询调理工作，2011年获得养生指导师证，帮助了多名亚健康者重获健康。

杨 奎

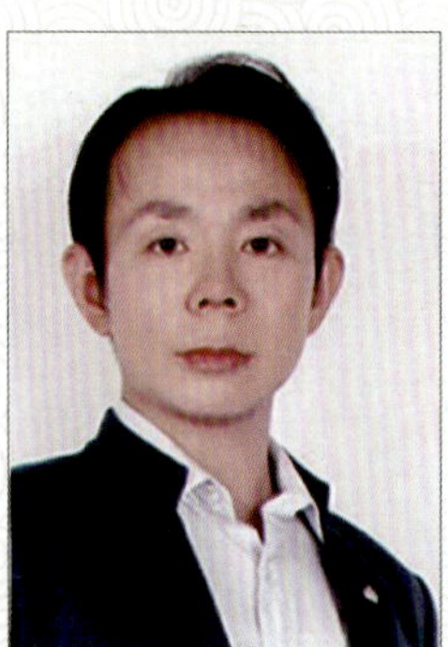

获奖理由

上海盛玺莱香生物科技公司高级讲师，全国亚健康经络调理学科组成员，中华中医药学会会员，“合力防治亚健康.健康科技中国行”健康科普团成员。

彭文静

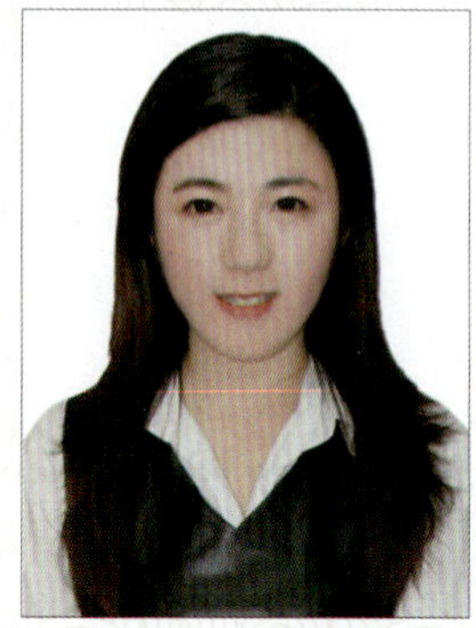

获奖理由

正元通营养健康咨询公司市场总监，熟知红外测评相关专业技术，从事中医药疾病外治多年，负责多家亚健康调理机构、百项技术的培训指导。

董晓兵

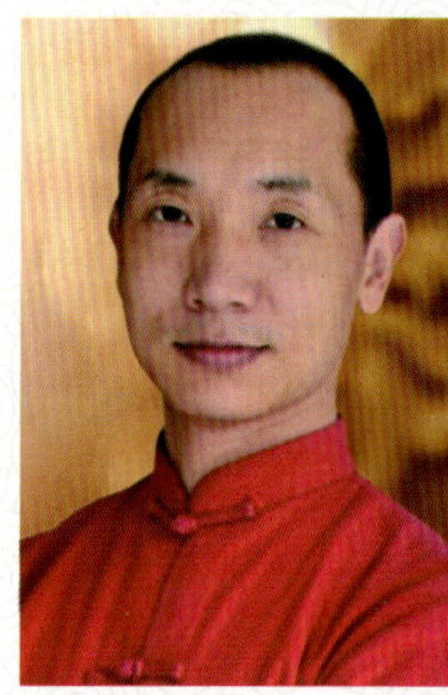

获奖理由

来自株洲扶阳医疗器械有限公司，亚健康扶阳调理培训讲师、亚健康刮痧师、中国针灸推拿协会会员，被选为“世界中医药学会联合会亚健康专业委员会理事”。

韩树伟

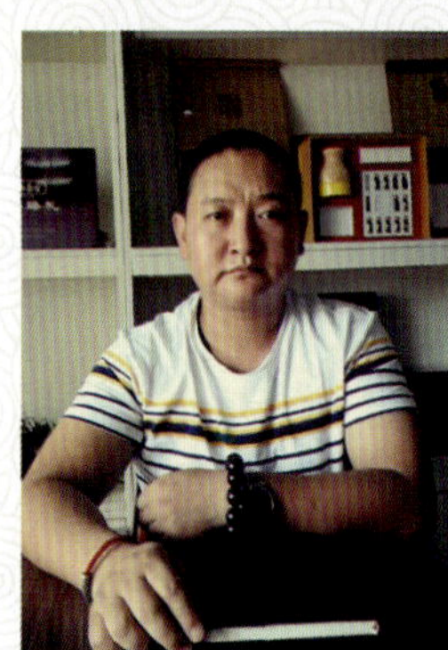

获奖理由

株洲扶阳医疗器械有限公司大区经理，中级按摩师，亚健康刮痧师。擅长运用扶阳罐调理各种亚健康状态，参与“亚健康灸疗调理”等多部书籍的编写。

六、2015年度"全国十佳亚健康调理师"

（按姓氏笔画排序）

※　获奖者　※

白永刚

获奖理由

白永刚，富智中和（北京）健康科技有限公司高级推拿调理师。

2015年毕业于河南推拿职业学院，2016年进入富智中和（北京）健康科技有限公司红外事业部不断学习，现已掌握多种亚健康测评干预调理手段与方法，对常见亚健康症状能够独立进行判别，善于思考并能根据顾客需求提出合理科学的调理方案和执行可行的调理技能，受到客户的高度认可。

刘莉

获奖理由

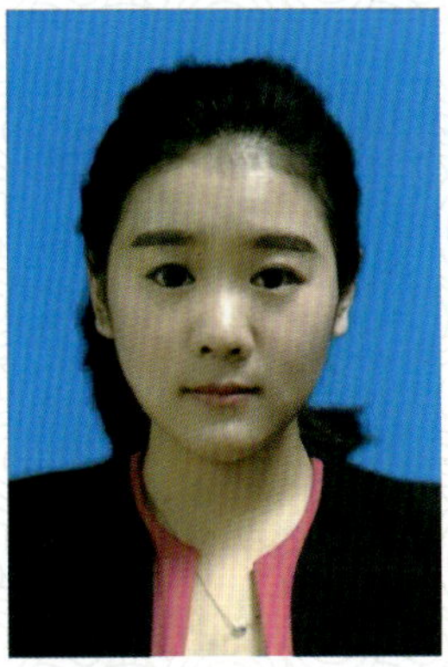

刘莉，高级少儿亚健康推拿调理师，北京四季康贝健康科技有限公司培训部项目经理。

毕业于陕西中医药大学，专业知识扎实，手法娴熟，沟通力强，作为高级专业培训师经常为公司各个省代理商及加盟店做专业技术培训及项目推广。荣获"全国首届亚健康产业技能大赛决赛"冠军、"第二届针灸推拿技能大赛"亚军、2014年度"全国十佳亚健康调理师"入围提名奖。

祁丹萍

获奖理由

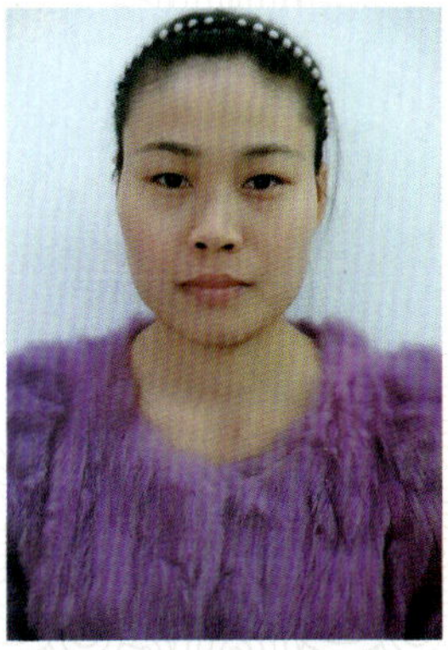

祁丹萍，亚健康调理师，幼康堂小儿推拿调理机构创始人。

于2013年创立幼康堂小儿推拿调理机构，致力于小儿推拿的研究与实践，成为小儿推拿的传承与推动者，在临床上注重整体把握调整，得到了广大家长的认可，让越来越多的妈妈信赖，让越来越多的宝宝受益。

孙娜

获奖理由

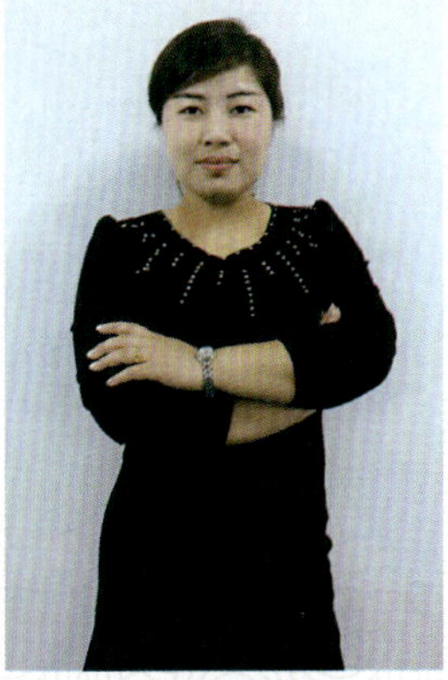

孙娜，亚健康经络调理师，上海晟玺莱香生物科技有限公司讲师。

接受过专业的基础教育，受到良好的专业训练和能力的培养，从事亚健康产业推广6年，具有很扎实的理论基础和丰富的实践经验。个性开朗，思维活跃，极富创造力，易于沟通，具有较好的团队意识，做事踏实，受到领导与同事的高度认可。

苏 燕

获奖理由

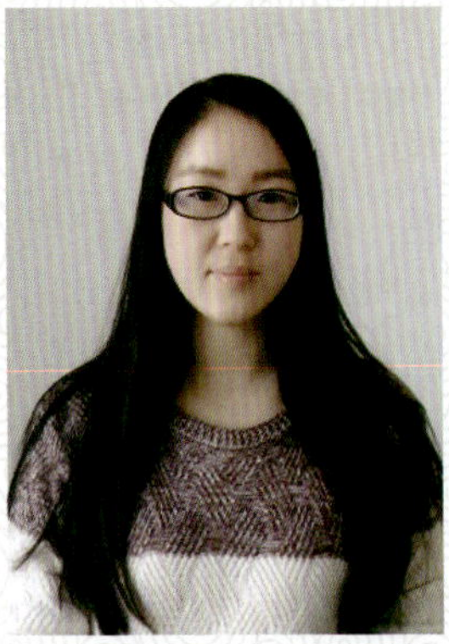

苏燕，合灸堂（北京）健康科技有限公司。

2014年毕业于安徽中医药，2015年在北京合灸堂店担任员工调理师，已掌握多种亚健康测评干预调理手段与方法，定期做社区公益活动，回馈社区百姓，深受百姓喜爱。获得“全国首届亚健康产业技能大赛”前十名。

张 亚 茹

获奖理由

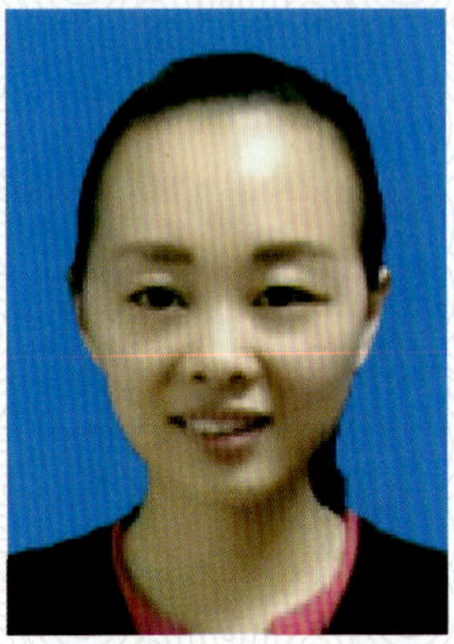

张亚茹，四季康贝（北京）健康科技有限公司高级儿童亚健康推拿调理师。

毕业于陕西中医药大学，毕业以来一直从事于儿童养生保健工作。现担任全国少儿推拿调理专家委员会委员、全国中医养生保健专家委员会委员，积极推动全国中医药儿童健康工程办公室工程试点工作。荣获“全国首届亚健康产业技能大赛决赛”亚军。

李 币

获奖理由

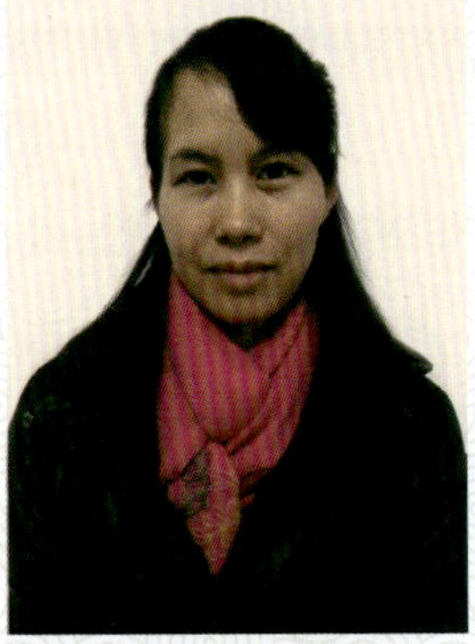

李币，湖南中和亚健康服务中心亚健康调理师。

于2013年步入湖南中和亚健康服务中心，一直努力学习和传承中医治未病的精髓，不断提升中医理论知识及专业技能，并把所学运用到实际中，帮助更多人群解决亚健康问题，工作认真负责，勤奋好学，深得顾客好评。

周 航

获奖理由

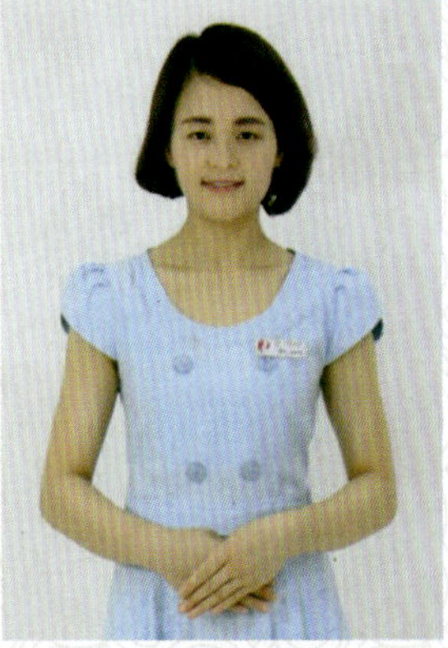

周航，湖南久美神话医疗科技股份有限公司调理师、技术主管。

毕业于湖南中医药大学针灸推拿专业，已获得推拿师中级资格证，中药调剂师资格证，对工作认真负责，吃苦耐劳，在亚健康养生领域不断的学习，现能够掌握中医的经络、体质、和脏腑常见亚健康症候表现调理方法，热情服务顾客并不断的总结和反思，致力为顾客提供更舒适娴熟的健康服务。

曹迪

获奖理由

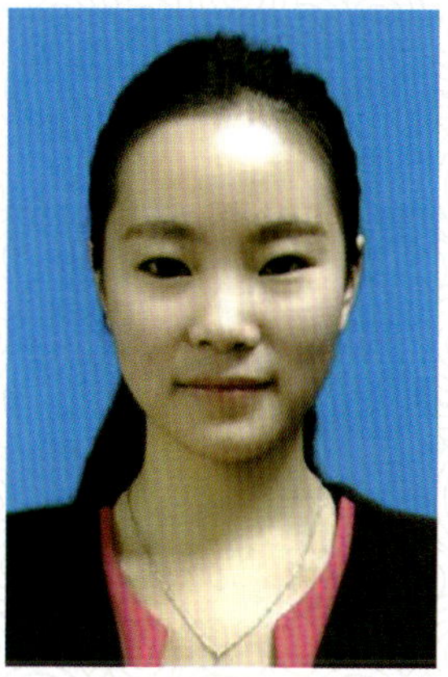

曹迪，四季康贝（北京）健康科技有限公司高级少儿亚健康推拿调理师。

毕业于陕西中医药大学，曾在河东中医小儿推拿学校进修儿童推拿调理专业技术，从事健康行业3年多，现于公司市场部做中和康贝国家公共卫生中医药儿童健康管理服务规范项目推广工作。荣获“全国首届亚健康产业技能大赛决赛”季军。

曹火英

获奖理由

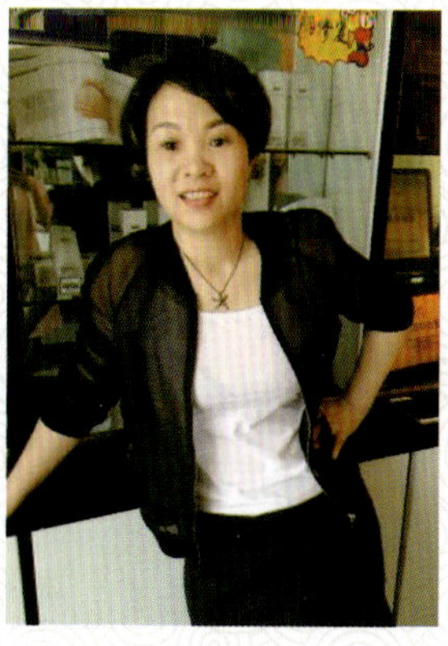

曹火英，超英亚健康调理中心院长。

从事养生行业长达15年，于2003年创立了超英美容院，2005年时全身心投入亚健康调理，已获亚健康执业水平证书，帮助广大顾客从根本上解决诸多亚健康问题，赢得了广大顾客的良好口啤和信赖。2012年荣获中华美容业杰出美容院领导者金奖。

※　提名奖　※

卫锴东

获奖理由

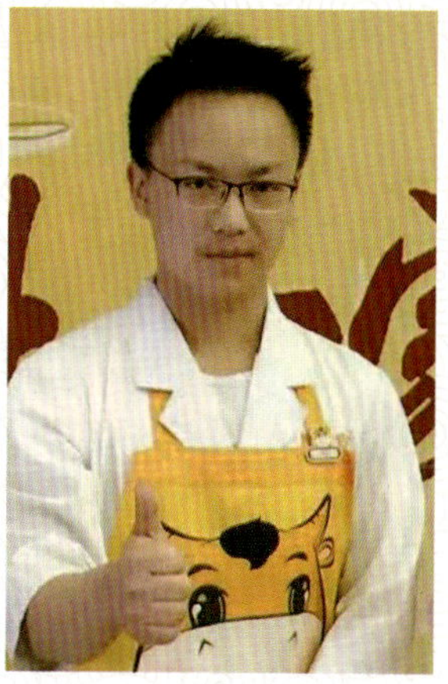

卫锴东，康童堂少儿亚健康专业推拿调理机构调理师。

2014年毕业于河东中医少儿推拿学校，在从事亚健康的同时向顾客科普亚健康的相关知识，其专业的调理手法，热情的服务态度受到顾客的一致认同。

元文英

获奖理由

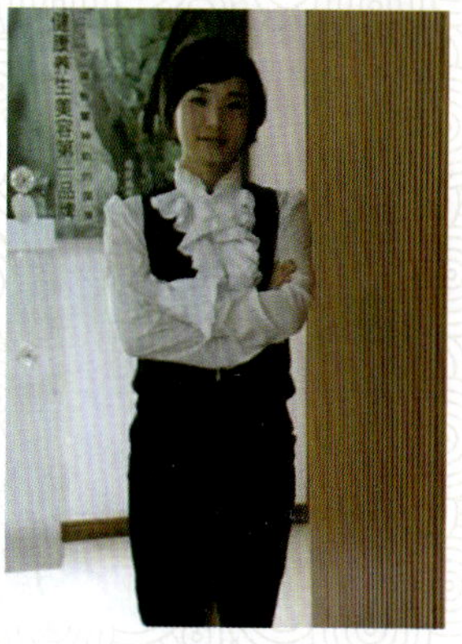

元文英，康美妆园五星级亚健康专业调理机构店长。

持亚健康体质调理师证，少儿亚健康推拿调理师证，从事养生行业多年，对亚健康调理方面的实践经验丰富，并在本店建立起较为完善的少儿推拿体系，顾客赠送多幅锦旗予以肯定其专业能力。2014年与2016年获得“全国养生达人秀”前六强。

田 瑶

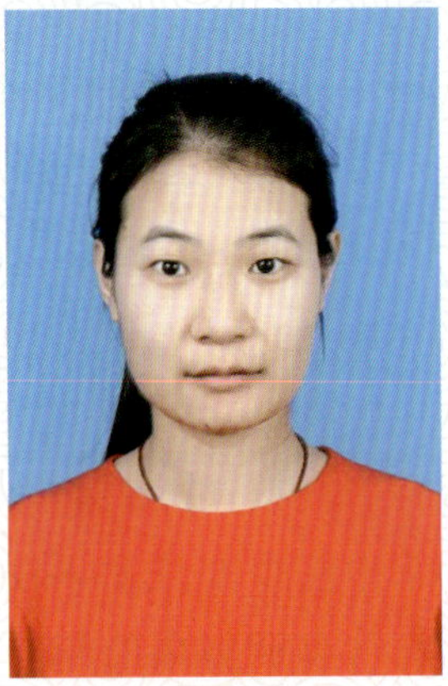

获奖理由

田瑶，河北省高碑店市振兴时代职业技术培训学校亚健康调理师。

2011年毕业于保定职业技术学院，并获得了“优秀毕业生”荣誉称号，2014年至今就职于河北省高碑店市振兴时代职业技术培训学校，工作认真负责，踏实勤恳，受到领导和同事的一致好评。

全朝霞

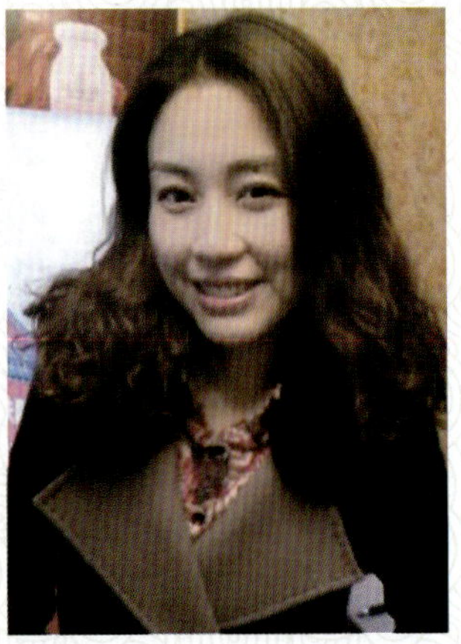

获奖理由

全朝霞，亚健康扶阳罐调理师、亚健康刮痧调理师、湖南雯一亚健康专业调理机构店长。

从事亚健康调理工作8年多，能熟练掌握中医扶阳罐调理、刮痧调理等多种亚健康调理方式，调理效果显著，得到广大顾客的信赖与认可。

冯晓晓

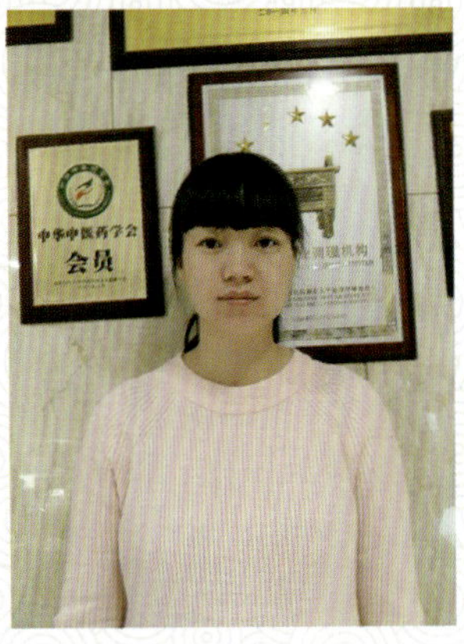

获奖理由

冯晓晓，康美妆园五星级亚健康专业调理机构店长。

持亚健康体质调理师证、少儿亚健康推拿调理师证，从事养生行业多年，有着丰富的实践经验，并致力于将亚健康产业在福建地区示范推广好。其专业、有效的调理技术，及认真、负责的工作态度，赢得了顾客的一致好评。

刘 阳

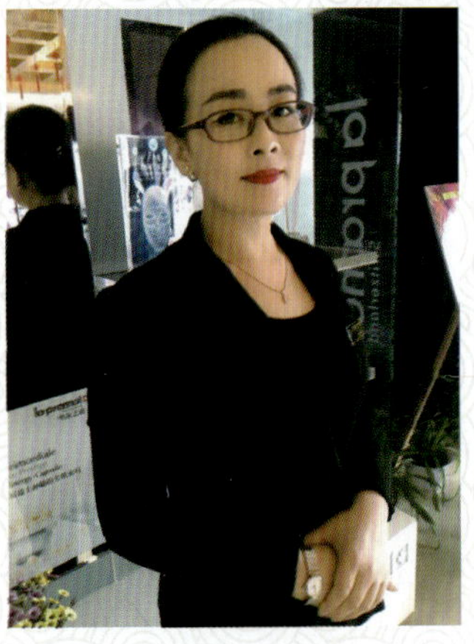

获奖理由

刘阳，盘锦逸轩亚健康专业调理机构技术总监。

从事亚健康专业工作多年，经验丰富，能力出众。2004～2006年在松原佳丽美容院担任美容顾问，2010～2012年担任黛芙妮尔市场培训部主管，2012～2013年任盘锦黛芙妮尔店长，2014至今担任盘锦逸轩会所技术总监。其专业的指导，精益求精的服务态度深受顾客的喜爱。

刘婷婷

获奖理由

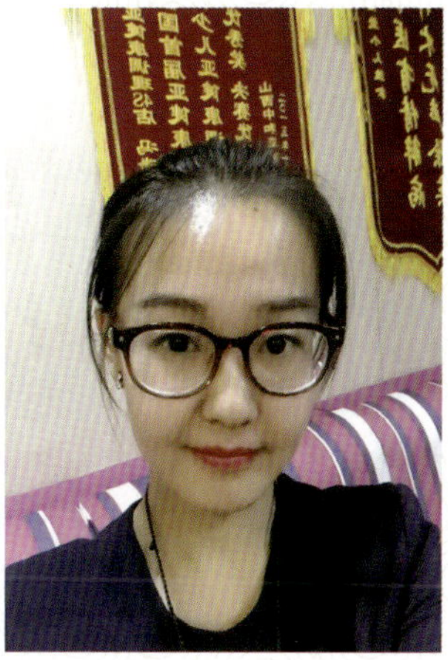

刘婷婷，少儿亚健康推拿调理师，康童堂少儿亚健康专业推拿调理机构顾问。

从事小儿推拿已2年余，喜欢孩子们天真的笑容，一直致力于为小儿健康保驾护航，赢得了家长们的一致好评。

张罗

获奖理由

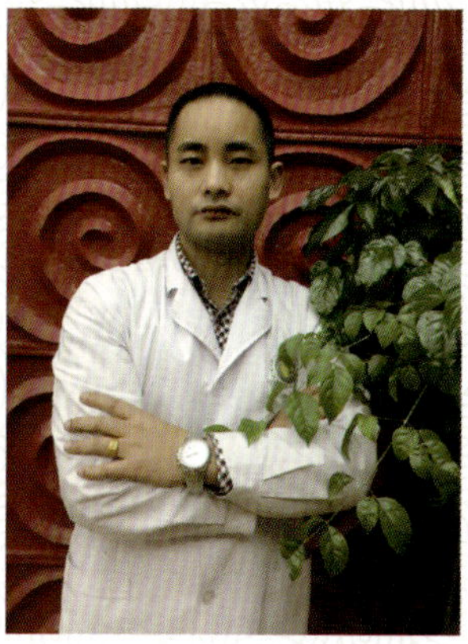

张罗，亚健康调理师，湖南雯一亚健康专业调理机构技术总监。

2003年毕业于湖南中医药学院，毕业后一直在大型连锁机构从事养生工作，擅长中医推拿，经络疏通，扶阳调理等专业亚健康调理技术，对于工作精益求精，努力服务好亚健康人群，深受广大顾客的喜爱。

杨兆红

获奖理由

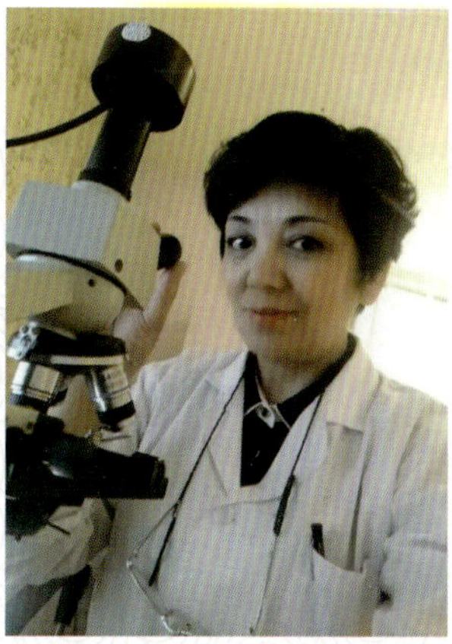

杨兆红，亚健康调理师，上海晟玺莱香科技生物有限公司高级讲师。

于1985年毕业于沈阳医学院，毕业后在沈阳三甲医院内科工作20年，2013年任职于莱香公司，从事亚健康产业推广，参与中国与世界卫生组织合作项目《漫画中医治未病》，出任中国中医药出版社首发酵素科普书籍《酵素于亚健康》编委，全国亚健康经络调理学科委员。

张晋男

获奖理由

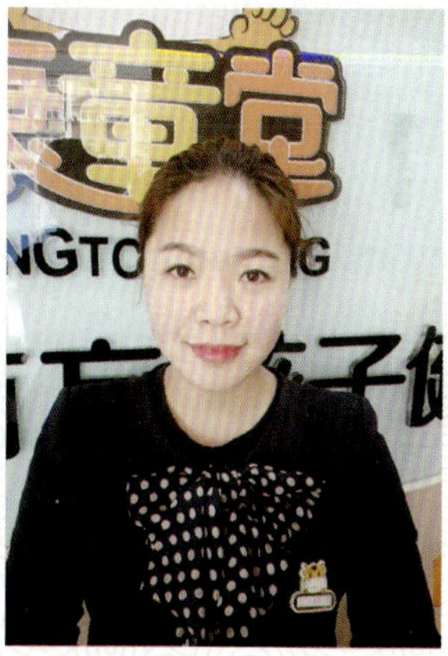

张晋男，少儿亚健康推拿调理师，康童堂少儿亚健康专业推拿调理机构顾问。

从事亚健康行业5年余，不断学习，努力提高自我专业能力，其调理方法深受顾客喜爱，赢得领导与同事的高度赞赏。

钟丽霞

获奖理由

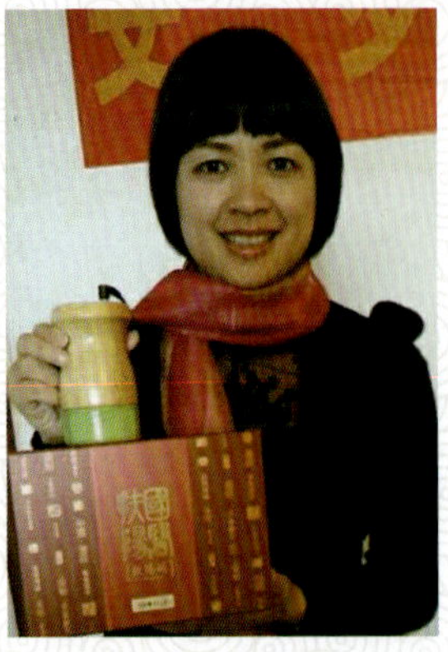

钟丽霞，亚健康扶阳罐调理师、亚健康刮痧调理师、湖南雯一亚健康专业调理机构经理。

于2009年在长沙雯一健康管理有限公司从事亚健康调理工作，边实践边学习积累了许多养生调理方法，效果显著，受到社会各阶层的充分认可。

崔莉

获奖理由

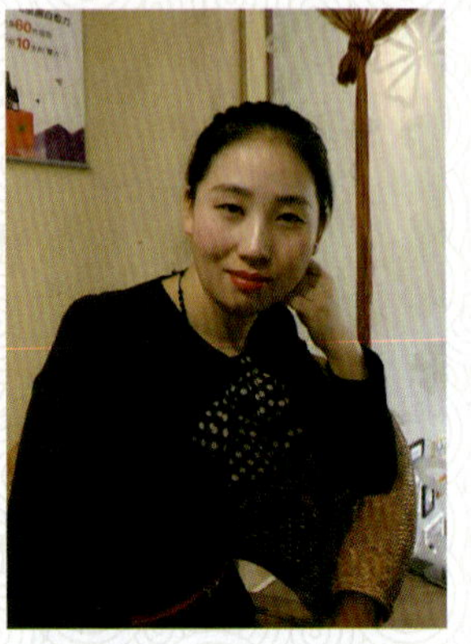

崔莉，亚健康调理师，太原桔圣源亚健康专业调理机构养生顾问。

从事养生行业8年多，帮助上万的顾客缓解了身体亚健康问题，得到了顾客的一致认可，并与顾客建立了深厚的情谊。2015年获得“全国首届亚健康产业技能大赛”优胜奖、同年在“山西中和亚健康比武大赛”中获得面部亚军、背部扶阳季军、腹部季军、下肢季军。

七、2015年度“全国十佳亚健康测评师”

（按姓氏笔画排序）

※ 获奖者 ※

李敏

获奖理由

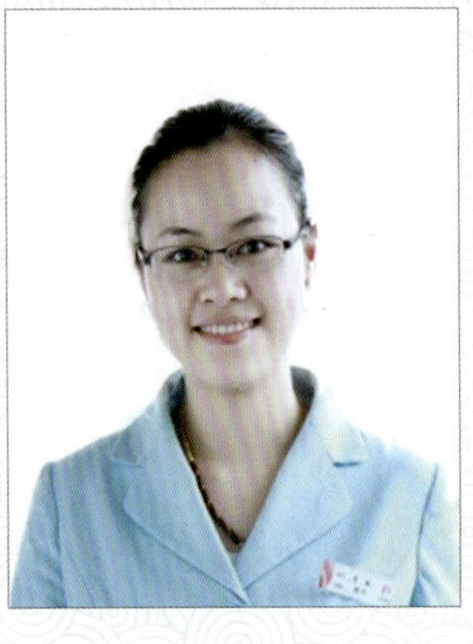

李敏，湖南久美神话医疗科技股份有限公司，高级红外测评师，获2014年、2015年度“全国十佳红外测评师”，全国首届红外测评师竞赛冠军。

吴奎

获奖理由

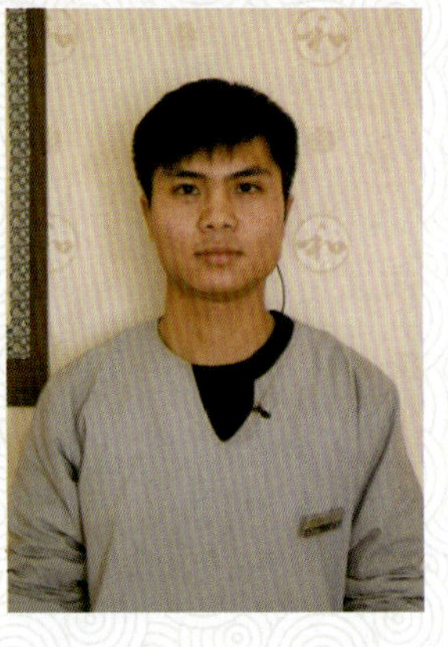

吴奎，山东慈惠仁健康管理咨询有限公司测评师，掌握多种亚健康测评、干预调理方法，在常见亚健康症状的判别与调理方面经验丰富。

张宝伟

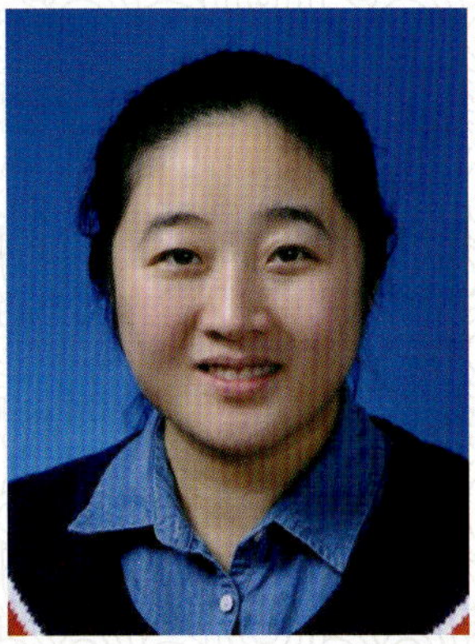

获奖理由

张宝伟，河北省高碑店市振兴时代职业技术培训学校，亚健康中级调理师，获亚健康执业水平证书。

赵　彬

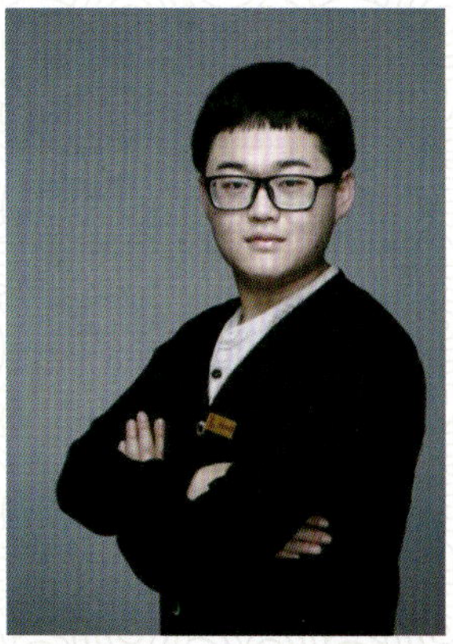

获奖理由

赵彬，花之裕亚健康服务中心，掌握了多种亚健康测评、干预调理方法，在常见亚健康咨询、症状判别与调理方面经验丰富，深受客户的认可。

武云霞

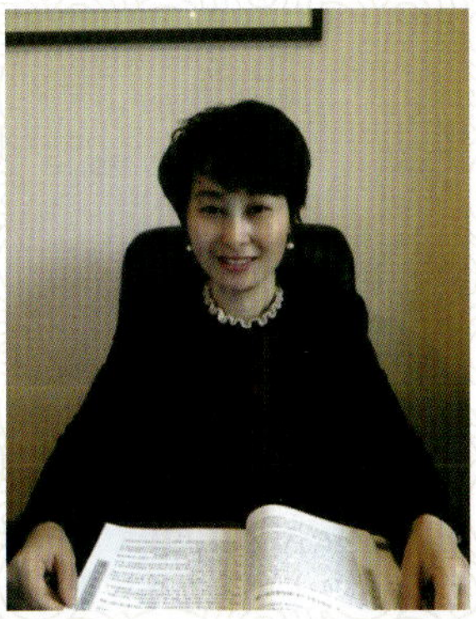

获奖理由

武云霞，湖南省久美神话医疗科技股份有限公司红外测评师，从事亚健康养生行业多年，全国首届亚健康技能大赛湖南赛区红外亚健康测评技能赛亚军。

查文锋

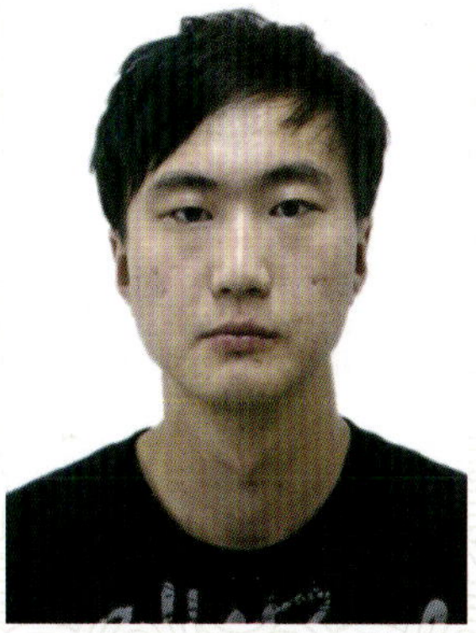

获奖理由

查文锋，来自中和亚健康服务中心，天津分中心副主任，北京中和科学研究院标准部副主任，擅长CPC技术，获2015年度“全国十佳亚健康测评师” 奖。

周明利

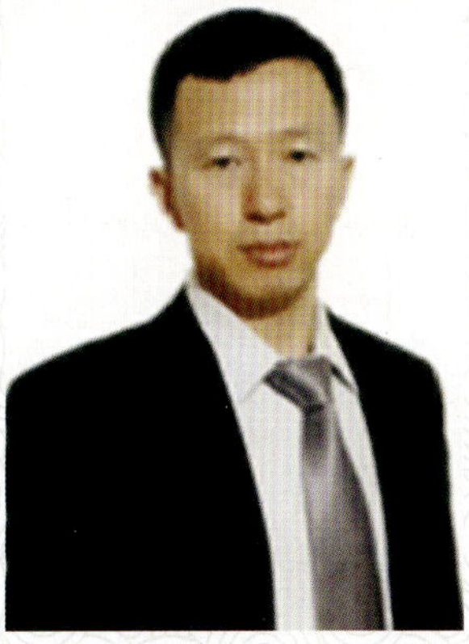

获奖理由

周明利，上海晟玺莱香科技生物有限公司高级讲师，亚健康养生调理专家，国内第一批血液分析师，拥有精湛的以指代针技术。

袁祚民

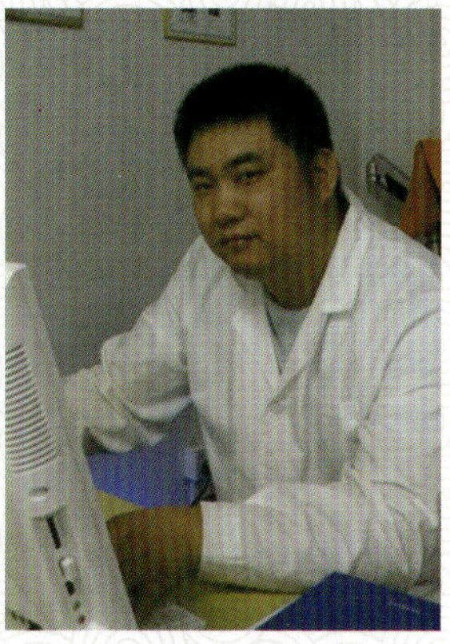

获奖理由

袁祚民，来自湖南中和亚健康服务中心，擅长CPC睡眠测评技术及亚健康专业测评工具的使用和验证，在测评技术上已有相当的见地及感悟。

郭　霞

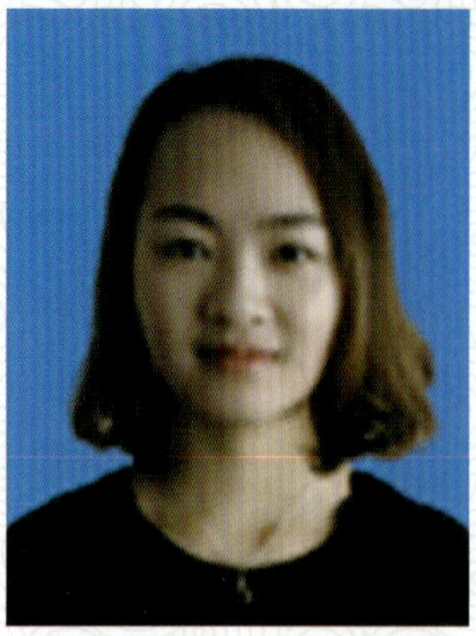

获奖理由

郭霞，来自湖北华御生物科技有限公司，亚健康咨询师，担任公司亚健康导师、培训总监，获全国亚健康产业技能大赛优胜奖。

曹　淼

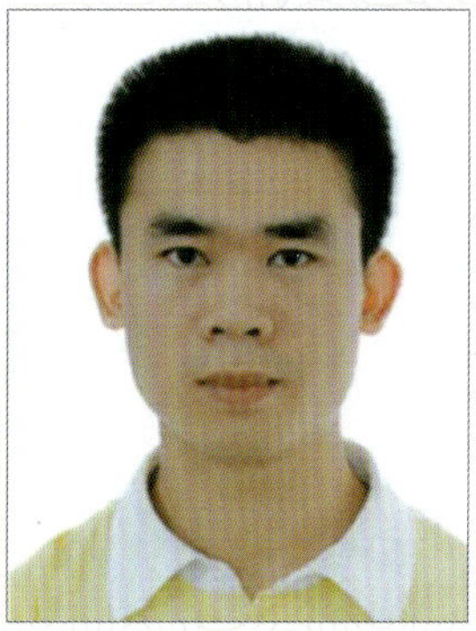

获奖理由

曹淼，来自中和亚健康服务中心，博士、医师，全国亚健康干预效果测评中心CPC测评室副主任，擅长中医体质辨识、亚健康判断与调理。

※ 提名奖 ※

王晓雪

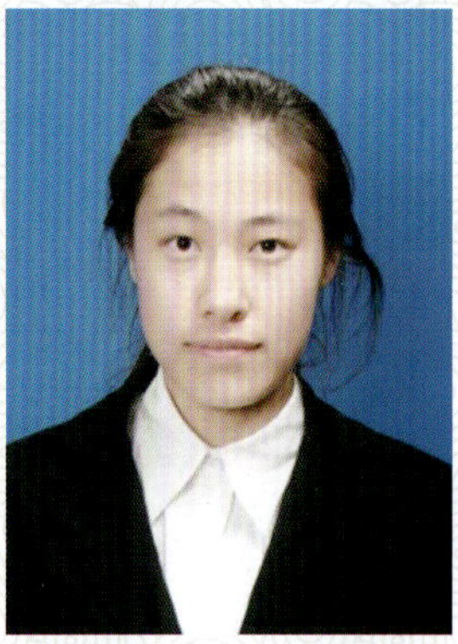

获奖理由

王晓雪，富智中和（北京）健康科技有限公司红外事业部红外测评师、高级保健师、经络调理师，在红外采图、评图的实践操作方面经验丰富。

叶必臻

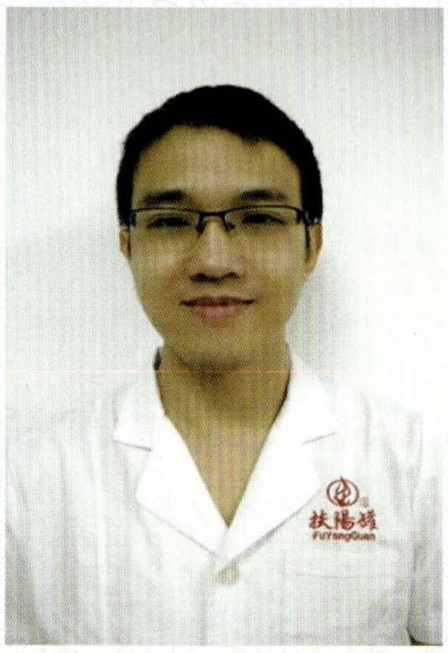

获奖理由

叶必臻，株洲扶阳医疗器械有限公司红外检测师，拥有丰富的中医临床工作经验，精通扶阳罐调理亚健康技术，红外热成像检测技术。

李冬梅

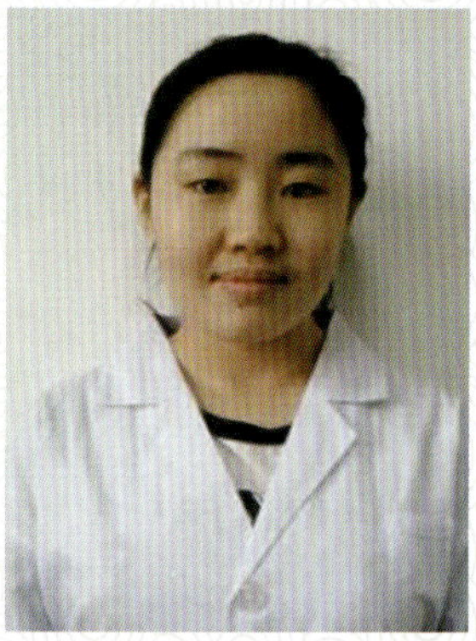

获奖理由

李冬梅，来自全国亚健康干预效果测评中心，红外测评室副主任，亚健康测评师，擅长红外测评工作，对红外测评技术有一定的了解。

张进羽

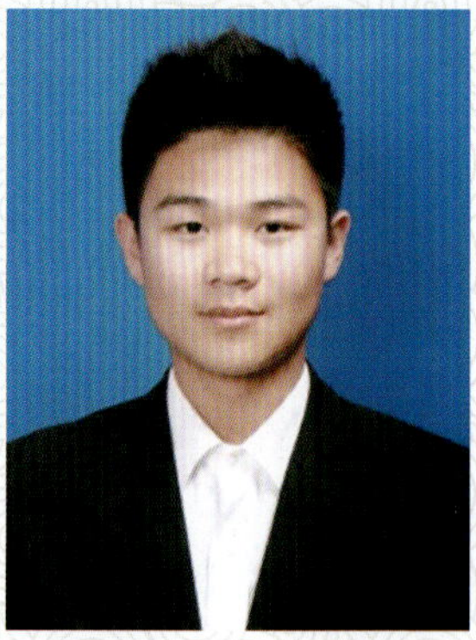

获奖理由

张进羽，富智中和（北京）健康科技有限公司红外测评师，拥有亚健康调理、红外评测技术，在红外拍图、评图与出报告等方面的实践经验丰富。

周礼娜

获奖理由

周礼娜，来自于全国亚健康干预效果测评中心，任职儿童调理室项目主管，营养代餐与减脂调理室副主任，合灸堂（成寿寺店）店长；曾获“全国首届亚健康产业技能大赛北方赛区选拔赛”少儿亚健康推拿调理师技能赛优秀奖。

高群

获奖理由

高群，来自全国亚健康干预效果测评中心，大专，红外测评师，擅长亚健康红外测评工作。

八、“治未病”健康工程书籍

《亚健康灸疗调理》出版

《亚健康灸疗调理》由周运峰、胡木明主编，中国中医药出版社2016年3月1日出版。

《亚健康灸疗调理》是亚健康专业系列教材之一。《亚健康灸疗调理》由健康与亚健康、灸疗概论、亚健康与灸疗、灸疗与经络腧穴、常用的灸疗方法、亚健康常见症状的灸疗调理、常见体质的灸疗调理、亚健康特色灸疗方法、常用保健穴位灸九章构成。

《中医儿科学基础与亚健康》出版

《中医儿科学基础与亚健康》主编徐荣谦、孙德仁，由中国中医药出版社2016年3月1日出版。《中医儿科学基础与亚健康》是亚健康专业系列教材之一。

内容主要有：上篇，第一章：亚健康学基础知识；第二章：中医儿科学基础知识；下篇，第三章：小儿养生保健；第四章：小儿亚健康状态的防治；第五章：小儿症状的综合调理；第六章：小儿推拿调理；附录：儿科常用方剂名录。

《走出失眠：这样调理失眠更好》出版

《走出失眠：这样调理失眠更好》作者：贾跃进，主任医师，硕士研究生导师，全国名老中医工作室指导老师，世界中医药学会联合会亚健康专业委员会第三届副会长，中华中医药学会内科分会常务委员，中国中医药学会脑病专业委员会常务委员；代启燕，心理治疗师，曾就读于中国科学院心里研究所心理咨询专业，北京大学心理系。本书由中国中医药出版社2016年4月1日出版。

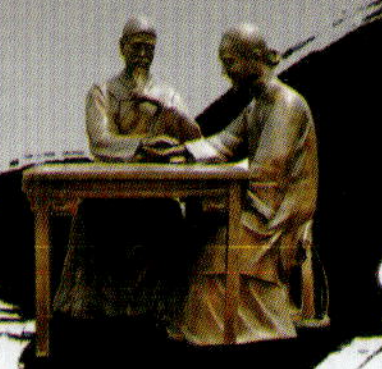

《把玩核桃养生操》出版

《把玩核桃养生操》作者张明。由中国中医药出版社2016年10月9日出版。

张明主编的这本《把玩核桃养生操》将核桃特质与中医理论相结合，创编了核桃养生操。核桃养生操不仅继承核桃手疗的精髓，还扩展核桃养生保健、防病治病的作用。本书由专业的医生团队编写，形式新颖、通俗易懂、图文并茂。书中既有中医九种体质的调理方法，又有57种常见病症的防治措施，不仅是调理亚健康的好帮手，孝顺父母、快乐养生的好礼物，还是候车、候机、等人打发时间、消除焦虑的好伴侣。

全书共分五篇。第一篇简要介绍了文玩核桃的文化，包括文玩核桃的历史趣闻、分类、产地和行话及如何挑选、保养和收藏。第二篇重点阐述了文玩核桃健康养生的中医渊源与现代科学实践以及文化的思考，包括如何选择适合养生用的文玩核桃，文玩核桃养生的基础理论，文玩核桃养生常用的十种基本手法及如何快速找到特效穴位等。第三篇介绍了养生为什么要知道自己的体质，九种体质的特点、辨识和调理方法。第四篇以简单易懂的图解方式，介绍了通用版核桃养生操和57种常见病症的核桃养生操。第五篇重点介绍了健康新标准，何为亚健康，亚健康的危害以及未病防治的重要性。

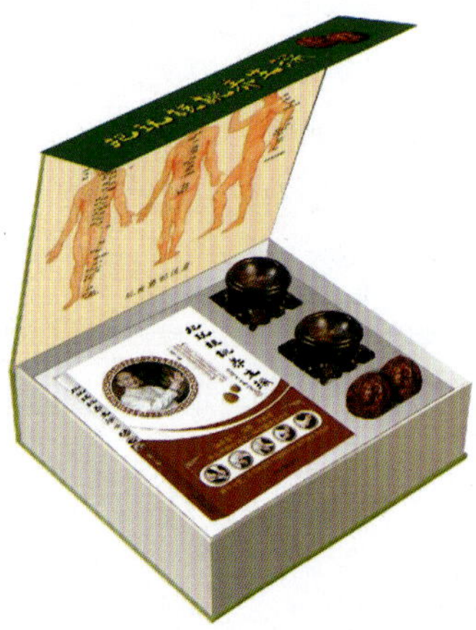

对于本书，经与主编协商，全国亚健康干预效果测评中心联合富智中和（北京）健康科技有限公司着重打造了养生书吧系列之《把玩核桃养生操》养生配套产品，更加符合了中医养生的实际需求。

《中医未病学》在京首发

2016年9月11日，中医治未病高峰论坛暨《中医未病学》《中医治未病发展报告》首发式在北京中医药大学举行。

国医大师王琦率领团队，对国内开展中医治未病建设的成绩及现状进行了广泛调研，撰写了我国第一部此类教材《中医未病学》和《中医治未病发展报告》，由中国中医药出版社出版发行。

国家卫生计生委副主任、国家中医药管理局局长王国强为《中医未病学》所作的序言中写道：在新的形势下，王琦教授审时度势，把握契机，组织专家、学者及时推出《中医未病学》一书，从基本概念、基本原则、方法论体系和价值体系等四个方面，系统构建了中医未病学理论体系，主题鲜明，内容详实，为中医未病学理论构架做出了创造性工作。

在中医治未病高峰论坛上，中国工程院院士程京、英国剑桥大学药理系教授樊台平、王琦分别作主旨报告。

论坛由北京中医药大学、中国中医药出版社主办，中华中医药学会中医体质分会、《中医未病学》《中医治未病发展报告》编委会承办。国家中医药管理局人事教育司司长卢国慧，中共中央宣传部新闻局副局长张文祥，中国中医药出版社社长王国辰，中华中医药学会副会长、北京市中医管理局局长屠志涛，北京中医药大学校长徐安龙等出席会议。

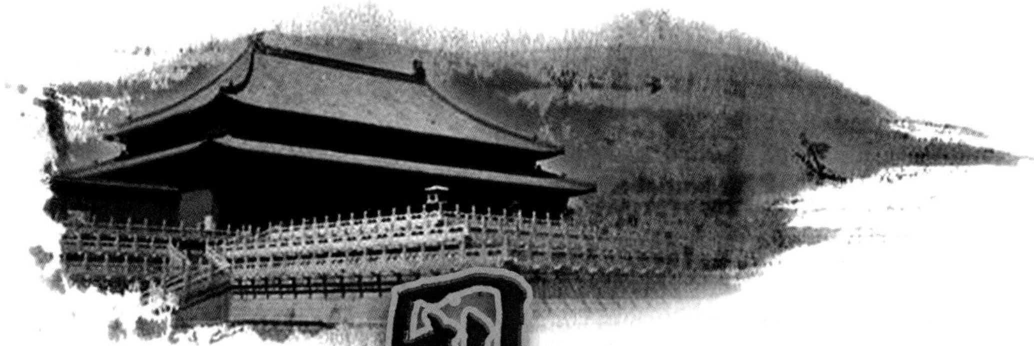

國醫年鑒

百家学说

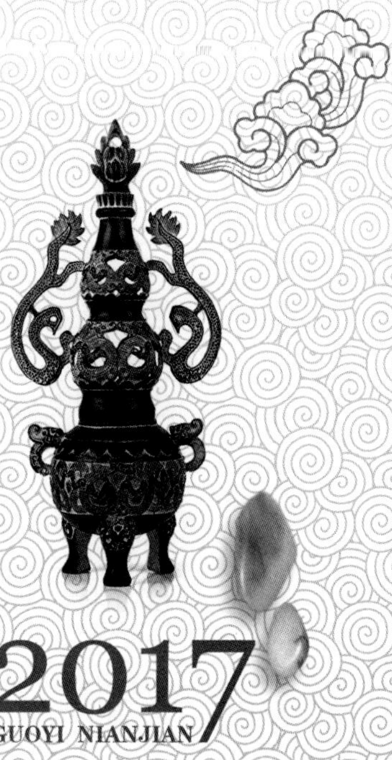

2017

GUOYI NIANJIAN

“天人合一”中医学的自然哲学基础

扶阳中医诊所　于建成

天人合一，既是中医学的基本研究方法，又是中医学的人体观。中医学把天地人物看作一个整体，并把这一原则始终贯彻医学的方方面面。由此产生了中医不同于西医的两个特点，一是，西医是从解剖学为出发点，中医是从黑箱系统辨识法为出发点；二是，西医是以生物学为基础加临床技术的综合性科学，而中医是门实用科学，其理论直接用来治病。

一、中医学的基本研究方法

《易传·系辞》：“古者包牺氏之王天下也，仰则观象于天，俯则观法于地，观鸟兽之文与地之宜，近取诸身，远取诸物，于是始作八卦，以通神明之德，以类万物之情。”这是中国古代对自然研究的基本方法，中医概莫能外，《素问·着至教论》：“而道上知天文，下知地理，中知人事，可以长久，以教众庶，亦不疑殆，医道论篇，可传后世，可以为宝。”中医用的不是八卦，而是五运六气。

观测、记录、总结、建模、预测，把握规律，利用规律，这是最原始的科学研究活动，至今也是最科学的研究方法，如今任何一门科学都不能能舍弃这样的科学方法，只不过现代观测手段和建模方法更为先进，研究对象更为深入罢了。然而，通过《黄帝内经》五运六气记录的气候、物候、流行病大样本大数据观测数据来看，这种时间之长、范围之广、规模之大的科学研究活动，进行碎片化研究的现代科学也是望尘莫及的。把天地人物整体性研究到目前来讲也是绝无仅有的，尽管现代系统哲学的整体观亦是如此，但其研究远没有达到中医的境界。

二、中医学的人体观

人为自然所创造，必然遵循自然规律，是《内经》奠定的“天人合一”的中医自然哲学观。《素问·宝命全形论》：“人以天地之气生，四时之法成。”《灵枢·顺气一日分为四时》：“黄帝曰：愿闻四时之气。岐伯曰：春生，夏长，秋收，冬藏，是气之常也，人亦应之，以一日分为四时，朝则为春，日中为夏，日入为秋，夜半为冬。朝则人气始生，病气衰，故旦慧；日中人气长，长则胜邪，故安；夕则人气始衰，邪气始生，故加；夜半人气入脏，邪气独居于身，故甚也。”

不仅生命的肉体是自然所创，精神意识亦是如此，也就是说中医的哲学观是心物统一，既不唯心也不唯物，精神意识不过是物质的一种存在形式。《灵枢·本神》：“天之在我者德也，地之在我者气也。德流气薄而生者也。故生之来谓之精；两精相搏谓之神；随神往来者谓之魂；并精而出入者谓之魄；所以任物者谓之心；心有所忆谓之意；意之所存谓之志；因志而存变谓之思；因思而远慕谓之虑；因虑而处物谓之智。”

三、天人合一的“整体性原则”

系统哲学是由生物学家贝塔朗菲为主要人物之一创建的，广泛应用于生物学、物理学、技术工程、社会、经济等领域。系统哲学认为，世界上没有孤立存在的事物，每一事物都与其它事物相互作用。每一事物不是系统，就是系统的成分。这些观点，对于早于系统哲学两千余年的中医，用四个字儿就可概括，天人合一，天地人和万物是一个整体。整体性原则，就是把整体性做为法则，始终贯穿于中医的方方面面。

生命观和疾病观。《黄帝内经》认为，先天秉赋、天地之气、心神志意三者是生命之本，也是造成疾病，使人不能顺利尽其天年的根本原因。《灵枢·顺气一日分为四时》：“夫百病之所始生者，必起于燥温寒暑风雨阴阳喜怒饮食居处，气合而有形，得藏而有名”。《灵枢·百病始生》：“风雨寒热不得虚，邪不能独伤人。卒然逢疾风暴雨而不病者，盖无虚，故邪不能独伤人。此必因虚邪之风，与其身形，两虚相得，乃客其形。“气合”方能成为“病邪”，乘之藏府才成为“病因”，而引起疾病。先天秉赋、天地之气、心神志意三者是一个整体。

利用万物。既然，万物是普遍联系和相互作用的，那么，找出并利用其规律就是相当科学的方法。比方说，具有“寒”性的病，就可用热来治疗，包括夏天之气，所谓冬病夏治。中药学和方剂学就是“整体性原则”最佳体现，不但利用了天然药物的形质，更利用了各药物间的相互联系和相互作用的关系，是辩证法的灵活应用。“见肝之病，知肝传脾，当先实脾……夫肝之病，补用酸，助用焦苦，益用甘味之药调之。酸入肝，焦苦入心，甘入脾。”一个医生一生也就用二三百味药，不同的配伍，以应对百病。

四、没有黑箱法，就没有中医学

“没有解剖学，就没有医学”，是不全面的，这句话仅仅适用于西医，而对中医并不适用。医学的出发点不仅仅是解剖学，中医学作为一门医学就是一个没有解剖学，或叫作不注重解剖的医学。《内经》中虽然提到解剖，但是它并非中医学的出发点、并非核心内容，而是一种辅助内容别有用途。不然，为什么硬要说“肝”生于左？为什么把找不着的“三焦”做为一个重要器官？肝藏魂、心藏神、脾藏意、肺藏魄、肾藏志，说五藏皆包括思维器官的一部分？

1. 天人合一数理建模是中医学的出发点

中医不同于西医，是从解剖为出发点，通过一个个生物学上的发现来认识生理病理的，而是仰观天象，俯察地理，观鸟兽之文与地之宜，近取诸身，远取诸物，观测、记录、总结、建模，以通神明之德，以类万物之情。建模而不是通过解剖学，才是中医研究的出发点。

《素问·病能论》“上经者，言气之通天也。下经者，言病之变化也。”上经就是五运六气，下经就是依其构建的临床医学理论。《黄帝内经》依据五运六气构建的病之变化理论，其基本框架是，五运六气有如脚手架，四部五论是框架结构。阴阳论从生死本质，器官论从机械联系，形体论从全息联系，藏象论时间联系，经络论从空间联系，气化论从药食之气和精气神形转化角度，全方位地把生命和疾病联系同天地万物在一起。

什么是科学？发现规律，描述规律，解释规律，应用规律，能做到这些就是科学。若以能否利用数学表达来衡量科学的成熟度，做为以治病为目的的医学（临床），中医显然高出西医一筹。马克思说：“一种科学，只有在成功地运用数学时，才算达到了真正完善的地步。”

2. 中医形体器官概念皆为“虚指”

要理解中医理论，首先要知道《内经》中所有关于形体器官的概念都是虚拟的，是指某种功能而言。只是借用某种解剖所见的名称，指代一系列功能，所以称“虚指”。而少数的“实指”，例如头发，则并不谈其功能，有重要功能的器官皆是虚指。所以，无论解剖上见到或见不到都无关紧要，见到的也不是，不知道这一点是不可能理解中医的。在这些虚拟概念中有一定的实指成分，既然指其名而代之，则最好有一定的根据，没有也没有关系，如“胆”就是没有一点实指成分，中正之官，决断出焉的功能就绝非来自胆囊那个解剖部件。再如：“筋”是指运动功能，“骨”是指支持功能，“皮毛”是指防卫功能等等。需要强调的是，作为信息输入与输出部件的五官七窍，虽然其实指成分明显，但仍为虚指感念。如“鼻”，根据《内经》所述，其功能至少应该包括嗅觉中枢和部分免疫功能，而不仅仅是解剖学的鼻腔。

“虚指”的概念才是中医学的基本概念，且不可把这些实指成分看重，因为那样就把中医学引上了邪路，会把发达的中医当成了西医的原始时期。

3. “黑箱系统辨识法”

说到“虚拟”，这在几十年前人们是无法接受的，直到认识了西方系统科学的“黑箱系统辨识”法，中国人才勉强承认（无洋不是理、无西不成学），但仍然怀疑：古人怎么会有那么高的智慧，超前了几千年？再说，“虚拟”的东西也能用来治病？答案是肯定的，因为“虚拟”概念下的生理病理是真实存在的，只不过换个代号罢了。

所谓“黑箱系统辨识法”简称“黑箱法”，《辞海》是这样讲的：“即通过观测黑箱外部输入信息（外界对黑箱的影响）和输出信息（黑箱对外界的反应），以研究和认识其功能、特性、结构、机理的科学方法。黑箱法注重以整体和功能考察事物和系统，便于研究完整状态下和解剖状态下具有不同性质和功能的高级复杂系统。它根据输入（因）和输出（果）建立黑箱模型（数据或图框模型）进行分析、预测。化繁为简，便于研究规模庞大、结构复杂、因素繁多的系统，如生态、经济、社会、脑等。”

黑箱方法的出发点在于：自然界中没有孤立的事物，任何事物间都是相互联系，相互作用的。所以，即使人们不清楚“黑箱”的内部结构，仅注意到它对于信息刺激作出如何的反应，注意到它的输入——输出关系，就可对它作出研究。即便可以搞清楚“黑箱”的内部结构，也未必一定要去搞清楚。比如流体力学，一般情况下不必搞清气体、液体，甚或风沙、泥沙、泥石流，血浆的内部结构，以一个粘度把握其共性就足够了。

值得注意的是，黑箱法不是通过外部现象，揣测解剖部件的生理病理，而是通过万物相互影响和治疗干预实验，根据输入（因）和输出（果）建立黑箱模型（数据或图框模型）。“司外揣内”被现代中医断章取义误读了，这句话没有揣测解剖部件的生理病理的意思（另文阐述）。同样认可黑箱法，由于对是解剖还是数理模型的认识不同，得出的结论也不尽相同。

4. 黑箱法依旧是先进的方法

两千多年前的中华先民就是用这种方法研究、认识人体这个庞大繁杂的巨系统。《内经》对人体的生理病理的描述就是一个化繁为简的“图框模型”，它与真实的解剖不同，是理所当然的，与西医生理病理的不同才是中医学的优势。在没有解剖学的情况下，中医理论与临床已经卓有成就了，那个时候西医解剖学还不知在哪儿等着萌芽呢。

即便在现在，用这种方法研究人体也是遥遥领先于解剖方法的。因为，人类不可能等到完全认清自己，才去治疗疾病。没有完全认清之前，生命体对于医学而言依旧是个黑箱。面对没有疫苗和药物的新病，无法找到理化指标的亚健康，中医这种方法表现出极大的优越性。

5. 现代中医所犯的低级错误

现代中医犯了一个极其低级的错误，就是把中医系统方法的“虚指”与西医解剖所见的“实指”，两者不可通约的概念直接嫁接了。悖论频出，使得整个中医理论体系混乱不堪。

很多人说，中医《内经》中的“心主血脉”就是中医解剖学的成果。正是对这个“心主血脉”的错误理解，才误了大事。按着现代中医的说法，一方面心脉瘀阻，一方面所以任物者谓之心。冠心病人是不是任物的能力也有所障碍呢？这么一个简单的逻辑验证，整个中医界竟然不做上一做，真是不可思议。

很多人说，中医不像现代科学一样，有明确的定义。所以任物者谓之心，把任物功能定义为心，这句话很难理解吗？有人说，谁也无法否定解剖学上的心脏也有思维功能，腹脑的发现就是明证。但不要忘了，中医为什么在其理论框架中不谈大脑，而具有思维功能的解剖部件主要在脑，肝藏魂、心藏神、脾藏意、肺藏魄、肾藏志，五藏皆有大脑一部分功能？

中医理论可是一个严密的逻辑体系啊！对这一句话的错误理解就足以导致整个理论框架的瓦解，何况一错再错呢？如，肾主骨，骨生髓，髓造血，脑为髓之海，动物为什么不天天脑出血？

打个比方，一个小学，西医按年级班级分系统，中医按特长分系统。

6. 黑箱白化是中西医融合的一种可行方法

尺有所短寸有所长，以解剖学为出发点的西医，取得的伟大成就是不可忽视的。系统科学的方法不都是黑箱，还有白箱和灰箱。把虚拟的概念实化，当然现在还远远做不到，甚至还没有人开始做，不过“虚拟实化”应该是中西医理论结合的唯一可行方法。

中医的“心”，是“虚指”的概念，如果实化，其主要功能在于脑，中医的“血脉”主要是指西医的神经，“心主血脉”是用解剖所见的心脏连着血管的形象，来指代西医的大脑支配神经这种生理现象。中医的“肺”，也是虚指的概念，如果实化，它不仅与呼吸有关，还包括西医心脏的功能，正所谓肺朝（潮）百脉。

如果按逻辑推导下去，必然得出这样的结论：脉诊，即左寸脉（心）主西医的头部，右寸脉（肺）主西医的心脏和肺。临床确实如此，大家可以体验一下，准确率基本能达到 80%（因为影响脉象的还有其它因素）。具体方法是：按寸脉以上与腕横纹相平处，如果右寸（中医的肺）外侧脉动明显，则是西医的气管或附近有症状；如果在其内侧（舟骨附近）脉动明显，则是心肌供血问题。在左寸脉（中医的心）内侧（舟骨附近）脉动明显，则多有头痛、眩晕、失眠或其它头部症状；如果其外侧脉动明显，则是颈椎、后头部有症状。如果来诊者是左撇子，则左右寸相反。这就证明了，西医心脏的部分功能包含在中医的“肺”中，西医大脑的部分功能在中医的心中。

黑箱法，而不是解剖法，才是中医学的研究的出发点，没有黑箱法就没有中医学。建立在“黑箱法”基础之上的中医理论，其逻辑之严密简直是天衣无缝，任何差误都会使这个体系不能自洽。

五、中医学的学科定位

中医理论是临床医学理论（治疗学），不是基础医学理论（生命科学），其目的只有一个，就是如何指导临床。不去探索生命的奥秘，也不去探索疾病的发生原理。中医不是形而上的道，只是形而下的器，一个实用的处理病理问题的理论模型，直接用来治病，属于实用科学范畴。《素问・解精微论》：“问：不知水所从生，涕所从出也。帝曰：若问此者，无益于治也。”

表面看起来，中医阐述病理，牵强附会、不切实际。这是由其理论性质和功能决定的，它不是解释真实病理的，而是解释其理论模型的，说白了就是告诉医生怎么去应用该理论模型临床。例如疟疾，《素问・疟论》说，夏伤于暑或汗出当风，邪气与卫气并行，卫气昼行于阳、夜行于阴，邪气随之内外相搏而发病。是告诉医生如何应用中医理论模型辩证施治的，而不是真的说夏伤于暑或汗出当风必得疟疾，没有疟原虫什么事儿。按着这个理论对疟疾进行治疗，无论是针刺疗法，还是药物疗法确有疗效，甚至针刺疗法比药物疗法更卓效，这样，就不能否定这个理论的正确性。

中医对生理病理不是没有认识，只是尚属自然哲学层面，到了自然科学层面上，它完全把重点放在了临床上，而放弃了对生理病理的探究，实际上限于当时的科技条件也是不得不放弃。现在强行分割出来的，诸如阴阳、五行等所谓的基础概念，属于自然哲学概念，是对生命的一种基本看法和观点。如阴阳，阳为生之本阴为死之基，阳让人活阴让人死，就是一个基本的观点，犹如公理无须验证。疾病最为根本的就是阴阳失稳，把它数理模型化即可，就像牛顿力学无须揭示万有引力的本质一样。正因为这样，才说明中医是极具智慧的，因为医学的目的就是解除生命过程中的痛苦。我是从哪儿来，要到哪里去，那是生命科学的事儿，中医分得很清楚。但并不是说，目前属于实用科学范畴的中医，过去没有做，今后也不会去做，现代生命科学成果与其认识一定会相悖。

尺有所短寸有所长，只有认清中西医的差别，才能相互借鉴，取长补短，为医学发展明确方向。

呃逆久治不愈，外关穴为什么能一针除根？

——赵红军案例一则

赵红军

这个验案的题目一出来，乍一看，或许有人怀疑是不是笔者把穴位搞错了？究竟是外关还是内关呢？内关止吐降逆，治疗胃病、呃逆、呕吐，这个是绝大多数搞针灸的同仁都知道的常识。那么，外关穴治疗呃逆的机理又是什么呢？

2002 年夏天，笔者碰到这么一个病例。患者是新池镇坡赵村村民，其女儿是新池村小学教师，带其父来看病，说是初得病由于天热汗出，正午时分给农作物打药，回家后不知道是中暑还是轻微农药中毒，在经乡医对症处理后其它倒没有什么，就是从此之后遗留呃逆不解。喉中呃逆连声，正询问病情之时也不能止。曾经用过西药 654－2，肌肉注射过爱茂尔，只能暂止，移时则复，至今已是一月有余。诊患者右脉滑数，口干舌红，舌苔黄腻，一派胃热之象，心思并不是什么难治之证，就用半夏泻心汤去姜，三副。根据以往的经验，即使不能完全除根，最起码可以见效了。

未料到，过了三天，患者复诊，那天有集，满屋子的病人，这人是个急性子，一进门就大呼小叫，“赵大夫，咋的吃了三副药一点儿好转都没有？”话一说完，就又开始呃逆了。弄的我好没有面子。因为其他的患者排着队，我就让一个学生给他先扎一针安慰住，学生问：“扎哪个穴位？”我连思索都没有：“当然是内关穴”。

然而，等我把其他患者都处理完了，他躺在床上，扎着针，仍然呃逆不止。我只好又招呼他起来，把把脉象，看看是怎么回事情。这次诊脉我就发现，患者的右脉虽然滑数，但是久按则弱，左脉浮弦，愈按则愈数，这是怎么回事情呢？再看患者神色，周身却有拘束不畅快的感觉，因之询问：“身上是不是忽冷忽热？汗出多不多？”患者这下子好像是问到他的心里了，连忙点头：“嗯、嗯，就是的，一阵儿热，一阵儿冷，浑身都不自在，说是出汗吧，又没有，身上老是粘乎乎的，不自在啊。”这一下我明白了，再看舌苔，虽然黄腻，但是薄薄的一层，由此可见患者有表邪未解啊，半夏泻心汤治里，这不是南辕北辙吗？当务之急是先解表邪。我灵机一动，刚才扎内关也是顺着半夏泻心汤的路子，现在何不给扎外关以解表邪呢？因此让患者仍然躺在床上，一针外关扎下去，刚扎的当儿患者呃逆了一声，然后在我运针用泻法的一二分钟之内，患者呃逆就停止了，直到十几分钟之后一个呃逆都没有再打出来。拔针之后没有给开药，嘱咐回家观察，如果再呃逆再扎一次，不呃逆就不要来了。后来得知从此呃逆痊愈，未再复发。

笔者搞针灸临床 16 年，其实是最反对把针灸经验化的路子，比如说某某穴位治疗什么病症之类。因为，针灸和中药实际为一理，不管是针灸还是中药的运用，逃脱不了中医理论这个大前提，否则，就会堕入经验主义，那样对于个人而言没有前途，对于后学没有启发，于传统针灸的复兴更是弊大于利的。做为一名合格的针灸大夫，应该晓通医理，而不是机械的什么穴位治疗什么病症。足三里穴为什么可以治愈牙痛？后溪穴为什么可以治疗颈椎、腰椎病呢？针灸取穴的道理和用中药组方治病是一样的，比如，哪些穴位合起来就是半夏泻心汤？哪些穴位组合又相当于补中益气汤？哪些是四逆汤？哪些是四物汤？哪些又相当于龙胆泻肝汤？以及麻黄汤、银翘散等等？这些都是应该了然于胸的问题。

请诸君思考，如果此例不用外关穴，当用何方为妥呢？

针灸推拿——论推拿手法“到位”

重庆市六合推拿培训学校　何林惠

推拿按摩，源远流长，派别繁多，手法各异，归其一点，无不以“效果”著称，以“到位”论持，然而观其当今业界，按摩师到处可见，多以“高级”自居，观其手法，可谓花枝招展，令人眼花瞭乱，然而不体验不知道，体验则吓一跳，又有多少能真正做到手法技术“到位”呢？令人深思，发人深省。

随着人类健康需求的“内涵”越来越趋向技术“到位”这个重要课题时，我不得不呼吁业界人士，速速切入推拿按摩技术“到位”这个价值点，同时呼吁师者们把推拿按摩技术怎样“到位”这个施教重点在教学实践中突出出来，深入下去，真正培养出一大批适合现代人健康需求“到位”的高素质推拿按摩复合型、知识型技能人才，服务社会，造福人类，以此推动二十一世纪推拿按摩休闲产业健康快速发展。

那么，怎样才能让推拿按摩手法“到位”呢？笔者认为，无论手法派别如何，都“必须”做到——有力、持久、均匀、揉和、深透，从而达到渗透。否则无“到位”可言，更无可谓“疗效”之谈。

一、有力

是指“劲力”。并不是施术者的暴力、蛮力，而是内在的一种“劲力”。“劲力”从哪里来，它不是天生就有，而是后天铸就，是经过天长日久的苦练，形、神、意相济的产物，是一种意识能量和互动场能，是“内功”的释放。

从“形式”上看，它是一种肢体动作，在业外人士看来，推拿就是一种简单的体力劳动，一看就懂，无可谓专业化，系统化。从“内涵”来讲，是近端带动远端发力，它既不是身体体重的转换，也不是前臂近端发力，而是在术者身体完全放松的前提下产生的自然向下的坠力，如果要改变这种力的方向，就要靠施术者的意识能量来支配，手摸心会，同时在患者完全放松的配合下，结合患者呼吸，利用生物互动场能，循经循序渐进，释放自己的能量，使这种能量由表及里、由浅入深催经引气直达患者脏腑。此乃“劲”起于足，发于腰腿，达于梢，可谓是形、神、意相济的产物。

二、持久

是指“时间”。是指术者释放能量时，到达患者病灶部位的所需时间。它是“量”与“度”的结合。“量”是指时间的长短，根据病位深浅来决定时间的长短，深则长，浅则短；“度”是指能否把握好时间的长短，如果时间判断失误，将会导致经气太过或不足，太过引邪深入，不足邪不得散。而这种“度”与“量”的结合，要依赖于术者的感应和患者的个体差异来决定。如敏感型患者，在“度”“量”的把握上只要30秒钟，而迟缓型患者可能则需要1分钟，否则就不能催经引气，故“疗效”较差。此乃“持久”，曰“度量”也。

三、均匀

是指“规律性”。它是术者操作时的快慢，轻重、节律性以及医患之间肢体接触面运力时的规律性。据病灶所在部位的深浅不同，表里不同，施以不同的手法，不能阴阳不分，补泻不分，深浅不分，轻重不分。目的不明自然事倍功半，或引邪入内，或不能祛邪扶正，培元固本。它是在操作过程中非常复杂的组合过程。如：某患者肌肉出现粘连时，术者要进行点按拨揉的手法操作，就犹如我们生活中的攒压食物，颗粒大小粗细不一，就不好吃不爽口，如果颗粒大小粗细一致，就更好吃更爽口。去除粘连道理也是如此，人的机体组织能够分解一致，在重新组合的过程中，气血津液就能顺利疏布，则修复较快。而施术者在操作过程中，做到该轻则轻，该重则重，该快则快，该慢则慢，犹如轻轻重，轻重轻，轻轻重重等等，只要是有规律可循，符合人体气血运行节律，不管怎样组合，都能让机体组织快速休复，扶正祛邪，培元固本，达到康复的目的。此乃均匀也。

四、柔和

狭义的柔和是指熟能生巧，只要经常操作，就能柔和。

广义的柔和是指刚柔相济。刚中带柔，柔中带刚，重而不滞，轻而不浮，随心所欲，收放自如。这就要求施术者必须有较深的功底，沉肩垂肘，指腕放松，力达渗透，否则会执着用力，而不用劲，使自己关节被紧张的韧带"锁住"，不能舒展自如地运转各类手法，劲力无法透达病所，长此以往，不但伤害自己，还会伤及别人，使自己的关节韧带失去弹性，出现各种病症。因为劲力必须是在术者全身完全放松的情况下，才能施展，用劲则柔又沉，患者不但感觉无痛苦，而且舒适，又无暴力感，还能保护和锻炼自身关节功能，免除病痛的发生，可谓柔和也。

五、深透

是指分析判断病位深浅，使之劲力恰到好处。笔者认为：通过病位深浅，表里寒热虚实的分析，找准病灶部位的层次，浅层表证轻而不浮，深层里证重而不滞，该轻不能重，该重不能轻，若轻者重之，重者轻之，适得其反。如表寒证引起的疼痛，因其病位较浅，更多的要运用放松类的轻手法；而较深或很深的里证引起的症状，因其病位较深，更多的要运用较重的复合，复式手法。否则不但不能祛邪扶正，还会引邪入内，邪不得散，故分析判断找准病位是关键，使之劲力直达病所是目的，此乃深透也。

综上所述，有力，持久，均匀，柔和，深透是"疗效"的关键，若运用施展不能恰到好处就无可谓渗透，若不能渗透，就无可谓推拿手法"到位"，若不能"到位"，就无可谓"疗效"之谈。

笔者认为：手法"到位"是渗透的结果，它是形、神、意相济的产物，是借助肌肤为载体，收放自如，随心所欲催经引气，调理阴阳，扶正祛邪，培元固本。而"疗效"则是"渗透"与"到位"的目的。正如《医宗金鉴》所说："一旦临症，机触于外，巧生于内，手随心转，法从手出"。总之，在手法"到位"的掌握和选择上，要根据患者疾病的性质，病症的部位，选用的穴位以及性别，年龄，体质的强弱和施术者的操作习惯，手法的功力等等因素综合分析，灵活运用一有力、持久、均匀、柔和、深透、从而达到渗透。才能做到"法虽有定，变通在人""到点到位"的高度境界。

小儿亚健康 中医来调理

湖北省襄阳市中医医院 李 丽 刘月艳

成人有亚健康，孩子也有亚健康吗？"也有，只是很多家长没有意识到。"湖北省襄阳市中医医院儿科主任刘素文说，孩子的亚健康状态不容忽视，可能影响到生长发育和免疫功能，导致孩子的身高体重不达标、容易感冒、长期咳嗽、反复扁桃腺炎及哮喘反复发作等。

一、什么是儿童亚健康

"好东西都给孩子吃了，为什么他还是这么瘦，还总是生病？"好多家长会有这样的疑问，刘素文说，这就是亚健康状态。儿童脱离母体 6 个月后在母体中吸收储存的营养消耗殆尽，而从母乳中吸收的营养又不足以维持成长发育，因此很容易导致营养"青黄不接"的状态。

在此阶段，如果家长喂养及护理不当，极易造成儿童营养不良，导致儿童"亚健康"。其表现为易感冒发烧、抵抗能力弱、动辄出汗、哭闹易怒，口臭、磨牙、腹疼、大便不正常、乏力、夜眠不安、夜惊、小便黄、脾气暴躁等，这些都是亚健康的表现，表现在身体上的体征包括：面色萎黄或有白斑、黑眼圈、头发不润滑、腹胀、口唇发红、牙齿生长不好、手足心热、脱皮、多汗、皮肤粗糙或瘙痒、指甲白斑脆薄、消瘦等。

二、儿童亚健康有哪些原因

刘素文总结儿童亚健康主要有以下几方面原因：一是脾胃不和，肠胃功能不好。家长以为常给孩子吃大鱼大肉，就能让身体越来越好。其实这些肥甘厚味及饮食的不规律，恰恰是引起孩子亚健康状态最常见的因素。孩子的脾胃功能尚未完全发育成熟，而长期不恰当的饮食会增加孩子的脾胃负担，造成小儿脾胃功能的紊乱，从而形成脾胃不和。二是处于“病瘥期”。某些急慢性病后期也是亚健康期，特别是急慢性感染疾病之后，病后初愈，此时孩子身体的正气、脾胃尚未完全恢复，中医称之为“病瘥期”。三是反复使用多种抗生素药物。虽然病好了，但人体正气已伤，尤其会伤脾胃之气，造成脾胃不和。四是体质方面的原因。有的孩子先天禀赋不足，脾胃虚弱。孩子长期处于亚健康状态可引起反复的上呼吸道感染，而反复的上呼吸道感染又反过来使孩子经常处于亚健康状态，二者形成恶性循环。

三、中医调理儿童亚健康

对于已经处于亚健康状态的儿童，刘素文建议，最好找大夫进行系统的中药调理，中医根据儿童实际情况，选择适当的手段调理。比如，可通过健脾开胃、通调二便、推拿、针灸、刮痧、拔罐等中医内服外治或可通过营养摄入、体育煅炼、行为纠正、心理指导等方式调治儿童“亚健康”。

襄阳市中医医院根据不同特点儿童亚健康开展了“健脾保健推拿法、补肺保健推拿法、安神保健推拿法及益智健脾保健推拿法”等，临床操作简单，儿童易接受，效果显著，得到了广大儿童及家长的认可。

对于形体消瘦，面色萎黄，毛发稀疏，食欲不振，胸脘痞闷，嗳气泛恶，大便不调，舌淡苔腻，脉沉细而滑的小儿，治当健脾和胃，消食化滞，宽胸理气，和胃降逆。可用健脾保健推拿法：顺运内外八卦、揉板门、补脾经、清胃经。

对于体质虚弱，反复感冒，咳嗽气喘，肺炎恢复期及哮喘缓解期的小儿，治当益气宣肺，固表强卫，顺气化痰。可用补肺保健推拿法：平肝清肺，补脾，清天河水。

对于易受惊恐，惊悸不安，烦躁不眠，急慢性惊风的小儿，治当宁心安神，镇静熄风。可用安神保健推拿法：平肝，清天河水，捣小天心。

对于先天不足，五迟五软，脑发育不全，脑瘫后遗症，脑震荡，脑外伤后遗症及各种惊风后遗症的小儿，治当补肾益精，健脑益智。可用益智保健推拿法：揉二马，独穴多揉久推，以大补肾中水火，壮元气，填精髓，强腰膝，促进生长发育。

四、儿童亚健康防治

孩子长期处于亚健康状态，可引起反复的上呼吸道感染，而反复的上呼吸道感染又反过来使孩子经常处于亚健康状态，二者形成恶性循环。刘素文提醒家长，日常生活中注意以下几点，就可使孩子远离亚健康状态：

第一，生病慎用抗生素。当孩子出现反复感冒等病时，不要追求“快点好”而随意、过多地使用抗生素，以免使孩子正气受伤，疾病迁延难愈。

第二，病后缓缓调理。很多家长出于心疼，孩子病后赶紧做高热量、高蛋白的食物让孩子补，殊不知，此时孩子的脾胃还未恢复正常，需要清淡饮食。

第三，饮食不可过精。不要给孩子吃过多的大鱼大肉、煎炸油腻食物及零食等，要让孩子的食谱多样化，五谷杂粮、蔬菜水果等，什么都要吃一点，但什么都别多吃。

第四，多到户外活动。运动可活跃气血，调动孩子的自身免疫力，正气存内，邪不可干，有利于孩子远离亚健康。

近四十年中西医结合八纲研究述评

河北中医药大学　赵洪钧

洪钧按：此文写于大约 10 年前，文献收集到 1992 年为止，故不包括近十多年的有关研究。由于笔者目前没有条件收集有关资料，本文不再补充修改。

中医对阴阳表里寒热虚实的研究源远流长，明清时期，其内容已初步规范[1]，接受者亦渐广[2]，但总称“八纲”成为定型术语，始自近代医家祝味菊所作《伤寒质难》[3]。近代中医无西医合作，虽有人提出“寒热虚实”等为西医理论所无[4]，但没有较系统的研究，尤其没有实验研究。所以，用现代科学理论和方法对八纲进行研究，只有在新中国提倡中西医团结合作、互相学习的条件下才得以实现，并成为中西医结合基础理论研究的主要内容之一。

本文综述近四十年八纲研究进展，文献搜集限于对八纲总体、或多纲、或一纲、或两纲、或多纲合成证的研究，一般不涉及对脏象、气血经络等统帅下的证实质研究（尽管其中多半要涉及八纲），也不包括关于阴阳的哲学研究。

综观这四十年有关文献分布，集中在两大阶段。1955 年至 1965 年出现第一次高峰，1979 至今为第二次高峰。两次高峰间的文献很少。这种分布现象的社会原因是众所周知的。本文按这三个阶段分别综述有关研究进展、思路、方法及个人的粗浅看法。

第一阶段

第一阶段八纲研究发端于姜氏(1955)讨论虚实。[5]他引沈明生“万病不出乎虚实两端，万病不越乎补泻二法”说明虚实的重要性。认为“一般人说它（虚实）是体质概念，其实不然，它是体质结合了病理变化共同反映的证状，也可称作病情”。文中引用历代著名医家的观点结合病理生理学对虚实的定义和补泻原则作了详细探讨并连带讨论了虚实与寒热表里的关系。

八纲曾被理解为中医的根本理论。如朱氏(1962)[6]认为“治病必求于本，总的说‘本’就是阴阳所概括的生命活动的根本规律，具体说，‘本’就是阴、阳、表、里、寒、热、虚、实八个概念所反映的错综复杂的病理过程。”“这一过程与机体代谢、免疫功能、植物神经活动以及甲状腺、肾上腺皮质机能有关。”有人则认为“阴阳表里寒热虚实八项不可以平列，称它‘八纲’与实际不符……实际当名为‘两纲六要’”[3]。

六十年代，侯氏关于八纲的四篇文章(1962～1965)[7][8][9][10]在理论上的阐发最多。他以为，八纲作为机体典型反应状态学说对现代医学的理论实践有重要意义。八纲既反应疾病的共性又反应疾病的个性。在共性方面，八纲学说较之西医应激学说的局限性小；在个性方面，是对西医发病学诊断的重大补充。并提出“在典型病理过程与系统病理生理学之间添加机体典型反应状态这样一个范畴。”他还从疾病能量学、疾病热力学、体内环境恒定学说、顺势疗法、对抗疗法等方面探讨了八纲的病理和治疗意义，提出了八纲病生理假说：寒证因机体热量不足；热证因热量过剩；寒热错杂因热量分布不均匀；虚证因机能不足；实证因机能亢进。为证实其假说，侯氏分析了中药药性与现代药理研究之间的关系，中医关于食物气味学说、针灸温清补泻及中西医结合临床材料，得到部分支持。为进一步证实其假说，侯氏还进行了人体病理实验，主要有血管自由运动波、血管非条件反射，针刺补泻机制及基础代谢研究，得到部分阳性结果。

与侯氏同时，徐氏(1962)[11]着重探讨了“寒热虚实”的实质。他观察了多病种共 102 例的寒热虚实证型与神经类型、植物神经敏感度、气血、基础代谢、血压、臂容积血管收缩反应、血浆蛋白、红血球、血色素之间的关系，认为“寒证之病理变化系由于神经功能居于异常（非保护性）抑制状态、副交感神经紧张度处于上升，使心肌功能降低、心跳缓慢、有效血循环量减少、血压下降、血管幅度缩小、基础代谢低下等气血不足，以至不足维持机体功能需要。”热证则相反。虚证与寒证近似，实证与热证近似。这种解释虽失之简单、笼统，徐氏仍不愧八纲整体综合研究的先行者之一。

邝氏等(1963)关于“某些助阳药对于大剂量皮质激素所致耗竭现象的影响”[12]一文，开创了对八纲进行动物模型分析实验研究的先河。这一工作成为此后有关研究的经典模式。文中认为，助阳中药有明显的对抗皮质激素所致耗竭状态的作用，但此种状态是否属于“阳虚”尚有待进一步研究证明。后来，邝氏又领导了一系列有关研究。仅在此阶段，即又有另一项报告[13]同时观察助阳与滋阴药对皮质激素所致耗竭状态的不同作用，发现滋阴药与助阳药作用并非全相反。

此阶段的重要成果还有崔氏等(1959)[14]结合八纲进行的脉学研究。通过脉博图与心电图研究，初步肯定了迟脉为窦性心动过缓；数脉为窦性心动过速；结脉为心房纤颤；代脉为窦性静止；散脉为心房纤颤并有早期收缩。崔氏还研究了心冲击图与脉博图的某些关系并分析了弦脉、滑脉的成因。

王氏(1964)对虚热的研究既包括临床观察又有实验内容。他采用压迫眼球前后脉博变化方法观察慢性肝炎虚热证与无虚热证，认为“虚热生火与植物系统的功能紊乱，尤其是交感神经病理性兴奋有密切关系。”[15]

对八纲的研究，加深了医学界对病与证的关系的理解，因而出现了与八纲研究并行且互相渗透的病证关系研究。这时提出的辩证与辨病相结合的思路成为此后临床中西医结合的主要模式。

朱氏(1962)[16]首先明确了“中医的‘辩证论治’与现代医学的‘辨病论治’相结合的重要性及其关系”，提倡二者结合。他认为“否定或肯定病和证的任何一方面都是片面的，不完善的。而两者结合，则是创造新医药学派的重要途径。”

孙氏(1962)[17]认为“八纲不但是指导临床辩证以便肯定相应治则和治法的基本纲领，也是中医病理学划定机体不同反应性特征的基本纲领。”他对辨证论治和辨病论治、证和机体反应性概念、证和病、个性和共性、对证治疗和对症治疗相结合、对证治疗和对病（病原）治疗的结合、中药西用和西药中用、中西医药结合的实验研究、辩证论治远景等问题均有较精辟的见解。由于孙氏看重中西药物结合的前景，故有郁氏等(1962)[18]撰文商榷，认为：“‘证’包括了一个综合概念，是‘理法方药’的集中反映。不能说西医只辨病而不辩证。如出现中毒性休克或严重脱水时，也不单纯强调治疗病原细菌。”“中医辩证施治法则，不但是主要来纠正机体反应性的偏颇，而且在许多场合下，实际上同时治疗致病因子，只不过条件所限，未能证实它们之间的关系。”“中西医药结合的途径是多种多样的，例如广泛地总结临床经验，或是从若干重大医学理论问题入手，或者运用现代自然科学如物理、化学等方面的新成果对中医药学进行研究。”这时又有蔡氏(1962)[19]讨论辩证与辨病论治的优缺点，认为二者相结合已在临床和研究工作中广泛采用，并已充分显示了优越性，是中西医结合的重要途径之一。

此前尚有王氏(1959)[20]、尤氏(1959)[21]全面讨论八纲，认为“只有掌握祖国医学的整个理法方药理论体系，才能有效地发挥八纲辩证纲领的作用”，并结合病例说明还需重视脏府辩证等理论。但中西医结合阐发不够。

经过这场讨论，中西医临床结合的主要模式，基本上确立了。

回顾第一阶段八纲研究，需指出以下几点。

1. 中医研究者大都对西医理论和临床有较多了解，西医研究者则几乎均属前几期中医研究班学员（西学中），尤以后者为多。可见八纲研究只有中西医结合才能深入。

2. 研究者因专长不同，侧重面有所不同，一般均未完全脱离临床进行讨论。此期间进行动物实验研究的只有邝氏一家。

3. 一些有见解的研究者，此后完全停止了研究工作，再无成果发表，其原因，应系远离了研究环境和条件。反之，此后不断有成果的研究者，则均有较好的研究环境和条件，而且处于学术带头人地位。这是科研工作，尤其是基础理论实验研究不可缺少的条件。

4. 此期间的研究思路基本上限于用西医学说定性地解释八纲。实验方法以西医临床检查化验为主，辅以部分较简单的生理、病理科研用指标检测。有定量指标的文章多半不足以或未进行统计学处理。现在常用的新学说和新手段如分子生物学、血液流变学、电镜、放射免疫测定、信息科学技术、数理逻辑学则因当时尚未发明或尚未引进，中国人不可能用以研究中医。可见中西医结合基础理论研究必然要与现代医学同步发展。

5. 这一阶段的八纲研究，有两个问题解决得不够好。一是未能彻底弄清阴虚、阳虚中的阴阳与八纲中的阴阳有何异同。这种概念不清一直影响至今天。二是对虚实概念的认识不彻底，故 1986 年又有庄氏[22]、祁氏[23]、孙氏等[24]再次争论虚实。这次争论仍未彻底解决问题。庄氏强调邪气盛未必实，正气夺必然虚，固然有片面性。但祁氏认为“实证的充分必要条件就是邪客，虚证的充分必要条件就是正亏”也不够全面。

第二阶段

1966 年至 1976 年，八纲研究文献甚少。 其间最主要的进展是对八纲的病理形态基础所作的工作。由于此前及此后，此类研究均很少，故将有关文章均集中在此交代。1973 年，重庆医学院对虚损病机的回顾性研究[25]，自 14 年间 980 例尸检资料中选出慢性结核病、营养不良性水肿的中青年病例总结其内分泌器官组织形态变化。结果认为虚损患者的垂体前叶、肾上腺皮质、甲状腺、睾丸或卵巢等内分泌腺有明显退行性变，故多个内分泌腺机能紊乱是虚损病机的重要环节。报告中还引述胎盘、甘草、人参等补虚药有类似垂体、肾上腺皮质素或性激素样作用支持其假说。后来有祝氏（1976）[26]撰文作了一些概念补充性商榷。1975 年，该院分析 10 例尸解报告与中西医临床诊断的关系[27][28]，认为寒证常见慢性炎症、血液循环障碍所致的贫血、缺血、瘀血及水肿；热证常见急性炎症、血液循环障碍所致的动脉性充血与瘀血；虚热生火是植物神经病理性兴奋所致的一时性动脉充血；虚证常见内分泌腺变性或萎缩、细胞萎缩或变性、慢性炎症、网状内皮系统吞噬功能低下与神经系统退行性变；实证常见急性炎症、肿瘤、便秘、燥、瘀血等。文中还讨论了舌苔的病理基础、慢性炎症与体质的关系。后有刘氏（1975）[29]对其辨证结论提出疑义，但不足以否定此项研究的方向。

1982 年，上海第一医学院曾报告一“恶组”尸解发现并结合临床进行了讨论。[30]患者生前西医诊断明确，中医辩证为伏邪致虚实夹杂阴虚证。病理诊断为：①恶性组织细胞瘤、异常网状细胞弥漫浸润肝、脾等几乎全身器官和组织；②两肺瘀血、灶性水肿及曲菌性小脓肿伴右上肺霉菌性脉管炎、血栓形成致肺出血梗死；③心肌纤维变性肿胀、心室轻度扩张；④胃溃疡；⑤肠蛔虫；⑥骶尾部褥疮。讨论结果认为，这是一例典型的“真阴衰竭”病理变化。阴虚不仅指体内重要代谢物质缺乏，而且有多器官多层次器质病变。

X 线检查亦曾用于阴阳研究。王氏等[31]报告，肺结核五型中：阴平阳秘型的病灶范围小、活动性不大；肺肾阴虚型的模糊阴影范围较大，常伴薄壁空洞；肺脾气虚型以纤维化病灶为主，多伴有肺气肿。

戴氏等(1986)[32]报告 35 例阴虚证病解发现、证实病变几乎累及全身的脏器及组织，以肝、肾上腺、睾丸、消化道、肺、心等处最明显，病变往往与阴虚轻重呈正比。陈氏等(1985)[33]对阳虚、心气虚和肝肾不和的病解发现与阴虚证不同，病变没有那么广泛而深刻。

崔氏等(1992)[34]研究胃癌本虚标实病理，发现临床分期的顺序大体为：本虚，从脾胃虚至气血虚，从阴虚内热至脾肾阳虚；标实，从肝胃不和至气滞血瘀，再至痰湿瘀毒型。这些临床病型与肿痛部位、大体类型、组织学类型、浸润程度及大小、浸润方式等均有一定对应关系，此外瞿氏（1989）[35]也曾观察胃癌中医辨证与临床病证分型的关系，略同崔氏的发现。

介于形态与机能之间的研究有陈氏(1982)[36]利用红外线研究面色，目的在证实五脏病面色望诊理论，与八纲关系甚小。陈氏(1986)[37]还研究过红外背图诊断，目的在于通过图象证实腧穴与脏腑病定位诊断理论，与八纲关系亦很小。

上海中医学院重复阴虚、阳虚类型的研究[38]涉及形态内容，发现阴虚组动物肝、脾均有明显变化。

形态方面的八纲研究，亚微研究报告极少，偶尔涉及者，将在下文提及。

综观近四十年八纲病理形态研究，数量较少，结果也颇不能令人满意。特别是大体形态研究的理论和应用前景均不理想。今后若能发现方便而准确的活体微观形态病理动态观察手段，则极有希望使八纲病理形态研究大进一步。其中舌象研究是一个有前途的领域，因已有专著[39]出现，故本文从略。

第三阶段

第三阶段的八纲研究内容广、文献多。影响这一阶段研究的主要背景因素，有两点值得强调。一是国外医界在理论和技术上的新发现、新发明对八纲研究曾有重大推进作用。二是国内医学科学发展方针的调整，特别是中西医结合研究会成立并创办《中西医结合杂志》影响深远。故本阶段以 1981 年该杂志创刊可分两期。

1977～1981 年的八纲研究，明显受国外影响。其中最突出的是阴阳研究高潮及分子生物学理论与手段的引进。

1973 年，美国人 Goldberg[40]首次将 cAMP 和 cGMP 对细胞的双向调节作用与中医阴阳学说相联系，认为这种双向控制系统是统一许多不同生物调节现象的阴阳学说的基本原理所在，是作为二元论的阴阳学说的基础。随之，其它一些国外学者从代谢、内分泌、免疫等方面重复或补充了 Goldberg 氏的研究。

此期间国外对八纲的研究还有西泽道允(1978)从天文角度对阴阳学说进行的研究[41]。认为阴阳消长关系与现代天文学反应的自然现象完全一致。亦有学者认为阴阳与人体植物神经系统有关。Giller(1975)认为“阴平阳秘、精神乃治”的实质乃是交感和副交感神经功能保持平衡[41]。Lee(1978)则认为阴阳平衡主要取决于两种对立的植物神经元在数量上的平衡[41]高岛文一(1979)指出人体背侧及外侧交感神经占优势，腹侧及内侧为副交感神经占优势，这与阴阳规律符合。Tsuei(1978)认为[41]，人体有许多与阴阳有关的体液因子。最典型的是阴离子与阳离子；左旋化合物与右旋化合物；酸碱平衡与下丘脑——垂体——性腺轴交叉作用。女性体内有雄激素，男性有雌激素，乃是阴中有阳，阳中有阴的具体说明。Tien(1973)[41]据现代三论及生理学认为，可以把阴阳理解为电荷。阴阳还与二进制有关。万事万物均属阴阳数量与排列方式不同。Cook(1973)[41]则用阴虚阳亢解释癌瘤发生。阴虚时细胞内 RNA 的信息超过 DNA，逆转录酶把病毒 RNA 信息，逆转录到 DNA，便产生癌症。

1977 年，国内开始引进有关研究[42]。1978 年，陈氏等[43]综述 Goldberg 等人关于环核苷酸双向调节与阴阳学说的关系。随之，国内许多单位开始重复这一研究并讨论其意义。其中邝氏等(1979)[44]发现阴虚时血浆 cAMP 占优势，阳虚时 cGMP 占优势。夏氏等(1979)[45]发现“甲减”（阳虚）时 cAMP/cGMP 值降低，“甲亢”（阴虚）则升高。提示甲状腺素多少是甲亢或甲减的特性，阴虚、阳虚及 cAMP/cGMP 值变化是其共性。中西医结合治疗亦支持此种推论。综合多家报告[46][47][48][49][50][51]可以认为，cAMP 上升与阴虚对应，cAMP/cGMP 值下降与阴虚相对应。但亦有例外，如高血压病，不论属于阳虚或阴虚，cAMP 均下降，肝癌则比值均降低。因而郑氏(1979)认为[52]，人体调节是复杂的，不应过分强调 cAMP 与 cGMP 的重要性。环核苷酸既有双向调节作用，亦有单向调节作用，二者并非完全对抗，而是协同调节，不宜将其简单比附于阴阳学说。施氏报告(1980)[53]实验性阳虚动物，核酸合成低下，阴虚者上升；阳虚动物肝细胞的异染色质间发生空隙，助阳药对细胞核亚微结构有显著调节作用。

环核苷酸调节与邝氏等以往的研究关系密切。除观测环核苷酸外，邝氏等[44]还观察了内分泌及免疫指标，发现“部分阳虚病人尿 17 羟排量降低可能和皮质醇的代谢发生变化有关。当皮质醇降解减慢时，可能出现血中皮质醇尚属正常，而尿 17 羟偏低的情况”。甲状腺方面，T3 为最重要的指标，阳虚时多降低。虚证患者的细胞免疫（淋转率、B 细胞和 T 细胞）与体液免疫（IgG、IgA、IgM）力多降低。

除上述研究外，此时关于阴虚和阳虚的研究还涉及神经系统、下丘脑—交感—肾上腺髓质系统、下丘脑—垂体前叶—靶腺系统、能量代谢、物质代谢、唾液分泌、皮肤血循环、胰岛分泌等方面。高氏等(1981)[54]综述各方面研究认为：阴虚的本质可能是体内副交感中枢机能系统异常降低的病理反应状态；阳虚为交感中枢机能系统活动异常降低的状态。细胞内 cAMP 与 cGMP 的双向调节系统处在植物神经双向控制之下。

1982 年后的八纲研究，集中于虚证，1985 年后的中西医结合研究主攻方向为“证”实质。其间阴阳虚实研究仍在继续深化，但开始向脏腑气血方面分化。这时寒热研究也开始深入。以下按阴阳虚实研究、寒热研究及其它研究分别介绍。

（一）关于阴阳虚实研究

陈氏等(1982)[55]观察 3H-胸腺嘧啶核苷(3H-TdH)淋巴细胞转化率等细胞免疫指标，显示细胞免疫降低是阴虚和阳虚的共性。

卢氏等(1982)[56]观察总补体(CH50)，补体(C3)，免疫球蛋白(IgM、IgA、IgC)，玫瑰花结试验（玫花）、淋巴转化试验（淋转）、植物血球凝集素(PHA)皮肤试验、24 小时尿蛋白及血清蛋白电泳，发现阳虚组 CH50 明显高，阴阳两虚组非常高，C3 在阴虚组无变化，两虚组则显著下降。阳虚组 IgM 非常高，两虚组 IgG 降低，玫花与淋转无显著变化。PHA 皮试在阴阳虚证中均显著低于正常。虽然该研究所选均系肾脏病或免疫性病，上述结果不能推广至其它病种，但此报告为一项观察免疫指标最多的研究。

邱氏等(1983)[57]观察阴阳虚证与甲状腺素的关系，发现阳虚组 T3、T4 均明显低于正常人及阴虚组。阴虚组 T3 偏低，T4 与正常人无明显差异，提示阳虚组 T3、T4 低下可能是继发性变化，与原发甲减不同。

陈氏等(1983)[58]报告知母对钠泵作用。结果显示知母皂甙元对 N^+、K^+—ATP 酶有明显抑制效应，重复了该氏前一年的同类工作。

宋氏等(1984)[59]报告尿渗透压在阳虚组、阳虚夹杂组、两虚组及两虚夹实组都明显低于正常组，且均显著低于阳证组，但实证组与正常组间差异不明显。

由于虚证研究日多，1982 年首次制定了“中医虚证参考标准”[60]，包括心、肺、脾、肾、气、阴、阳七种虚证（血虚、肝虚未定）。此标准中无客观指标。五脏虚证采取了概念组合方式，如脾气虚＝脾虚＋气虚。1983 年首次讨论“中医虚证辨证标准客观化问题”[61]，但 1986 年才完成修定标准[62]。其中包括气、血、阴、阳、心、肺、脾、胃、肝、肾十种虚证。只附录 24 小时尿 17-OHCS(肾阳虚时降低)、E2／T 比值（男性肾虚上升），PEP／LVE 比值（气虚者增大）三个客观指标。可见已有客观化的微观指标的特异性和敏感性仍很不够。

自 1984 年至 1986 年，邝氏领导的集体，发表“中医阴阳实验性研究”报告五篇[63][64][65][66][67]，集中观察附子、肉桂和六味地黄方对实验性大鼠高血压的影响。该系列研究，设计严密。先后观察的指标有血压、体重、PRA（血浆肾素活性）、ACE（尿肽释放活性）、UA（尿醛固酮浓度）、脑啡肽（EK）、心重指数、血浆 18—羟等。总结论为：阴阳学说可以制造动物模型。附桂可降低阳虚型高血压，同时使 UA、EK 等指标恢复，但可使阴虚型高血压恶化。六味地黄方不能降低阴虚型高血压，但可使脑啡肽等值回复。附子等药物不能显著改变心脏重量指数。原发性高血压属阴阳两虚型，附桂八味丸全方或折方均有降压作用并纠正 UA、EK 等异常且以兼补阴阳的全方为好。附子或六味对正常大鼠血压等指标无明显影响，但可减低脑啡肽含量。证实无虚不补，补则有害的传统学说。

关于高血压、冠心病和脑血栓形成的八纲研究，叶氏(1984)[68]观察胆固醇与阴阳失调的关系，发现凡有阴虚，血清 LDL--Ch、HDL--Ch 及 LDH--Ch / HDL--Ch 值均高于健康对照组，尤以阴阳两虚者显著，阳虚者 HDL--Ch 降低不明显。吴氏（1984）[68]发现冠心病阴虚证血清络氨酸含量显著升高，男性阴虚者尿 17 羟值较阳虚者显著升高，经中医治疗转为正常，阳虚组则无明显异常。

1984 年，严氏等[69]观察 100 例虚证与血型的关系，发现其中 AB 型血高于对照组，A 型血明显低于对照组；AB 型血患者 LT 最低，其气阴两虚发生率明显高于 B 及 O 型虚证病人。提示：虚证可有遗传倾向。

中西医结合动物模型始创于邝氏研究阳虚。后来，关于八纲的动物造模亦以阴阳虚为主，但看法不全相同。彭氏等(1984)[70]报告，不同糖皮质素所致“阳虚”有差异。醋可与氢可给药 2～3 天即可突然死亡 20%，似不能用皮质素药理解释，而可能是毒性反应。氢可琥珀酸钠和地塞米松不易导致典型“耗竭”或“阳虚”现象，甚至反呈“阳盛”或“阴虚”。杨氏等(1984)[71]报告，不同“阳虚”动物模型血浆皮质醇、皮质酮含量不同。地塞米松不能造出阳虚外观表现，其它“阳虚”动物血中皮质醇含量增高，故对皮质素造模法提出异议。

夏氏等(1984)[72]报告，甲状腺素动物模型（阴虚）与皮质素过多（4 天大量用氢考）模型 cAMP 系统反应性升高，滋阴药使之改善。他巴唑（阳虚）模型及肾上腺皮质素抑制（9 天大量用氢考）型，cGMP 系统反应性升高或 cAMP 降低，助阳药使之改善。故初步认为前两种为“阴虚”模型，后两者为“阳虚”模型。

张氏等(1982)[73]认为，“阳虚”动物表现与核酸（DNA 等）代谢低下有关，故刘氏等(1985)[74]创用羟基脲制造“阳虚”动物模型成功。伴有尿 17-羟及 DNA 合成率降低，血色素正常而白细胞降低，可由补阳药纠正。

其它动物模型问题已有专著[75]，本文不再综述。

虚证与老年病关系密切。1982～1984 年的虚证与老年病研究进展已有综述[76]，本文从略。此后张氏等(1986)[77]观察 340 例基本健康老年人，发现阳（气）虚者高达 66.8%，阳虚组与气虚组之 cAMP/cGMP 比值均明显低于阴虚组，而与青壮年接近，但 cGMP 则升高。提示低水平阴阳平衡。阴虚多见于女性，可能与植物神经失调有关。

自由基伤害说为西医衰老理论之一。李氏等(1988)[78]研究老年虚证，发现自由基高于正常对照组，说明虚证代谢水平高。组间 XOD 活性接近，反映生成自由基能力接近。虚证组 LPO 水平较正常组明显高，说明老年虚证受自由基毒害远比中青年严重。

内分泌方面，邱氏等(1985)[79]用补阳药治疗阳虚证，好转后，T3、T4 均有恢复，提示中药通过整体调节，可改善甲状腺本身的机能。

微量元素指标亦曾用于虚证研究。邱氏等(1985)[80]发现阳虚和阴虚患者头发五种元素（Cu、Zn、Fe、Mn、Cr）均较正常对照组明显低。女性虚证患者铜降低尤明显。

血流变指标曾广泛用于血瘀证研究，本文不述。宋氏等(1986)[81]对阴阳虚实的研究发现，偏实组全血比粘度、血浆比黏度、血浆纤维蛋白之和、血清总胆固醇均比健康人显著升高；阴虚组全血比粘度、血球压积和血浆纤维蛋白元含量不高。叶氏等(1989)[82]对阳虚患者进行相关分析研究，认为阳虚患者因交感衰减，影响血管前后阻力，导致微循环不足，故有畏寒、手足冷、头昏、乏力、便溏等表现。

刘氏等(1986)[83]用无损伤法观察气虚、阳虚和阴虚患者心血管功能，发现气阳虚者左心收缩减退率高于阴虚，中指血流量则明显低于阴虚者。虚证的脉博传导速度快于正常人。

王氏等(1986)[84]讨论了负荷对虚证研究的意义，不耐负荷是虚证的病理特征。具体举例有 ACTH 试验对肾阳虚、唾液淀粉酶活性对脾虚、皮肤电冷刺激、胃电图进餐功能试验、阴虚证冷压试验等。恰当选择负荷易于揭示虚象。

宋氏等(1991)[85]分析术后 114 例阴虚证，发现阴虚为术后虚证常见类型且常突然出现，但对养阴方药异常敏感，同时加用补气药疗效更好。

王氏等(1992)[86]观察阴阳虚证体温昼夜节律，发现（在广州）正常体温峰值在下午 5 时。人体核温稳定，但阴阳虚损严重时可发生峰相位偏移。阴虚和阳虚患者，肢端温度较正常对照差别明显，均呈昼低夜高。尤其足心温度入夜后很快达到峰相位，表明阳虚与阴虚的四末体温变化规律与正常人不同。

吴氏等(1992)[87]曾比较滋阴药与补阳药对阉割公鸡的影响，发现滋阴法较壮阳法更能对抗去势公鸡的外观及血象而且作用持久。

（二）关于寒热研究

1988 年，梁氏[88]及谢氏[89]曾分别综述寒热研究进展，内容略同。均证明寒热证属于典型的对立病理反应状态。本文不再重复。此后梁氏(1988)[90]曾观察虚寒、虚热大鼠对刺激的反应，发现两组的应激损伤明显超过正常对照。虚寒组对致热物反应较虚热组慢；孕酮对 LRH 反应以虚寒组明显强，虚热组与正常对照略同；ACTH 反应，在虚证组皮质激素排出高峰均迟于正常对照，虚寒者尤晚。巴比妥对虚寒组抑制深且久，对虚热组则短暂。

赵氏(1991)[91]研究发现虚寒患者血浆 DβH 活性及尿中 CA 水平低于正常对照及虚热患者，虚热者又高于正常对照组。

张氏等(1991)[92]研究寒热本质，发现寒体大鼠 ADK 活性及细胞能荷、肝 $Na^{+}K^{+}$-ATPaSe 活性比热体大鼠低，T3、T4 、孕酮及睾酮含量也比热体低。丁氏等(1991)[93]观察大鼠淋巴细胞体外增殖力及外周淋巴细胞 DNA 损伤的复制合成能力，结果显示热体比寒体水平高而常体居中。1991 年，匡氏有《人体体质学》专著出版。[94]

（三）其它研究

1. 关于更年期轰热

归氏等(1989)[95]观察 36 例更年期综合征，发现严重轰热时手指皮温快速上升，平均 7.13±1.18℃。治疗前后对比有显著差异，中药治疗有效，但无特异性。

2. 月经失调八纲辨证

叶氏等(1984)[96]发现实热型月经失调患者交感神经亢进，虚寒型主要为交感减退，其次为副交感亢进；虚热型似为由交亢到交减过渡。

3. 中医辨证指标客观化

李氏(1986)[97]指出应用现代医学检验指标进行中医辨证。分别对阳证、阴证、阴虚、虚证、实热证提出以白血球、血糖、血压、代谢率、尿渗透压、尿肌酐系数、肝功絮浊试验、血浆蛋白、头发微量元素、血型、植物神经功能状态等指标。其认识虽不如“宏观辨证和微观辨证相结合”论者[98]深入，但其精神颇可嘉。

4 四诊计量诊断辨寒热虚实

李氏等(1984)[99]提出 100 项四诊指标（症状、舌象、脉象）的寒热虚实经验概率诊断指数，临床验证 689 人次，符合率在 90%以上，并已在微机中应用。李氏等认为，电子计算机计量诊断（辨证）将是必由之路。

5. 关于红细胞糖酵解指标

周氏等(1991)[100]观察 66 例气虚证的能量代谢，发现红细胞糖酵解活力、尿肌酐、尿尿酸、尿尿素氮含量均显著低于正常人，经补气治疗，糖酵解活力明显恢复。该报告所选指标的理论和实用价值均比较大，有临床推广的前景。

参考文献

[1]胡欣．八纲辨证源流论．陕西中医 1986；7(11)：485.

[2]祝味菊口述　陈苏生整理　农汉才点校. 伤寒质难·第1版. 福州：福建科学技术出版社 2005；86.

[3]马龙伯. 八纲管窥. 上海中医药杂志 1962；(4)：40.

[4]赵洪钧. 近代中西医论争史. 第1版. 合肥：安徽科技出版社 1989；226.

[5]姜春华. 虚实概论. 中医杂志 1955；(1)：5.

[6]朱颜. 论“治病必求于本”. 中医杂志 1962；(2)：1.

[7]侯灿. 八纲作为机体典型反应状态学说对现代医学的理论实践意义. 广东中医 1962；(6)：1.

[8]侯灿. 八纲病理生理学基础初步探讨. 中医杂志 1964；(12)：32.

[9]侯灿. 八纲病理生理学基础初步探讨（续). 中医杂志 1965；(1)：31.

[10]侯灿. 关于八纲病理生理学的一些实验研究. 中医杂志 1965；(5)：36.

[11]徐上林. 对寒热虚实实质的初步探讨. 广东中医 1962；(5)：3.

[12]邝安堃等. 某些助阳药对于大剂量皮质素所致耗竭现象的影响. 中华内科杂志 1963；(2)：113.

[13]邝安堃等. 助阳药和滋阴药在内分泌和肾脏方面的实验研究. 内分泌、代谢、肾脏病学术会议资料选编第70页. 中华医学会编. 上海科技出版社 1965.

[14]崔玉田等. 脉学整编与研究情况简介. 中医杂志 1959；(9)：21.

[15]王少椒. 对虚热的临床观察和病机初探. 上海中医药杂志 1964；(12)：1.

[16]朱良春. 辨证与辨病相结合的重要性及其关系探讨. 中医杂志 1962；(4)：16.

[17]孙世荃. 辨证论治和机体反应性问题. 中医杂志 1962；(1)：2.

[18]郁仁存等. 关于“辨证论治和机体反应性”一文的意见. 中医杂志 1962；(4)：16.

[19]蔡景高. 辨证和辨病的结合. 中医杂志 1962；(9)：31.

[20]王成荣. 试论八纲. 中医杂志 1959；(9)：13.

[21]尤荣辑. 对中医四诊八纲与辨证施治关系的体会. 中医杂志 1959；(1)：30.

[22]庄泽澄. “邪气盛则实，元气夺则虚”析疑. 辽宁中医杂志 1986；(9)：33.

[23]祁天寿. 试析“实”与“虚”. 辽宁中医杂志 1987；(2)：45.

[24]孙玉美. 与“邪气盛则实，元气夺则虚”析疑一文商榷. 辽宁中医杂志 1987；(2)：46.

[25]重庆医学院新医病理学研究小组. 虚损之病机探讨. 新医药学杂志 1973；(11)：34.

[26]祝长坦. 虚损探讨. 新医药学杂志 1976；(7)：47.

[27]重庆医学院新医病理学研究小组. “八纲”之病理解剖学基础初探. 新医药学杂志 1975；(3)：18.

[28]重庆医学院新医病理学研究小组. “八纲”之病理解剖学基础初探（续). 新医药学杂志 1975；(4)：16.

[29]刘普希. 对“八纲”之病理解剖学基础初探一文中几个问题的商榷. 新医药学杂志 1975；(6)：48.

[30]上海第一医学院. 真阴衰竭1例临床病理讨论. 中医杂志 1982；(2)：50.

[31]转引自孙鸿年. x线诊断与中医中药研究近况. 中医杂志 1982；(4)：51.

[32]戴豪良等. 阴虚证35例临床病理学特征的分析. 中西医结合杂志 1989；9 (1)：7-9.

[33]陈泽霖等. 证的病理形态学基础. 中医年鉴. 北京：人民卫生出版社 1985；第370页.

[34]崔同建等. 胃癌本虚标实证型病理学基础探讨. 中西医结合杂志 1992；12(5)：151.

[35]瞿溂芬等. 102 例胃癌中医辨证分型与临

床病理分型的关系探讨．中西医结合杂志 1989；9(1)：14.

[36]陈振湖等．阴阳寒热“红外”面图解．北京中医学院学报 1982；(1)：4.

[37]陈振相等．红外背图诊断初探．辽宁中医杂志 1986；(8)：8.

[38]上海中医学院正常人体学教研组．阳虚、阴虚造型以及某些助阳药和滋阴药作用的初步研究．新医药学杂志 1977；(9)：33.

[39]陈泽霖．舌诊研究．第二版．上海：上海科技出版社 1982.

[40]Goldberg ND et al: Cydic AMP， cell growth， and theimmene response. Isted. p247. Springe—verlag Berlin， Heidelberg. New York 1973.

[41]王本显．国外对中医基本理论的某些探讨．中西医结合杂志 1981；1(1) ：50.

[42]刘坤申译，王振纲校．医学参考资料 9：432，1977.

[43]陈可冀综述，王振纲审校．环核苷酸双向调节和中医阴阳学说．国外医学参考资料中医中药分册 1978；创刊号：11.

[44]邝安堃等．阴虚病人内分泌、免疫和环核甙酸变化的初步观察．中华内科杂志 1979；18(2)：105.

[45]夏宗勤等．中医“虚证”理论的初步探讨．中医杂志 1979；20(11)：2.

[46]邝安堃等．阳虚（甲减）和阴虚（甲亢）病人血浆核苷酸的对比． 中医杂志 1979；20(7)：21.

[47]邝安堃等．甲状腺功能减退证和甲状腺功能亢进的中西医结合临床实践． 中医杂志 1980；21(11)：27.

[48]邝安堃等．中医分型病人的血浆环核苷酸变化．上海中医药杂志 1980；(3)：2.

[49]宋明志等．对原发性肝癌不同辨证分型的血浆环核苷酸的观察． 上海中医药杂志 1981；(4)：10.

[50]陈振湘等．脾胃阳虚与环核苷酸的关系．浙江中医杂志 1980；(8)：367.

[51]廖承济等．慢性阻塞性肺疾病中医分型论治与核苷酸水平关系的观察．福建中医药 1982；(3)：48.

[52]郑广华等．阴阳说学与环核苷酸．自然杂志 1979；(4)：208.

[53]施玉华等．某些助阳药对阳虚动物模型的作用．上海中医药杂志 1980；(2)：6.

[54]高亮等．阴虚、阳虚研究概况．中西医结合杂志 1981；1(2)：118.

[55]陈松涛等．中医虚证理论的初步探讨．中西医结合杂志 1982；2(3)：140.

[56]卢君健等．100 例虚证分型与免疫关系的探讨．中西医结合杂志 1982；2(3)：142.

[57]邱保国等．阳虚证与甲状腺素的关系探讨．1983；3(3)：168.

[58]陈锐群等．阴虚内热证初探．中西医结合杂志 1983；3(4)：235.

[59]宋一亭等．尿渗透压测定与阴阳虚实辨证的关系．中西医结合杂志 1984； 4(7)：417.

[60]沈自尹整理．中医虚证辨证参考标准．中西医结合杂志 1983；3(2)：117.

[61]陈贵廷整理．中医虚证辨证标准的客观化问题．中西医结合杂志 1983；3(2)：73.

[62]沈自尹、王文健整理．中医虚证辨证参考标准．中西医结合杂志 1986； 6(10)：598.

[63]-[67] 邝安堃等．中医阴阳的实验性研究（Ⅰ——Ⅴ）． 中西医结合杂志 1984；4(12)：742．1985；5(1) ；60．1985；5(2) ：105．1985；5(3)：167 ． 1986；6(6)：353.

[68]吴举安．八纲辨证与气血研究的某些进展．江西中医药 1984；(4)；55.

[69]严庆惠等．100 例虚证病人的血型和免疫功能检测．中西医结合杂志 1984；4(5)：283.

[70]彭国瑞等．不同糖皮质激素所致“阳虚”

动物模型的实验研究. 中医杂志 1984; (4): 74.

[71]杨学海等. 不同糖皮质激素所致"阳虚"动物模型血浆皮质醇、皮质酮含量变化的观察. 中医杂志 1984; (11): 72.

[72]夏宗勤等. 四种"虚证"模型的建立及其与环核苷酸系统的关系. 中西医结合杂志 1984; 4(9): 543.

[73]张家庆等. "阳虚"动物脱氧核糖核酸合成率和助阳药作用的研究. 中医杂志 1982; (3): 64.

[74]刘福春等. 羟基脲所致小鼠"阳虚"及补阳药作用的初步研究. 中医杂志 1985; (2): 65.

[75]陈小野等. 实用中医证候动物模型学. 第 1 版. 北京: 北京医科大学、中国协和医科大学联合出版社, 1993.

[76]沈自尹等整理. 近二年虚证与老年病研究新进展. 中西医结合杂志 1984; 4(11): 651.

[77]张云如等. 老年虚证的初步探讨. 中医杂志 1986; (10): 54.

[78]李承军等. 老年虚证自由基代谢机理的研究. 中医杂志 1988; (12): 56.

[79]邱保国等. 阴虚证型的转变与甲状腺素关系的临床探讨. 中西医结合杂志 1985; 5(8): 479.

[80]邱保国等. 虚证病人头发五种微量元素分析. 中医杂志 1985; (1): 58.

[81]宋一亭等. 阴阳虚实辨证的血液流变学研究. 中西医结合杂志 1986; 6(8): 471.

[82]叶雪清等. 阳虚患者植物神经系统功能、甲皱微循环和血液流变学的改变及相互关系. 中西医结合杂志 1989; 9(10): 618.

[83]刘忠英等. 虚证病人的心血管功能改变. 辽宁中医杂志 1986; (1): 9.

[84]王建华等. 论负荷在虚证本质研究中的意义. 中医杂志 1986; (9): 59.

[85]宋国璋. 术后阴虚证 114 例分析. 中医杂志 1991; (6): 26.

[86]王洪琦等. 阴虚和阳虚证患者的体温昼夜节律观察. 中医杂志 1992; (1) : 44.

[87]吴志奎等. 滋阴与补阳中药对阉割公鸡影响的比较. 中医杂志 1992; 33(7): 46.

[88]梁月华. 寒热本质研究的进展. 中医杂志 1988; (2): 63.

[89]谢竹藩. 中医寒热本质的研究. 中西医结合杂志 1988; 8(特 2 集): 50.

[90]梁月华等. 寒热本质动态研究. 中西医结合杂志 1988; 8(6): 349.

[91]赵立业等. 虚寒证、虚热证患者血浆 DβH 活性及尿中 CA 水平的临床研究. 中西医结合杂志 1991; 11(10): 603.

[92]张伟荣等. 寒体和热体的实验研究(Ⅰ). 中西医结合杂志 1991; 11(8): 477.

[93]丁镛发等. 寒体与热体的实验研究(Ⅱ). 中西医结合杂志 1991; 11(9): 550.

[94]匡调元. 人体体质学. 第 1 版. 上海: 上海中医学院出版社 1991.

[95]归绥琪等. 更年期综合征患者轰热的手指皮温观察及治疗. 中西医结合杂志 1989; 9(5): 285.

[96]叶雪清等. 月经失调的八纲辨证与植物神经系统功能关系的研究. 中西医结合杂志 1984; 4(4): 198.

[97]李长乐. 论中医辨证指标客观化. 北京中医学院学报 1986; 9(4): 12.

[98]危北海等. 宏观辨证和微观辨证结合的研究. 中西医结合杂志 1991; 11(5): 301.

[99]李学中等. 计量诊断法在中医四诊中的应用. 吉林中医药 1984; (2): 17.

[100]周光耀等. 中医气虚证的能量代谢研究. 中医杂志 1991; (6): 48.

中西医结合看“辨证论治”和“辨病论治”
——论“证”概念的误区

河北中医药大学　赵洪钧

作者按：本文是“中西医结合二十讲”的组成部分之一，本来要单独发表的，因为“证”研究反思热似乎过去了，就放下了。后来网上看到一位中医硕士写了一篇否定辩证论治的文章，受到该网同好的批评。那篇文章确实很有问题，但也不能全怪他。因为也有先生们没有说清什么叫辨病论治、什么叫辩证论治的责任。本文是否说清了，还须听听诸位的批评。

摘要：“证”概念的争论，源于对“辨证论治”的认识不清。此种认识不清，主要是由于在特定的历史背景条件下出现的“特色”论，给人一种满足感，影响了深入的理论探讨。

辨证论治，不是理论。在辨和论两方面，中西医并无不同，都是运用理论，处理所得信息。中西医诊断，都有辨病。中医关于病的概念，在外感方面只有类概念。这种概念不足据以施治。中医制法立方的依据是“证”，辨不出证，就无法施治。西医临床思维，也离不开类概念。但西医的理想诊断，首先是病因确切。施治要招，是消灭病因。病因不明，治疗就是盲目的。中医辨出之“证”，不必或没有病因要素。中医施治，主要不针对病因，而是针对病证。

辨证论治是运用中医理论，靠四诊所得信息，作出诊断并定出治则、方药的思维过程。其核心步骤或最终目的是辨出“证”，“证”是中医具体施治之对象。

本文的题目是一个老问题了，似乎没有什么新东西可说，其实不然。

试看近来对“证”实质研究的反思，集中在对“证”概念的争论，大有进入误区，不能自拔之势，足见最初没有说清什么是“辨证论治”。换言之，“证”概念进入误区，是由于对“辨证论治”的认识还没有走出误区。粗查文献也可知，当初有关文章太少，深度也不够，今天有必要重新认识这个问题。

鉴于“辨证论治”最初就是和“辨病论治”中西医结合讨论的，现在仍然以结合讨论更容易说明问题，所以本文题目不是为了勉强结合。

或问：“证”的概念还不统一，怎么能说清“辨证论治”呢？笔者以为，直接从“证”说起，不是不可以。但是，有一个参照系，总是更方便些。况且，“证”概念的争论，就是由于引进这个参照系，才发生的。换言之，倘至今没有西医，大概不会有“证”概念的争论。

辨证论治的大普及，始于特色论的出现。本文从这一提法的出现说起。

1. 辨证论治特色论的出现

上世纪五十年代末，通过批判一些人的错误思想之后，确立了保护中医药的政策。自上而下，号召并组织西医学中医，中西医之间开始全面交流。交流的主要热点，就是“辨证论治”。很快就出现了“辨证论治”中医特色说。

中医理论家们，最初说不清什么是辨证论治。

最早撰文介绍的秦氏说：“‘辨证论治’是中医普遍应用的一个诊疗规律，从认识证候到给予适当的治疗，包含着完整的极其丰富的知识和经验。”[1]任氏则说：“中医的辨证论治，是注意于身体病变的全身证候，务使身体的生活机能恢复其正常状态，也就是说要把病体整个病理机转变而为生理机转。”[2]

以上两说显然不能令人满意。但是，秦氏有一句话很重要，即“辨证论治不是中医的最高理论”。[1]在此提醒读者，辨证论治不但不是中医的最高理论，也不是一般的理论。它不是理论，故不是规律。近来还有人说“辨证论治是中医理论的精华”[3]就是错误理解。辨证论治本身不是理论，它只是对理论的运用。旧时要求中医病案包括理法方药四部分，故辨证论治需要运用全部中医理论。

秦氏还有一句话，可以说明中医界那时很担心人们的误会。他说：“中医辨证是不是光靠症状？这是一般所想提出的问题。”[1]看来，最初中医担心的是西医把辨证论治理解为西医的对症治疗。所以，着力说明具体的辨证论治方法和过程。

总之，一开始西医不了解辨证论治，中医不能用西医容易接受的术语和理论说明辨证论治，又不愿意说辨病为中医所短，有意无意地忽略了其中的辨病内涵。

西学中的学者中，最先提出特色（特点）说的是孙氏。他说：“辨证论治是中医诊断学和治疗学的基本原则。以证为对象进行治疗，反应了中医在诊断和治疗学上的特点；现代医学则是以病（病源）为对象进行治疗的，也可以说是‘辨病论治’。中西医在诊断和治疗学体系上存在着重要的差别。”[4]

可见，熟悉“辨病论治”的西学中者，很快从较高水平上看到中医特色。

特色说一出现，立即有人提出辨证与辨病相结合，并补充说：“中医虽然也讲究辨病，虽然通过辨证也联系到病因病原，但不同于西医的辨病论治。反之，西医虽然也在一定程度上重视纠正全身的机能状况，但其诊断关键和治疗中心究属还是着重在消除致病因子。所以用辨证论治和辨病论治来概括中西医诊断和治疗体系的不同，一般来说是有其代表性的。”[5]又有人说：“中医的辨证论治是针对机体各个部分以及整体的功能状态与病理活动，给予综合的评定，提出恰当的处理。”[6]

就当时的背景和认识水平来看，上述看法并无明显错误但没有说深说透。

当时有人对上述看法提出商榷，认为：“不能用‘辨病论治’和‘辨证论治’来区别中西医之间的差异。”[7]他们认为，西药对病、中药对证再加上对症治疗的“高级复合治疗”只不过是中西医疗法的机械凑合。据笔者所知，商榷者只此一家。

笔者不赞同商榷者的看法。商榷意见也没有阻止“辨证与辨病相结合”的思路实施。随着结合思路轰轰烈烈地实施，“辨证论治”特色论很快普及并得到确认。可以说，这一思路一直持续到今天，而且是证实质研究的先声。

到目前为止，辨证论治仍被视为中医特色之一。由以上简单回顾可知，辨证论治特色论是西学中者先提出来的。

辨证论治是否中医特色呢？是的。笔者对此毫无异议。但是，特色不等于内涵。

又须知，特色说的出现有特殊的背景。特色（最初用特点一词）从一开始就暗示她等价于完美的优势，因而没有给批评和讨论留下余地。人们普遍感到满足，实际上留下不少问题。

2. 特色论遗留的问题

上文已指出，辨证论治特色论者的看法没有明显错误。但是，特色论意味着要把“辨证论治”当作整理和发扬中医的重点或方向，本来应该对她做一番深入的理论探讨。由于当时的背景和学者人数还少等原因，大家匆匆往“辨病与辨证临床结合”的方向走，遗留了一些理论问题。现在有必要加深认识。

从本质上看，遗留问题主要还是怎样认识“病”和“证”。以下谨就有关问题逐一说明浅见。但本文不直接讨论“证”，而且浅见以为应该先从中医角度说清“证”（详说另文）。

（1）怎样认识病的概念？

一般地讨论病，在中西医都是很抽象的概念。本文暂不讨论。

在一般的病概念之下，还有大体上三个层次的病的类概念。如西医内科病有感染性疾病一大类。此类下又有病毒、细菌、立克次氏体等至少三类。

细菌类下又有球菌和杆菌感染性疾病两类。中医分病为内伤、外感；外感中有伤寒、温病；伤寒下有六经病等。至此，中西医的病都是病的类概念。

注意！提出病的类概念，对深入讨论辨证与辨病很有用处。

（2）对病认识到哪个层次才能施治？

凡就诊者，自己已经认为有了病，医家的责任是弄清他得的什么病，以便治疗。

人们可能认为，只有得出西医所谓确切诊断，如肠伤寒（即病因、病位、病理都明确）时，才能治疗，而且很快就能得出这种诊断。实际上，不是这么容易，医生的思维和处理过程常常不是这样简单。中医辨病诊断过程先不说。以西医而论，五十年前，确诊肠伤寒一般需要两星期。确诊前莫非不治！很多情况是，西医也要先作出类诊断，并开始治疗。所以，病的类概念也是重要的。临床思维一般不是直接得出确切诊断，而是先作出类诊断。从大类到小类，逐步逼近具体的病。比如，大体确信是球菌感染时，治疗的针对性就已经很强。当然，西医诊断的最终目的是得出确切诊断，特别是确定病因，这是西医临床思维的基本方式。但往往闹不准，况且有的病至今原因不明，医生治不治？

（3）中医怎样辨病？

在辨病方面，中医基本上只有类概念。比如先辨内伤、外感两类中是哪一类。假如是外感，再辨是伤寒或温病；若是伤寒，再辨是何经病。至此，所得还是病的类概念诊断，而且是中医所说的“病”。再辨，就是辨“证”了。因为最终目的是辨出“证”，上述过程都叫辨证。

应该指出，中医辨完病，还完全不能据以施治。这与西医不同，西医辨病到一小类，往往可有针对性比较强的治法。有人会说，不是可用小柴胡通治四时感冒吗？现在也有那么多非处方药。这仍然不能否认，中医必须辨出证，才能施治。

（4）为什么中医辨病只有类概念？

这是由中医病因学决定的。特别是在外感方面，伤寒、温病之别，也不是因为病因根本不同。因此，中西医诊断之不同，在这方面最明显。或问，中医不是也有疟疾诊断么？是的。中医一般能认出这个病，但是对其病因的认识，仍然不出六淫。所以，要承认辨病是中医所短。

（5）这样我们方可理解中医为什么要辨证，因为无法由特定的病因来区分众多的病。中医辨完病，对其特殊性的认识，还不能决定治则。辨证是短于辨病逼出来的。这主要得益于阴阳思想。

（6）所以，辨证得出的诊断中一般不包括病因，外感尤其如此。初病时，可以勉强说有病因诊断。一旦传变，“证”就和病因的性质没大关系了。比如，风寒暑湿都可见温病卫气营血证。初始的寒因，却导致里热燥实的大承气汤证等等。

（7）中医不认为病因始终不变。如伤寒大承气汤证，风寒变成里热燥实。所以，也可理解为，一旦传变，初始病因就不再起作用。诊断只以眼前脉证为据。现在我们知道，风寒暑湿等“诱因”消除之后，病仍不愈，是微生物在作怪，却不能这样要求古人。

（8）西医认为病因不变，而且存在于疾病的始终。

（9）中医对能认出的、与西医诊断相同的“病”，如疟疾等，也要辨证论治。

（10）西医也有类似“证”的概念，如休克、心衰、败血症等，意指它们可因多种病因引起。但西医诊断证的同时，还是要弄清病因，如感染中毒性休克、大肠杆菌性败血症等。中医对西医的“证”，还要按中医理论辨证。所以，两家的证，仍是不同概念。

（11）西医辨病的终极目的主要是病因，论治的核心对象自然是病因，而且一治到底。

（12）“证”是中医制法立方的依据，从理论上讲，中医辨不出证来，就无法施治。

要而言之，辨证论治与辨病论治之不同，不在“辨”上，也不在“论”上。中西医诊断，都要辨和论。二者的根本不同在于最后辨出的对象不同，施治的主要目标不同。

至此，还没有说完特色论遗留的问题。以下继续说，但着重中西医互补，故另立题目。

3. 辨证论治与辨病论治的互补性

（1）由于历史原因，中医的外感病因说限于六淫。六淫是否病因呢？是的。但是中医漏掉了更为重要的微生物病因。西医把六淫看作诱因，特重视微生物病因，对正气则比较忽略。所以，在人体正气、微生物和六淫这三个制约外感病的因素中，中西医认识各有长短。

（2）西医认识众多的微生物，固然好。但是，若闹不清病因或闹清之前，就无法施治或者说没有病因治疗。换言之，治疗是盲目的。

（3）中医不能仔细区分众多的感染性疾病，固然是其所短。但是，有一定数目的症状和脉象，中医总能辨出证并立即施治。

（4）辨证论治，治的不是病因，至少不是初始病因，而是“证”。病初可勉强说有治因的成分，如伤寒用辛温，温病用辛凉。过此一往，所治便与始因无关。

（5）以病因治疗为主的西医方法，常常很有效。但是，有时病因诊断确切，治疗却无效。此种情况，主要是西医对疾病的认识忽略了一个方面，即正气的作用。中医辨证，则始终抓住正邪斗争状态不放。当正夺为疾病的主要矛盾方面时，辨证论治往往更有效。

（6）中医方法中有无西医所说的病因治疗呢？有，不过是暗含的。辨证论治的要妙，不在她暗含有抗微生物病因治疗。如，中医有抗疟、抗痢疾杆菌等特效药，但还是要辨证论治。所用方药，可以没有抗微生物作用，却可治好病。

至此，大体说清了“辨证论治”与“辨病论治”的遗留问题。不必满足于中医也辨病，西医也辨证或中医重辨证，西医重辨病的模糊的特色说了。中西医的互补性，也大体说清。

关于内伤病，中西医对病因的认识并无本质不同。全面讨论，过于复杂，本文从略。

4. 辨证论治的定义

上文涉及一些西医诊断理论，但是，定义西医辨病论治，不是本文的主要目的。不过，得出辨证论治的定义之后，辨病论治的定义基本上就自明了。

辨病也好，辨证也好，都是诊断过程。治疗是基于诊断的，但西医的诊断和治疗之间，逻辑联系不如中医紧密。中医辨证论治是一个逻辑性很强的过程。如虚寒用温补，实热用寒下等。

怎样用比较简明的语言，给辨证论治下一个定义呢？笔者认为应表述如下：

辨证论治是按照中医理论，靠望闻问切所得的信息，做出诊断并定出治则、方药的思维过程。其中包括辨病，但此所谓病，属于类概念，不能据以施治。故其核心步骤或目的是辨出“证”，“证”才是中医具体施治的对象。

不知读者如何看以上表述。关于“证”概念的其余拙见，有另文陈述。

参考文献

[1]秦伯未. 中医“辨证论治”概说. 江苏中医, 1957, (1):2—6.

[2]任应秋. 中医的辨证论治体系. 江苏中医, 1957, (4):19—21.

[3]危北海. 有关证的实质研究. 中国医药学报, 1998, (4):6.

[4]孙士荃. 辨证论治和机体反应性问题. 中医杂志 1962, (1): 2—5.

[5]蔡景高. 辨证和辨病的结合. 中医杂志, 1962, (9):31—33.

[6]朱良春. 辨证与辨病相结合的重要性及其关系的探讨. 中医杂志, 1962, (4):16.

[7]郁存仁. 刘雨亭. 高益民. 危北海. 关于“辨证论治和机体反应性问题”一文的意见.

中医学辨证论治的永恒价值

澳大利亚悉尼　张有和　王彦晖

［内容提要］辨证论治是中医学临床和理论价值的集中体现。文章首先对证候进行了现代解读，然后用临床疾病辨证治疗的具体事实，展现中医诊疗体系在西医难治或不治疾病中取得可以重复的极佳疗效，和在临床各科广泛应用的价值。由于中医、西医在学科定位、学术和临床实践上，分属两个不同范畴，中医学整体状态与局部共治所产生的巨大临床实践价值，与西医《现代病因病理》诊治，必将成为人类现代临床医学互补的两大支柱，从而展现了辨证论治永恒的魅力。

［关键词］辨证论治；整体状态；临床实践；永恒价值

中医学的古老理论和天然药物，让近百年的现代解读众说纷纭，它直接影响着中医临床疗效和中医教学质量的正常展现，致使中医临床疗效大幅下滑，面对史上最严重的生存危机。

一、中医证候的现代解读

医学的第一宗旨是治病救人，解除病痛。病痛的诊治，可以从不同角度或不同层次，使用不同的诊治方法，这就是当今不同医学体系长期并存，各有所长的客观现实。

有必要指出，西医学不等同于现代医学，它从《现代病因病理学》角度诊治病痛，是现代医学的主要支柱之一，其诊治核心是现代病因和器官、组织的病理改变，而不是针对症状、体征。

中医学把症状、体征的诊治放在首位，以解除各种症状、体征为第一目标。与西医对症状、体征的“对症治疗”不同，中医把症状、体征的诊治，置于寒、热、虚、实的整体状态辨识上来进行诊治，建构了一个切合临床实际的独特诊疗体系，在二千多年的临床实践中，创建了八纲、六淫、六经、卫气营血、三焦、气血津液和脏腑等七大常用辨证方法。

中医七大辨证方法以寒、热、虚、实、表、里、阴、阳八纲辨证为首，其中寒、热、虚、实的辨识是各种辨证的最基本元素，由此在二千多年的实践中发展，形成今天辨证论治的多种辨证方法，以应对千变万化的临床病痛。

中医证候的划分，以症状（主观感受）、体征（客观的形态异常）为依据，是一种经验积累式的整体状态辨识。它有以下特征：

（1）整体状态是全身多临床指标的综合辨识。如：

①望形体、舌象、排泄物；

②闻声音、气味；

③问恶寒发热、疼痛等症状和发病时间及相关事物；

④切脉和必要的触诊。

寒证的临床表现：多见恶寒喜暖、口淡不渴、面色苍白、肢冷蜷卧、小便清长、大便稀溏、舌淡苔白而润滑、脉迟或紧等。

热证的临床表现：多见发热喜凉、口渴饮冷、面红目赤、烦躁不宁、小便短赤、大便燥结、舌红苔黄而干燥、脉数等。

虚证的临床表现：“不足为虚”，虚证是各种机能和形态不佳的各种整体状态失常病象。如：面色苍白或萎黄、精神萎靡、身疲乏力、心悸气短、形寒肢冷或五心烦热、自汗盗汗、大便滑脱、小便失禁 、舌少或无苔、脉虚无力等。

实证的临床表现：“太过为实”。如：症见发热、腹胀痛拒按、胸闷烦躁、甚至神昏谵语、呼吸喘粗、痰诞壅盛、大便秘结、小便不利、舌苔厚腻、脉实有力等。[1]

从寒、热、虚、实各证的临床主要所见，可以清楚地认识中医证候的本质是：病患整体状态的一种人为的多临床指标的综合经验辨识。

（2）证候无形、无边、无现代理化指标

从寒、热、虚、实等基本证候的辨识可以看到，证候是一种全身多因素的综合经验分类，没有具体的边界和形状。从近50年的中西医结合实践来看，至今还没有把体温等各种理化数据成功用于辨证的例子。

中医证候寒、热、虚、实交错、变化无穷，各种基础常用证候如单纯的气虚、血虚、阳虚、阴虚等证候，在临床上很少见，教科书上的相关内容，是为了教学需要进行抽象总结，临床中多为混合证候。

如：小柴汤证。

组成：柴胡、黄芩、人参、法夏、炙甘草、生姜、红枣。

功用：和解少阳。

主治：①伤寒少阳证。往来寒热，胸胁苦满，嘿嘿不欲饮食，心烦喜呕，口苦咽干，目眩舌苔薄白，脉弦者；②妇人伤寒，热入血室，以及疟疾、黄疸与内伤杂病而见少阳证者。[2]

从此方可以看到，柴胡、黄芩性寒以清实热，人参大补元气、补肺益脾，法夏燥湿化痰，炙甘草补中益气、利咽止咳，生姜、大枣益胃气、生津夜、和营卫。在这个著名方剂里，呈现了寒热虚实、温清消补同时诊治的临床实境，说明了病痛的临床表现没有固定模式，也证明中医辨证论治的优势在整体和局部共治。

“以方名证”就是因为临床实践面对中医证候的复杂多变，很难准确命名证候，因而产生了以著名方剂的名称命名证候的临床现实。如：龙胆泻肝汤证、桂枝汤证、小青龙汤证等。

此外，中医方剂药物用量只是参考，因为处方必须依据辨证的实际情况，加减药物和调整药物剂量的大小。这是证候之中的状态、局部病痛和个体差异因时、因地不同，需要酌情处治。

证候的上述特征，反映了人类整体和个体医学的真实面貌，正是中医学科学性的体现。这些与西医的诊疗标准看似矛盾的医学方法，真正说明了人类临床医学的复杂性和多个医学体系并存的必然性。

（3）横向、波动、方向不定

在西医诊断明确的病例，如：细菌性肺炎，病因细菌和肺组织的炎症水肿等病理改变贯穿始终，不同的肺炎病人，均使用大致相同的诊治措施。

而中医则大不相同，寒、热、虚、实的整体状态，咳痰多少，痰色黄、绿、白，日咳或夜咳，饮食、大小便等，不同病人差异很大，即便同一患者，症状、体征都在随时间不断变化。所以，中医辨证论治必须是即时诊断、及时治疗，相对于西医的病，中医证候是横向(整体）的、波动的和方向不定。

（4）证候与现代病因病理学没有必然联系，从横向大于后者

近百年来，随着西医学的高速发展，和西医学在中国的广泛使用，并成为当今中国的医学主导，用西医方法解释和发掘中医药宝贵财富，曾经成为二十世纪六十至八十年代中国医学界的重要工作。应当说动机良好，花费不少。到二十世纪九十年代末，中国中西医结合进入低潮，中西医结合、中医现代化进入死胡同；用西医方法解读中医，不仅未达预期目的，用西医思维指导中医治疗，使中医疗效跳水，教育变质。

近五十年，用西医方法研究寒证、热证(北京.梁月华）、血瘀证(北京．翁维良），以及脾虚、肾虚的王建华(广州）、沈自尹(上海），这些医学大家没有一个能用西医方法把几个看似简单的证候说清楚，更不可能去搞清临床上数不清的复杂证候。归根到底，中医证候与西医现代病因病理是两个完全不同的临床范畴，中医证候不需要西医理论的解释，因为现代病因病理相加永远不等于证候，而且小于证候，临床上也无法替代证候的辨识和治疗。

（5）辨识证候可存在误差，但没有诊断不明

（6）关于个体差异

个体差异举目皆是，高矮胖瘦与常见病无必然关系，同一对夫妻生的子女应当也没有绝对相同者。早在1975年，美国《医学索引》开始把“个体性”individuality/clinical individuality列入专门主题目录，但临床医学意义上的个体差异，即便是临床经验丰富的医生，也没有公认的定义和操作方法。

医学意义的个体差异，很难用单个的症状、体征或理化数据去辨识。原广州中山医大侯灿教授认为：中医的寒热虚实表里阴阳八纲辨证，本质上是整体状态的辨识，同时也是个体性的具体表现[3]。

通常在中医的辨证论治中，如：气管敏感干咳痰少者，多为体热、身体较强壮，哮喘急危情况少见；敏感咳嗽痰多者，多体弱、虚寒，易见哮喘痰阻重症；又如：皮肤湿疹，除皮肤敏感的基本问题外，胃肠功能失调或湿热、紧张失眠和过食辛热都可以加重皮肤损害，笔者所见2/3以上病例多为体热，用笔者的湿疹方以大剂清热祛湿，多取良效，然不到1/5的湿疹患者，因虚寒体弱服湿疹方后可能出现头晕、胃肠不适等而中止治疗。

综上所述，中医证候是全身多种临床指标的整体状态的经验辨识，其无形、无边、无现代理化指标，相对西医疾病命名的纵向的现代病因病理，证候有整体、横向、波动、趋向不定的特征，任何西医的现代病因病理相加均不等于证候，也不能替代证候，更无从替代辨证论治产生的临床疗效。

中医学以“证候”为核心的医学模式，为人类临床医学整体状态和个体差异的辨识和治疗，提供了思维和具体操作的范式，并由此在二千多年的临床实践中，积累了数量巨大的疗效卓著的方药总结和针灸诊治经验。

二、中医证候的临床实践

对于20、21世纪的现代人来说，与现代理化科技无法对话的中医理论难以接纳，中医方药的神奇疗效似乎没有科技数据支撑。现代人包括中医行业怎样认识中医，至今没有各方满意的答卷。

笔者1982年12月中医学院毕业。直白地说，经过五年系统的中医学习之后，自己在书本上看不到中医治病的信心。三十多年过去了，对中医基本理论的反复思考和辨证论治的临床实践，让笔者重新认识了祖先的伟大医学智慧，一个曾经妄言改变中医的初生牛犊，最终被中医改变，进入一个新的医学境界。

Asthma在中国医科大学《儿科学》教材名为支气管哮喘，是变应原性呼吸道炎症。主流的思维是，敏感性疾病西医有多种功专效宏的药物，可的松类是代表。澳大利亚的水土可能不同，哮喘病、皮肤湿疹、鼻敏感等有如感冒一样多见。

笔者称Asthma哮喘病为敏感性气管炎。因为临床所见的Asthma患者以咳嗽为主症，反复数周难愈，常用止咳药疗效不佳，引发哮喘重症上医院者不多；因咳嗽使用可的松类药物的敝大于利，除哮喘重症外，西医临床上也少用可的松类治疗敏感性咳嗽。可见，抗过敏西药对Asthma咳嗽的疗效让人失望。

十五年前，邝女士的5岁儿子Davy因感冒咳嗽来诊。该患儿每于感冒引起咳喘，来势急危，当地Westmead医院给了专科医生电话，随时传唤，到医院不必候诊(澳大利亚医院候诊2-3小时为常态），直入救治。本人的中医治疗是：

处方：银柴胡8g，防风6g，五味子6g，乌梅6g，陈皮6g，法夏12g，蝉蜕6g，莱菔子10g，苏子8g，防风6g，白术10g，黄芪30g。

服药后病情极大改善，感冒咳喘大幅减少。邝女士平时准备上述中药6～8剂，起病及时服用。邝女士告诉笔者，医院知情人士对这男孩几年来不再入医院感到意外。

某2岁女孩，因咳嗽看儿科医生，按医嘱服抗生素两周，咳嗽未好却见腹泻不止而住院治疗8天，之后经观察拟为敏感性气管炎之咳嗽，改用上述中医方药治疗获效；2000年9月，该女10岁时因感冒鼻塞2日未及时治疗，引发重症哮喘持续状态，

经用过效敏煎、小青龙汤合人参、制附子，服药30分钟危重病情缓解。

2014年12月初，一个11月大男婴因咳嗽痰多气阻来诊。

处方：银柴胡5g，五味子3g，乌梅3g，防风3g，蝉蜕3g，陈皮3g，法夏6g，白芷5g，桑白皮3g，野菊3g，莱菔子7g，黄芪20g 。(嘱观察随诊)

服用三剂获效。这是笔者诊治Asthma年龄最小的病例。

笔者在20多年诊治敏感性气管炎Asthma的临床实践中，加味过敏煎取得很好疗效，颠复了敏感性疾病中医疗效不佳的观念。1例5岁男童、1例4岁女童敏感咳嗽，都是服药当晚止咳，这些临床成效说明了中医方证的可重复性。与西医“现代病因病理”的重复不同，中医学诊疗体系是“证候”的重复，即只有证候相近(绝对相同极罕见) 和辨证用药，才能产生好的疗效。必须强调方证是主证的重复，具体病例要依实际见证加减药物，以上的Asthma病例都是基础方辨证加减，体虚者使用黄芪30g几乎是常规。

荨麻疹Urticaria是多种不同原因所致的一种常见皮肤、粘膜血管敏感性疾病，临床表现为时隐时现的瘙痒性风团。

2011年7月26日，14岁的黎巴嫩裔女学生，因患严重荨麻疹多年，经西医皮肤科专家诊治四年未见改善来诊，临床所见：身高约1.62米形体雍肿肥胖，躯干四皮肤地图样片块状皮损隆起，怕热，舌红脉数，发作时运动、触热水和用护肤物可使病情加重，因皮肤剧痒难忍而哭喊，其母在侧亦无奈落泪。

处方：桂枝10g，麻黄6g，杏仁10g，白芍12g，甘草6g，生姜15g，红枣15g，丹参30g，牛蒡根50g，地肤子15g，白术15g，茯苓15g，生石膏50-100g。

经四周治疗大幅改善，诊治近三月临床痊愈，此后一年如常人。2013年二月仅见皮肤痒没见风团等皮肤异常。

2014年8月，15岁华裔男学生因严重湿疹，经皮肤专科诊治四年余未效求治，首诊后服药5天未效，二诊见患者手臂大块风团，拟为“荨麻疹合并湿疹”。

处方：前(荨麻疹)方加生地30g，苦参15g，荆芥10g，枳实15g，牛蒡根70g，淮山15g，白术15g，马齿苋30g。

该病例疗效极佳。这个皮肤专科诊治四年多的难症，在二个月内临床痊愈。

天津长征医院中西医结合皮肤病专家边天羽教授，在皮肤病专著中谈到：用桂枝麻黄各半汤加味，辨证治疗荨麻疹多获良效。

笔者用桂麻黄各半汤加味，辨证治疗：多发性末梢神经炎、行经水肿等各种周围神经损害性疾病获得极好疗效。

肺炎Pneumonia是指终末气道、肺泡和肺间质由不同原因导致的炎症。即便是今天的中医教授，面对肺炎首选方法仍是西医治疗。以今天的医疗技术，理论上，西医治好肺炎是毫无疑问的。

2013年7月，原籍广东高龄80岁的朱先生，因肺炎咳血痰半年余，多方求医，曾远赴广州市广东省人民医院，先后CT扫描检查对比诊治一个月未效，经朋友介绍来本诊所求治。查：一般情况尚可。2013年1月29日 X线胸片见右中肺不张。

处方：柴胡10g，黄芩15g，荆芥10g，甘草8g，陈皮 9g，法夏 15g，白芷 15g，桑白皮 12g，野菊12g，莱菔子20g，防风10g，白术15g，黄芪30g，鱼腥草30g。

患者服中药期间，因内热眠差(上方) 加牛蒡根50g、丹参30g ，连续用药17天后血痰消失，之后再服用上方12天停止治疗。至今已18个月未见复发。

2013年11月1日，67岁欧裔男士因7周前在加拿大、美国患病咳嗽，经西医诊治无好转，返回悉尼诊断为肺炎，治疗亦未改善。经邻居(台湾) 介绍来诊：呼吸困难、咳嗽夜甚、咯深绿色痰、怕冷乏力、纳差、大便稀水样3次/天、舌红剥苔、脉欠力87/分。

处方：上(朱先生)方加干姜10g，五剂病愈。

以上支气管哮喘 Asthma、荨麻疹 Urticaria、肺炎 Pneumonia 病例全部是笔者所见和亲手诊治。这些病例都是西医难治或不治的疾病。

请注意，上述病例不是个案，有可重复性，有清晰的西医病名和现代病因病理，相关中医诊治是基础方和辨证加减(论治)，这些病例不使用辨证论治，不可能获得以上佳效 。

从中医《状态应对医学》的学科定位可以看到，任何西医诊断明确和诊断不明的病痛，中医学都可以运用整体状态兼顾局部病痛的辨证论治获效。这正是中医学从另外不同角度诊治西医各科疾病的取得意想不到疗效的原理。

我们必须强调中医治疗各科疾病切记不可用西医思维组方遣药，因为现有中药现代药理研究中，中药的所谓有效成分与西药相比，连二线药都算不了，绝不可能从西医角度用中药治好西医一线药治不好的疾病。

简而言之，温(寒)、清(热)、消(滞泻实)、补(虚)四大基本法则，是中医整体和个体医学取效的基本原理，是中医使用不同思维和诊治方法自立于世界医学舞台，与西医学互补和长久并立的基础。

三、中医学辨证论治的永恒价值

中医证候与相关解读，对于现代人而言，是陌生“原始”的医学概念和理论，中医辨证论治的临床实践，则提供了中医学能治愈或改善诸多西医不治和难治病痛的客观事实。

对于现代人和中医从业者而言，因为中医理论“原始”、语言“古旧”，且与现代理化科技不能直接沟通，临床疗效就成了解读中医理论的唯一锁匙。

笔者曾经说过，中医学被误读、被边沿化或许无人在意，但是中医辨证论治没有得到正确运用，让很多病患失去治愈疾病、减轻痛苦的机会，才是人类临床医学不可弥补的巨大损失。

在深入解读中医辨证论治的同时，有必要再次强调，西方医学用“现代病因病理”定义和诊治疾病，虽然有方法和运用的局限，但肯定是一个成熟、与时俱进、有时代特征的医学体系。

西医的病与中医的证候，代表的是两个从完全不同角度诊治病痛的医学体系，和两个完全不同的临床诊治范畴。

长期以来，医学界用西医的理化指标和医学统计方法，来衡量、评判中医证候和疗效的“科学性”，这是一种看似“科学”而实质是错误的思维。为说明笔者观点，我们从中医和西医的学科定位来分析。

自然科学研究十分重视重复，西医学有现代病因病理的重复，有药物和其它疗效的重复。物理学、化学的重复，常常可以用 100%来证明，只要有 1%例外，这个方法或理论就可能存在缺陷。但生物学例外，遗传变异、成长过程中环境等因素可能使生物个体改变；人类是最复杂的生命个体，除个体差异外，整体状态在每天24小时内不断波动、变化，因此，临床医学难有物理学、化学的100%重复，世界顶级医学家也不可避免地出现误诊、误治。

中医学的“证候”是整体状态和局部病痛的立体的、综合诊断。以症状、体征为依据的，以寒、热、虚、实为基础的整体状态分辨，贯穿中医每一个证候，整体状态是临床多方位的综合经验辨识，其“无形、无边、波动变化”，没有现代病因病理的辨识因素，它是人类临床医学的一个独特范畴。因此，用西方医学方法验证和重复中医理论、证候和疗效的思维，有如用物理学方法去验证化学理论，违反了方法与理论的对应关系，是完全错误和实际上行不通的。

本文反复强调，中医证候是以寒、热、虚、实为基点的经验分类，七大辨证方法和脏腑、经络理论，是前人的临床经验和主观分析的理论表述；换言之，中医理论应当根据临床实践进行切合实际的更新，为了与现代社会对话、接轨的需要，进行必要的梳理、重建。

Davy 是患 Asthma 的五岁男孩，每因感冒而引发哮喘重症，成为 Westmead 大医院的常客。这是一个失控的哮喘重症、反复发作的病例，让医生、病儿父母都头痛无奈。西医的常规治疗以糖皮质激素控制消除急危的哮喘症状，“病情缓解后应继续吸入维持量糖皮质激素，至少6个月～2年或更长时间”。[4] Davy经过中药抗敏、止咳、温肺固表治疗后，病状得到控制，在3个月内身体渐强，感冒大幅减少，从而减少了Asthma的发生和哮喘重症出现，让Davy从医院的哮喘重症常客，变成稀客。可以说，到本诊所许多Asthma病患，经中医抗敏化痰止咳益气固表治疗，咳嗽感冒大减，身体抗病力增强，使Asthma难症变易。

有经验的临床医生知道，西医在控制哮喘重症之后，用糖皮质激素维持量至少6个月至2年或更长时间，是无奈之举。中医用补气固表的黄芪等天然药物强壮病体，使感冒、咳嗽大减，进而减少了哮喘发生，从而展示了中医之神奇。

笔者的临床(悉尼)所见是：Asthma在身强体热的儿童和青少年，哮喘发作时痰涕较少或无，所以气道阻塞、呼吸困难的危险性较低；反之体弱虚寒者，不仅感冒受凉机会增多易至本病重现，哮喘发作时痰涕很多，气阻、呼吸困难险象频生，因而成为重点诊治的难症。

从笔者治疗Asthma的主方看，过敏煎(银柴胡、乌梅、五味子、防风）蝉蜕治过敏；莱菔子、桑白皮、野菊治咳嗽；陈皮、法夏燥湿化痰；黄芪、白术、防风名为玉屏风散，是增强抗病力的名方。这里除过敏煎、蝉退与气管敏感直接对应，止咳、化痰、补气固表增强体能，成就了中医整体与局部多点全方位诊治的优势和极好疗效。

如同前文中两例支气管肺炎的西人和朱老先生，经过理论上抗菌有绝对优越的西医治疗未效后，笔者用柴胡、黄芩、荆芥、甘草、陈皮、法夏、桑白皮、野菊、莱菔子、白术、防风、黄芪、鱼腥草等加味(西人患者加干姜12g，朱老先生加丹参30g、牛蒡根 30～50g），治愈这两例肺炎顽疾，至今一年多未见复发，同样展现了中医整体与局部共治强大魅力。

这里简述自己应用桂枝汤加味在内科和皮肤科中治疗的经验。十余年前，一位30～40岁男士因阴茎发凉数年就诊，处方：桂枝、白芍、甘草、制附子、人参等。先后服用9剂，亦未见病情改善。无奈之际，把生姜3片、红枣15克加入前方，以符合桂枝汤原方加味，稍后患者回应称：阴茎发凉已愈。

之后，笔者多次用桂枝汤加麻黄、杏仁为基础辨证加味治疗荨麻疹，获效者颇多。结合20世纪50～60年代有关现代研究认为，桂枝汤有调整植物神经功用，笔者把桂枝汤、麻黄、杏仁加味用治末稍神经炎、妇女行经水肿、带状泡疹后神经痛，取得佳效。

例如：马先生，年近50，双手背皮肤干燥脱屑6个多月，曾多方诊治无效后来诊，笔者以其双手背对称病变，推断为神经末稍功能损伤性疾病，给桂枝汤、麻黄、杏仁、人参、当归等中药五剂；复诊见大效，再原方五剂而愈。马先生亲口对我说：“中医太神了，我要学中医。”两年后他到西悉尼大学读中医。

又如：2008年，来自上海的移民刘先生，患末稍神经炎半年余，全身异样不适难以名状，有时如垂死状，主诊西医建议刘先生看中医。

处方：桂枝汤、麻黄6g，杏仁10g，白人参15g，防风10g，白术15g，陈皮9g，丹参30g。

第一周用五剂已明显收效。此病例经四个多月间断性中医药治疗后临床痊愈。期间，刘先生说某日煎中药用较多生姜，当日疗效特好；这与阴茎发凉病例加入生姜后收效相同，即桂枝汤如果没有生姜，就疗效大减。

2013年12月，刘先生因感冒再次出现末稍神经损害，经悉尼Concord医院在澳大利亚排名第二的神经科专家诊治，该专家建议刘先生再到本诊所做中医治疗。这次只用了五剂中药后，刘先生除感觉乏力外，其余病状尽除。

良好的临床疗效，是中医学二千多年传承和广泛传播的原动力，也是中医学近数十年在西方社会不断扩展的基础。但中医学理论与操作体系至今未能与现代科技接轨和难以被今人理解，让中医药、针灸的良好疗效更显“神奇”。为此，我们以中医基本理论为框架，提出了中医“状态应对医学”的学科定位[5][6][7]，与西医《现代病因病理医学》的学科定位对应，为中、西医学在学术和临床实践的对话交流提供了可能。

如果站在人类现代整体和个体医学的立场，中医学在此范畴已然领先二千多年，是迄今唯一可以思维和操作的整体和个体医学；从中医《状态应对医学》的学科定位着眼，寒、热、虚、实等概念和理论，就当之无愧地成为整体和个体医学的科学理论元素，许多临床常用的中医理论，都可以在状态应对医学的框架内确立其恰当的科学位置。可以客观地说，从《状态应对医学》的定位出发，以临床实践的需要为准则，梳理、重建现代中医学体系，是摆脱用西医方法错误度量中医科学性的唯一方法，也只有这条道路，才能彰显中医学作为人类现代意义的整体和个体医学范式的伟大医学智慧，让中医在各科疾病广泛应用中产生的“神奇”疗效，得到合理、恰当的认识。

用中医《状态应对医学》的学科定位，与西医《现代病因病理学》的学科定位比较，可以清楚地看到“人体疾病客观上需要从状态和现代病因病理两个方面认识和治疗，两者在方法论和临床实践上互相不能取代，必须用两个体系来操作，因而决定了中、西医学的长久并立”[8]；中医整体状态与局部病痛共治是辨证论治的核心价值，它与西医《现代病因病理》诊疗体系，形成互补的、并立的学术和临床实践关系。中医学二千多年积累的丰富实践经验，和近半世纪的现代临床验证，有如本文笔者的中医临床亲历，这许多西医难治、甚至不治的疾病难以置信地在恰当辨证论治之下，取得超乎预期的极佳疗效，真正展现了中医学辨证论治的永恒价值。

（本文承蒙原北京中医药大学黄振兴教授、原广州中医药大学杜同仿教授、悉尼中医学院院长杨伊凡教授、悉尼科技大学陈建运中医师、墨尔本皇家理工大学中医讲师古旭明百忙中审阅指导，谨致谢意。）

主要参考文献

[1]北京中医学院等，中医学基础[M].上海：上海科学技术出版社，1978:99 -105.

[2]许济群等，方剂学(第一版）[M].上海：上海科技出版社,1985:46 页.

[3]侯灿，对进一步研究八纲的一些看法，迈向21 世纪的中西医结合(第一版）[M].北京：中国医药科技出版社，1991：222-227.

[4]薛辛东等，儿科学[M].北京：人民卫生出版社,2005:241.

[5]张有和，状态医学——中医学的现代概念[J].广州中医药大学学报,1996,13（3、4）:1-4.

[6]张有和，状态医学——中医学的现代概念J].医学与哲学 Jun1999 Vol 20 No1 第 6-9.

[7]张有和，状态应对医学——应对万千的中医学体系，www.ifeng.com.hk 悉尼张有和的博客

[8]张有和，中医药临床实践的价值 J].医学与哲学·临床实践版， 2005，26（12）： 6-70.

作者说明

（1）由于澳大利亚中医注册管理条文中，制附子、麻黄等中药尚未允许合法使用，本文临床病例使用上述药物者均在管理条文实施之前。

近两年笔者诊治咳嗽或 Asthma，均避免使用麻黄等中药。实践证明，麻黄并非咳、喘“圣药”。

（2）多位为本文审阅并提供修改建议的教授都谈到：中医能治疗西医不治的病痛之说，恐引起争议。笔者的认识是，西医学在近百年快速发展、日新月异，成长为世界第一医学， 但仍然面对太多难以计数的难治、不治的病痛，这是不争的现实。再者，西医的学科定位《现代病因病理医学》，一方面突显其与时俱进的医学科学先锋性质，另一方面其学科定位也指明了西医学的局限性，即西医学将永远面对诸多难治或不治的临床病痛，这是每一个学科存在盲区的必然性。

胸科患者围手术期中医辨证规律的研究

杭州市中医院　杨勇

【摘 要】目的 探讨胸科患者围手术期的中医辨证规律。方法 参考《中医病证诊断疗效标准》等，建立胸科疾病围手术期中医辨证标准，对150例胸科手术患者分别于手术前及术后第3天进行中医辨证分型。结果 胸科患者术前证型中痰证占45.3%，其次为血瘀证（17.3%）和气滞证（16%）。术后虚证增多明显。气虚、阴虚、血虚证共51例，占34%。兼夹证术前、术后分别为37.5%和42%。手术前无证候者术后大多无证候。结论 胸科患者术前多属实证，证型以痰证为多见；术后属本虚标实，以气虚痰瘀、脾虚痰湿最为多见。痰浊为主要致病之邪，手术前后化痰可作为围手术期治疗的重要法则之一。

【关键词】胸科手术；围手术期；中医辨证规律

The Study on Perioperative TCM Syndrome Differentiation Rules in Patients under thoracic surgery. Fu Xiaoqing, YangYong, DongLiwen, et al. *Thoracic surgery department, Hangzhou Hospital Of TCM, Hangzhou (310007)*

Abstract Objective To study Perioperative TCM Syndrome Differentiation Rules in Patients under thoracic surgery. Methods According to the Standards of Syndrome-differentiated Diagnosis of TCM etc, the standard of TCM syndrome differ-entiation for patients under thoracic surgery was established, with which 150 patients were classified before and three days after operation. Results Before operation, the phlegm syndrome(45.3%), blood stasis (17.3%) and qi stagnation syndrome (16%) type was the type most commonly seen. Deficiency syndrome increased significantly after surgery. Qi, yin deficiency, blood deficiency in 51 cases, accounting for 34%. And combined syndromes before and after operation were 37.5% and 42%. Patients without syndrome before surgery were mostly still without it after surgery. Conclusions For patients under thoracic surgery before operation, the pathological characteristic is mostly the inficiency, and the commonest syndrome is the phlegm type. After operation both deficiency and inficiency is the pathological characteristic, the qi and spleen deficiency with phlegm, blood stasis syndrome are the commonest type, and with phlegm as the main pathologic factor, reducing phlegm should be the one of important principles during peri-operation period.

Key words thoracic surgery;peri-operation period;TCM syndrome differentiation rule

胸科手术患者手术风险大、住院时间长、并发症发生率高[1]。目前中医药如何干预胸科围手术期恢复的研究甚少，对于围手术期中医辨证规律亦无系统认识。为此，我们自2008年起，应用中医理论，对我院胸科手术病例胸科围手术期中医辨证规律进行了初步探讨，现报告如下。

一、临床资料

1.病例入选　选择我院2008年10月～2010年6月胸科手术患者；所有病例均符合《黄家驷外科学》（人民卫生出版社，2002年版）诊断的肺癌、肺大疱、食管癌、纵隔肿瘤、支气管扩张症等诊断标准。排除：①MVV%、FEV1%、FVC中任意两项低30%

者；②心、肝、肾，造血系统、内分泌系统等严重原发性疾病不能耐受手术者；③呼衰，PaO_2<60mmHg，$PaCO_2$>50mmHg 难以纠正者；④各疾病手术禁忌者及妊娠妇女；⑤无法合作者，如合并有神经、精神疾患，或不愿合作者。

2. 一般资料　胸科手术患者共 150 例，其中男性 95 例，女性 55 例；年龄 16-75 岁，平均 42±15.4 岁。疾病包括肺癌 40 例；肺良性占位 24 例；食管癌 8 例；纵隔占位 10 例；自发性气胸 35 例；肺气肿 12 例；胸部外伤 12 例；胸膜疾病 9 例。

二、方法

1. 手术方法　肺癌行肺癌根治术 40 例；肺楔形切除行活检术 24 例；食管癌根治术 8 例；胸纵隔肿瘤和囊肿切除 10 例；自发性气胸行肺大泡切除+胸膜固定术 35 例；肺气肿行肺减容手术 12 例；胸部外伤手术 12 例，包括肋骨骨折切复固定术 7 例；胸腔疾病活检术 9 例。其中，全腔镜下手术 40 例，胸腔镜辅助腋下小切口（video- assisted mini-thoracotomy，VAMT）74 例，其余采用传统开胸手术。

2. 研究方法　按疾病种类和手术方法将病例归类分析，探寻可能的辨证规律。按疾病种类分为胸腔占位组和其他胸部病变组，前者包括肺癌、肺良性占位、食管癌、纵隔占位，共 82 例；后者包括自发性气胸、肺气肿、胸部外伤、胸膜疾病，共 68 例。按手术方法分为胸腔镜组和开胸组，前者共 114 例，后者共 36 例。对所有参加研究的人员进行研究前培训。分别于术前（患者入院时）以及手术后第 3 天，由胸外科主治或主治以上医师对患者进行问诊、体检，根据中医辨证标准进行辨证，判别患者属于某一个或多个证型，归纳并总结胸科患者围手术期证型特征及变化。同时观察患者舌象、脉象的变化，记录辨证结果。中医辨证标准参考《中医临床诊疗术语》[2]《中医诊断学（六版教材）》《全国中西医结合虚证与老年病研究专业委员会肺病标准》[3]《中医证候辨治规范（国家中医药管理局 1994 年发布）》[4]《中医病证诊断疗效标准》[5]等内容，结合临床实践，确定望闻问切诊断标准；按脏腑、八纲辨证，拟定胸科围手术期中医气虚、阴虚、痰湿、血瘀、气滞等证的判别标准。

3. 统计学方法　用 SPSS 13.0 软件建立数据库并进行分析。计数资料组间比较用 χ^2 检验；等级资料组间比较采用秩和检验。

三、结果

1. 手术前后中医证候特征及变化　因同一患者可同时兼有多种证候，故手术前后中医证候病例数相加可超过 150 例。结果见表 1：①胸科疾病手术前证候以实证为主，其中痰证最为多见，150 例患者中 68 例有痰证表现，占 45.3%（痰热证占 20%，痰湿证占 25.3%）；其次为血瘀证和气滞证，分别为 26（17.3%）和 24（16%）例；可见虚证夹杂，多为气虚或阴虚证，共 25 例，占 16.7%，主要存在于肺气肿、肺癌、食管癌晚期等病程长久者；②相反的，手术后虚证增多明显，气虚证与术前相比差异具有统计学意义（P=0.04）。气虚、阴虚、血虚证共 51 例，占 34%，其中，气虚证 35 例，阴虚证 14 例，血虚证 7 例，以肺脾二脏腑为主；痰证、血瘀证仍分别有 56 例和 16 例，占 37.3%和 10.7%；与手术前比较，前者无统计学差异（P=0.07），后者则有统计学差异（P=0.03）。气滞证术后大幅度减少，共 10 例，主要见于气胸或肺结节病例；③手术前无证候者术后大多无证候，其中 12 例术后可见痰证和虚证证候；手术前有证候（症状）者经手术治疗后原有证候消失率为 10.5%。部分证候手术后变为它证，如痰热证术后有 35%变为痰湿证、20%变为气阴两虚证、45%变为痰湿兼气虚证。

2. 舌象变化　本研究显示：①手术前以淡红舌多见，共 55 例，其中胖舌 20 例；其余红舌 40 例，肺癌、食管癌病例中可见镜面舌 10 例；舌上瘀点也是肿瘤患者舌象重要特点之一，在本组观察病例中共 35 例。手术前以腻苔为主，占 100 例（黄腻苔 30 例，白腻苔占 70 例）；②手术后仍以淡红舌为主，共 70 例，其中淡胖舌 45 例；腻苔明显减少，共 56 例（减少了 44%），薄白苔明显增加。另外，肺癌、食管癌患者术后仍有镜面舌 10 例。

3.脉象变化　手术前以滑脉为主，共70例；手术后滑脉略减少（56例），但仍以滑脉为主。沉细脉明显增加，共35例。另外，可见弱脉10例。滑脉为痰，故痰为初次发现(无明显转移)的患者主要病理变化。手术后沉、细、弱脉增多，虽然术后滑脉较术前有所减少，但只减少了20%(手术后无证候者也有以上脉象)。围手术期舌象与脉象变化均与各证候变化相应。

表1　手术前后中医证候变化（例）

中医证候	手术前（150例）	手术后（150例）
气　虚	15	35*
血　虚	0	7
阳　虚	0	0
阴　虚	10	14
痰　湿	38	30**
痰　热	30	26
气　滞	24	10
血　瘀	30	16***
气血逆乱	12	2
无 证 候	33	43

注：与术前比较，*P=0.04，**P=0.07，***P=0.03

四、讨论

胸科手术患者手术风险大，术后并发症发生率高。由于肺部基础疾病、合并症的存在，加之手术过程中不可避免地肺部挤压伤和缺血再灌注损伤、术后切口疼痛均影响患者术后的恢复。

古书医籍中未有手术前后胸科疾病的治疗记载，也未找寻到可对应的具体证名。但依辨证论治的原则，从整体角度出发，现代中医学者们将中医药大胆运用于胸科围手术期患者，初步对肺癌、冠心病的证型变化、治疗、术后恢复等进行了探讨。左明焕等[6]认为肺癌术前以邪实为主，病理因素为痰瘀、癌毒；术后正气亏虚、余毒未清、痰瘀留蓄。冠状动脉搭桥手术前后均为本虚标实，而术后本虚则因手术开胸动心、失血伤阴而加重[7]。

疾病的发生发展过程中，其临床中医证候亦动态地发生演变和转化，治疗也并非单一。临床患者病情兼杂较多，存在变证。本次研究根据单一证候标准进行辨证，容易被临床医师掌握，若符合多个证型标准则归纳总结为兼杂证型。为此，我们对胸科围手术期中医病因病机提出以下认识：

1.胸科疾病术前病因病机及辨证规律基本等同于相应中医疾病的病因病机及辨证规律。如气胸以气滞证多见，肺癌以痰证多见。归纳来说，胸科患者术前以痰证、血瘀证实证为主，单一证候占40.5%，兼杂证候占37.5%，兼杂证型主要为痰瘀互阻、气虚痰湿等。

2.手术后单纯气滞证、血瘀证减少明显，大多转为无证候，与气胸疾病恢复快、愈后好相符合；而痰证术后虽然减少，但与术前比较无统计学差异，我们认为开胸手术耗气伤阴，肺脾受损，津液输布失常，脾胃无法运化水湿，酿为痰液，这与术后患者痰多等临床症状相符合。所以，无论术前、术后化痰可作为围手术期治疗的重要法则之一。另外，术后“本虚”增多，兼杂虚证增多明显，占42%，气虚痰瘀、脾虚痰湿最为多见。可以看出，手术不仅可以明显减轻或改善中医临床证候(症状)，也可以导致临床证候的转化或转变。

中医临床的核心是"辨证论治"，辨证是论治的前提和依据。中医药干预胸科围手术期治疗是成功而且有效的，但胸科围手术期中医辨证体系仍未成熟。继续完善胸科围手术期的中医辨证体系，就可以有理有据地选用中药加以干预，帮助患者顺利渡过围手术关，减少术后肺部并发症发生率及死亡率，为临床患者带来福音。

参考文献

[1]Tanaka A , Kusajima K, Kawaharada N , et al. A study of arrhymiaing pulomonary operation in patients with bronchogenic carcinoma [J]. Nippon Kgobu Geka Gakkai Zasshi ,2002 ,40 (8) :1220 - 1224.

[2]朱文锋主编.《中医临床诊疗术语》[M].湖南：湖南中医学院中医诊断研究所，1997：89.

[3]中国中西医结合研究老年病中医专业委员会.《中医虚证辨证参考标准》[M].中西医结合杂志，1986，6（10）：598.

[4]冷方南主编.《中医证候辨治规范》[M].北京：人民卫生出版社，1991：40.

[5]中医病证诊断疗效标准编审委员会.《中医病证诊断疗效标准》[M].南京：南京大学出版社，1994：36.

[6]左明焕，胡凯文，陈信义，等.非小细胞肺癌患者手术前后中医证候特征研究[J].中医杂志，2002，43（8）：615-617.

[7]江巍，林宇，吴焕林，等.冠状动脉搭桥围手术期中医辨证规律的探讨[J].中国中西医结合杂志，2006，26（7）：597-599.

无限并循环的宇宙模型

卢　戈

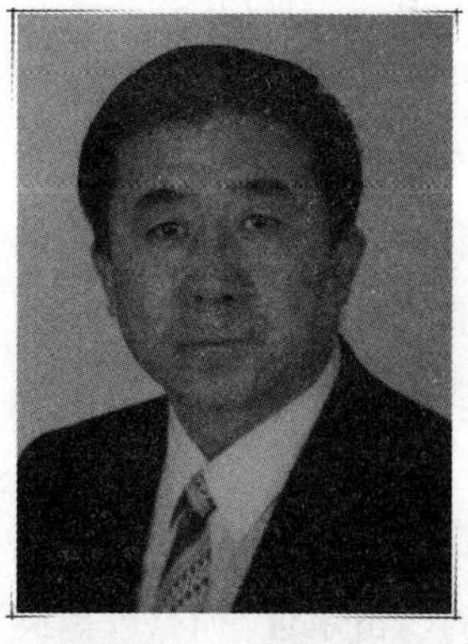

笔者提出无限并循环的宇宙模型。认为我们所能观察到的只是宇宙中无数个单位中的一个，称为本宇宙单位。它由宇宙单位黑洞(母黑洞）爆炸形成。因而，本宇宙单位也在高速旋转。无数个由母黑洞形成，到爆炸，到宇宙单位发展，成熟，被另外在形成中的母黑洞"吞蚀"等不同发展阶段的宇宙单位构成了无限并循环的宇宙。母黑洞爆炸的壳层碎片及尘埃（暗物质）构成星系的，恒星的，甚至原始行星的核，并决定其运动形式；母黑洞中央由引力子裂解形成的无极子团，是宇宙单位爆炸，膨涨的斥力来源，属暗能量的一部分。邻宇宙单位对本宇宙单位的引力是暗能量的另一部分，是使本宇宙单位目前加速膨胀的主要能量。

提出宇宙三定律：①宇宙是无限的：表现为承载万物及其变化的空间无边无际；描述万物变化快慢的时间无始无终；②宇宙是循环的：以宇宙单位为单元。以宇宙单位黑洞(母黑洞）形成，到爆炸，到宇宙单位发展，成熟，被另外在形成中的母黑洞"吞蚀"等，不同发展阶段的无数宇宙单位，共同构成了无限并循环的宇宙；③宇宙是自有永有并全面自动化的衍化着：宇宙中的万物都在按照自然规律全面自动地衍化着，不以人的意志为转移。

这一模型能解释观察到本宇宙单位最初暴膨期，后来的减速膨胀期及目前的加速膨胀；能解释在标准模型中需大爆炸后45亿年才能形成的星系，类星体等，在大爆炸后10亿年内就能看到；能解释本宇宙单位中，按观测，暗能量为72.8%，暗物质为22.7%，普通物质为4.5%；能解释在本宇宙单位的早期就有重元素存在；能解释本宇宙单位中的微波背景辐射呈S型的各向异性差异及其他。

提出人类所能达到不同的宇宙速度，代表人类进化的不同程度。第一宇宙速度：力可使物体速度达到与地球引力平衡，绕地球旋转而不落下；第二宇宙速度：力可使物体速度达到冲出地球引力，可在太阳系中运行；第三宇宙速度：力可使物体速度达到冲出太阳系，可在银河系中运行；第四宇宙速度：力可使物体速度达到冲出银河系，可在本星系群中运行；第五宇宙速度：力可使物体速度达到冲出本星系群，可在本星系超群中运行；第六宇宙速度：力可使物体速度达到冲出本星系超群，可在本宇宙单位中运行；第七宇宙速度：力可使物体速度达到冲出本宇宙单位，可在宇宙中运行。人类只有达到了第六、第七宇宙速度才有可能在宇宙中长存。本宇宙单位黑洞大爆炸时的能量应该远远超过了第七宇宙速度所需能量，才形成了今日可见的本宇宙单位。它不可能回缩而大嘎扎成原来的宇宙单位黑洞。

提出人类发展的六个阶段：①胚胎期：由无机物到人类有文字记载；②婴儿期：由有文字记载到人类开始探索地外空间；③幼儿期：由开始探索地外空间到可在太阳系中自由“行走”；④青年期：由冲出太阳系到可在银河系中自由“行走”；⑤成年期：由冲出银河系到可在本宇宙单位中自由“行走”；⑥长生期：可冲出本宇宙单位到其它宇宙单位中“长存”。目前，人类仅处在婴儿期到幼儿期的过渡阶段，即已伸出小脚去探索地球这个“摇篮”之外的星球，如月亮、火星、金星，甚至太阳系的边缘等等。

以进化论的观点分析，提出在本宇宙单位中衍化出“神”来的可能性极高，并且不只一种。在宇宙中衍化出“神”来的可能性是100%。“神”的定义是：具极高智慧并掌握了一切自然规律的灵体。他们可穿越时空，创造生命。进化是因，是过程；神是进化的最高境界，是果。无进化，神无源；无神，进化无果。人是进化过程中的一个重要环节，但不是最终结果。这可把进化与神统一起来。

提出人类不仅应崇敬神，祈求神的帮助，更应向神学习，去争取掌握一切自然规律，以求永生长存。人类向神学习的方法是，要做到社会和谐，不断进行科学研究，促进人类发展，争取掌握一切自然规律。在地球毁灭之前，人能离开地球；在太阳毁灭之前，人能离开太阳系；在银河系毁灭之前，人能离开银河系；在本宇宙单位毁灭之前，人能离开本宇宙单位，能在宇宙中避凶趋吉，“自由行走”，永生长存。达不到这个目的，人类将在宇宙的衍化过程中毁灭。这不是人类的期望。此应为人类的子孙后代永世不忘。

一、无限并循环的宇宙模型

（一）其它宇宙模型的简单回顾：

①地心说；②日心说；③稳态说；④吹出说；⑤平行说；⑥大爆炸说；⑦弹射宇宙模型；⑧“膜”宇宙模型；⑨“弦理论”。

这些模型都反映了局部观察到的一些情况，并没有给出宇宙动力学的原因。因而，不能解释观察到本宇宙单位为什么有最初的暴膨期，后来的减速膨胀期及目前的加速膨胀；不能解释为什么在标准模型中需大爆炸后45亿年才能形成的星系，类星体等，在大爆炸后10亿年内就能看到；不能解释为什么本宇宙单位中，按观测，暗能量为72.8%、暗物质为22.7%、普通物质为4.5%。不能解释本宇宙单位的早期就有重元素存在。不能解释本宇宙单位中的微波背景辐射呈S型的各项异性差异等。我下面的“无限并循环的宇宙模型”能解释这些问题及其他。

（二）无限并循环的宇宙模型：宇宙由无数个宇宙单位构成。

1.本宇宙单位：我们存在的这个宇宙单位称为本宇宙单位。它由高速旋转的宇宙单位黑洞（母黑洞）大爆炸而来。因而，它本身也在旋转，并成“膜片”状。它的旋臂呈“S”型（图一）。

2.邻宇宙单位：在本宇宙单位周围的其它宇宙单位称为邻宇宙单位。它们的引力拉着本宇宙单位内的星系，星系群和星系超群加速向外飞奔。

3.单位间宇宙部分：是古老的宇宙单位被邻宇宙单位黑洞“吞蚀” 而残留下来的部分。

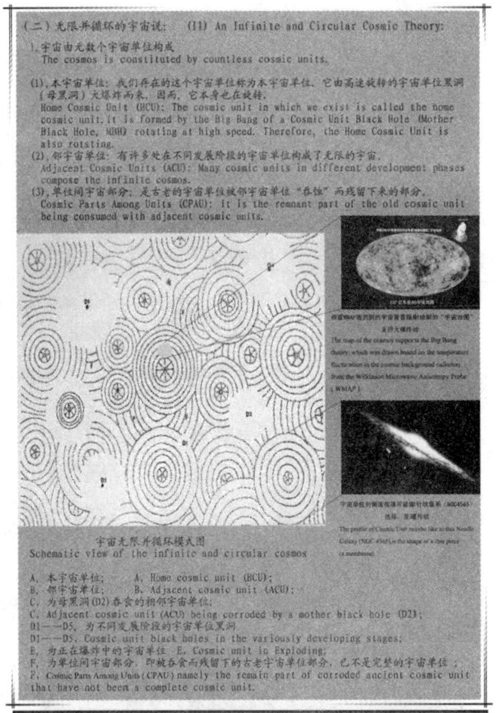

图一

4.宇宙单位的形成与演化:

（1）宇宙单位黑洞(母黑洞)的形成（图二）:

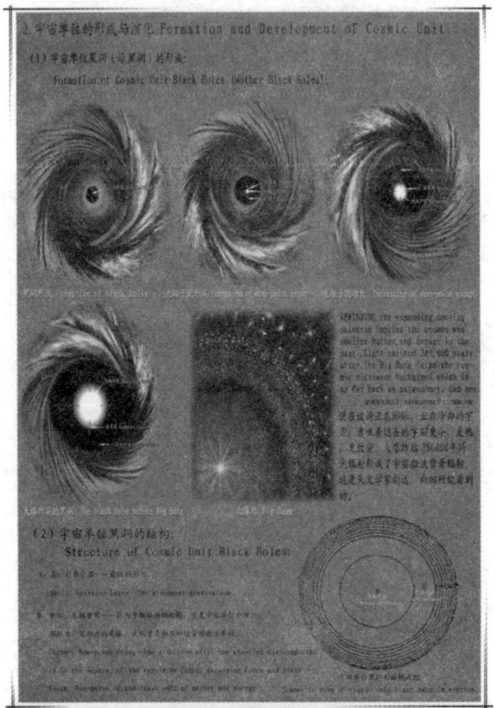

图二

1）前宇宙单位黑洞大爆炸时，其壳层残留下来的极大碎片，形成下一宇宙单位黑洞的原基。再吸引，吞噬其它天体，最终形成极其巨大的宇宙单位黑洞。

2）已有的超大黑洞相互吸引，碰撞，合并，形成新的宇宙单位黑洞。

（2）宇宙单位黑洞的结构:

1）壳：引力子层：最强的引力。宇宙中的一切物质被宇宙单位黑洞吸入后，最终均被裂解成引力子级的粒子，构成宇宙单位黑洞或其壳层。

2）中心：无极子团：引力子解体后的结构。在宇宙单位黑洞中心，当温度，压力达到某极高临界值时，闭弦的引力子裂解成开弦或碎片，称为无极子。无极子失去引力，是宇宙单位中斥力，膨胀力，爆炸力的来源。无极子是物质和能量的最小单位；也是宇宙中无中生有的物质来源。

（3）宇宙单位黑洞爆炸可能的原因:

1）引力子层（壳）与中心的无极子斥力平衡的失调。

2）巨大天体被吸引并碰撞，形成爆炸。

（4）宇宙单位黑洞爆炸的初时为黑暗状态：由于宇宙单位黑洞是由引力子级粒子构成的壳层和无极子构成的核心共同组成。它们都比光子小很多，不发光，故称黑洞。在宇宙单位黑洞爆炸的初时，爆炸的产物包括：壳层碎片，分离出来的引力子级粒子和无极子。它们都不发光。因而，这段时期为黑暗状态。预计，人类若仅用光学系统观察，最终只能看到这一状态。若想了解邻宇宙单位的情况，人类只能在引力上下功夫。

（5）早期宇宙单位中的类星体较多：黑暗状态的进一步发展，其温度和压力降低。降到一定值时，由无极子，引力子等自组织成光子，电子等，而进入可观测时代。壳层碎片一直存在，作为星籽，只有到可观测时代才吸引到具引力的粒子物质，形成原始的星球，星系。原始的星球，星系密度较高，相撞机率较高；再则，宇宙单位黑洞未爆炸前，吸引到它周围的其它星球，星系也多，密度较大。爆炸后，壳层碎片（星籽）及新形成的星球，星系与原来存在于周围被吸引来的星球，星系相撞机率高。因而，今日看到早期宇宙单位中的类星体（星球，星系相撞而爆炸）较近期宇宙中的多。吸引到它周围的其它星球和星系物质在极巨大的大爆炸中被分解成极小的粒子。但离其稍远的星体物质，有可能保留其重元素成分，而被今日之天文望远镜观测到。换言之，这些重元素很可能是前宇宙单位残留下来的。

（6）宇宙单位黑洞爆炸的结果：

1）壳层碎片：形成大大小小无数较小的黑洞或粉尘，构成星系的，恒星的，甚至原始行星的核。极大的碎片可能构成新宇宙单位黑洞最原始的核。爆炸瞬间形成的原始壳层碎片（星籽）的运动方式决定了原始星系，恒星，乃至行星的运动方式—左手旋，右手旋，棒旋，直行等，再受到周围星体的影响，在漫长的岁月中，最终形成我们今天看到的运动方式。由无极子级粒子和引力子级粒子构成的原生质等离子云，经过旋转、震荡形成星球、星系的过程在本宇宙单位中也存在，但那需要45亿年，不是本宇宙单位中星球、星系形成的主流形式。

2）中心的无极子：小部分（不到5%）在自组织能力的作用下，在压力，温度逐渐降低的过程中，与各种引力子级的粒子组成电子，光子；再组成夸克一胶子级的粒子；进而组成质子，乃至分子，物质到人，与暗物质共同构成今日之世界及宇宙单位。其余的绝大部分作为宇宙单位中的斥力，促使早期及中期宇宙单位膨胀，并形成今日所见之“暗能量”的一部分。

（7）宇宙单位的归宿：（图三）宇宙单位黑洞爆炸后形成的各种物体以全方位360度向外飞驰，并形成新的宇宙单位。宇宙单位的每一部分都由大爆炸诞生，结束于大坍缩。但坍缩是在宇宙单位的不同部位，不同时间进行的。这决定于该部位离吸引它最近宇宙单位黑洞的距离。也就是说，宇宙单位将分崩离析；各部分分别奔向不同的，离自己最近的宇宙单位黑洞。最终形成该黑洞的新原料。宇宙单位黑洞的成分来自于不同的宇宙单位。而不是一个宇宙单位的大爆炸，大嘎扎反复发生；更不是宇宙的该过程。宇宙就是由无数个宇宙单位这样反复变化，“代谢”构成的。只有这样，宇宙才可能是无限的，循环的，平直的，极大尺度上是均一的。时间，速度，多维空间，都是这无限空间中的变化函数。愿人类的智慧能够进一步证明这一切，或否定它。

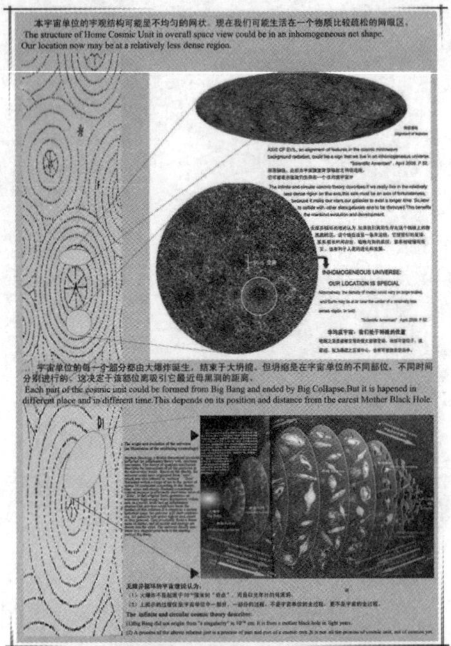

图三

5．能量释放的不同层次：

(1) 宏观层：符合牛顿定律。

(2) 微观层（光子层）：符合爱因斯坦的能量公式 $E=MC^2$。

(3) 引力-无极子层：未知。更极大的可能性是更极大。

6．暗物质与暗能量：（图四）

（1）暗物质：由两部分组成：

1）宇宙单位黑洞（母黑洞）爆炸的壳层产物（部份可能释放或“挥发”）是暗物质。

2）星球，星系由于引力塌陷形成的黑洞，亦属暗物质。

(2) 暗能量：由两部分组成：

1）无极子斥力：宇宙单位黑洞（母黑洞）爆炸后，中心的无极子的95%以上构成宇宙单位中的暗

能量 （暗能量 I，DE I）。它是促使早期及中期宇宙单位膨胀的主要能量。只有不到 5%，在不同条件下聚合，并与暗物质共同构成今日之本宇宙单位中之万物（普通物质，OM ）。

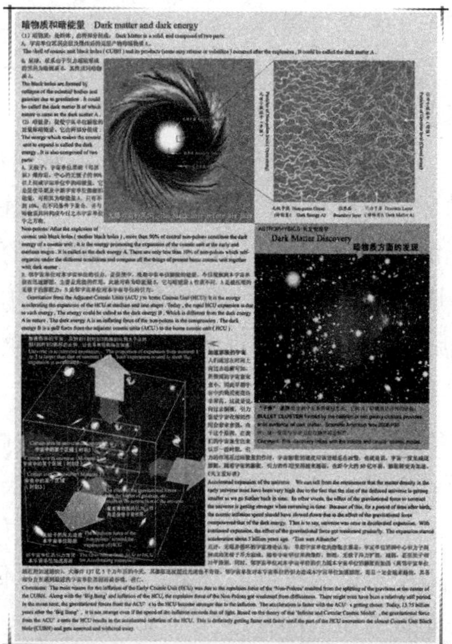

图四

2）邻宇宙单位对本宇宙单位的引力（暗能量 II，DEII）：是促使中，晚期宇宙单位膨胀的主要能量。今日观察到本宇宙单位在加速膨胀，主要是此能的作用。

7. 本宇宙单位中的质-能总和：按无限并循环的宇宙模型计算，以本宇宙单位内物质与能量总量为一常数，不变，为基础（实际上，本宇宙单位与邻宇宙单位在进行着能量的交换，如引力的交换。本宇宙单位也有能量的“漏失”。）可知：

(1) 本宇宙单位黑洞在爆炸前，壳层的总质-能（暗物质，DM）与中心无极子团的总质-能（暗能量 I，DE I）基本相等，保持平衡。这样，宇宙单位黑洞才能保持很久。即 DM=DE I。

(2) 本宇宙单位黑洞对邻宇宙单位的势能等于本宇宙单位黑洞的总质-能：也就是说，把一个宇宙单位黑洞放到整个宇宙中来看时，宇宙单位黑洞对邻宇宙单位的势能（暗能量 II，DE II）占宇宙单位黑洞总质-能的 1/2(50%)；宇宙单位黑洞壳层（暗物质，DM）占宇宙单位黑洞总质-能的 1/4(25%)；宇宙单位黑洞中心无极子团的总质-能（暗能量 I，DE I）占宇宙单位黑洞总质-能的 1/4(25%)。即 DE II = DM + DE I。

(3) 本宇宙单位黑洞爆炸时：宇宙单位黑洞中心无极子团的质-能（暗能量 I，DE I）稍大于宇宙单位黑洞壳层（暗物质，DM）的质-能。这样才可能爆炸。同时，本宇宙单位黑洞对邻宇宙单位的势能以引力加速度的形式转化成动能（暗能量 II，DE II）与暗能量 I 共同使宇宙单位内物质向外飞驰。暗能量 I 与暗能量 II 的总和肯定更大于暗物质的总质-能。因而，宇宙单位肯定无法自身回缩，再塌陷成一个新的宇宙单位黑洞。这就否定了“宇宙可自身膨暴，大爆炸，再回缩，大嘎扎”的可能性。

（4）本宇宙单位（目前各界均称为宇宙）中总质-能的比例：不同时期，不同方法，观测得出的结论稍有不同：

时间	暗能量	暗物质	普通物质
2006 年	73%	23%	4%(Ken Freeman & Geoff McNamara((COBE)
2009 年	71.5%	24%	4%+0.5%(Michael S.Turner)(WMAP)
2010 年	72.8%	22 .7%	4.5%(Ron Cowen)(Plank)

如前，按无限并循环的宇宙模型计算出：本宇宙单位黑洞的暗能量（DE I + DE II）为 75%；暗物质（DM）为 25%。大爆炸后，考虑普通物质（OM）大约是由暗物质和暗能量各一半转化而成，则本宇宙单位中的质-能总和实际比例分别应为：普通物质 4.5%；暗能量 75% - 2.25% = 72.75%；暗物质 25% - 2.25%=22.75%。这与观测结果可说完全相同。也许这就是本宇宙单位的真实存在。（图五）

我自己对上述结果有些疑问：宇宙单位黑洞中心的无极子团在大爆炸前聚在黑洞中心，对邻宇宙单位具势能。大爆炸后，无极子团是斥力，它是否还具有这一势能？这一势能能否转化成引力加速度动能？我自己怀疑。因而，提出另一种可能性。本宇宙单位黑洞大爆炸时质能总和比例：暗物质（本宇宙单位黑洞壳层产物）应是：33%-2.25%=30.75%；暗能量（包括无极子团斥力和暗物质的势能）应是：67%-2.25%=64.75%。为什么与观测结果不符呢？一种可能是，目前的观测对暗物质发现不足，计算的太少。另一种可能是上一种计算正确，下一种计算错误。

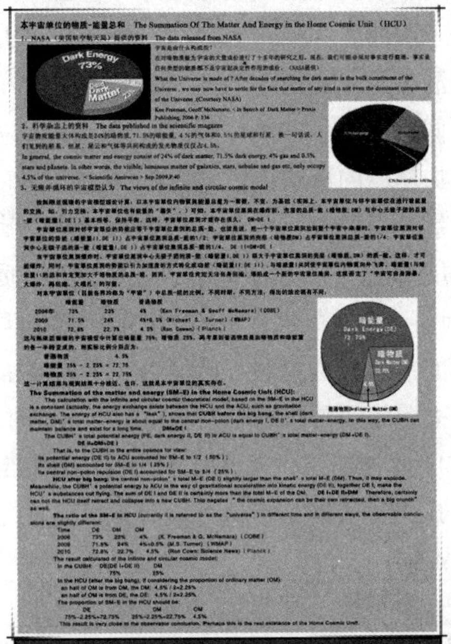
本宇宙单位的物质-能量总和　The Summation Of The Matter And Energy in the Home Cosmic Unit（HCU）

1. NASA（美国航空航天局）提供的资料　The data released from NASA

What the Universe is made of? After decades of searching for dark matter as the bulk constituent of the Universe, we may now have to settle for the fact that matter of any kind is not even the dominant component of the Universe. (Courtesy NASA)

Ken Freeman, Geoff McNamara,《In Search of Dark Matter》Praxis Publishing, 2006 P. 136

2. 科学杂志上的资料　The data published in the scientific magazine

In general, the cosmic matter and energy consist of 24% of dark matter, 71.5% dark energy, 4% gas and 0.5% stars and planets. In other words, the visible, luminous matter of galaxies, stars, nebulae and gas etc. only occupy 4.5% of the universe.《Scientific American》Sep.2009,P.40

3. 无限并循环的宇宙模型认为　The views of the infinite and circular cosmic model

The Summation of the matter and energy (SM-E) in the Home Cosmic Unit (HCU):

图五

8. 不同的宇宙速度：人类所能达到的不同的宇宙速度，代表人类进化的不同程度。

（1）第一宇宙速度：力可使物体速度达到与地球引力平衡，绕地球旋转而不落下，称之。

（2）第二宇宙速度：力可使物体速度达到冲出地球引力，可在太阳系中运行，称之。

（3）第三宇宙速度：力可使物体速度达到冲出太阳系，可在银河系中运行，称之。

（4）第四宇宙速度：力可使物体速度达到冲出银河系，可在本星系群中运行，称之。

（5）第五宇宙速度：力可使物体速度达到冲出本星系群，可在本星系超群中运行，称之。

（6）第六宇宙速度：力可使物体速度达到冲出本星系超群，可在本宇宙单位中运行，称之。

（7）第七宇宙速度：力可使物体速度达到冲出本宇宙单位，可在宇宙中运行，称之。

人类只有达到了第六，第七宇宙速度，才有可能在宇宙中长存。本宇宙单位黑洞大爆炸时的能量应该远远超过了第七宇宙速度所需能量，才形成了今日可见的本宇宙单位，它不可能回缩而大嘎扎成原来的本宇宙单位黑洞。

9. 无限并循环的宇宙模型可解释的宇宙难题及物理问题：

（1）给宇宙学一个自圆其说的观点。宇宙是无限，循环，自有永有，并全面自动地演化着。其它模型无法解释这些特征，特别是宇宙演化的动力学问题。这是笔者所知目前唯一能对宇宙结构，演化，自圆其说的一种观点。许多细节有待后人验证或否定，但自圆其说是唯一的。希能参考。

（2）可解释大吸引体（the Great Attractor）的存在。大吸引体可能为宇宙单位黑洞的侯选者。目前，它正吸引着银河系及本星系团，以每小时一百三十万英里的速度向其飞去。也许，数十亿年后，那里将是银河系的归宿。

（3）可解释星系，星球，甚至原始行星的形态和运动方式。本宇宙单位黑洞大爆炸瞬间，其壳层形成大小不等，形状各异的无数碎片，可称为“星籽”。它们形成星系的，星球的，甚至原始行星的核，吸引其它物质，逐渐形成星系，星球，甚至原始行星。这些“星籽”的形态和运动方式决定了星系，星球，甚至原始行星的运动方式。如，左手旋星系：其星籽左手旋并不光滑；右手旋星系：其星籽右手旋并不光滑；棒旋星系：其星籽呈棒状并旋转；球状星系：其星籽光滑并稳定。经过 100 余亿年的相互吸引，碰撞，合并，爆炸等过程，形成今日所见之星系，星球，乃至行星的形态和运动方式。

（4）可解释爆炸后 10 亿年内就有星系形成。如果用“等离子振荡，旋转学说”解释，则需要 45 亿年。

（5）可解释在遥远的视野边界，有较多的类星体爆炸。见前 4、（5）

（6）可解释本宇宙单位由膨暴，减速膨胀到目前加速膨胀的观察事实（图六）。

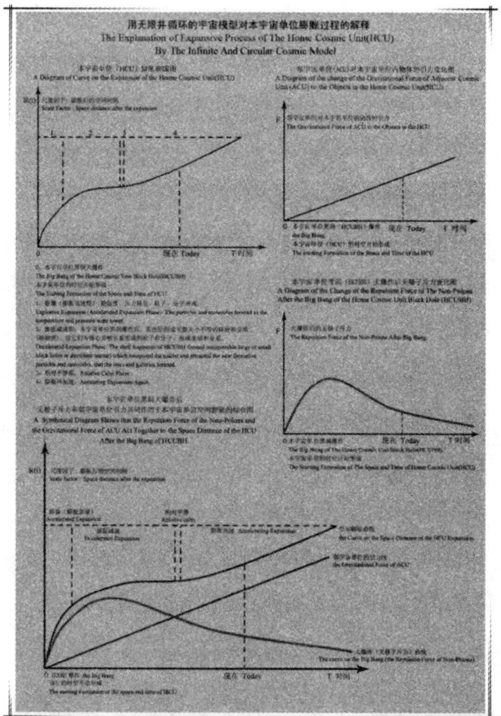

图六

本宇宙单位早期膨胀极其迅速，是由于本宇宙单位黑洞爆炸后，中心无极子斥力（暗能量 I）持续作用的结果。随着空间的扩大，无极子斥力密度降低，其作用力也随而降低，本宇宙单位的膨胀则呈减速状态。邻宇宙单位对本宇宙单位内物质的引力（暗能量 II）一直存在，只是在本宇宙单位早期不明显。随着本宇宙单位空间的不断扩大，内部物质离邻宇宙单位的距离减小，使得引力加速度越来越明显。经过 130 余亿年的扩张，本宇宙单位的膨胀由减速状态又转为加速状态，应该很容易理解。而且，可以预期，这种状态一直持续下去，直到本宇宙单位的各个部分遇到离自己最近的宇宙单位黑洞，被其“吞噬”而消失。

结果是，本宇宙单位将支离破碎，各部分分别成为不同宇宙单位黑洞的新材料，而最终消失。而其它的宇宙单位黑洞又在发生爆炸，发展，成熟，被别的宇宙单位黑洞吞噬等。也可解决宇宙学常数问题。宇宙学常数是一个估计值，它不是一个常数，而是一个变量。

（7）对微观粒子波-粒二象性的解释：物质的波动性可看成是粒子性的宏观概率。

（8）可预测本宇宙单位极早期的黑暗状态：

如前所述。见前 4.（4）可能改变质-能公式。质-能的最小单位是引力子裂解成的无极子，不是光子。

（10）物质-能量的大统一：在宇宙单位黑洞中心的极高温高压下，一切物质和能量都变成物质能量的最小单位—无极子级粒子。无极子级粒子也散布在无垠的空间。乃至原子间、光子间、原子核内的夸克间、胶子间，等一切空间中。它是无中生有的物质基础。

10. 宇宙三定律（ 3 Laws of the cosmos ）：

(1)宇宙是无限的：表现为承载万物及其变化的空间无边无际；描述万物变化快慢的时间无始无终。宇宙单位的时-空起始于宇宙单位黑洞的爆炸，各部分分别结束于离其最近的另外宇宙单位黑洞。

(2)宇宙是循环的：以宇宙单位为单元。以宇宙单位黑洞(母黑洞)形成，到爆炸，到宇宙单位发展，成熟，被另外在形成中的母黑洞“吞噬”等，不同发展阶段的无数宇宙单位，构成了无限并循环的宇宙。（图七）

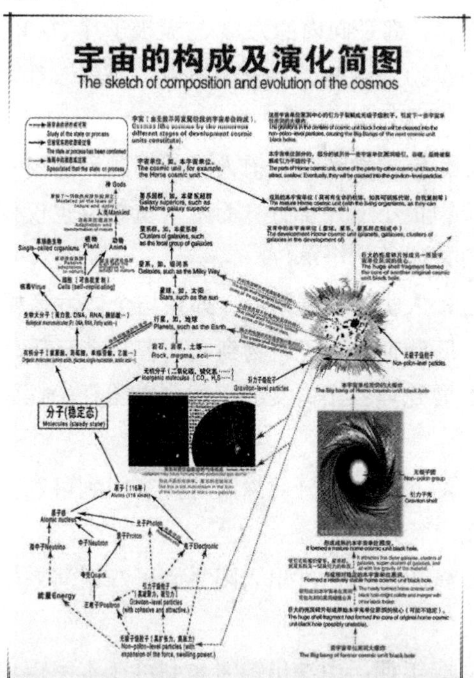

图七

(3)宇宙是全面自动化的演化者：宇宙中的万物是自有永有并都在按照自然规律全面自动的衍化着，不以人的意志为转移。一切有灵性的生物或灵体，都在这无限的空间中，经过不同的时间过程衍化而来。当然，不能否认由高级灵体创造低级生物的可能性。

二、地球在本宇宙单位中的地位

1. 地球：是太阳系中的一个行星：很特殊的一个“水球”。衍化出生命来。

2. 太阳：是银河系中的一颗恒星。银河系中最少有2000亿颗类似太阳的恒星。

3. 银河系：本宇宙单位中，目前观察并计算，最少有1000亿个类似银河的星系。

4. 本星系群和本星系超群：许多相近的星系构成星系群，许多相近的星系群又构成星系超群。

银河系与相近的星系构成本星系群；由本星系群与相近的星系群又构成本星系超群。由星系，星系群和星系超群构成本宇宙单位极大尺度上的网状结构。这些都是局部引力（星系内部的引力，星系群内的引力，星系超群内的引力。这些力对本宇宙单位而言，都是向内的力。）与无极子斥力和邻宇宙单位的引力（这些力对本宇宙单位而言，都是向外的斥力。）相互作用的结果。

5. 本宇宙单位：目前人类能观测到的仅是本宇宙单位中很小的一部分。而本宇宙单位也仅仅是宇宙中很普通的一个单位。

三、人类的发展阶段：如果与个体发育相对照

1. 胚胎期：由无机物到人类有文字记载。

2. 婴儿期：由有文字记载到人类开始探索地外空间。

3. 幼儿期：由开始探索地外空间到可在太阳系中自由“行走”。

4. 青年期：由冲出太阳系到可在银河系中自由“行走”。

5. 成年期：由冲出银河系到可在本宇宙单位中自由“行走”。

6. 长生期：可冲出本宇宙单位到其它宇宙单位中“永生长存”。

目前，人类仅处在婴儿期到幼儿期的过渡阶段，即已伸出小脚去探索地球这个“摇篮”之外的星球，如月亮、火星、金星，甚至太阳系的边缘等等。

四、人与神的关系

1. “神”的定义：是具有极高智慧，并掌握了一切自然规律的灵体。他们可穿越时空，创造生命。

2. “神”存在的可能性：仅就本宇宙单位而言，用进化的观点看，地球46亿年能演化出人类来。银河系存在137余亿年，其中最少有2000亿个类太阳的恒星。不用1%，不用万分之一，而用亿分之一的可能性来计算，银河系中也应有2000个恒星及其行星中存在有有智慧的生命。大体估计，其中1/3的智慧低于人类；1/3的智慧与人类相当；1/3的智慧高于人类。这具有高于人类智慧的生命体的星球也应有700个左右。在本宇宙单位中，最少有1000亿个类银河系，其中亿分之一孕育生命，应有1000个。这其中有300个具高智慧生命，则，本宇宙单位中应有210000(二十一万)个星球有高于人类智慧的生命体存在。这其中1%掌握了全部自然规律，也应有2100个智慧极高的生命体存在。他们也许能穿越时空，创造生命。如果用无限的宇宙来评估“神”的存在，答案应是肯定的，而且不仅一种。人们常看到的飞碟、UFO、外星人等，极有可能是那些介于人和神之间的98%的生命体的一部分。

3. 地球生命的来源：两种说法争论不休。

（1）神创论（设计说）：从目前考古学，分子生物学，遗传学的研究资料来看，支持神创论(设计说)的，或说，不支持进化论的资料估计估60-70%。

（2）进化论：支持此说的资料估计有30-40%。

本人认为：进化是因，是过程；神是进化的最高境界，是果。无进化，神无源；无神，进化无果。人是进化过程中极重要的环节，但不是最终结果。目前，科学技术的发展，使人已在做神才能做的最初级的东西，如认识遗传物质 DNA ；探索改造 DNA 以求治病的可能性；培养出生命的基本单位“细胞”，并向培养组织，如，肌肉，上皮等；培养器官，如，耳壳，肝，肾等进展。人类已登上月球，并向火星等更远的方向探索发展。人类未来的进化不可限量。这就是在向神的方向发展。这就是进化与神创在认识上的结合点。这可把进化与神统一起来，可看出人类应该努力的方向，而不是在概念上争论不休，延缓发展。

4. 人与“神”的关系：

（1）进化论：是以科学的方法研究自然，找出规律，以达到人类能掌握自然规律，并进而利用，改造自然，为人类谋幸福和出路。由于认识上的局限，目前一般不承认神的存在。实际上，如前所述，若把进化论看成是宇宙中的一项重要的自然规律。它恰好是神存在的最好证据。不能认为进化只存在于地球之上，更不能认为进化只存在于地球存在的这45亿年之中。它应该是宇宙中的普遍规律，如能如此认识，在无限的宇宙中进化出多神来，应该是一种理性的、正确的思考。无神论和一神论都过于偏执。当然，这也是人类在认识自然的一个必然的过程。只有认识了多神存在的可能性之后，人类才不会为一神拼个你死我活。人类社会才会有万事太平的可能性，人类才可能团结一致，向神学习，去争取掌握一切自然规律，为人类的永生长存而努力。

（2）神创论：认为人及万物由神创造。人只能服从神，崇敬神，一切听从神的安排。我认为，“神”或说自然，给了人智慧和能力，但人如何做，是由人选择的。人除应该崇敬神，祈求神的帮助外，更应该向神学习，去掌握自然规律，以求达到神的智慧与知识；以求达到人类的永生与长存。只崇敬和祈求，如同神给了人救生的船，而人不爬上那条船，只在原地叩头祈求，不行动一样。神不能把人抱上救生船。人类要行动。这个行动就是研究科学，研究社会， 研究宇宙，研究人体自身；以求掌握一切自然规律和人体自身的规律；达到改造自然，改造人体自身。最终，人类能在宇宙中自由“行走”，避凶趋吉，达到永生长存的目的。否则，人类是没有前途的；必然随着各种天灾，包括星体碰撞，太阳毁灭，地球毁灭而毁灭。或者，人类自己毁灭了自己，如无控制的核战争，制造杀灭人类的微生物等等。人类能否在向神学习的过程中自救，还有一个时间问题。一切成果都必须在：地球毁灭之前人类能离开地球；太阳毁灭之前人类能离开太阳系；银河系毁灭之前人类能离开银河系；本宇宙单位毁灭之前人类能离开本宇宙单位。以求永生长存。达不到这个程度，可说人类也是没有前途的。

5. 个人在人类长河中的作用：个人在人类的这个长河中，仅仅是一个很快流失的点。由我们无数祖祖辈辈的努力，延绵至今的人类，也需要无数的子孙后代去继承与延绵。个人在这个长河中的作用：

（1）在个人的一生中，制造，维持并享受与群体共同的生命，和谐与欢乐。

（2）促进，包括支持或参与，社会的进步和科学研究的发展。

（3）生育抚养后代，以求继承与延绵，以求人类的永生与长存。

总括上述进化与神创两种观点，人生的目的：

1）制造，维持并享受与群体共同的生命，和谐与欢乐；

2）以求人类的继承延绵与永生长存。

而要达到这两个目的手段均在于保持社会和谐及科学研究的发展和创新，去争取掌握一切自然规律，使人类在宇宙中能获得最大的自由，来达到上述目的。因而，在目前，无论是“神创”还是“进化”，对人类的要求均是需要很好的去学习，去研究，以求社会的进步。包括人类与自然的和谐，人类社会内部的和谐；共同享受社会现实的快乐；科技的发展，养育后代，以求人类的永生长存。

在人类永生长存这个终极目标上，“神创”与“进化”要求人类所做的事是一样的。当然，就目前的认识上还有差别。“神创论”者认为只要依靠神，人类不需要做什麽，就可以达到神要求的目的。这种看法是不正确的。几千年的历史已证明了这一点。人类社会的进步，生活的改善，对自然认识的步步深入；在地球上活动度，自由度的大大提高；是人类不断努力的结果。只崇敬神，而无所事实的行为，只能使人类永远停留在“婴儿期”阶段，而不得进步，甚至毁灭。如玛雅人文明的消失，复活节岛人的失踪等等。但这并不等于我们可以不需要“神”的护佑，支持，和帮助。相反，我们更需要“神”的指引，规范，与启示。

五、人类所需采取的行动

1.树立普世而美好的道德规范和公平又公正的社会准则，并遵从而行之。

对个人而言，这是一件知易而行难的事。对整个社会而言，是知也难行也难的事。但人类必须知难而上，摸索前进。尊从神，圣贤先哲的见解，建立符合当代人类最大利益的道德规范，并遵从而行之。其难的原因有二：

（1）个人因自身的祈求和利益与道德规范有冲突，则违背之。就道德规范而言，从幼儿园、小学、中学、大学，到社会的各种正面教育，包括各种宗教教义，都能很轻易得知道做人要诚实、要互爱、要尊老、要扶幼、要和平、要和谐、要公平、要公正、要信守诺言等等。然而，在利益间，在名誉间，有时也是为了生存，而争执不断，罪恶不断。

（2）不同时代，不同社会，不同宗教，不同国家，所定道德规范有差异，而引起种种矛盾和冲突。在社会间，在民族间，在国家间，在宗教集团间，在利益集团间，因为种种的信仰冲突，名誉冲突，利益冲突，以及文化冲突，种族冲突等等，而战争不断。就总体而言，这也是人类还幼稚，还不成熟的表现。人类历史数千年，就是相互厮杀的数千年。回首看看，其中没有多少是为了推动人类的进步和发展而发生的。许多战争带给人类的仅仅是杀劫与倒退。时至今日，科学越发达，战争越残酷。许多领导人并没有从人类的战争历史中吸取教训，而是反复重演着历史的罪恶。随着社会的发展与科学的进步，社会更需要有高道德标准，高智慧的人来领导，来支配，来分配，才有可能向正确的方向发展。这又引出如何选拔出这些人来的问题：民主选举，党内考验，专人指定，世袭继承等等不同的制度；或宫廷政变，或枪杆夺权，都为取得这一领导权。可喜可贺的是，今天，已有了一些好的楷模。如，战乱纷飞几千年的欧洲，现在已有了相互协商的欧盟共同体在各国间协调，以期达到统一。联合国虽然还不能完全发挥理想的效果，但也在数十年间起了许多好的作用。人们开始认识到和谈、谐调、让步、互利、双赢、多赢的重要性。目前，诉诸武力的人和国家，还不可能完全消失，但人类在逐步发展，逐步成熟的总趋势还是对的。

2.提倡严谨而有益的科学研究，促进社会发展，向人类长生永存迈进。

相对而言，这是一件知难行易的事。

（1）科学的定义

1）广义而言：在当时的条件和认知的情况下，寻求最好的解决问题的方法并利用之，即为科学。如，中医学，就是一个很好的例子，先祖们将野生植物栽培成粮食、蔬果；将野生动物培养成家禽、家畜也是很好的实证。

2）狭义而言：近数百年来，以欧洲为中心发展起来的一套经实验，观察，到理论，实践的方法及系统。近代科学技术的发展带给人类健康的改善，生活水平和自由度的提高，比比皆是。

（2）科学研究的目的及意义：在于更多更准地认识自然规律，以便更好更美地适应自然环境，改善人类的生存条件，以求人类的永生长存。

（3）科学研究的可能结果。（正反两面）

六、人类面临的重大灾变和问题及应对

1.自然方面

(1)天体碰撞

1）对地球的碰撞：小行星和慧星对地球发生碰撞的机率较高。2005年7月4日，美国航空航天局发射的“深撞探测器（Deep Impact)”一举击中坦普尔1号慧星（Comet Tempel Ⅰ）。这为人类预防天体碰撞地球做出了可贵的一步。

2）对太阳系的碰撞：因星球间距离比星球的直径大很多，故相撞的机率很低。一般不太考虑。

3）星系碰撞：星系间的距离与星系直径的比例较小，相撞的机率较高。在空间看到星系相撞也比比皆是。数亿年后，我们的银河系可能与我们的邻居，仙女座星系相撞。

4）被大吸引体(Great Attractor 可能为宇宙单位黑洞）吸引而毁灭：这是本宇宙单位毁灭的一部分。人类能否逃过这一毁灭，是人类能否永生长存的关键。

我们在宇宙中的运动：

①地球以每小时 1000 英里自转；

②地球以每小时 6 万 7 千英里绕太阳旋转；

③太阳系以每小时 50 万英里在银河系轨道上运动；

④银河系随本星系团以每小时 1 百 30 万英里的速度向大吸引体(位于半人马座方向）飞驰。那里也许就是本星系团的最终归宿。但在此之前，银河系也许早已与仙女座相撞了。

（2）太阳的变化

1）太阳温度的变化；

2）太阳黑子的变化；

3）太阳磁场的变化；

4）太阳风暴：这些都直接影响着地球的自然环境，从而影响着人类的生活和生存。

（3）地球自身的变化

1）地磁极的逆转：对生物生长，活动的影响。

2）地球轴及轨迹的变化：冰川期的到来和消失。

3）地核运动对地壳的影响：地震，海啸，火山爆发，地裂山崩，沧海桑田等等。

4）地球表面的自然分化

①沙漠化：在逐年增加，而耕地面积越来越少。

②水分布：灌溉水，饮用水的缺乏越来越严重。

③气温变化：变暖，使冰川融化，海平面上升，淹没陆地。变冷，冰川期到来，生物灭绝，更加可怕。

④植被：随气候的变化而变化；也随人的开伐而变化。反馈影响气候，环境和人类的生存。

5）微生物的天然变异：对人类有害的变异将危害人类的生存。

2. 人类的行为

（1）宗教信仰的差异：认识到多神存在的可能性之后，要淡化一神的概念。只有这样，人类才能真正相互包容，相互尊重。否则，多个“一神论”之间，总认为对方是“邪教”，企图消灭之而后快，以期一统天下，而终究会打个你死我活。人类内部的战争永无休止。这也是“恐怖主义”的根本来源。人类只有认识了自然规律，了解了神的含义，明白了人类的最终目的和意义之后，放弃一神观念，尊敬多神，向神学习，内部团结，共同努力去掌握自然规律，以期达到神的境界，以期永生长存。我只能再次说，不如此，人类是没有前途的。无神论使还处于低能的人类妄自尊大，自私自利，无法无天，不怕惩罚。最终导致道德沦丧，论理失常，天怒人怨，毁于天灾或人祸。若如此，人类不可能永生长存。

（2）文化习惯的差异：要相互尊重，否则争执不断。

（3）政治制度的差异：要历史考验，不可诉诸武力，增大痛苦。

（4）科学研究和保护人类

1）原子核及更深层次的研究：直至引力、引力子、无极子等粒子的研究。只有把他们与质量、能量的关系完全搞清楚，并能被人类利用时，人类才会离永生长存的可能更近些。

2）遗传物质（DNA， RNA 等）的研究：物种的改良和创新。

3）人体的结构，功能和灵魂的研究：人类必须不断研究自己，了解自己。分子体的人是不会永生长存的，因为分子体的人类很难进行远距离宇宙航行。虽然这是千万年后的事。

4）致命性微生物的研究：以防其毁灭人类。

5）自然环境的改良和保护问题：非常重要也非常复杂，它确保着人类的生存和进化。

七、人生的目的和意义

1. 人生的目的

（1）个体制造并享受与群体共同的生命，和谐与欢乐。

（2）促进社会的进步及科学研究和发展。

（3）生育，抚养后代，以求人类的继承延绵，永生长存。可以说永生长存是人类的最终目的 。

2. 人生的意义

为上述三项目的中的一项，二项，或三项，做终生的努力与奉献，同时享受生活和欢乐，亦是人生最大的意义所在。最终的目的是达到人类的永生与长存。而这最终目的是由人类长河中无数个个体不断努力奋斗，希望达到的目的。

能否达到人类的永生与长存这一最终的目，取决于：

（1）人类的努力与和谐；

（2）神的指引与协助；

（3）人类在宇宙中的机遇与命运。

而这三点中，人类能把握的只有第一点：自身的努力与和谐。努力了，达到目的了，是成功；是人类所盼；是人类之福。努力了，达不到目的，也不枉人类在宇宙中存在一场，如同个体来世界上行走一场一样。人类有这一机会，而不把握，不努力，自相残杀，就不可能有成功的结果。最终，将于毁灭。这应不是人类的期望。

悟宇宙之无限，开万世之太平；励社会之奋进，求人类之永存。此为本文之目的。愿社会贤达，政治精英，科技睿智，人类全体，宣传，支持，补充，修正，共襄伟举。

盼能以人类自己的力量和所为，向神学习，提升人类的智慧和能力达神的水平，来拯救自己，以求永存。“人必自助，而后天助之”。

“一个民族有一些关注天空的人，他们才有希望；一个民族只是关心脚下的事，那是没有未来的。”

参考文献

[1]卢戈，宇宙的无限与循环，《飞碟探索》1995； 89；10-12.

[2]卢戈，宇宙的无限与循环及人类的过去，现在与未来。---东方哲学观与科学相结合，整体对宇宙和人类的分析。 2002 年 American Liberty University 东方医学哲学博士论文。（ 英文摘要）

[3]李良：探索宇宙奥秘。河南科学技术出版社。2003.10.

[4]加来道雄：平行宇宙。伍义生，包新周译。重庆出版社 2008.9.

[5]史蒂芬 霍金，列纳德 蒙洛迪诺：时间简史。吴忠超译。湖南科学技术出版社 2005.

[6]史蒂芬 霍金：果壳中的宇宙。吴忠超译。湖南科学技术出版社 2001.

[7]约翰 巴罗：宇宙的起源。卞毓麟译。上海科学技术出版社 2007.9.

[8]《 大辞典 》三民书局，中台印刷厂， 1985 年 P751.

[9]张默生，《 老子新释 》大夏出版社，1990 年.

[10]池田大作[日]、狄尔鲍拉夫 [德]，《 走向 21 世纪的人 与哲学 - 寻求新的人类 》宗成有等译，北京大学出版社，1992 年.

[11]罗家伦，《 新人生观 》文国书局，1984 年.

[12]《 简明大英百科全书 》台湾中华书局，1989 年 P.409.

[13]约翰 - 皮尔. 卢米涅 [法]，《 黑洞 》，卢炬普译，湖南科 学技术出版社，2001.

[14]基普 S 索恩 [美]，《 黑洞与时间弯曲 》，李泳 译，湖南科学技术出版社，2000.

[15]戴维. 费尔律 ，《霍金的宇宙》海南出版社，赵复恒 译，2000 年.

[16]达娜. 狄锁妮，《宇宙大碰撞》谈祥柏 译，中国青年出版社，1998.

[17]约翰. 格里宾，《星星宇宙谁的年龄大》陈振声 译，昆仑出版社，2000.

[18]保罗. 戴维斯，《上帝与新物理学》徐培 译，湖南科学技术出版社，1995.

[19]Peter Coveney And Roger Highfield，《时间之箭》江涛、向守平 译，湖南科学技术出版社，2001.

[20]Slephen W。Hawking,《时间简史》许明贤、吴忠超 译，湖南科学技术出版社，2001.

[21]伊戈尔.诺维科夫《黑洞和宇宙》黄天衣、陶金河 译，江苏人民出版社，2000.

[22]Sechell Jonathan《地球与命运》杨克明、丁自强 译，联径出版事业公司，1984.

[23]宇宙信息，引力探测器 B 证明爱因斯坦是对的，"哈勃""斯隆"使已知光学爱因斯坦环增加 3 倍。《天文爱好者》2006. 1. P. 17.

[24]徐元平："生物史上的大灭绝"国际周刊，1999. 5. 2-5. 9.

[25]须眉，说说影子物质，《天文爱好者》2001. 1. P. 23.

[26]何香涛，黑洞——类星体的发动机（五）。（NGC5128，一个可能的白洞候选者）《天文爱好者》2008. 3. P. 48-51.

[27]Adam Frank. How an amateur astronomer changed stellar astrophysics. Astronomy, Nov. 2009. P. 48-53.

[28]New observation have smashed the old view of our universe. What now? Scientific American. Jan。1999. Front cover.

[29]Parallelism Theory. A screw cosmic model in mathematics. Science News. June 24 2006. Back cover.

[30]Tim Folger. A universe built for us. Discover, Dec. 2008. P. 52-58.

[31]Paul J. Steinhardt. Why the universe had no beginning. Astronomy, Apr. 2009. P. 28-33.

[32]David Castelvecchi. Galaxy clusters slide to the south. Mysterious flow could call universe' suniformity into question. Science News. Oct. 25, 2008. P. 12.

[33]Editor' s picks. Top 10 discoveries of the last 35 years. 4, faster than a speeding bullet. Astronomy, Aug. 2008. P. 40.

[34]Abraham Loeb Going faster than the speed of lightAstronomy. Jan. 2009. P. 12.

[35]Michael E. Bakich. The northern sky' s top 10 galaxies. 5. The Needle Galaxy (NGC 4565)。 Astronomy, Nov. 2008. P. 60.

[36]Simon Dedeo. Big Bang vs. Black Holes. Astronomy, Dec. 2006. P. 62.

[37]Editors' picks. Top 10 discoveries of the last 35 years. 9. An attraction of massive proportion. he Great Attractor. Astronomy, Aug. 2008. P. 37.

[38]Chris Schur. Globular cluster NGC 6712. Astronomy, Dec. 2008. P. 85.

[39]Jan Ambjorn, Jerzy Jurkiewicz and Renate Loll. The Self-Organizing Quantum Universe. Scientific American, Jul. 2008. P. 42-49.

[40]Timothy Clifton and Pedro G. Ferreira. Does Dark Energy Really Exist? Scientific American, Apr. 2009. P. 48-55.

[41]DavidBiello. DarkMatterDiscovery. Scientific American. Nov. 2006. P. 36.

[42]Kathryn Garfield. Did life begin in space Discover, Nov. 2006. P. 16.

卢戈博士简介

1962 年考入兰州医学院医疗系学习；1967 年毕业，在甘肃省酒泉市三敦医院任外科和妇产科医师；1973～1975 年参加甘肃省西医学习中医班学习。随任三敦医院院长，用针灸、方脉、按摩、中药及中西医结合的方法治愈病人不计其数。1979 年考入同济医科大学（湖北省武汉市）读研究生，研究人体组织学和胚胎学；1982 年毕业并获得医学硕士学位，随到兰州医学院任教；1986～1987 年以交流学者身份赴法国里昂大学 E. HERRIORT 医院进行交流和研究，并获该院校外籍助理教授之职称。回兰州医学院之后，历任副教授、教授、硕士研究生指导教师等职。被编入"中国专家人名辞典"。先后发表论文 30 余篇，著作 4 部。

疑难病 危急重症的济世救人验方

罗乙初

中华医药，博大精深，在世代明医、名士的经验中，有许多救人于危急中使之顷刻起死回生的神奇医技。继承和发杨优秀的传统中医药、医技，并使之现代化是攻克当今世界医学难题的有效方法。

在心脑血管疾病之心脏病(肺心病、风湿性心脏病、冠心病及其并发症)，中风病之闭症，脱症，瘫痪，脑萎缩，痴呆，各种大出血休克，痉病，帕金森尔综合症，癌症等出现的“三衰”即心功衰竭、呼吸衰竭、肾功能衰竭(尿毒症)的治疗，中医在疗效费用根治等方面的优势是现代西方医学无法比拟的。

在前人的基础上，结合本人在国内外十几个国家和地区几十年的临床实践的验证，现将有效方公法公布于下：

癫痫散(治100例全部获愈)

方药：明黄10克，钩藤10克，乳香10克，天麻5克，荆芥穗5克，枯矾7.5克，甘草5克，天竺黄(酒炒)7.5克，全虫7.5克，朱砂3克，绿豆50粒共研末分20包，每次服1包，每日2次开水送下，每疗程30天，一般2-3个疗程痊愈。

注意：治癫痫抽搐发作停止后，服癫痫药3-6个月巩固，同时兼服补肾、健脾、健脑固本散，并给予心理治疗1-2年才能彻底痊愈。

例1：张昆玉从2004年9月癫痫抽搐控制后，坚持减量服癫痫散3-5个月，固本散1年，至今癫痫未发作过，身体健康(智力中等稍低些)。

例2：冠心病心绞痛发作或急性心梗死，属中医学真心痛范畴，《内经》有“朝发夕死”的论述。病势凶险，危在顷刻，当分秒必争，针药并施。首先冲服净麝香0.5克，冰片0.05克，含化速效救心丸5粒，苏合香丸1粒或取“六神丸” 一次15粒，一日3次开水送下，并毫针重刺鼻尖穴，左中冲穴，对左内关穴行提插捻转约5分钟心痛止，也可用4厘米毫针按男左、女右斜插(45度)外关穴(1.7厘米-3.3厘米)留针10分钟可止痛。

曾治泰国曼谷市华商张炎兴，男，60岁，长期患冠心病，2002年7月15日心绞痛发作，含化硝酸甘油片。可缓解半小时，18时绞痛再发作含剂及亚硝酸异戊脂吸入无效。

在华桥医院会诊拟诊急性心梗，建议送皇家大医院抢救，因时间紧迫病情凶险，邀我诊视见患者面青惨，唇、甲青紫，大汗而喘，肢冷，神情恐怖，脉大无伦，每分钟120次，舌边尖瘀斑成条、成片，舌苔灰腻厚，用上法针药并施，约10分钟痛止。

患者属真心痛，且亡阳厥脱诸症毕见，遂投大剂救心丹(散) 变方：附子150克，高丽参(另炖浓汁兑)15克，五灵脂15克，瓜蒌30克，薤白(酒泡)15克，丹参45克，檀香、降香、砂仁各10克，山萸肉90克，生龙牡、活磁石各30克(先煮)，郁金、挂枝尖、桃仁、细辛各1.5克，莱菔子(生炒各半)各30克，炙甘草60克，麝香0.5克，三七粉 (分冲)5克。2剂。上方以参附龙牡，活磁石，山萸肉救阳敛阴固脱。红参、灵脂同用，益气化瘀，溶解血凝。红参、灵脂、三七同用治胸心痛有特效。瓜蒌、薤白、白酒汤合莱菔子，开胸涤痰、消食降胃；丹参饮合郁金、桃仁、三七、麝香，醒脑开窍、化瘀通络。细辛散寒定痛，桂枝引诸药直达心宫。上药加冷水2000毫升，文火煮取600毫升，3次分服，2小时一次，昼夜连服，大约前后10小时内服2剂，诸症均退舌上瘀斑退净，另予培元固本方药(对各种冠心病均有效)。

方药：大三七、红参、五灵脂、血琥珀、灵芝孢子粉各100克，全胎盘2具(200-250克)，鹿茸片、炮甲珠、血竭、生水蛭(熟无效)、藏红花、清全虫各50克，大蜈蚣100条(200克)共研末备用。

用法：每天2次，每次3克，开水送下，若气虚每日用60克黄芪煮水送散下，服药半月，可使心绞痛不再发，服百日基本康复。服6-8个月病痊愈，一例心肌下壁梗死患者用上药加葛根100克，蛤蚧5对，冬虫草50克，百日后心电图复查无异常，3次CT复查病灶消失(无痕迹)。

例3：香港病人许勇，58岁，男，冠心病20多年，长期服西药，一次可维持2-3小时心痛不发作，若外出吃药不及时路上常突然发作胸痛，眼发朦，视物不清无法行动，自从2007年6月份来我院看病，服药半年后，冠心病再没有发作过。

例4：风湿性心脏病，心肌及瓣膜受损，服下方：全胎盘2具，三七、红参、灵脂、灵芝孢子粉、琥珀、炮甲珠、鹿茸各100克，藏红花、清全虫各30克，大蜈蚣100条，喘加冬虫草、蛤蚧、沉香粉。心衰明显水肿较重者，先服大剂救心丹，合贞武五苓汤半月，每剂加生黄芪60克。

用法：每日2次，每次3克，生黄芪60克，煮浓汁送服散剂。

对先天性心脏病，瓣膜缺损也有效，服药百日，症状消失，恢复劳动工作能力，长期(1-2年)服本方有望根除，此方对100多人应用均有效。

例5：鼻衄大出血不止，有日夜达半脸盆者，面赤如醉，脉如波涛汹涌，重按则无，此属阴虚于下，龙雷之火奔上火无制，阴竭阳亡之变，在此刻，切不可用寒凉之物清热止血。速投平剂救心丹并用引火汤："九地90克，盐巴戟肉、天麦冬各30克，云苓15克，五味子6克，油桂2克，米丸先吞(水煮服送下)以滋阴阳，引火归原，服一剂立止。此法救大出血垂危50多人均愈。"

例6：吐血盈碗盈盆或大咯血，或妇女暴崩出血不止，或鼻血日夜不止，或大便慢性出血，日久不止，突变四肢厥冷，大汗淋漓，面白如纸，气息奄奄，此为气随血脱、阴损及阳。脾肾阳衰，不能统摄血液之症，速投极重剂救心丹(散)，加三仙炭10克，血余炭4克，炮姜炭5克，用生芪30克，归身15克，阿胶20克(化入)，九地45克，煮水送服上述散剂，以滋阴救阳，益气止血固脱，1小时显效。

例7：深圳宝安区王xx，41岁，胃溃阳大出血濒危。医院确诊为十二指肠球部溃疡，幽门梗阻，血色素5克，大便潜血(++++)。

夏末酒醉后吐血盈碗沥青样黑糊便45日，收入外科紧急输血1周，因体质过虚，暂不宜手术回家疗养。

2006年9月16日接诊时，诊见患者：面色、唇指如白纸，食入即吐，神糊思睡，四肢冷，头晕不能起立，动则气喘自汗，不渴尿多，脉迟弱，48次/分。证属脾虚不能统血，血证久延，阴损及阳，气随血脱，亡阳之险象毕露。频频呕吐，药难下咽，急则治标。用：代赭石粉50克，旱生半夏30克，生姜30克，茯苓30克，吴茱萸(洗7次)15克，炙甘草15克，姜汁20毫升，大枣7粒煮浓汁不分昼夜，少量多次口服(20分/次)，二小时后呕吐止，能顺利进食牛奶一杯，蛋糕一块。遂投大剂救心丹合姜炭、三仙炭各10克，用三畏汤(即十九畏中三对药对；人参、灵脂各10克，油桂3克，赤石脂30克，公丁香10克，郁金10克)(是治疗各类溃疡，及久痢久泻效方)，加大剂当归补血汤(生芪60克，当归10克)龟、鹿、阿胶各10克(化入汤剂)送服上述散剂4小时一次。上药服一剂后大便潜血(-)，服6剂后血色素上升到9克，日可进食斤许，出入如常人。

附：治各类胃溃疡上百例得愈效方：

鱼鳔(蛤粉炒成珠去蛤粉)大贝、乌贼骨粉、煅牡蛎、灵芝、三七、琥珀、凤凰衣、红参、灵脂。一般服药40日大都根治，肾虚者加鹿茸片，消化迟滞加内金，慢性出血加血竭，痛甚加醋元胡。

类风湿性关节炎及其治疗

卢氏中草药保健养生馆　卢日阳

类风湿关节病是一种很普遍的疾病，又是一种尚未明了的慢性全身性炎症性疾病，常常反复发作。早期有关节红肿热痛和功能障碍；晚期关节可出现不同程度的僵硬、畸形，风湿关节炎的表现除关节病变外，还会发热、疲乏无力、心包炎、皮下结节胸膜炎、动脉炎、周围神经病变等。值得注意的一点很多人都容易把风湿与类风湿看做是同一种病种，其实这种想法是错误的。

类风湿性关节炎以晨僵为特征，为多发性小关节炎，以手部指掌、腕、足趾等关节最常见。早期现红、肿、热、痛和功能障碍；晚期关节可出现不同程度的强硬和畸形，并有骨和骨骼肌萎缩。

从病理改变角度看，类风湿性关节炎是一种主要劳累过度引起关节滑膜组织、关节韧带和肌腱损伤；其次为浆膜、心、肺及眼等结缔组织的广泛性炎症。因此，除以上关节炎的表现外，发热，疲乏无力，体重减轻，从短暂、轻微的关节炎到急剧性的关节炎，受累关节以近端指间关节，掌指关节、腕、肘、肩、膝和足趾关节最为多见。颈椎、颞颌关节、胸销和肩销关节也可受累，髋关节受累少见。常表现为对称性关节，持续性肿胀和压痛几小时。

最为常见的关节畸形是腕和肘关节强直、掌指关节的脱位、重症患者关节呈纤维性或骨性强直，并因关节周围肌肉萎缩、痉挛失去关节功能，以致生活不能自理，除关节症状外会有关节或内脏损害。如风湿结节，心、肺、肾周围神经以及眼等病变。类风湿关节炎症，是全身性的广泛性病变；对人体的危害性大，尤其类风湿重叠风湿病全身症状重，可伴有明显心脏损害的表现与心力衰竭。

一、类风湿关节炎属于中医痹症范畴，主要有以下证型：

1.“风寒湿痹”：肢体关节肌肉疼痛，时轻时重，曲伸不利，逢雨天加重，则关节游走疼痛，多见于上肢肩、肘；若寒邪偏胜，则关节痛剧，遇寒则重，得热则缓；则痛处不移而关节沉重肿胀，肌肉麻木，治祛风散寒，除湿通络。

2.“风湿热痹”：起病较急，关节红肿灼热疼痛，痛不可触，筋脉拘急，曲伸不利，治清热除湿，祛风通络。

3.“虚痹，痹症”：日久不愈，关节疼痛，时重时轻，反复发作，腰膝酸软，面色不华，脉虚弱或沉细。治补气血，益肝肾，祛风湿。

二、本病一是由人体气血不足，二是由外邪入侵。治疗应对症用药。以下为笔者应用的两则方剂：

1.用于类风湿关节炎，四肢关节炎症治疗：山苍子根，两面针，松树根，杉木根，钻石风，排钱草，鸡尾草，猕猴根，茜草，无花果根，小蓟，姜活，独活，煎水时加白酒 500 毫升，用蒸气烘于患处，适量外敷患处。

2.类风湿性关节炎寒湿过重治疗：猴骨，升麻，骨碎补，石猴仔，补骨脂，红花，甘草，黄芪，白术，当归，柴胡，怀牛漆，鸡血藤，田七，白参（七叶一花 1-3 克）体质虚加鹿茸。浸泡白酒适量内服。

类风湿关节炎还可采用外治法：

松树枝，杉树枝，两面针，石猴仔，钻石风，过山龙，红花，当归，山苍子根，介子草，鸡血藤，七叶一枝花，陆英，穿山甲，千斤拨，猕猴根，茜草，无花果根，小蓟，羌活。

外用：煎水加米酒外敷并洗澡。

专治类风湿亦可用于坐骨神经，腰椎突出、膨出，椎体骨质增生，颈椎突出，肩周炎等。

中医诊病用药见解

五味堂伤骨科医馆创史人 卢日阳

中医治病先用四诊获得病症信息，再配伍组方药物治病。中医诊病和用药都有自己的理论和方法。要对疾病做出判断，首先通过“四诊”诊察病人的体质、症状，运用“八纲”结合病因进行分析，弄清病症的性质作出诊断，辨证施治。下面简述本人对中医诊病知识和用药原则的见解。

一、中医诊病的基本知识——“四诊”“八纲”和“六因”

1. 四诊

四诊，即望、闻、问、切。“望”就是观察病人的精神状况，体质情况，皮肤、五官以及舌苔等的色泽变化。“闻”包括两方面，一是听病人发出的声音、言语、呼吸、咳嗽等声音；二是嗅病的气味、呼吸、口腔、分泌物、排泄物的气味。“问”就是询问病人的发病经过和自觉症状。“切”就是摸脉和触诊。下面只把几种常见的舌象、脉象作一简介。

（1）舌象：包括两部分，一是舌质；二是舌苔。淡白是虚症、寒症；绛色（深红色）是里热症；紫色为瘀血症；舌卷缩色淡的多属虚症，舌苔薄白而润是正常的；薄白而滑的属表寒症；白厚而腻的，是湿症或痰症；黄苔的属里热黄；苔多属湿热；黄而干燥是热病伤津；黄而干燥起刺是实热症；灰白的多属寒湿；灰黑的多为肠胃有湿浊；灰滑的属食积，痰饮；黑而润滑的是大寒症；黑而干燥的属大热症。

（2）常见的脉象

浮脉：脉搏跳动很表浅，用手指一摸即可摸到，多属表症。如为浮而快多属风热；浮而无力的为伤暑。

沉脉：轻按不明显，重按才能摸清脉的跳动的属于里实症。

数脉：数即“快”的意思。正常的脉是每呼吸1次跳动4次，如果超过4次即称数脉，多属热症。浮数是表热，沉数是里热。

迟脉：每呼吸1次脉跳3次以下，称为迟脉，迟而有力的多见于心腹冷痛，迟而无力的为虚寒症。

虚脉：脉大而软，按之无力，多见于伤暑，虚劳，气血不足。

实脉：脉充实有力，长大而坚实，多属有实火。

滑脉：脉跳动圆滑流利，多见于孕妇；滑大，多见于风痰、食滞。

弦脉：脉跳动像弓弦一样，按之不移称弦脉，多见于痰饮，月经不调，心腹痛。

细脉：脉细如丝，多为气血两衰（如大虫血，血压下降时）或久病体虚、劳损等。缓脉解：每呼吸1次，脉跳4次，和缓均匀，为正常之脉象，如缓而无力的属虚症、寒症、湿症。

2. 八纲

表、里、寒、热、虚、实、阴、阳是根据四诊的结果概括出来的，用以明确症病的主要矛盾和矛盾的主要方面。为了叙述方便，下面分为4组解答：

（1）表里：是指病变位的深浅，如开始得病，病人有发热畏寒、头痛、四肢酸痛等症状，表示病在表，称“表症”，治疗上用解表药。如病人出现高热、口渴、烦躁、神志不清、腹胀满、大便秘结、小便如茶、或有呕吐、腹泻等症状，表示病在里，称为“里症”，治疗上当用清热凉血，通里逐下的药物。

（2）寒热；是指两类性质相反的症状。如面色苍白，手足凉，口不渴，喜吃热饮食，大便稀薄，舌润苔白滑，脉迟，经常怕冷，多属于“寒症”在治疗上当用温热的药，以温阳散寒；如果面色潮红，手足温，口渴，喜吃冷饮食，大便干结，舌苔黄燥，脉数快，多为热症，在治疗上常用寒凉的药物以清热泻火。

（3）虚实：是指人体和病势的盛衰而言。如精神不振，四肢无力，声音低微，皮肤色浅，弹性减弱，呼吸弱，出虚汗，腹隐痛喜按，脉细无力为虚症，宜用湿补的药物。如见精神亢奋，声音有力，皮肤红润，腹满胀痛，或有硬块，呼吸粗而有力，脉实有力等为实症，应用攻泻药。

（4）阴阳：是八纲总的概括，如表症、热症、实症可统称为“阳症”；里症、寒症、虚症可统称为“阴症”。由于病人的体质不同，得病的原因不同，病情的轻重不同等等。在临床上常常是表里相兼，寒热错杂，虚实互见，但不管怎样，通过全面，细致的辩证，总是有所侧重，从中找出疾病的主要矛盾和矛盾的主方面，突出重点，对症下药，就可获得良好的疗效。

3．六因

六因即风、寒、暑、湿、燥、火六种不同的致病原因，也就是过去中医称为“六淫”或“六气”这些都属于外因。至于发病与否，主要取决于内因，但外因也是致病的条件，不可忽视。常常把某些致病的原因，归纳为“六因”。这是由于人限于当时的条件，不可能发现各种不同的具体致病因素，只能根据临床症状来推求致病原因。头痛等症状时，一般通称是“受风”或“伤风”。在炎热的夏天，中了暑气，出现发热、头痛、四肢发软、出汗、口渴等症状时，通称“伤暑”，是中医所称的六因，有时不一定是指发病的原因。

（1）风：风，一般分外风、内风。外风：是指受风得病，有一般外感症状，有热象的为外感风热，伤寒的为外感风寒。前者应用祛风散热的药，后者应用祛风散寒的药。内风：是指风自内发，“中风”就是内风的一种，即突然昏倒，不省人事，或出现半身不遂，口眼歪斜，说话困难等症状，宜用平肝、养血、熄风的药来治疗。

（2）寒：一般分表寒、里寒。表寒，就是指受寒得病，有精心寒、无汗、口不渴、四肢骨节酸痛等症状，宜用散寒解表的药物。里寒解：临床表现有腹痛、腹泻、肠鸣、口淡无味、恶心、怕吃生冷食物等症状，宜用温中散寒的药物。

（3）暑：一般分伤暑、中暑。伤暑，就是夏天受了暑气，有发热、头痛、出汗多、口渴烦躁、四肢酸软无力等症状，宜用清解暑热的药物。中暑解：是指在暑天烈日下，突然昏倒不省人事，出现虚脱，应用补气回阳的药物，及时抢救。

（4）湿：一般分外湿、内湿。外湿：是指有精神困倦、头重、四肢沉重、关节疼痛、屈伸不利、轻度浮肿等症状，宜解表化湿。内湿解答：是指有黄疸、胸水、腹水、痰多、疲倦、四肢浮肿、腹泻、小便不通，宜清热利湿，或健脾渗湿的药物。

（5）燥：一般多指燥气伤了津液，多见于秋季，出现皮肤干燥、口唇干裂、干咳无痰、胸痛、大便秘结等症状，宜用滋阴润燥的药物。

（6）火：一般分为实火、虚火。实火，出现牙龈肿痛、咽喉肿痛、目赤斑疹、高热不退、烦躁口渴、小便褐色，宜用清热泻火药物。虚火解答：一般的多见唾液分泌减少、口干、手足心发热潮湿、舌尖红，宜用滋阴降火的药物。

二、中医用药的基本要点

1．了解药物性能

药物性能就是药物的性味和功能，只有掌握了中草药的性能，才能正确运用。

每种药物都有它的性味功能，例如：野菊花性寒味苦，功能是清热解毒，散瘀消肿，因而它可治疗一些高热疾病，急性炎症，无名肿毒等。

中草药的性能也是按传统的中药理论“四气五味”来定的。

（1）四气：即寒、热、温、凉四种不同的药性。这些药性可从人体对药物的反应来认识。例如：淋雨受凉，畏寒怕冷，喝一碗生姜汤，则汗出病解，说明生姜是温性的，因为它从病人身上反应出来了散寒的一切作用。再如：口干唇裂，舌苔薄黄，不想吃饭，民间叫作“上火了”，服黄连汤即可症状消失，因此我们知道黄连是寒性的，因为它有泻火的作用。至于寒和凉，热和温只是程度上的不同，而没有性质上的差别。微寒相当于凉，微热相当于温。还有既不偏温也不偏凉的药物，称为平性的药。概括地来说，寒凉性的药物都有清热泻火，凉血解毒的作用；湿热性的药物都有温中散寒，助阴通络的作用；但也不能简单地认为，所有的寒凉药都可治一切的温热病，所有的温热药都可治一切虚寒病。因为每一种药都有它一定的主治范围，所以决不能生搬硬套。

（2）五味：辛、酸、甘、苦、咸五种味道，可通过味觉来辨别。五味各有不同的治疗作用，带有辛味的药，能发汗解表，行气止痛，如薄荷，大头葱可治外感；九里香草，鸡骨草可治胃痛。带有酸味的药，能涩肠固脱，收剑止血，如火炭母，辣蓼草可治腹泻、痢疾；旱莲草可止血。带有甘味的药，能滋补强壮，缓急调中，如土党参，牛大力可治体虚无力；冰糖草调和药性，保护胃肠。带苦味的药，能清热解毒，燥湿泻火，溪黄草能治黄疸型肝炎。带有咸味的药，能软坚散结，润肠通便，如穿山甲、乌贼骨能治淋巴结核，甲状腺肿大。草决明可通大便。另外还有淡味的药，能渗湿利水，如淡竹叶、珍珠草等。

还有带有涩味的药，也有收敛止血的作用。如簕柞、侧柏叶可治内外伤出血，这样就不只是“五味”，但一般习惯上称五味。临床使用中草药最好是单味药即能达到治疗目的，既简便又容易掌握。但往往由于病情复杂，人的体质不一样，单味药不能达到治疗效果。所以必须选用多种的药物配而成方，以加强药效，兼顾全面，方求病人早日恢复健康。

2. 合理处方

处方，并不是随便把几种药凑在一起，也不是品种越多，疗效就越大，而是在辨证的基础上根据药物的性能选好组方。其基本的原则是：

（1）处方首先确定出主治的药物，即解决主要矛盾的药物，或者说是治主症的药物。例如：治疗一个外感风寒的病人，其主要症状是恶寒发热，如果选用紫苏和大头葱为主治药，病人服药后，汗出病解，则这两味药在处方中就是主治药物。

（2）辅治药物，即治疗主症以外的其他症状的药物。以治感冒为例，如病人除发热外还有口渴、咽痛，那么可配上玉叶金花、岗梅；有的病人还感四肢酸痛，可配上桑物；这些药物均称为辅治药物。

（3）相助药物，即协助主治药物或其他药物发挥更大作用的药物。例如治疗胃痛，常用两面针根皮。因该药物有小毒，不宜多用，但量小又达不到止痛的目的。再如用海金沙藤、芽根利尿，如果配上主指毛桃补气，其利尿作用就会更强。

4. 相制药物，即利用某种药物的作用，助制另一种药物的作用，以减少其毒性和不良反应。例如治疗外感时常将紫苏、薄荷配在一起，这两种药虽都有发汗解表的作用，但在药性上紫苏为辛温，薄荷属辛凉，以薄荷之凉来控制紫苏之温。这样，既能加强发汗解表的作用，又纠正药物的偏性。又如用中药麻黄发汗时，常配以白芍，以防发汗过多。用双眼龙治疗腰腿痛，病人往往出现头晕耳鸣，可能是毒性反应，若配上牛大力、千斤拨或五指毛桃，则毒性反应就不会出现。

总之，两种以上的药物组成一个复方，不外产生两方面的作用；一是互相协助，增强药效，二是互相抑制，减少不良反应。在配方中寒热并存的症状，可以寒药和热药并用，虚实相兼的症状也可以补药和泻药并兼，但必须有所侧重。这说明中草药在治疗上的配方应用是广泛而又灵活的，不必局限于固定的处方。特别是中草药的生长，地区性很强，南方有的，北方可能没有；北方有的，南方不一定有。因而，必须根据本地区所产药物，在熟悉其性能和辩证施治的基础上选药配方灵活应用。

3. 用药的几点注意事项

用药治病首先了解病人体质，深入细致地做好病人思想工作，使病人树立治病信心；其次必须弄清病情，根据病人具体情况，对症下药，绝不可粗心大意。因此在用药的时候，对于病情的轻重，患病时间长短，体质的强弱，年龄的大小，性别的不同，气候的变化等，都要认真地全面考虑。在用量上，老人、小孩、妇女、体弱的病人都要用得少一些；药性猛烈或有毒的药，要严格控制用量，过于苦寒的药，用了会损伤脾胃；辛温大热的药不宜用于体虚有火的病人；行气破血，散瘀泻下的药，孕妇禁忌。夏天要注意少用辛湿大热的药，冬天要少用寒性凉的药。

从药物的质地来说，质轻易浮的药，用量要小一些，质重味厚的药，用量可大一些。

从配剂来说，泻剂用量可稍大，散剂用量较小，鲜药用量可较大，干药用量要减少。在服药时间上，一般是：补药在食前服，健胃药在饭后服，驱出药和泻下药，大多空腹服，镇静催眠药在睡前服。

总之，观察病情要细致认真，摸索药物的性能要看到正反两面的作用，这样我们就可以通过实践，认识，再实践，不断提高诊疗水平，更好地服务大众健康。

试论中医传承困境的破解对策

陈加功

“西方文化先入之见的干扰”“中华文化的缺失”“汉语语言文字的障碍”，是中医传承亟需破解的三重困境。

西方文化实体观建立了我们思维观念，成为先入之见，构成中医传承的根本性障碍。量子观与实体观、互补原理与还原论，是根本不同的本体论和认识论。中华民族引入的是西方文化实体观。

以“道”为核心，“阴阳，体用，五行，八卦，干支，河图，洛书”等建构中华文化体系。这些观念若不清楚，中华文化则是缺失的。

量子观与阴阳观、互补原理与体用，具有共通性。量子观将可能肩负沟通西方文化与中华文化重大使命，只是尚未挖掘和发挥。

语言的本质是文化。文化立场通过语言方式左右语言结构、语言范围。古汉语语言方式是单音节语，单音节语是中华文化语言的标志；西方文化语言是复音节语，现代汉语受社会发展的影响有所变化，复音节词增多，加上西学东渐的多方面影响，这些都容易造成对中医的偏见和误解。

任何文化、任何理论，都具有自身的适用范围。文化无优劣，优劣是人的价值判断，在文化自身适用范围使用文化，文化则为“优”，反之则为“劣”。“优劣”，取决人的文化选用，而不是文化本身。

面对“佛文化，中华文化，西方文化”为代表的文化多样性，唯有站在人的立场建立一个“文化多样性的立场”，方可实现文化皆为人类所用。文化多样性的立场，以承认“佛文化，中华文化，西方文化”的独立性为前提，以界定“佛文化，中华文化，西方文化”各自的适用范围为路径，理顺“佛文化，中华文化，西方文化”的“层次嵌套”关系。文化多样性的立场，是“中西医并重”的思想基础，落实“中西医并重”则是实施中医药与西医药分业管理但不排斥相互借鉴。

《黄帝内经》，不只是一部医学，它是包括了“医世，医人，医国，医社会”的学问。中华民族传统，以《黄帝内经》为代表的医学，称为岐黄学。中医，是近世区别于西医对中华传统医学约定俗成的一个称谓。中医或者岐黄学，即便站在中华文化立场也很难下一个内涵的定义，因为它包括了中华文化全体。现实中，中医名称下又存在“中华传统医学”“现代中医学”“中西医结合学”之分别。本文中医指的是中华传统医学即岐黄学。

如果将中医学仅仅用于防治疾病，则只是发挥了中医“下医”作用；如果将中医学应用于治理健康，那么，体现出的是“医人”一个部分作用。中医传承，理当是挖掘和发挥中医学全部价值。因此，中医传承，需要中华文化复兴同行，中医传承，将撬动中华文化复兴。

中华民族文化的演变，影响到中医学价值取向。自汉代开始，中医学偏向防治疾病，《伤寒杂病论》开启中医临床医学，张仲景成为中医临床医学鼻祖，汉代以后，防治疾病成为中医学发展主流方向。当然，“医世，医人，医国，医社会”作用，在防治疾病过程中仍然有所体现，也散见于民风习俗。新文化运动以降，中医学防治疾病能力却遭遇了持续不断质疑，主要体现为“中医是否科学”争论，而中医“医世，医人，医国，医社会”价值作用，基本淡出中华民族生活。

党中央国务院提出建设健康中国、“中西医并重”方针政策，激发中华民族重新认识中医学价值。但是，重新全面深刻认识中医学价值，存在以下困难，首先，以《黄帝内经》为代表的中医经典，是文言、繁体字记载的，接受现代教育的人，读不懂；其次，《黄帝内经》涵盖了中华文化“道，阴阳，体用，五行，八卦，干支”等学问，读《黄帝内经》等犹如读天书；再次，中医生命观是“心物一元”，中医思维是体用，以及“精气神”内涵意义，完全陌生。认识中医价值困难，也是中医传承面临的困境。

新文化运动，打倒孔家店，极大地冲击了中华传统文化，文化大革命，又清了一下根。共和国六十年，实行全民西方文化基础教育，中华文化、汉语语言文字学教育悄然淡出。

中华文化与西方文化是独立的两种文化体系，两种文化之间不具有“相互”双向理解关系性，西方文化不能够“理解”中华文化；若以西方文化释义，则是对中华文化、对中医曲解。

目前中医显现的问题，是人的文化观念问题，可以划分为三个层次，直观层面，主要体现为“中医理论西化”“保障中医药独立性制度缺失”；深层面，存在“西方文化先入之见的干扰”“中华文化的缺失”“汉语语言文字的障碍”三重困境；核心层面，人的文化观念。其中，三重困境是造成中医人才匮乏直接原因。破解三重困境，是解决中医问题核心，具有重大战略意义。

中医传承困难是人的困难，人的困难是学不懂中医理论。为了解决这个困难，以中医界为主体选择了改造中医理论路径，改造方式以西方文化释义中医理论。经过半个世纪的探索，结果是“中医理论西化”“中医人才匮乏”“中医服务能力不足”。以西方文化改造中医理论是中医传承一条不通之路。

中医传承，需改变的是人的文化观念，而不是改造中医理论以适应缺失中华文化现实之人。中医传承现实之路，亟需重构。本文暂且搁置直观层面中医问题不论，探讨的是如何破解中医传承三重困境，是一个以人为本位文化的思考，而不是解决中医问题的方案。

中医传承困境之一：西方文化先入之见的干扰

以新文化运动为标志，西方文化全面传入中华民族。传入过程，以知识分子为先锋，以国家为主导，以中小学基础教育为主要手段；传入内容，以十七、十八、十九世纪西方文化为主流；传入概况，世界观最根本，语言文体和公历纪年最深刻，自然科学最深入，政治体制影响最关键，价值观和生活方式影响最广泛，中华民族固有文化信仰受到冲击。

面对中华文化和西方文化，百年中华民族主体做出的是不相容选择，即独尊西方文化，否定中华文化。选择是以知识分子为主动，以民众为被动。选择结果，西方文化重构中华民族“政治体制，价值观念，语言文体”，其中，语言文体转换最彻底，现代汉语完全替代文言。西方文化语境在中华民族全面建立，中华文化语境丧失。确切地讲，是西方文化所寄之人以西方文化重构中华民族“政治体制，价值观念，语言文体”，而不是西方文化本身。

中华民族引入的主要是十七、十八、十九世纪西方文化，体系结构为“实体观，还原论，逻辑”，体现在马克思主义哲学、牛顿经典物理学、欧几里得几何学、亚里士多德形式逻辑。至于其它的理论、主义等，都是实体观下的具体形态。但是，量子观、互补原理似乎应当除外。

西方文化本体论，二十世纪初发生重大变化，就是量子论提出。量子论作为物理学理论提出，而今已发展成为普遍哲学原理。作为哲学原理，量子观、互补原理适用范围远远超出物理学，但是，还不能够动摇实体观作为西方文化根基。这并不妨碍量子观重大使命，对中华民族来说，量子观可能具有沟通中华文化与西方文化巨大的价值，只是尚未挖掘和发挥。量子观、互补原理的哲学意义，转述田松先生文章扼要介绍。

量子观不同于实体观几个特征

实体观	量子观
实体是连续的	实体是分立的，都是量子化的
实体具有确定的、唯一的形态	实体既是粒子又是能量，粒子可以转化成能量，能量可以转化成粒子（爱因斯坦质能方程）
实体是独立于人客观存在，人是一个旁观者	实体做为对象，离不开主体而存在。“对象只有在主体面前并被主体赋予意义时才成为对象”
整体即总体，是由独立的部分组成	完全独立的部分不存在，部分总是整体的部分，具有做为整体的关联；主体同整体不可分
物质可以逐层还原，被还成由基本粒子构成，夸克为基本粒子终点	物质由量子构成，逐层还原不再成立，核子以下层次不存在基本粒子
空间、时间，是绝对的，且独立自存	“时间-空间”是一体的
因果性是实在本身属性	因果性是人安排实在一种方式
结论是决定性的	结论只能给出几率性预言

互补原理，戈革先生阐释如下：

我们的概念、图像等等，常常分成两类。设由A和B代表两个概念、图像、现象、描述方式、单词的含义或两种不同的人类文化等等，那么，说A和B是互补的，就意味着A和B满足下列条件：

A和B具有某些相反对的性质或行为；

A和B不能按照人们以前所知的任何逻辑法则而被结合成一个统一的、唯一的图像或体系；

但是，为了得到所研究对象完备描述，A和B都是同样地不可缺少的；我们只能按照适当的条件来分别地应用A或应用B，而不能一劳永逸地彻底抛弃A或者B。

为了解释互补原理，玻尔引入“现象”一词，指出“现象一词仅仅代表包括整个实验装置的叙述在内的指定条件下得出的观察结果”。现象一词是针对“实在”引入的，现象一词引入后，实在，则是解释现象构造出来的概念。

颇费笔墨转述量子观、互补原理一般意义解释。概而言之，量子观与实体观是完全不同的本体论，互补原理与还原论是完全不同的认识论。在西方文化体系内部，西方文化的演变，从实体观到量子观是“质变”而不是“演化”，本体论意义，是中断而不是连续。当今世界，西方文化是以两种本体论形态相混杂存在于人类的。实体观，并不完全代表或者等同于“西方文化”，这个认识上区分，对中华民族来说是非常重要的。从西方文化自身来说，凡是奉“实体观”为圭臬者，其实并不懂西方文化。

国家基础教育设定西方文化实体观、科学等同于“正确”，因而造成国人并不都清楚，实体或自然界是实体观一个人为前提设定，并且从来也没有得到过证明。实体观设定世界本质上是单一平面上的实体；实体观下真值逻辑根本缺陷是，割裂和忽视世界关系性，这种忽视，不是技术性而是原则性。实体观根本性缺陷，胡列清先生早在十多年前就已经予以深刻揭露，遗憾的是，并未引起国内学界反响与关注。

建立在量子论和相对论基础上的现代自然科学取得了举世惊叹成就，实体观却不能够理解量子论、相对论以及二者关系，令实体观所寄之人普遍感到困惑。田松先生指出，如果放弃实体观接受量子观，互补原理则成为量子哲学逻辑起点，人们对量子理论将不再困惑。

在本体论和认识论意义上，我们看到了量子观与阴阳观共通性，看到了互补原理与体用共通性。这个共通性带来的启示是，实体观对阴阳观困惑，同实体观对量子观困惑是等价的。那么，破解对阴阳观困惑方法同样是放弃实体观接受阴阳观，而不是以实体观释义或者改造阴阳观。

百年中华民族，并不清楚西方文化逻辑起点实体观存在根本性缺陷，也没有接受西方文化的演变新近成果量子观，只是接受西方文化实体观部分，并奉为正朔。西方文化倡导者及其追随者，从不怀疑西方文化实体观的正确性。但是，以量子观审查，历史和事实终将证明，新文化运动倡导者及其追随者，西方文化不懂，以阴阳观审查，中华文化他们也不通。历史诡异的是，西方文化倡导者及其追随者，成功诱使中华民族抛弃自己的传统文化，蛊惑中华民族信奉西方文化，以实体观建立了我们思维观念，成为先入之见，构成中医传承的根本性障碍。

中医传承困境之二：中华文化的缺失

中华民族引入西方文化，是一把双刃剑，利弊共存。利，在西方文化适用范围使用西方文化，如科学技术；弊，超出西方文化适用范围使用西方文化。西方文化倡导者及其追随者对引入西方文化多奢谈其功，少反思其过。站在中华民族根本利益立场，过，不在引入西方文化，而在抛弃中华文化；过，不在西方文化本身，而在西方文化所寄之人；人之过，无视中华文化与西方文化是独立的两种体系，独尊西方文化；无视中华文化与西方文化具有各自的适用范围，超出西方文化适用范围使用西方文化。

文化之优劣，取决于人的文化选用，而不是文化本身。荀子将世界分为四种类型，水火有气而无生，草木有生而无知，禽兽有知而无义，人有气、有生、有知且有义，最为天下贵也。中华文化适用范围是荀子四类世界，以人类社会建构与生命认知最重要。人类社会结构与构造以伦理为基本，伦理以修身为前提，修身，先正心，正心，先诚意，诚意，先致知，致知在格物；身修而后家齐，家齐而后国治，国治而后天下平。社会伦理以“和为贵”“和而不同”“父慈子孝”为常。西方文化适用范围，仅限于荀子四类世界中“气”的世界，培育人类驾驭实体能力，有助于丰富提升物质生活水平，以“科学技术”为代表；“生”“知”“义”的世界，不在西方文化适用范围。西方文化建构的社会伦理，标榜“平等，自由，民主”，虚妄不可实现，实则“竞争”“斗争”。

一个有趣的现象，东西方两大文化二千年呈现出相向的演变过程，中华文化阴阳观朝着“实体观”方向演变，而西方文化实体观朝着“阴阳观”（量子观）方向演变。西方文化实体观以“科技”为载体流布全球，拥有世界话语权。进入廿一世纪，西方文化量子观、中华文化阴阳观，正在弱化实体观话语霸权。人类社会将不再是单一文化社会，以“佛文化，中华文化，西方文化”为代表的文化多样性共存于人类社会成为必然常态。中华正统文化，再次被中华民族乃至全人类选用历史大势已露端倪。

生命认知，健康治理，疾病防治，不在西医适用范围，西医适用范围局限在“创伤医学”。人类选择了西医，不等于西医先进，也不是智慧选择，而是相反。

破解中医传承困境，离不开对中华文化和西方文化的认知，离不开关于中华民族同中华文化、同西方文化究竟应当建立怎样关系的认识。当前，中华民族最大困难是文化“无根”。中国现代文化，既是中华文化又是西方文化，既不是中华文化又不是西方文化，有人称之为“亦驴亦马，非驴非马”，是骡子文化。如今中华民族，是以西方文化为根，还是以中华文化为根，并没有形成民族共识，而中华文化与西方文化是不能够统一的，至少一定时期内无法实现统一；中华民族若以两种文化为根，则是罔顾事实。中医传承，是将中医理论保存与流传，实现中医“医世，医人，医国，医社会”价值。转变人的文化观念，破除西方文化先入之见的干扰，回归中华民族正统文化，重建中华文化语境，是中医传承唯一出路。因为，正统中华文化才是中华民族之根。

以“道”为核心，“阴阳，体用，五行，干支，八卦，河图，洛书”等建构了中华文化。这些观念若不清楚，中华文化则是缺失的。

何谓文化？世人多以外延定义文化，有人说达百种之多，却没有共识性定义。我们采信南怀瑾先生的观点，给出一个内涵的定义，“文化，是人类站在地球立场以自身为本位赋予世界之意义”。中华文化，是中华民族站在地球立场以中华民族为本位赋予世界阴阳之意义。其实，这样定义中华文化并不确切，因为，中华文化核心观念是“道”。《易经》曰“形而上者谓之道，形而下者谓之器”。阴阳，是中华民族赋予形而下器物世界之意义，阴阳为道之用。阴阳背后还有“道”，并不是一个独立、孤立的起点。阴阳，以道为体成为形而上世界与形而下世界分界点与联结点。

文化初始意义称为文化立场。站在胡列清先生《二重论》立场上，阴阳观，是中华文化立场，“关系观”，是佛文化立场，“实体观”，是西方文化立场。西方文化，是西方人类站在地球立场以西方人类为本位赋予世界“实体”之意义。实体观，是西方文化独立、孤立的起点。阴阳观、实体观，是关于形而下器物世界认识，都以世界为对象，但是，做为对象的世界却具有不同意义。中华文化与西方文化，以阴阳观与实体观的不同相区别。医学的本质是文化，中医与西医的不同，以阴阳观与实体观不同为根本。不懂中华文就不懂中医。简要叙述建构中华文化几个核心观念。

道。南怀瑾先生认为，人类文化与文明起源于观察自然，成为人类认识文化与文明起源共通原则，但是，中华民族远古文化，应当另做别论。“大道本无言说，本无名相，混混沌沌，莫知其端”。道，包括两层基本含义，一是形而上全能本体谓之“道”，二是形而下的事物法则亦谓之“道”。《易经》曰“无思也，无为也，寂然不动，感而遂通”，指的是形而上本体之“道”。《易经》曰“一阴一阳之谓道”，指的是形而下事物法则之“道”。中华民族上古文化思想，以“道”之一字，上下交通，联系形上、形下的全环。

阴阳。“阴阳者，天地之道也”。阴阳，是天地构成与运行法则，内含三个义项，何谓阴，何谓阳，阴与阳关系。浑言曰“阴阳”，析而言之，“上为阳，下为阴”“白天为阳，晚上为阴”“动为阳，静为阴”；阴为体阳为阴之用，阴与阳是体用关系。现代观念理解，阴阳是“时-空”一体性简约、精准表述；整体，是“空间”性分述，变，是“时间”性分述，整体内含层次性且恒动不居，是阴与阳关系分述。阴阳表达的是这样一种世界观，“时-空”一体性构成世界，世界整体恒动不居。

阴阳适用范围为太阳系统宇宙世界，如《易经》所说，“(《易》)范围天地之化而不过.曲成万物而不遗,通乎昼夜之道而知”。阴阳之变，三为基数，限于六范围内，《易经》曰“《易》之为书，广大悉备，有天道焉，有人道焉，有地道焉。兼三材而两之，故六。六者非它也，三材之道也”。中华文化观念，世界变化只能变到第六阶段，第七个变则是另外一个局面开始。

阴阳观，是中华文化独立性的标志，也是区别于人类其它文化根本所在。不懂阴阳就不懂中华文化，不懂阴阳就不懂中医理论。

关于“时间、空间”的观念，是人类文化认识世界最基本观念，是人类文化相区别集散地。中华文化阴阳观是“时-空”一体性，西方文化实体观，认为“时间、空间”是绝对的，且独立自存，实体观仅仅是关于世界“空间”性一个侧面认识，忽视世界关系性（时间性），存在根本性缺陷。西方文化量子观，认为“时－空”一体性。阴阳观与量子观具有共通性。

中医药高等院校教材《中医基础理论》将阴阳释义为，①对立制约，②互根互用，③消长平衡，④相互转化，这是一个西方文化实体观的释义，是对阴阳内涵义曲解，以此释义无法建立阴阳观。

体用。体用是中华文化独有的、重要的认识论。体用，建立中华文化思维，建立中医思维，以“司外揣内”“知常达变”等方式领悟世界、领悟生命整体性和动态性。十分奇怪的是，中医药高等院校教材六十年避而不谈“体用”。

何谓体用？南怀瑾先生在《我说参同契》里有一个讲解，“体在哪里见？在用上见，在相上见，有用有现象，体的功能在其中矣！譬如，人会讲话，但能够讲话的不是语言，也不是嘴巴，是人的生命会讲话。在哪能看见呢？就在他讲话上，讲话是他的相，现象是体的用，所以体是在相和用上见的，离开了相和用，虽然有体，却不可见，不可知，不可说，无形无相。实际上体、相、用是一个东西”。

互补原理的“实在”，同“体用”之“体”相当，互补原理的“现象”同“体用”之“用”相当，互补原理认为，关于对象的描述，“实在”和“现象”都是不可或缺的，同“体用”不二意义相当。互补原理与“体用”具有共同性。

五行。五行，由“五”与“行”构成，五，指的是“木火土金水”，行，指的是“动能”，五为体，行为五之用。五，“从二，阴阳在天地间交午也”。五行，基本意义是“金木水火土”之间关系性，以各自“动能”建构关系性。“木火土金水”关系有两种表达式，一种是，以任何一者为对象，存在着“我生我克，生我克我”关系，另一种是，“比相生，间相克”。前者表达的是“五行”结构性，后者表达的是“五行”构造性，“木火土金水”结构与构造相统一是阴阳法则表达方式。阴阳为体，五行为阴阳之用。

八卦。八卦是挂在天地间八大现象，分别是“天地，日月，风雷，山泽”，代表符号是“乾坤，离坎，巽震，艮兑”。在地平坐标系中，以八种现象坐标的不同，又分为先天八卦和后天八卦。

易有三《易》，分别是《连山易》《归藏易》《周易》；《周易》流传下来，《连山易》《归藏易》有人认为失传了，南怀瑾先生认为，散落在民间，“江湖”东西、医药，堪舆、道家某些东西，都是《连山易》《归藏易》的结合。《易经》三个原则，变易，简易，不易；三个内涵，理，象，数。理，是哲学原理；象，是宇宙万物现象；数，任何现象都有它的理，又一定有它的数。

乾坎艮震巽离坤兑，原本是阴爻和阳爻组成的八种符号，象数，是关于符号科学方面解释；理，是关于符号人文解释。八卦是三爻卦，八卦相荡，形成六十四卦，六十四卦为六爻卦。“六爻之动，三极之道也”，三极为天、地、人，三极亦有阴阳，六爻之动是天、地、人阴阳法则变化方式。六爻之动，是“一份一份”的，而不是连续的。

干支。干支是天干地支合称。十天干，甲、乙、丙、丁、戊、己、庚、辛、壬、癸。天干，是汉以后称谓。天干，最早用于纪日、纪旬，后来用于纪年。天干，基本含义是天体内干扰。在太阳系统宇宙内，地球同地球以外的星球存在相互干扰作用，站在地球立场，这个作用以“地球-太阳”相互作用最重要，作用直观现象是“日”（一天）。

地支。十二地支，子、丑、寅、卯、辰、巳、午、未、申、酉、戌、亥。地支最初用于纪月。地支基本含义是地球支撑作用。在太阳系统宇宙内，地球具有一种无形力量支撑着同地球以外星球发生相互干扰作用，这个无形力量是地球自身“动能”，体现为“地球—月亮”关系，直观现象是“月”（一个月）。

干支，以太阳系统宇宙世界为对象，描述地球自身关系性、地球同地球以外星球关系性，描述工具以“时、日、月、年”为基本。以干支配五行，这样“时、日、月、年”就不只是时间意义了，同时具有空间的意义以及阴阳属性。时间本质是关系。

时间体现出的是差异和变动，实体观不承认、不尊重世界差异性和变动性即关系性。建立在实体观之上的西方文化价值观基础“平等”，是虚幻的、不存在的。以“平等”为前提的“自由，民主”普世价值，只是实体观一厢情愿的臆测。中华文化观念，这个世界不变的只有“变”，变（差异）是绝对的，除了变以外没有绝对的。干支，不只是记录时间符号，而是包含中华古天文学深刻观念，这个观念建立了农耕文化，同我们生活息息相关。

河图，洛书。《易经》曰“河出图，洛出书，圣人则之”，又云“天数五，地数五，五十有五，此所以成变化而行鬼神也”。杨雄郑玄以此图解释五行生成，“天一生水，地六成之；地二生火，天七成之；天三生木，地八成之；地四生金，天九成之；天五生土，地十成之”。南怀瑾先生提出一种看法，抽象星象学，指的是把天文的星象与人体的关系连在一起研究，发展成看相、算命等，《河图》《洛书》是中国古代简化的、归纳性的星象图。

我们是否可以这样理解，河图，是阴阳与五行体用关系图；河图又是五行数学表达式，也是中华文化数学原理即数学哲学。洛书，是阴阳与八卦体用关系图，又是后天八卦数学表达式。

中华古天文学以三个坐标系建构，三个坐标系分别是地平坐标系，黄道坐标系，赤道坐标系。阴阳，五行，八卦，干支，都起源于中华古天文学。

“五行，八卦，干支”，都以太阳系统宇宙世界为认识对象，但是，认识环节不同，适用范围存在不同。认识环节。阴阳，是“时间-空间”一体性表述，内涵三个义项，整体性、变动性、整体恒动不居。五行，以整体（空间）性环节阐述阴阳世界构成与运行，侧重于定位。干支，以变动（时间）性环节阐述阴阳世界构成与运行，侧重于定性。八卦，以整体恒动不居——“时”与“位”相互转换环节阐述阴阳世界构成与运行，是定位与定性相结合学说。

适用范围。五行，是关于对象定位的学问，在中医学，五行侧重于疾病认识，认识疾病以病机为核心。干支，是关于对象定性的学问，在中医学，干支侧重于健康认识，认识健康以气机为核心。气机，有天地气机，有生命气机。在中医理论中，五行体现在藏象理论，藏象理论以生命个体为对象认识生命；五行、干支体现在五运六气理论，五运六气理论以阴阳为立论、以太阳系统宇宙世界为背景认识生命现象，阐述的是“天人合一”。不懂五行、干支就不懂中医理论。八卦，是关于对象定性与定位相结合的学问，是关于“时”与“位”一体性、相互转换的学问。如果说五行、干支是关于生命现象的学问，八卦则是侧重于“人生”的学问，人生学问以“神机”为核心。这是从“五行，八卦，干支”差异性方面说的。

中华文化体系内部，阴阳五行、八卦，干支，是独立的三个系统学说，阴阳五行最古老。《易经》学说不包括五行和干支。如果研究《易经》原理，则不必要研究五行和干支，但是，研究《易经》八卦之用于天文、地理乃至于人事等关系，就必须了解五行、干支。

“本体论，认识论，方法论”意义，中华文化体系结构，本体论是阴阳观，认识论是体用，方法论有三个，五行，八卦，干支。西方文化体系结构有两种，“实体观，还原论，逻辑”和“量子观，互补原理”。在西方文化体系内部，量子观创立，是本体论深刻转向，若同中华文化相对照，西方文化则是朝着中华文化方向演变，但还没有完成，至少量子方法论没有建立，量子语言还没有建立。钱学森先生提出的“定量与定性相结合方法”可能具有量子方法论意味。国人承认对量子观存在困惑，但是并不因为困惑而否认量子观，相反，却因为困惑而否认阴阳观。同为困惑，西方文化所寄之人对待困惑所表现出的是毫无羞愧的不一样。中华民族缺乏文化自信，是因为对中华文化无知。

精气神。中医生命观是“心物一元”。《列子》曰：“身也者，影也”。宇宙一切万有包括我们的生命，后面有个东西，万有、生命都是个影像，是这个东西第二、第三重投影。对此，《黄帝内经》存而不论，但是建立在这个观念之上。《黄帝内经》三要义，“善言天者，必有验于人。善言古者，必有合于今。善言人者，必有厌于己。如此则道不惑而要数极,所谓明也”。生命构成和运行与天地遵循同一个法则，这个法则是阴阳，故曰“天人合一”；生命是一个演化序列，恒动不居；内证实修是认知生命唯一途径。这些观念，对西方文化实体观来说，都是“不可思议”的。但是，不可思议不等于“不能思议”。

中华文化生命观，以道家最深刻，儒家也懂。中医生命观来自道家，还是影响了道家，或者是道家影响了中医，意见不一。譬如，《黄帝内经》“真人”“至人”“圣人”“贤人”各有标准，四类人之外则是“俗人”即现实中的人。《黄帝内经》讨论的是“俗人”生命现象健康疾病问题。俗人，在道家看来是“假人”。

生命现象是“形与神俱”，形为神之宅，神为形之主，“精气神”三位一体。《易经》曰“精气为物，游魂为变”。生命是“生”与“命”的结合，精气是生不是命；命，灵性东西，从种性来。“种性”或曰神，是一个大问题。“饮食男女，人之大欲存焉”，便是种性带来的，成为人生、社会乃至人类所有问题根本与源头。南怀瑾先生认为，精，相当于全身细胞，属于有形；气，相当于“能量”，介于有形无形之间，神，为无形。量子观，精，相当于粒子，气，相当于波（能量），精与气相互转化，就是爱因斯坦质能方程核心意义所表达的。

生命现象，是不断消耗能量（精气）与不断生产能量（精气）过程。脾胃，以五谷为原料生产精气，不断补充生命活动消耗。故脾胃乃后天之本，过度饮食损伤脾胃是引发健康问题重要原因。健康，是舶来语，西方文化语境观念。世界卫生组织健康定义并不能够脱离实体观，关于健康内涵规定，缺乏可操作性及其相应标准，规定之间又缺乏内在逻辑性。

“人生三境界：物欲世界，情感世界，无欲无情世界，马克思主义试图回答物欲世界人生问题，弗洛伊德试图回答情感世界人生问题。中医，揭示的是情欲世界问题与健康关系。健康，对这个世界无心或不动心；动了心，就是邪祟、怨疾，灾祸”。可备参考。

中医传承困境之三：汉语语言文字的障碍

语言文字，影响中医药传承是基础性的，基础性体现出的是深刻性与广泛性。齐冲天先生在《汉语史简论》中指出：“只有当文化发展深入到基础性问题时，才提出语言学的研究课题来”。这是一个极为深刻认识。中医药传承，的确遇到汉语语言文字的障碍，障碍体现在汉语语言文字的演变，现代汉语替代了文言，成为不可改变的事实，而现代汉语读不懂文言。我们接受的是现代汉语教育，汉语语言文字学，基础教育中是没有的。读中医经典，第一个难住我们的便是语言文字。

汉语语言文字的演变包括汉语语言内部构造的演变、语音的演变和文字的演变。此外，影响中医传承，还有人与语言文字关系、语言文字与文化关系等。

汉语语言文字的演变，是一个非常复杂问题，又是一个专业问题。只可能相关叙述，而不是研究。叙述之前，简介汉语语言文字学有关常识。

语言。直言曰言，论难曰语。言，指一般意义上的说话。语，音义从吾（抵御），使人晓悟之言。

文字。文，错画也，即交错的纹理。文章、文采、辞藻、文字都可叫文，文字就都是交错的笔画。字，乳也，本义是生育、孵化、抚养。文字的字，是它的一个派生义，由两个或两个以上的象形文组成的字才叫字，后来象形文也叫字，文与字就不分了。

汉语。汉，《说文》：“漾也。东为沧浪水”。通训：“（汉水）出今陕西汉中府宁羌州北嶓冢山为漾，至南郑县西为汉，今名东汉水。东流至湖北襄阳府均州，名沧浪水，又东南至汉阳府汉阳县汉口合江”。漾，水流长，冰动荡；汉，水之盛；沧浪，深则青苍。同一条水，取名不同，均有水盛之义。楚霸王项羽把刘邦分封在陕西汉中，称汉王。后来刘邦建立汉朝，一些少数民族均称我们为汉人、汉儿。于是，我们自称是好汉、男子汉，从汉代开始，我们的民族称为汉族，我们的语言文字称为汉语和汉字。

文言。对白话来讲，文言就是文字之言、古书之言。

现代汉语。包括标准语（普通话）和方言，文字是简化字，书面语是白话，注音是汉语拼音。普通话以《宪法》形式确定为国家通用语言。

白话。相对书面语而言的，指的是口语，也包括书面口语。

文言即古汉语，白话即现代汉语。汉语语言学，包括语源学、语义学、文字学、音乐韵学、训诂学。

“汉语，是一个庞大音义系统，有十分稳固基本成分，有随时应变的游动因素”。汉语语言是单音节语，以声韵调三者区分意义，表示语法关系，主要靠词序和虚词。

语言有音义两方面。汉语演变体现在语言内部构造演变和语音演变。从汉语内部构造词法和句法变化看，汉代，是汉语演变一个显著历史分界线。其标志有，从汉代人开始，感到对周秦及周秦以前的古籍看不懂了；汉语语言学开创于东汉时期，《说文解字》是语义学、语源学和文字学（也涉及语音体系）的鼻祖；白话文萌生；句法方面，一是判断句的判断词“是”语法地位确立，而先秦的判断句基本没有判断词，二是使成式出现，使成式就是动补结构，使成式语法规则产生与使动词用法消失不可分，汉语语法许多重大新发展都是从这里开始的，此二者是汉语演变史重大事件；文字，汉代盛行隶书，楷书已萌芽，汉代成为古今文字分水岭。齐冲天先生认为，“汉代是汉语发展史中一个古与今的转折时期”。

从语音变化看，元代是古今语音的分水岭。汉语演变，语言内部构造的变化、语音的变化，历史进程并不是同步一致的。

古、今汉语的差别，就是文、白的差别。文白之分始于汉及汉代以后。从汉到清二千年，有文有白，进而以白为主。近代白话文运动始于鸦片战争以后，全面实现是五四运动。

语言是交流工具，交流是意义交流，语言文字具有承载意义功能。语言以“音”示义，文字以“形”示义。语言和文字是两种不同的表示意义符号系统，语言是听觉符号，文字是视觉符号，文字的字音来自语言的语音。语言文字可以相互转换，但存在区别。古今汉语的差别是语言内部构造差别引起和决定的。

词法和句法，是语言内部基本构造，词法即语言方式，句法即语言结构。单音节语，是古汉语语言方式。单音节语，指的是总以一个音节去和语义相结合。单音节语，是独立语义单位，一个词一个观念。单音节语，仍可以再做音义分析，单音节语语义是双声为训与叠韵为训相结合。单音节语是汉语音义联系独特方式，是汉语显著的标志。单音节语是由复音节语发展而来的。世界语言是在向复音节语和单音节语两个不同方向发展着。汉语演变呈现的是单音节语向复音节语方向发展。周秦及周秦以前汉语绝大部分是单音节语，双音节是少数。

现代语言，拥有大量复音节语，复音节语构成现代语言方式。复音节语，指的是总要以两个、三个，甚至更多音节去和语义相结合。多音节词产生主要有两种情况，一种是由词组或句子引申、凝结转变成一个词，语义上已经引申，语法上不再拆分，另一种是由词素即时构成。现代语言派生新词的主要方式是以词素复合构成多音节词。多音节词的词汇意义，不等于诸词素意义相加的总和，总是跟字面上的意义之间有差异，从而语法意义也会有或多或少的不同，不会完全等同。现代语言复音节词中的单音节语成为词素，失去独立语义功能，譬如，劳动，资本，社会主义。

句法即语言结构。古汉语语言结构包括陈述性句式和描述性句式，现代语语言只有陈述性句式。

西方现代哲学认为，文化立场通过语言方式左右语言结构、语言范围。语言范围指的是语义所能表达的。语言的本质是文化，语言是文化现象，是文化载体；文化以语言文字基本方式存在和流传。文化为体，语言文字为文化之用。

阴阳观，是古汉语单音节语构成和使用法则，通过单音节语左右古汉语语言结构。古汉语以“陈述性句式”与“描述性句式”相结合，表达有义语和无义语。中华文化存在有义语和无义语现象。譬如，“浮脉，举之有余，按之不足。如微风吹鸟背上毛，厌厌聂聂。如循榆荚，如水漂木，如捻葱叶”。脉，是一个动态现象，语言无法直接陈述，只可能描述动态的现象。“陈述性句式”与“描述性句式”相结合适用于“动态”意义表达。

《易经》曰“书不尽言，言不尽意。圣人立象以尽意”。文字，不能完全表达语义，语言，不能完全表达意义。语言文字表达意义都是有限的。立象，引入现象，现象可以被描述，但所表达的意义并不是描述的现象本身，而是现象背后那个东西，描述将无义语转换为有义语，实现交流。这个交流的实现，通常被称为“意会”“悟”。中华文化是整体性与动态性相统一文化，决定了古汉语语言方式、语言结构。西方文化立场实体观以复音节语语言方式建立陈述性语言结构，陈述性句式只可能表达有义语。实体观建构的西方文化，是平面的、静态的体系结构，决定了复音节语语言方式，决定了语言结构为单一陈述性句式；西方文化仅为有义语，不包括无义语。

汉语复音节词汇意义和语法意义演变是同步的，这种演变，或者是整体抽象化，与本义发生很大差别，或者是偏重于构词中某个词素的词汇意义和语法意义，变化就较小，各种情况都有。音和义是始终统一于一切语言之中的东西，音义关系是语言中最根本关系，以语音之简约驭语义之纷繁，是三千年汉语史总结论。齐冲天先生的研究，以三千年汉语语言史料，揭示汉语语言内在构造的演变，演变肇始于语言方式变化，引起语言结构变化。汉语的演变同中华民族文化的演变是相伴随的。

单音节语，是判断汉语唯一标准。现代语言方式是复音节语，不符合汉语标准。现代语言复音节语主要由单音节语构成，只能说明现代语言同古汉语依然存在联系性，但是，现代语言复音节词中的单音节语成为词素，失去独立语义功能，已不具备做为汉语的判断依据。

复音节语，是西方文化实体观语言的标志，现代汉语语言方式是复音节语，因而文化立场是实体观。文化意义，现代汉语不是汉语，或者不再是汉语；古汉语、现代汉语是两种语言体系。我认为，现代汉语是西方文化在中华民族的语言，是西方文化语言中国化，中国化过程中，西方文化语言借用了古汉语元素。当然，现代汉语替代文言这个事情，是自然生成的，而不是先提出理论而后在理论指导下完成的，是被动的而不是主动的。

现代汉语的建立，是否意味着西方文化正在中国化？因为，语言是文化最基础性东西，而西方文化语言已经中国化。

我们说现代汉语与古汉语是两种语言体系，再给自己提供一个旁证。通古今之义曰训诂，通异域之义曰翻译。训诂适用于同一种语言体系内部纵向历史意义交流，翻译适用于不同语言系统之间横向近似意义交流。如所共知，现代汉语释义古汉语叫翻译而不叫训诂。说明实践中，人们自觉不自觉有意无意中已经默认现代汉语与古汉语是两种语言体系。另外，古汉语语言学，“语义学，语源学，文字学，音韵学，训诂学”并不适用于现代汉语。

确定现代汉语文化立场是西方文化立场，意义重大。譬如，中华文化古籍，中医经典，不能用现代汉语学习，也不宜现代汉语译注。面对中华文化古籍、中医经典，需要改变的是人的语言文字文化观念，而不是去用现代汉语译注古籍经典等等。中华文化与西方文化是独立的两种文化体系，在中华民族语言上体现为古、今汉语的不同。古、今汉语文化意义上的不同，似乎还没有引起学界关注与研究。

人与语言文字。语言是语言，文字是文字，语言与文字可以互相转换，又存在区别。人与语言、人与文字关系不尽相同。人的语言能力是语言环境中自然生成的，语言能力的生成环境是一个说“句子”环境，生成过程是一个由小到大的过程，是从“句子”到“句子”过程。“母语”和“第二语言”都是语言，听说“母语”能力是自然获得的，但是

“第二语言”能力需要人工培养。文字是人工创造的一种工具，作为工具的文字，指的不仅是字形，而且还包括书写工具和书写载体，人的使用工具能力都需要人工培养，文字读写能力是人工培养形成的。人与文字关系和人与语言关系不同之处是，母语是自然获得的，而“母文”则必须通过教学才可以获得。

语言是现时的，我们只能听说当下现时的语言，并且，语言三十年一变；文字是超越时空的，中华民族先祖发觉这个现象，将语言以方块字保存下来，二千年前汉字今天照样认得；文字，不受地域方言影响，不同地域方言的人对文字意义理解没有困难。古人教“语文”，只教“古文”，不教“白话”，具有深刻道理。

新文化运动以后，尤其是共和国六十年，国家“语文”教育只教“语”(白话)，不教“文”(文字)，同中华民族二千年“语文”教育正好相反。问题出在教学中，但根子在理论上。国家“语文”教育全盘接受西方文化语言文字观。西方文化语言观，“词”是语言基本单位，语言是一个以“词”为单位符号系统。西方文化文字观，文字是记录语音符号，文字是表音的。西方文化语言文字观，是“言”“文”一致。

在世界上千种语言中，单音节，是汉语最大特色。汉字，“形、音、义”三位一体，字形表音义，跟音义基本一致。汉字内部自成体系，有相对独立的、庞大的、完整的内部规律。汉字由大约 400 个象形字做为偏旁，根据音义加以配置，构成上万字。笔画是汉字书写规则，形成偏旁在前，归结笔画在后。由笔画和偏旁构成方块字，与汉语的单音节相适应，是汉字最大特征。中国历史上，长期存在“言”“文”不一致语言文字现象。

现代语言学之父索绪尔明确表示，“我们的研究将只限于表音体系”。中国学界无视汉语语言文字固有独特内在规律与事实，无视索绪尔现代语言理论适用范围，将西方文化语言理论生搬硬套用于汉语语言文字研究与教学，给中华民族现代“语文”教育造成十分严重混乱，突出表现在“语文”教育采用“语文一体”“语文并进”教学模式。“语言与文字不分”“语言能力与文字能力不分”是一个错误的汉语语言文字教学理念。

简化字。广为流传说法，简化字动机是因为汉字（繁体字）难写，其实，这并不是真实原因。1951年，毛泽东指示时任中国文字改革委员会主任吴玉章：“文字必须改革，要走世界文字共同的拼音方向。在实现拼音化前，必须简化汉字”。吴玉章在 1955 年 10 月举行的全国文字改革会议上提出：“汉字简化并不能根本解决文字改革问题，因此，我们还必须同时积极进行汉字拼音化的准备工作”。简化字动机与目的，是将汉字拼音化，简化字是作为汉字拼音化之前一种过渡形态。汉语拼音创立动机与目的，是将汉字拼音化。《汉语拼音方案》是做为替代汉字的文字与方案设计的，只是在 1956 年 2 月 12 日发布前夕，将《汉语拼音文字方案》中“文字”二字去掉，变成我们看到的《汉语拼音方案》。《汉语拼音方案》放弃了文字功能，只做为现代汉语注音工具而存在。

简化字，是汉字史上规模最大人为改变汉字行为，这种改变同以往汉字演变不同的是，完全抛弃汉字造字理论“象形”“指事”“会意”改变汉字。“简化字，大量吸收俗字，如从文字学角度看，其中相当大一部分是很成问题的，俗字除了打乱汉字固有音义体系之外，它不讲规律，不能类推”；“汉字通行几千年结果，处于一个高度统一状态。文字改革第一步就是实行两千多字的简化，动这样大的手术，是历史上从未有过的”。

汉语，以单音节语承载中华文化，汉字，与汉语的单音节相适应，承载中华文化。现代语言复音节语、简化字割断了语言文字同中华文化联系。从文字功能上看，简化字徒有方块之“形”，丧失汉字之“神”。现代语言内部构造、简化字内在结构音义关系，不具有汉语语言特征，不具有汉字音义特征。现代语言文字不再是中华文化语言文字，丧失承载中华文化语言文字功能，现代汉语读不懂文言。

齐冲天先生站在中华文化语言立场，指出现代语言同古汉语差别，王力先生站在西方文化语言立场，阐述的是现代语言同古汉语联系。我们不否认现代语言同古汉语联系，承认尊重这种联系，但是，我们注意到的是，现代语言与古汉语的差别深刻性和严重性，古今汉语差别是“质变”而不是“演化”，文化意义上，是中断而不再连续；现代语言完全替代文言，中华文化因此失去语言文字载体，基础教育仅仅教授现代汉语，造成中华文化又失却赖以生存的主体。

语言文字，是文化基因，是基础性东西。语言文字全方位、深刻、广泛影响着中华民族文化观念和文化心理等。现代语言、简化字关闭了通向中华文化大门，将现代人拒之于中华文化、中医经典大门之外。应当看到和承认这个事实。

中医传承汉语语言文字的障碍，包括两层意思，一个是汉语语言演变内在构造的差别，这个差别造成现代人读不懂文言；一个是人与语言、人与文字关系教育存在着问题，造成现代人不识“字”。此二者使得现代人读不懂中医经典。因为，文言、繁体字成为现代人第二语言、第二文字，需要人工培养。若想学习中医经典，就必须从头学习文言、繁体字，别无他途。当然，只学习西方文化，没有必要学习文言、繁体字。这是我们一个基本认识，也是应该坚持的基本观点。

结束语

“佛文化，中华文化，西方文化” 共存于中华民族。百年中华民族，以西方文化为立场认识三种文化，处理自身同三种文化关系，这是中医问题根源所在。

面对文化多样性，唯有站在人的立场，而不是站在任何一种文化立场建立一个“文化多样性的立场”，才可能实现文化皆为人类所用。文化多样性的立场，要求中华民族乃至全人类，只可能站在各自文化立场以文化自身方式接受佛文化、中华文化、西方文化；文化多样性的立场，以承认“佛文化，中华文化，西方文化”的独立性为前提，以界定“佛文化，中华文化，西方文化”各自的适用范围为路径，理顺“佛文化，中华文化，西方文化”的“层次嵌套”关系，实现以三种文化为代表的人类文化皆为人类所用。这里是人类与文化关系、文化与文化区别和关系研究领域一片尚未开垦的荒野。

文化多样性的立场，是“中西医并重”的理论依据，落实“中西医并重”则是实施中医药与西医药分业管理。分业管理核心工作，站在中华文化立场，以中医自身方式传承中医理论；建立保障中医药独立性法律、法规。

中医问题，不是偶然形成的，也不是西方文化造成的，是中华民族文化两千年演变的结果。百年中，中华民族西方文化所寄之人，独尊西方文化，以西方文化为立场，认识中华文化和中医理论，主导了中医药事业发展原则和方向，引发中医药问题。破解中医传承困境，核心是中华民族改变独尊西方文化的观念，破除西方文化先入之见的干扰，站在中华文化立场以中华文化自身方式学习中华文化、学习中医经典，补习汉语语言文字学。

我们讨论的是中医传承观念问题，而观念决定传承中医原则与方向。观念问题不解决，制定的任何法律、法规以及制度措施，都不可能真正有效地保障中医药传承。

说明

除了文中标明引文出处外：

1. 关于中华文化观点，主要出自南怀瑾先生著述。

2. 关于语言文字观点，主要出自齐冲天先生著述、张朋朋先生文章。

3. 关于西方文化观点，主要出自胡列清先生著述、田松先生文章。

若引用失当，责在引用者，感谢侯德云先生、孙先照先生提出宝贵意见。

针灸治疗周围性面瘫临床疗效总结

周怀明[1] 单玉丽[2] 周久凯[3] 周久翔[3] 周久超[3]
1.河南省郸城县针灸研究所 2.河南省郸城神针大院中药馆 3.河南省郸城县针灸学会

【摘　要】周围性面瘫是临床常见病、多发病。针灸治疗面瘫具有悠久的历史，目前针灸优势病种的临床研究越来越深入，从腧穴选择、针刺方法，并加强针灸治疗面瘫的机理研究。在治疗面瘫实践中注重辨证分期，将面瘫分为三期，每期按不同的辨证施治。急性期以浅刺为主结合远道选穴进行治疗，针用泻法；静止期选用平补平泻法；恢复期结合急性期和静止期的针刺手法，针用补法为重。选穴注重与面神经的解剖部位相结合，手法宜浅宜轻。笔者自1999～2016年，运用针灸采取分三期的方法(发病 1～10 天为急性期，10～20 天为静止期，25天以上为恢复期)治疗周围性面瘫50例，疗效满意，是目前较为理想的治疗方法。

【关键词】针灸疗法； 面瘫；疗效总结

周围性面瘫又称面神经麻痹，属中医“口眼喎斜”“口辟”范畴。现代医学认为是面神经管或茎乳孔内炎性水肿压迫一侧面神经而引起面肌瘫痪。根据该病不同时期临床特点而选择不同的针刺方法，可以进一步提高针灸治疗周围性面瘫的疗效，现报告如下。

一、临床资料

患者50例为研究所门诊病人，均为单侧面瘫。其中左侧面瘫22例，右侧面瘫28例；男29例，女21例；年龄最小9岁，最大66岁；急性期36例，静止期12例，恢复期2例。

二、诊断依据

患侧额纹消失，眼裂扩大，眨眼功能消失，鼻唇沟平坦，口角歪向健侧。患者不能鼓腮，喝水时，口角流水，进食时食物滞留在颊部或舌前 2/3，味觉减退，无耳聋、耳鸣、重听。

三、治疗方法

1. 急性期

选用健侧穴位进行常规针灸治疗。取健侧翳风、太阳、下关、颊车、地仓以及合谷、风池。选用直径 0.30 毫米，长度为25～40毫米的毫针按常规手法针刺，均用平补平泻法，留针30分钟。另加艾条温灸患侧，每次30分钟。

2. 慢性期

选用患侧穴位电针治疗。取患侧翳风、地仓透颊车、阳白透鱼腰、牵正、迎香、下关及健侧合谷。选用直径 0.30 毫米、长度为25～40 毫米的毫针，采用无痛快速进针法，牵正垂直进针15毫米，边进针、边捻转，以患者感觉面部胀麻为度。均用平补平泻法，留针 30 分钟。另加艾条温灸患侧，每次30 分钟。翳风、合谷垂直进针 20 毫米，迎香、下关按常规针刺，余穴均沿皮平刺至透穴，捻转得气为度。然后接 G6805 电针仪两极接地仓、颊车、阳白、鱼腰，采用疏密波，患侧面部肌肉有轻微抽动即可。此后可逐渐加大刺激量，以患者感觉舒适为度。每次治疗30分钟。

3. 恢复期

选用患侧上述穴位进行常规针刺加灸治疗。取翳风、地仓透颊车、阳白透鱼腰、牵正、迎香、下关及健侧合谷和双侧足三里。选用直径 0.30 毫米、长度为25～40毫米的毫针，按常规手法针刺治疗。双侧足三里给予补法，每次治疗30分钟，同时加艾条温灸患侧30分钟。

四、疗效观察

1. 疗效标准

痊愈：症状全部消失，表情自如，谈笑时无口眼歪斜，饮食正常；

显效：面部静观基本无异常，有轻微的歪斜；

有效：症状较前改善，但额纹不对称，谈笑时仍有明显的口眼歪斜症状；

无效：症状、体征无改善。

2. 治疗结果

本组 50 例，痊愈 34 例，占 68%；显效 12 例，占 24%；有效 2 例，占 4%；无效 2 例，占 4%。总有效率 96%。

五、典型病例

云 xx，男，56 岁，家住安徽省太和县李兴镇云寨村，2014 年 10 月初诊。病史：患者左侧面瘫两个月，经西医地塞米松，利巴韦恩，维生素类药以及中药汤剂治疗无效。两个月前洗澡受凉，第二天早晨起床后洗脸时发现嘴巴歪斜，漱口时口含不住水，不能鼓腮吹气，上眼皮有些耷拉，眼流泪，不能皱肩。查体除上症外，BELL 氏征（+），左侧乳突压痛（+），舌前 2 / 3 味觉减退，四肢功能活动无异常，舌质淡，苔薄白，脉玄紧，头颅 CT 检查示无脑梗塞及脑出血。西医诊断：左侧急性面神经炎（周围型）；中医诊断：面瘫。辩证：风寒袭络，气血亏虚。治法：疏风散寒，益气养血。取穴：阳白（患侧）、地仓（患侧）、四白（患侧）、颊车（患侧、合谷为主穴），下关、攒竹、迎香、足三里为配穴。方法：采用毫针，阳白、攒竹透鱼腰，地仓与颊车相互透刺，下关、足三里温针灸 2 壮，其余穴均直刺，施捻转平补平泻手法，使针感广泛地向面部扩散，留针 30 分钟，结合电针刺激治疗患侧 20 分钟，每日 1 次。治疗 10 天后面瘫明显恢复，乳突后压痛消失，休息 2 天后继续治疗 12 天，查其面部表情肌运动功能、肌力完全恢复，双侧鼻唇沟、额纹相等，无口眼歪斜，BELL 氏征（—），患侧面部所有症状消失而痊愈，无任何后遗症。

六、体会

中医学认为面瘫是因机体正气内虚，外邪乘虚侵袭面部筋脉，致经络阻滞，气血运行不畅，筋脉失养，肌肉纵缓不收而致。本病现代医学又称面神经炎，其病因至今仍不完全清楚。一般认为是由各种原因引起局部营养神经的血管痉挛、缺血、水肿所致，常常是面神经近端的损害。急性期针刺健侧，加上艾条灸温通患侧之血脉以利扶正祛邪；静止期采用电针治疗，其原理是当针刺穴位得气后，在留针过程中，让针体通入特定的电流，用电刺激结合留针刺激，以达到适宜的刺激量，使针刺的效应得以扩大和增加，可使患侧面神经产生兴奋，增强肌纤维收缩，缓解血管痉挛，改善局部的淋巴和血液循环，改善受损面神经和面肌营养状况，促进面神经炎症的消除和水肿的吸收，从而有利于受损面神经功能的恢复。恢复期配以补气活络，调和营卫之足三里，可对植物神经，局部血液循环，细胞免疫，特异免疫等功能进行调节。加之艾灸，使血液循环加快达到通络牵正的效果。

肥胖症之成因与防治

山东省青岛市　　主治中医师　于殿生

一、肥胖症的成因

肥胖症具有明确病因者称为继发性肥胖症，无明显病因者称为单纯性肥胖症。继发性肥胖症常因下丘脑—垂体病、内分泌病和营养失调等引起。我们通常耳闻目睹的即为单纯性肥胖症，大致与遗传（不少患者有肥胖家史）神经精神、内分泌失调有关。

本文即阐述单纯性肥胖症的防治。

从肥胖类型而论可分为两类：自幼发生者全身性脂肪细胞增生肥大，肥胖程度较重，且不易控制；自成年后肥胖者，仅有脂肪细胞肥大而不增生（数目不增多），分部以躯干为主，肥胖程度较轻，也较易用饮食控制。简言之，肥胖症的主要原因即是营养过剩。

正如笔者在《高血压病的成因与防治》一文中所说："人体趋向胖瘦的判断标准只有一个：即根据'收支'情况。'收'即指饮食物的'摄入''支'即指体内糟粕的'排泄'，能量的'消耗'如汗、大小便、体力活动等。'收大于支'即趋向增加体重；反之，'收小于支'则趋向减轻体重；'收支平衡'即保持体重的相对不变。"

正常人的消化吸收功能良好，这本是身体健康的保证和标志之一。由于消化吸收功能良好，营养丰富，而身体各个脏器功能得到不断改善。如胃肠功能不断改善的同时，消化吸收功能良好而获得的营养更丰富。当人体未达到肥胖症的状态时，这种循环就是一种良性循环，身体将逐渐趋向健康；相反，当达到肥胖症的病态时，这种循环就是一种恶性循环。

肥胖症形成之后，可导致多器官的损害，最明显的是由于肥胖压迫全身血管，使循环系统容积减小，从而形成高血压，进一步致全身动脉硬化，引起心脑血管供血不足的头痛、头晕、胸闷心慌、甚或脑血管意外抑或心绞痛、心肌梗塞、心衰。其他如肺动脉压增高、形成慢性肺心病而心衰。高胆固醇血症为促发糖尿病、胆石症等病的基础。肝脏可呈脂肪变性肿大等等。

二、肥胖症的预防

既然"收支"不平衡是趋向肥胖的唯一标准，那么，减肥也就只有"减收增支"这一条途径了。

首先我们应该从降低食欲着手预防，可以认为肥胖症患者的食欲亢进是一种病态。我们应该使其食欲从亢进状态降低到正常范围。如饭前饮用一定量的白开水，食用一定量的黄瓜等营养稀少的食物以争夺消化液而抑制食欲。饮茶水、食瓜类均有利小便减肥的作用。

第二就是减少饮食的摄入，每天吃饭时以不饥饿为度。应该说在生活艰难的年代，为节约起见，剩菜剩饭均收拾进肚，这无疑是一种美德；但随着生活富足之后，尤其已经成为肥胖症的人，如果再这样节俭的话，那么就得不偿失了。

二十世纪九十年代年，经常遇到营养丰富而血脂高城市居民，羡慕乡下生活困难经化验血脂不高者，而不知生活困难者无钱购买富含脂肪的食物，血脂从何而高？因此说来，要想血脂低，首先应该少食用脂肪才行。所谓抗血脂药物，无非是抑制脂肪的吸收或加速脂肪的排泄罢了，少摄入之后又何必用抑制吸收和加速排泄的方法？应该提醒的是：吃饭是为了活着，饮食能保证身体正常生理需要即可，保持标准体重或较标准体重略胖一点，这样可以使人精力充沛；不要过分地减肥，所谓杨柳细腰，整日疲劳、精神不振，这是入了减肥的误区。减肥到正常体重是从不健康纠正到健康水平，而绝不是从一个极端纠正到另一个极端，换句话说，即不是从一个不健康的肥胖状态经过努力再趋向另一个不健康的瘦削状态。

三、肥胖症的治疗

肥胖症治疗与预防的原则是一致的，只是方法不同。肥胖症的治疗同样也是通过"减收增支"，采取抑制食欲亢进、减少过多饮食、增加过多热量排出及消耗的措施来实现的。

同时，肥胖的治疗与预防也是一种综合性措施，绝不是也决不能只为减肥而减肥，而是在调整机体阴阳平衡的基础上再减肥，所说的"神而明之，存乎其人"就是这个道理。如脑动脉硬化者，伴见头痛头晕、精神不振、反应迟钝甚或出现脑梗塞、脑溢血等，给予软化血管、抗动脉硬化、补精填脑、改善脑功能；如心血管病者，伴见胸闷心慌、甚或心绞痛、心肌梗塞等，应予活血化瘀、营养心肌、改善心脏功能；如肺壅气塞者，可加大肺的通气力度，并予润肺，改善肺功能；脂肪肝等肝胆诸疾，伴见肝区不适，心烦易怒，腹痛腹胀诸症，可予疏肝利胆，柔肝和胃以改善肝胆胃肠功能；如肾病，细小动脉硬化引起缺血，肾小球发生变性和坏死，相应的肾小管由于缺血而萎缩或消失，伴见水肿症状者，给予软化血管，抗动脉硬化，增加肾的血流量，营养肾小球、肾小管，改善肾功能；如胃肠消化、吸收功能亢进，伴多食易饥，则予抑制其亢进，以平为期，不使太过，使亢进去而胃肠不伤。

总而言之，肥胖症的治疗，需要攻补兼使，即所谓泻有余而补不足。肥胖症营养过剩，非去壅导滞、活血化瘀、清热解毒不能去其邪；心脑肾肺肝等脏器的受累损伤非滋补疏通不能扶其正。邪气去，正气扶，阴阳平衡则使全身轻盈，精力充沛，心气平和。诚如此，自我感觉良好，生活信心百倍，家庭和睦，社会关系融洽，我乐你乐大家都乐，岂不美哉。

妇女更年期综合征的成因与防治

山东省青岛市　主治中医师　于殿生

一、成因

经常遇到中年丈夫陪妻子来诊病时，其妻子诉说自己身体如何不适，而埋怨用医疗仪器检查不出来，而丈夫则认为是无病呻吟。

其实，作为一名医生，从某种意义上讲，就像一名法官。法官要对诉讼当事人做出是否有理的评判，而医生则要对病人的疾病做出合理的诊断，从而为进一步合理治疗提供理论根据。因此，医生对疾病的诊断，自然是非常慎重的。

为什么有时病人感觉到自己身体非常不舒服，而医疗仪器却检查不出来呢？这是因为，绝大多数疾病的发生、发展和变化都是需要经过一个由量变到质变的过程。这时之所以检查不出来，是因为疾病的“量变”尚未发展到仪器能够识别出来的“质变”的程度。因此，当仪器检查不正常的时候，绝大多数疾病已较严重；当仪器检查为正常的时候，也不一定没有病。就像是阴雨连绵的中午，我们看不见太阳，这时天空中不是没有太阳，而是我们的视力穿不透这厚厚云层的缘故。

那么，什么叫“病”呢？病就是人体发生不健康的现象，也可以说是人体生理上或心理上发生不正常的状态。不从事医学的人，可以认为“身体不舒服”就是病。做为西医学疾病的诊断依据为：1. 病人的不适感觉；2. 通过物理诊断（望、触、叩、听）发现超出正常范围的特征；3. 通过辅助检查(如化验、心电图、X 线、B 超等)具有不正常的特征改变。按照中医的理论，则只要“阴阳不协调”就是病。如仪器检查正常，病人也无不适感觉，中医也不一定认为无病。或许有人要问：虽然自己现在已经“阴阳不协调”，但自我感觉却良好，怎能说我有病呢？这是因为，此时身体上的疾病尚未发展到产生不舒服感觉的“质变”的程度而已。做为一名医生，理应善于去捕捉将要发病时出现的某些、甚或某个征兆，以便“防病于未然”，而尽量避免去治疗那些发病后出现必然症状之“既成事实”，以便最大限度地减轻或避免病人的病痛。这和商业上善于捕捉商机、在军事上捕捉战机是一致的。所谓“上兵伐谋，其次伐交，其次伐兵，其下攻城。攻城之法为不得已”就是这个道理。

至于妇女更年期综合征的病因，现代医学认为是妇女卵巢功能逐渐消退至完全消失而对妇女生理和心理上造成的影响。妇女更年期综合征，中医称之为“绝经前后诸症”。年龄在 49 岁左右，身体弱者可提前，身体较壮者可延后。其疾病的形成与个体素质、饮食习惯、环境变化、精神状态、性格特点均有十分重要的联系。不难看到，有些人虽到了更年期，出现更年期综合征的症状，或较少、或较轻、有的甚至不发病。因此，这就证明，妇女到了更年期，只是生殖系统的功能发生退化直至消失而已。换句话说，妇女到了更年期，也就是将要或者已经没有生育能力罢了，不应该出现诸如潮热盗汗、心烦易激动、失眠健忘、好悲伤、好哭的症状，这些症状大都是肝郁日久、化热、伤阴所致，只要调养得当，更年期综合征的一系列症状是完全可以避免的。

毫无疑问，妇女更年期综合征的发生，是由于妇女成年之后承受社会、家庭的双重压力所致。家庭中上有公婆、下有子女、中有丈夫，或许还有叔姑妯娌，如果想把这些关系搞好的话，那么，就要自己多受委屈。否则，如果自己我行我素的话，那么，这些关系就难以融洽。可以认为，人与人在一起，必然会产生这样或那样的矛盾，不是大矛盾，就是小矛盾。做为家庭成员，都应该学会如何去化解矛盾，以使其他家庭成员心情舒畅、免生疾病。千万不要认为自己舒服就行了，要设身处地的替其他成员想一想。如此，长期身体劳累、精神压力、睡眠不足、甚至抑郁不舒，几十年后，岂有不发病的道理？这同时也说明了一个道理：人的承受能力也是有一定限度的。

一般地来说，性格偏急的人，易着急、生气，干活快而多汗，或居处过于干燥、或运动量较大，易致身体消瘦，甚则出现阴虚火旺，如头痛头晕、失眠健忘、心慌易惊、心烦易怒、潮热盗汗、躁动不安；或再加长期精神抑郁不乐，影响大脑功能而出现精神神经症状，如情绪不稳定、易激动、好吵架、好悲伤、好哭、自己不能控制。其实，一言以蔽之，这些症状大都为胆囊炎、肝胆结石等的伴发症状或其前期，只是有些时候用仪器检查尚不能证实罢了。

性格偏慢的病人，或居处潮湿，加之运动量偏小，以致新陈代谢减慢，除上述某些症状外，更加头身沉重、倦怠嗜睡、或头晕恶心等。其实，伴有这些症状的人，大都有肾病，只是其病变尚不能被化验、B 超所识别而已。

二、预防

病因既明，预防也就比较容易了。这就要因人而异，如身体偏瘦，倾向于潮热盗汗、失眠健忘、心跳心慌、心烦易怒、躁动不安、甚或易激动、好悲伤、好哭者，宜精神放松，体力活动时不要过急，避免出汗，禁食辣椒、葱蒜之类辛辣食物，忌饮茶，多食酸性水果等食物。身体偏胖，倾向于身重嗜睡、两腿虚浮、口中黏腻、甚或腹胀恶心者，可适当增加运动量，以促进新陈代谢，多饮茶水，多食瓜类蔬菜，以利水除湿，少食酸性及粘腻食物。

三、治疗

1. 精神调节：解除不必要的顾虑，保持劳逸结合与充分的睡眠，增强战胜疾病的信心。

2. 西药治疗：①失眠者，可用镇静剂如安定等以助睡眠；②可用谷维素调节植物神经功能；③应用雌激素替代疗法。

3. 中医治疗：总以疏肝利胆解郁为主，阴虚者兼以养阴清热、滋补肝肾、重镇安神；偏胖湿胜者兼以利水湿、和肠胃、补肝肾。

由于本病经历了较漫长的发展过程，因此，治疗起来也有一定难度。也就是说，大多数患者需要较长的时间才能纠正过来，但完全是可以治愈的。

《五脏一体养生术》的思想精髓

北京返璞园生物科技有限公司董事长　周婉豫

《五脏一体养生术》是我国传统中医药学特色诊疗五脏病的绝学，沿袭了《黄帝内经》阴阳五行学说在临床上和养生中的应用，属于“上工治未病”的范畴。即：药食同源保健人体，预防疾病，调理人体亚健康（未病先防）状态，不仅能强身健体，提高免疫力，美白肌肤，延缓衰老，而且能治愈由于五脏功能不协调或衰退引起的各种大病，顽固病，慢性病等。《五脏一体养生术》是融《黄帝内经》、道教养生、温补派薛己、孙思邈的养生理论精华为一体的学说。即：融阴阳平衡，五行，五脏，五色，五方，五季，五化，五味等理论，进行临床实践运用的一种药食同源的中医药特色诊疗，是我国尚存的独家中医药理论和医术。其医术是采用中医四诊八纲，施术以生辰八字演算、子午流注开穴，针灸，推拿，刮痧，拔罐，艾灸，反射疗法等，进行预防保健和诊疗疾病。

《黄帝内经》精华：只要是筋的问题，治肝没错；只要是骨的问题，治肾没错；只要是肌肉的问题，治脾胃没错；只要是血脉的问题，治心没错；只要是皮肤病毛发的问题，治肺没错。《黄帝内经》又曰："正气内存，邪不可干"。

《五脏一体养生术》正是沿袭《黄帝内经》的理论精华，扶正祛邪，修复五脏，指五行相对五脏（木火土金水相对肝心脾肺肾）；五味入五脏（酸入肝，苦入心，甘入脾，辛入肺，咸入肾）：五色养五脏等原理，来养护人体的健康，除了专用的养生类贵重中草药以外，同时配以药酒药膳。中医上工认为：五脏的功能疲劳衰退会导致各种疾病和不良症状，如：

（一）肝脏功能衰退运作机能不协调，轻者会导致患者眼睛干涩或流泪，心情压抑，胁肋疼痛，脾气暴躁或心情郁闷，容易疲劳，精神压力大等；重者导致肝气郁结，乳腺增生，乳腺肿块，肝脏囊肿，肝脏肿块或恶瘤等。

现代中医药临床研究发现，酒精肝和脂肪肝病的肝硬化速度比其它肝脏病来得更快，后期的器质性改变（肝脏硬化，恶性肿瘤等症）均不能逆转。但是，经中医药调理的重型乙肝，脂肪肝等，很快能控制或治愈，同样能和正常人一样健康长寿。

（二）心脏功能衰退或运作机能不协调时，轻者心慌心悸，梦多胸闷，心绞痛等；重者导致冠心病，心梗，脑梗、心脏衰竭，动辄气喘，面色苍白，紫暗嘴唇，干涩无华等；病情拖延后，会导致器质性病变，西医采用手术造影放支架或者搭桥手术。手术后的患者，元气大伤，会影响寿命，体质也大大下降，严重的可能会同样导致人体四肢瘫痪，生活难以自理。

现代中医药临床研究，通过中医药保守治疗，不仅能够治愈这些大病，对于心肌梗塞的患者，通过一年的治疗后，心血管可以再生，人体完全恢复健康。不仅保护了人体的元气和健康寿命，而且，省去了昂贵的西药和手术经费。中医药不仅能调理保健人体健康长寿，而且，能使大病的患者死里重生。能够康复的心肌梗塞病，血管再生就是典型的病例。国内外多家新闻媒体均有相关报道。尤其是对心梗脑梗患者的急救，施术于气功点穴，能打通梗塞的血管，随后用中药调理，使患者得以康复。

（三）脾脏功能衰退或机能运作不协调时，轻者出现饮食无味消化不良，体乏无力，轻度贫血，面色苍白或者面色暗黄，面部痤疮或背部痤疮等；重者导致大便溏泻，五更泻，乳糜尿，月经紊乱血漏血崩，皮下出血、便血、严重贫血，血液病、中气下陷或中气外泄，脾脏囊肿或肿瘤等。

（四）肺脏功能衰退或运作机能不协调时，轻者皮肤干燥，容易过敏，皱纹增多，容易感冒咳嗽，毛发无华容易脱落，各种皮肤病等；重者易患支气管炎，哮喘，肺部肿块，肿瘤，皮肤顽症等。

（五）肾脏功能衰退或运作机能不协调时，轻者会出现耳鸣耳聋，头发脱落，腰酸背痛，双腿无力或疼痛，记忆力减退，怕冷怕热，胆量变小，大小便失禁，尿多尿少等症状；重者或导致牙齿脱落，头发早白，骨质疏松，提前衰老，尿毒症，肾炎，肾小球肾炎，慢性肾炎，性功能衰退，男女不孕不育，怀孕妇女易导致胎儿流产或胎儿不健康，小儿发育不良，萎症（不长个头），小儿多病等等。

现代中医药临床研究发现，中医药不仅能够帮助修复肾脏功能，还可以治疗不孕不育症，包括一些输卵管梗死的患者。

如果久病得不到及时治疗，就会造成多个脏器的功能衰退，多个系统的病变。比如：心脾肾脏器功能同时失调，就会造成人多寐少寐（即：睡觉时间超过八小时或少于八小时），大便不成形或五更泻，月经多或者少，提前或滞后，血漏血崩，不孕不育，习惯性流产，严重时会见到皮下出血，面部痤疮久治不愈，皮肤粗糙或黧黑，面部蝴蝶斑，褐色斑，雀斑等，继续拖延，心脏衰竭，易导致心肌猝死，心脏梗塞等；肾脏衰竭，易导致尿毒症等；

脾脏衰竭，易导致大出血，皮下出血，大便或月经不正常量的出血，乳糜尿，腹内多脏器囊肿，甚至腹水等等。

心肝肾功能失调，就会导致人头痛头晕，耳聋耳鸣，失眠多梦，口干口臭，怕冷怕热，疲乏无力，面色赤红或面色痿黄和青黄，心慌气短，胸闷绞痛，大便干结或溏泄，经常出现眼皮和下肢浮肿，尿多尿少尿崩，腰酸背痛等等。易患高血压或低血压，甲亢甲低，高血脂，高血黏，高血糖，高胆固醇，脂肪肝，肝囊肿，肥胖症，乳腺增生，乳腺肿块，子宫肌瘤，甚至导致肝癌，乳腺癌。还有慢性妇科疾病和男性病，性功能疾病和障碍，脑萎缩，脑中风，帕金森氏症，精神抑郁，精神分裂症等等。

现代中医药临床研究：用中医药治疗脑梗塞，脑萎缩患者，一年后发现新生的脑神经绕开了梗塞的部位，使人的大脑功能恢复。同样采用中医药治疗帕金森氏症，也可以得到显著疗效。

总之，基于《黄帝内经》“上工治未病”学说的“五脏一体养生术”，具有很高的实用价值，不论是治病还是养生，都值得认真研究和推广应用。

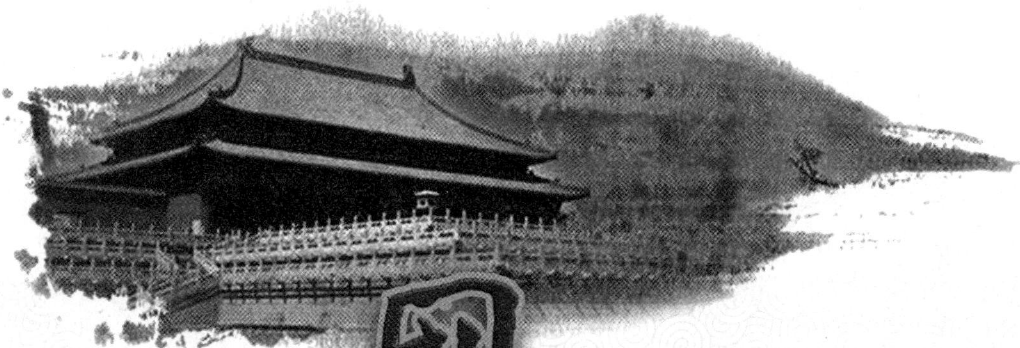

國醫年鑒

杏林故事

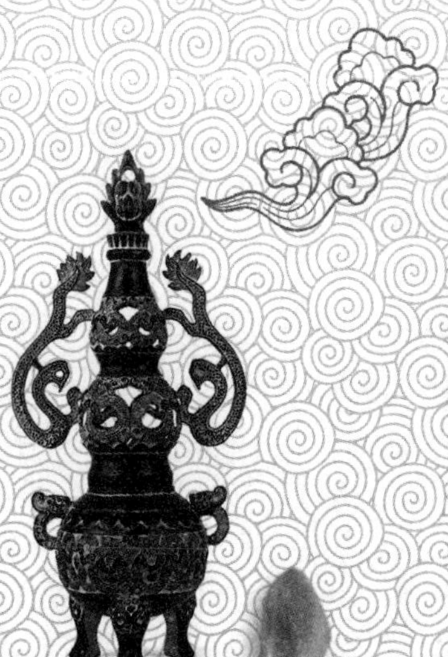

2017

GUOYI NIANJIAN

《中医药法》获通过，保障发展举措多

2016年8月29日和12月19日,《中医药法(草案)》通过二审和三审，12月25日，国家主席习近平签署主席令，《中医药法》正式颁布，该法将于2017年7月1日正式实施。

此外，2016年有关中医药发展的国家政策、方针，还有一系列的举措。比如，2月14日，国务院总理李克强主持召开国务院常务会议专题讨论中医药，确定进一步促进中医药发展措施，发挥传统医学优势造福人民。会议指出，传承中医药优势，发挥其独特作用，可以更好造福人类健康。2月，国务院发布了经李克强总理签批，国务院印发《中医药发展战略规划纲要（2016-2030年)》。《战略规划》明确了未来十五年我国中医药发展方向和工作重点，是新时期推进我国中医药事业发展的纲领性文件。

3月，《中华人民共和国国民经济和社会发展第十三个五年规划纲要》发布。“十三五”规划纲要在第六十章“推进健康中国建设”中，将“促进中医药传承与发展”单列一节，要求健全中医医疗保健服务体系，创新中医药服务模式，提升基层服务能力。

7月，国家旅游局、国家中医药管理局印发《关于开展国家中医药健康旅游示范区（基地、项目）创建工作的通知》，计划用3年左右时间，在全国建成10个国家中医药健康旅游示范区，100个示范基地，1000个示范项目。

时3年，凝聚80余位中医药史研究专家心血的《百年中医史》正式出版发行。该书是中国中医科学院“百年中医史研究”项目组成果之一，全书250余万字，首次全面、系统地论述了1912～2015年国内外中医药各领域事业发展和学术进步。

8月，《中医药发展“十三五”规划》发布，明确了今后五年中医药发展的指导思想、基本原则和发展目标。提出，到2020年，实现人人基本享有中医药服务。

全国卫生与健康大会8月19日至20日在京召开。国家主席习近平在会上提出，要着力推动中医药振兴发展，坚持中西医并重，推动中医药和西医药相互补充、协调发展，努力实现中医药健康养生文化的创造性转化、创新性发展。

为进一步加强对中医药工作的组织领导，强化部门间协调配合，统筹做好中医药工作，国务院同意建立国务院中医药工作部际联席会议制度。同时，撤销中医药工作部际联席会议，其职能并入国务院中医药工作部际联席会议。

10月，中共中央、国务院印发了《“健康中国2030”规划纲要》。《规划纲要》共8篇29章，为中医药单设一章，要求充分发挥中医药独特优势，提高中医药服务能力，发展中医养生保健治未病服务，推进中医药继承创新。

10月26日，教育部召开新闻发布会，介绍中医药高等教育改革发展和新中国中医药高等教育60年系列活动情况。上海中医药大学、北京中医药大学、成都中医药大学、广州中医药大学先后举行建校60周年庆祝活动。

11月21日，由国家卫生计生委和世界卫生组织共同主办的第九届全球健康促进大会在上海开幕，国务院总理李克强致辞表示，促进传统医学和现代医学融合发展，发挥人文交流在推动健康合作中的独特作用。11月23日，国家卫生计生委副主任、国家中医药管理局局长王国强在大会上倡议，让中医药和其他传统医学一道在促进健康方面发挥更大的作用。

12月6日，我国首次就中医药发展发布白皮书《中国的中医药》。白皮书对中医药的历史发展脉络及其特点、中国发展中医药的国家政策和主要措施、中医药的传承与发展、中医药国际交流与合作等方面进行系统梳理和概述。

12 月 29 日，国家中医药管理局、教育部、国家卫生计生委在人民大会堂举行表彰大会，授予丁樱等 60 位教师“中医药高等学校教学名师”荣誉称号。这是新中国成立以来国家首次开展此类评选表彰。

健康大会吹响号角　中医发展得天时

河北省中医药科学院　曹东义

2016 年 8 月 19 日至 20 日，全国卫生与健康大会在北京举行，中共中央总书记、国家主席、中央军委主席习近平出席会议并发表重要讲话：“没有全民健康，就没有全面小康。”提出要坚持正确的卫生与健康工作方针，以基层为重点，以改革创新为动力，预防为主，中西医并重，将健康融入所有政策，人民共建共享。强调要把人民健康放在优先发展的战略地位，以普及健康生活、优化健康服务、完善健康保障、建设健康环境、发展健康产业为重点，加快推进健康中国建设，努力全方位、全周期保障人民健康，为实现“两个一百年”奋斗目标、实现中华民族伟大复兴的中国梦打下坚实健康基础。

习近平强调，当前，医药卫生体制改革已进入深水区，到了啃硬骨头的攻坚期。要加快把党的十八届三中全会确定的医药卫生体制改革任务落到实处。要着力推进基本医疗卫生制度建设，努力在分级诊疗制度、现代医院管理制度、全民医保制度、药品供应保障制度、综合监管制度 5 项基本医疗卫生制度建设上取得突破。要着力推动中医药振兴发展，坚持中西医并重，推动中医药和西医药相互补充、协调发展，努力实现中医药健康养生文化的创造性转化、创新性发展。要着力发挥广大医务人员积极性，从提升薪酬待遇、发展空间、执业环境、社会地位等方面入手，关心爱护医务人员身心健康，通过多种形式增强医务人员职业荣誉感，营造全社会尊医重卫的良好风气。我国广大卫生与健康工作者要弘扬和践行社会主义核心价值观，强化医德医风建设和行业自律，为人民提供最好的卫生与健康服务。要严厉依法打击涉医违法犯罪行为特别是伤害医务人员的暴力犯罪行为，保护医务人员安全。

习近平指出，推进健康中国建设，是我们党对人民的郑重承诺。各级党委和政府要把这项重大民心工程摆上重要日程，强化责任担当，狠抓推动落实。要把医药卫生体制改革纳入全面深化改革中同部署、同要求、同考核，支持地方因地制宜、差别化探索。要全面建立健康影响评价评估制度，系统评估各项经济社会发展规划和政策、重大工程项目对健康的影响。要完善人口健康信息服务体系建设，推进健康医疗大数据应用。

李克强强调，要以公平可及和群众受益为目标把医改推向纵深。完善全民基本医保制度，逐步实现医保省级统筹。改革医保支付方式，减少“大处方”“大检查”等过度医疗现象。用两年时间实现异地就医直接结算，减少群众“跑腿”“垫资”。加快推进公立医院改革，破除“以药补医”机制，坚持基本医疗卫生事业公益性。加快建设分级诊疗制度，提升基层医疗服务水平。改革薪酬分配机制，调动医务人员积极性。引导社会力量增加医疗卫生资源供给，放宽市场准入、人才流动和大型仪器设备购置限制，加强医疗服务行为监管。深化药品供应保障体系改革，提高药品生产质量，建立完善药品信息全程追溯体系。压缩流通环节、降低费用。实施中医药传承创新工程，推动中医药生产现代化，打造中国标准和中国品牌。

李克强要求，要引导和支持健康产业加快发展，尤其要促进与养老、旅游、互联网、健身休闲、食品的五大融合，大力推进面向基层、偏远和欠发达地区的远程医疗服务体系建设，推动公共体育设施向社会开放。要加大对医疗健康前沿研究领域的支持，消除体制机制障碍，催生更多健康新产业、新业态、新模式。扩大健康领域对外开放。研究制定有利于健康产业发展的土地、税收优惠政策，中央和地方财政要健全稳定可持续的卫生与健康投入机制，引导金融机构加大信贷、债券等融资支持，努力把健康产业培育成为国民经济的重要支柱产业。

中共中央政治局委员、国务院副总理刘延东在总结讲话中指出，各地区各部门各有关方面要认真学习贯彻习近平总书记重要讲话和大会精神，牢牢把握卫生与健康工作方针，树立“大健康”理念，深化改革，强化保障，推动医疗、医保、医药三医联动，健康事业与健康产业有机衔接，全民健身和全民健康深度融合，使健康政策融入全局、健康服务贯穿全程、健康福祉惠及全民。各级党委和政府要加强组织领导，强化责任落实，为建设健康中国作出不懈努力。

各地卫生与健康工作者表示，习近平总书记的重要讲话从战略和全局高度对建设健康中国等重大任务作了深刻阐述，具有重大指导意义。在未来的卫生与健康工作中，将深入贯彻总书记讲话精神，落实大会部署，积极投身健康中国建设。

卫计委副主任、国家中医药管理局局长王国强认为，卫生工作从过去的以治病为中心，转变为以人民健康为中心，在这个过程中，中医药迎来了难得的历史机遇：“总书记提出中西医并重。中医和西医怎么样协同发展？怎样为健康中国作出贡献？中医药的特色优势怎么形成建设‘健康中国’的重要力量？我们有很多思考、探索和经验，也有很多困难和问题，我们应该很好地认清当前形势。”

第四届岐黄论坛在北京举办

河北省中医药科学院　曹东义

第四届岐黄论坛于 2016 年 7 月 23 日在北京会议中心举行，岐黄论坛由中华中医药学会主办，今年的参会人数达 1100 多人，虽不是历届论坛中参会人数最多的一次，但由于借助了网络，首次把论坛开成了“万人大会”。据承担本次论坛网络直播的北京中医在线教育中心(中医在线)统计，大会当天线上直播观看人数达 16986 人，其中 91%为中医从业人员。从线上人数分布来看，观众不仅遍及中国大陆各省区以及台湾、香港地区，还覆盖北美、东南亚、欧洲、澳洲等世界各地，创造了中医界学术会议的人数之“最”，包括人数、覆盖范围和受众结构等方面。

第四届岐黄论坛的主题是“传承·创新·发展”，这一主题在会议的议程方面得到了很好的体现，包括同时有八个分论坛开坛，首次提出岐黄论坛的愿景；学会秘书处征集整理了当前涉及中医药学传承、创新、发展的第一批 100 个重大问题，向社会发布征求意见，并启动研讨和成果发布。当然最大的创新就是充分利用互联网手段，尤其是利用中医在线的直播平台，使一个中医界的高端论坛顷刻间“飞入寻常百姓家”，这是论坛理念的一个大创新。中国中医药出版社《中医师承学堂》丛书主编刘观涛对这一创新评价极高，他认为，有多少人在线收看不是最重要的，重要的是“开放”和“共享”的理念，会让论坛富有生机，以前的论坛，大部分业界人士只能零星地获取延时的资讯，但一直播，就实时了，就让广大中医从业人员在自己的“地盘”上可以参加论坛。

该论坛以“学术性、权威性、包容性、有效性”为总体要求，以“加强学术引领，推动传承创新”

为主题，旨在发挥学术引领作用，促进岐黄之学薪火相传，推动中医药创新与发展，提高中医药服务能力。国家卫生和计划生育委员会副主任、国家中医药管理局局长、中华中医药学会会长王国强、中国科协学会学术部副部长刘兴平出席大会并讲话。

王国强围绕如何“加强学术引领，推动传承创新”，提出了以下要求：一、要牢牢把握传承这一根本，夯实中医药创新基础，推动中医药科技创新、引领学术发展；二、要牢牢把握创新这一动力，推动中医药振兴发展，强化引领创新、强化协同创新、强化供给创新，着眼于满足人民群众的需求，发挥中医药科技创新的关键作用，扩大中医药健康服务供给，为人民群众提供更多的看得见、摸得着、用得上的产品和技术；三、要牢牢把握引领这一使命，提升学会的服务能力，进一步加强对学术活动的指导、监督与服务，稳步提高中医药学术交流的质量和水平，充分发挥好活跃学术思想、启迪创新思维、促进知识生产、推出原创成果的重要作用；四、要牢牢把握科普创新，满足人民群众健康的需求，要把科学普及放到与科技创新同等重要的位置。

论坛设一个“主会场”和八个“分论坛”。上午，在主会场上，科技部中医发展战略研究课题组研究员李伯淳、中国科学院院士陈凯先、中国工程院院士黄璐琦以及国医大师孙光荣分别作了题为“中西医方法论比较及展望—探索中医现代化与人类新医学”“精准医学和中医药的创新发展”“中药资源现状与发展战略”“中医药学传承是提升中医药服务能力的核心工程”的学术报告。下午，社会各界知名人士分论坛、青年杰出中医药人才分论坛、民间中医药创新人才分论坛、中医院校博士生分论坛、会员单位分论坛、感染病学术交流分论坛、检验医学学术交流分论坛、社会办医分论坛等8个分论坛同期召开。

第三届中医科学大会借诺奖大谈中医

河北省中医药科学院　曹东义 整理

第三届中医科学大会于2016年9月4日～6日在广东省惠州市召开，国家中医药管理局局长王国强出席并致辞。

全国人大常委会副委员长、农工党中央主席、中国科学院院士陈竺，全国人大常委会委员、全国人大环资委副主任委员、农工党中央专职副主席龚建明，农工党中央秘书长兼组织部部长曲凤宏，农工党中央常委、广东省委会主委马光瑜；市领导陈奕威、陈训廷、黄雁行、陈仕其、范中杰、华红、刘冠贤、邓穗玲，以及与会的诺贝尔奖获得者、两院院士、专家等参加活动。

在罗浮山中医药博览会上，主办方共设置了中医专家义诊堂、中医药现代化成果展区、中医药科研与创新展区三大板块。包括国医大师王琦在内的28位名中医受邀为群众义诊，现场十分火爆。据统计，9月4日300多个号刚一放出来，不到半个小时就被群众领完。从9月4日博览会开幕至6日，义诊堂3天共免费接诊群众逾千人。

博罗县相关负责人表示，罗浮山中医药博览会将持续至10月8日，继续为中医药企业和研究机构搭建宣传和推广的平台。期间，博览会将继续开展专家义诊活动，由卫计部门每天安排不同的专家，在罗浮山游客服务中心为群众免费义诊。此外，免费体验艾灸活动也将继续开展，让更多群众感受罗浮养生艾灸的功效。

尽管因身体原因没有出席大会，屠呦呦的名字仍然是现场嘉宾最频繁提起的灵魂人物，而86岁高龄的她也没忘对同行一起鼓劲，委托她的团队代表、中国中医科学院教授廖福龙带了一句话：“我们共同努力，投身于中医药的传承、研究、创新与发展，共促健康中国，共促人类健康与福祉。”

廖福龙作报告时透露，近期针对青蒿素的研究取得了新进展。研究发现，青蒿中仍有青蒿素之外的其他抗疟成分。

疟疾是历史悠久的疾病，最早可追溯到5000年前。在西南边疆保卫战中，因疟疾造成的战士伤亡超过战死的5倍。当时国家领导人提出集中力量研究解决这一问题，简称“523”项目，1969年，屠呦呦作为负责人组建了该项目科研组。

在大会上，廖福龙讲述了屠呦呦发现青蒿素的过程及如何从《肘后备急方》获得启示的。他称，当时屠呦呦系统地收集整理了历代中医药典籍，并且访遍名老中医防治疟疾的方剂和中药，编写出以640种中药为主的《疟疾单秘验方集》，并作为研究依据，油印成册转赠国内相关研究机构共同发掘。

科研组从中筛选了近300种具有抗疟疾作用的中药和方剂，其中青蒿乙醇提取物效果最明显，但却不稳定，杂质多且有一定毒性。她不断从中医理论、历代临床用药经验和文献入手，分析原因，调整研究策略，寻找突破口，葛洪的《肘后备急方》给了她极大的灵感。

上面写着“青蒿一握，以水两升渍，绞取汁，尽服之。”显示古代没有条件高温下提取青蒿素，用的是低温，而当时用乙醇提取物是在高温下的，她们据此创建了低沸点提取方法。

廖福龙还透露了一个细节，他们研究发现青蒿素集中在青蒿的叶子上。上世纪七十年代，实验设备非常简陋，他们就买了7个家用腌菜缸来泡青蒿，从中提取青蒿素。

要上临床应用，药物需要经过一定整体的试用。廖福龙说，屠呦呦当时是组长，她一定要自己亲自试服，并且给领导写报告提出这一要求，感动了很多同事，“当时团队很多人都参加了试服。”1972年的8～10月，青蒿抗疟有效部位“醚中干”首次临床观察30例，证实全部有效。1973年9～10月，单体“青蒿素”首次临床观察，胶囊剂对3例全部有效。“之所以这么少病例，是因为当时疟疾高发的季节过了。”

廖福龙说，这些年里，青蒿素临床效果可以说很明显，青蒿素的发现挽救了400万人生命，青蒿素药物被列为疟疾的首选方案，目前几乎所有肆虐地区都在用青蒿素的首选疗法。而2010年根据世卫组织统计报告，全球采用这一疗法治疗的病人是1.8亿人，治愈率达到97%，到2015年，全球疟疾死亡率下降48%，非洲地区死亡率的下降尤其明显，达到54%。

“523”项目汇集了全国60多个单位，500多名科研成员，大家不计名利，顽强拼搏，朝着一个共同目标，协同攻关，屠呦呦教授也在很多场合说过这是一个军民大联合的项目，大家不分你我。“这是属于中医药集体发掘的一个成功范例，是中国科学事业、中医中药走向世界的一个荣誉。”廖福龙说。

廖福龙透露了近年来屠呦呦的研究方向，他称她仍在进行青蒿素的科学研究工作，专门研究青蒿素治疗红斑狼疮也取得了一些具体实践，有望为红斑狼疮的治疗提供新的可能性。同时，近期成果显示，青蒿中还存在着青蒿素之外的其他抗疟成分，有可能为疟疾治疗提供新的方法。同时，屠呦呦团队加强了对青蒿素药效的研究，发现青蒿素中无抗疟活性的天然组分能够增强青蒿素的实验抗疟药效。青蒿内源多组分可以改变青蒿素的体内过程，提高生物利用度。

而就中医药现代化发展的当下，从屠呦呦发现青蒿素可以得到一个启发，“就是中医药原创思维与现代科技结合可以产生出原创性的成果。”廖福龙表示，青蒿素的功效不仅仅是治疗疟疾，还有很多值得研究的地方，如抗病毒、免疫抑制、抗肿瘤、抗霉菌作用等。青蒿素也不是唯一的成果，如有黄连、黄连素治疗代谢病等都是成果，“另外通过这些事例我们有一个笼统的认识，中医药在防病治病当中有非常重要的作用，国内外对于中医药的关注也越来越突出。”

“诺贝尔讲堂”由几位外籍诺贝尔奖获得者宣讲。

2006 年诺贝尔生理学或医学奖得主克雷格·梅洛，作主题为“RNA-介导的遗传”的报告。在报告中，他提到对葛洪、中医的看法。

克雷格·梅洛在报告中特别提到，9 月 4 日下午，克雷格·梅洛在葛洪博物馆参观，他评价馆内展示出的古代篆刻非常漂亮、精巧，中国传统手工艺技术很棒，让这些文物经过了一千多年，看上去也是非常的好。对于葛洪，他认为，葛洪一定是一个非常有好奇心的人，他能在罗浮山生活是很幸运的。谈到对于本次大会的期待，克雷格·梅洛称希望能学习更多的中西医学知识，能结交更多有意思的朋友。“通过学习中医我们可以获得很多智慧，有很多我们至今未能发现的秘密。”他说。

在克雷格·梅洛看来，葛洪以非常谦卑的态度看待自然，“像葛洪运用科学方式来发现新知识，我们如今也是如此。中医发展不仅在于未来的成就，而在于中医研究自然的方法。”克雷格·梅洛说。

一些人认为，科学的出现解释了未知的现象，将事件简单化。而克雷格·梅洛指出，“科学并没有减少我们这个世界的复杂性，只是让我们这个世界更加的复杂和神秘，而中医也是如此，如今人们可以用新的技术来了解更多的古代人的智慧。”

克雷格·梅洛认为地球的细胞是在不断地发展变化的，基因也是不停地在流动和变化的，此后出现趋同现象，事实上生物体都是有相同的基因信息的，也有不同的基因信息，而这些信息是可以通过 RNA 来传递和转移。“每一个生物体都有自己的特殊之处，我们需要多了解动物和人类，就像葛洪一样，当年他也是一直在研究各种生物。”克雷格·梅洛说。

诺奖得主马丁·查尔菲，报告了“绿色荧光蛋白研究心得”，并说“相信中医药也能找到治病答案”。

他的报告从电影《绿巨人》这部片子讲述开始，他说相信有不少人都熟悉。片头中，注射器从水母身体中抽出液体，然后注射到动物体内进行试验的场景估计也让大家记忆犹新。这种在蓝色光照射下，会发出绿色荧光的液体后来被命名为“绿色荧光蛋白”……昨日，因绿色荧光蛋白研究荣获 2008 年诺贝尔化学奖的美国哥伦比亚大学教授马丁·查尔菲，为现场听众奉上了一堂精彩而幽默的演讲。

马丁·查尔菲的演讲题目是《绿色荧光蛋白：照亮生命》。马丁·查尔菲讲到，在生物学研究中，科学家们常常利用自己发光的荧光分子作为生物体的标记。将这种荧光分子通过化学方法挂在其他不可见的分子上，原来不可见的部分就变得可见了。有了这些荧光分子，科学家们就好像在细胞内装上了“摄像头”，得以研究神经如何产生、肿瘤发病机制等问题，并实时监测各种病毒发展的过程。

“绿色荧光蛋白因其发光特性，被生物学家用来标记生物分子或细胞，把原本透明的细胞从黑暗的显微镜视场中找出来。”马丁·查尔菲还讲到，绿色荧光蛋白作为生物标记有很多优点。首先，绿色荧光蛋白 DNA 可以遗传；其次，绿色荧光蛋白不损害机体；再次，绿色荧光蛋白体积小，可渗透到整个细胞；最后，通过绿色荧光蛋白的发光特性，研究人员可观察活细胞和生物。诸多优点使其在现代细胞生物学和分子生物学研究领域的应用具有广泛前景。

在马丁·查尔菲看来，科学家永远都在失败，因为研究并非一次就能成功，而是要经过大量的反复多次的研究才能成功。他以好友下村修为例，下村修一直在研究水母怎么会产生绿色荧光。他搜集了很多水母，重复非常多次试验，但没有取得进展。有一天晚上，他工作到很晚，想着可以回家了，就把所有的水母丢到水池里，然后把灯关了，正要走的时候，突然看见水池里发出绿色荧光……

马丁·查尔菲调侃道说：“不要笑，这可是一个很好的方法，如果你不知道怎么做，就往水池里倒。”在获奖后，很多人问他获得成功的秘诀，他说，在自己还是学生的时候，成绩其实非常差，但最重要的是对科学研究有热情，更愿意去解决问题。“你可能需要很倔强，很坚持，而且要愿意去做试验才能最终实现这一发现（指：绿色荧光蛋白）。”

在现场，马丁·查尔菲还与听众分享了他在科学研究中的一些启示，鼓励科研爱好者坚持不懈、勇于尝试，将所有的生物变成研究对象。“就像上午第一位诺贝尔奖发言人阿龙所述，我们要善于发现问题并寻找答案，我们要追求的不是名和利，而是回到科学的本质，从自然中研究问题，并从中感受乐趣，我相信你们在传统中医药当中同样也能够找到针对人类疾病的答案。”马丁·查尔菲说。

来自以色列的诺贝尔化学奖获得者阿龙·切哈诺沃（Aaron Ciechanover）做演讲主题是“个体化医疗革命：我们将治愈所有疾病、需要什么样的代价”。在讲堂中，阿龙·切哈诺沃认为，精准疗法是未来医学的方向，这有助于以后研发出更加有效的药物。而毫无疑问，中医可以为精准医疗作出精准的贡献。

阿龙·切哈诺沃提出：疾病治疗方面“一刀切”的时代正在结束，我们进入了一个“个性化医学”的新时代。在“个性化医学”的时代中，患者的治疗方案应该根据患者的分子谱/突变信息量身定制。在这个新时代，了解了发病机制将能够推动新药的发展。

“说到精准，实际上是之前说的个性化医疗、医药，我们现在进行一些改变和变革。”阿龙·切哈诺沃介绍，这并非一个大的背景，而是看每一个人个性化的病症，要有预防性，要能够有预测性，而且能够让病人有参与的病程。但目前，不管是中医还是西医，实际上都不可能解决所有的问题。

“我们想要做的事情就是要让药物更加精准，也就是说把不确定的范围缩小。”阿龙·切哈诺沃说，现在对于病原体的路径，我们知道多少？如何去控制它的治疗和数量，还有在基因的选择、筛选方面，我们如何能够很好地掌控这一切？

“因此我们必须要理解，这些病不同的起因成因是什么，这样才能够有更好的路线图的制定和解决方案。”阿龙·切哈诺沃说，解决方案我们现在还在进行比较困难的探索，但是我们可以看到，中医在未来肯定会有很大的作用，中医已经成为一种科学，可以与西医有很好的融合，有一些疾病大家都没有很多了解，这方面中医就可以提供帮助。

阿龙·切哈诺沃说，精准医疗是未来方向，这样可以研究更有效的药物，比如可以研究出对乳腺癌等更多疾病的药物，毫无疑问，中医也能为精准医疗作出贡献。

青霉素等很多重要药物都是在意外中被发现的。“阿司匹林几千年前埃及就开始用了。”阿龙·切哈诺沃举例说，大概是四千年前，埃及人通过咀嚼树叶就有阿司匹林的释放，在四千年的里程当中也有很多的转化、净化。到了20世纪，德国一家公司才真正发现了阿司匹林。

“我们可以看到，这些是完全意外地发现。”阿龙·切哈诺沃认为，还有很多病是可以通过这些意外的发现和发明来拯救一些人，所以在上世纪70年代到差不多2000年，有好多介质和化学物的复合成份被发现。

2008 年诺贝尔生理学或医学奖获得者哈拉尔德·楚尔·豪森，报告《奶牛中的病毒样物质与癌症、神经退行性疾病风险因子》。

他说：非常感谢主持人对我的介绍，我非常荣幸能够来到这里向大家学习传统中医药的知识和智慧，我必须承认其实我自己并没有做好准备来谈这个问题，但是我也很愿意跟大家来讨论这个话题，特别是在我们的饮食摄入和疾病之间的关系，特别是癌症之间的关系。

他说，昨天在我的诺贝尔奖得主的同事当中他们在发言当中提到，其实我们每一位诺奖获得者都有自己的谬思，那就是我们所研究的自然，而且我们需要大量的计划和实实在在的工作才能够有所发现，我非常同意他的话，这正是我认为的对于科学的定义，我从十岁开始就想当科学家，我对于科学充满着兴趣，而且我们现在有很多疾病是慢性非传染病，也有一些疾病是神经退型性的，我希望通过我对人类的了解，对这些发病机制以及可以采取的措施做出一些贡献。

我们知道所有的探索和发现都是基于最基础的科学研究，我也非常赞成昨天他们提到的，我们做科学研究并不是为了获诺奖，我对于他们所表达的对于个性化医学的质疑在某种程度上也是赞成的，的确我们看到疾病在各个人身上有着不同的表现，或者是一些多元化的表现，但是我想，疾病的发生还是会有一个共同的机制，然后我们才能够去有所发现，然后提出一些普遍的治疗方法。所以，虽然在过去十年当中，个性化的医学成为一个热门的话题，但在我看来，我们还是要找到一些规律性的东西，同时我也认为，个性化医学不仅仅可以用于疾病的治疗方面，也可以用于疾病的预防方面。

我们大家也都清楚，全球癌症的发病率在不断上升，在全球的癌症发病当中大约有 20%是由于感染引起，而且有 71%是可以预防的，哪怕在非洲，我们有 0.8%的癌症是通过寄生虫引起的，可以通过化疗来治疗，当然，这样的感染也可能会再次出现。我们还有由于细菌和病毒所引起的感染，像丙肝病毒和爱滋病病毒，可以通过免疫的预防接种预防其中的 60%的感染，而且通过疫苗的接种可以带来比较长期的保护。但是，我们现在对于癌症的遗传研究，基因的测序已经做了很多，我们却看到，在人类肿瘤当中，并没有一致地有关于这种新型的感染物质的报告。有两种可能，一个就是这些所有的感染我们都知道得差不多，另一种可能就是这些感染的物质，它对于引发人类癌症的机制和现有的这些肿瘤病理、发病机制并不一致，我们觉得可能要考虑第二个选择，人类要说穷尽了所有感染的发现，说这个话我们觉得也是不太可能。所以我们选了第二个考虑，而且我们的一些问题其实有一些人类致病性的病毒，它不能在人体细胞当中进行复制，但会导致人类感染癌症，像我们有很多的病毒，我们研究发现有 60%这样的病毒可能是长期潜伏在人体之内，然后要等到几十年以后才发展成为癌症。

我们也在考虑，人和动物在这个大自然当中，除了我们人还有很多的动物，而且他们跟我们的生活也是密切相关的，所以，如果物种身上的病毒因为某种机缘巧合转移到另一种物种身上，会产生什么样的影响，比如说动物传到人，虽然不能复制，但是会造成人类癌症的发生，我们以结肠癌为例，结肠癌与人们对红肉和加工腌制过的红肉的消费有着很大的相关性，我们可以看到，由于食用了这些红肉和加工过的红肉，结肠癌的发病率会高 20%到 30%，拥有最高的红肉消费量的国家，中国不在其中，在这样的高消费国家，他们的结肠癌发病率更高一些，而且在很多的期刊论文发表当中看到，有着很多对各种各样的癌症与人的食物摄入之间的一些关系的研究。

研究者们研究了红肉与癌症的发病率之间的关系，另外他们还研究了与神经退型性病变，还有心血管疾病之间的关系，还有牛肉与这些疾病的发病关系，在一些文献当中研究了食物的摄入与糖尿病之间的关系，大部分的疾病都是在人生命的中晚期出现的。与癌症相关的慢性症状都需要有额外的事件，这样的额外事件都是基因型的或者是表型的修饰、修改，而且，与划分物质、物理物质，和生物物质之间频繁的接触，最近人们也看到这些和慢性疾病所引起的癌症相关。这张幻灯片我在很多场合都给大家放过，我们这里显示的是这些潜伏的感染，或者说慢性感染和癌症最终发作之间的时间关系，在有一些肿瘤当中，我们可以看到，它的潜伏期相当长。还有这张图展现的是化学致癌物在整个食物进行加工处理当中出现的物质，有亚硝机的化合物，还有杂环胺和杂环芳香烃等等。

诺贝尔生理学或医学奖获得者哈拉尔德·楚尔·豪森说，这是我刚才说的红肉与结肠癌的关系，红肉会带来比较高的发病风险。我们看一下不同的肉的消费在世界各地，比如说印度，印度有一种肉是绝对不吃的，是因为他们的宗教信仰，他们不吃肉牛，这些牛基本上在过去不管是水牛还是其他牛的品种他们都是不吃。在中国 80%都吃猪肉，在过去中国黄牛也是会吃的，还有牦牛、水牛，尤其是中国的一些南部地区。再说一下蒙古人，他们吃红肉特别多，有的时候他们有很高的结肠癌发病率。

给大家看一下图表，1945 年到 2010 年，北欧国家结肠癌的发病率非常高，红色是美国的发病情况，我看到其他的一些例子，日本、韩国的情况都是有很大的结肠癌增长，20 年 25 年之后，二次大战之后就会有很大的增长，韩国也是，战争之后 20 多年发生了这样的增长，到底发生了什么样的事情？打完仗之后，和平了，大家吃更多的牛肉，不仅是牛肉，还有从美国进口的猪肉，战争之后他们有大的结肠癌的增长。

我们再看一下在东南亚和中国的情况，还有中国台湾、文莱、新加坡、韩国等等，这些国家越来越多向西方的饮食靠近，他们的结肠癌发病率也越来越高。尤其是太平洋岛国这些地方，发病率很低，因为他们很少吃牛肉，像蒙古人他们吃的牛不太一样，首先是吃牛，还吃牦牛肉，当然了，还有一些杂交的品种，有的时候还吃骆驼肉和马肉，在过去的一些侵略，我们说到很多的讨论就在说，到底是什么造成了这些情况，造成了结肠癌。我们也看到，这些都是跟红肉或者是跟牛肉之中的一些炎症带来的，这些肉你吃完以后，本身会给你带来炎症的发病，我们觉得这种炎症不一定给你带来恶性的肿瘤，但是仍然在你的一生当中可能会有一些隐患。

我们也看到结肠癌到底如何管控，比如说人类的寿命是 80 年，你可以看到，如果你吃了一些生肉，或者是红肉，而且做得还不是那么的熟，很有可能就会让你带来一些结肠癌的发病风险，我们再说你如果烤了这个肉，或者是碳烤，会产生核离酸，跟你本身的 DNA 的修饰修改有一些关系，我们当然也看到之后还有延迟的感染，这个时间比如说 50 年、40 年、60 年之后才会出现，这些就是我们看到相似的性质。

诺贝尔生理学或医学奖获得者哈拉尔德·楚尔·豪森说，我们现在看一下乳腺癌，也是因为红肉的消费量更高，有更多的发病风险。还有肺癌，因为这些员工本身在杀牛，就会有肺癌的风险。我们再说一下结肠癌和全球的乳腺癌的对比。比如说北美、欧洲，当然还有在一些情况下可以看到有一些亚洲国家，澳大利亚、日本，还有其他的一些国家，你可以看到这两张图，尤其是印度，印度的乳腺癌挺高的，比他们的结肠癌高很多。再来看一下其他的地方，玻利维亚的乳腺癌也特别多，这是全球女性面临的风险，如果大家看一下生物学，你看到这个小老鼠做的试验，它有一些记忆基因，妈妈会把这些基因传给下一代，下一代之后会有乳腺癌和乳房内发生了病变，这就是我们说到的在小鼠当中的试验这些会给它编出 B 和 T 两种细胞，我们在肠道当中发现了这种细胞，血流要达到一定的情况，到了腺体，到一定高度的时候，会跟 DNA 有一个融合，之后有一个依赖于荷尔蒙的基因组，这个基因组也是可以融合的，之后它可能会首先激活一些基因，不管你在哺乳期还是在怀孕期都是有可能的。当然，如果你有一些免疫压抑的过程，它也会有一些结果，因为你会看到，之前我们说到 B 和 T 的细胞，他们的癌症发展和炎症肿胀可能会受到抑制，这是非常有意思，因为我们人可能会有病原体的感染，因此，我们现在就看到了一些不同的研究，都是说同样的，或者说类似的病原对于乳腺癌是有很大的影响，当然在我们的一些实验室当中，也是看到类似的指向。

我们再看一下结肠癌和乳腺癌的发病率。说到印度的乳腺癌，非常高，近年来有大的增长，在日本和韩国，你可以看到，这个曲线也是呈上升趋势，当然，最高的国家还是澳大利亚、加拿大和美国，乳腺癌发病率都是非常高的。乳腺癌发病率比较低的有日本、韩国，但是结肠癌特别高，印度是结肠癌发病低，但是乳腺癌发病好高，这个跟他们吃红肉有关系，这也是之前我们看到的模型，而且，牛奶可能会受到感染，这个也是特别重要的一个因素。液态奶的消费在 2011 年的情况，中国牛奶的消费量是比较低的，我们可以看到，农业这方面，也就是黑色地方，乳制品在中国消费还是比较低的，尤其是在中国农村地区，当然，在中国的城市地区牛奶喝得越来越多，乳制品也吃得越来越多，在中国我们在过去十年当中，我们跟上一个世纪来比，有很多很多的政府引进的奶牛品种，政府希望孩子喝牛奶，这些不是我们掌握的数据，但是我们是从官方拿到的数据，再看一下中国的乳腺癌的情况。

我们看到不同的国家，蒙古是非常低的，因为蒙古的乳制品消费量特别低，泰国、越南也是特别低。另外还有一个非常有趣的研究发现也让我们很吃惊，就是在瑞典，在大规模的流行病学的调查当中，考察了瑞典所有登记的癌症患者，发现有22000多位受访者有乳糖不耐受，把他们和他们的亲属，或者是父母，就是没有乳糖不耐受的人进行对比。基本上不怎么喝奶和吃乳制品，他们的风险降低了21%，肺癌风险降低45%，我们回过头看，我们是不是在喝牛奶当中感染，我们已经有流行病学数据，显示出生命早期的感染，可能会在这个人后期成人以后，它的一些癌症和慢病的发病风险会增加。而且我们还可以看到，如果延长母乳喂养的时间可以提供很大的保护作用，这里是发表的论文，母乳当中含有这些寡糖，这就是能够使人在生下来的头六个月，因为是母乳喂养，所以他可以免受牛奶病毒的感染，然后伴随着从母乳喂养过渡到完全断奶我们可以看到，逐渐母乳的保护作用减少，但是转换的过程当中，会有综合性的抗体来保护人类。这个研究还是处于比较早的一个阶段，但是我们已经可以看到，发生乳腺癌的风险可能是因为在两岁以前全身性的感染牛奶因子，所以，在非常小的时候，摄入牛奶可能要过几十年以后才会发作，也就是说它的潜伏期比较长，我们也正在做这样的流行病学调查，这个流行病学调查主要集中在亚洲女性当中，然后来看他们所发生的癌症的情况。所以这也是一个正在进行的流行病学调查，跟踪这些人群开展大规模的流行病学研究。

诺贝尔生理学或医学奖获得者哈拉尔德·楚尔·豪森说，这是我们从牛的血清当中所分离出来的，我们试图把DNA物质分离出来，因为我们觉得这个有可能和现象是相关的，很有趣的是，我们可以看到现在获得了分离物，这些DNA进行了测序，他们的体积比较小，有些情况下是小于3千个单位的核酸，我们把他们分组，然后来看他们分别会发挥什么样的作用，就是去研究这样的机制。因为时间的关系，可能会很有意思，但是因为有两组我不在今天的场合来谈。

我们可以从多发性的硬化患者身上分离到的两个物质，这个是在他发生病变的时候能够分离出来的，然后我们可以看一下，在这个过程当中也有可能是涉及到细菌污染，所以我们现在的一个研究问题就是我们分离出来的这两个物质，是不是与人类后期发生的这些癌症有关系，我们做了体外的转录和翻译，有从多发性硬化的大脑当中分离出来，也有从血清当中分离出来的，从两个急性的MS当中，通过火碱做出来的物质并没有循环的单链DNA，我们现在的猜想可能是不同的物质造成了不同类型的多发性硬化，一些流行病学调查也有一些有趣的发现，就是小时候的牛奶的摄入还有维生素D的缺乏也可能是出现多发性硬化的主要的风险。这个和我们之前的有些发现并不完全一致，我们看到在冰岛，有多发性硬化症的聚集性出现，这个是关于维生素D的缺乏症，我们有一些数据，比方说像在韩国，显示出在南美以及澳大利亚都有这样地研究发现的发表。我有的德国同事，如果你把TGF，就是肿瘤转化因子改变的话，它会和EBV的激活是有关系的，换句话来说，如果我们增加TGF的浓度，在维生素D缺乏的情况下增加它的浓度，会导致EBV再度被激活，维生素D水平高的话，就会减少，或者是防止Epstein Barr病毒的再度激活。提醒我们在维生素D浓度当中和EBV存在关键性，因此如果我们能够补充这个维生素D就能够很好地调节TGF的浓度，从而抑制肿瘤的发展。这里有展现出了这样的相关性。

我们再看一下从病毒学方面的研究数据。显示出疱疹型病毒的再度激活，很多时候都是EBV病毒，还有人类疱疹病毒，被认为是引发多重性硬化的关键原因。我们还有研究发现100%的MS患者都是EBV阳性。如果我们再度激活疱疹病毒会造成一些物质的扩增，特别是小型的DNA病毒基因组的扩增，与腺病毒相关的病毒，由于腺或者疱疹病毒的辅助功能扩增，感染了这些物质会造成一些小的DNA基因组的扩增，以及辅助病毒的抑制，这是已经发表的一些研究结果。我们可以看到，它可能有脑细胞的双重的隐性感染，如果再度激活疱疹病毒会导致牛奶因子的扩增，蔓延到周边的细胞当中，由于外来抗原的表达，会对于受感染的细胞会被因为强有力的免疫反应而被摧毁。

这里是多发性硬化的发病机理，我们在临床上面也可以看到，首先它有两个前提，第一个就是这种双重感染，第二个就是维生素D的缺乏，这样的话，会造成细胞的扩增，然后会有细胞的感染，我们之前看到有免疫方面的反应，有BMF蛋白质，这些都是可以在多样硬化出现炎症的时候做出的应对和急性反应，当你发生了多样硬化会出现的组织病理学的图片，实际上特别有意思的一点，就是说我们之前说到50%的结肠癌的一些组织病理学说都是因为炎症有渗透性，渗透之后有维生素的缺乏，再来EB病毒激活。再说一下恶性肿瘤，我们看到一个恶性肿瘤在一个组织当中的复制，之前有BMF的感染，之后有延迟的现象，我在个体的细胞上面可能是经常出现的情况，我们之前也说到EB病毒的激活和感染，或者是疱疹病毒发挥的作用，我们还不能够把这个可能性剔除掉，如果你有一个炎症，或者是你的维生素D缺乏，疱疹病毒出现的情况下，EB病毒很容易会激活。

再说一下这是我们的小组，包括我的妻子，她也是非常活跃的研究者，还有很多年轻人参与到我们研究的过程当中。我们要好好考虑一下，我们到底是不是忽略了，这种人畜共患病造成的延迟性的感染，我们之前说到乳腺癌的情况，这是人畜共患病的感染要得到我们的注意，之后可能会有很多的证据提供给我们的牛奶因子，还有多样硬化方面，神经退型性疾病带来的影响，我们可能会有更多的证据，我相信这些在人当中会更广泛地积累和提取。

最后我想讲的一句就是我们要好好地在未来考虑一下，如果我们看到多样硬化还有疱疹病毒，我们之前说到的病理学说，如果给我们一些新的证据，可能就让我们知道到底怎么样解决这个问题，我的梦想就是给这些牛打疫苗，不要人畜共患病传染到人的身上，我觉得这些都有一些特别重要的方面，因为他们可能跟人会有比较紧密地接触，当然会给人带来乳腺癌，一个是结肠癌，这都是发病率比较高的情况，还有神经退型性的疾病，我们之前也做很多的研究，我们非常希望能够有更完整的数据和证据，帮助我们的假设是正确。我们当然也特别需要不仅仅是预防性的疾病，而且还能够看到处于危险当中的人群，而且也特别希望在一些靶细胞方面做出一些预防还有一些干预，这样的话我就能够实现我的梦想，谢谢！

主持人说：刚才我们听了用西方的思维和现代的科技做的研究，下面的报告人是北京中医药大学王琦教授，他是我所认识的级别最高的国医大师！下面我们有请王琦大师给大家做“中医治未病发展报告和前瞻”的相关报告！

王琦教授说：大家好，我们全球疾病种类知道多少，中国人的健康状况怎么样，目前知道的有26000多种，我们中国老年人也面临许多问题，男女发病率都有60%到70%的高发，就老年痴呆我们中国人也是高发，当然我们小孩的肥胖，还有小孩的先天性耳聋，这些数字的发病率是相当高。总的来说，中国人健康状况是各类疾病高发，疾病呈现年轻化，而且青少年健康状况堪忧。世界卫生组织、国家卫计委等机构日前联合发布的研究报告显示，全国慢性病人数接近3亿人，超过80%的死亡者是死于慢性病，疾病负担高达疾病总负担的70%，如果再不预防，未来慢病是一个很严重的问题。

这个报告我调查了9年，我们今天这个工作已经开展了9年7个月26天，目前已形成了广泛的社会共识，现在来说，中医药治未病已经列入国家若干个文件之中，我承担的课题就是全民健康事业中医服务体系建设，我是负责治未病的研究课题，调查了2761篇文献，57家单位调研，16位专家的现场调研。我们的发展报告分三个方面，从战略上面分析，首先这是一个世界性的问题，每年还面临着不断老龄化的问题。到现在为止，8月的全国卫生工作会议中，把重大疾病的防控、人人享有健康问题提到了一个新的高度，我们主要是要进行五个大的体系，工程理论、技术支撑，转化支撑、标准化，人才队伍和交流推广平台，这些年一直在理论上做一些研究，我们编做了《中医未病学》，技术支撑方面，健康状态的信息怎么监测，健康状态的分析评估有什么样的产品和技术，都需要融合到各个方面和各个环节。

在标准化建设方面是非常重要的，如何建立服务标准，这个是在全国已经确定了5批235家治未病的支撑体系，从进行的内容来说，从继承创新、总结分析方面入手，经验看，建立技术服务体系是保证，培养机制提供人才保障，科研发挥重要带动作用，完善服务平台是建设有力武器，国家支持是政策保障。遇到的问题和解决问题的方面，从调研情况来看，标准化建设不足，队伍建设不足，缺少标志性的示范区，缺少重大医学计划，缺少重大数据平台。

我们做了治未病的调研报告，中医药管理局也做过相关调研，这是所发的相关的文件。从人员来看，80.1%的人员都是中低级人员，高级职称人员只有20%不到，还没有纳入真正跟医学研究同等的地位。目前我们调查出现的问题主要是感觉到一个是民众接受度低，一个是人才队伍建设不足，同时治未病收费问题，经费支持力度也不够，手段及规范更不成熟。

文献调查是这样的，调查2761篇当中这样的分布情况，治未病目前还没有列入医保，理论不够，实践不够，基层发表论文比较少。

第三个问题给大家报告一下中医体质对治未病的作用。2009年李克强总理提出要把中医体质研究放到一个重要高度，这是我们做的相关的体质分类标准，这里有儿童版、老年版、简短版，这样我们就可以做生命周期的全覆盖，这些问题需要解决一个重要问题，就是健康状态测评，我们必须要解决这样一些问题，我们现在已经研发了12种测评方面，从微观的到宏观的，到睡眠检测，再到蛋白的，我们可以把九种体质通过基因表达进行分类。

我们目前在全国建立了235家治未病的体质辨识中心，为治未病实施提供抓手，涉及的病种有195种，2014年，以此方式获益的65岁及以上的老年人为5920万，覆盖率38.6%。同时，我们开发出中英日韩德俄及西班牙七种语言量表，为治未病国际化推广助力。

美国哈佛大学、康乃尔大学认为，中国的这种中医的治未病的方法是可以为全球民众服务的。我们经过九年的实践，积累了宝贵的经验，取得了良好的成效，在十三五建设新时期，紧密结合中央的全国卫生与健康大会精神，将治未病成果推向全国，我们力争在今后做得更好，谢谢大家！

香港浸会大学中医药学院院长、讲座教授吕爱平作报告了《疾病诊断和证候分类：整合以及未来发展》。

吕爱平教授说：很高兴在这里跟大家分享一下20多年进行中医诊断治疗的一些研究的情况，我们看西医如果要看类风湿关节炎的话，会对你进行一些相关的检查，再给你诊断，然后告诉你一个结果，然后给你开一副西药，同样的病人如果到中医，除了诊断还要问你关节是不是怕冷，是不是怕热，西医没有这样的症状，这就是中医典型的寒症和热症的问题，也就是说中医是把类风湿关节炎分成两种，一个是怕冷，一个是怕热。

西医诊断一个疾病，如果40%有效，十个人有6个人没效，那就换另外一种治法。但是中医一开始就分成几种不同的类型，每个人给的药是不一样的，因此疗效更有针对性，从现在的文献来看，都已经想到疾病诊断前提下进行中医症候分类，这样的疗效更能够得到保障。

问题是临床试验过程当中有什么样的结果，如果针对治疗类风湿关节病人，往往西药的疗效是70%，中药是60%，我们看大量的研究报告是这样的结果。但是不一样的是，如果这个病人分成寒症和热症的，寒症是关节怕冷，热症是关节怕热，西药是对寒症的疗效比热症的疗效要好。另外，我们说到寒症和热症的时候，我们肯定会问，这样的病人有什么样的区别，我们构建寒症和热症的分子网络图，在寒症热症之中我们至少可以分出网络的关系，还有生物指标的关系，这是我们把代谢基因组织结合起来，我们进行了一组的分析，也找到了它的很明显的代谢途径。

我们再看临床，西医如果是寒症效果更好，中药其实是针对非寒症，我们也不敢说是热症，典型的寒症之外是典型的非寒症，包括热症和虚症，都在里面。不管是西药还是中药，都有靶蛋白，寒症方面的含量更多，也就是说，西药对寒症的效果是更好的。

我们六个月的时间过程当中，我们从病人的第一天到最后，可能是转换的，300 多例的寒症转化有 13%，有那么四五十个人会转，寒症转成为典型寒症，热症转为典型热症，中药西药的疗效都会发生改变。另外，我们在临床的试验过程当中，一旦固定了治疗方案，不好再改变。寒症热症具体什么样的标准，我们做典型的时候要求会比较严格。我们做另外一个试验，用中药或者是西药，做一个开放性的临床试验，比如说这是用了中药，我们是想，我们能不能单独对有效无效的病人进行分析，我们首先看有效有哪些特征，无效有哪些特征，结果就是正相关的指标是可以小便、清肠，可以盗汗，就有点像虚胀。下一个方案，符合症候的时候，中药的疗效达到 87.22%，我们中药治疗这一群病人的时候，比西药治疗效果 70%要好。我们首先是找到中药治疗的适应症候，再做到可以证明它的疗效的一个临床方案。

吕爱平教授说，这里还有一个很大的问题，就是异病同证，不同的关节炎在中医治疗的方案基本上类似的，我们有很多种类型的关节炎，在西医的治疗不太一样。我们分析了四种不同的关节炎的相同点和相似点，其实我们在某些领域确实能够找到四种不同关节炎的相似的地方。我们把类风湿关节炎和冠心病用基因组学的方法分析，他们在慢性炎症阶段是相似的，中药的处方，我们做很多情况下可能基本上对这两种疾病用的是一样的药物。不同的疾病，这么复杂的过程中，有可能某一个时期某一个点和其他的疾病是一样的，或者是相似的，因此，不同的疾病可以用相同的药物治疗，这一点我觉得这是现在的中医和西医在病症结合的时候要思考的。

我们要思考的是疾病的分类以模块分类更好，单纯的疾病用症候分类和亚型分类没有解决的一个关键问题，就是不同的疾病不一样的时候，可能会用相同的疗法，还有一个更关键的问题，我们现在多少慢病是只有一种？往往是两三种在一起，有模块会更好，模块分类对未来的医学分类可能会更有价值。

我们从西医发现的疗效比较差的时候，包括骨破坏不容易感受开始，我们找到一个组合疗法，我们现在队伍试验和临床试验已经结束，这个报告是在评审过程当中。组合药物和模块分类是一个概念，模块分类有一个组合也可能两个组合。

我们的重点是关节炎的骨破坏，全世界有很多新的分子出来，我们想，我们的中药对骨破坏有改善的药物找到组合分子，我们拿现在发现的，一些分子的作用，跟寒症热症的分子网络进行比对，进行两个处方药物的研发。总的来说，中医的症候诊断是可以朝向精准医学的。分子模块的分类可能对未来组合药物的发现可能是一个很重要的贡献，毫无疑问，从疾病的分类以及分类的治疗上面说，我觉得对于精准医学是更大一步，当然，对未来中西医结合也会有更大的作用，谢谢！

新疆医科大学党委副书记、校长哈木拉提·吾甫尔作报告《“一带一路”背景下的维吾尔医学现代化与国际化》。

哈木拉提·吾甫尔校长说，尊敬的陈委员长，尊敬的各位专家各位代表，大家上午好，首先讲讲维吾尔医学是新疆地区及西域地区应用比较广泛的医学之一，是祖国医学的一部分。某种意义上讲，它这个医学是在不同文化的背景下产生，尤其是四种文化聚集在一起，中国、印度、希腊、伊斯兰四种文化，就是在中国的新疆地区，有中医、西医还有维吾尔医学。因为在塔里木盆地，人类文化史上是很重要的十字路口，得天独厚的地理位置和发展土壤，使维吾尔医学在东西方的医学交流中发挥着重要的作用。

随着丝绸之路的开通，东西方交流和流通越加频繁，丝绸之路不仅起到了通路的作用，而且将维吾尔医学与中医学、古希腊、阿拉伯医学、印度医学进行了更加深入和广泛的融合，提升了维吾尔医学的整体水平。很长一段时间，它的发展有四个阶段，第一个是与古希腊医学的交融阶段，草原丝绸之路时期古代维吾尔医学与古希腊医学的交流阶段。这样的情况下，第二阶段，四大文明推动和东西方医学综合影响下，维吾尔医学有自己的新的提升，尤其是受西域伊斯兰影响时期，维吾尔医学与古希腊、阿拉伯医学有一个融合阶段。

现当代，特别是改革开放以来维吾尔医学现代化时期，古希腊医学基本上衰败了，很少使用，但是在古丝绸之路的的沿线国家，古希腊医学、阿拉伯医学应用极其广泛，与维吾尔医学也有一定的兼容性。我们学校目前既有本科、硕士、博士的培养，而且在南疆地区，广大的农牧民和老百姓也非常欢迎维吾尔医学，使用维吾尔医学，某种意义上他们热爱维吾尔医学，周边国家也得到了一些普及。我们发现维吾尔医学与古希腊、阿拉伯医学一源三歧。

同时我们感觉到，体液学说成为这两种医学共同的病理生理基础，异常黑胆质也是共同的核心病理。应该说，源是相同的，乃至认识也是比较一致的，尤其异常黑质到底是怎么样产生的，维吾尔医学认为抑郁会导致黑胆质，包括它与肿瘤密切相关。中医在五行、阴阳谈得比较多，但是我们维吾尔医学主要是以胆液质为主，我们发现异常黑胆质不仅仅是一个表象，它还有一定的物质基础。而且不同的疾病可以有不同的症型，异病可否同方，我们发现，维吾尔的治疗和中医完全不同，我们做出病症结合模型，研发出一些药物，效果还是比较不错的。

生理代谢组学研究发现，异常黑胆质与其他症型患者之间代谢组模式有类似之处，同时，我们发现异常黑质证遗传易感因素，这些方面有我们自己的特性，肿瘤而言，我们找到异常黑胆质的肿瘤病人和蛋白质的准确研究证明，发现这其中有自己的特异蛋白，用药之前是这样的，用药以后，我们找到这么一种生物标志物，是不是可以往这个方面进行琢磨。研究发现异常黑胆质症患者体内抗氧化系统平衡紊乱，这种情况下，我们感觉到，药物可以改变，异黑成熟颗粒通过纠正细胞核、线粒体、内质网、神经突触等方面也发挥着一定的作用。

我们通过研究发现，异常黑胆质不仅是一种现象或表象的描述，更是一种具有一定共性生物学的基础的改变，是一种客观存在的异常体液，是维吾尔医学对疾病外在标线的病机推理和概括，其实质是机体组织结构及其生物学功能发生改变。

我们现在做的工作得到了一定的认可，目前在中东有一股古希腊阿拉伯医学热潮，维吾尔医学在同源的体制下又产生了一个新的体制，对新形态新高度我们能不能来引领。我们也一直在探索，新疆有中医，也有西医，还有维吾尔医学，我们三种医学拥有而且也接受过，我们在俄罗斯培养了 100 多名本科以上的人员，习总书记强调，利用新疆的医疗条件和区位优势，打造面向周边国家的国际医疗服务中心，同各国深化卫生领域的合作与交流。

作为丝绸之路经济带核心区的新疆，我们有信心，更有胆量，全国人民支持着我们。在座的很多院士和专家也给予我们很多的关心和帮助，陈竺委员长亲自给我们挂牌，我们的中亚疾病中心现在已经进行开展。我们在新时期的一带一路宏伟战略中走向更具有深度和广度的国际化，我觉得我们应该做到，谢谢大家！

中国中西医结合学会会长陈香美是全军肾脏病研究所所长。她虽然是一名西医，却开发了延缓肾脏硬化的中药复方，临床应用治疗慢性肾病，明显优于传统治疗方案。在第三届中医科学大会上，陈香美就《中西医结合肾脏病治疗的现状与展望》作报告，当中提到用现代科学阐释、丰富和发展中医经典理论是实现中西医结合向纵深发展的重要手段。她举了个例子："古代的《黄帝内经》提出'肾藏精、主骨、生髓'。我理解这六七个字都觉得太伟大了。我是个西医，现代医学的医生，也不能这样确切评价肾脏。在那个时候，我们的祖先怎么能知道肾脏有活性维生素D3，有骨代谢的作用，所以肾'主骨'？还有，当时的祖先怎么能知道肾脏产生促红细胞生成素，它能够治疗贫血，所以肾'生髓'？太伟大，太了不起!我们现在用进步的现代医学完全诠释了我们前辈的话语。"

清华大学医学院长江学者计划特聘教授、生物芯片北京国家工程研究中心主任、中国工程院院士程京作报告《一探中医药的科学化和工程化》。

程京教授说：今天非常高兴有这个机会和中医学界的同仁汇报学习，我也给大家做一些解读，以及我们的一些实践和体会。首先讲讲我们的背景，1997年我决定回清华，我们开始了在地下室的创业，到2003年时候我们正式进入我们的基地，最近我们做了比较大的调整，博奥成立集团公司，下面有五个研究院，从西医到中医，从疾病的检测到预防，最近三年因为机制的调整，使得我们从业务的发展和人员的招募都发生了质的飞跃。2013年我们是七百多人，2014年我们达到1千多人，销售300亿，去年年底接近2千人，销售接近600亿。

我们这里举一个例子，我们的博奥晶典除了研发和研究之外，还设立了成都的生产基地。从科研到临床我们开发了一批在国际上领先的产品。这是我们自己设计开发的生产线，满足了各级上的各种认证。我们做芯片的设备，给我们研究生制作芯片的，获得工业设计的红星奖。

从2000年开始到现在已经有接近50项产品获得了国家食品药品监督管理的批准正式进入临床，在原创方面，我们注重知识产权的剥去，现在已经获批的全球专利累计接近260项，转化率超过50%。产品和服务覆盖了整个大中国地区，出口欧美和亚洲30多个国家和地区。

从世卫组织来讲，对健康做了清晰的阐述和分析，应该说疾病有一部分跟我们遗传有关系，占的权重比较少，接近50%，生活方式占了相当大的权重。2013年9月30日我们向习主席汇报的时候，我们就新生儿缺陷的预防作了自己的相关的看法，我们提出对健康管理进行全人全程的管理，当我们在这个世界的时候，我们希望是从头到脚，从分子到器官，从心里到环境都是健康的。

出生缺陷，我们做了一个关于耳聋疾病的监测，一个是先天性的耳聋，对于这样的孩子永远不能开口，通过芯片可以提高告诉家长和医生，这个孩子的听力是有问题的。最大的一类就是药物性的耳聋，通常一个家庭查出一个，这是母系遗传，同时我们作出一个用药指南，这样就可以避免医疗事故的发生和灾难事故的出现。

四年下来，我们在全国已经完成了160万新生儿的筛查，每年可直接避免至少5万名新生儿因为药物致聋，可间接使约50万家庭成员免于药物致聋。

第二个就是染色体异常的监测，我们已经完成33万孕妇的筛查。我们还跟中医结合，用东方的思维怎么样推进未病的治疗方面，在科学化和工程化结合我们自己的工具和背景知识所做的尝试。

在科学方面，通过X光射线，各行各业都在用这个技术，中医和西医都可以用X射线去看我们的类风湿关节炎是不是导致了我们的病变，中医到目前为止我们仍然是靠我们自己的肉眼去观察病人的情况，基因测序这个东西很多行业都用，比如说像分子育种，工业微生物的改良等等，在中药中医方面我们尝试用基因分析方式做分子版的本草纲目。

最近这几年我自己也是身体力行感受我们中医的各种技术和手段，我们准备在全国建有代表性的类经堂，我们希望把国医治未病，多组学联检，大情志调理，环境策调控，膳练息意疗法，健康智能云这六位达到一体化，做到综合保障。我们针对中国未来95%的老年人都是居家养老，我们考虑改变现有的住宅变为居家养老非常友好的环境，这个是我们把卧室和起居室合二为一的一个环境。这个椅子是一个运载工具，带我们的老人去不同的空间。

这个是一个无障碍的厨房体验，这个是一个无障碍卫生间。最重要的是在这个卫生间中我们加入了卫生保障的核心设施，我们叫做是一个表里如一的监控系统。

这里是我们做的移动穿戴的东西，这里是居家自查，人工智能分析，自己对自己进行拍摄，同时可以通过我们开发的芯片进行血脂血糖生化自动监测，使得我们的体检一年一度可以变成天天检，周周检。

监测之后我们具体看一下，这个测该怎么办，这是变化中的健康管理，主要是随着日检与常规体检，这样的话，很多微小的异常可以及早地捕捉到。然后体质分类，这是刚才王琦大师说的合作情况，对九类体质有很多统计，这里我们做的相关研究，发表在全世界顶级的刊物里面。

从中医体质分类到基因监测都指向比较高的话，就要注意后续的调理方面的事情。分子检测做完之后有提示，对于眼像我们会不会有征兆？这是不同时间的眼部特征对比，比医院更早发现我们身体出现什么样的异常。我们这里只是做一个简单的工作，就是把这些东西做成一个数据库，做算法和辩称，通过人工智能的方式得到解答。

这是我们做的空气多指标检测器空气猫，第二个也是今年刚开发完，就是空气猫二代，老人在用，你千里之外联网可以看到他们在呼吸什么样的空气。

体质方面我们跟王老师合作，做了九叶堂植物饮料九叶宝，在膳食调理方面，我们开发了糖脂代谢调解的遵生养心茶。同时我们对于它的功效做了一些试验，动物试验我们也做了。最开始我们做的是养心茶，适用于普通三高人群，后来我们有做了适用于阳虚体质的人群。

推拿按摩和针灸我们归为理化调理，我们回去以后按照人体不同结构，使身体的各个部门密封好，我们制作出了高通量智能艾灸仪。

最后讲到情志调理，这是中央电视台去年一月份介绍的一个案例，时间关系就不讲了。通过上述的案例我们认为疾病有易好性，我们作了一些艺术品对脑的靶向作用的试验，包括视觉和触觉方面的影响。这是我们做的艺术品对大脑的靶向作用的试验，我们发现出了一种额中回功能，这里是疾病和功能基因的富集图。

应该说我们对于自然科学领域有一定的知识，但是我们对于文化参加得太少了，在这个方面，我们举办了香山大讲堂，我们希望把儒释道医进行结合，达到身心境的结合。这是我们与北大肿瘤医院合作的“心音坊”，旨在通过三甲医院进行音乐医疗方面的演示。

最后一个是环境，我们不单是做一个检测，还可以超标启动，达标自动关闭。这是我们提供的个人健康大数据获取与管理，整合健康大数据，这是我们防未病的一套以个体为中心的大健康管理系统，这样的话，我们真正做到小病都不来。我们的目标是以中医为主导，结合现代科学监测手段，充分发挥中医在体质分类，未病预测方面的功效，同时提高我们的健康生命指数！谢谢大家！

中国医学科学院药用植物研究所所长孙晓波作报告《中药资源与大健康产业发展思考》。

孙晓波教授说：这次全国中医科学大会是在落实全国科技创新大会尤其是最近召开的卫生健康大会的一个最好的机会。这次我们也是受命于农工党中央来惠州搞一个药用植物园，我们在这里搞了一个国家岭南药用植物园，昨天晚上华润集团非常有兴趣参与这个事情，未来不仅仅是一个物种的保护，资源的利用，更重要的是一个科学研究、科普教育、文化传承还有休闲度假养生为一体的，实际上是一个以药用植物为载体的医养结合的一个产业园，另外罗浮山的地域非常好，介于广州、深圳、香港地区，实际上是珠三角的很好的一个医养结合的产业基地。

孙晓波教授说，如何做好这盘棋，我们也开展了一些调研工作，前期有一些很好的铺垫，今天按照会议要求，我做一个中医药资源与大健康产业关系的报告。

目前中医药迎来大好发展时机，习主席和李克强总理在不同的场合强调大力发展中医药产业，同时强调中西医并重，另外把中药资源上升到国家重大的战略需求，应该说整个中药资源是大力发展中药大健康产业的物质基础，同时也是生物医药产业的重要组成部分，更是精准扶贫的重要抓手，应该说中药材在贫困地区、少数民族地区、革命老区，以政府引领、企业做主体，市场支撑为导向，形成一个中药材精准扶贫的制度。

实际上健康产业的发展也是经济转型发展的一个必然要求，无论是国际还是国内，产业调整也好，市场增长也好，内需拉动也好，健康产业已经成为我们国家未来产业发展的重要载体。

中药资源可以说是大健康产业重要的物质基础，我们也参与了国家一些部委里边未来发展规划的一些编写工作，尤其是在中药材保护和发展规划里面我们主导的，包括中药材的精准扶贫，三七、人参等的发展报告已经提到了科技部的专报当中。同样，我们搭建整合资源的平台。

同时，中药资源也得到社会的积极相应，中药材基地共建共享联盟应该说促进了整合优势资源，规范药材种植，提高中药质量。京津冀中药产业创新战略联盟的成立以河北为药材基地，供应北京、天津。大家都知道，北京是世界中医最集中，优势最明显，水平最高的一个聚集区，它需要大量的质量品质好的药材，为临床提供有效的服务。同样，我们正在构建国家药物植物创新研究体系，我们目前已经构架了“1+7”的模式，我们在药材主要产区，比如说四川、重庆、广西、云南、河南、新疆、贵州构建了七个分所，未来准备打造“1+10”的格局，未来在广东岭南这一块，如果可能，也将作为一个重要的基地。

我们目前来说，利用我们现有的种植技术，服务全国 150 万亩药材基地，产生近 100 多亿元的可预期产值。同样，我们在上述地区和周边国家开展了技术服务。中药现代化经过 20 年的发展已经有很好的格局和布局，未来会成为支撑大健康产业重要的载体。十三五期间，做好中医药的资源利用和保护，首先是为了夯实中医药发展的物质基础，另外，中药材基地共建共享联盟以及中药材精准扶贫已经作为未来重要的工作内容。另外，国家将进一步强化药品的源头管理，强化中药材的 GAP 管理，将认证制改为备案制。第二个任务就是实施中药材大品种纵深发展战略。培育超过近千亿的中药材大品种，促进中药一二三产业融合发展。第三个任务就是中药临床证据级别显著提高。应该说前边几位院士提出的研究结果，得到了国际上的高度重视。

这有几个案例，中药是否有效，能不能在临床发挥重要作用，这个是我们在十一五期间开展的研究，目前单一靶点药物向多靶点药物的开发已经成为一种趋势，现代生物学技术在中药复方作用机制中应该的一个非常成功的案例就是陈竺院士昨天做的报告，就是多层次多靶点协同作用的一个过程。

基于中药的特点，我们根据国家十一五重大支撑计划里面，构建网络靶标的中药复方研究模式，我们认为这将成为一个重要的研究领域。第二个案例就是中成药品种临床准确定位的研究。目前大家都知道，中成药大量使用是作为功能和适应症为主体，比较宽泛，如何开展大品种的临床定位研究，进一步发挥中药在治疗过程当中的治疗作用。这是一个重要的作用，如何确定它的定位，有了定位才能很好地体现市场价值和临床价值。目前中药是要作为治疗药，还是作为辅助用药，是否会过度用药，这些都需要做进一步的研究确定。以及在西医基础疗法上叠加中药以后发挥的价值是需要定位中药作用所要做的进一步的研究。

现代生产科学的技术语言是中西医最好的桥梁和纽带，那么中药的安全性、有效性、临床定位和临床价值需要进一步挖掘。我们最近也跟大的企业开展一些中药医学定位的研究。

这里有一个案例是关于糖尿病的研究，应该说糖尿病确实是一个复杂的疾病，未来是对我们国家产生重大影响的疾病，尤其是血管性的病变。我们用了糖宁通络是能够产生显著降低小鼠糖化血红蛋白。这里停药以后，产生了一些滞后效应，我们也做了一些胰岛素抵抗的分子生物学研究。同样，我们为企业也提供有效的服务。

这其中对心功能，对心电图也有明显的改善。另外就是生化指标，心肌酶方面也看到了很好地临床治疗价值。以上内容，时间关系，我大概节省了几分钟，请各位专家和领导批评，也谢谢农工中央邀请我们参加这次会议，谢谢各位！

中国医学科学院药物研究所副所长庾石山作报告《中药药效物质的化学研究》。

庾石山教授说：今天非常荣幸被会务组邀请来汇报一下我们的工作。报告的题目我做了一些调整，现在对中药的药效问题的研究，我们国家从上个世纪以来做了大量的工作。当时重点做的是常量的研究，我今天要做的报告是关于微量活性物质的研究。我汇报的内容有三个方面，首先是中药活性物质研究的前沿科学问题，我们现在发现从常量当中找到有效成分越来越困难，而中药大多数的微量成份都是诱导产生的，一般是结构新，活性强。这两类问题问清楚以后，应该是能够全面揭示中药有效性。现在最大的问题是怎么识别、获取和评价？过去我们都是拿不到微量成份，完了再获取和定向评价，这样一方面找到创新业务的先导化合物，同时全面接触中药有效性的化学基础。

首先是要找到富集，这里我们建立组合闪式色谱快速剔除杂质和常量成份，另外就是其他类别能不能用别的方法做，我们发现可以。第二个就是如何获得中药中微量物质。我们由此建立了高效、快速的中药中微量物质的获取关键技术。

我们举一些例子，过去我们研究了30多种中药的微量物质，第一个例子是我们发现羊踯躅对急性、炎症性、神经性疼痛均有显著镇痛活性。第二个例子是解释了苍耳子"通鼻窍"的关键物质药效。第三个例子是中药八角中具有抗病毒活性的新骨架化合物。

下面我简单地汇报一下，这个微量物质的成药性成份怎么做。我们不但要发现它，还要把它用起来。

这是我们对右旋去氧哇儿藤宁的构效关系的研究，这是我们对CAT代谢产物高活性及其主成份的结构确证，这是我们找到的PF403前药的设计合成及活性筛选。

这是我们做的成药性的研究，把工艺和质量标准做好。我们对体外活性做了一系列的研究，更重要的是，发现对TMZ的胶质瘤细胞株有效。

这是我们做的成药性药代动力学的研究。这是初步的药代结果，通过这个结果我们看安全性，我们看有没有其他的一些不良反应，后来我们发现还是很好的，尤其是对骨髓移植。

下面做一个小结，通过前药CAT3的设计，确保CAT3有效转化为母体药物PF403。应该说微量成份的结构新颖、功能独特，为创新药物研究提供新的源头，同时，为新靶标的发现或化学生物学研究提供新型的探针对，另外就是为生物合成或天然产物全合成提供新的目标分子，并有可能发现新奇的化学或酶促反应，有可能使我们国家成为引领国际天然药物化学研究的新的亮点。

最后感谢同我合作的这些教授们，和我们课题组的同志们，以及我们得到基金的资助，最后谢谢大家！

南京中医药大学教授段金廒作报告《中药资源循环利用与资源价值创新》。

段金廒教授说：我今天在这里汇报的内容是针对目前我们在中药资源大量消耗的过程中如何来使我们的资源价值得到进一步地释放来不断地发掘资源价值，创新资源产业链，形成更好的资源效益。前面给大家说一下背景，我们现在应该说，消耗中药资源衍生出的所谓的中药大健康产业形势喜人，成就显著，同时也存在着资源浪费巨大，环境压力增大等经济、社会和生态问题。

我们在思考什么？积极倡导和大力推动中药资源产业化过程向着循环经济模式和生产方式转变，以实现资源节约、环境友好的产业绿色可持续发展目标，下面围绕这样的中药资源价值创新探索提出了一些策略，以及发展高效循环利用技术方法与途径，有效提升资源利用效率，延伸资源经济产业链。

第一个方面，中药资源是国家战略资源，是人口健康用药需求和中医药事业发展的物质基础与根本保障，随着以消耗中药资源性原料为特征的资源产业不断扩张，原料需求激增，庞大的经济规模加速了自然资源的耗竭。

目前全国200余种常用大宗药材是依靠人工生产供给，种植面积达到4500余万亩，产量近3000万吨。中药资源类型多样，种类各异，药材生产过程中，每年直接产生的非药用部位4000到5000万吨，加之田间管理、打顶、摘花等产生的各类“废弃物”及源于自然资源的药材加工下脚料年逾亿吨。

而且药材生产过程产生的大量废弃物会导致严重的资源浪费与环境污染。前面说的只是在药材生产过程当中产生的非药用部位，实际上我国每年消耗药材原料达7500万吨，其中深加工产业领域产生固体废弃物及副产物高达5000余万吨，液态废弃物达数亿吨。目前中药固体废弃物的处理方式多为集中堆放或掩埋、焚烧，或散布于田间地头，这就说明我们资源的价值没有充分释放，我们的资源产业链还没有足够延伸，我们的循环利用状态远没有形成。另外中药药渣晾晒重返药市会威胁临床用药安全。

什么叫循环经济？循环经济就是再生经济，是以资源节约和循环利用为特征，以减量化、再利用、资源化为原则，倡导在物质不断循环利用的基础上发展经济，将经济活动组织成为资源、生产、消费、二次资源的闭环过程。实现中药资源循环利用是提高中药资源使用和配置效率的重要手段。

在国家的十三五规划里面，提到推进资源节约利用，大力发展循环经济，实施循环发展引领计划，推进生产和生活系统循环连接，加快废弃物资源化利用。

国务院于2016年7月发布的十三五国家科技创新规划提出，发展资源高效循环利用技术，重点推进大宗固废源头减量与循环利用、废弃物高效利用等关键技术与装备研发等，但是这些政策缺乏强有力的保障体系和激励机制，所以我们的资源浪费还是很严重。

9月3日习近平总书记在杭州召开的20国工商峰会开幕式上演讲强调，我们将毫不动摇地实施可持续发展战略，坚持绿色低碳循环发展，坚持节约资源和保护环境的基本国策。8月22日习近平主席在考察青海时指出，循环利用是转变经济发展模式的要求，全国都应该走这样的路，青海要把这件事情办好，发挥示范作用。

第三个方面就是我们所做的一些实践。近20年我们把药用生物资源学和化学结合起来，形成了中药及天然药物化学，从资源学的角度出发，研究中药资源中可利用化学物质，达到保护环境、循环利用的目的。

这是我们近些年提出的一些资源价值创新策略，包括立足于资源稀缺性原则，寻找发现或人工生产可替代性资源；立足于资源多宜性原则，通过系统性和精细化开放立法，实现资源价值增值和价值补偿，提升资源利用效率；立足于资源节约和环境友好原则，减少资源消耗，促进循环利用，降低资源成本，提升资源利用效益。

这是我们目前所做的一些工作，现在在中西部地区大量种植苦参种子。现在，应该说，种植面积太大，目前我国苦参种植面积达到50余万亩，每年有10余万吨苦参种子、300余万吨的苦参地上茎叶未有效利用而废弃，造成巨量资源浪费与环境污染。

中国中医科学院中药研究所所长陈士林作报告《本草基因组学》。

陈士林所长说：感谢在座的各位嘉宾都能够坚持到现在，听我们最后的这个演讲，我介绍的是我们课题组的研究的体会，主要是从本草基因组学的发展和应用，谈我们的研究工作。前不久我陪屠呦呦教授去斯德哥尔摩领奖的时候，感觉到整个国际社会对我们传统医学是非常关注的。他们也提到，中国以后会有很多的诺贝尔奖的获得者，但是他提到的很多案例都和我们中医药有关系。我们可以看到屠呦呦老师做演讲的时候，主持人一直有一支腿是半跪着，一个是敬业，也表现了对传统医学的尊重。应该说传统医学是我们中国最具有创新优势的学科，从这个里面，应该说，可以开发很多很好的像今天很多教授提的造福于人类的东西。

国际上一些刊物也给我们提出建议，因为传统的中医药以前关注的东西，是与化学缺少具体的模式和体系的。第二个就是对我们的生物医药背景不了解，所以我们提出本草基因组学的研究的概念，通过这个本草基因组学的研究和模式物种的推动，让我们在整个中药的研究里面大大地跨出了一步。

这是我们对灵芝的基因组的研究，在国际上也是处于前沿。我们通过丹参基因组的研究，解释出了活性成份合成途径。这是我们对三七组学研究，通过这个研究加快了新品种的选育。像人参，我们通过相关的组学研究，提高了人参现代化栽培体。

我们都知道我国中药材有一万多种，鉴定是很困难的，我们可以看到很多药材都不是药典规定的，而且这个做成药材，就更难辨认。去年年中，美国要求对所有的草药从沃尔玛下架。我们如果不解决品种的鉴定问题就会成为一个重大的安全隐患。

现在很多媒体提出来很大的疑问，中草药误用会危及国民安全。我们传统的鉴定应该说不能满足安全用药的需求，好比说甘草，我们就有几十种，我们药典规定只有三种可以用，这样我们就得寻求基因水平上的突破。于是我们提出了中草药DNA条形码鉴定的构想，而且鉴定的准确度达到92%。

我们做了48000份的样本，现在远远不止这个数，包括了1万多个物种。这是我们对中草药的近缘物种做的评估验证。我们这个验证还可以验证到种下等级和道地药材，我们现在还在用一个超级条形码研究种下等级和道地药材，这个工作我们发表以后，也引起国际上很大的关注。

这是我们建立的全球最大的草药的DNA条形码数据库和鉴定平台。而且我们整个的工作已经纳入到《中国药典》新的指导原则当中。去年已经有英国、美国的药物专家来我们中心学习，美国药典去年就与我们开了五次的电话会议。

应该说基因条形码，特别是在通用化、准确化和标准化上具有非常明显的优势，我们申请了几十项的专利。这是我们研究团队所发表的相关论文，在国际上也产生了比较好的影响力。

而且我们中草药DNA条形码的鉴定还为行业和社会需求提供了很多服务。甚至北京市公安局也用来侦破谋杀案。这是我们所得到的一些奖项，包括像教育部科技进步一等奖等等，而且我们也在国际上很多的学会和药典委员会介绍了我们相关的工作。今年刘延东副总理也到我们实验室参观考察，给了我们很好的鼓励和指导，非常感谢我们课题组的这些创新青年，再次感谢组委会给我这次这么好的机会，谢谢大家！

主持人，中国中医科学院中药研究所所长陈士林作大会总结及展望。他说，大会期间，与会专家学者从医学、药学、民族医学，以及产业链发展等方面作了精彩报告，为大家分享成功的研究案例。特别是诺贝尔奖得主的精彩演讲，为我们提供了丰盛的“学术盛宴”。与会诺贝尔奖获得者纷纷表示，听了系列学术报告，对中国中医药的科学性又有了全新的认识，发现中医药里蕴藏着许多科学问题，中医药应用前景广阔，回国后将会更深入地考虑中医药发展问题。

大会期间，4位诺贝尔奖获得者出席大会并做客“诺贝尔讲堂”，与大家分享科研成果；10余位两院院士、国医大师和众多中医药领域知名专家参会并作大会报告，就传统医学与现代医学的融合发展进行了深度交流。

中医药学是中国古代科学的瑰宝，也是打开中华文明宝库的钥匙。屠呦呦获得诺贝尔奖的灵感也是源自古籍，那是1600年前葛洪在惠州罗浮山所著《肘后备急方》。王国强感慨：“我在想，我们祖先留下的宝贵医学财富，我们的医学典籍何止《肘后备急方》？何止屠呦呦所认识的“青蒿一握”等15个字？中医药的理论、体系、精髓，无论是在治疗方面的整体观、系统论、辩证论、个性化、治未病、预防保健，还是非药物疗法，中医很多符合未来医学发展趋势，体现出它科学性的这些理论、实践和技术，怎样能够很好地弘扬好，发展好？这是我们当代人的一个重要任务。”

中国工程院院士、中国中医科学院院长张伯礼也认同屠呦呦获奖给中国的启示是要重视传统中医药。他说，中医药是一个伟大的宝库，当它和现代科技结合就能产生原创的成果。前提是要瞄准重大疾病，要真正能解决问题：“传统的优秀文化和现代科技结合是一个过程，一直在路上，程度由低至高逐步发展。我们要有这个自觉，也希望国家多给予支持，有一批科研人员特别是多学科的人员共同来进行研究，我想这条路会走得更快更好。国外现在对中药有很强烈的需求，但是他们也有困惑和担忧。我觉得要建立一个标准体系。通过我们研究和它交流，两种文明会逐步地互相靠拢，在这个过程中充满碰撞，碰撞以后会结合甚至融合，是‘金子总要发光’，中药一定能够造福人类。”

中医药维护中国人民的健康功不可没。20世纪50年代到80年代，中国用世界1%的医疗费用，为世界22%的人口提供了医疗保障，直到现在，中医药仍然在保持13亿国人健康里面，特别是9亿农民的健康起着非常大的作用。

近年随着中医中药“走出去”，逐步为世人接受。巴西奥运会游泳场上，美国游泳名将菲尔普斯肩部布满圆形拔罐的印记，让人感受到中医拔罐的魅力。对此，王国强发表了自己的见解：“其实中国的中医何止拔罐？无论是中药的内服，还是大量非药物的疗法，包括养生保健等和老百姓日常生活密切联系。如何把中医养生保健的这些技术和方法让老百姓一听就懂，一学就会，一用就灵，让中医药成为老百姓必不可少的维护健康的方法，同时在应对慢性病、疑难杂症时让中医发挥更好的作用？”

大会期间，28位知名中医受邀为惠州群众义诊。国医大师、北京中医药大学体质与生殖医学研究中心主任王琦在惠州义诊期间也提出，中医的“治未病”是中医治疗一大法宝：“中国式的（卫生）道路就离不开中医中药。中医中药的治疗就离不开‘治未病’。所以将来要形成一个‘治未病’的工程。现在从‘治未病’以来，就是用‘九种体质’来做它的抓手，就是我创立的体质辨识。只有给你一套方法以后，你知道自己是阴虚、阳虚、痰湿还是气虚，就会知道怎样去改变。总的来说大健康问题离不开中医药，人人的健康问题要自我辨识，自我调节，自我干预。”

据了解，截至2014年底，中国共有中医类医院3732所，中医类执业（助理）医师39.8万人。中医药“走出去”得到国际社会广泛认可，中医药已经传播到183个国家和地区。

京津冀中医：同一条根脉，共一个时空

北京中医药学会　邓　娟
河北省中医药科学院　曹东义

2016年11月5日，由北京市中医药管理局、北京市科学技术协会支持，北京中医药学会主办，北京中医药学会师承专业委员会、首都医科大学附属北京中医医院承办的“2016中医传承·北京论坛”在北京辽宁大厦举行。北京市中医管理局局长屠志涛，北京市中医药学会赵静会长及各室站负责人、首都中医药人士两百余人参加了此次论坛。

论坛旨在弘扬老中医药专家学术思想，总结老中医药专家传承工作管理经验，展示北京市中医药传承工作成果，将老中医药专家传承工作成果化、精品化，促进北京地区中医药传承工作开展。本次论坛分国医之道、学术源流、名店传奇、传承室站

等板块，分别邀请金世元、晁恩祥、王琦等国医大师进行大会报告；邀请高益民、曹东义等代表性中医流派研究专家作报告。

北京市科协田文副主席致辞，对北京中医药协会举办这样高规格的学术会议进行鼓励。

北京市中医药管理局屠志涛局长讲话，也赞扬说这个会议内容丰富，对于当代中医传承很有意义。他同时指出目前中医传承之中存在的误区，有些人认为中医的传承是“个人的事”，或者是上级派下来的任务，是项目需要，这是一个狭隘的看法，其实中医事业的发展，需要全面传承，这是事关全局的大事情。其次，目前中医传承有“名利化”的不良倾向，有些人拜师仅仅是为了借光，在名誉上成为老师的徒弟，而实际上既没有继承，也没发展，传承变成了走形式。其实，老师和学生，师傅和徒弟，必须互相在心灵上共振，而不是名义上的师徒关系。第三，传承没有主线，仅仅是抄方子，缺乏学术思想的发扬光大。要借助于项目的推动作用，自觉传承中医的学术理念。今后要注意五个转变，一是从自然人向法人转变，名中医工作室是组织，可以注册；第二，由个体传承向集体转变，创出流派，引领发展；第三，由传统向现代转变，不能局限于跟师抄方，而是要利用现代传媒，网络，大数据平台，搞好科研；第四，由单一学科、一针一药的模式向多学科转变，医药结合，医理、医药圆融；第五，从项目向智库转换。将来的工作室，不应该是一间办公室，而应该是小机构，大平台。要统一思想，向更高、更深、更强发展。要做到有标志性人物，有标志性成果，传承要有标准，北京应该出这些成果。

国家中医药管理局医政司金二澄副司长发表讲话，他对北京中医传承工作的成就，给于肯定，认为北京在这方面做出了很多成果，比如对历代与当代名医的学术思想研究、传承工作室建设、中医在线、手拉手工程等都值得全国学习。希望继续努力，引领全国。

国医大师金世元先生首先登台，讲述中药炮制与临床疗效的关系。

国医大师晁恩祥先生畅谈中医药的继承与发展，他首先探索继承与传承的区别，并且举例说明风咳中成药的研发过程。

国医大师王琦先生从服务能力出发，阐述中医传承的重要意义。他说，国家名老中医、国医大师假如每个人都有独特的学术思想，有领先的诊疗技术，就会催生中医学术的繁荣。所以会出现“乏人乏术”的传承困局，主要是缺乏独创的思想和技术。要做好传承，应该是为师之道的“三个传”，为徒之道的“三个承”，以及传承工作的“三个建设”。老师要有鲜明的学术思想，鲜活的临床经验，鲜亮的应用价值；徒弟应该具备很高的思想境界，真实的临床务实精神，有很好的人文素养。传承工作室的“三个建设”，就是要有章程、手册、谱系。

河北省中医药科学院曹东义被邀请参加这次会议，并且做“金元医学争鸣与易水学派的贡献”的报告，他首先从燕赵大地是中医的一片热土开始论述，张家口泥河湾是东方文明的摇篮，女娲炼石补天启迪了先人“天地人相关”的思想，她抟土造人的传说与中医重视气也有关系。伏羲把女娲的思想上升为哲学，创立三画的八卦，把天地人“三才”思想融入了中华文化的基因。炎黄居于涿鹿，战于阪泉，从争天下开始，到“合符釜山”，建立多元统一的龙文化“龙有九似”，它知时节，能隐能现，这与中医藏象理论的时空并存手法完全一致。扁鹊脉学把阴阳气血与脏腑经络联系在一起，为中医的整体观念打下牢固的烙印。金元医学争鸣主要起因，是由于张仲景《伤寒论》倡导的外感热病学术发展，“辛温解表难用”，因此刘河间开创寒凉、双解的学术特色。张子和加以继承和弘扬，创立了“百病皆邪，攻邪已病”的学术特点。这些特点用于外感病有其优势，但是被借用到内伤杂病的诊治上，往往会损伤阳气，造成误治。因此，李东垣继承张元素脏腑辨证特色，开创内伤虚损病机研究，《内外伤辨惑沦》《脾胃论》创立的补益虚损的方法，影响深远，后世薛立斋、赵献可、张景岳、李仲梓等补肾派的学术特长，都和李东垣的影响有关系。

85岁的高益民先生长期研究"燕京学派"，把北京地区中医学术传承，尤其是建国前后的中医名家流派，进行了梳理，分别阐述他的学术特长，引起与会学者的关注和好评。

北京市注重中医学术传承，经北京中医药学会组织专家评审，在上一届的中医传承北京论坛上，孔伯华名家研究室申报的课程被评为首届北京中医药传承精品课程。这次会上，北京中医药学会发布第二批10个中医传承精品课程和"手拉手学堂公益项目"的结果，全面展示了中医精细化传承成果。

经评审最终确定10家传承工作室的课程是：方和谦名老中医工作室的《方和谦伤寒论讲座》、李士懋国医大师传承工作站的《李士懋平脉辨证系列讲座》、胡希恕名家研究室的《胡希恕六经方证体系》、危北海名医传承工作站的《危北海脾胃病治疗经验》、赵炳南名家研究室的《赵炳南验方讲座》、崔述生基层名老中医工作室的《崔述生拨筋疗法传承录》、孔伯华名家研究室的《孔门医学传习录》、金伯华名老中医工作室的《金伯华针灸临证精萃》、北京中西医结合医院的《伤寒派腹诊讲座》、苗德根的《黄帝内经中医思维》。这些课程是北京地区众多中医药名家授课的代表，具有系统性、完整性，同一主题课程时长不低于 10 个小时，可供广大学员学习。

"手拉手学堂"公益项目开始于2015年，由北京中医药学会师承工作委员会与中国中医药出版社《中医师承学堂》编委会联合发起。今年"手拉手学堂"左手牵院校学生，右手牵基层医生，继续向中医学生和基层医生进行精细化传承：一是面向全国多所中医院校学生的传承。在河北北方学院开设李士懋中医传承班、胡希恕经方传承班。传承班的主体内容是国医大师李士懋的平脉辨证视频课程、经方大师胡希恕的伤寒金匮音频课程，由两位大师亲自讲课，兼以两位大师传承团队专家辅导、答疑、授课。传承班的辅助内容则是加强分享互助、开展志愿活动的"中医读书会"活动。传承班提出"光荣与梦想，每天全纪录"的新方式，要求每位学员、每天都把自己学习或应用中医的心得感悟、酸甜苦辣，随手进行文字纪录。目前，传承班学员有近300人，传承全记录将由中国中医药出版社出版。二是面向甘肃省基层医生的传承。去年15位京津冀名医团队成员为 4000 多名甘肃省基层医生开通远程微信课程，传授经典学习方法、经方运用经验，被基层医生誉为"365天掌上学堂"。今年，该项目在甘肃举办了"全息易象针灸"实验班，深受基层医生的欢迎，把"手拉手学堂"推向深入。

"基层强"才是中医事业繁荣的标志

河北省石家庄市裕华区卫计局　杨岱宗　戎振杰　敦军平

一百年来，随着西学东渐的兴起，中医药与传统文化的国学、汉字一起，成了受歧视和排斥的"岁寒三友"，在被抹黑和丑化的过程里，逐渐走向衰落。

"医随国运"，在中华文化伟大复兴的时刻，中医药也迎来了再次辉煌的大好时机。习近平总书记说："中医药学是中国古代科学的瑰宝，也是打开中华文明宝库的钥匙。当前，中医药振兴发展迎来天时、地利、人和的大好时机，希望广大中医药工作者增强民族自信，勇攀医学高峰，深入发掘中医药宝库中的精华，充分发挥中医药的独特优势，推进中医药现代化，推动中医药走向世界，切实把中医药这一祖先留给我们的宝贵财富继承好、发展好、利用好，在建设健康中国、实现中国梦的伟大征程中谱写新的篇章。"

河北省石家庄市裕华区政府，按照《石家庄市"国家中医药综合改革实验市"建设规划》《中医药特色优势基层医疗卫生机构建设标准的通知》（石卫办中医〔2016〕1 号）的文件精神，结合本区实际情况，制定了建设中医药强区的实施方案。成立以王金柱副区长为组长的裕华区创建全国基层中医药工作先进单位工作领导小组，副组长由几个有关单位的一把手领导出任，比如：区卫生计生局局长杨岱宗、区财政局局长赵军会、区人社局局长吴卫东、区民政局局长许振芬、编办主任苏志环、区教育局局长刘建新，成员单位是各街道（镇）主管领导、各社区卫生服务机构负责人。创建领导小组统领全区创建工作，定期召开联席会议，组织落实各项创建措施，协调解决我区基层中医药事业发展过程中的困难和问题。强大的领导阵容，为建设中医药强区，提供了组织保障。

要做成中医药强区，就必须有一系列的配套工作。首先是将中医药工作纳入经济社会发展规划、卫生事业发展规划和区政府年度工作目标，建立区政府及相关部门共同推动基层中医药工作的协调机制，制定本区中医药事业发展规划并组织实施；组织社区卫生服务机构、中医民营机构、社会力量举办的中医机构等认真学习中医药发展各项政策。深入贯彻《建设标准》《管理办法》《评审细则》，熟悉创建工作的标准和要求，积极配合全国基层中医药创建工作；社区卫生服务中心（站）按照《建设标准》及《评审细则》，结合星级评定，设置国医堂（馆）、中药房，配备中医诊疗设备。

规定 95%以上的社区卫生服务中心建成中医临床科室集中设置、多种中医药方法和手段综合使用、中医药文化氛围浓郁并相对独立的中医药综合服务区；在医联体建设过程中，建立上级医院与基层医疗卫生机构中医药医疗联盟服务机制，将提升基层中医药服务能力和水平作为重要内容。上级医院采取派出专家、定点帮扶、巡回坐诊、交流学习、技术培训等多种形式，对基层医疗卫生机构开展中医药业务指导；95%以上的社区卫生服务中心中医类别医师占本机构医师总数的比例达到 30%以上；其中每个社区卫生服务中心至少有 2 名中级以上专业技术职务任职资格的中医类别医师。80%以上的社区卫生服务站至少配备 1 名中医类别医师或能够提供中医药服务的临床类别医师。

深入开展基层在职在岗中医药人员参加中医药继续教育或专业学历教育，培训率达到 100%。开展中医药适宜技术知识与技能培训，培训率达到 100%以上。社区卫生服务中心开展中医药专家师带徒工作；社区卫生服务中心能够运用 6 种以上中医药技术方法治疗基层常见病、多发病。社区卫生服务中心（站）中医处方数占处方总数比例不低于 30%。每个社区卫生服务中心能应用中医药康复手段提供康复治疗；推广应用中医药适宜技术。建立中医药适宜技术推广培训制度，分层次分类别开展中医药适宜技术推广。争取做到每个社区卫生服务中心至少能够开展 10 项中医药适宜技术，每个社区卫生服务站至少开展 5 项中医药适宜技术。

一系列措施推动在基层预防保健工作中充分发挥中医药作用，各级医疗卫生机构能够充分发挥中医药特色和优势，开展中医药健康教育服务。在饮食、起居、情志调摄、食疗药膳、运动锻炼等方面，对居民开展养生保健知识宣教等中医药健康教育，大力开展老年人、儿童、孕产妇、慢性病等人群的中医药健康管理服务；在全区医疗卫生机构中建设中医药特色区域，从服务理念、行为规范、环境形象等方面体现中医药文化特点，加大中医药文化的宣传，深入推进中医药文化进社区、进家庭、进校园活动，开展多形式的中医药宣传工作，充分让群众了解中医药，认识中医药、认同中医药、使用中医药技术，感受中医药文化；提高中医药服务满意率和知晓率。居民对基层医疗卫生机构中医药服务满意率不低于 85%。居民中医药常识知晓率不低于 90%，对基层医疗卫生机构中医药服务内容知晓率不低于 85%，基层医疗卫生机构中医药人员对中医药相关政策知晓率不低于 90%。

河北省中医药科学院作为辖区内的省级中医药科研医疗单位，对裕华区的创建工作给与全力支持，曹东义代表裴林院长在大会上作了表态性发言：我们全力支持裕华区建成全国先进中医工作示范区，愿与裕华区在创建中医药工作先进区的过程里，发挥我们的作用，做出我们的贡献。

河北省中医药科学院，现位于石家庄市建华南大街209号。其前身创建于1956年的保定市，曾经全国领先，做了很多民间中医采风，编写过《十万金方》等可以推广的实用技术，造福于广大杏林同道。我们现在隶属于河北中医学院，是一所集中医药科研、临床和教学为一体的省级综合性中医科研医疗机构。全院职工80%以上具有博士、硕士研究生、大学本科学历，其中正、副教授、主任医师、副主任医师占40%，部分专家承担着国家新药评审、国家科技奖励评审及河北中医学院研究生培养任务。2014年经省编办、省教育厅批准组建为“河北省中医药科学院”，科学院组织实施了“全国第四次中药普查河北项目”，现在下设“河北省中药资源保护中心”“河北省中医药传统知识保护研究中心”“中医诊疗技术与方药评价中心”，以继承、开发中医学术，研发新制剂、新技术为宗旨，拥有各方面的很多专家人才，是我省中医药科学发展的重要力量。

我们与裕华区卫计委的领导多次交流，达成了战略协作的共识，在我院建立“裕华区中医适宜技术培训指导中心”，有关培训项目已经在上周启动了，我们的专家人才全力支持，分成初级班、中级班、和高级班培训，包教、包会，使大家学有所得，逐渐掌握中医特色诊疗技术，在中医治未病、调理亚健康、肿瘤、心脑血管病、慢性病康复等领域，发挥中医优势，造福于辖区居民。

我院的“燕赵名医工作站”，是中华中医药学会表彰过的先进单位，聚集了省内很多名老中医，为了辖区内的居民享受优质中医服务，我们和裕华区卫计委商定，在一部分国医堂加挂“ 河北省中医药科学院燕赵名医工作站·裕兴社区工作室”等分支牌匾，并委派中医技术指导人员深入到社区服务站，目前已经开始的社区有裕兴社区和石门社区服务中心，将来还会逐步扩大这些经验。

石家庄市卫计委张东生副主任到会讲话，他说国家和省市政府高度重视中医药工作，把中医药的发展列入了国家发展战略，把大众享受中医药服务看作是“民生工程”，裕华区的建设方案几个文件都很好，符合国家对中医药的扶持政策，也符合中医药一带一路走出去的战略，与省委省政府建设中医药强省的目标都是一致的，值得肯定和赞扬。石家庄市作为全国中医药改革试点市，我们深感自己责任重大，我们投入了巨大的财力物力，推动社区国医堂建设，因为“活力在基层”，中医药事业发展的标志在基层，基层强才是真的强。

大会之后，裕华区在河北省中医药科学院的培训全面展开，中医药科学院的专家与裕华区的国医堂深入合作，开展专家支援技术培训，学术讲座，特色治疗，双向转诊，在河北省中医药科学院加挂“裕华区中医药技术指导中心”的牌子，在国医堂卦“河北省中医药科学院燕赵名医工作站某某工作室”的标牌，还即将开展处方点评、知识竞赛，中医药知识进社区、进校园等一系列活动，把各项工作做实做好。

刘河间千年寒凉　养生潮今朝热涌

河北省中医药科学院　曹东义

河北省的沧州，有一个河间县，它的历史很悠久，据说是大禹治水开凿九河，它在徒骇河、大史河、马颊河、覆釜河、胡苏河、简河、絜河、钩盘河、鬲津河等九河之间，故名河间。

东周时期这里就建有城邦，距今有2700年历史。历代在此设郡、立国、建州、置府，是京南政治、经济、文化、军事重地，素有“京南第一府”的美誉。汉代许多帝王至亲在此做河间王，东汉张衡曾任河间相，汉博士毛苌曾在河间传授《诗经》并以我国第一部诗经总集流传于世。

河间市地处华北平原，盛产多种粮棉瓜果，尤以金丝小枣、天津鸭梨等著名。工业产品种类很多，化工、纺织、电缆均较突出。 近年来，河间已形成了以电线电缆、保温材料、汽车配件、建材、花卉、餐具为主的六大支柱产业，乡镇企业已有 5 个跨入国家级先进行列，被国家有关部门命名为“中国电线电缆生产基地”。市内交通发达、通讯便利。1990 年，河间撤县设市，1997 年通过国家小康验收。全市各项事业都有了长足发展。至 1998 年河间辖 7 镇 13 乡，615 个行政村，179241 户，总人口 745557 人，人口密度为 559 人/平方公里，有汉、回、壮、满、蒙古、朝鲜、苗、土家、藏、彝、布依、侗、瑶、白、傣、黎、傈僳、纳西、达斡尔、仫佬、羌、仡佬、京族等 23 个民族，以汉族居多。

河间属环渤海经济区，大北京经济圈内的京津冀中心带。独特的区位优势，宽松的开放环境，雄厚的经济实力和广泛的人际资源已成为河间经济腾飞的显著优势。

河间以工业为主导的民营经济发展迅猛，形成电线电缆、保温材料、汽车配件、新型建材、餐具、通讯器材、轻纺化工等七大特色支柱产业。

河间特产丰富，资源充足。地下蕴藏的石油、天然气和地热资源总储量巨大。农业正在向现代化迈进，形成粮棉林果畜牧瓜菜等十大农副产品生产基地。

2016 年 5 月 9 日，首届中国河间中医药文化暨刘完素医学发展论坛研讨会在河间开幕，河间市政府与北京鸿博万福投资有限公司、扁仓书院等多家单位签定了扁仓书院落户刘完素庙等项目合作框架，多家单位与河间签署合作意向近年来，河间市立足自身产业特色、交通区位和历史文化，通过多种方式深入研究刘完素学术思想和经验，不断推动中医药文化产业健康发展。

刘完素，字守真，自号通玄处士，金代著名医学家，河间人，生于北宋大观四年（1110 年），卒于金承安五年（1200 年）。其自幼学医，25 岁始读《内经》，至花甲不断，洞达医术，重视五运六气和亢害承制理论的研究，对火热病证详加阐发，提出脏腑六气病机、玄府气液理论等独到的学术见解。因医术高明，影响极大，被称为“刘河间”，是河间学派的创始人；以降心火、益肾水为第一要旨，也被称为“寒凉派”，为温病学的形成奠定了基础。《素问玄机原病式》《黄帝素问宣明论方》《三消论》等是其代表著作。

当天，国家中医药管理局中医药传统知识保护中心主任、世界中医药联合会中医药传统知识保护专业委员会会长、世界中医药学会联合会中国传统医药非物质文化遗产产业联盟理事长柳长华研究院，做了《中医药文化生产力与河间健康产业发展》的学术报告。

柳长华先生说，知识经济时代，知识成为文化生产力的主要资源。文化具有生产力是不用说的，创新的知识具有生产力，传统的知识也具有生产力。但是，中医药作为一种传统知识其生产力何在？就国情而言，中医药是我国的长项，在我国的健康产业中，中医药应具何种地位？换句话说，中医药生产力是依靠科技还是依靠文化？所以，我们要正确地认识中医药文化！

《保护和促进文化表现形式多样性公约》序言所指出的“文化多样性创造了一个多姿多彩的世界，它使人类有了更多的选择，得以提高自己的能力和形成价值观，并因此成为各小区、各民族和各国可持续发展的一股主要推动力”。由此看来，如何理解本土文化的含义显得尤为重要。

文的本义是纹理、花纹。文字最初称“文”，是模仿各种事物的轮廓画成图形，犹如花纹，所以叫做“文”。织在衣服上的纹理图案，光彩华丽，因此，穿着有纹彩的衣服又称为“华”。《左传·定公十年》杜注：“中国有礼仪之大，故称夏；有服章之美，谓之华。” 化的本义是变化、教化。一类人群，一个地域，服色美者则有礼仪，具有优越之德，为人们所仰慕。故《易》称尧舜“垂衣裳而天下治”。《易》曰：观乎人文，以化成天下。《论语·八佾》子曰：“周监于二代，郁郁乎文哉，吾从周。”原来“文化”是可以教化某一人群的一种世界观、价值观、方法论以及与之相关的实践活动。

中华文化的核心是“天人合一、万物有灵”的世界观、价值观和“比类取象、阴阳五行”的认识论、方法论，这是汉民族“文化”的基本内涵。

因此，文化是民族的，任何一个民族都有属于自己的文化，并为某个民族所认同，由这种文化而构成传统，并代代相传，人们生活在这种传统这中，延续着他们特有的文化和价值观。中医药文化是源于天人合一、万物有灵的世界观、价值观和比类取象、阴阳五行的认识论、方法论所孕育的生命观、疾病观、药物观、治疗观及其各种各样的医疗实践。也就是说，中医药学的全部知识是“文”，以这种“文”来防治疾病的实践活动就是“化”。

遗憾的是，现在这种本土的“文”受到质疑，这种本土的“化”被“现代化”所取代。中华民族传统文化是中医发生发展的土壤。中医对生命和药物的认识起于理性的观察。因此，不是中医中药吸收了文化，是文化孕育了中医中药。这样看来，中医药的本质是文化，是关于生命与疾病的文化，这种文化指导着各种各样的医疗实践活动。

中医文化是真实不虚的生命观、疾病观、药物观、养生观及其诊疗方法。

中医对生命的认识源于“天人合一”信仰。生命如何发生？

《灵枢·本神》说：“天之在我者德也，地之在我者气也，德流气薄而生者也”。《管子·内业》说：“天出其精，地出其形，合此以为人。” 生命具有精神性和物质性二个方面，所谓形神合一。对生命现象通过“观象”的方法来解释。阴阳是最大的象，用以说明物性，五行用以说明象与象之间的关系。

《素问·阴阳应象大论》说：“东方生风，风生木，木生酸，酸生肝，肝生筋，筋生心，肝主目。其在天为玄，在人为道，在地为化。化生五味，道生智，玄生神。神在天为风，在地为木，在体为筋，在脏为肝，在色为苍，在音为角，在声为呼，在变动为握，在窍为目，在味为酸，在志为怒。怒伤肝，悲胜怒。风伤筋，燥胜风。酸伤筋，辛胜酸。”形象的说明了“肝”和自然事物的联系，这就是中医说的“藏象”。这种生命观会产生相应的疾病观。

《素问·生气通天论》说：“阴平阳秘，精神乃治；阴阳离决，精气乃绝。”从理论上说，天为阳，地为阴；上为阳，下为阴；腑为阳，脏为阴；外为阳，内为阴，这是阴阳的一般属性，但是，活着的人，阴阳是颠倒的。阳在下，阴在上，阳性趋上，阴性趋下，于是有了阴阳相交。天地之气相交，地气上为云，天气下为雨，雨出地气，云出天气，与肺为水之上源，肾为水之下源，道理是一样的。阴阳相交，和谐无碍，身体健康，阴阳失和，就会发生疾病。重要的是，自然界的风寒暑湿燥火，失常则成为致病的外因；人体的喜怒忧思悲恐惊，失常则成为致病的内因。这二种病因是不能够对抗的，也不能被消灭，因此，中医首先会选择养生来预防疾病。

这是中医认识生命的大智慧，是中医学的法门。中医对药物的认识来源于“万物有灵”的信仰。草木金石皆各有性，和人一样都是有“性情”的，称为“药性”。

如寒热温凉、辛甘酸苦咸。这种认识源于中华民族“万物有灵”的信仰。

如果给“中药”下一个定义：即利用自然界草木金石的自然属性来防治疾病的一类药物称为中药。药没有“性”，怎么能防治有“性”的人的疾病。

据传说和记载，早在商代初期，伊尹继承发展神农药学的知识，发明了把药物组成方来治病，就像兵法家把兵组成阵来攻敌一样，如俗话说的“用药如用兵”。把药组成方，就需要有医经和本草知识的指导，这就是辨证施治。此后，药和方在中医学中成为二个门类的知识。药不被直接用来治病，药是用来组方的，方才是用来攻病的。遗憾的是，现在则混为一谈，违背了传统，倒退到三千年以前去了。

《素问·着至教论》黄帝问雷公："子知医之道乎？雷公对曰：诵而颇能解，解而未能别，别而未能明，明而未能彰。帝曰：此皆阴阳表里，上下雌雄相输应也。而道上知天文，下知地理，中知人事，可以长久，以教众庶，亦不疑殆。"

"医道"是究天人之际、效法自然的一种智慧。

藏象、经络、精神、气血、药性、方治、病因等，这种特有的生命观、疾病观和药物观，是中医文化核心价值的体现。这让我们明白中华文化是历久弥新的文化。

《黄帝内经》《伤寒论》等至今仍然是学习研究中医的经典，因天地之道未变，医之道未变。然而，医学越来越技术化了，医疗行为被各种各样的标准制度裹挟着，传统受到排斥，医学的人文关怀被淡化了。

这种冲突莫过于中药。中医认为，具有毒性的药可以用来攻病，提出"有故无殒，亦无殒也""大毒治病，十去其三，中毒治病，十去其五"。毒性不是等于有毒成分，毒性是可以疗病的。"药性"是事物的自然属性，怎样才能保证这种自然属性的纯正？《神农本草经》用产地、采收时间、炮制方法、有毒无毒、功用主治来保证药物的质量。现代科学认为，中药能够治病，是某种成分在起作用，因此，中药的质量也要用成分来鉴定。

当归，传统用法有当归头、当归身、当归尾和全当归分别入药。李杲："当归头，止血而上行；身养血而中守：梢破血而下流；全活血而不走。"按《中国药典》（以下简称《药典》）规定，本品按干燥品计算，含阿魏酸不得少于0.050%。既然讲成分，就无所谓头、身、尾了。据实际检测，当归尾含阿魏酸最高。

川芎与当归，《药典》规定二者测定的成分均为阿魏酸，只是含量要求有所差别。桃仁、苦杏仁、郁李仁，按《药典》测定成分均为苦杏仁苷；陈皮、青皮、佛手按《药典》测定成分均为橙皮苷。原本不同的药物，按成分论则成了一种药。

芍药，夏、秋二季采挖、洗净，除去头尾及细根，置沸水中煮后除去外皮或去皮后再煮，然后晒干。饮片以片大、质坚实、无白心及裂隙者为优。按《药典》规定，白芍药材含芍药苷不得少于1.60%，饮片含芍药苷不得少于1.20%。为了保证含量，不经水煮，直接干燥后切片。

山茱萸，秋后采摘，以红透成熟为佳，按《药典》干燥品计算，含马钱苷(C17H26010)不得少于0.60%。但是，实际检测未成熟的果实马钱苷含量更高。

以成分论优劣，虽然建了标准，但是和传统规范是矛盾的。

最令人担忧的是，做成药原本有三步曲，即药材、饮片、成药，既然讲成分，就无须炮制，直接用药材来做药了。虽然《药典》从2010版以后改饮片上药典，但药材的成分含量往往比饮片要高。

中医学还有一种价值，即可以被现代科学技术所利用的价值。但是，这种可利用的价值往往误导了人们，认为这就是中医生存发展的必由之路。我们有必要分清楚中医的存在价值和可利用价值。

我们处在一个鼓励创新的时代，创新的知识可以利用知识产权制度获得利益保障，传统知识同样具有价值，但逐渐被边缘化。特别是中药老号企业，随着传统的消亡，其核心竞争力急骤减弱。

我国的中药老字号，动辄三五百年延续不废，这在世界上任何一个国家和民族都没有这种现象，真可谓是奇迹。

为什么？自商代的伊尹继承神农药学知识发明了把药组成方来治病，距今已有3600多年了，伊尹创造的经方，至今还在应用，《汉书·艺文志》记载的经方有十一家，这些都是西汉官修的。后来的《伤寒论》《金匮要略方》《外台秘要方》《千金要方》《太平惠民和剂局方》《太平圣惠方》《普济方》等，成方治病一直是医学的主流。北宋政府设有生药所、熟药所，中药老字号禀承的正是这种优秀传统。

什么是成药？成药是在长期的、大量的临证辨证施治基础上凝练出来的医方，可以治疗一类或一组病证，这是成熟医学的境界。中药老字号不但继承了中医学的这种精神，不断地继承传统，创造新的成方，形成了企业的核心竞争力。显而易见，这与“修合虽无人见，存心自有天知”“品物虽贵必不敢省物力，炮制虽繁必不敢省人工”的一般文化内涵不在一个层面。同样，在过去传统的、家族式的医疗单位（堂号）中的经验方，以及今天的中医院的医院制剂，承载的都是中医药的传统炮制、传统组方、传统制剂这种核心价值，与中药老字号的道理是一样的，是她们的核心竞争力。

记得十年前郑成思先生讲过一段话，他说：“传统医药是我国的长项，如果我们只在发达国家推动下，对他们的长项，包括专利、驰名商标等加强保护，对自己的长项却根本不保护，那么在国策上将是一个重大失误。即使传统知识的这两部分不能完全像专利、商标一样受到保护，也应受一定的保护。我认为中国在这个问题上，与印度等发展中国家的利益是一致的，应当在立法中表现出支持对传统知识的保护，更何况国际乃至国内市场上，外国公司对中医药提出的挑战。因此，我们不可能对这种保护再不闻不问，或者一拖再拖”。他还说：“中国人在知识创新层面，并不比任何人差，我们其实可以不必去考虑如何要求降低国际上现有的知识产权高端的保护制度，我们应当做到的是，一方面，利用知识产权制度业已形成的高端保护，推动国民在高新技术与文化产业领域搞创造与创作这个流。另一方面，我们要积极促成新的知识产权制度，来保护我们目前可能处于优势的传统知识及生物多样性这个源。这样，才更有利于加快我们向知识经济发展的进程”。

河北省中医药科学院副院长 河北省中医药文化交流协会副会长曹东义做了《伤寒学术传承与金元医学争鸣》的学术报告，他认为刘完素开创金元医学争鸣，与张仲景伤寒学术传承有关系，自古相传的辛温解表，到了金元时期刘完素自制辛凉解表、表里双解的方剂，如双解散、凉膈散等，提高了疗效，促进了外感热病学术的发展，也为日后张子和《儒门事亲》等所继承，为明清的温病学开辟了道路。但是，很多事情过犹不及，如果不分外感内伤，不管寒热虚实，一概主张寒凉攻下，或者主张百病皆邪，用汗吐下治疗一切疾病，就容易造成误诊误治。这就是易水学派研究内伤，补虚益损学说产生的背景。因此，金元医学争鸣开创于刘完素，结果于李东垣，在河北大地上留下很多美谈。

国家非物质文化遗产项目古法易筋经十二式代表性传承人严蔚冰，发表了《刘完素论导引养生》，并演示了养生保健操的文化图片。

中国中医科学院中国医史文献研究所副研究员、世界中联中医药传统知识保护研究专业委员会副会长顾漫，讲述了《刘完素与河间地域文化略考》，丰富的文史知识令人陶醉。

河间市卫生计生局局长马江华，报告了《弘扬刘完素学术思想，推进中医药事业的繁荣与发展》的未来设想，引起与会者的极大兴趣。

北京鸿博集团董事长、世界中医药学会联合会中国传统医药非物质文化遗产产业联盟常务理事孟宪锋，介绍了他们投资建设的近期与远期的计划，让人们期待着河间这个历史文化名城，再一次引领养生保健事业的发展。

国医大师邓铁涛　百岁高龄谈发展

广州中医药大学　刘小斌　邓中光　陈坚雄

2016 年 11 月 10 日(农历十月十一日)，正值邓铁涛教授 101 岁生日，广州中医药大学党委书记黄斌、校长王省良、党办主任李强等一行人探访邓铁涛教授，对邓老进行亲切慰问，并提前一天为邓老的 101 岁生日暖寿。邓老已过期颐之年，但仍精神矍铄，思路清晰，不仅遥忆当年中医发展轨迹，还表达了对中医事业的殷殷期盼。

邓铁涛先生出生于广东开平，祖父卖药，父亲业医，他在抗战之前中医本科毕业，可谓三世医学。他避乱于香港，不忘国难，艰辛传承中医。建国前参加地下工作，土改中发挥中医作用。多半个世纪教书育人，桃李遍天下满五洲。两度被评为广东名医，攻克世界医学难题肌无力。为保存国粹，发展中医，多次上书，关键时刻，挺身而出，既出于责任，更是看到了医学的未来，必将是中医学术走向世界的光明前景。远望着，我们觉得他很崇高；走近些，感到他很亲切。

王省良校长首先向邓老汇报了学校的相关工作。一是中医教育师承模式的顺利开展。因为中医药的发展离不开优秀的人才储备，更加离不开中医药名老专家的传、帮、带。铁涛班的成立，不仅有利于继承和发扬邓老的学术思想，也能让更多的中医学子从中受益。二是成立校史馆。广东中医药博物馆作为记载和宣传中医药文化的载体，一直以来是面向全社会介绍中医药的一张很好的名片。而校史馆又与博物馆关系密切。广州中医药大学的发展史与中医药的发展史休戚相关，发掘和保管好广州中医药大学校史资料也是传承中医药文化的重要组成部分。尤其是要把邓老的学术思想、临床经验等相关书籍也放入校史馆，让更多的人可以学习和借鉴。三是成立类似国学院的机构，将国粹内容涵括在内。要广纳贤才，将对国学有研究的人聚集在一起，比如画家、音乐家等，让更多的人领略国粹的魅力。

黄书记：现在习近平总书记也很重视中医发展。上次省委书记胡春华看望您之后，称赞您百岁高寿，精神面貌竟如此之好。所以也更加要求各个省市部门大力发展中医事业。现在全校师生希望您能保重身体，健康长寿。

王校长：到了2024年的时候，我们应该搞“广东中医百年”系列活动，因为广东中医药专门学校在1924年成立了，以此纪念广东中医教育100年。

邓老：是的，过去很多人不承认中医，现在应该让更多人重视起来。

邓老：我们虽然在南方，但是广中医是全国最先成立四所中医高等院校之一。现在上海准备出版广东中医药专门学校的讲义。所以我们学校历史悠久，底蕴丰厚。广东中医药专门学校就是省港药业八行出资办起来的，李国桥是该校的最后一届毕业生。后来卫生部发文，勿需培养新中医。毛泽东曾说中医药是伟大的宝库，但是中医的发展却“高位截瘫”。开头很重视，但到中间不实行。我们这一辈人，几十年来受了很多委屈，很多人不相信我们中医，但其实中医很超前，中医讲的经络就像现在讲的网络，你看多先进。

王校长：现在很多专家认为医学也不能放入科学范畴，因为它也包含了社会学、心理学、各种学科，它不是纯科学。

邓老：中医是文化的综合，很多学科的交叉。

邓老谈经络：中医走在科学前面。

邓老：中医走在科学的前面。人体的经络相当于现在的网络信息系统。经络可以发出生物电，包括心脏电。西医把它们局限在神经系统上研究了，这样太局限了。上海一名女科学家，将经络发出的生物电捕捉到了。发现从劳宫穴可以发出脉冲，并将它重复做出来，展现给我们看。中医在两千年之前就有了，不能因为跟不上它就说它不科学。

王校长：科学研究永远在探索，全国也很多人在搞经络研究。

邓老：经络搞清楚了，世界医学将会发生革命性的变化。经络学说应该是现在最先进的，因为现在信息网络系统也是最先进的。现在什么都得靠网络，就像我们这边都能看到美国总统大选。

王校长：是的，美国总统今天就要选出来了，现在都在实时计票。（旁：您看，美国总统选举的时间也正好是您现在这个时间，众人笑。）

邓老：美国人所谓的民主自由在总统大选结果出来那刻也就结束了。（众人再次被邓老的妙语给逗笑了。）

这时邓中光（邓老次子）拿出了邓老特意为广

中医六十周年校庆写的字画，上面写着“中医传海外，造福全人类”。

邓老：我也有很多学生在海外发展。有一名学生（77级杨伊凡）在澳大利亚还自己开了学院。

王校长：是啊，我上次在加拿大也碰到一位我们学校77级的校友，他给一位美国歌星治愈了疾病。

邓老：所以我说，五洲都有我们的学生。我们的同学也总结了，医学生能站得住脚的，最好的是我们中医，中医里面也是以我们广中医的为主。

王校长：现在海外的中医越来越好，中医的氛围也好，发展形势也越来越好。黄书记：中医也是主要靠疗效取得了民众的信任。

当问及邓老的百岁生日愿望时，邓老满怀希冀的说道，“希望更多人参与中医事业的发展，让中医事业真正腾飞起来。”

广东省中医药局徐庆锋局长、汪洪滨主任，广州中医药大学第一附属医院冼绍祥院长、陈文锋书记特意设宴为邓老祝寿。童心未泯的邓老一步入祝寿会现场，就在众人面前打趣道：“今天气温下降，与我相比，大家穿着略显单薄。也难怪，我才1岁，这么娇嫩，要多穿一件衣服保保暖。”妙语一出，立即引得满堂欢笑，推高现场气氛。

邓铁涛，与中医药近现代发展休戚与共的百岁老人，国医大师，中医学家，广州中医药大学终身教授、博士研究生导师。他以集中医临床家、教育家、理论家与战略家于一身之影响力，数度上书中央，积极进言献策，被中医药界同行称为“领头羊”。

邓老生在中医世家，父名梦觉，来源于“大梦谁先觉，平生我自知”。毕生业医。邓老幼受熏陶，目睹中医药能救大众于疾苦之中，因而有志继承父业，走中医药学之路。用邓老的话说就是父亲教会了他做梦，关于中医的梦，没想到这梦一做便做了一百年。

从孩提之时到期颐之年，邓老与中医结缘，为中医药发展奔走疾呼，倾尽所有。无论在国破家亡、风雨飘摇之际或如今的太平盛世，每当中医药发展受阻之时，邓老总是大胆站出来为中医正言的先行者，凛然大义让人莫不为之动容。

唯愿邓老如月之恒，如日之升。如南山之寿，不骞不崩。如松柏之茂，无不尔或承。在未来继续做吾辈中医人心里的一面旗帜，引领我们继续前行；在未来继续做吾辈中医人心底的一口气，有了这一股底气，我们的中医路会走得更远、更坚定！

国医大师路志正 文化寻根祭扁鹊

任丘市中医院 张海涛 邢运凯

河北省中医药科学院 曹东义

2016年6月3日，农历四月廿八，这一天是医祖扁鹊——秦越人的诞辰纪念日，由任丘市扁鹊医学思想研究会和北京路志正中医药文化发展有限公司共同承办的“中医文化寻根 祭拜医祖扁鹊”大型公益祭拜活动，在神医扁鹊故里——河北省任丘市鄚州扁鹊祠前隆重举行。

96岁高龄的首届国医大师路志正先生亲临现场，到场的嘉宾既有各级领导，也有著名学者：河北省中医药管理局段云波局长、河北省中医药科学院裴林院长、曹东义副院长、中国药文化研究会毕文刚副会长、中国民族医药开发委员会侯宝达会长、河北省首届名老中医郭纪生；沧州市中医药管理局赵红征局长、任丘市委宣传部唐小明部长、任丘市人大常委会副主任刘颖茹，沧州各县市区卫计局分管领导，各县市中医院院长，任丘市有关科局的负责人，以及任丘当地和华北油田的中医药界代表200

余人共同参加了盛大的祭拜活动。

上午 9 时，穿越时空的古乐响起在大庙上空，它是国家级非物质文化遗产——任丘辛安庄古乐《关公辞曹》，这个古曲委婉动听，向人们述说着千年以前的历史。尤其是在任丘大鼓的烘托和陪衬下，更加古朴雄浑，震撼人心。

任丘市政协王吉堂主席宣布："中医文化寻根祭拜医祖扁鹊"活动正式开始。他代表河北省任丘市委市政府致欢迎辞说：扁鹊是中医的开山鼻祖，是中医事业的开创者与传播者，为了人民的健康、民族的兴旺做出了巨大的贡献。扁鹊富有传奇色彩的一生，光辉壮丽的行医事迹，伟大灿烂的医学成就，是我们学习的榜样。今天，能够有幸请到了 96 岁高龄的国医大师路志正教授作为贵宾，带领我们来共同祭拜医祖扁鹊，这是任丘历史上重要的一件大事件。任丘作为扁鹊的故乡，值得我们骄傲。作为扁鹊同乡、扁鹊后辈、扁鹊继承者，我们激情满怀，任丘在弘扬扁鹊思想，宣传扁鹊文化方面，有着义不容辞的责任，我们有义务也有信心为传承扁鹊文化而加倍努力。任重而道远，诸君共努力！

紧接着，96 岁的国医大师路志正，与 70 多岁的长子路喜善先生，一同健步走向由三级汉白玉台阶形成的主席台，向大会宣读致辞：

"五月初夏暖风多，鄚州大地布阳和"。在这美好的日子里，我们大家欢聚一堂，齐聚任丘"鄚州扁鹊祠"前，一起拜谒中医的开山鼻祖——扁鹊，追思他纯朴的医风，感念他对中华后人的恩泽，实可谓任丘历史上的一件大事、幸事，对于大家的到来，我路喜善谨代表家父路志正、代表协办方北京路志正中医药文化发展有限公司，向大家表示热烈地欢迎和由衷地感谢！

在两千多年前的春秋末期，就在我们脚下之地，诞生了一位与道家老子，儒家孔子齐名的大医家——扁鹊，是他开创了中医脉学，四诊合参诊疗体系，为中医药学后来的发展奠定了坚实的基础。正如史学家司马迁所言"至今天下言脉者，由扁鹊也""扁鹊言医，为方者宗"。可以肯定地说，扁鹊是中华医药的奠基人之一。

由于历史跨度的久远和史料的匮乏，关于扁鹊其人、其事的争论已久，而且这种争论还会继续下去，但是有关任丘鄚州是扁鹊的故乡，其生于斯、长于斯、学于斯、成才于斯，却众口一词，少有争议，这一点早在《史记·扁鹊仓公列传》中就有记载。扁鹊就是从这里开始，周游列国，行医天下，开创其"诊赵简子昏厥""救虢太子之假死""望齐侯气色以断死生"，以及过邯郸为带下医，过洛阳而为耳目痹医，入咸阳为小儿医等，救死扶伤的传奇之旅。扁鹊医德高尚、医术精良、按现代的话说，实可谓是"全科医生"。

做为扁鹊故乡的河北人，我们感到骄傲和自豪。扁鹊和扁鹊中医药文化是任丘的区位优势和不可多得的非物质文化遗产品牌和宝贵财富，我们应加倍地珍惜爱护。习主席说"中医药学是打开中华文明宝库的金钥匙"，做为现代中医人，我们既是扁鹊中医药文化的受惠者，同时又是扁鹊的传人和施惠者，让我们紧密团结在党中央习主席和任丘市委的周围，努力学习，提高中医临证水平，发挥扁鹊大医精诚的医德医风，为将任丘市打造成"京南文化第一城"和宜居及旅游圣地，更好地为广大人民群众服务而贡献我们的一份力量。

路喜善先生宣读的文章，经过国医大师路志正先生的审阅和肯定，也足以代表他老人家对大家的殷切希望。

紧下来，由扁鹊医学思想研究会刘清脆副会长宣读了大会的公祭文：

公本秦姓，名讳越人。生于鄚邑，祖业庄村。少时聪慧，干练机敏。入鄚馆舍，仁厚诚信。

有长桑君，游医四方。侠肝义胆，医术精深。长宿客馆，喜公殷勤。收为子徒，授以禁方。

传带十年，技艺大进。秉承师命，开设医坊。屡解难疾，义诊时瘟。乡民称赞，闾里德馨。

名动古鄚，不忘师嘱。带领弟子，周游列国。弘扬医学，救助黎庶。入之山岭，采集奇药。

访于闾肆，搜求名方。行医卫晋秦韩，燕赵齐鲁。心系苍生，施治随俗。精研妇儿内外，五官皮肤。学治相长，诸课精奇。创立脉诊，开创先河。丸散膏丹，相互为用。针灸疗法，炉火纯青。百姓信服，遮道拜迎。名声鹊起，神话传颂。救虢太子，起死回生；医赵简子，预言国政。四问齐桓，洞知未病。诊秦公面疾，疗邯郸妇病。洛阳老年耳痹，咸阳儿瘟。撰著难经，扁鹊内外。中华医学宝库，从此奠基开宗。誉满列国，广受尊崇。晋人敬鸟，尊公扁鹊。寄居卢地，人称卢医。秦国民谣，病求扁公。实为医祖，史记有言：扁鹊言医，为方者宗。天下言脉，由扁鹊也。青史扁鹊，取自秦公。游医咸阳，普救大众。太医妒公，使人行刺。逃亡路上，丧身异邦。呜呼！

巨星陨落，列国震惊。山河同悲，九州共悼。故里乡人，闻公蒙难。修衣冠冢，永世怀念。

节令祭祀，祈福求药。后世千秋，追谥日隆。杏林尊祖，朝廷封侯。万历敕修，鄚州庙起。

供奉神医，云集商贾。货通遐迩，天下第一。医祖恩泽，惠及故里。历史车轮，滚滚向前。

古鄚任丘，沧桑巨变。撤县建市，石油兴城。改革深化，社会稳定。经济腾飞，人和政清。

成长之城，大美任丘。京南第一，医祖故里。市委号召，万民响应。白洋涌波，大地轰鸣。

怀我先祖，奋勇前行。明日任丘，大功必成！

公祭庆典，高潮迭起，接下来，在庄重的鼓乐声中，首先由国医大师路志正先生，健步上前，高举巨香，环绕三周，在大香炉上，代表杏林耆宿，中医药传人，向医祖扁鹊敬上高香，祈盼在扁鹊精神的引领和感召下，中医药事业兴旺发达；祈盼人民生活，健康幸福；祈盼华夏文明，伟大复兴。紧随其后，任丘市中医院院长、扁鹊医学思想研究会邢运凯会长，敬献第二支高香；当地中医界代表敬第三支高香。

敬香仪式将整个活动推向高潮。

上午10时，由出席活动的领导和来宾，向医祖扁鹊敬献花篮。

敬献花篮的嘉宾分别为：河北省中医药管理局段云波局长；路老长子路喜善教授；河北省中医药科学院裴林院长、曹东义副院长；中国药文化研究会毕文刚副会长；中国民族医药开发委员会侯宝达会长；河北省首届名老中医郭纪生教授；沧州市中医药管理局赵红征局长；扁鹊医学思想研究会邢运凯会长；以及沧州各县市、华北油田中医院院长等，寄托了大家对扁鹊的崇敬和追慕之情。

祭拜仪式结束后，大家游览了扁鹊祠，参观学习了扁鹊的学医经过、行医经历和悲惨的遇害过程等生平事迹介绍。

祭拜活动完成之后，路老不顾身体劳倦，来到任丘市中医院，考察当地的中医院建设情况，了解中医药的利用和发展状况，并亲自到中药房查看了中药饮片的质量，仔细询问了中药饮片的利用率，对药材的质量很是满意，对药房工作人员的工作积极认真、对患者用药高度负责，给予了充分肯定和高度评价，嘱咐大家：药物质量和合理规范的炮制是中医要取得疗效至关重要的环节，要严格把好中药饮片的质量关，规范炮制，认真调配，做到精益求精。

随后，路老来到治未病中心，视察了中医药文化展示，中医的非药物疗法参与治疗疼痛性疾病、心脑血管疾病的康复和预防、亚健康状态的中医综合调理、肿瘤病人的中医体质调护、中医体质辨识的实际操作和运用，糖尿病、高血脂等代谢性疾病的非药物疗法，以及中医综合疗法干预在自身免疫类疾病当中的广阔运用。

路老指出，中医药治疗很多综合病和疑难杂病有着西医所不可比拟的成效，充分发挥中医治未病的先进理念，积极广泛地运用到临床中去，更好的服务患者。接下来，路老在医院的小会议室与年轻的中医大夫亲切座谈。

路老从扁鹊不平凡的学医经历，艰辛的行医经历，以及扁鹊所取得的成就等几个方面，详致的介绍了纪念扁鹊的意义，追思扁鹊精神对当今社会的作用，怎样学习扁鹊的医学思想。并询问了大家在工作中所遇到的困难，告诫大家要沉得住性子，下得了苦功，忍得住寂寞，努力钻研中医药经典著作，多拜名师，勤于临床，注重总结，逐步提高，学习、继承、弘扬扁鹊精神，提高临床业务水平，更好的为广大病患者服务。鼓励大家要做“当代扁鹊”，与大家合影留念。

当天下午 2 时，在庆丰酒店五楼多功能厅举办了“2016 年第二届扁鹊医学思想研讨会”，会上由河北省中医药科学院副院长曹东义教授，以《研究扁鹊的几个大问题》为题，就扁鹊思想研究过程中的几个争论问题，与大家进行了详致的交流。他几十年来广搜博采，深入探索，不仅揭开了很多历史谜团，主编了《神医扁鹊之谜》《河北中医五千年》等代表该领域研究水平的学术著作，还发表了大量研究论文，推动中医文化寻根活动，把扁鹊开创的特色中医，在当代展示给广大民众，起到了很好的宣传推广作用，使大家对很多关于扁鹊的不清楚认识，得到权威解读，豁然开朗；沧州中西医结合医院王庆海、赵辉主任也分别以《传承扁鹊文化 弘扬中医四诊》《治未病与健康四大基石》为题，展示其学术研究成果，进行深入交流，参会者收获颇丰。

本次活动以弘扬扁鹊文化为依托，以挖掘扁鹊医学思想为宗旨，整个活动场面古朴典雅、大气恢弘。大家怀着崇敬的心情，深切缅怀、隆重拜祭了春秋末期的伟大医学家秦越人，他誉重当时、影响千秋，被当代和后世尊为华夏医祖——扁鹊。大家追思先贤、怀古激今，增强了将扁鹊医学思想发扬光大，造福子孙万代的信心和决心。

此次活动，极大地提升中医药工作者对扁鹊文化的继承和热爱、对中医药事业的信心和决心。任丘立足扁鹊故里的独特区位优势，通过挖掘、弘扬扁鹊医学思想，打造扁鹊文化名片，提升当地文化品味，必将以新的姿态崛起于华夏大地，对未来产生深远而重大影响。

附录：任丘扁鹊庙背景资料

鄚州扁鹊祠，位于河北任丘鄚州城北 2 公里处，座北朝南，由扁鹊祠、三皇殿和文昌庙组成。正殿供奉扁鹊，两配殿是历代十大名医塑像。东配殿有王叔和、张仲景、雷太乙、淳于意、华佗，西配殿是孙思邈、皇甫谧、韩普济（韩康），葛稚川、刘完素。三座大庙连成一体，四周筑有红色围墙，巍然壮观。扁鹊祠占地将近 230 亩，连同香火地共计 400 多亩。据《任丘县志》记载：“扁鹊祠，元人达鲁花赤野仙乞实迷儿进义建”，初建时仅有一间很小的扁鹊祠，明世宗嘉靖年间，任丘知县周佑、王齐重修，天启年间奉敕重建。另据《御制重修鄚州药王碑》和《敕建三皇殿碑》记载，药王庙建自元朝，重修药王庙是大明万历十二年（公元 1584 年）。之后，明神宗万历皇帝又敕令兴办鄚州庙会。

据史书和《任丘县志》载：扁鹊，姓秦，名越人，渤海郡鄚人，少时受业于长桑君，是我国切脉治病的创始人，医求高超，有超死回生之术，并创立了“望、闻、问、切”的诊病方法，着有《难经》《扁鹊内经》《扁鹊外经》等著作。在周游列国期间，逐渐行医治病来到陕西境内，被秦太医令李醯妒忌，派人暗中将扁鹊杀害。家乡人为了怀念扁鹊高超的医术和高尚的医德，在其家乡——鄚州城为其建造了衣冠冢，高数丈之圆丘，方圆盈亩，元朝在丘前建扁鹊祠，原扁鹊祠在清康熙年间因香火太盛，而毁于大火，后土人募资重建扁鹊祠。

通过中医现实分析　破解当代传承困局

《河北日报》记者　闫 锐

2016 年经过多家采访，请河北省中医药管理局的领导、专家、学者，畅谈他们所感受的中医药发展状况，大家各抒己见，发表了看法，也可以说这就是全国中医界的一个缩影，很有参考价值。

闫锐说，拔火罐在里约奥运会“走红”，显示着中医正在成为全球体育界运动康复的重要手段。2016年8月11日，国家中医药管理局发布中医药发展“十三五”规划，提出到2020年实现人人基本享有中医药服务，公众将在多个领域享受到中医药特色服务。中医诊疗正在受到越来越广泛的重视，而中医人才紧缺却成为各地普遍面临的一大难题。

去年10月，80岁的李士懋先生病逝，河北痛失目前唯一当选的“国医大师”。在全省中医药界，拥有工程院院士1名、省级名中医50名的领军团队，也面临着年事已高，新一代名中医尚未形成大的影响力的境况。老一代名中医逐渐淡出，新一代中医如何成长？民间“草根”中医又怎样才能“薪火”不绝？河北要想从中医药大省向中医药强省迈进，如何突破人才这一“瓶颈”？

对此，省中医药管理局局长段云波心情急切：“对中医人才，河北如饥似渴！”

已故“国医大师”李士懋先生，生前也曾感叹：“不管乡下还是城里，要找个‘真中医’，竟成了稀罕事。”

“现在的情况，就是个‘两边热中间冷’的三明治现象。”省中医药科学院副院长曹东义表示。

“这就像服装布料，‘的确良’也曾风靡过，但纯天然的棉布终究还是历久弥新。”“国医大师”李士懋的传人、河北中医学院王四平老师也明显感到中医的升温：“随着社会老龄化加深，针灸、推拿等康复式中医优势明显；同时人们对‘治未病’和亚健康调理越来越重视，而中医对此则更为有效。”

中医的形势，好像一块“两边热中间冷的三明治”，领导重视，大众期待，中医人才的成长却如此艰难。

现实生活里，中医优秀人才短缺，真中医严重“供不应求”，那么，大众生了病，看中医还是西医？

大众就医的选择

来自石家庄市中医院和河北省中医院的统计显示：两院门诊量近两年都大幅增长，2015年年门诊量均超过了65万人次。省中医院日门诊量从2013年的七八百人次，增至如今的两千五六百人次。

“我们院目前有近10名省级名中医，每人每周坐诊两到三次。”河北省中医院院长孙士江说，即便这样，这些名中医的号依然“一号难求”“像中医内科专家李佃贵老师的号，已经排到3个月后了。”

民间对中医的诉求在提升，政府对中医药服务也越来越关注，而现实中，中医的医疗能力却面临着严峻的挑战。

据了解，目前全省共有公立中医类医院（含中西医结合医院）159所，床位3.8万张，每千人口公立中医医院床位为0.5张。而全省中医执业（助理）医师共有2.24万人，每千人口卫生机构中医类执业（助理）医师数为0.3人，在全国排第13位。

“到2020年，按照规划全省每千人口中医类执业（助理）医师数应达到0.4人，我们现在缺口很大。”省中医药管理局局长段云波表示，造成中医医疗能力跟不上的原因，首先在中医人才。“没有人才，没有名医，中医药的‘心跳’就会停止。”

近年来，我省已经意识到这个问题，并按照人才培养层级化、类别化和系统化原则，强力推进“抓两头带中间”，正逐步建立合理有效的中医药人才培养机制。

2003年起，国家、省优秀中医临床人才培养项目陆续启动。截至目前，已有239人完成国家项目学习，369人完成省级项目学习，成为相关领域的业务骨干。

另一方面，从2005年开始，我省实施“杏林千人培养工程”，目前5163名乡村医生已接受过培训，3863人取得了中专以上学历，930人参加了全省中医类别全科医师岗位培训。

“虽然我们想方设法加大中医人才的培养，但是有些问题还是难以解决。”段云波说，这是一个社会系统工程，需要卫生、人社、教育、财政等部门联合发力。

来自河北医科大学就业办的统计显示，近年来，我省中医专业本科毕业生就业形势总体平稳。“考研的占50%以上，其余的就业率达百分之八九十，其中去基层的较多。”

但新中医到了基层，能不能留住呢？

“中医这个专业学起来难，干下来更难。”保定某县级中医院好不容易招来两名中医专业的研究生，可是没到一年就走了一个。该院负责人说：“从本科学到研究生毕业要七八年，到我们这儿一个月只挣两三千元，怎么能留住人呢？”

在石家庄市谈固社区卫生服务中心“国医堂”，记者看到这样的收费表：针灸治疗：6.4 元/次；腰椎间盘突出推拿治疗：19.2 元/次；拔罐治疗：4 元/3 罐……

该中心主任李桂琴无奈地说：“中医治疗很费力气，比如推拿一次就是一身汗，但是收益这么低，显然会影响医生的积极性。”

中医人才的培养

回归“师承”，告别“书本中医”。经历多年沉寂后，近两年，中医在民间有了升温的态势。

俗话说，“中医认人，西医认门”。

“中医不像西医那样借助更多的仪器和技术手段，它的个体性更强。”王四平在跟师李士懋先生的过程中，深深理解患者对中医的这种挑选性。“几服药下去，如果有效果，病人就会立刻对医生产生信任，而且这种信任会比看西医更为长久。”

然而，中医人才缺乏，优秀中医更为缺乏，已经是不争的事实。

“一些中医专业的毕业生一临床就慌了手脚，出手只知加减‘银翘散’。”曹东义认为，由于历史原因，中医西化、中医教学课本化，使中医人才培养走了几十年弯路。

“早先都是师傅带徒弟，徒弟跟着师傅看病、抄方，在看病过程中逐渐理解师傅传授的中医知识。”在曹东义看来，现在大学教育虽然更加正规化、系统化，但缺少了最重要的“临床”环节。“出现‘书本中医’也不足为奇了！”

事实上，近年来，“师承”已经在中医人才培养中开始回归。

早在 1990 年，国家就已启动老中医药专家学术经验和技术专长继承工作。我省在积极参与的同时，也开展了省级中医药专家学术经验继承工作，推出一批名中医，通过考核和双向选择，挑选学术基础较好、具有培养潜力的年轻骨干，进行“师带徒”中医传承。

“跟在旁边看老师问病、诊脉、辨证，帮老师抄方，自己在间歇也会给病人把脉，将自己的判断在心里与老师的做比较。”石家庄市中医院脑内科医生王运红，在 70 多岁的王淑玲主任身边“跟师”两年多，跟师笔记记了厚厚一大本。

王运红觉得自己现在能更好地体会各种脉象的细微差异了，辨证能力和用药能力也明显提升，“原来学的经典、方剂和病例融会贯通后，不再机械地套方开药了。”

作为全省有幸跟师学习的 265 名年轻医生之一，王运红无疑是幸运的。中医传承之所以难，是因为寻找名师就十分不易。目前，我省建立起中医继承工作导师库，参与师承教育的国家级导师 74 人次，省级导师 84 人次。

“学中医很难，难在中医思维的建立。”王淑玲已经带过 9 名高徒，她感到最难的问题，是改变“见到头疼就治脑、见到咳嗽就治肺”的西医思维。“西医是微观的，比如看肺，肺在哪就看哪；而中医是宏观的，是从人体气、血、阴、阳等整体考虑，包含丰富的哲学思想。”

王运红记得，不久前，一个患脑干静脉窦血栓的小伙子，在经过西医手术治疗后依然头疼、视神经萎退。“王老师用了养肝的方子，患者眼睛难受缓解了，眼底红也减轻了。”她说，中医思维的建立和深化，是通过一个个病患好转实现的。

“师承教育与院校教育两者各有利弊，应该紧密结合，取长补短。”河北中医学院院长孔祥骊认为，院校教育好比“高速公路”，系统化规范化更强，可以快速培养大量的标准化人才；师承教育则好比“闲庭信步”，有利于中医思维和个性的传承。

“我们这个班很幸运，大二就开始跟临床！”李昱达 2014 年一入学，就赶上河北中医学院探索建立扁鹊实验班。

从大一学生中挑选 30 名中医专业的优秀学生组建扁鹊实验班，配备基础导师和临床导师，提前三年跟师临床，是河北中医学院人才培养模式改革的重大举措。孔祥骊表示："我们想弥补院校教育中的不足，闯出一条符合中医人才培养规律的教学新路。"

"很多课堂上不易理解的内容，在临床过程中豁然开朗。"扁鹊实验班的 2014 级学生王志芳感觉受益匪浅。"比如课上讲到'脾不升清'时，我就一直不明白。"

但在省中医院跟师脾胃科刘建平主任临床时，王志芳遇到一位腹胀病人，辨证为"脾不升清"。

"我原本认为应健脾益气以升清气，但老师从胃入手用攻下泻浊的治法，并解释说，该病人舌苔偏厚腻，舌质偏红，是痰湿困脾，郁久化热所致，为实证，应该用攻下的方法，痰浊一去则脾自健，清气自升。"王志芳说，"这就是用中医思维思考临床，'脾不升清'未必要从脾论治。"

"兴趣和信心是最好的老师。"作为扁鹊实验班的基础导师，因有丰富的临床经验，王四平在讲授中医经典时浅显易懂，非常受学生欢迎。"最理想的教学，是培养学生的中医思维。让学生对中医充满自信，愿意'原汁原味'地使用中医，成为坚守中医理论的'铁杆中医'。"

中西医结合的纠结

当初为了"双剑合璧"而选择中西医结合专业的张娜，今年毕业季却遭遇"姥姥不疼，舅舅不爱"。

前些年，中西医结合专业学生因生源好，毕业就业率高而受到各高校青睐，至今全国仍有 40 余所院校招收该专业学生，河北中医学院每年也大约招收 200 多名。但近几年，却出现一些尴尬。

"不是怀疑你的能力，而是你这个专业比较麻烦。"某市级医院负责人委婉地告诉张娜："前几年我们从你们河北医科大接收过几名中西医结合专业的本科毕业生，在我们医院外科干得很好，手术做得也漂亮，但上级一检查就得让他们躲避。"

由于《执业医师法》等相关规定不清，目前很多西医医院规定：中西医结合医师从事内、外、妇、儿科等科工作属于"执业错位"。也就是说，允许他们从业的岗位仅为中医院、中西医结合医院或西医院的中医科、中西医结合科。

"这也是我们毕业生遇到的所谓'专业麻烦'。"河北中医学院中西医结合学院院长杜惠兰叹息：已经有很多优秀的医生不得不转岗做行政，或者改行、出国。"这是当前中西医结合医师不得不面对的一个难题。"

"还有的中医医院嫌你中医学得不精，西医医院嫌你西医只学到了皮毛。"暑假一直在四处奔波的张娜如今只好动起改行的念头，"实在不行，再复习半年考考西医专业研究生吧。"

中医和西医到底能否结合？对这一问题，所有业内受访者有一个基本共识：西医的技术和检测手段，是中医诊病中完全可以借助的，这有利于一些急病的快速确诊。但一些传统中医传承者也认为，把中、西医理论糅合在一起很难，中医思维难以和西医思维结合。

事实上，上世纪五十年代我国就提出了中西医结合的理念。"中医学为宏观医学，重视整体；西医学为实验医学，重视微观局部。中西医结合恰恰汲取了两者的优势。"作为省重点学科带头人，杜惠兰对此充满信心。

"中西医结合临床最成功的经验，就是病症结合的方法，即中医辨证，西医辨病，病证结合。"

对于一些人认为中西医结合是"中医中专+西医中专"，从事 20 年学科研究的杜惠兰表示："那是他们不了解我们的教学。"

"为什么中医学 5 年、西医学 5 年，中西医结合也学 5 年呢？"杜惠兰说，中西医结合专业除了相同的中医、西医基础理论学习外，从一开始就介入临床，把分散的知识糅合起来，针对病症一次性讲授，节省了中医、西医课程重复讲解知识点的时间。

"目前，中西医结合在理论体系建立方面还难以做到。”但杜惠兰认为，“在临床解决疾病问题上它具有很大优势。”

他们曾进行的一项调查显示：我国基层医疗机构70%至80%采用中西医结合方法防治疾病，71%的患者最喜欢接受中西医结合方法治疗。“我们希望运用中西医两套医学理论，指导临床实践，达到1+1＞2的目的。”

“建议国家有关部门尽快在《执业医师法》中明确中西医结合医师执业范围。”杜惠兰曾在多个场合呼吁：在法律更改确有困难或者在政策过渡时期，对确实拥有西医专长且已在西医临床工作一定时间的中西医结合执业医师和中医执业医师，通过一定的考核后，应准予在西医医院临床科室开展诊疗工作。

民间中医的尴尬

85岁的刘双锁在赵县西章铺村生活了一辈子，虽然没有正式开诊所，但周边村子的人都知道他有一手正骨绝活。“骨折是最好治的，服用祖传下来的药方，再辅之以手法，一般48天就能长好。肩周炎、骨质增生比较难治，需要的时间长些。”

中医是经验医学，大量的经典验方和独特技法至今仍藏在民间。他们大多分布在我国农村，以其简、便、廉、验的服务解决了基层群众的看病问题。能够生存下来的民间中医，大多是因为有一技之长。这种“草根”属性，正是其生命力之所在。

然而，随着我国医疗卫生制度的规范，《执业医师法》的实施，当医生的门槛越来越高。民间中医虽然看得了病，却未必能考得上证，一纸执业证书挡住了他们的行医路。

刘双锁有子孙十几人，只有两个儿子愿意跟着他学。“其他的大都觉得这个不挣钱还费劲儿。”作为家里第三代传人，刘双锁很无奈，“现在大儿子60多岁了，小儿子57岁，跟着学了十几年还不能独立看病，以后能不能传下去还两说呢！”

如今，中医教育以院校教育为主体，靠书本知识来传承，注重教材的现代化、语言的标准化，口传身授的中医师承体系日渐衰落。据不完全统计，在我国农村边远地区，至少有15万名民间中医，其中不少人年事已高，如果再不进行抢救性保护，民间中医将薪火难续。

“这些我国原创、与西医不同的医药知识，是中华民族宝贵的财富。”段云波表示，保护这些散落在民间的中医药经验，保存民间濒临失传的中医药“火种”，才能兴废继绝，让中医瑰宝更好地造福人类。“这项工作已经刻不容缓。”

2014年，我省依托省中医药科学院设立了“河北省中医药传统知识保护研究中心”，启动全省民间医药传统知识的调查、保护和研究工作，对存在于民间、基层，传承了三代、50年以上的活态性中医药知识进行挖掘、搜集和保护，目前已收集整理了500多项。

“保护仅是一方面。”作为此保护项目的负责人，曹东义认为，拯救民间中医，还必须解决“准入难”。

按现行中医执业资格规定，接受师承教育很难获得行医资格证书。他建议，有关部门实行分类管理，专门设立传统中医师，以师承方式学习中医的，可以申请参加传统中医师资格考试，并取得相应的中医行医资质。

“这并非是降低中医执业门槛，也不是保护落后。”针对社会上一些质疑，曹东义认为，不承认中医学术独立性的中医药管理，是“以篮球的标准评价足球”，是以西医的标准为准绳，制约着中医药事业的发展。“必须要改革中医医疗执业人员资格准入、执业范围和执业管理制度。”

“中医历来强调整体观，一个好的中医，大人孩子、男人妇女都能治，针灸、按摩、拔罐、中药都会用。执业范围怎能以西医分科限定？”曹东义说，一切回归中医传统本色，才是解决问题的关键。

拔罐“中国印”：洋人叫好，国人嫌土！

河北省中医药科学院　曹东义

2016年，刚闭幕不久的里约奥运会，获得过19块游泳金牌的“飞鱼”菲尔普斯格外引人注目，不是他作为开幕式上美国队的旗手，而是他一堆奇特的紫色印记——拔罐留下的“中国印”，让全世界把目光聚焦在他身上。并且很多人认为，这似乎是他获得胜利的神器。

由于菲尔普斯带来的模仿效应，许多运动员、欧洲人、美国人都表现出跃跃欲试的兴趣。不少美国媒体还特地请教了医疗专家，翻阅研究资料，给读者提供体验方案。

《今日美国》说，“如果你发现身边的朋友和邻居身上突然布满了紫色的圆圈，千万不要感到惊讶！”拔罐（Cupping）已经成为现在最热的时尚。

《世界游泳》杂志发现一些院校已经开始使用拔罐疗法，美国橄榄球运动员德马库斯·韦尔也开始尝试拔火罐，而被称为“女版菲利普斯”的美国游泳运动员蜜茜·富兰克林，在大学校队时就开始尝试拔罐。她的教练说，拔罐就跟冰浴一样，很多人说冰浴没啥大用，但如果你觉得它有帮助，它就会深刻影响你的表现。

根据一些网站介绍，运动员们都是很“迷信”的人，如果他们尝试过一样什么东西而取得过好成绩，比如拔罐、手环，他们就会害怕因为停止而带来不祥的结果。体操运动员纳杜告诉《今日美国》，自己从亚马逊上买了一套拔罐器具带到里约，并不无炫耀地说：“这是我在这一年中身体保持健康的大秘密！这是我花的最值的一笔钱！”

《赫芬顿邮报》说，对运动员来说，也没有什么科学研究表明拔罐能提升成绩。包括菲尔普斯队友倪家骏（中美混血）在内的多位顶尖游泳运动员说，做拔罐仅仅是按摩疗法的一种替代方法。但是，如果你肌肉酸痛或慢性头痛，而传统疗法又不起作用，不妨试试拔罐。

除了运动员，美国女明星詹妮弗·安妮斯顿和格温妮丝·帕特洛也喜欢拔罐。因此有人预测，说不定这种又大又圆的像吻痕的东西可以引领下一波时尚潮流。

令人深思的是，尽管中国运动员王群在2008年的北京奥运会上就有了拔罐的“中国印”，但是，此后并没有引起人们的热议，相反在这一次里约奥运会上，却见不到“原产地”的中国运动员身上再出现这种拔罐后的“中国印”。

不问不知道，一问吓一跳，原来很多人认为拔罐后的印痕不好看——“太土”！

原创于中国的这个古老而简便的方法，尽管可以造福于千百万中国人，但是，很少有人把它放在受尊重的地位上，认为它“太土”，根本进不了科学的殿堂。

但是，远在美国，在西方，拔罐作为一种医疗方法，也引起了学术界的重视。《今日美国》说，在2012年时曾有一份报告，在收集135份拔罐研究后得出结论，认为拔罐对疱疹、面瘫、粉刺、脊椎圆盘磨损可能有些用处。但这篇报告的作者随后承认，研究并不严谨，结果也并不是特别有价值，而且篇报告并没有说其对缓解肌肉酸痛有帮助。

尽管如此，拔罐“登陆”西方之后，逐渐引起了很多人的关注和运用，除了菲尔普斯，美国体操运动员艾利克斯·纳杜、前游泳队员纳塔莉·考芙林最近都在自己的社交媒体上传体验拔罐疗法的图片。

国家卫计委副主任兼国家中医药管理局局长王国强，几年前曾经语重心长地说：“不要穿上了皮鞋，就忘了穿草鞋的中医。”

中医原来诞生于民间，成长于民间，传承于民间，现在这个环境发生了很大的变化，中医的原创能力明显下降了，乡以下难见中医身影，甚至出现了“进城看中医”的普遍现象。中医的实用技术，简便廉验的特色，在不规范的市场竞争之下，逐渐淡出了人们的视野。偶尔，中医的身影、中医的技术出现在世界的远方，在得到世界喝彩的同时，在它的原产地，引出的却是不一样回响。

在2016年9月4～6日召开的第三届中医科学大会上，主题是弘扬青蒿素精神，传承创新中医药，共促人类健康，这个会议主旋律就是立足于继承传统中医药学，遵循中医的传统，赋予其时代的精神，引领世界健康生活。

中医药在漫长的历史发展过程之中，有很多原创的知识，看上去很土，其实充满智慧；或者类似于巫术，却富含科学道理。

比如，传染病流行是人类的灾难，不同地区的人们有不同的应对方法。欧洲盛行隔离和检疫：船靠海岸，需要观察；医生看病人，要穿“鸟人服”；麻风病人上街要饭吃，也需要穿上特制的麻风服，防止互相传染。

中国古代，也有“疫室”隔离患者，医生进去也要有很多精神和物质的准备，比如《素问·刺法论》说：“欲将入于疫室，先想青气自肝而出，左行于东，化作林木；次想白气自肺而出，右行于西，化作戈甲；次想赤气自心而出，南行于上，化作焰明；次想黑气自肾而出，北行于下，化作水；次想黄气自脾而出，存于中央，化作土。五气护身之毕，以想头上如北斗之煌煌，然后可入于疫室。”

这种类似于精神胜利法，或者近似巫术的东西，往往与一定的技术手段相结合：“又一法，于春分之日，日未出而吐之；又一法，于雨水日后，三浴以药泄汗；又一法，小金丹方：辰砂二两，水磨雄黄一两，叶子雌黄一两，紫金半两，同入合中，外固，了地一尺筑地实，不用炉，不须药制，用火二十斤煅了也；七日终，候冷七日取，次日出合子埋药地中，七日取出，顺日研之三日，炼白沙蜜为丸，如梧桐子大，每日望东吸日华气一口，冰水一下丸，和气咽之，服十粒，无疫干也。”

经过“一法”“又一法”的无数次探索，中国人终于找到了一个可行的方法，把天花病人的痘疮水，或者痘疮痂，甚至病人穿过的衣服收集起来，吹到健康人的鼻孔里、接种到身体上，让没有病的健康人，得一次小的感染，获得免疫力，避免天花大流行时患病。

“化毒为药”“变废为宝”，在免疫思想的指导下，中医终于创造出可以推广使用的免疫技术——人痘疫苗，经过多年民间流传，终于在清朝早期传入欧洲，由土耳其到英国，再到德国，不断被“引进再创新”，出现了牛痘疫苗，以及预防其他传染病的多种疫苗，为人类消灭天花和控制各种传染病，做出了原创性的贡献。

如今，疫苗技术不断翻新，中医的原创性成果很少被人提及，甚至有人说中医创造的人痘疫苗不安全，中医不仅无功，而且有过。

民族不自信，文化不信，理论不信，是列强侵略中国之后，趴在地上看世界的后遗症。

这种没落思想的毒害，恐怕不是短时间内就能绝迹的。

要想中医复兴，走向世界造福人类。就必须做到天时地利人和，道术并重，才能复兴中医。中医界要达到理论自信，以此促进疗效自强；依靠传承自觉，助力体系自立。

药圈香灸立体推进　通瘀提毒有益健康

河北省中医药科学院　张培红　王红霞　曹东义　马文毅

河北福妙堂传统中医门诊部有很多独特的诊疗技术，他们的中草药生物螺旋圈疗法（简称圈疗）项目（11301080105），已经被河北省和华北片区的专家选中，推荐进入国家《中医药传统知识保护名录》。我们带着了解这个项目的愿望，走进了福妙堂。

通过与项目持有人和传承人座谈，不仅知道了圈疗的起源，以及它不同寻常的辉煌过去，也深切感受到这个中医传统知识，在形成与传承之中的艰辛与困惑。可以说，没有国家的保护政策，就难以有发扬光大的机会，甚至有可能走向失传的绝境。

传承人马文毅让我们看到一个发黄的文件，这是刘俊岑先生2002年给刘淑香女士写的《证明书》：

“余所创新的内病外治理论，摆脱临床固有的授药方式，透皮吸收为途径，这种授药方式至今尚有无法理解之谜。药物圈疗法问世五十余年，已得到无数病患者赞叹，但医界对这一独特疗法不重视，至今没有第二人进行研究。同时毕业医学大中院校所分配时，不愿来学此疗法，因为这疗法的大夫须亲自给患者涂药较苦，所以不愿来学。在1973年间，刘淑香因自身有病，吃药打针无效，来求医，勿药而愈，从那时起潜心热学这一门医术，为人类健康事业尽一分力量。她有不怕苦和累的精神，跟随我对圈疗技术精益求精的研究，辨证施圈达到了治疗的高水平。还同我的大女儿一同研究经络，提高疗效，今后圈疗传授问题，依靠她二人 。特此（证明）。圈疗发明人刘俊岑 2002年4月份”

这个《证明书》就像一份遗嘱，其中透露出刘先生对事业的执着追求，“药物圈疗法问世五十余年，已得到无数病患者赞叹”，反映了他对圈疗经验的坚定信念和深刻思考；“但医界对这一独特疗法不重视，至今没有第二人进行研究”，反映出刘俊岑先生内心很多的无奈与辛酸，一种“报国无门”的遗憾，让人唏嘘不已。“今后圈疗传授问题，依靠她二人”，刘俊岑先生看重和依靠这两个女人，当时都已经63周岁了，她们没有读过大学，也没有医学背景，但是，毕竟她们接触过这些技术，是热心于这个技术的人员，并且在长期的实践之中，刘淑香“有不怕苦和累的精神，跟随我对圈疗技术精益求精的研究，辨证施圈达到了治疗的高水平”；刘淑香与大女儿刘淑端“一同研究经络，提高疗效”。自古以来，师徒之间，找到合适的“衣钵传人”很不容易，刘俊岑先生在晚年想到了“今后圈疗传授问题”。思来想去，也只能“依靠她二人”。

“人之将死其言也善”，奋斗了一世，辉煌与坎坷了一生的刘俊岑先生，还有很多期盼与愿望。他希望自己身后，一定要把这个中医药的瑰宝传承下去，并能发扬光大，否则就会遗憾终身、死不瞑目。

这份遗嘱式的《证明书》，让有关专家感到内心的震撼，《黄帝内经》所说的“得其人不教，是谓失道；传非其人，慢泄天宝”，这样的古代传承方式，竟然在当今社会，又一次得到再现。

传承中医学术，发展中医原创思想，抢救民间中医经验，到了刻不容缓的时候了。为了中医复兴，我们必须积极利用国家局保护中医传统知识的平台，把真正好的，可行的，可复制，可推广的经验整理出来，推广出去，造福大众，影响世界。

所谓“圈疗”，就像人体彩绘那样，根据病情，在人的身体上画圈，有内圈和外圈，有大圈和小圈。外圈画界线，包围病灶，保护人体正气，相互连通，如同经脉道路。内圈提毒通瘀，剿灭病邪，如同洲际导弹的发射井，风寒湿毒，百病之邪由此而出，万病之源从此而去。

虚、瘀、毒是很多疾病的共同病理基础，患者正气下降，就会“虚处留邪”，风寒湿从外而来，水饮痰湿由内而生，留在容易聚集的地方，淤积日久，影响气血运行，也影响人体功能发挥。久瘀不去，化毒为害，成为浊毒、湿毒、瘀毒、热毒、寒毒，危害身体，破坏结构，比如肿瘤恶变也需要时间蓄积力量，空间环境的条件“支持”。因此，不改变环境，不去除虚瘀毒，即使切除了肿瘤，它还容易复发。

圈疗的作用，主要在于祛瘀提毒。瘀毒已去，正气才有机会修复损伤。看似不治病的调理身体，在很多时候才是“治本”的措施，急功近利的攻伐、切除，看似快捷有效，其实伴随的正气损伤，为病情进一步发展提供了机会。

“王道无近功，扶正靠养生。”中医有很多养生保健的措施，并且除了辨证论治喝汤药之外，还有食疗，以及“内病外治”的很多方法。香薰法就是很古老的方法，它与艾灸有相似的地方，又有很多不同之处。

中医利用艾灸治病的历史很悠久，孟子曾经说过治疗慢性病，需要“七年之病，求之三年之艾”，治疗的过程是很长的。

说起福妙堂的五行香灸，它既是诊治疾病的一种方法，也是与赏画、听曲、观戏一样是一种心灵的审美活动，只不过不是视觉，也不是听觉，而是通过嗅觉来抵达。燃香后，烟气从梅花瓣儿型的烤香中缓缓逸出，让人感受得到很美，却无法说出美在何处。

随着烤香师的优雅的动作，渐远渐近，或浓或淡，营造出一个独特的，似乎是深不可测的美妙世界。

忙碌的工作，紧张的生活，使人们躁动而不安。疾病的痛苦，让人辗转反侧，而五行熏香疗法，透过皮肤，温通血脉，深达肌肉、筋脉骨骼，直通五脏，安抚人的心神，使紧张的情绪得以舒缓，创造一种怡然舒畅的精神状态，因此备受人们青睐。

利用熏香保健的历史也很长，在河北满城中山靖王刘胜墓、湖南长沙马王堆一号墓、西安法门寺等重要的古代文化遗存中都有材质各不相同的熏笼和熏炉出土。

一般认为，衣服、被褥，甚至居住的房间，只要经过香薰，必定是深染香氲，沁人心脾的，当然这样做也是奢侈的。人们在博物馆看到这些熏香之器，仿佛看到了宫廷达官贵人奢靡的生活，似乎一条蜿蜒的流淌着香气长河，穿越时空并没有因为时间的漫长而荡然无存。

悠久的历史，神秘的气息，在奔向未来的现代社会，给人们留下了无限的遐想。这样的生活享受，还能穿越时空，来到现实社会吗？

石家庄福妙堂传统中医门诊部，就把香薰与艾灸结合在一起，“五行香灸”作为独特的养生治病方法，用于临床实践之中，取得了很好的效果。

“五行香灸”的载体，百分之八九十都是药物和香料，只有百分之十到二十左右的艾绒，因此，它的外观像木材那样坚硬，像庙里的高香那样幽香。庙里敬神的高香，插在香炉里固定不动，而“五行香灸”像游动火龙，旋转飞舞，鼓动气血流动，驱散瘀浊血凝，引来阳气修复，由冰冷灰暗转为火热鲜红，由硬结疼痛变成柔软舒畅，这是因为它借了火的能量，香的穿透力量，艾的温润持久，因此，“五行香灸”与中草药圈疗，一个是平面的图画，一个是空中的火龙，提毒化瘀，散寒驱邪，恢复阳气，扶正固本，养生治病。

当然，什么时候画圈，画多少个圈，画多大的圈，什么时候变换画圈，画多少天圈，每天画多少遍，这都需要辨正施圈，如同当年诸葛亮排兵布阵，既要步步为营，也要观敌瞭阵，分合有度，变化有方，而不是固定不变，守株待兔。

石家庄福妙堂传统中医门诊部还把黄膏药、黑膏药、红灯照、栓剂、药包等组合在一起，十八般兵器互相借力，组合起来发挥群体效应，攻坚克难，发挥一般治疗、调理所达不到的作用。

说起来，香料、艾草都是生命的结晶，也就是说熏香、艾灸的材料，自古以来都是自然生成的，是天地精华凝聚而形成的。

熏香制作时使用的香料，大多属于中药，有几百种之多，常用的有：杜衡、月麟香、甘松、苏合、安息、郁金、捺多、和罗、丁香、沉香、檀香、麝香、乌沉香、白脑香、白芷、独活、甘松、三柰、藿香、藁本、高良姜、茴香、木香、母丁香、细辛、大黄、乳香、伽南香、水安息、玫瑰瓣、冰片、龙涎等。

屈原《九歌》记载：“被石兰兮带杜衡，折芳馨兮遗所思。”这属于个人佩戴、欣赏的范畴。当然，根据社会的发展，历史上创新出很多使用香料的方法，比如：线香、盘香、塔香、香丸、香粉、香篆、香膏、涂香、香汤、香囊、香枕等。

古代较早的香熏，应该产生于陶瓷烧制的年代，也就是有一定的器皿可以燃放这些香料蕴含的气息。

根据专家们的研究，在汉朝流行一种叫博山炉的香熏，它设计的灵感，应该来源于古老的传说。古代盛传海上有蓬莱、方丈、瀛洲三座仙山，博山炉便是根据这一传说设计的。使用时香料燃于炉中，烟气从盖上的镂孔冒出，既能消除居室内的恶秽之味，除湿，预防百虫叮咬，又可以凭借袅袅上升的香烟，营造出一种空远寥廓的境界。主人就在这样的环境里，获得精神上的慰藉。

南朝人谢惠连在《雪赋》中写道："燎熏炉，炳明烛，酌桂酒兮，扬清曲。"把古代士大夫的生活场景，闲情逸致，高雅情趣，跃然纸上。因此，围炉熏香是的场面，就是古代文人雅士、知识分子们一种境界和追求。

盛唐时期，贵族中还普遍使用一种银质香熏球，其原理同现代陀螺仪。熏球内因装置两个环形活轴，托起一个小盂，它的重心在下，无论熏球如何滚动，小盂始终保持水平状态，内燃之香料决不会倾覆，不会导致烧蚀衣被的情况出现，设计十分精美。

在唐代熏笼大为盛行覆盖于火炉上供熏香、烘物或取暖。《东宫旧事》记载"太子纳妃有漆画熏笼、大被熏笼、衣熏笼"。唐王昌龄《长信秋词》"红颜未老思先断，斜倚熏笼坐到明。"

西安法门寺也出土了大量的金银制品的熏笼。雕金镂银精雕细镂非常精致都是皇家用品。

除了大量的熏笼还有各种动物形状的熏炉用来取暖特别是唐以后使用的比较广泛。

宋代一些官宦士大夫家比较流行的是鸭形和狮形的铜熏炉称为"香鸭"和"金猊"。

著名女词人李清照写自己的生活时也多次提到熏香的器具如在《凤凰台上忆吹箫》里写下"香冷金猊，被翻红浪，起来慵自梳头"。

厅堂书房，围炉熏香，剪灯夜话，是古代士大夫之家，充满情致的生活场面。

明清熏炉的制作和使用进入繁荣时期，故宫内大殿、书房、内寝皆置高达三四尺的巨大熏炉，形如金钟鸟笼，多为掐丝珐琅等景泰蓝之精品，亦有铸铜鎏金錾刻精美的极品。

皇帝尚且如此，更何况一般的老百姓呢。

当时的文人高士，书案上多设造型各异纹饰典雅的香熏盒，以营造融入怡性逸情高雅意境。

西风乍起，时值岁寒，民间还普遍使用以紫铜、白铜、黄铜打制的手炉、脚炉，网盖上皆有镂刻精致的纹饰，或吉祥图案无论乡绅庶民小姐老妪人手一炉已成明清时代一道多彩多姿的市井民俗景观。

熏香根据外形特征可分为原态香材、线香、盘香、塔香、香丸、香粉、香篆、香膏、涂香、香汤、香囊、香枕等。

原态香材，香料经过清洗、干燥、分割等简单的加工制作而成。原态香材能保留香料的部分原始外观特征如檀香木片、沉香木块等。

福妙堂的五行香灸，由于继承了古代熏香的精华，又融合了艾灸治病的学术特色，因此在疑难病诊治领域发挥了重要作用，尤其是与中草药圈疗配合起来，其温通气血，驱散寒瘀的力量，可以深达肌骨筋膜之间；它与红灯照的明火相辉映，一个像火中的凤凰，一个似乎是空中的飞龙，恰如神话传说里边的神仙，法力无边，降妖捉怪，龙凤呈祥，护卫健康。

福妙堂"八大疗法"之中的黄膏药、黑膏药，化瘀定痛，提毒生肌各具特色；妇科栓剂"顺坤丹"提毒生肌，去瘀生新，具有一般药力所不能达到的境界；外用药包，精选药品，配伍奇妙，效果非同一般。八大疗法，互相配合，排兵布阵，如同天罗地网，层层设防，处处用心，因此，能奏非常之功。

福妙堂正是因为有"八大疗法"护卫人体，因此，才被人们称为"立体圈疗"，这些综合疗法加在一起，有机配合，正是《黄帝内经》所说的："故圣人杂合以治，各得其所宜，故治所以异而病皆愈者，得病之情，知治之大体也。"

凝聚燕赵中医力量　助力健康中国

燕赵中医网　袁　野　王巧生
河北省中医药科学院　曹东义

2016年10月22日～23日，河北省中医药文化交流协会第四届年会暨燕赵中医与健康中国交流大会在石家庄阳光格瑞酒店隆重召开，来自全省的中医药系统领导、专家和中医药工作者，农工党河北省委和各地市委会领导，以及中医药行业投资者共300余人参加会议。省政府参事室主任、农工党河北省委副主委徐英，省卫计委党组成员、省中医药管理局局长姜建明，省十二大名中医、省中医药文化交流协会会长李佃贵，中华文化复兴研究院院长李伯淳，中国科学技术信息研究所研究员张超中博士，著名中西医结合专家、省中医药文化交流协会名誉会长李恩，省中医药发展中心主任孙庆臣，农工党河北省委秘书长经顺波，省中医院党委书记郭登洲，省中医药科学院院长裴林，省医疗气功医院院长刘波，省中医药文化交流协会副会长郭纪生、曹东义等领导出席，会议开幕式由协会秘书长袁野主持。

燕赵中医·杏林百千万工程正式启动，曹东义代表主办方致启动词说，这个项目由燕赵中医网联合农工党河北省委、河北省中医药文化交流协会共同发起，联手省内各设区市卫生计生委、中医药管理局共同打造，将挖掘推广百个河北中医专科、宣传推出千名河北知名中医、征集整理万例中医独特病案，在燕赵中医网形成权威数据库。燕赵中医·杏林百千万工程通过多全媒体平台，用集成的功能、权威的发布、精准的推送，大力宣传燕赵中医名科，树立燕赵中医权威，解决中医权威信息的不对等问题，方便患者就医。

河北省卫生计生委党组成员、省中医药管理局姜建明局长说，“燕赵中医-杏林百千万工程”，这是我省中医药界的一件大喜事。在此，我代表省卫生计生委、省中医药管理局，向大会的召开和这项工程的启动表示热烈祝贺；并借此机会，向长期以来关心、支持河北省中医药事业改革发展的省政府参事室、农工党河北省委有关领导和各界专家、朋友，表示衷心的感谢和崇高的敬意！

习近平总书记深刻指出，中医药学是打开中华文明宝库的钥匙。党中央、国务院和省委、省政府高度重视中医药文化建设，在国务院印发的《中医药发展战略规划纲要（2016—2030）》、省政府贯彻《中医药发展战略规划纲要》实施方案等一系列重要文件中，都把“大力弘扬中医药文化”作为重要内容，明确了建设目标和具体任务。2016年10月16日，省委、省政府召开了全省卫生与健康大会，提出以中医药强省建设助推健康河北建设，赵克志书记、张庆伟省长分别作重要讲话，都对中医药文化建设提出了明确具体的要求。

中医药文化是中医药事业的根基和灵魂，中医药强省必然需要中医药文化作支撑。河北是中医药的重要发祥地之一，文化底蕴深厚，在中医药发展史上地位十分重要。弘扬中医药文化，我们既有得天独厚的优势，更肩负着义不容辞的使命。在省委、省政府的正确领导下，我们始终坚持将中医药文化作为激发中医药发展潜力和活力的重要抓手，加大投入力度，深入挖掘资源，着力开拓创新，全国中医药文化宣传教育基地、全省中医药文化建设示范医院创建、“百院千场大讲堂”等工作深入开展。经过多年努力，初步打造形成以扁鹊、刘守真、安国等为主要元素和标志的河北中医药文化品牌。

我们要按照克志书记提出的“要把中医药这一优秀的文化资源弘扬好”和庆伟省长提出的“重文

化弘扬”的要求，在全省中医药行业大力倡导“大医精诚”理念，进一步加强对扁鹊文化、安国药王文化的研究和传播。要深入挖掘中医药文化内涵，认真汲取中医药文化的思想精华，加强中医药文化宣教基地建设，大力推广普及中医药文化，特别是健康养生理念和养生方式。要继续举办冀港澳台中华传统医药文化发展大会，积极参与和扩大海外中医药文化交流合作，不断扩大河北中医药文化在全国和国际上的影响。省卫生计生委、省中医药管理局将进一步加大对中医药文化交流事业的支持力度，推动我省中医药文化更加繁荣昌盛，更加光辉灿烂。

河北省政府参事室主任、农工党省委副主委徐英讲话说，河北省中医药文化交流协会务实、肯干，做了大量卓有成效的公益性工作，取得了突出成绩。尤其是几年来与农工党省委会一起主办了“基层中医圆梦燕赵行”“中医药寻宝燕赵行”“榜样的力量”等系列活动的深入持续开展，受到基层群众的广泛欢迎，也在全省中医药行业中产生了很大影响，对提升基层中医药服务能力和人民群众中医药健康素养，开展《健康有道》大讲堂公益讲座，营造浓厚的中医药发展的社会氛围，发挥了积极作用。同时，协会每年组织的年会，为大家提供了经验交流的平台。在此，衷心希望各位领导和专家深入交流，为充分发挥中医药优势，助力健康中国、健康河北建设建言献策。希望中医药文化交流协会再接再厉，坚持“传承国粹 发展中医”的宗旨，为中医药文化的社会传承和文化传播，不断作出新贡献，不断提升我省中医药文化的建设水平和影响力。

河北省中医药文化交流协会会长、河北省首届十二大名中医李佃贵教授说，如何对待中医文化？怎样正确处理继承与创新的关系？如何实现中医文化的创新发展？是当前面临的重要问题。

（1）首先要辩证地传承　认真汲取中医优秀文化思想精华，其次，对糟粕的东西有鉴别地对待，有扬弃地继承。

（2）创新性地发展　继承不能完全照搬照抄，要创造性的发展才是目的。一是要让其赋予时代内涵，二是吸取借鉴现代医学的成果的精华。

（3）既要反对教条主义，又要反对历史虚无主义。一种是不加分析地照搬照抄，另一种是全盘否定。

中医的传承是对中医固有理论及内涵的沿袭。集中体现在中医的核心观念与思维模式上。核心观念包括：阴阳、五行、精气学说，思维模式即“抽象思维”。

中医创新是对其股有理论、技术、应用等方面的改进。但创新必须符合中医理论的核心观念，思维模式即学术特征。

目前，中医院校教育在课程设置、教学方法、教材编写等方面越发趋同于西医院校，阻碍了中医学的持续发展。故应在课程、教材编写中非常重视中医理论体系核心观念及其思维模式的把握。

中医临床常常将中药与抗感染、降压、降糖等概念联在一起，或将中医的藏象与西医的脏器对应考虑，这样中医临床与中医的理论、思维模式形成了脱节，使中医观念虚化、萎缩。今后要重视中医思维的培养，用中医的理论，分析、认识、处理疾病。

中医理论、思维模式植根于中医传统文化，从20世纪“西学东渐”以来，中医文化受到极大的冲击，故应将中医普及于大众，从娃娃抓起，应在中小学课本中列入。

我们要发掘燕赵中医药文化资源，优化燕赵中医药文化产业结构，推动实施燕赵中医药健康文化大众传播工程，创新中医药健康文化传播的方式和载体，充分利用新媒体，构建新技术背景下的中医药健康文化现代传播体系。

中华文化复兴研究院院长李伯淳，通过历史上的中西医擂台赛，从中西方文化差异、科学与技术创新、方法论比较、特性比较等方面，指导我们认识中医和西医的区别，给中医增添了信心与活力，用事实证明并捍卫了中医。系统的理论是现代科学理论里的一个非常重要的部分，而中医是天地人合一的整体论，恰恰与系统科学完全融合在一起，中医的看法又跟现代科学中最先进、最尖端的系统科学的看法是一致的。李伯淳老师提出中西医结合，以中国传统的“浑天说”等宇宙观为认识基础，以中医之道为纲西医之学为目实现中西医结合，形成人类的新医学——和谐医学。

中国科学技术信息研究所研究员张超中博士，从顶层设计、整体思维把握、五大发展理念、健康中国的内涵与外延等方面来认识中医药，从哲学视域为我们打开认识中医药的新思维。张超中博士从哲学看法、现实考量、战略转移、政策举措等几个方面，提出了“主导”的角色定位，对促进中医药发展，发挥中医药价值，增强中医人自信都具有非常重要的指导意义。

著名中西医结合专家、省中医药文化交流协会名誉会长李恩，透彻剖析中医药发展的时代背景、新形势、新任务和新问题的基础上，全面认识中医学内涵、中医药学五个资源，提出中西医结合是一门新的医学，而不是方法。李恩教授结合当前国家卫生工作大政方针和个人 50 年的从医体会，以科学的态度，总结出中医药发展十大关系，非常系统、非常全面，包含了中医药学的教学科研、人才培养、继承发展、辩证施治，以及中医院的中医特色与经济效益等各个方面，将进一步促进新形势下的，中医药和中西医结合发展。

河北省中医药发展中心主任孙庆臣，系统的梳理了近期中医药方面规划、法规和政策等，让我们对当前的政策环境有了比较清晰的认识。孙主任在报告中，为我们归纳出 7 个方面的重要任务，涵盖了中医药事业产业发展的方方面面。在此基础上，指明了中医药发展的指导思想和工作思路，各级中医医院及医疗服务机构要“对标要求找不足，突出优势抓发展”，特别是在抓住机遇加快发展方面，提出了很多具体的措施，对中医药事业和产业的发展，都具有很强的指导意义。

象棋特级大师、养生地产投资人李来群先生，作专题报告《康养旅游与周边产业整合》。李来群先生，曾创造“棋坛神童”的佳话，被称为让象棋王座“第一次跨过黄河”的风云棋王，获象棋特级大师、特级国际大师等称号。1996 年下海经商，创建河北置业房地产开发有限公司，以其独具特色得经营管理方法成功开发了苹果城、欧华园、珠峰国际花园等精品力作。李大师感悟“以棋促商，按下棋的态势来思考商战中的遭遇，象棋就是一本社会学书籍。”李大师以象棋的智慧，来解读康养旅游与周边产业是如何实现融合发展。他从康养旅游的定义、发展历程、发展基础、面临的问题、发展趋势和特点等方面进行了解读。应该说，中医药健康与旅游的融合发展，将成为大健康产业的全新商业模式。李大师以四川攀枝花为案例，实证分析了康养旅游产业化发展的思路、模式和策略，介绍了康养旅游融合的最新动向，为我们进军康养旅游产业、促进中医药与周边产业融合，进行了论述。

碧云堂第五代传人，著名中医郭可明的孙女郭媛媛以《百年老号碧云堂的传承与发展》为切入点，回顾了碧云堂将近 180 年的历史，随着中医药发展环境、行业政策和市场需求的化，碧云堂发挥中医特色，借助现代技术，在不断创新中发展，逐步转型为一家集中医健康管理、新中医医疗技术开发、中医特效药方开发、中医学术研究及中医人才专业培训为一体的大型综合性健康管理企业。如今正在向品牌化、规范化、连锁化的方向发展，探索出一条新的发展模式。

河北省红十字基金会医院崔树旺院长做了《专科医院建设》的报告，从突出专科特色的管理体系、树立诚信医疗的品牌形象、构建五位一体的传播渠道、首创五化三式的医疗服务等几个方面，为大家分享了专科医院发展的思路、方向和经验进行了讲述。

祥和康复研究院何永正院长以《康复医学科建设与运营实践》为题，为大家做了精彩的报告。

最后进行了协会工作总结与表彰，为这次学术活动画上了完满的休止符。

中医传统知识保护　华北片区领先探索

河北省中医药科学院　曹东义　张培红　王红霞
山东中医药大学　李玉清

2016 年 6 月 30 日，在山东济南燕子山庄宾馆召开了“国家中医药管理局中医药传统知识保护技术研究项目山东分中心结题会”，来自国家中心的柳长华首席专家，顾漫副研究员，以及山东、河北、山西、内蒙、河南、北京、天津的有关专家 20 多人出席了会议。与会专家认真听取了山东分中心和各省市项目组的汇报，大家经过充分交流、总结、研讨几年来的工作经验，取得的成果，认为这项工作达到了国家立项研究的目的，有些省份（河北省等）超额完成调查研究任务，发表学术论文，出版专门著作等，为建立国家《保护名录》打下了坚实的基础。同时，专家们形成了共识，就是这项工作作为课题、项目，虽然可以结题、结项，但是后期的工作还远远没有结束，甚至是今后转向常态化的开始。

《中医药法（草案）》的 29 条明确规定了“国家保护中医药传统知识”，并进一步规定：“中医药传统知识持有人对其持有的中医药传统知识享有传承使用的权利，对他人获取、利用其持有的中医药传统知识享有知情同意和利益分享等权利。”

第 30 条说：“对具有重要学术价值的中医药理论和技术方法，省级以上人民政府中医药主管部门应当组织遴选本行政区域内的中医药学术传承项目和传承人，并为传承活动提供必要的条件。传承人应当开展传承活动，培养后继人才，收集整理并妥善保存相关的学术资料。属于非物质文化遗产代表性项目的，依照《中华人民共和国非物质文化遗产法》的有关规定开展传承活动。县级以上人民政府应当采取措施支持中医药古籍文献、著名中医药专家的学术思想和诊疗经验以及民间中医药技术方法的整理、研究和利用。”

即将列入国家法律的这些内容，就是今后大家工作的方向。

山东省中医药管理局贾青顺副局长到会，并发表了重要讲话，他认为国家对中医药传统知识保护很重视，成立了国家中医药传统知识保护中心，在山东省设立了华北片区山东分中心，这是国家中心对山东的重视和关爱，促使我们做好有关工作。北京、天津、河北、河南、山西、内蒙省市的专家，带来了他们的宝贵经验，在山东分中心进行交流，总结经验，做精做细，圆满完成国家交给我们的任务。这次会议的召开，必将会为未来中医药传统知识保护打下坚实的基础，提供有力的数据支撑。

山东中医药大学副校长张成博教授，代表山东中医药大学和山东分中心致辞，对整个项目的实施过程进行了经验介绍，并在会后进行总结。他说，分中心已经有 1063 项上报国家中心，各省市在实施过程之中，都有自己的工作亮点和独特的经验，也存在一些需要改进的问题，需要提高认识，建立政策机制，把这项工作逐渐推向常态化。

国家中心首席专家柳长华教授发表了重要讲话，他充分肯定山东分中心和各省市的工作成就，尤其是山东省把 17 个中医传统知识保护项目都做成了科研课题，河北省成立省级保护中心的机构并出版《杏林寻宝·保护中医》等论文论著，天津的宣传工作、北京的老字号挖掘、河南的骨伤专病特色传承、山西的制药文化、内蒙的民族医药特色揭示等等，都精彩纷呈，各显千秋，对于推动这项工作将来发展很有意义。他要求各省市：“结题不结项，结项不结事”，使中医传统知识保护工作一直健康可持续发展下去，不仅广大持有人、传承人期盼着《保护名录》的公布与完善，而且社会各界应该通过这项工作进一步提高认识，逐步做到对中医药传统知识的尊重、使用的时候知情、惠益分享，防止不当占有和使用，以有利于整个中医药事业的传承与发展。他说，在一定意义上，中医药工作继承就是创新。这一观点得到《瞭望周刊》的赞同。中医药传统知识的保护在我国还很薄弱，以国际视野看这个问题，与国家非物质文化遗产相比较，我们这项工作必须进一步加强，继续做好，否则就不利于中医药事业的复兴。

从2014年开始，国家中心要求各省，对分布在本省广大乡镇、农村、市区的中医药传统知识进行抢救性调查、挖掘和整理，全面掌握所在省中医药传统知识资源状况，为国家后续工作奠定基础。

本次调查对象包括在医疗机构、家族、师承群体、学派、老字号企业，及特定地区中传承至今仍在应用的诊疗技术、经验方、中药炮制方法等中医药传统知识。

调查内容包括中医药传统知识的名称、持有人信息、应用地区、传承时间和情况、类别、主要内容、相关文献与实物、主要特征和重要价值等。

实施过程主要包括，问卷调查与实地调查相结合的方法进行，具体步骤如下：

（1）各县（市）区成立调查队，人数2-5人，由卫生局和中医专家组成，负责调查统计本区域内的中医药传统知识信息，通过工作平台（http：//www.tcmtkpro.org：8000/runframe/login/）向上汇报至省中医药传统知识保护研究中心。

（2）必须把国家局、省局关于这项工作的精神，传达到每个乡村、社区的相关人员，鼓励他们积极申报，然后筛选、填报。

（3）参与调查人员应具有必要的专业知识和技能，调查前要通过对文献查阅分析，以充分了解拟调查地区传统知识资源状况等综合情况，从中挖掘潜在的信息关键人，或者从当地中医药院校、企业和医院入手，获得传统知识持有人信息。

（4）与调查对象持有人联系并求得其同意后，对其进行调查，采集传统知识信息，填写调查表，在被允许的条件下，录音录像，做好记录。

（5）调查表经持有人和调查单位确认盖章后完成，按照规定被纳入国家《保护目录》的项目，上交到国家中心；未纳入国家《保护目录》的调查项目，由当地卫生局建档保管。

（6）数据录入各县（市）区卫生局是填报调查表、修改调查表的唯一单位，省和国家中心不能填报和修改。因此，县（市）区卫生局必须组织中医院专家对上报的中医药传统知识信息进行初步审核和筛选，按要求统一录入工作平台（http：//www.tcmtkpro.org：8000/runframe/login/）。

（7）汇总汇报

各省中心组织专家组，召开专家论证会，对报上来的项目进行筛选，对符合标准的项目予以确认。将确认入选项目调查数据，进行立挡整理。向总项目组提交调查数据、档案资料、配合总项目组构建保护名录与数据库。

柳长华先生说，也可探索有个各省首先公布自己的保护名录，然后在这个基础上再公布国家的保护名录，因此，各省市的中医药传统知识保护工作不能放松。

促进中医事业发展，项目是抓手

河北省中医药科学院　张金虎

自古燕赵多名医，在中医药文化源远流长的过程里，河北古代很多医学家做出了开创性的贡献，有引领学术创新的光荣传统。因此，河北省努力通过一些具体的工作，推动中医事业的发展。

首先，重视文化建设，建成了内丘扁鹊庙群、安国药王庙、保定刘守真庙历史文化和石家庄市中医院等，属于全国首批全国文化宣传教育基地，并且强化省内中医药宣传队伍的建设。河北省中医药管理局每年聘请著名媒体编辑，对全省各县市中医药宣传骨干进行培训，从宣传技巧、特色亮点出发，使每一个宣传员在基层发挥其应有的作用。同时建立宣传评分制度，对各中医医院进行考评。

第二，注重培养中医药优秀人才，使中医事业发展后劲十足。河北省中医药管理局开展了“杏林千人培养工程”工作，通过聘请中医药名家对基层中医药人才集中理论授课和京津大医院临床实习的方式，培养出诸多优秀的中医药人才，促使其在基层开花结果。

第三，重视中医药传统知识保护，依托河北省中医药科学院成立了“河北省中医药传统知识保护研究中心”，做好民间验方和疗法发掘创新工作。目前，这项挖掘整理民间经验的工作，申报数量和质量，均居于全国领先水平，并出版了《杏林寻宝·保护中医》一本专著。河北省中医药科学院与河北省中医药文化交流学会开展“燕赵寻宝活动”，组织专家团深入民间，对特色验方和疗法进行实地考察，并建档、整理、论证、创新，最终共享，避免了人走技没的尴尬，并且为建立河北省的中医药传统知识保护名录打下了坚实的基础。

第四，河北省以第四次全国中药资源普查为契机，对太行山脉、燕山山脉，以及安国中药材市场、巨鹿、滦平中药材种植情况，进行摸底调查，建立动态监测站，对中药资源保护，确保中医用药安全，起到了重要的作用。为了精准扶持中药的种子种苗培育基地建设，建立了中药材种子种苗繁育的技术体系、质量标准、生产规程（SOP），搭建质量检测的技术平台，形成中药材种子种苗的生产繁育、品牌销售、网络服务和运行机制，为提升中药材种子种苗质量，对中药材产业的健康发展奠定基础。

河北省位于环京津、环渤海的京畿腹地，战略地位很重要，也是中医药文化发祥地、中药资源原产地之一，河北中医药事业的发展，事关天下安康，因此，振兴河北中医事业意义重大。

国医大师路志正年且百岁育高徒

任丘市中医院　张海涛　邢运凯

2016 年 9 月 23 日，在中国科技会堂天水雅居厅，国医大师路志正教授的门徒弟子 60 余人参加了“路老与高徒——北京金秋之夜”大型晚宴，大家共同表达对恩师精心培养的感激之心，对老师健康长寿的美好祝愿。

路志正教授学验俱丰，心系中医事业的传承与发展，为中医的传承献言献策，并亲自指导硕士、博士、博士后、带出高徒共计一百余名，私淑弟子不计其数，路老为中医的传承与发展所做的贡献有目共睹，丰功伟绩被业界广为传诵。路老的弟子广布全国各地，大都已成为业界精英，有的弟子工作在领导岗位上，为中医的政策制定和具体实施工作贡献力量；有的弟子从事古籍文献整理，为中医古籍的整理出版贡献力量；有的弟子从事编辑出版行业，为中医的文化宣传工作发挥才智；多数的弟子工作在临床第一线，为广大病友除疾解痛，为人民的健康保驾护航；更有能者飞身海外，给中医的对外传播趟开道路，为外国友人解除病痛，得到了外国朋友的赞许和欢迎。

晚上六点许，精神矍铄的路老在家人的陪同下健步走进大厅，面带赞许和欣慰的笑容，一一与众弟子亲切握手，互相问候，这一握手表达着师父对徒弟的赞许与期望；这一握手表达着徒弟对师父的感谢与祝愿；这一握手赢得了大家热烈的掌声，这掌声发自肺腑，真诚的祝愿老师健康和快乐这掌声发自真心，真心的感谢恩师的精心栽培与呵护。路老的入场增添了晚宴喜悦祥和气氛，大家正式归座之后，由活动的组织者——北京中医药大学第三附属医院的李平主任担任主持人，李平主任首先介绍了本次活动的发起经过和活动初衷，第一是对恩师的悉心培养和支持照顾表是真诚的感谢，第二是对恩师健康快乐的美好祝愿，第三是希望各位同门以此为契机，真诚合作，携手共进，共同把路氏医学思想发扬光大，造福更多的患者。

由中华中医药学会李俊德副会长发表贺词，对路老给中医事业所做的贡献表示敬佩；对路老为中医的传承与发展所付出的艰辛表示感谢；对路老给诸位高徒的无私关爱和支持表示感恩，大家共同举杯，恭祝恩师健康长寿、快乐吉祥。

路志正国医大师即兴赋诗一首：“叠翠流金好风光，桃红橘绿梨儿黄；艺业传承同进步，师徒悟道在明堂”。以表示对大家的诚挚问候和衷心祝愿的感谢，并嘱托众弟子要多从临床中发现问题，从经典著作中寻找答案，多与同行同事交流讨论更精准更快速的提升学术水平。更好的为患者服务，争取把中医工作提升到新的高度。这是老师对大家的殷切期盼；这也是弟子们对老师最好的报答。众弟子无不被老师深切的中医情怀所感动，纷纷表示将不负重托，刻苦钻研，努力提高，以谢师恩。

众位高徒有的用美妙的歌声来表达对恩师的谢意；有的挥毫泼墨书写对恩师真诚的祝愿：有的向老师汇报了取得的成绩；有的找出了珍藏多年的合影；有的讲起了跟师出诊时的精彩见闻……情真意切，茶香酒美，师徒情更深！在美妙的旋律中，大家共同举杯，携手共进，共创辉煌！

第二天一早，阳光明媚，风清气正。“国医大师路志正心病学术思想及临床经验传承研修班”拉开帷幕。首先由北京中医药大学第三附属医院党委书记杨晋翔教授致欢迎辞，之后是国家中医药管理局张欣霞处长、中华中医药学会副会长李俊德教授代表国家中医药管理局和中华中医药学会发表贺词，高度赞扬了路老传承发展中医药事业、甘于奉献的精神，接下来是北京康仁堂药业有限公司张晓东总监与河北省任丘市中医院邢运凯院长发表祝贺词。

年近百岁高龄的国医大师路志正教授做了精彩的讲话，大师说明了此次研修班举办的必要性和缘由——当今社会节奏越来越快，人们的心理压力和社会压力越来越大；饮食膏粱厚味；运动严重不足，使得心病的发病率迅速增加，而且，呈年轻化趋势发展。中医药治疗心病有着悠久的历史和丰富的经验，中医学的奠基之作《黄帝内经》中就有很多关于心病的理论阐述，有着详实的症状描述，进行了深入的理论探讨，提出了治疗原则和预防经验。后世医家在继承《黄帝内经》学术思想后，又有了极大的拓展和提高。特别是建国以后，中西医共同发展，在借鉴了现代医学的经验之后，更为中医药治疗心病开辟了新的途径。路老结合自己多年的临床经验认为：从调理脾胃入手，心脾同治，来进行心病的认识和治疗，更是进一步开阔了视野、拓展了思路，在临床中有着其他治疗手段不可比拟的绝对优势，很是值得深入研究和发掘，前景十分广阔。因此，有必要把自己几十年总结的经验传给大家，“众人拾柴火焰高”，大家共同深入研究，挖掘整理，更好的服务患者、造福社会。并深情地寄语大家要多从经典中寻找方法，真正的掌握中医药传统精华，坚持中医特有的思辨方法、独特的辨证论治体系，重视超前中医理论的研究。

研修班上，北京路志正大师的长子路喜善教授做了“路志正成才之路暨学术思想概略”的报告，路喜善教授把路老的中医生涯大致概括为四个阶段：①1933～1939 年，学思结合、夯实基础；②1939～1950 年，学以致用、勇于实践；③1950～1973年，广蓄博收、平添才干；④1973 年至今，厚积薄发、多有建树。从路老辉煌的学医过程、从医经历、治学经验，以及路老所取得的光辉成就等几个方面做了详细而生动的介绍。精彩的演讲赢得了大家一次又一次热烈的掌声。

接下来是李俊德副会长做了“路志正教授论养生”的学术报告，介绍了路老尊崇《黄帝内经》理论，注重脾胃，身心兼修的养生思想，结合季节变化创立了四时养生法，详细介绍了路老的情志养生论、运动养生论、饮食养生论和药物养生论。介绍了路老的特色食疗方——醋泡姜的制作和食用方法，路老的三杯茶：早上喝绿茶，中午喝乌龙茶，晚上适合喝普洱茶，和其他几种养生方法。中国中医科学院广安门医院高荣林主任医师做了“路志正调理脾胃学术思想”的学术报告，详细阐述了路老调理脾胃治疗胸痹的理论特色、理论的总结过程、运用方法以及注重“百病皆为痰做祟”的注意事项。北京中医药大学第三附属医院的李平教授做了“路志正教授心病学术思想及临床经验传承”的学术报告，总结了路老中医心病的传承创新以及学术研究进展，使与会者对路老的心病学术思想有了更加详细清晰的认识。

中国中医科学院望京医院李方洁主任医师做的“气机升降理论在心悸的应用”，介绍了路老运用气机升降理论辨证治疗心律失常类疾病的临床经验；中国中医科学院广安门医院刘宗莲主任医师做的“路志正教授从湿论治高脂血症”，结合具体病例，高度总结和概括了路老从调理脾胃入手，治疗脂代谢异常的经验；中国中医科学院广安门医院冯玲主任医师做的“路志正教授调理脾胃学术思想及冠心病中的应用”；大会作学术报告还有，北京交通大学计算机与信息技术学院周雪忠教授，做了“名医经验诊治规律的数据挖掘方法及 SCI 论文撰写与发表”的学术报告。最后由李平教授为此次大会做了全面的精彩总结并宣布大会圆满完成，希望大家能够把所学到知识运用到实际工作中，一定会收到神奇的效果。

研修班期间，路老历届部分门徒以及来自全国三十多个省、市自治区、直辖市近 300 名与会学员齐聚一堂，广泛交流切磋，相互学习，气氛活跃，讨论热烈。大家一致认为，这次会议充分总结了路老关于心病中医学术领域的临床思想及经验，对中医心病领域学术思想的传承与创新起到推动作用，对提高中医心病中医药人才培养质量具有重大意义。

本次“心病诊疗新进展暨中医名家学术传承进展——国医大师路志正教授心病学术思想及临床经验传承研修班”，是经由经国家中医药管理局中医药主管，由北京中西医结合学会、北京中医药大学第三附属医院共同承办，北京路志正中医药文化发展有限公司、北京中医药学会心血管病专业委员会协办，研修班是在北京康仁堂药业有限公司全程支持下圆满举办的。

李佃贵把脉河北中医建言未来发展

河北省中医药　刘小发　河北省中医药科学院　曹东义

2016 年 10 月 22 日，在河北省中医药有文化交流协会第四届年会上，李佃贵教授发表了重要的学术见解：燕赵大地是一方热土，泥河湾文化是东方文明的摇篮，炎黄居阪泉战涿鹿创建统一的华夏文明，这块土地上的中医事业，历史悠久，源远流长，曾涌现出许多影响深远的名医大家。

名家辈出勇于创新的古代

春秋末期的扁鹊，生于任丘鄚州，葬于内丘神头，是中医四诊的奠基人、经络藏象的首创者、辨证论治和综合疗法的实践先驱。

金时河间的刘完素是寒凉派的创始者，提出“六气化火”“五志化火”等学术思想，为明清时代研究与治疗温病开辟了新途径。易水学派创始人张元素，完善了中医的脏腑辨证，在遣方用药上，发明了药物归经和引经报使的理论，并承古方之法而化裁新方，拟定了五行生克制方大法，这些理论对当代中医临床仍有一定的指导意义。

元代真定人李东垣，被后世誉为“补土派”的鼻祖。他提出“内伤脾胃，百病由生”的论点。所创立的甘温除热治法及相应代表方剂补中益气汤，对后世用药有重要指导意义。赵县的王好古曾与李东垣同师于张元素，提出了一系列对于伤寒阴证的见解，可谓独树一帜。

清末玉田医家王清任，创制的通窍活血汤等逐瘀汤，分治多种瘀证。梁启超称他“诚中国医界极大胆之革命者”。

民国盐山医家张锡纯提出了“衷中参西”的汇通观，开创了中西医结合的先河，对现代中医的发展产生了深远的影响。

行政变迁坎坷发展的过去

新中国成立后，河北省中医药事业因为行政区划的变革，而深受影响。省会由北京到保定，再从保定迁天津，从天津到石家庄，几经坎坷，河北中医学院也因此而 1962 年解散、1982 年复建，后来在 1995 年的合校风波里，被取消了独立建制，河北中医事业受到严重损失。当然，广大中医工作者自强不息，也曾经取得了很多骄人的业绩和成就。

2013 年，河北中医学院在许多领导关怀和专家的热盼之中，恢复了独立建制，并成为省部共建的重点大学之一，拥有 11 个博士学位授权点、27 个硕士学位授权点，凝聚了一批学识渊博、享有盛誉的专家教授，正在为河北中医药强省建设和中医药事业振兴作出新的更大贡献。

重新崛起奋起直追的现在

河北省中医药管理局升格为副厅级，体现了政府对中医事业的重视和支持，也是我们一直以来的梦想，我作为省人大、政协代表，历届议案和提案都将此事列为头等之事。

经过 40 余年的不懈努力，河北省中医院已发展成为一座集医疗、教学、科研、预防、急救、康复为一体的现代化综合性“三级甲等”中医院。

省政府把安国中药都建设列为重点项目，燕山、太行山脉种药基地的建设，基层中医院、国医堂的建设，河北中医药普查工作的开展和“中医药寻宝燕赵行”等一系列的活动，彰显了振兴河北中医事业的宏伟蓝图即将实现。

各界给力发展中医才有保障

政策支持，法律保护。加大对中医的支持和保障力度，是实现“中西并重”的必要措施。因此，将中医纳入各级政府国民经济和社会发展统一规划，统筹推进中医事业发展；将中医药发展经费纳入各级财政预算；各级政府相关部门为中医发展创造好的环境，而不是仅仅立足于管理，这样才能实现中西并重；为了中医事业可持续稳定发展，必须加快中医立法的步伐。

中国医改成功的关键一环，是发展中医事业，让中医能够“姓中”，保障中医自主发展，衷中参西，中西互补，以中为主，建立“医、养、研、保、产、文”六位一体的、走中医特色道路的综合医院。

政策配套环环相扣的措施

1.尽快落实中医院姓“公”的问题

“公益性”是卫生工作的方针，这个问题是需要落实的，不能是商业性的、完全推向市场。

2.逐步解决中医院不完全姓“中”的问题

目前，没有一家是真正传统的中医院，多数是中西医结合医院。有的医院名为中医院，却没有几名中医医生；有的中医医生很少开中医处方；有的中医院住院病房，根本闻不到中药味。中医医院普遍存在“三低”现象，即中医治疗率低、危急重症就诊率低、中草药使用量低。故要以中医诊断治疗为主。

3.逐步解决中医大夫不坚信“中”的问题

仔细分析一下，我们会发现，怀疑中医的发源地恰恰就是中医类院校。据近年的资料显示，全国中医院校中医课时和西医课时严重比例失调。况且中医学院一般招收的是擅长数、理、化的学生，在中国传统文化、历史、哲学等方面有一定的欠缺。通读医古文都有困难是许多学生的通病。这样的学生怎么能学好中医呢？而现在中医的博士、硕士们能有几个看《黄帝内经》的呢，多是在看英语、分子生物等书籍。求学数年，连最基本的中医思维都没有培养出来，不能不说是中医教育的悲哀！并且学生到医院实习及毕业后参加的规培，都是西医当家，所以他们日后走向临床，其实是西医思想指导的临床，以至于越来越怀疑中医，开中药也多是象征性的！广州中医药大学的邓铁涛教授不无忧虑地指出："中医教育遇到了前所未有的深刻危机，而中医教育的危机从根本上说就是信心的危机。中医教育最大的失败就是没有解决学生的信心问题"。所以要下决心改变中医教育。

4.改变医疗市场不养"中"的现象

谁都知道，中医药有市场，但市场不养活中医药！中医正教授的挂号费 13 块钱，一个理发师理个发最低也 15 元，甚至成百上千，也不用担什么风险！而一个中医得熬多少年才能评上正高，这样的市场又怎么能体现中医的价值？！中医不仅价格低，而且收费项目也少，而西医收费比中医高得多。中医院能赢利的项目主要是能体现本院特色的院内制剂，但目前对制剂的管理又过死，条条路都走不通，中医院在夹缝中过的很难。

5.解决医保不扶"中"的问题：费用标准

比如同样一种病，在中医院的住院费用标准和在西医院的住院费用标准相差很多。

6.解决个别行政部门总卡"中"的问题。

打铁自身硬发展道路的自信

中医与西医是不同的学术体系，习主席说中医是我国古代科学的瑰宝，刘延东副总理说有五大资源优势，中医界更应该彰显自身特色，充满自信。目前，中医临床常常将中药与抗感染、降压、降糖等概念联在一起，或将中医的藏象与西医的脏器对应考虑，这样中医临床与中医的理论、思维模式形成了脱节，使中医观念虚化、萎缩。今后要重视中医思维的培养，用中医的理论，分析、认识、处理疾病。

1.中医院如果不突出自己的中医特色，一味跟着西医院的那一套走，那就失去了价值。中医要取长补短，与其竞争。

2.中医药学的基本观念、思路方法、表达方式等，能够全面、系统、完整地保有中华文明的基因。中医药学凝聚着中国古代哲学智慧，健康养生理念，防病治病的理法方药，能够全面、系统、完整地保有中国古代科学成果。我们不能成为中医药事业的"掘墓人""完人"，不能成为历史的罪人。中医院作为某个地方中医精英人才汇聚之地，理应承担起这个历史使命。

3.中医学术的创新和完善是中医药事业发展的重要标志，是推进中医药事业的强劲动力。而中医院毋庸置疑具有得天独厚的优势资源，所以中医院应该是中医学术发展的基地和平台。需要指出的是所谓中医学术必须是在中医理论的指导下进行的创新与发展，否则中医学术的发展就变了味。

4.近年来，随着社会环境、饮食结构、污染扩散等，疾病谱也发生了深刻的变化，人们对中医的喜好和需要日益增加。病人大都是冲着中医药才选择中医院的。希望能够在中医院得到中医的治疗，接受中医的疗法。中医院不坚持中医特色就意味着中医院丧失了中医特色，也就丧失了病人的认可。

5.目前社会上有一些人，叫嚣着要"消灭中医"，说什么"中医不科学"。我们认为科学只是人们认识宇宙的一种方法而已，不是唯一的方法，很多客观存在的自然现象是用科学都无法解释的！疗效，只有疗效才是检验任何医疗方法正确与否的唯一标准。中医药的疗效不需要在耗子、兔子等动物身上做实验，不需要西医所谓的科学指标去证明，几千年的生生不息就是最好的证明。

6.从市场竞争的角度出发，有"特色"才具有核心竞争力，随着医疗改革的深化，医院之间的竞争日益加剧，而要在竞争中取胜，很重要就要具有自身特色，也就是所谓的"差异化战略"。对于中医院来讲，要参与市场竞争就一定要发挥自身的特长，那就是中医特色。

八项措施助中医特色的发挥

1.突出中医文化特色，中医文化是中医的源头，突出中医文化特色中医院区别于西医院的重要标志物之一。

2.突出中医学术特色，中医学术特色是中医院的宝贵财富，是中医院发展的重要软实力。中医院的学术建设本质必须是中医理论的充实和完善，他是和中医传统理论一脉相承的，而不是用西医的知识或科研方法对中医理论的验证或修正产生的“四个不像”。其基本原则我认为应该是“衷中参西”。

3.突出特色专科建设，中医专科建设，是当前继承、发扬中医药特色和优势，并勇于创新的一项有深远意义的工作，是加强医院内涵建设的重要举措，也是发展中医药事业的一项长期的重要任务。任何一家医院要想发展壮大，必须要有特色突出的专科。比如咱们省三院的骨科、四院的肿瘤科，省中医院的脾胃病科等等。一个好的特色专科能够带动多个相关科室共同发展，从而使医院的整体实力大大提升。

4.突出特色专家队伍建设，特色专家队伍建设是专科建设的核心内容，特色专家是一个科室、一个医院的招聘，“中医看神、西医看庙”，这是客观事实，所以专家队伍建设要有灵魂人物；但是专科建设不能只依赖灵魂人物，只有打造一支医德高尚、医技精湛、结构合理、分工明确的专家团队，才能胜任专科建设的各种繁杂工作。

5.突出特色专技，专家之所以为专家，就是因为他在某个领域的权威性。而医学专家，尤其是中医临床专家必须有专技，有“绝活”，有别人不具备的核心技术，比如省中医院脾胃病科的“浊毒学说”及以岭医院的“络病学说”，就是特色专技的体现。中医院应该重视挖掘、培养、宣传专家们的专技。

6.突出特色专药，特色专药是专家们多年临床探索的智慧结晶，比如一些协议方和院内制剂、药物专利等，是中医院专科建设的核心竞争力，医院应该积极鼓励专家们研制疗效确切的专药，以更好地促进专科建设。

7.突出特色专病，特色专科建设是医院特色专科、专家、专技、专药建设的出发点和最终落脚点。只有对某一种病的病因病机进行深入系统研究，制定出一整套疗效确切的治疗方案，才能吸引来病人，才能留得住病人。专科建设应不断加强临床经验总结和规范，收集临床病例资料，整理文献资料，制定诊疗规范、发表学术论文等。既要提升临床疗效的可控性，也提升学术领域的权威性。

专科有专家，专家有专技，专技与专药，专药治专病。这五个特点建设相辅相成，不可或缺。

8.突出中医特色诊疗设备，CT、核磁等大型医疗设备大部分西医院都有，中医院除了购置一些常规的大型医疗设备外，还应该重视中医特色诊疗设备的购置，以吸引更多的患者前来就诊。

教育改革培育人才的建议

目前，中医院校教育在课程设置、教学方法、教材编写等方面越发趋同于西医院校，阻碍了中医学的持续发展。故应在课程、教材编写中非常重视中医理论体系核心观念及其思维模式的把握。

1.院校教育：院校教育应当按照中医的特点，改进教学规划，修改教材内容，修订学科设置，改进教学方法，不能死搬硬套西医的教育模式。

2.师承教育：重点是落实真学、真做、真悟，将拜名师、读经典、下临床，落到实处，有确实有效的考核办法和监管机制。比如考试必须是师徒理论与临床实际考核，如背对背的为一个病人诊治，看看他们四诊、辨证论治是否师徒基本相近？不能“沽名钓誉”，报名后，三年从不跟师，毕业一考试！这种形式上的传承教育不能再继续下去了！

3.研究生教育：也要符合中医的特点，不能只养动物、做实验、编数据、抄论文、以答辩而毕业，中医必须下临床，跟导师，学理论，悟医理，看疗效而决定是否毕业！不能继续“硕士不硕，博士不博”，不为学习本领，而为领到事业上的“敲门砖”。博士毕业了，连个规范的辨证处方都写不好!!!

科研改革引领发展的设想

要加大中医科研力度，继承创新中医药理论和技术方法。科研改革总原则是重点支持中医研究，适当研究中医。

中西医结合优于单纯中医或西医，为人类健康、征服疾病开辟了新途径，但也有很多的困惑：现在多为研究中医，用形态学、化学的指标评价中医的疗效，结论是“不科学”，但有疗效；用解剖学、生理学、生物化学研究中医的藏象学、经络学、辨证论治等，结果是不伦不类；不将中医的理论、方法作为研究判断分析指标，故中医的理论就“靠边站”了。因此建议：

1.制定科研评定标准：建立中医自身的科研评价体系和管理体制，不能用西医的评价标准和评价方法评判中医药成果。

2.扩大范围：支持整理古籍文献，著名中医学术思想和临床经验及民间有效技术方法的利用和继承。

3.创新科研方法：要鼓励中医人员开展中医科学研究，不能只是用西医研究验证中医。

4.经费保障：加大科研的政策及经费支持和保障。

中药管理遵古炮制的建议

中药管理的总原则是种养炮制，监管保质，加强对中药质量的监管。

1.中药种植和繁殖的监管，要保证质量，鼓励发展道地药材；

2.鼓励自采、自用中草药；

3.传承创新中药炮制工艺，炮制要规范，保证质量，符合中医炮制标准；

4.中药制剂是保障中医院发挥特色优势的措施，不能用管理西药的方法来管理，应该备案制，而不是审批制，不能重审批轻监管。

中西医结合为发展中医服务

中医与西医相结合，要坚持相互补充，协调发展，“中医为主体，西医来补充”，不能开点中药加点西药就是中西结合。注重传承，创新中医学术，中医的灵魂在学术，学术的基础在临床，临床的关键是疗效。

1.要坚持中医研究，研究中医也应该为发展中医服务；

2.要坚持辨证为主，结合辨病和临床诊疗方法；

3.要坚持以健康医学为目的，疾病医学为辅助的医学思想；

4.要坚持整体、宏观的诊治思维方式；

5.坚持治专病为主，结合治已病的诊疗策略；

6.坚持形象思维与逻辑思维相结合的分析方式。

晋升改革让中医人才脱颖而出

中医职称晋升应体现中医自身特点，不能按照西医的条件和要求去衡量中医药人员。应当将那些常看病、会看病、看好病、看病好的中医、群众欢迎的中医晋升上去，尤其是师承方式的中医；让那些不看病，只是抄论文、编成果的医生不能晋升。同时应重视建立中医临床医师的推荐意见。

对中医药事业发展做出贡献的组织和个人进行表彰和鼓励。以提高中医的社会影响力和中医药人员的传承创新积极性。

弘扬中医文化提升软实力

中医文化既是充满了科学、又是充满了哲学的人体科学，还涵盖有社会学、人文学、艺术、心理学等，因此，我们不能简单地用狭隘科学的范围来解释中医，或简单地用科学的标准衡量中医。

《易经》是群经之首，诸子百家之始，是中华文化总源头。《内经》是从《易经》演变而来的，而后成为中医药学。因此中华文化的精髓可以概括为：“天地一体，天人合一，天地人和，和而不同”。

从天道论人道，天道、地道和人道，相连，相通。故“天道酬勤”“天道酬诚”，故医者要“精诚厚德至善”。

中医学是有五千年的文明历史、创造了博大精深中医文化，为人类健康繁衍做出了不可磨灭的贡献。

中医的传承是对中医固有理论及内涵的沿袭。集中体现在中医的核心观念与思维模式上。核心观念包括：阴阳、五行、精气学说，思维模式即“抽象思维”。

中医创新是对其固有理论、技术、应用等方面的改进。但创新必须符合中医理论的核心观念，思维模式即学术特征。中医传承必须从教育、临床、文化三者入手，用新理论推动中医药振兴发展。把创新、协调、绿色、开放、共享的发展理念贯彻到中医工作中去，真正做到中西并重，将健康融入所有政策，人民共建共享。

生于河北的“西北针王”郑魁山教授

河北省沧州同达堂国医馆　田大哲
甘肃中医学院针灸推拿系　方晓丽　郑俊江
甘肃中医学院中医医疗系　李金田

郑魁山教授(1918-2010)是我国著名的针灸专家，在其近 70 载的临床、科研、教学工作中，成就斐然。他一直倡导并致力于中国针灸传统针法的研究，对中国乃至世界针灸事业的发展作出了卓越的贡献。主要有：参与中国中医研究院（现中国中医科学院）创院初期的科研、临床及教学工作；首倡并领导“经络实质研究”；创建甘肃中医学院针灸系和甘肃郑氏针法研究会。郑老关于重视研究中国传统针灸针法的观点和实践，成为中国乃至世界针灸针法研究的重要组成部分。

纵观中国医学发展史，针灸医学渊源流长，且历久不衰，穷本究原，在于她理论的科学性、疗效的可靠性，而这一切存在的可能性又在于针灸所蕴涵的文化内涵，一种基于中国传统文化并以此为灵魂的针灸补泻手法，正是有了它，才使得针灸一诞生便生机勃勃，穿越数千年而永葆青春，福被华夏，世界瞩目。当我们闭目凝神之际，当我们掩卷长思之时，一位世纪老人悄悄向我们走来，他是那样的亲善仁和，他是那样的坚忍执着，他以铮铮铁骨之躯铸就了不朽的民族之魂，他以拳拳赤子之情诠释了中国针灸生命永恒的玄机，他就是当代中国针灸针法研究之父——甘肃中医学院郑魁山（1918 -）教授。他曾任中国针灸学会理事、中国针灸学会针法灸法分会高级顾问、甘肃郑氏针法研究会会长等职，是全国百年百名中医临床家之一和 500 位名老中医带徒的指导老师、享受国务院特殊津贴专家。

清代著名针灸学家李守先说过针灸之难“难不在穴，在手法耳。明于穴而手法不明，终生不医一疾；明于手法而因症寻穴，难者多而显而易知者亦不少矣。习此，首学手法，次学认症，而以寻穴为末务”(《针灸易学·序》)。郑魁山教授深谙其理精研其道，他知道：如果一种文化、一门学问丧失了根它迟早会枝枯叶落。这也是郑老 70 年如一日潜心中国针灸针法研究的原因。他曾亲眼目睹了二十世纪中国针灸的荣盛兴衰，每一步每一段历程，都牵着他的魂系着他的梦。他身体力行，以一个巨人的身形站在中国针灸发展的至高点，以最沉重的声音提醒着世人：不要丢掉传统文化，不要湮没了国粹——针灸。针灸是中国先祖源于自然的发明，也是世人历经洗礼最终回归自然的抉择。这不仅是一个智者留给我们的深思，更是一位哲人指给我们的方向。

郑魁山及其先父郑毓琳先生，在中国针灸传统针法研究上的成果是针灸界公认和令国内外同仁所景仰的。1996 年 8 月 18 日，“国际郑氏传统针法学术研讨会暨郑毓琳先生诞辰 100 周年纪念会”在兰州隆重召开。中国中医研究院（现中国中医科学院）副院长、第二届世界针联主席王雪苔教授题词“箕裘世绍郑家针，工巧堪追泉石心。准若弓开矢中的，效如桴落鼓出音。毓翁绝技惊幽燕，魁老医名噪杏林。几代真传成集锦，千年奥秘此中寻。”中国工程院院士、中国中医研究院程莘农教授题词“针法鸣世”。两者不仅道出了郑氏针法的学术地位，更指出了针灸针法研究的必要性和紧迫性。循着这条线，我们慢慢解读郑氏针法的形成历程及郑氏针法的杰出代表郑魁山教授对中国针灸事业所作出的贡献。

1. 世家传承，牛刀小试

郑魁山教授出生于河北省安国县一个针灸世家，父亲郑毓琳自14岁起就随父亲郑老勋及舅父曹顺德学习针灸，18岁时又拜博野县名医霍老顺为师，学习四载后，针技日臻完善，屡起沉疴，声名鹊起，誉满京南。每天求诊者门庭若市，其中有布衣百姓，也有晚清的达官贵侯。翰林太傅蒋式芬之爱女芝歌身患痼疾，病情恶化，众多名医已然束手。慕名求诊后，一针见效，经半年调治痊愈。蒋式芬亲书中堂一副“慈善高师法巨天，神术秘诀中指点。精微奥妙常来转，针灸去病似仙丹”以赠，并亲为传名。就是在这样的家庭环境中，郑魁山自幼耳濡目染，对针灸怀有深厚的情感，并在父亲带教下系统学习了中国传统文化，从四书五经开始，而后又诵记了《内经》《难经》《针灸甲乙经》《针灸大成》等经典医学名著。每天父亲坐堂出诊，他都侍诊其后，风雨无阻十几个春秋，让他熟识了病证的多样性和多变性，熟练了针灸针法的操作手法和临床技巧，体察人世间的疾苦，让他也更明白了作为一名医生的光荣性和艰巨性。

20岁那年，父亲为郑魁山举行了出师仪式，亲朋好友齐聚一堂，父亲郑重地送给他两件礼物：一把雨伞，一盏马灯，并凛然相诫：今后行医，不论刮风下雨，路远天黑，病家有求必应，勿畏艰难困苦。作为郑氏针灸的第4代传人，郑魁山噙泪颔首，这是对父亲的感念更是对事业的承诺。

郑毓琳对中国传统文化的造诣和对中国传统针灸针法的研究，注定了他的不平凡，也为日后郑魁山事业的发展奠定了基石。更难能可贵的是，作为一介儒医的他，具有极强的民族自豪感和民族自尊感，这也潜移默化地影响了郑魁山。民国期间，教育总长汪大燮提出“决意今后废去中医”，1929年国民政府卫生部又通过了《废止旧医以扫除医事卫生之障碍案》，中医面临灭顶之灾。郑毓琳义愤填膺，当闻及张锡纯等人振臂疾呼之际他充满了感动，看到了希望，惟一能做的也必须得做的是精研苦练针法针技，用疗效把中医在民间的根扎得更深更牢。飓风雷霆不可摧又岂是小小蚍蜉所能撼动？这种刻骨铭心的经验教训，随着血缘的流淌渗入了郑魁山的骨子里。新中国成立伊始，卫生部副部长王斌再次旧调重弹提出“中医是封建医，应随封建社会的消灭而消灭，”时，郑魁山协同其父郑毓琳决然抨击，直到中央政府高度重视中医为止。

“七·七”事变后，华北失陷，保定沦陷。国民党军队一路南退，八路军一二0师主力东进冀中，吕正操将军率部驻扎安国一带，召开群众大会，号召积极捐钱捐物团结抗日，郑毓琳、郑魁山父子当仁不让，先后捐献大洋1 000圆、战马18匹。郑氏父子一面从事百姓诊疗及八路军伤员救治工作，一面宣传抗日救亡政策，积极投身抗日洪流。1939年的一天，时任村经济主任的郑魁山在办理土地登记工作时，由于叛徒出卖被日军捉走，要他留在军营治病，郑魁山大义凛然断然拒绝。丧心病狂的日寇用蒺藜鞭抽打得他遍体鳞伤，又用刺刀挑伤他的双脚，计划送731部队作试验品，幸好被我地下工作者李焕文及时救出，才幸免于难，为新中国保留了一名坚强的战士和一位卓越的针灸家。

1943年，郑魁山随父进京行医。1947年在北京考取中医师资格，独立开业。1951年在新中国卫生部中医进修学校毕业，与栾志仁等创办了北京广安门联合诊所，任针灸顾问。1952年受卫生部派遣，任山西医疗队队长，为抗美援朝归国的志愿军伤员治病。先后在太原市、太谷县、汾阳县等疗养院内工作了43天，为近千人进行了治疗，疗效显著。返京后，卫生部领导听取了他的汇报，还专门召开了经验交流会。此时，郑毓琳在家庭诊所热情接待应诊者，郑魁山的夫人孟昭敏则就职于北京市中医学会门诊部，与王乐亭等针灸大家同室工作，王乐亭每当因事外出，都把自己的病号让孟昭敏代为治疗，因为他的八寸“金针”一般人扎不了。郑氏针法在京城这个大舞台上，很快就显现出了她的魅力——

娴熟的针技和可靠的疗效。在这期间，齐燕茗、彭加端、范长江等领导同志和荆杰、孙耕野、张文豹等一批机关干部相继求治于郑氏针灸，还有邓颖超、蔡畅、卓琳等领导经郑氏父子治疗一段时间后，都收到了显著的疗效。

1951 年 11 月，张文豹同志在机关排球赛中被球击中左眼部位，未及时治疗休养，次年 3 月初左眼底突然出血，经北大、同仁及中苏友谊医院诊治，均未见效，出现反复出血瘀积症状，导致严重视力障碍。经北京中医学会介绍转由郑氏父子治疗，每天针灸 1 次，用热补法，半月见效，3 个月视力恢复，正常工作。协和医院眼科专家罗忠贤教授赞曰："用针灸热补法使患者眼底内发热，通络化瘀生新，既安全可靠又节省费用，比西医的发热疗法疗效高，应当肯定。"另外，郑氏父子还成功治疗了 2 万余例近视、斜视、眼睑下垂的患者。1957 年，郑魁山又与北京协和医院合作研究视网膜出血及视神经萎缩，任副组长。运用"烧山火"手法使热感传至眼球，治疗 91 例，有效率达 90.2%，获卫生部 1958 年科技成果奖。郑氏父子运用中医辨证论治原则，结合传统针刺手法，对眼科疑难病症的治疗成果，让世人对中国传统医学有了再认识，也让西医刮目相看。

1954 年，郑魁山被任命为华北中医实验所主治医师，其父郑毓琳也被聘为针灸专家。同年 10 月，华北中医实验所并入卫生部中医研究院（后改称中国中医研究院现为中国中医科学院），郑毓琳被任命为针灸研究所第 3 室主任，郑魁山任第 3 室具体负责人，主要负责党和国家领导人及外宾的医疗保健；进行针灸研究及教学；整理郑氏针法经验绝技，并带徒施教。先后有孟昭威、张缙、裴廷辅、曲祖贻、李志明、尚古愚、王德深、吴希靖、杨润平、魏明峰、金仁琪等 10 余人受业于郑氏门下，这些人后来都成了我国针灸界的资深专家、教授。

中医研究院良好的工作环境给了郑氏父子良好的发展平台和无比的动力。他们只争朝夕总结五世秘传经验，并多次到政务院医务室给中央领导周恩来、李富春、李先念等治病，何香凝老人亲绘"梅花傲雪"扇面相赠，周总理亲切邀请他们到家共进晚餐，并表扬父子两人的业绩，要精益求精更好地服务于人民。自 1956 年始，周总理每年国庆节都邀请郑毓琳父子在天安门城楼上观礼。

经络学说一直是中医学重要的基本理论，更是针灸科研与临床实践的理论依据。现代西医学因找不到经络的解剖实质，就怀疑甚至抨击经络学说理论的科学性，称之为谬论和伪科学。上世纪 50 年代，以郑毓琳、承淡安、郑魁山等权威针灸专家为首倡的"经络实质研究"蓬勃兴起。1960 年郑魁山与北京协和医院等 10 家医院协作研究经络实质，任组长。这些早期的研究活动，为 70 年代后期针灸学者的后续研究奠定了基础，指明了方向。

1960 年，郑魁山调中国中医研究院西苑医院工作，任针灸科主任，负责日常诊疗及带教北京中医学院毕业生。1965 年 2 月，他参加了卫生部派出的巡回医疗队，与钟惠澜、林巧稚、赵炳南、朱颜等名医一并前往京郊顺义县农村，与贫下中农同吃同住同劳动，并为百姓诊治疾病，深受欢迎。郑魁山还自编讲义，为当地培养了一批半农半医的赤脚医生。同年 7 月返京后，中医研究院又成立了国际针灸班，招收全国主治医师以上的医务人员，由郑魁山负责全班的教学工作，上午讲授，下午实习，培养出 200 余名合格的出国针灸人才。

"十年浩劫"期间，郑氏父子和中国绝大多数学术权威的命运一样，被戴上了 6 顶大帽子进行批斗，把他们对中国传统文化的研究说成是搞封建迷信，把他们为国家领导疗伤治病之举说成是走资本主义道路。郑毓琳不堪折磨，含恨而去，巨星殒落，这是中国针灸的遗憾，更是中华民族的悲哀。郑魁山也被下放到甘肃成县。"野火烧不尽，春风吹又生"，郑魁山延续着先父的足迹，卧薪尝胆，终究又使郑氏针法大放光芒于寰球。

2. 精诚治学，西北称雄

荣辱不惊的郑魁山在成县的 12 年里，充分表现出了一个学者的大家风范，他不甘沉沦，和夫人孟昭敏一起一边抚育儿女，传承针技，一边为百姓治病除困。就是在这段时期里，他手把手地把家传针法绝技传给了每一个子女，其子郑俊江等也不辱父命，后来成为甘肃中医学院针灸教学骨干力量，继续传播着中国针灸，弘扬着郑氏针法。郑魁山面对峁墼山沟土屋农家百姓的缺医少药、痛苦呻吟，他禁锢在内心深处的热忱又全部释放了出来。当地的很多孩子患有小儿麻痹症，蹒跚的步履日夜萦绕在他的脑海，令他食不甘味。他通过深入调查，刻苦钻研，大胆地开创了以穴位埋线新疗法治疗小儿麻痹症的先河，且有效率达到 99.5%。当这个消息跨过崇山峻岭传遍中国，播及世界时，人们了解的不仅是郑魁山，而且是给予中国针灸的更多关注。

“艰难困苦，玉汝以成”，这是郑魁山的座右铭。夫人孟昭敏更是经常劝他：眼前的困难是上苍对于我们的考验。坚定的信念让他永不言败，粗茶淡饭给了他更多的精力和动力。医疗之余他焚膏继晷，根据家传和 40 年临床实践，于 1978 年写成了《针灸集锦》一书，不但概括性地阐明了穴位的功能，还在常用及重要穴位后根据个人体会加了按语，如上脘、中脘、下脘 3 穴，其功效基本相同，都能治疗消化系统疾病，令后学者无所依从，病症针对性不强他认为：上脘偏于降逆和胃，可治胃气上逆之呕吐；中脘长于健脾助运，可疗脾失健运之纳差、疲乏、浮肿等症；下脘偏于肠道疾患，可治腹痛、腹胀、肠鸣、泄泻等症。另外，书中还翔实介绍了多种传统针刺手法，并将其在手法操作上的心得体会及实验观察都做了重点讲解。

1982 年 2 月，郑魁山调入甘肃中医学院，任针灸教研室主任。1985 年与其他同志共同创建了针灸系，并任第一任系主任、教授。1992 年甘肃中医学院针灸系经国务院学术委员会批准，创建了学院惟一的硕士研究生培养点，并担任研究生导师组组长。在搞好教、研的同时，郑魁山还坚持每周 3 次出门诊。20 余年来，他在临床中运用精到的针法针技让 10 万甘肃患者重返健康，同时也吸引了西北 5 省及国外患者 5 万余人前来求治。既为患者解除了病痛，也为学生提供了临床示教及动手实践的机会和场所。他通过这种课堂内外的带教，培养出了 21 名硕士研究生和千余名针灸实习医生，分布于北京、天津、上海、广州等地及海外，在临床中均发挥着重要作用，诚可谓桃李遍天下。此时，人们雅称郑魁山为“西北针王”。

1983 年，郑老出版了旨在普及针灸知识的《针灸问答》一书，半年售罄。同年，郑氏针刺手法录像带《中国针灸精华》由甘肃音像出版社发行。1983 年 2 月郑魁山新著《子午流注与灵龟八法》出版，次年 8 月在北京召开的中国针灸学会第二届全国针麻学术研讨会上，引起国内外学者的高度重视。国外学者称子午流注是“中国式的时间医学”，称灵龟八法用的八卦理论“二进位”，是“电子计算机的鼻祖”。1984 年 8 月 22 日《参考消息》称：《子午流注与灵龟八法》是这次会上所有展销书中最受国内外学者欢迎的图书之一，名列首位。

他总结了家传手法及临证精华，写成论文 60 余篇，并带领研究生用现代科学实验验证了传统针法的有效性和可靠性，论文“‘烧山火’针法对家兔实验性类风湿性关节炎的实验研究”，在美国，国际传统医学学术会议上荣获杰出论文奖；“热补法对肾阳虚小鼠肾上腺皮质影响的研究”，1999 年获新医药华佗杯国际论文大赛金奖，并载入《共和国名医专家大典》；“热补针法对家兔高血脂症防治作用的研究”一文，载入《中华名医高新诊疗通鉴》并获名医金奖。

1985 年 10 月，郑魁山接受了卫生部的委托，负责整理校对《针灸大全》一书，这是卫生部中医古籍整理丛书的一部分，每一部分均由各学科资深权威专家完成。郑魁山以刊年较早的明正统四年(1439 年)“徐刻本”及明万历二十三年（1605 年）“金本”为工作底本，以对校、本校为主，参用他校，慎用理校。校刊之慎，点评之精，前无古人。全书历时两载，于 1987 年 4 月由人民卫生出版社出版，为针灸学者学习和研究针灸典籍提供了便利。

1988 年郑魁山又着手写作《针灸补泻手法》，

1995 年 7 月由甘肃科学技术出版社出版，书中图文并茂，对中国传统针刺手法和家传绝技进行了翔实的剖析，令世人耳目一新并为之震惊。

郑老迩暮之年仍笔耕不辍，于 2000 年脱稿《郑氏针灸全集》交由人民卫生出版社出版，这是他五世秘传和自身 70 余载经验的结晶，尽数家珍，把一切无私地献给了党和人民，献给了中国的针灸事业。郑老说："我这样做是为了让更多的人了解学习中国针灸针法，不让祖国精华文化失传。过去的医生有几个不会扎针？可现在到底又有几个会扎针？这其中又有多少是'铁杆'的？中不中洋不洋的，我害怕葬送了国粹，我痛心疾首！"从中我们不难体会，老人无私的情怀和无尽的忧思。

郑氏针法是一棵参天大树，它把根扎在了中国的大西北，但它的种子已撒向了五湖四海。

3．郑氏针法，举世瞩目

"郑毓琳先生是我国针灸界的著名学者和临床医家。在学术上，郑老先生经过多年的临床实践和对传统针法的对比研究，形成了独特的治疗针法，为弘扬中医学作出了贡献。郑毓琳先生仙逝后，其长子郑魁山先生继承父业，在郑老先生治学思想和治疗针法的基础上，深入研究，不断提高，形成了独特的'郑氏家传针法'，并因其疗效卓著而引起国内外同行的关注"（中国中医研究院致"国际郑氏传统针法学术研讨会"函）。

郑氏针法历经四世传承，至郑魁山已形成了一套完整的针灸手法操作体系，其不仅对中国传统针刺手法中的单式、复式手法有所发展，更在此基础上创制了独门家传绝技。

在传统针刺手法中，"烧山火""透天凉"操作难度最大，让许多针灸学者只闻其名，不见其实，很多人演习终生也未见其效。所以有些人便妄言"烧山火""透天凉"是古人杜撰的玄学，是欺世之举。郑魁山是在父亲那里学到的真传秘旨，但他也深感其操作难度系数之大，不利后学者学习。于是，他在不失"烧山火""透天凉"精髓及疗效的基础上由"烧山火"删繁后成"热补法"，由"透天凉"就简后成"凉泻法"，并把它写进了《针灸集锦》《针灸补泻手法》等书，也传授给了他的学生们，让针灸学中的这一瑰宝广布流传，造福黎庶。

郑魁山教授还在家传及临床实践的基础上，以祖国医学八纲辨证、八法治病理论原则为指导，创立了针灸的汗、吐、下、和、温、清、消、补的"针刺治病八法"及相关针刺手法二龙戏珠、喜鹊登梅、老驴拉磨、金钩钓鱼、白蛇吐信、怪蟒翻身、金鸡啄米、鼠爪刺等，从而确立了针灸治病的辨证思维及临证施治手法，使辨证、选穴、手法有机结合，为后学者的学习和实践提供了理论依据。他的"传统针灸取穴手法""传统针刺手法"被制成录像片，供学院针灸教学使用，并获甘肃省高校优秀成果奖、西北五省奖和北京中国中医药博览会神农杯优秀奖。

郑魁山教授还在临床中形成了一套独县特色的针刺手法，如"穿胛热""过眼热""温通法""关闭法"等不胜枚举，其中"穿胛热"手法针刺天宗穴时，可根据病情需要使热感传到前胸或上肢，随心所欲，对治疗漏肩风等病症疗效卓著。

另外，郑魁山对古人的"子午流注"及"灵龟八法"也有深入的研究。他说："这是针灸学天人合一的精华所在，是古典的时间治疗学，应用它可大大提高临床疗效，并为一些棘手的疑难杂病开辟了一条治疗新途径。它不仅是针灸学的研究方向，更是现代医学发展的必然方向"。他潜心钻研，最终将纳甲法、纳子法、子午流注、灵龟八法及"六十花甲子"融合在一起，研制成功了一个袖珍式的"子午流注与灵龟八法临床应用盘"，它有 3 种选穴方法和多种功能，不用推算，半分钟不到就可找到当日当时的所开穴，极为方便。1982 年 9 月在石家庄召开的全国子午流注学术研讨会上，许多专家学者认为：它可与采用电子技术制造的子午流注仪相媲美，给针灸医、教、研提供了重要的工具，并为在时间医学和针灸、中药等治疗中探讨优选法创造了条件。

为了证明中国传统针刺手法的科学性，在郑魁山教授主持、带领下，完成了大量关于传统针刺手法机理研究的课题，如："针刺热补、凉泻手法对皮肤温度影响的实验观察""热补和凉泻不同针刺手法对失血性休克的实验观察""温通针法对急性心肌缺血损伤大鼠心肌酶、自由基、Ca^{2+}，心电图及形态学的影响""温通针法对大鼠实验性脑出血后急性期脑系数、脑组织含水量、Ca^{2+}、Na^{+}、K^{+}及血流变学的影响"等。这些科研成果不仅在国内领先，而且在国际上也有一定的影响。在传统针刺手法机理研究方面，其学术地位得到国内外同行的普遍认可和赞许，国际声誉也日趋提高。近年来，郑魁山教授正继续指导硕士研究生开展"传统针刺手法实验及临床应用"的科学研究，为祖国针灸事业的发展默默无闻地发挥着余热。

为了进一步弘扬中国针灸针法和扩大中国针灸的国际影响，经中国科协批准，甘肃郑氏针法研究会于1995年在兰州成立，郑魁山亲任会长，之后，对"针刺八法"中的手法做了更深入的科学实验研究。研究会成立的第2年，即召开了"国际郑氏传统针法学术研讨会暨郑毓琳先生诞辰100周年纪念会"，国内外百余名针灸学者与会并参加了会后的"国际传统针法学习班"，引起国内外针灸界的广泛关注，郑氏针法研究成果有口皆碑。研究会的另一个任务是临床带教研究生、留学生和针灸学生，10余年来，来自祖国大陆20余个省份以及港澳台地医和世界各国的学徒4 000余人已纷纷走上工作岗位，郑氏针法已造福世界，名扬世界。

4. 弘扬国粹，享誉四海

郑魁山不仅是一位卓越的针灸临床家，更是一位卓越的国学大师，他以广闻博识之学，风骚独领，在医、教、研的同时不遗余力地注重并提高着中国针灸的国际影响和国际地位。1956年，郑魁山接受了卫生部重托，在中医研究院开办了苏联、越南、朝鲜等国专家班，讲授针灸学，为友邦培养了500余名高级师资力量。1958年，印度共产党中央书记江博卡（音译，女）因患类风湿性关节炎，手不能握、腿不能伸，多方求治无效，来到中国试治。卫生部高度重视，批示由郑魁山主治，月余病情好转，半年后康复回国。随后派来几名保健医生跟郑魁山学习"神针"绝技，一时传为奇谈佳话。这些活动为新中国早期的政治外交及针灸的国际传播作出了不可磨灭的贡献。

在甘肃中医学院20余年的教学过程中，他亲自带教了来自日本、美国、加拿大、瑞典、丹麦、挪威、瑞士、英国、南非、马来西亚、新加坡等国的留学生共12期，1000余人。不仅传播了针灸医学，更传播了中国文化。他认为，针灸不仅能直接造福人类，还是世界人民学习中国文化的一个桥梁。针灸医学要发展，必须要学中国传统文化。这便是他给国外学生讲解《易经》及中国气功的根源。

郑魁山不顾年事已高，还多次赴国外讲学、会诊。1993年在日本讲学达3个月之久，之后日本还多次组团来中国向郑老学习针法绝技。1994年郑老利用4个月的时间，在美国和墨西哥诊治了3000余名患者，其所治病种之杂、疗效之高，无不令国外专家瞠目结舌。郑魁山因其在中国针灸针法研究方面的卓越贡献，被美国国际整体医学研究所聘为高级顾问，被日本后藤学园和英国东方医学院聘为客座教授，1989年，被推举为国际针灸医师考核委员会委员、中国针灸专家讲师团教授，在国际医学界100位名人中就有他的名字。

《子午流注与灵龟八法》一书于1989年在台湾被千华图书出版公司改为繁体字出版。《针灸集锦》和《针灸补泻手法》面世后，也分别被日本京都中医研究会和日本东洋出版社译成日文出版。2004年5月，日本将《针灸补泻手法》一书作为日本国立针灸大学及各针灸院校的教科书，并称"研究中国针灸针法，必从郑氏始"。1987年11月，在北京召开的世界针联第一届针灸学术大会上，郑魁山宣读的"针刺治疗链霉素中毒性耳聋14例临床观察"、演示的幻灯片"针刺手法100种"均受到与会国内外专家学者的欢迎和好评。会议期间，日本中国医疗普及协会会长横山瑞生、东京后藤学园园长后藤修司、中国室长兵头明、东洋学术出版社社长山本胜旷等19人及美国部分针灸学者，都请郑魁山给他们扎一针，亲自体会一下中国针法的奥妙，结果个个心悦诚服，盛赞“中国无愧于‘针灸故乡’的称号，称郑教授是当今中国针灸针法研究之父当不为过！”1991年10月郑魁山在北京出席了“世界针联国际针法灸法现场交流会”，并担任执行主席。至此，郑魁山领衔中国针灸针法研究50载，世称“当代中国针灸针法研究之父”已是不争的事实。

圈疗高人刘淑香　播撒大爱到酒泉

河北省中医药科学院　曹东义 王红霞 张培红
石家庄福妙堂传统中医门诊部　马文毅 郎 斌 时小环

1939年，刘淑香出生于山东崂山一个渔民的家庭，这是一个令秦皇汉武向往的神奇之地。

刘淑香的父母都是普通人，常年在海上打鱼养家糊口。她的少年时代尽管家境不富裕，但是勤劳的双手也描绘出很多令人羡慕的田园生活。

解放前的那个时代，一般家庭的女孩子没有权利读书，刘淑香的叔叔有机会读书却不喜欢念书，他经常找刘淑香替他上学，因此，快乐童年里的刘淑香“得天独厚”，能够较早学习了很多文化知识，比一般的女孩子认识的字多。

解放后，扫盲识字班，小学、高小的学习经历，她很珍惜。因此，她养成了爱学习的好习惯。

1957年，她随着丈夫到咸阳工作，此后也带大了几个儿女。

困难与幸运并存，就是在带孩子的过程里，她认识了创立圈疗的刘俊岑先生。

在咸阳的一家公社医院，有个刘大夫治病很有名气。人们传说，刘俊岑大夫医术不错，尤其是很多儿童有病，不论是发烧，还是拉肚子，只要他一按摩，一般一两次就解决问题了。刘淑香有几个孩子，吃药有困难，就经常找刘俊岑给孩子看病，她觉得很神奇，不吃药，不打针，就能治好孩子的病。当时还在纺织厂工作的刘淑香，善于思考，勤奋学习，不断增长有关知识，这也为后来她参加刘俊岑先生的医疗活动奠定了基础。

刘峻岑大夫按摩效果好，病人越来越多，他每天很忙，尤其是一些慢性病，治疗时间长，很费力气。并且很多顽症，即使再费力气，效果也不好。刘俊岑先生就发明了一种把药物涂抹到身体上的“圈疗”：依靠“内病外治”的中医学术原理，通瘀提毒，排毒解毒，治好了很多病人，尤其是被视为“不治之症”的癌症，由于使用了圈疗而获得新生。

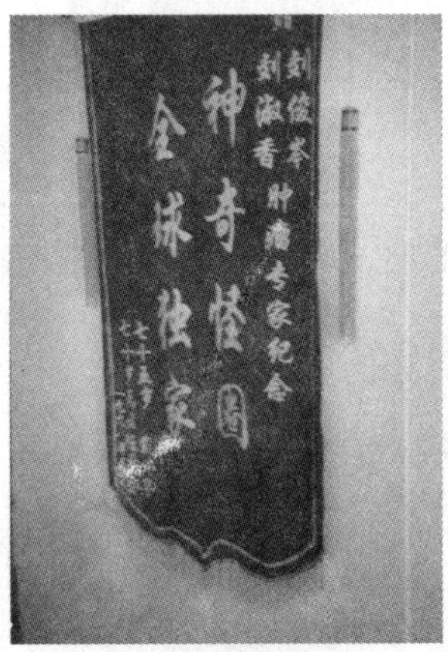

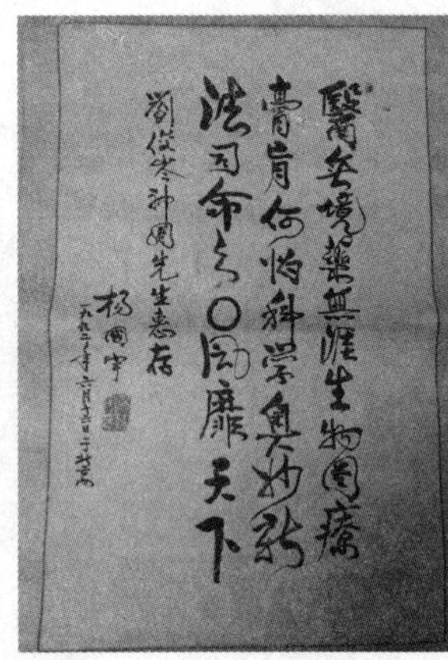

药圈分成内外圈。就如排兵布阵一样，由单兵对阵，到群殴厮杀，再到围剿结合；然后演化出，大圈小圈，守圈变圈，一系列的经验被创造出来，在临证之中得到应用和验证。

由于来卫生院看病的病人多，医生少，忙不过来，就有很多人前来帮忙。那个时候，药物的加工，磨碎成粉，都靠一双手脚，在铁研船里反复碾压，很费功夫。一人身兼数职，忙的不亦乐乎。就这样，还是“供不应求”，很多连续治疗的病人，不是缺少药物，就是缺少人手来画圈。因此，碰见谁，就让谁帮忙，或者干脆让病人自己动手，有的轧药，有的涂药，或者互相涂药。

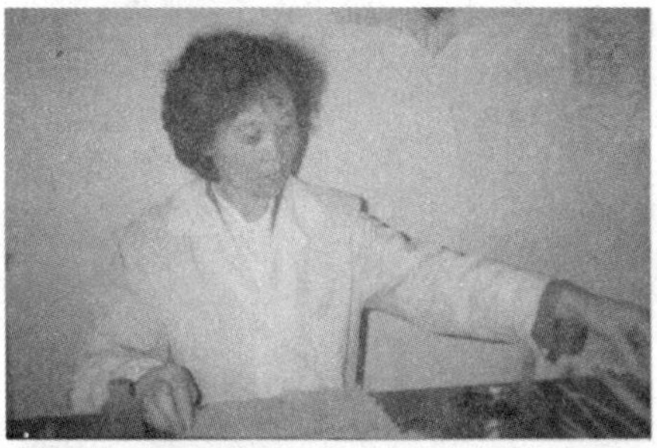

刘淑香大夫在制作红灯照药捻

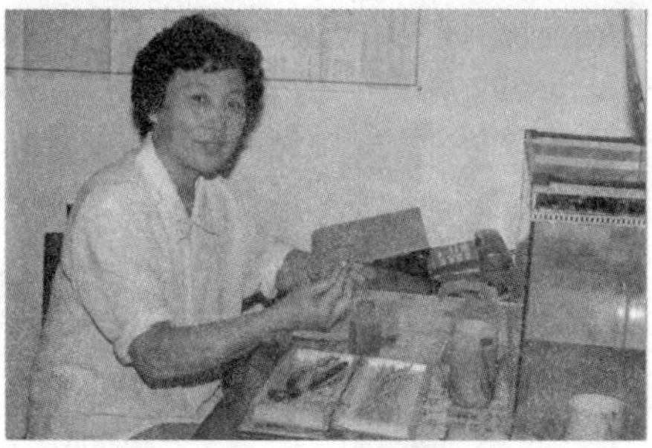

刘淑香大夫在制作红灯照药捻

在这样的岁月里，发生了很多奇迹，治愈了难以计数的疑难杂症患者，因此，也就为刘峻岑日后带着刘淑香去西安，进北京，到山东，去深圳、香港、泰国，游走全国打下了坚实的基础。

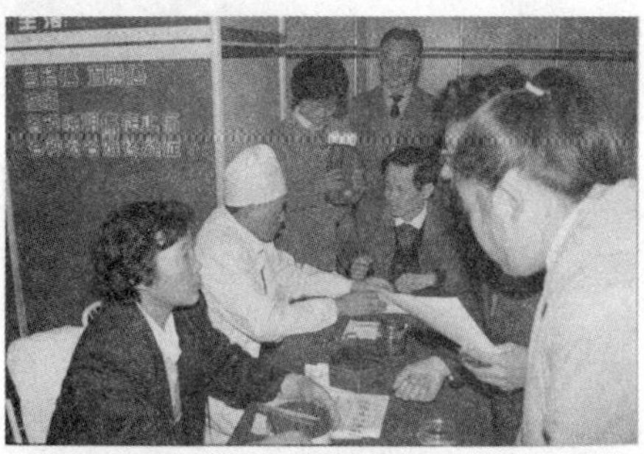

刘俊岑大夫、刘淑香大夫在1991年北京国际传统医药展览会上给病人诊病

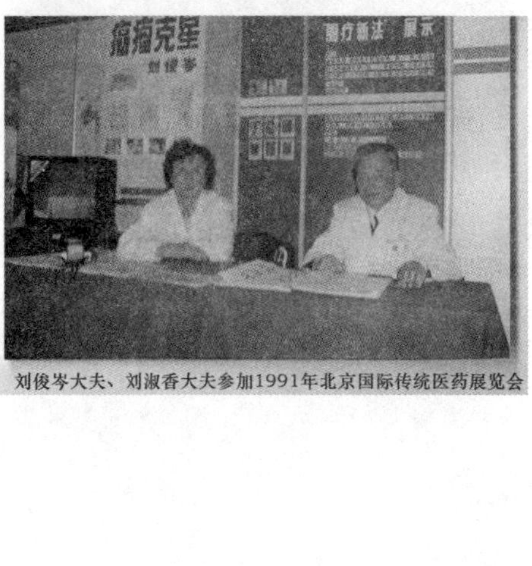

刘俊岑大夫、刘淑香大夫参加1991年北京国际传统医药展览会

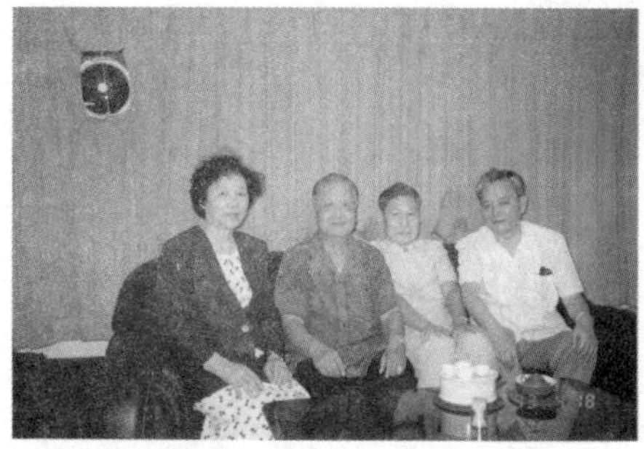

刘俊岑大夫（左四）、刘淑香大夫（左一）与泰国病人合影

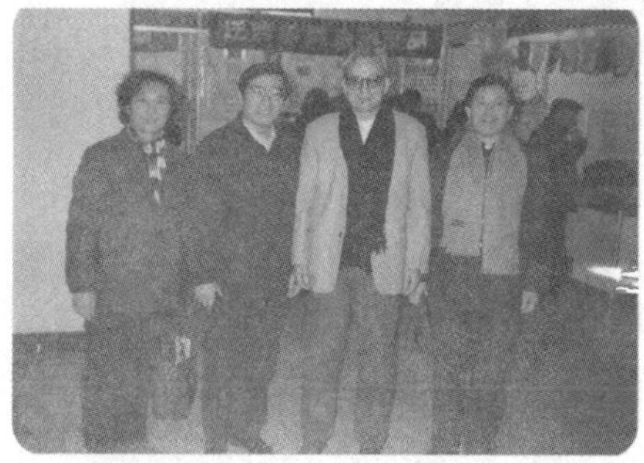

刘俊岑（左三）、刘淑香（左一）与北京社会福利院院长陈红波（左二）北京社会福利院杨书记（左四）在唐山合影

刘俊岑、刘淑香所以能这样“携一技而走遍天下”，是因为他们医生、技师一样的紧密配合，吃苦耐劳，并且有一种奉献精神和历史使命感。

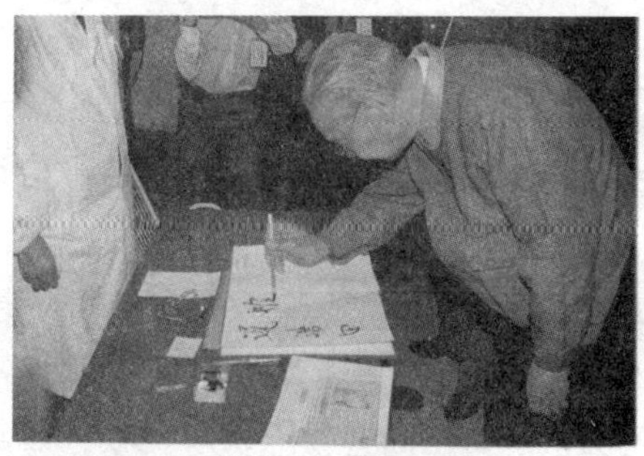

姬鹏飞为刘俊岑大夫、刘淑香大夫题词

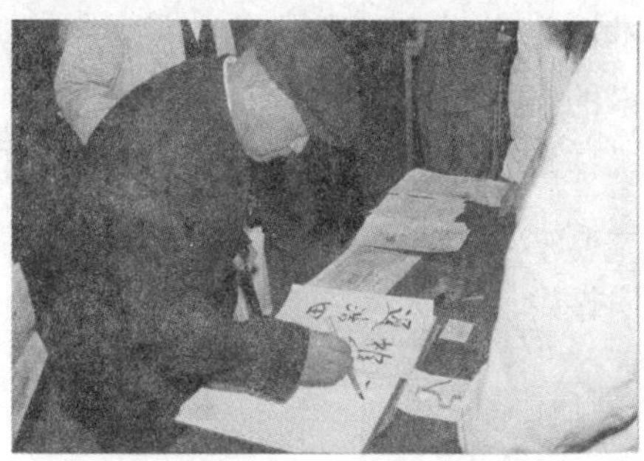

李德生为刘俊岑大夫、刘淑香大夫题词

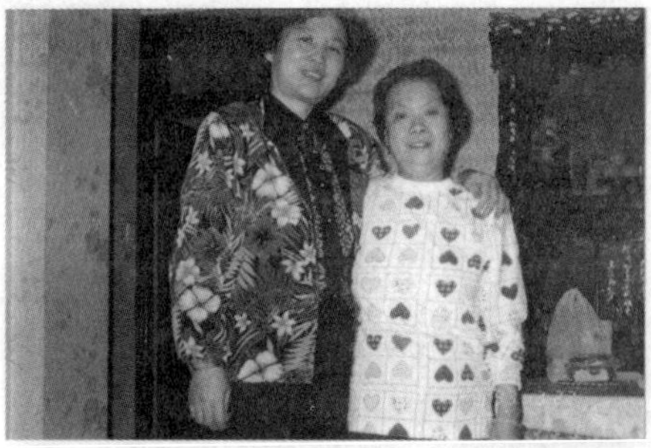

刘淑香大夫与香港病人合影

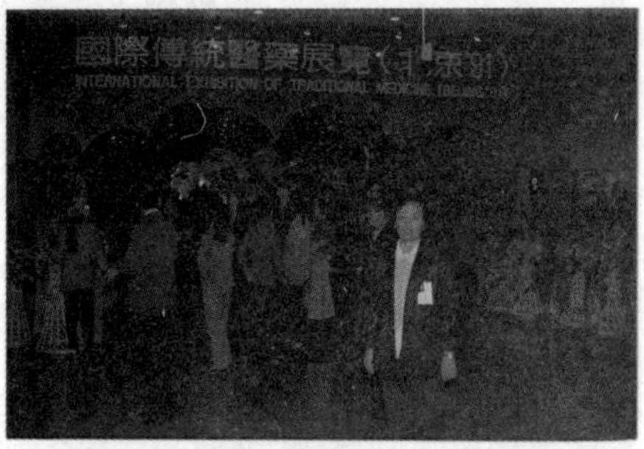

刘淑香大夫参加1991年北京国际传统医药展览会

2002 年，年过 82 周岁的刘俊岑先生，这样描述自己的经历：

“余所创新的内病外治理论，摆脱临床固有的授药方式，透皮吸收为途径，这种授药方式至今尚有无法理解之谜。药物圈疗法问世五十余年，已得到无数病患者赞叹，但医界对这一独特疗法不重视，至今没有第二人进行研究。同时毕业医学大中院校所分配时，不愿来学此疗法，因为这疗法的大夫须亲自给患者涂药较苦，所以不愿来学。在 1973 年间，刘淑香因自身有病，吃药打针无效，来求医，勿药而愈，从那时起潜心热学这一门医术，为人类健康事业尽一分力量。她有不怕苦和累的精神，跟随我对圈疗技术精益求精的研究，辨证施圈达到了治疗的高水平。还同我的大女儿一同研究经络，提高疗效，今后圈疗传授问题，依靠她二人。

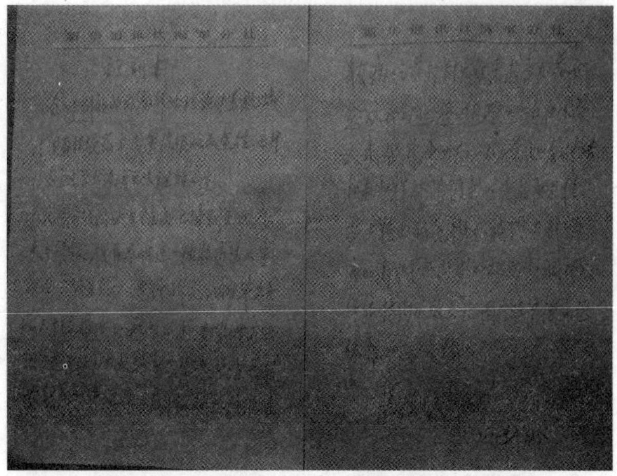

特此（证明）。圈疗发明人刘俊岑 2002 年 4 月份”

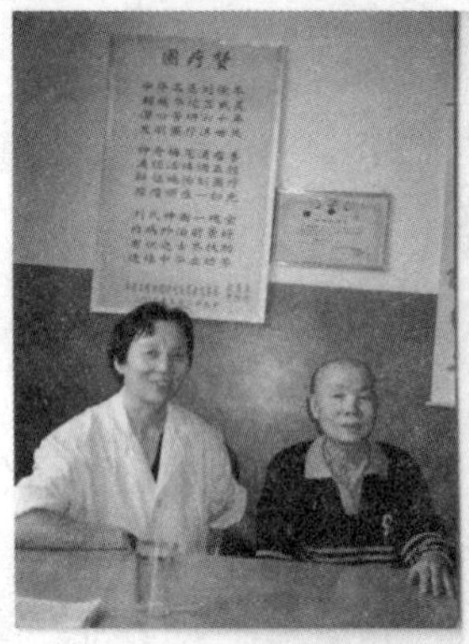

刘淑香大夫在西安与病人合影

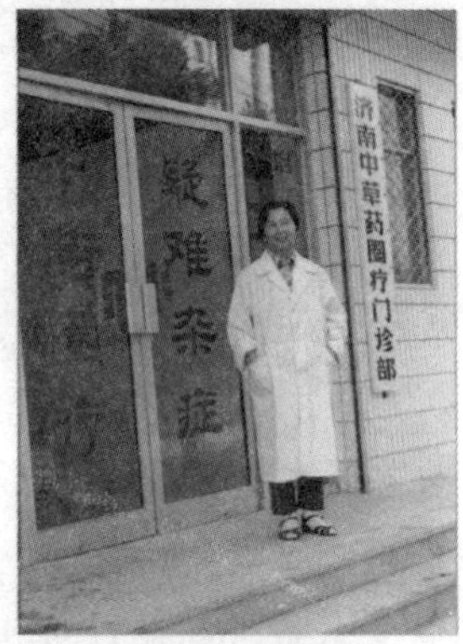

刘淑香大夫在济南中草药圈疗门诊部

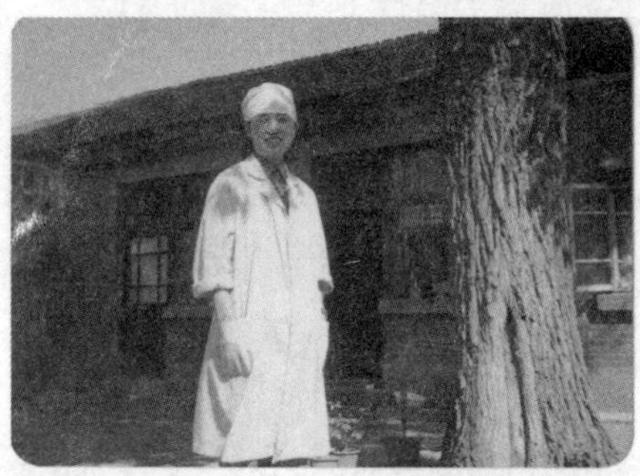

刘淑香大夫在北京社会福利院医院

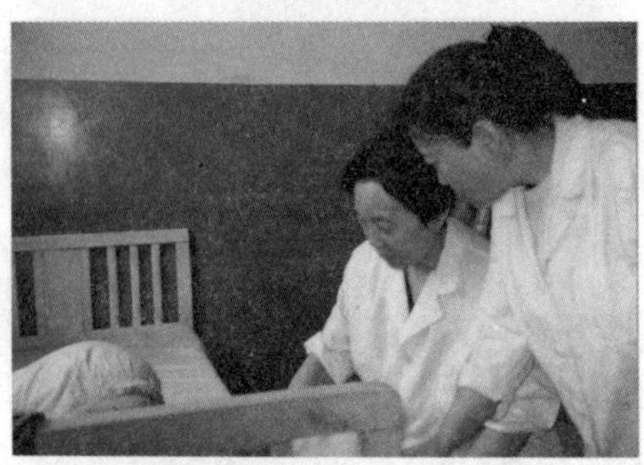

刘淑香大夫在西安武警医院给病人做治疗

它就像一份遗嘱，其中透露出刘先生对事业的执着追求，“药物圈疗法问世五十余年，已得到无数病患者赞叹”，反映了他对圈疗经验的坚定信念和深刻思考；“但医界对这一独特疗法不重视，至今没有第二人进行研究”，反映出刘俊岑先生内心很多的无奈与辛酸，一种“报国无门”的遗憾，让人唏嘘不已。“今后圈疗传授问题，依靠她二人”，刘俊岑先生看重和依靠这两个女人，当时都已经63周岁了，她们没有读过大学，也没有医学背景，但是，毕竟她们接触过这些是技术，是热心于这个技术的人员，在长期的实践之中，刘淑香“有不怕苦和累的精神，跟随我对圈疗技术精益求精的研究，辨证施圈达到了治疗的高水平”；刘淑香与大女儿“一同研究经络，提高疗效”。自古以来，师徒之间，找到合适的“衣钵传人”很不容易，刘俊岑先生在晚年想到了“今后圈疗传授问题”。思来想去，也只能“依靠她二人”。

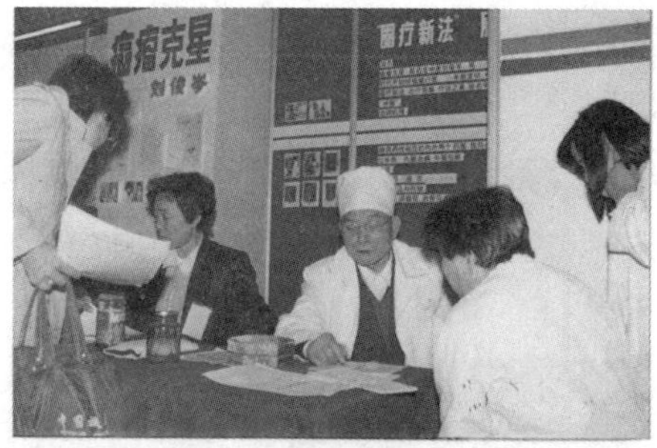

刘俊岑、刘淑香在医药展览会上

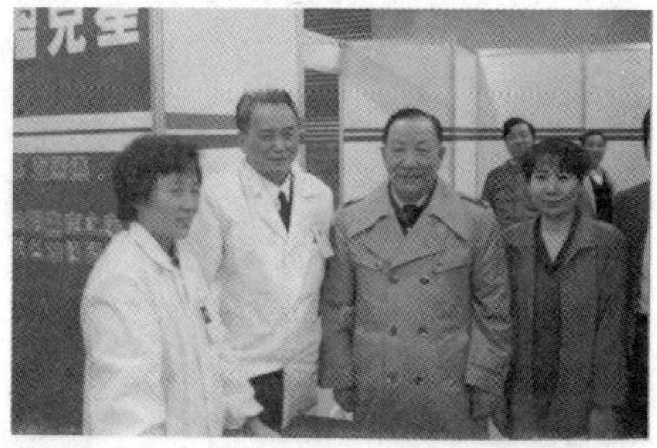
刘俊岑（左二）刘淑香（左一）与迟浩田合影

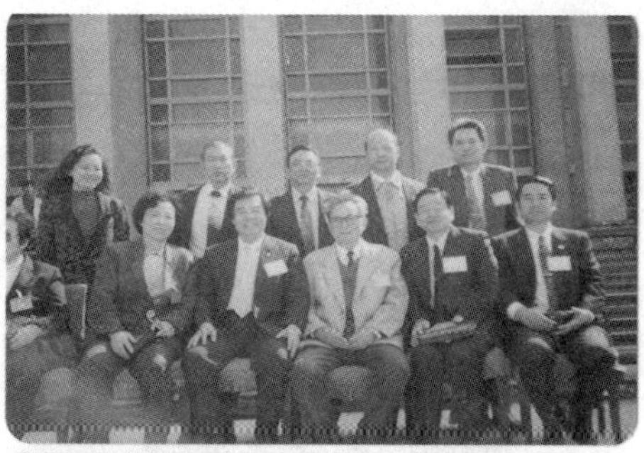
刘俊岑（前排左四）、刘淑香（前排左二）在1991年中华自然疗法首届国际学术大会上与台湾专家代表团合影

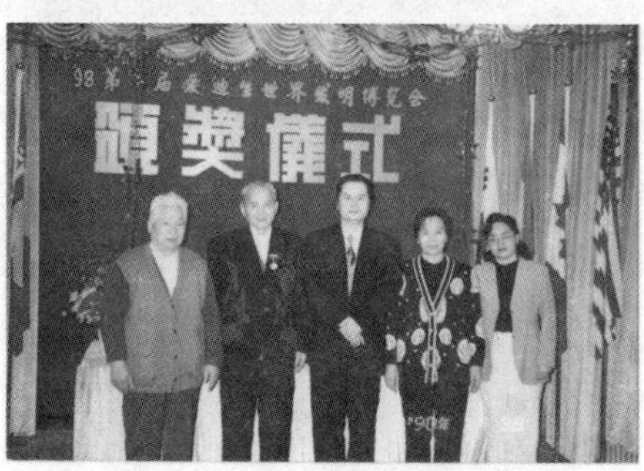

刘俊岑（左二）与刘淑香（左四）参加1998年第二届爱迪生世界发明博览会

“人之将死，其言也善”，奋斗了一世，辉煌与坎坷了一生的刘俊岑先生，还有很多期盼与愿望。他希望自己身后，一定要把这个中医药的瑰宝传承下去，并能发扬光大，否则就会遗憾终身、死不瞑目。

带着这份嘱托，刘淑香2003年9月26日，与77岁的姜明翔先生，一同去了酒泉卫星发射基地，在40多天的时间里，把神奇的中草药“圈疗”，带到了大西北的戈壁荒漠，圈住了风寒湿邪对工作人员的伤害，治好了很多风湿痹痛、胃病患者，赢得了大家的尊敬和热爱。

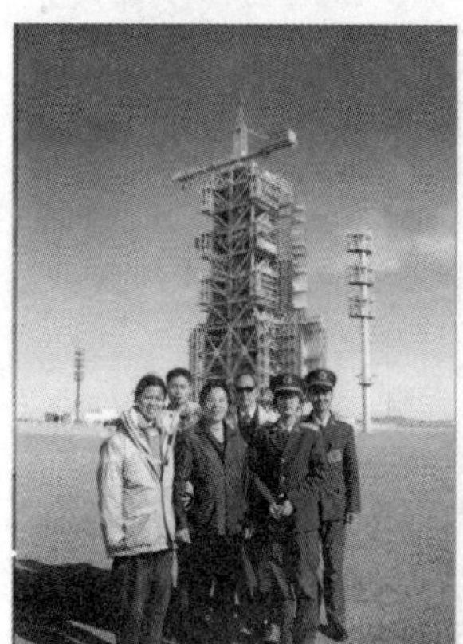
刘淑香大夫（左三）、姜明翔大夫（左四）在酒泉卫星发射基地留影

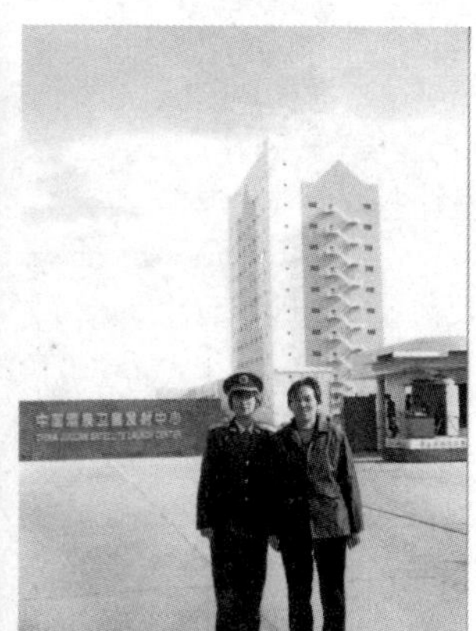
刘淑香大夫在酒泉卫星发射基地

远离家乡、被病痛折磨的酒泉卫星基地工作人员，感谢老领导、离休干部、医学专家姜明翔带来这位传奇人物刘淑香，不吃药不打针，用圈疗、烤香、红灯照、膏药、药包、栓剂等中医外治法，治好了他们多年的疑难杂症。

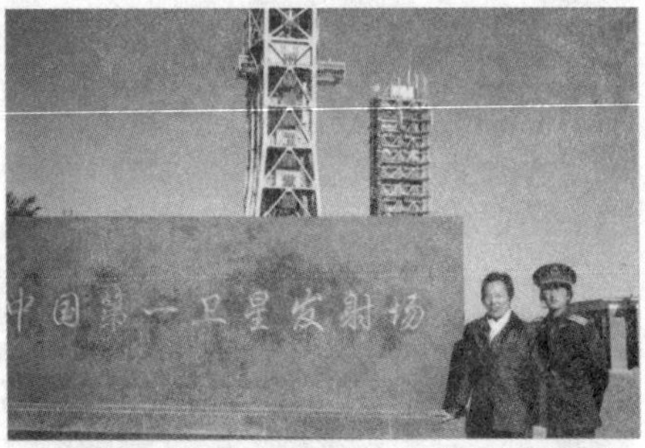

刘淑香大夫在酒泉卫星发射基地治病时与工作人员合影

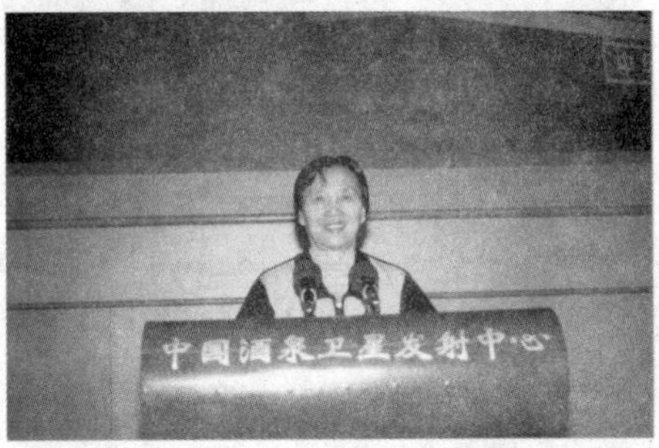

刘淑香大夫在我国酒泉卫星发射中心

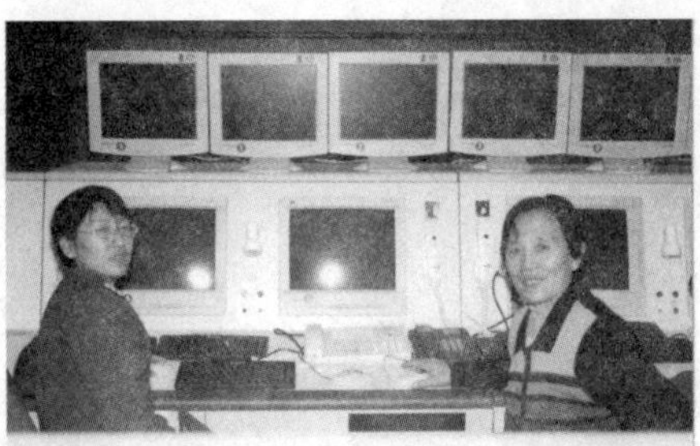

刘淑香大夫与酒泉卫星发射基地工作人员合影

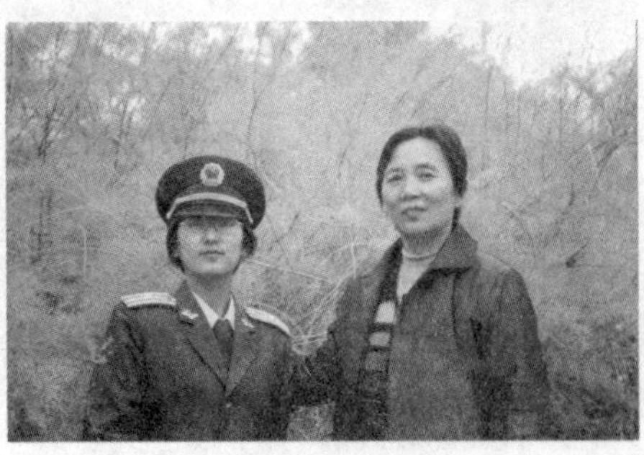

刘淑香大夫与酒泉卫星发射基地工作人员合影

姜明翔先生，生于 1926 年的山东沂蒙山区，1944 年参加革命，屡立战功。建国后，被国家保送到大学读书，学俄语，学文化，后来专门研究航空医学，因此在我国研究两弹一星的时候，他被派到大西北工作，为祖国的航天事业做贡献。

姜明翔先生于 1959 年因公发生过车祸，致残致伤多处，因此留有后遗症：脑外伤头疼、眩晕、癫痫、失眠、低血压、记忆力减退等。并患有：类风湿、皮肤瘙痒、左后背“搭背症”、放射病等，后来他先后患过 6 次血栓，生活自理有困难。

姜明翔先生经过刘俊岑及刘淑香两位大夫用生物药圈圈疗法治疗，经过 67 次的圈疗，以上病症大有好转，受益匪浅。所以他愿意将此疗法帮助宣传、推广并实施，使病友们减少痛苦。

当然，说起姜明翔先生与刘俊岑、刘淑香的相识，已经有几十年的历史了，期间有很多动人的故事。

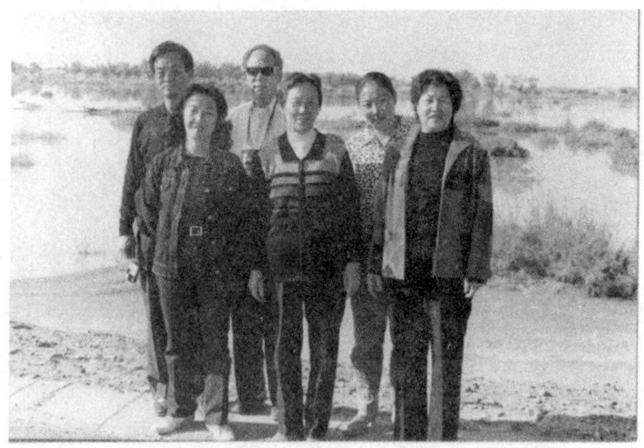

刘淑香大夫（左四）、姜明翔大夫（左三）与内蒙古额济纳旗病人合影

姜明翔先生是酒泉航天中心的内科医生，他有很多外人羡慕的特殊权力，因为他可以决定谁能进入航天选拔，谁能飞行，成为未来的宇航员。

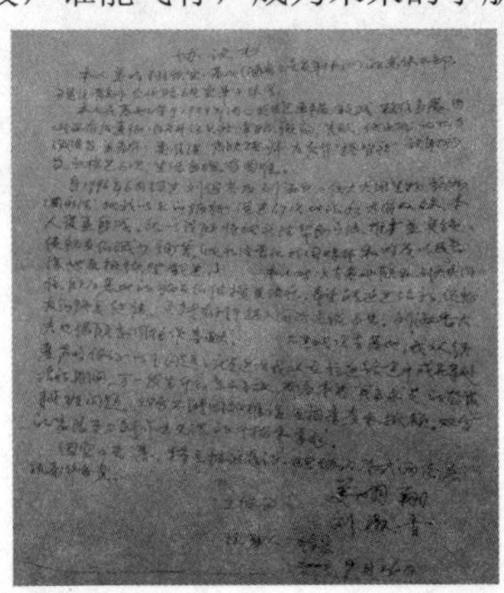

他的夫人也是内科医生，二人一起来到戈壁沙漠，是一对恩爱夫妻。

但是，良缘天妒，上世纪八十年代，姜先生的夫人不幸而患上了肺癌，作为一个权威西医医生，深知这个病很难治愈。

为了给夫人治病，姜明翔先生四处打听，希望找到中医药的好方法。因此，经人介绍，他找到了西安，在医院里找到了正在看病的刘俊岑。

刘老先生正忙着接诊患者，他就把正在做圈疗的刘淑香大夫叫过来。他说："刘淑香，你过来。这里来了一个你们山东的老乡，是沂蒙山的。我正忙着，你陪着他聊聊。"就这样，刘淑香认识了姜明翔先生。

姜先生不愧是一个专业的医生，念过医科大学，也是专家。

他问了很多圈疗的医学原理，为什么会有效？刘淑香也很忙，但是，大道理也能说一些，就给他讲了中医对于癌瘤的认识，以及圈疗如何可以通瘀、解毒、拔毒，恢复正气的道理。

姜先生觉得听后还是不明白，又问了如何对肺癌有效？

刘淑香眼见讲不过他，就不再讲大道理了，就领着他看病房里的患者，请患者现身说法，说圈疗如何有好处。

刘淑香给姜先生讲了很多治疗过的有效病例，这深深地打动了姜先生。

他带着资料和信息回到家里，打算让妻子做圈疗，但是妻子作为一个内科医生，相信西医，不相信中医的这些"土办法"。因此，她无缘治疗，不到三个月就失去了生命。这让姜先生很惋惜，很后悔。

不幸的是，姜先生后来也患了癌症，由于放疗接触放射线，白血球降低很明显。由于他是离休干部，医院决定为他做手术。

他考虑到手术的风险，以及他所了解到的中医圈疗和烤香的神奇作用，就下了决心，坚决不做手术，而是邀请中医进医院来治疗。

他赶紧联系刘俊岑先生给他治疗，刘先生委派刘淑香前去治疗。

刘淑香根据姜明翔先生的病情，先后用了圈疗、烤香、膏药等各种方法，后来很快控制住了病情。

姜明翔先生虽然是一个资深的西医专家，但是他经过亲身体验实践，而坚持多年分阶段用中医的方法治疗调理、保健，因此逐渐康复。

几年后，姜明翔先生的病情复发了，并且多处骨转移。西医用靶向治疗药，副作用很大，他说："西药的副作用，把我变成了女人了，外阴萎缩，不能站立排尿，腿肿得很厉害。我是个军人，不能躺着撒尿，他们就抬着我进卫生间。我的身体几乎垮掉了！"他赶紧向刘淑香求救："快来救我！"

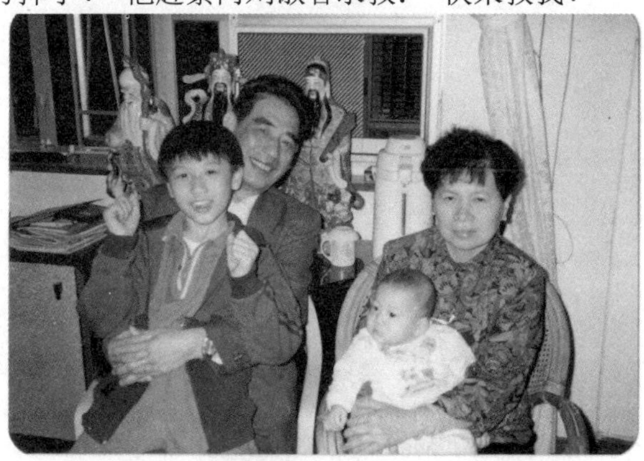

香港吴逸光内子李淑卿、孙子嘉舜敬赠刘淑香大夫留念 1992年12月3日

军人出身的姜明翔先生，不怕苦难，不怕死。但是，他不做无谓的牺牲，而是要用中医药解除自己的痛苦。

刘淑香来到他的病床前，经过悉心治疗，第二天就见到了效果，很快控制了病情。直至今天，他已经过了90岁的生日，现在还健康地生活着。

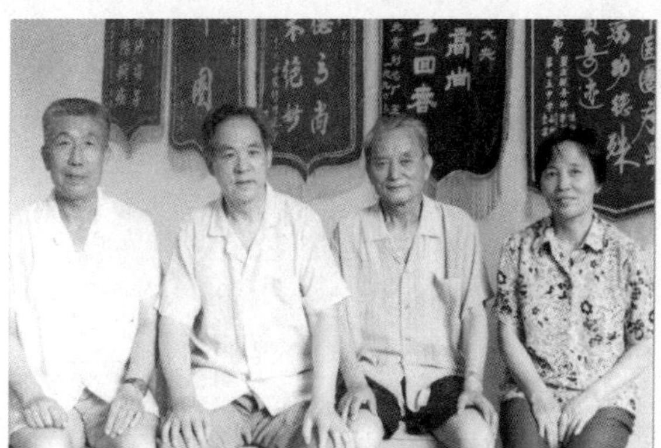

刘俊岑（左三）、刘淑香（左四）与姜明翔（左二）王博（左一）在济南合影

2016年10月17日，在我国载人飞船又进行了一次发射，要与与天宫2号对接。10月18日，河北省中医药科学院副院长曹东义主任中医师，与刘淑香的徒弟马文毅，以及河北电视台“魅力中医药栏目组”的摄像，专程“杏林寻宝”从石家庄去青岛401医院，拜访航空医学专家姜明翔先生，并给他带去了刘淑香送给他的烤香、膏药、红灯照的材料。姜明翔先生研究多年，对这些治疗方法都很熟悉了，可以指导护工给自己治疗。

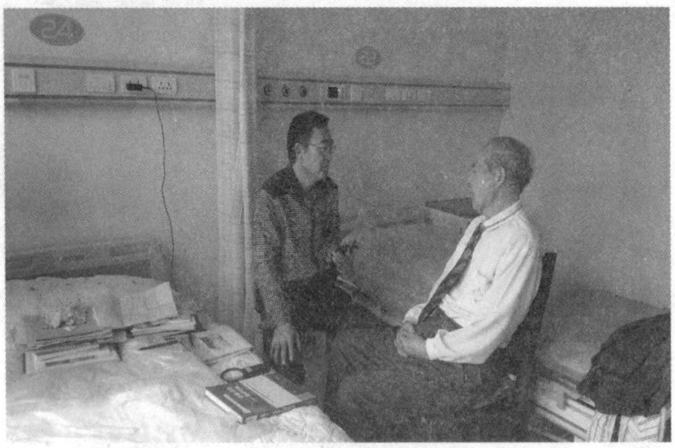

姜明翔先生对圈疗，烤香，膏药治疗癌症，既有自己的体验，也有研究，很难得。他两次得癌症，甚至全身骨转移，竟然没有被打倒，至今仍然健在。有些不相信这些疗法的人，包括他夫人，邻居，都早就去世了。他邻居的女儿，虽然和母亲一样不幸而患宫颈癌，但是经过姜明翔推荐圈疗、栓剂中医外治，这个邻居也获得缓解，至今健在，感恩不已。

姜明翔先生为了感恩，也为了自己不失去联系，经常追踪他们这个圈疗团队。

刘俊岑、刘淑香他们走到哪里，他的电话就打到哪里。

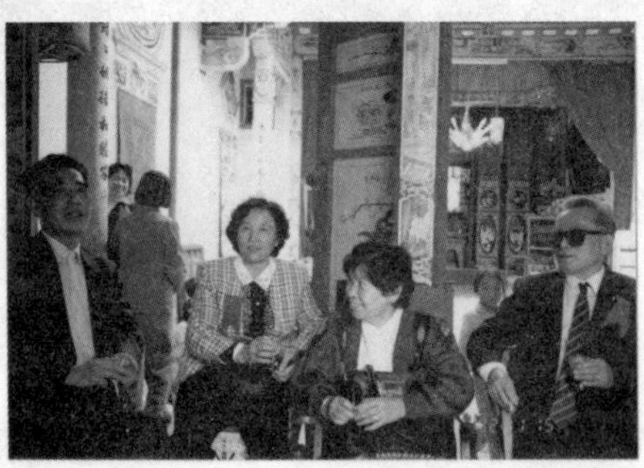

刘俊岑大夫（右一）、刘淑香大夫（右三）与病人合影

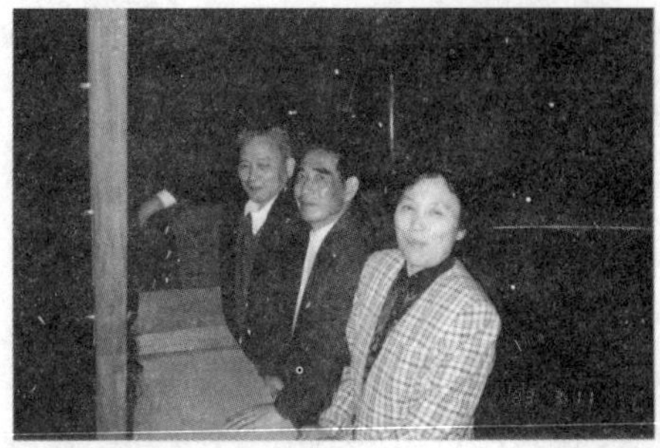

刘俊岑大夫（左一）、刘淑香大夫（左三）与病人合影

他介绍刘俊岑、刘淑香到了济南海军招待所，也介绍他们与青岛大学联系，希望一起研究其中的学术原理。

2003年9月，64岁的民间中医刘淑香，与年过古稀一个77岁的病人、西医专家姜明翔先生，不顾个人安危，一心希望为西北戈壁沙漠的建设事业做贡献，其中既有慷慨义举的壮志，也有大无畏精神的悲壮。他们一同踏上西去的列车，这趟“西行漫记”，留下了很多动人的故事。

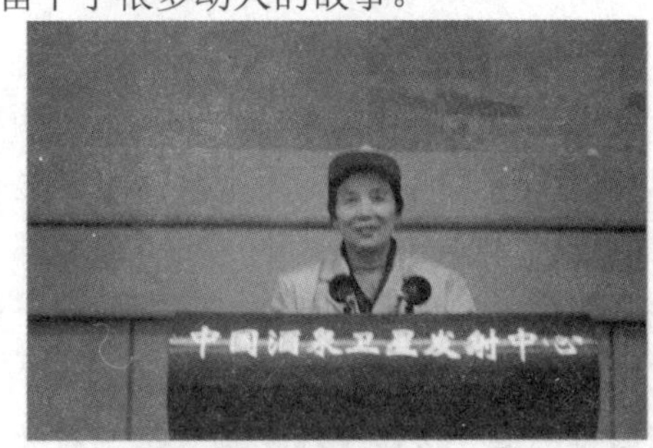

刘淑香大夫在我国酒泉卫星发射中心

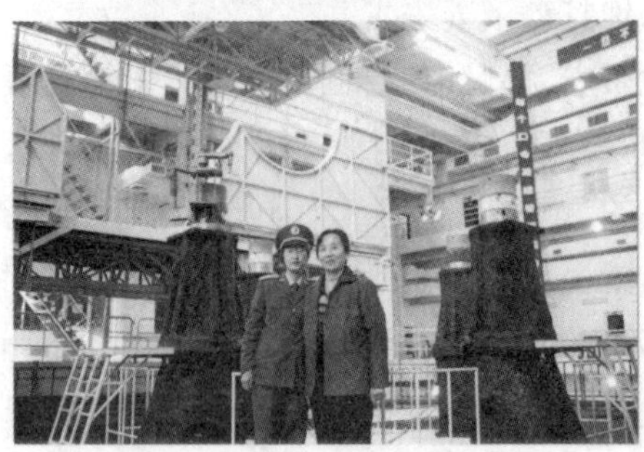

刘淑香大夫与酒泉卫星发射基地工作人员合影

刘淑香和姜明翔先生，二人在酒泉卫星发射基地一共40多天，正好见证了杨利伟宇航员进入太空的壮观时刻。那是2003年10月15日，北京时间9时，杨利伟乘由长征二号F火箭运载的神舟五号飞

船首次进入太空，刘淑香、姜明翔与其他人一起在出发大厅，目送杨利伟出征。此前、此后，他们被基地领导安排参观，了解和见证酒泉卫星发射基地这些年的发展状况。

曹东义了解刘淑香的事迹，是从国家中医药传统知识保护项目开始的。

2014 年的一天，一个叫马文毅的女同志找到曹东义，说她是“神圈刘”的传人，是民间中医刘淑香的徒弟。而这个时年 76 岁的刘淑香，是一个传奇性的人物，她的师父刘俊岑先生更是不同寻常，她作为刘俊岑先生的助手，身怀绝技，经历和见证了几十年的辉煌，坎坷与艰辛。

为了传承圈疗，马文毅自己放弃了海外发展的大好机会，甘心拜民间中医刘淑香为师，立志学习这门绝技，做一个中医事业的传承人。

如今，刘淑香、马文毅传承的中草药圈疗，已经形成了一个团队，有专家，有研究生，他们的经验被河北省中医药传统知识保护研究中心的专家推荐到华北片区，收录到《杏林寻宝·保护中医》一书之中，并且经过华北片区专家推荐到了国家中医药传统知识保护中心，进入国家《保护名录》。

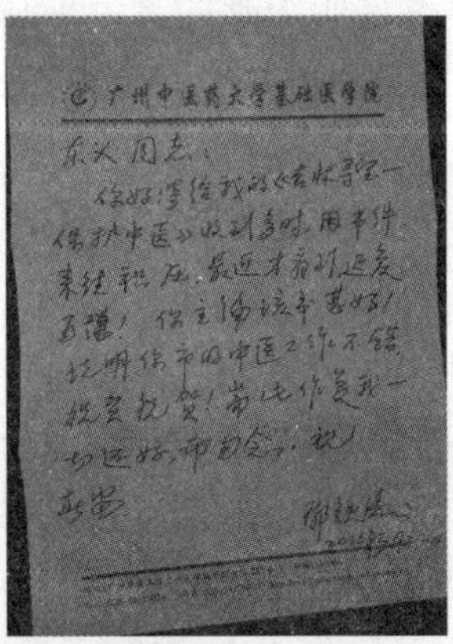
广州中医药大学基础医学院

东义同志：

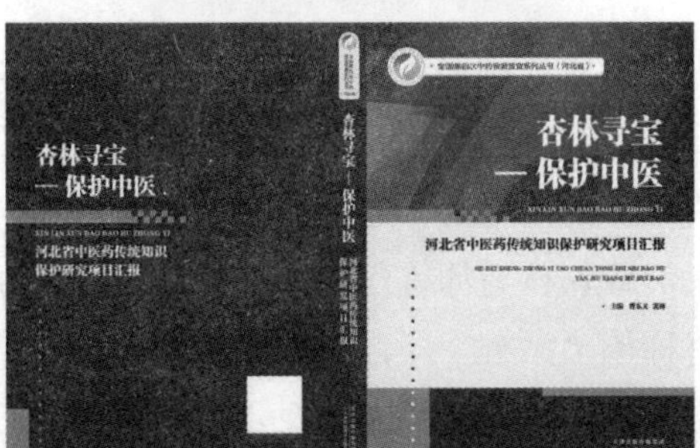

就在最近，远在美国纽约开诊所的史劼医生，来到刘淑香所在的石家庄福妙堂，向她请教学习，希望能把这些技术学会，然后运用到自己的临床之中。

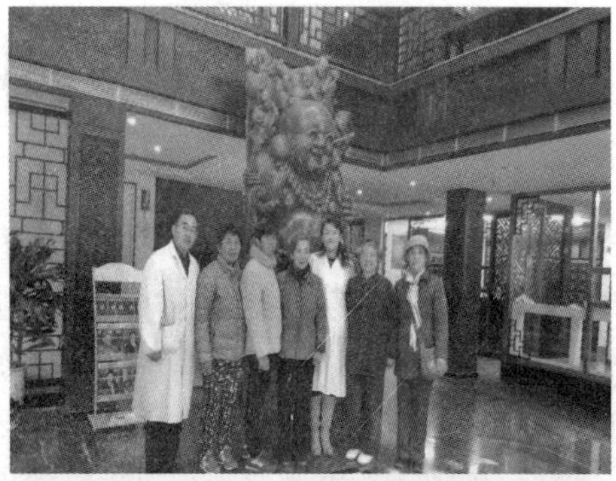

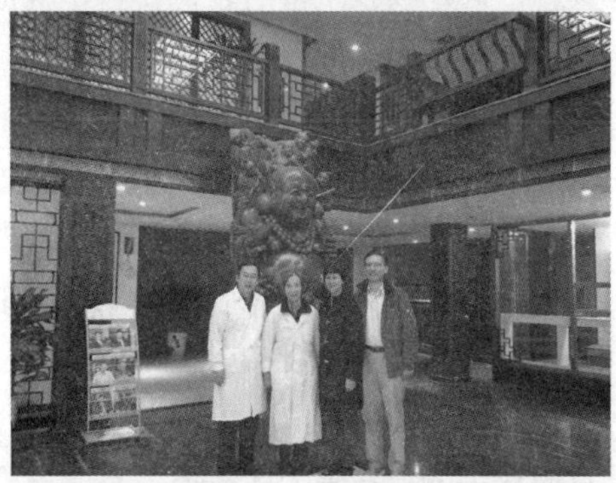

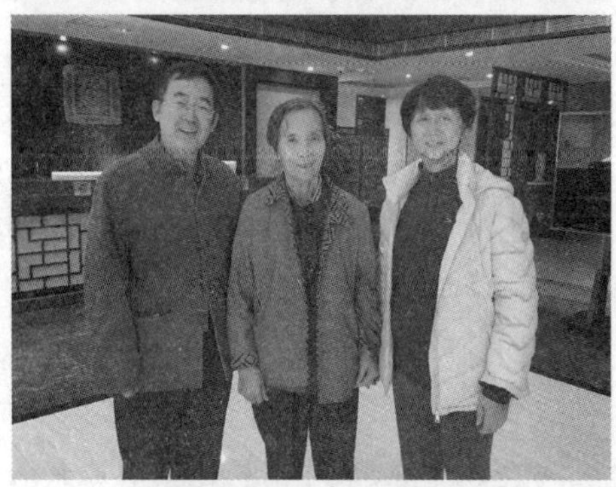

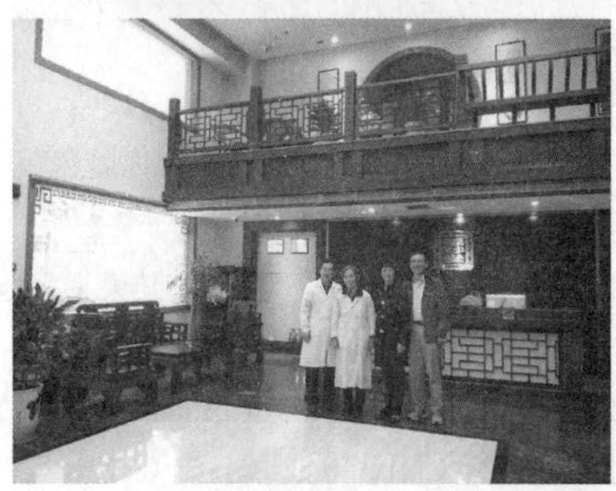

78 岁的刘淑香老人，经历了人生沧桑岁月，迎来了中医复兴的天时地利人和的大好时机，她不再像 14 年前的刘俊岑那样悲哀了，不再是报国无门的和氏璧。随着中医事业的复兴，刘淑香所传承的“立体圈疗”八大疗法，必将会迎来大好的发展机遇，造福于人类健康。

毛胜英回忆师父创立郭林气功

时间过得真快，敬爱的郭林老师离开我们已有三十多年了。作为她的第一批弟子，每当想起她、想起与她相处的时日，心中便充满思念与怀恋。时至今日，她那豪放开朗的音容笑貌、她那身体力行的勤奋身影、她那孜孜不倦的教诲姿态，就像是发生在昨天一样，历历在目。

记得那是 1971 年 10 月的一天，从云南下乡回京的我，与其在宿舍院中不期而遇。“咦？院里何时多出这么一位老太太？”我暗自思忖。从外表看，这位相貌奇特的老太太大约有五十来岁。后来才知道，她已经 62 了。她身材不高，体形健硕，烫过的短发上抹着头油，鼻梁上架一副深绿色墨镜，手腕中套一对翡翠手镯，右手无名指还戴着一只格外抢眼的金镶玉祖母绿戒指。

“嘿，好神气的老太太——绝对大家子气！”我暗自赞叹，“如今敢于这样穿戴的人定非常人！”

我的判断没错！她，正是北京画院著名岭南派画师林冠明，字妹殊。当时，大家都呼她郭老师，背后则都亲切地称之为“老画家”。郭林老师本人姓林，为何取郭为姓？老师只轻描淡写地说了句“我妈妈姓郭”。在我来看，其中既透出了对母亲的尊重，又暗含了巾帼不让须眉的傲骨之气。

见面伊始，我便对她充满好奇与钦佩。

老太太一见到我就关切地问：“你脸色不大好，有什么病吗？”

当得知我曾患过肝炎、下乡后又染上疟疾、如今正在北京养病、同时在办理病退的情况后，她马上告诫说：“你们年轻人将来是国家的栋梁，没有一个好身体怎么行？不管办成办不成（病退），都要把身体养好！”

我连连点头。

“跟我练气功吧！”老太太见我点头，不由分说冒出一句。

我为之愕然。“她与我素昧平生，为何刚一见面便如此热情？”

老太太见状，又说：“这可是咱们祖先留下的宝贝！你不是有肝炎吗？练气功对治疗你这种病最有成效！不信你问问他。”她一指身旁一个年近五旬、戴着副白色透明框眼镜的人，“他是老肝炎了，正在跟我学气功。”这个人就是郭林老师的大弟子李永。“（练）气功有病治病，无病健身！多么好的东西，为什么不学？”说话的口气令人不容置疑。

这时，那位名叫李永的老大哥马上从旁提醒：“郭老师可是祖传的气功师，还会五禽戏呢！”

这话令我惊诧！“华陀的‘五禽戏’不是早已失传了吗？眼前的这位老太太怎么居然还会？”我暗自揣度，眼瞪得溜圆、直勾勾盯着她。

郭林老师对此不置可否，却充满自信地说：“只要你认真练，不出半年，我保你身体壮壮的！”说罢，领着两个徒弟转身便走。没走几步，她又回头提醒我说：“明天早上去东单公园找我。我每天都在那里。”

不知是盛情难却、还是魅力所在，第二天我居然鬼使神差真就去了东单公园，并从此让我有幸成为她的第一批气功弟子之一。

我们跟郭林老师练气功，首先是从“站功”、也就是俗称的“站桩”学起的。对初学者来讲，让你像根木头桩子似地在原地一动不动、脑子里还不能有任何杂念、并且一站就是个把小时，谈何容易？

郭林老师是个聪明人。她见我们无法进入练功状态，便发明了一种预备功法—“升降开合”，以使我们能够从动到静、从紧到松，逐渐“松静”下来。在预备功法的导引下，我们的“站桩”渐入佳境，从开始的五分钟、十分钟。最后逐渐能够延长到半个小时、四十分钟、乃至一个钟头了。

由于功力有所长进，每个人都有了不同程度的收获：有的感到收功后身轻气爽、步履轻盈；有的练完功饥肠辘辘、食欲大增；还有的治好了多年不愈的鼻炎、肝炎和多年困扰的失眠症。

一年后的某天，郭林老师大概被我们几个“功底”大有长进的徒弟和日益壮大的练功队伍高涨的练功情绪感染，心情十分舒畅，便情不自禁地亮出了她的拿手好戏—“五禽戏”。只见她一会儿熊步、一会儿鹤翔、一会儿猴蹿、一会儿鹿跃。老师体形虽然肥硕，然而却动作逼真、形象到位，只把众人看得眼花缭乱、嘘唏不已！

趁她高兴，我们强烈要求她教我们练“五禽戏”。盛情之下，老师执拗不过，最后答应根据我们几个徒弟的特点，每人学一“戏”。身高体胖、性格沉稳的大师兄李永当然最适宜练“熊”；而身材瘦小、悟性极高的小马师兄自然非“猴”莫属；那位聪敏文静、秀色可餐的师妹赵明被恰如其分地安排练“鹤”；而我既然属虎，就干脆练“虎”吧；至于“鹿”，本来是让于阿姨学的，可惜她那时腰痛正甚，未能如愿，只好由郭林老师亲自演练了。那一阵子，我们练完“站功”后，便在郭老师的指导下，挨着排儿地操练一套“五禽戏”，虽然各“戏”被生疏的我们演练得有些滑稽、不时引起围观者们的哄笑，可那种得“道”后的欢欣愉悦与教学相长的融洽祥和气氛让我们感觉极其美好，以至每每想起它都会令人眷恋不已！

郭林老师不单是一位教授气功的实干家、鼓动家，最可贵的还是一位气功理论的研究者。每天，她除了做画、练功外，还拿出大量时间刻苦钻研有关气功的书籍，借以提高自己的理论水平、丰富练功方法。据我所知，像“升降开合”法、“吐故纳新”法、“小棍按摩”法、“行功”法等，都是她通过不断努力钻研、逐步摸索出来的成果。特别是“行功”，也就是后来所称的“郭林新气功”的前身，我们这些老学员者亲身经历、亲眼目睹了它的诞生、成长、成熟与推广全过程。

大家知道，气功分“动”“静”两类，即俗称的“硬功”和“软功”；而“静功”又有“卧”“坐”“站”之分。“动功”的种类就更多了。可是谁也没听说和见过“行功”。这正是郭林老师的一大发明。我认为，这也是她对中国气功的一个伟大贡献。当郭林老师推出“行功”后，虽学者涌涌，然贬者亦有之。有人认为它太难看；也有人认为它是旁门左道不入流；更有甚者，认为它根本就不是气功，纯粹耍花架子。总之，什么说法都有。不单是各个门派的“行家”，包括在老师的学生中间也多有微词。他们见老师的“行功”说法和练法总是在变，于是产生了怀疑：这个是不是真功夫啊？

对于诸多疑虑，郭林老师根本没把它放在心上，继续教她的功、走她的路。她为什么如此执着？据我所知，皆为一片赤诚之心所至。

当越来越多的求功者加入到“行功”队伍之后，郭林老师意外地发现：其中竟然有大批的癌症患者。他们或是刚刚发病、或是正在治疗、或是处于“化疗”“放疗”之后的观察期、或是已经被医院判处“死刑”不再医治的“等死”的人。他们在多方求治、走投无路的之后，纷纷拜在老师门下，希望郭林老师能指给他们一条“生路”。面对着一个个绝望的生命、面对着一双双期盼的眼神，郭林老师感同身受，义不容辞地担起了这一重担。可以说，是生命的希冀、人性的呼唤、视同手足的同胞情谊将郭林老师“逼”上了这条路的！

从此，“要找到一条攻克癌症的气功之路！”便成为她后半生孜孜以求的目标。

我记得郭林老师曾经跟我们说过：“癌症是个恶病。你们现在所练的静功太温和了，治疗一般的病还可以，但是对付不了凶恶的癌细胞。你们看，中医用来治疗癌症的都是什么药？蝎子、蜈蚣、毒蛇。这叫以毒攻毒。我们用气功消灭癌细胞，也要以恶治恶！按理说“动功”效果最好。可是“动功”太剧烈，我担心癌症患者很难承受，所以考虑用“行功”！

这时，郭林老师显示出了她独有的智慧。她想：既然普普通通的“散步”都能够治病健身、益寿延年，那么，把具有强大治疗作用的气功揉和进去，岂不能使效力大增、达到克制乃至消灭癌细胞的作用呢？再说，既然“静功”可以卧、坐、站，“动功”可以跑、跳、跃，那么为什么不能在两者之间找一条中间道路，用“行”去练功呢？“行”既不像“静功”那样静若处子，也不像“动功”那样闪战腾挪。它介于两者之间。假若用静静的“气”导引缓缓的“行”去练功治病，是否可行呢？没有现成的功法，更无明确的答案。摆在她面前的是一条前人从未走过的路。这种大胆而又理智的想法在“勇于为人先”的郭林老师那里落到了实处。于是，“行功”横空出世了。

由此可知，“行功”并不是郭林老师为个人名利搞出的什么花拳绣腿，而是郭林老师以她的良知、智慧和不屈不挠的顽强斗志，为拯救众多癌症患者、顺应民众需求研究出来的治病良方。

时势造英雄！因此，时势造就出一个郭林！

为了让大家完全掌握“行功”功法，郭林老师不仅对功法理论与应用进行反复讲解，还身体力行一每天带队行走在前。她还针对不同癌症患者，研究出了不同的“步法”“呼吸法”与“手法”，手把手地进行教练。在她的带动下，“行功”队伍迅速扩大。公园里常常能够见到几百人的“行功”队伍首尾衔接、款款而行，景象蔚为壮观！

期间，一些好事者与好事部门对她教练“行功”横加指责、百般刁难。她一次次被迫转移“阵地”，从东单公园移到天坛公园，又从天坛公园移到中山公园。她默默地承受着这一切，只带领几个贴身弟子从一处转到另一处。然而时隔不久，学员们又闻风追到了新地方继续跟她学功，真是尾大不掉！面对众多学子与患者的苦苦追求，郭林老师无法拒绝，只能咬牙挺住。这些事情，我们都是相隔数年后才从她至亲至近之人口中得知的。而在我们随之练功的过程中，从未见老师在我们面前流露过哪怕丝毫的气馁和沮丧。相反，从她那里我们得到的向来是鼓励、支持与帮助。郭林老师这种不畏艰险、不惧困难、勇敢顽强的坚毅品质真令人高山仰止！

是金子总归要闪光！如今的“郭林新气功”已成为具有国际影响力的气功之一。事实证明它具有无比强大、不可磨灭的生命力！

现在想来，当初那种横加指责、粗暴驱逐，在“郭林新气功”的效用面前显得多么浅薄无知、苍白无力啊！

面对诸多质疑者与阻拦者，我们不禁要问：难道凡是气功一定要古来有之，不需后人加以继承、演变和发展吗？难道包括气功在内的中华文化不是由一代代人传承、并由其中最杰出者加以演化、丰富起来的吗？今天，在距郭林老师走出家门推广“新气功”37 年、她谢世也已 25 年之后的今天，再回过头来看郭林老师，我们应该如何对其评价？难道除了将后半生精力全部无私地奉献给众多患者、孜孜不倦地向广大民众传播“新气功”福音外，谁还能找到她哪怕丝毫的“叵测居心”吗？

同样是中华文化，我们食谱的发展可谓日新月异、层出不穷、备受推崇与关爱；相比之下，气功的发掘与传播则显得相形见绌、小巫见大巫了。难道中华民族只是个会吃的民族，在强身健体上不需要、也不具备百花齐放、发扬光大的能力、手段和需求吗？

在我看来，幸亏有了像郭林老师这样一位以先人为师、以标新立异为长的气功弘扬者，幸亏有了像郭林老师这样一位聪明绝顶、独具慧眼的“行功”发明者，幸亏有了像郭林老师这样一位“普渡众生”的活菩萨，我们才有了“郭林新气功”，广大癌症和各种疑难杂症患者才了有治愈重生的新路。站在更高的角度，我敢说：幸亏有了像郭林老师这样的人不断涌现，中华民族才有了生生不息、自立于世界民族之林的能力和希望。

我为曾为她的弟子而自豪！从她身上，我不光学会了气功，更学会了做人！

我更为郭林老师自豪！她不愧是一位古道热肠、无私奉献的人！不愧是一位充满智慧、品格高尚的人！不愧是一位令人敬仰的中华民族的佼佼者！

郭林老师百年诞辰将至，特写此文以祭奠与怀念。

中医有大爱　广波在民间

辛集市民间中医　周乃凤

中医与中华民族血脉相连，生死相依，已经走过了几千年。

一提起中医大夫，人们脑海中往往浮现出鹤发童颜，仙风道骨的老者形象，而我所见到的王广波先生。既无长颜，更无白发，是一位经常坐在轮椅上，却经常被乡亲们请来接去，到处诊疾看病，排忧解难，传播中医学术的大忙人，他所取得的成绩，让很多同道赞叹不已。

问起他的成就是如何取得的？他为何走向了成功？王广波思绪翻飞，为我们讲述了他不平凡的人生故事。

1970年春夏相交之际，在华北平原中部——河北省辛集市张古庄镇南陈位村，随着一声“哇哇”的婴啼，一个婴儿来到了人间，正当全家人陶醉在喜悦之中时，一场病魔从天而降，这个刚出世不足四十天的孩子便患上了小儿麻痹症，尽管他的父母为他四方求医，费尽心血，但命运之神并没有怜悯家人的伤心和泪水。最终还是把他推进了终生残疾的深渊。也就是从那时起，这位后来取名叫王广波的孩子开始了他异常艰辛的人生路程。

儿时的小屋关注了多少那理应属于童年的欢乐，他常常两只小手扒在窗棂上用含泪的眼睛渴望着外边的世界。成天陪伴他的是吃不完的药，打不完的针。九岁那年的金秋，父亲经不住儿子的再三请求，把他背进了学校。

光阴荏苒，岁月如梭，斗转星移，花开花落，十几年时间转眼过去了，当我们再度回首，看到的是他已经成了远近闻名的乡村中医。

中医常被人们称为老先生，在常人眼中，四十几岁的中医只不过是刚起步而已，又有何成绩可言呢？难怪会有人产生这样的疑问。也许是他非常的身体使他有了非常的头脑，非常的头脑打破了常规，创造了直觉的奇迹。

从他念小学的时候，就很爱写作，十五岁开始在报刊杂志上发表文章，十六岁搞出了全国获奖的发明，由于他饱尝了疾病给人带来的痛苦，从十八岁开始投笔学医，开始了他的从医生涯。

他拖着残疾的双腿，孑然一身，辗转异地，举目无亲，四顾茫然，几经坎坷，历尽艰辛，整整三年，毕业于中西医结合大专班，曾受教于中国中医研究院教授胡伯虎先生，中共中央保健局段向群博士等多位名师的言传身教，精心指导。参加工作后，他多次发表国家国际级学术论文，应邀出席国际级学术研讨会议。研制成功的“玄驹溃疡平”开创了国内外用蚂蚁治疗胃溃疡之先河。

他在慢性病疑难杂症方面进行了广泛的研究，对各种慢性胃病，妇科疑难杂症如：盆腔炎、月经不调、不孕不育，尤其在痛经这方面都提出了新的理论及治疗方法，并在临床上取得了显著的疗效。他研究出的“速效痛经舒”值的一提，治疗各种痛经症疗效奇佳，这种不用服药打针就能解除患者痛苦的外用治疗方法得到了众多患者的认可和医疗界的充分肯定。他撰写的论文《速效痛经舒治疗痛经症》在《浙江中医杂志》上发表并转载多次。

几年来，他主要致力于风湿，类风湿，强直性脊柱炎骨股头坏死等病的研究上，潜心刻苦钻研风湿病的治疗，创造出“王氏风湿病五步疗法”，并有幸成为正宗秘方“盖世霸王丹”的唯一真正传人。

王广波身残志坚的事迹，引起万里、邓朴方、李文珊等各级领导同志的关注。受到党和国家最高领导人胡锦涛主席亲切接见。名字被收录《中国残疾名人词典》《中国高级技术人才辞典》《中国当代学者词典》，并多次接到《世界名中医》《当代世界传统医学杰出人物》《跨世纪国际名人名作，中国科技文化卷》《世界传统医学大系》《世界传统医学大全》《全球执照中医师联合会》《中国特色医疗大全》《中国今日医学》《中华成功者》《中国特技名医录》《当代中华名医传》《香港中外名医协会》等等多方来信要求刊登其事迹及发表论文。被市ZF受予“身残志坚搞科研标兵”。“自强不息先进个人”等光荣称号；并被评选为九四年“辛集市十大杰出青年”。事迹多次为《中国残疾人》，《河北电视台》，《石家庄日报》，《石家庄电视台》，《辛集电视台》，《辛集人民广播电台》等各级新闻媒介报导宣传。

由于王广波在风湿病方面取得显著成就，被广大患者誉为“仁心妙手风湿王”。

为了更好地钻研中医治疗风湿病的深入研究工作，1994年8月，他毅然放弃了国家医院优厚的待遇，破釜沉舟，自筹资金数万元，“下海”办起了强直性脊柱炎，风湿、骨质增生诊疗所。每天来自四面八方的上门求医的患者络绎不绝。

看看这些闪耀在王广波先生头上的光环，谁又能说这不是一个奇迹呢？然而，又有几人晓得在这闪耀的成绩背后，他付出了怎样的代价呢？

“咬紧牙关吃苦，顶天立地做人。天生我才必有用，医不惊人誓不休”！这是他用血和泪的代价换来的座右铭。为了这些，作为一名残疾人的他付出的是常人难以想象，更难以用语言形容的苦辣艰辛。为学医，他曾多少次把双脚冻的血肉模糊；为求得医治疗风湿病的盖世霸王丹，他也曾雪路车翻，险些冻死在旷野荒郊；为学医买书，不惜医院卖血；为求学深造，他自己摇车万里求师；为医顽痹，他亲尝剧毒中药，又何惧毒药伤身。这一桩桩，一件件无不凝聚着王先生的血与汗。在他付出的同时，也得到了相应的回报，我们应该看到的不仅仅是他所付出的代价和所获得的成绩，更有他已用自己的实际行动向人们宣告：残疾人并不是废人，他们同样是推动社会发展的动力！

类风湿这素有“不死的癌症”之称的世界医学难题，常使多少专家教授望而兴叹。那么，他又为何给自己选择了这样一条前人未所走过的路呢？其内在动力是缘于一名类风湿病人。

那是1994年10月，他刚参加工作不久，就遇到一位类风湿患者，省市各大医院跑了许多家都没有高招，最后怀着试试看的心情找到了王广波。

他认真检查了病情，患者病史已有十八年，下肢严重变形，关节疼痛非常厉害，形体消瘦，食少，病重时连床也不能下，病例显示，抗“0”类风湿因子均为阳性，血沉直线升高。面对这种情况，如按常规治疗，肯定收效甚微，但是不按常规治疗又怎么办呢？当天夜晚，他躺在床上久久不能入眠，眼望着窗外明月，不禁思绪万千，闭上眼睛，那位被类风湿病折磨得憔悴不堪的患者那痛苦情形又浮现在眼前……

不知从什么时候起，全球领域就面临这一个难题：医学的两大组成系统发展出现了畸形，诊断技术依靠高科技取得了一系列惊人的突破，而治疗技术却长期停滞不前。难怪欧美一些医学技术比我的先进数十年的医生，在疑难病例的治疗上遇上辣手难题时，又回过头来学习我国传统的中医。而类风湿在这方面表现得尤为突出，西医目前尚无特效疗治，中医常规治疗也没有根除的疗效，而且他是发病中相当高常见病。

据不完全统计，仅我国就有风湿病患者2300万人之多，也就是说，这2300万人涉及两千三佰万户人家，至少牵动着我国9500万人的喜怒悲欢，像一块巨石压在心头。这已经成为一个严重的社会问题，因为病人到头来大多身落残疾，失去劳动能力，甚至活动能力，生活不能自理，苦不堪言。在世界医学界也是令人棘手的难题，被成为“不死的癌症”。有多少类风湿患者被折磨的痛不欲生，又有多少个家庭为求医治病而债台高筑，可谁又来把此重任担当呢？他想到这里，再也躺不住了，拉亮电灯，在书海里找寻起来，他要寻求一条治疗类风湿的捷径。

他面对自己有限的医学知识和临床阅历，也真难呀！他翻阅了所有能够找到的医学资料，从《皇帝内经》《难经》《本草经》到医圣张仲景的《伤寒杂病治》，王肯堂的《证治难经》吴谦的《医学金鉴》及现代的《基础免疫》《基因遗传》等大量医学书籍，都无不涉猎。求师访友，征集民间秘方，认真推敲对照，定出一个方案，又一个方案，写了撕了，撕了再写，为了类风湿，他熬过了多少不眠之夜，也许天上的星星在为他计算，又费了多少心神，也只有去问书上的勾勾点点。

王广波的曾外祖父，学识渊博。幼年曾熟读医书，并得到了一张相传是药王孙思邈伟唐太宗李世民医好痹症的秘方——“盖世霸王丹”。老人年愈古稀，把此方视为珍宝，见到曾外甥有志于此病的研究，在临终前将此方传给了外甥王广波。这使其成为正宗秘方“盖世霸王丹”的唯一传人。使他在类风湿病的研究方面如虎添翼。

他深知“要有所成就，得大胆创新，不能墨守陈规，师于古而不跟于古，他从“盖世霸王丹”这张满是剧毒的秘方上。得到了启迪，为了更好的掌握一些剧毒药物的用法用量，他要一一亲自尝试一下，要想有新的突破就不把秘方视为圣旨不敢动其一字，就得在药量上继续斟酌，不过，要亲口尝试超出常用量几倍；几十倍的用量，毒药性能量很危险的，一旦中毒，轻则造成身体某些功能的丧失，重则危及生命。考虑到万一会有不幸的事发生，他暗自写下这样一封信：

亲爱的爸爸妈妈：

当你们真的看到哦啊这封信时，我已经离去了。请你们切莫过度伤心，我是为自己的事业而去的。这样的死是值得的。我虽然没有成功，但足以让后人在这方面引以为戒了。古人尚懂：尽忠不能尽孝，大丈夫难以忠孝双全。就算儿子为人类尽忠了吧。只是难报二老二十多年来的养育之恩了。儿本想安安分分的过日子，等到你们老了的时候，我精心奉养二老，已尽孝道，可儿子以不安分的性格迫使我不能这样做了。我要为更多的风湿病患者着想啊！原谅儿子不孝吧！我自小患病，饱尝了疾病给人带来的痛苦，这条残躯也随我度过了二十几年的风风雨雨。这回我去了，最后请求你们把我的遗体献给中国医科大学。也许我明亮的双眼会使一名失明的同胞重新看到这个美好的世界，也许我健全的双肾会使一位与死神搏斗的患者再获新生。不要怜惜孩儿这畸形的残躯，不要把儿化为黄土，如果人生真能转世，我愿来生再做您们的儿子以报答您们的养育之恩。永别了！

不孝之儿 叩上

望着这封信，当时他不禁泪如泉涌，好像真有什么大难要降临面前。可是他再没有过多忧虑，毅然瞒着家人偷偷开始了自己的试验。

几度昏迷晕倒，几度险些命丧黄泉。苍天不负有心人，数十次试验结果证明，正是那些鲜为人用，让医生视为猛虎的剧毒中药，在加大药量后却有意想不到的通经活络的作用，可以起到平时剂量远所不及的疗效。但同时也证明有些药物在加大剂量后，会引起四肢痉挛、恶心、呕吐的症状，但不至于致死。只要按严格的炮炙方法使用便会万无一失。他把这些通过亲身体验得到的经验，大胆运用于临床。例如：半夏这味药材，他从教课书上常用量 6 克提高的 60 克。川乌，草乌从常用量 3 克提高的 30 克，细辛提高到 120 克，（稍懂医理的人都知道，细辛不过钱（3 克），这些提高量稍有不慎都会发生事故问题。可是，这并非他漫无目的的盲目蛮干。他是在自己坚实的中医理论指导下，结合现代药理研究方得到了以上经验和结果。再结合盖世霸王丹，果然得到了良好的疗效。

前面提到的那位患者，经过如上方法治疗，有了明显好转，不但疼痛减轻，腿脚关节也灵活多了，而且体重也比原来增加了许多，已能独自下地行走，并能干些力所能及的活了。

第一例成功了，第二例又痊愈了，紧接着第三、四、五……又经过他的治疗得到了恢复。他在众多病例的基础上，精心研究，博古今前贤之长，聚当代名医之精，揭中医整体观念之秘理，得以所悟，破中医旧习惯例，大胆创新，打破了习惯用量，配伍上加以改革，在秘传“盖世霸王丹”的基础上，配制成功了治疗类风湿疾病的新型特效药物：新一代“盖世霸王丹”系列药物。他的总有效率为98.98%，比原方疗效提高了 26.5%，经临床多例观察，疗效甚佳。

中共中央直属机关的一位老首长（丁光一先生），在服用了他的新一代“盖世霸王丹”后，病情得以痊愈，感慨之余，欣然提笔，赠诗一首：

顽病缠身四十秋，遍访名医皆摇头。
杏林偶遇王广波，力挽狂澜把病留。
中国医学多奥妙，阴阳五行论辩周。
余今方晓后生畏，大医精诚贯九州。

“何必词镌顽石上，路上行人口似碑。”正是盖世霸王丹功效神奇，使得王广波先生名升远扬。他以饱满的热情每天都接待处理来自海内外，四面八方的众多患者及信件。他看到自己的汗水没有白流，心中暗自高兴。但他没有过多的沉溺于这一成功的喜悦之中，他深知，这才仅仅是个开端，前面的路还很长很长。

正如他在一首自勉诗中写道：

抗风愈湿路难行，苍茫寰宇觅志同。
为究奥理寻古圣，寒夜秉烛至五更。
虎狼之毒亲口试，何惜残躯少年龄。
谬误真理一步遥，鱼跃千尺方成龙。
苦修光阴为良药，不求一朝得虚名。
丹药攻下沉疴起，暮年喜迎童颜容。
博大精深中医论，精诚石开研古宗。
毕生心血攻风湿，一颗丹心献众生。

俗话说：“有一分付出就有一分收获。”王广波先生以其顽强的毅力，不仅在事业上闯出了一条属于自己也属于大众苍生的路，而且，由于他在事业上的成就，又使他在人生道路上获得了一份纯真的爱情。

王广波事业的成功，在造福广大病患的同时，也为自己的幸福播下了种子。1996 年阳春三月，爱神丘比特的情箭以遥远的南国飞来。在素以山水甲天下的桂林城有一位名叫周乃凤的健全姑娘爱上了王广波。通过半年多的鸿雁传书，她终于冲破了社会家庭及世俗的重重阻力，毅然放弃南方大都市优越的生活环境和高薪水的舒适工作单位，只身北上来到了王广波身边，跟他建立了一个美满幸福的家庭。

岁月悠悠，往事如烟，今天的王广波利用互联网带来的方便条件，建立了相互学习的中医微信群，与广大民间中医跨越时空交流，扣问经典，遍访名师，交流心得，传播学术，与很多杏林同道成为朋友。他得到了大家的尊重，也为大家付出了很多心血。

如今，王广波先生正以崭新的姿态，雄心勃勃向类风湿研究的更高层次冲刺。让我们在这里为他真诚的祝福，祝愿被誉为“仁心妙手风湿王”的青年风湿病研究学者，正宗秘方“盖世霸王丹”的唯一传人，王广波先生声名远播，鹏程万里，造福于大众病患。

中医首治　天下无癌

2016 年 12 月 18 日，在北京中国大饭店隆重举行了“中医首治、天下无癌——第三届大中医生命之道高峰论坛。”

本次峰会由全国科技人才培养工程大中医健康产业委员会、大中医生命之道高峰论坛组委会、大中医健康产业运营组委会等单位主办，中国经济论坛杂志社、中华传统中医学会（澳门）、北京中医生态文化研究会、北京健康科学研究会、北京羲黄文化研究中心、北京龙心苑文化传播公司等单位联合主办，由北京百丈文化咨询公司、北京神通能量技术研究院联合承办。近两百位专家与企业家代表应邀出席了本次峰会。

第三届大中医生命之道高峰论坛，是继 2014 年北京雁栖湖“首届大中医生命之道高峰论坛”之后的又一次里程碑意义的会议。此次会议主题“中医首治、天下无癌”，是由已故民间中医大师潘德孚先生生前提出的著名论断，对于人们认识健康、远离疾病、学习大中医、保障大健康、成就大事业，具有深远的历史意义。

全国科技人才培养工程大中医健康产业委员会主任、全国科技人才专家联盟委员会主任、大中医健康产业运营组委会主任、执行秘书长滕震先生致欢迎辞。中国社会科学院中医药事业国情调研组副组长、中医哲学专业委员会秘书长张南先生，在开幕式上发表了重要讲话。

张南先生介绍了中医药立法的近况，以及复兴中医，传播中医理念的重要意义，他认为“中医首治”不是一个技术问题，而是非常有意义战略思想，值得深入研究，充分发挥中医作用，让人少得病，不得病，逐渐达到“天下无癌”的境界。

北京东方灵盾科技有限公司总裁刘延淮女士，在开幕式上发表了重要讲话。她介绍自己与潘德孚先生的交往过程，她认为民间中医具有很强的原创性，中医历来的根脉在民间，具有五大资源优势，走向世界，都离不开民间中医力量的发挥。

中国中医科学院中医药科技合作中心和养生保健研究中心执行主任、世界健康产业大会执行主席、大中医健康中国联盟主席、大中医生命之道高峰论坛组委会执行主任黄明达先生，发表演讲：大中医文化弘扬与大健康发展战略解读。他说 2016 年是中医药法诞生的“元年”，这一年很不平凡，国家出台了一系列的促进中医药发展的文件，中医发展纳入了国家战略，中医药的发展规划是唯一一个跨越十五年的“大的长远规划”，这预示着中医发展的历史机遇期已经到来。

《悟道张仲景》作者、中华中医药学会方药量效研究分会常委、大中医生命之道高峰论坛组委会委员徐汝奇先生，发表演讲：治未病与治已病——辩证论治的智慧。

中国中医科学院针灸研究所研究员、中国针灸学会砭石与刮痧专业委员会主任委员张维波先生，发表演讲：经络养生与“3+2”锻炼法。

中华传统中医学会（澳门）会长、河北省中医药科学院副院长、中国药文化研究会药食同源产业分会会长、大中医生命之道高峰论坛组委会委员曹东义先生，发表演讲：阴阳五行与生成之道——国人必备的中医思维。

曹东义说，阴阳五行已经纳入了国人必备的“科学素养”之中，很多人对此不能理解，这是因为长期“不知天高地厚”的时代积弊造成的。中国梦，中医的复兴梦，都离不开对中华文化的深入解读。河图洛书虽然是无字天书，但是它的思想是“生成论”的思想，天地之大德曰生，天地生成了万物，万物复杂而有序，这个“序”就是阴阳五行揭示出来的规律，龙文化、炎黄文化，都是一脉相承的“生成论”文化，是时空一体、整体生成的思想体现。西方创世纪说，是一个神创论的世界观，不能问“世界从哪里来？万物从哪里来？”只能研究万物的构成，“构成决定功能”是西方物质科学快速发展的原因，创造了丰富的物质财富，在人体认识方面具有一定的成绩，但是，人体是一个不稳定结构，并且存在着“细胞核的同质化”问题，因此，从学术原理来看，西方医学的弊端逐渐显现，局部靶点治疗的观念加重了世界的经济负担，所谓“精准治疗”，只从基因、蛋白组学说事，离开了人体的生存环境，不说天地万物、社会、精神对人体的影响，因此，是一个“既不精也不准”的说辞，按照这样的思路前行，必将进一步加重医疗灾难。回归中医思维，以阴阳五行、生成论为指导，中医生活化，生活中医化，就可以用“治未病”思想指导，做到“天下无病”。也就是说“治未病”的终极目标，是“天下无病”，就可达到“天下无癌”。

美国东方医学中心主任、世界抗衰老医学学会亚太智慧中医专业委员会副主任委员、“对称平衡监控仪”专利发明人崔志强先生，发表演讲：怎样才能使您更健康？

下午两点大会继续举行，第二场主题论坛：天下无癌——让每个人都活到天年。

中国书画院副院长、潘德孚老中医生前挚友王忠民先生，向第三届大中医生命之道高峰论坛组委会赠送书法：“中医首治，天下无癌”八个大字。

河北省中西医结合学会会长、河北省首批十二大名中医之一、全国著名脾胃病专家李佃贵先生，发表演讲：浊毒理论指导肿瘤防治。

中医泰斗吕炳奎之子、中国哲学方法与中医学研究者、经筋学说传承人吕嘉戈先生，发表演讲：对中医原创气血的认识——血到病除。

石家庄世舜中医肿瘤医院院长，全国第三批、第四批名老中医药专家学术经验传承工作指导老师张士舜先生，发表演讲：治疗癌症的认识与实践。

文化学者、中华民间中医协会常务副会长、北京中医生态文化研究会副会长、振兴中医联谊会秘书长、潘德孚老中医生前的亲密战友孙惠军先生，发表演讲：对“中医首治、天下无癌”的诠释和解读。

下午五点，大会第三场“大中医健康产业论坛”在《健康之路——高端专家访谈栏目》成功开通的锣鼓声中胜利召开。湖南鹊珍道网络科技公司董事长罗弘羽，代表企业家发布了健康项目。

我们为什么提倡大中医？因为社会病了。天气雾霾、河流污染、食品安全、交通堵塞、医疗危机、经济疲软、信用缺失、贪污腐败、道德滑坡等等症状，昭示着社会整体处于不平衡的病态之中。覆巢之下，岂有完卵？社会病了，我们每个个体无法独自健康。若要个体健康，先要社会健康。只有大中医，才能从宏观上、整体上、系统上望闻问切，辨证论治，固本培元，扶正祛邪，寻求平衡之道，探索解决方案，成就真正意义上的大健康，让人民远离疾病危害。

我们为什么提倡大中医？因为中医是关乎天道、地道、人道的大智慧。不为良相，便为良医。只有中医，才有能力承担起全民健康的历史使命。以西医为代表的世界主流医学及其医疗实践，正在日益暴露其潜在的深刻危机。一方面，西方医学理论在还原论思维引导下，发生方向性错误，离生命的整体越来越远；另一方面，西方医疗实践在资本利益的诱惑下，过度市场化、魔怪化，极大地挑战着人类的长远健康。一场世界性的医疗危机正在威胁人类，当此之机，有着数千年文明传承的中医药，被时代推上潮头。

我们为什么提倡大中医？因为现有的中医搞“小”了。近两百年来，西医伴随着坚船利炮进入中国，中医在西医的强势入侵下，逐步地失去自己的主体意识和生存空间。中医逐步沦落为西医的附庸。中医忘却了自己的标准，以西医的标准为标准。一批所谓“中医”，在西医百年洗脑下，被西化、异化、畸化、矮化、小化，偏离了上古中医的自然之道。深谙中华医道、掌握中医思维的地道中医，越来越少，几成“星星之火”。若要复兴中医，必“先立乎其大”，光复上古中医的博大胸怀！

我们为什么提倡大中医？因为中医不仅是医家的事，更是全民的事。中医应该成为百姓的必修课，每个人应该成为自己的医生。历史上，医学也不仅是中医家的一家之学，更是儒家、道家、佛家等等诸子百家关心的大学问。今天，医学除了中医、西医、民族医之外，更有思想家、科学家、生态学家、心理学家、哲学家、企业家、政治家等等有识之士从各个层面进行着有益的探索。大中医之“大”，就是要融合诸子百家的学问，从文化意义上养生、保健、治病。病由心生。欲治其病，先治其心。治心在文化。

我们为什么提倡大中医？因为大健康呼唤大中医。大健康“大”在哪里？不在产业大，而在事业大；不在硬件的发展，而在软件的发展；不在治病技术的发达，而在生命文化的繁荣。以大中医文化主导大健康产业，上医治国，中医治企治人，下医治病，治病于无形，防患于未然，打造生命健康的“软件操作系统”，最大限度地整合社会各界文化资源、健康资源、医药资源、创新资源、科技资源、产品资源……，推动个体生命健康、企业生命健康与社会生命健康的融合发展，必将成为人类健康事业发展的主旋律。

大中医的精神，就是包容的精神！有容乃大！大中医，就是要包容上医、中医、下医；包容中医、西医、民族医；包容儒医、道医、佛医；包容医家、企业家、政治家、思想家、教育家、宗教家以及社会各界有识之士，团结起来、联合起来、组织起来，为了振兴中医，为了人民健康，共同努力奋斗！

国医大师郭子光

周天寒　刘世峰　江　泳

郭子光，1932 年 12 月出生，汉族，原籍重庆市荣昌县，承袭家学，早年行医乡里，1953 年考入西南军政委员会卫生部中医进修学校专修班，结业后回乡，在当地联合诊所、城关医院行医。1956 年考入成都中医学院（现成都中医药大学），当时国家纠正了歧视、限制中医的错误，在全国开办了四所中医院校：北京、上海、广州、成都，郭子光有幸成为首届医疗专业的本科大学生。他由于有深厚的家学渊源，也有求学行医的经历，因此成绩突出，于 1960 年 4 月提前毕业，留校从事医疗、教学、科研工作。

家学有渊源 名师出高徒

郭教授出生于四川省荣昌县仁义镇郭氏中医世家。其父治安先生继承祖久轩公医术，精研内外方脉，熟读《内经》《难经》仲景之书，每起沉疴于危急之际，名噪一方。终因诊务太忙，积劳早逝，时年仅四十有二，弟子廖济安尽得其传。济安先生是郭教授的舅父，精医理，擅临床，治“暴证”尤过其师，门庭若市，又品德高尚，凡求其诊者，一视同仁，遇赤贫者则送诊施药，称得上是一位医者仁心的典范，方圆百里，有口皆碑。郭教授在孩提时代，以及入学攻读之余，两位“安先生”皆教以诵读祖传之《伤寒歌括》《温病百言》《药性六字经》以及陈修园《医学三字经》等书，耳濡目染，心灵中已树立矢志岐黄之愿。

济安先生为报郭教授父亲治安先生授业之恩，精心培育其甥，坚信基深建高墙、临证知真谛的治学之道，嘱其先去上私塾攻读《论语》《中庸》《诗经》等 1 年余，以提高对古籍的阅读能力，然后才教以《内》《难》仲景及后世诸家医学之理。同时，紧密结合临证所见的典型病例，引经据典地讲解其理法方药的要点，对疑难病例则指明其疑难之处，再遇同类病例则要弟子先辨证开方，指出其是与不是，说明为什么。如此“手把手”地教习，为郭教授未来的医学成就奠定了较为坚实的中医临床基础，亦养成其数十年从医生涯中一贯重实践、讲疗效的风格。

郭教授天资聪颖，颇有悟性，侍诊二年有余，对济安先生的许多独到见解与经验继承无遗。如其用大剂柴胡白虎汤治疗外感高热证，认为多系三阳合病，重在少阳明，也有寒温合邪所致者，当寒温并治，柴胡白虎与银翘大板合用；用半夏泻心汤加味治吐泻证，认为吐泻多寒热夹杂；用大剂生脉散加茵陈治夏日暴厥虚脱脉微之证，认为此类证候在蜀地多夹湿郁，加茵陈通利更利于气机升降和大气回转；用养阴清肺汤加味和自配吹口丹治愈很多流行一时的白喉病，指出白喉本质为阴虚，切忌辛温发散，若误用之则生变证。如此等等，他承袭而沿用至今。常得济安先生“郭氏医术后继有人”之赞。

济安先生儒学功底深厚，医技精湛，医德高尚。郭教授说：我的老师（即舅父）喜欢对我们谈一些专业外的故事。我从小喜欢文学，对名言警句特别敏感，往往听一次或一遍就能记下。老师的对联写得很好，他讽刺旧社会的官员做生日敛财的腐败：“大老爷做生，银也要钱也要，不分南北；小百姓该死，麦未熟稻未熟，送啥东西。”（注：银，色白，谐音“北”，钱即当时的钞票是蓝色的，谐音“南”）。老师诊余之外也谈古典趣闻，以加深对我们品德的教训。例如，他说过去有个医生好读书不求甚解，看到书上说，对某病“麻黄不可轻用”，于是他就重用，用大剂量麻黄引起大汗亡阳亡阴之变，差点儿要命，他把不要轻易使用理解成了量词了。

诸如此类，蕴含为人为医之道的故事，郭教授都熟记于心。济安老师精习内外方脉，以擅治暴急病证而闻名，郭教授学医侍诊至今有几件医事印象深刻。

郭教授回忆说：有一年白喉流行，大都是儿童，排队应诊，老师叫我用他指导配制的吹口丹加麝香，他看一个，我用喷雾器(铜制的)装上吹口丹直接喷洒咽部假膜上，一日二次，同时服用老师开的养阴清肺汤加减，疗效很好，大都两三日假膜迅速脱落，内服药也就二三剂痊愈，未闻有病死者。老师说此病的本质是阴虚热毒，若误用辛温发散则会导致变证坏证了，应当牢记。当时，西医治疗此病是用“白喉血清”，价格昂贵而稀少，且乡下根本还没有西医，中医当时解决了大问题。

每年暑热炎天，四乡农民赶场常有中暑“发痧”者，表现头昏头痛，或心慌欲倒，或腹痛腹泻等，来找老师治疗，经老师诊察，如认为属实证，就命我实施“放痧”（委中穴刺血）治疗（老师先教会的）。“放痧”后休息一会儿，病人通常不药而愈，说声谢谢便离去了。“放痧”治疗是不收费的。有年夏天，我也突然“发痧”了，腹中绞痛，腹痛即欲大便，一小时跑几次厕所，老师立即给我委中穴刺血“放痧”，神奇得很，腹痛腹泻立即缓解，不药而愈。现在想来，当时委中刺血并没有消毒，可没有一例出现感染症状者。我想，这是否与当时环境中细菌的密度不大，毒力不强有关。

有一年，一位远道而来住在旅馆里的病人，发热月余，烦躁谵语，不识人，时而循衣摸床，大便近二十日不解。请老师诊治，老师察脉弦滑，苔黄干带黑，说：“没关系，《伤寒论》有云：‘伤寒若吐若下后，不解，不大便五六日，上至十余日，日晡所发潮热，不恶寒，独语如见鬼状……脉弦者生，涩者死’”。于是开大承气汤原方急下之，病人家属就在旅馆里急煎与服，约一时许泻下粪便甚多，当日下午热退身凉，安然入睡。次日复诊，病人神清乏力，脉细弱，苔黄干，老师书竹叶石膏汤加味，嘱其回家调养而愈。老师所背条文见于《伤寒论》阳明病篇，真是方证相对，药到病除。

郭教授说：“通过这些案例，使我深感中医药学博大精深，治疗方法丰富多采，老师学识广博，功底深厚，经验丰富，令人敬佩！所有这些都使我深深爱上了中医这个行当。”

教学促进科研 理论指导临床

郭教授留校之后，所讲授的中医课程很多，有内科学、伤寒论、中医各家学说、养生康复等，1987年晋升为教授。他在临床上，擅长内科疾病诊治，尤其注重研究外感疾病、心脑血管和血液疾病、肾脏疾病以及癌症的中医诊治。到2009年12月，在国内外发表医学论文130余篇，主编或编著出版医学专著13种，参与编写的著作20余部。提出“病理反应层次”学说解释伤寒六经方证，被认为是伤寒新说；还提出创立“六经辨证论治新体系”作为发展伤寒学说的远景目标。在全国率先开拓中医康复学科领域，提出创立“现代中医康复学”的框架构想。提出“三因鼎立”学说，被认为是对中医病因发病学的完美概括。

在临床上，郭教授发挥“肝主疏泄”学说，指导治疗血液病；以“脏为阴，腑为阳”学说，统领泌尿系结石病的治疗；用“攻邪已病”学说，驾驭癌症治疗；用“气虚血瘀”学说，辨治冠心病心绞痛、心律失常和扩心病心衰等；以“久病入络”学说，指引治疗多种神经痛、顿挫喘咳和多种慢性病并发症，提出“入络”的具体临证指标；用“寒温合法”辨治外感热病；纠正“肾无实证”之说，发挥“肺主治节，通调水道”之理，从“肺肾虚损”论治慢性肾炎、慢性肾衰等多种肾病；指出把肾等同命门，肾阳等同命门之火的片面性，提出“命门火衰”的四项具体临证指标，辨治多种内分泌功能慢性减退性疾病等等，都是注重理论研究，把中医固有的理法方药，在临床上发挥出具有现实启示价值的建树。

郭教授十分关注中医发展战略研究，早在上世纪六十年代就提示中医存在“无证可辨”等学术危机问题。指出中医现代化，即中医学固有的特色与优势的创新与发展是历史的必然，必定以中医临床医学的现代化为先导，以“病证结合”诊疗的不断完善来实现，达到克服学术危机，适应现代社会和临床需要，提高临床疗效和疗效的确定性，重建全新的中医学术体系的目的。总结出“病证结合”诊疗的四种形式和临证必须遵循的八个治疗步骤供临床应用。

郭教授为促进中医现代化趋势的正确发展，他作为第一主编，约请中日韩各科临床专家近百名，共同编著《现代中医治疗学》的鸿篇巨著，为建立“病证结合”诊疗新体系做出了比较成功的探索，荣获1997年度部省级科技进步二等奖。

郭教授曾多次应日本、韩国医界邀请东渡讲学交流，获得好评，建立了友谊。为提醒同仁“科学无国界，能容乃大”，于是主编《日本汉方医学精华》，成为1949年以来系统介绍日本汉方医学特点与经验的唯一专著，日本汉医泰斗矢数道明发表专文高度评价此书。为促进中医学术国际化发展，带过数以百计的日本、韩国、美国、德国、法国、英国、新加坡、马来西亚、比利时、澳大利亚等国的研修生、留学生、进修生临床实习，主持和参加了多次国际传统医学交流会，深感中医学前景远大，又面临严峻挑战。

郭教授曾任四川省中医学会常务理事，仲景学术研究会主任委员，四川省中医现代化研究会副会长，四川省康复医学研究会副会长，四川省海外联谊会养生文化研究会主任委员，中华中医药会仲景分会顾问，1992年被国务院表彰为做出突出贡献而享受“政府特殊津贴”专家，四川省政府首批确定的学术技术带头人，全国老中医药专家学术经验继承和指导老师。“郭子光学术思想及临证经验研究”课题，被纳入国家“十五”科技攻关计划加以研究。2008年荣获四川省康复医学会颁发“学科发展杰出贡献奖”。2009年荣获中华中医药学会“终身成就奖”，被聘为中华中医药学会终身理事，被国家人力资源和社会保障部、卫生部、国家中医药管理局联合组织评选为我国首届国医大师。

中医根基厚　辉煌数千年

郭教授认为：中医学的发生发展，在古代是很宽松的自由自在的、没有任何限制的空间中（秦始皇“焚书坑儒”也不烧医书。早在《内经》时代，就与“神仙”“巫术”彻底决裂），沿着自身基于“天人合一”的整体观念思维模式，历经几千年未曾中断的大量的渐进性科学积累起来的，已形成了独特的生理病理、防病治病的理法方药的完整的自然科学知识体系。其中蕴含的一些科学理念，如整体观念、辨证论治体现的个体化诊疗思维和“治未病”的医学模式等，都是现代西方医学的前沿理念。郭教授指出，近年来西方医学越来越多的研究结果，客观上证明了中医叙述的藏象功能的存在，可这是中医在两千多年前的发现，所有这些都证明了早在80年代初，著名科学家钱学森的论断：“21世纪医学的方向是中医”。

郭教授说，我相信社会的发展是多元的，科学文化的发展也是多元的。“人体健康、疾病”是一个万古恒新的问题。中医学作为一个有数千年科学积累体系，蕴含深厚，发展潜力巨大，在以自主创新能力为焦点的新一轮全球竞争中，中医学不仅可提供广阔的自主创新空间，而且作为中华民族文化科学的载体走向全世界（已经走向了160多个国家），对提高我国文化科学的软实力也必将作出贡献。

郭教授认为，中医西医治病各有优势。他说：在我行医过程中，也有的病例，西医认为“不治”“活不过 3 个月”，而中医治疗一年多病人健在的；西医认为非手术不可，中医保守治疗治好了的；西医认为不能怀孕，中医治疗怀孕生子了的。诸如这类，举不胜举，表明人类对自身和疾病的认识还远远不够，话有时不要说得太绝对。

中医不只是治慢性病，对急性病一样有效。他说：1965 年在四川省什邡县开门办学，当地发生流行性乙型脑炎，一天傍晚突然送来了 3 个“乙脑”患儿，入住我们驻点的城关医院病房，其中 1 例七岁患儿体温 41℃，昏迷不醒，抽风不止，其父母是当地头面人物，不断埋怨当地某医院转送不及时，延误了两天时间，使病情加重了，意思是若出了问题要找某医院讨说法云云。这对我们压力也大。我诊察之后，诊断为：温邪外感，热盛夹痰动风，逆传心包。处方：安宫牛黄丸 5 粒，每 2 小时用鲜竹沥水（我们指导家属取新鲜竹沥水的方法，很快取来一大杯）冲服半粒，另用麝香 1 克，每次用 0.1 克，混入其中，鼻饲进药。热退后改为 1 日 2 次，每次半粒。

通过关系，患儿家属迅速找到了作为贮备之用的安宫牛黄丸，但确实找不到麝香。正在焦困之时，随我们下乡开门办学的一位来自少数民族地区的学员说他包里有真品的麝香，愿意捐献 1 克出来，以观察中医对这种急性高热病究竟疗效如何。药找齐了，从晚 8 点开始服药，10 点又服了 1 次，体温开始下降。我和我们带队的书记一直守在病室观察，到快 12 点时体温降到 38.5℃，抽搐停止，但仍昏迷，嘱 12 点再服 1 次药后，隔日就按常规 1 日 3 次服药了。这时我们才松了一口气，回宿舍休息了。次日下午患儿苏醒，多汗、乏力，可进食了。于是再加汤药调治，一周后患儿没有任何后遗症痊愈出院。出院后隔日，患儿打着红领巾，由其父母领着送来一面大大的锦旗致谢，感谢伟大的祖国医学救治了他，使他毫无后遗症康复痊愈。这是纯中医药治好的重型乙脑案例。

中医养生 独具匠心

郭教授说，中国传统文化的特色辐射到古代各门学科领域，而对养生学的影响最深。“养生”一词，常见于秦汉之前的著作，《吕氏春秋》说：“知生也者，不以害生，养生之谓也。”这一思想历代传承，形成了一门以形神精气为基本理论的独立学科。养生学涉及古代预防、保健、心理、行为、伦理、社会医学等多学科领域，始终贯穿着古代的哲学原则与方法论，实际上是一个古代多学科群的综合。

中国传统文化以儒道二家为主线，在养生学上他们所支持的多维观察与整体观念是一致的。寿夭的原因，不是仅仅存在于生理的机体之内，更重要的因素是在精神活动之中，所以强调精神生活的优化与物质生活的超越，追求道德“至善”的理想境界，以保持人体内在的和谐、人与自然的和谐、人与社会的和谐，达到尽终天年的目的。

郭教授认为：引起寿夭的原因有先天因素和后天因素，而先天因素是有“定分”的。优越的先天条件如在后天数十年漫长生活中不注重保养，也难免早衰和夭亡。相反，先天禀赋条件虽差，只要后天善于保养，依然可以乐享高寿、尽终天年。由此可见，长寿问题实际上就是后天如何保养的问题。中医的保养，也即养生，不仅仅是以医学的方式来干预的，主要是通过生活方式合理化达到养生目的。其内容很多，包括饮食、起居、工作、劳逸、寒温、嗜好、思想、行为等，合理则寿，不合理则夭，但是这些影响因素，都是通过对精气神形的损益而起作用的。

郭教授强调养生贵在养神，养神以修德为先。这是中国养生学最具特色之点。孔子《中庸》云：“大德必得其寿”，故“仁者寿”。《素问·上古天真论》说“淳德全道”就可以“益其寿命而强者也”。可见养生当从修德入手。养生养德无二术，故历代养生家都遵循“正思虑以养神”的准则。修德是一个永恒命题，实际也是儒道二家“安身立命”的学问。

郭教授一生都在实践着他的四句养生名言：

有追求，才有活力；有宽恕，才有平静；

有爱心，才有成全；有恒心，才有成果。

郭教授说，每天早上如果天气好，6 点多我就出门锻炼，从住家走到公园（往返就是 6 千多步），在公园里再走走，散散步，做做八段锦、太极拳。如果天气不好，我就在家来回走动，在阳台上做操，都要动一动。

散步就是散心，练形也能养神。

夫妻关系和谐也是健康长寿重要因素。郭教授深爱他的妻子，他说："我要感谢妻子对我的支持，如果说我现在能算得上有点成就，是与她的鼎力相助紧密相连的。"

郭教授的妻子冯显逊教授，1966 年毕业于成都中医学院医学系，是 6 年制的本科，毕业后她到学校附属医院中医妇科工作，逐渐成为妇科知名专家。她出身书香门第，文静秀雅、善良和蔼，勤奋严谨，淡名利，乐文史，勤于医技钻研。为人治病，认真负责，一丝不苟，深受病家爱赞。临证之余，他们夫妻常讨论当日所遇疑难病情，或收集、整理相关学术资料，孳孳不息，未曾稍怠。可以说，几十年来，郭教授夫妻相亲相爱，共同进步。在这样温馨、和谐的家庭里，充满着人生的美好和浓厚的学术气氛，他才能在事业上潜心钻研。

细心捡起杏林飘零的落叶

刘世峰

重庆市荣昌县赖溪河畔万灵古镇老街生化堂，具有丰厚文化底蕴，寓意深，名气大。2009 年，新《玉观音》剧组选择的拍摄场地"生化堂"本是明代宫廷御医后代开办，其先辈曾在北京创办"祁义堂"药铺，在移民填四川时来到路孔镇（即今之万灵镇）。当时正在坐诊的周定夺医师知道了剧组的来由后，大力支持，这令导演特感激；周老先生也为自己的药铺能在电视剧中出现倍感自豪 。

周定夺先生是四川省荣昌县赖溪河畔万灵镇老街生化堂的坐堂老中医，行医乡里 40 余年。

周老先生自幼家贫，小学毕业后辍学劳动养家。与中医结缘是因为他的外公读过医书，家里有一些线装古本医籍，虽然看不懂，但是也了解了一些方剂药物功效，20 世纪 60 年代，周先生的母亲叫他到城里跟他表叔学中医，由于家贫生活困难，不能脱离劳动去学，只能偶尔挑菜进城卖，听他表叔讲一些医学知识。

其后周先生先师从于卢铸之弟子荣昌知名老中医石定国和大足县龙盘山王氏草药世家。20 世纪 70 年代初成为赤脚医生（乡村医生），80 年代中期通过四川省中医自学考试毕业于成都中医药大学，获得中医大专文凭及后来的执业医师资格。

周老先生是清代名医郑钦安高徒卢铸之的再传弟子，在学术上遵从扶阳理论，重视人身阳气，认为阳气是人生命之本，宜时时养护之。如他治代廷兴重症胃反案，病人经二家医院诊治，病情不减，来时已经骨瘦如柴，呕吐不止，呕吐物为早上所食稀粥水液。以仲景大半夏汤加附子、干姜，3 剂而愈。又如治李宗国，女，82 岁，足冷过膝，皮干著骨。以补气血，益精髓，温养阳气之法治之，共服中药 11 剂而愈。

周先生虽然推崇郑钦安阳气扶阳理论，重视温热药物运用，但是他认为中医治病应该以辨证论治为前提，以解除疾病为目的。如周先生治疗唐文惠嗜睡多汗症，察色按脉，认为患者嗜睡乃邪火所扰，阳极似阴。用交泰丸合柏子养心汤加减治疗而愈。治张真平口腔溃疡案，以泻黄散合封髓丹加味治疗而愈，其中石膏用至 60 克。体现了他辨证论治与用药的思想。

周老先生生前留有遗稿《医案医话选编》一部，获得这本书也是一个偶然。笔者在安富镇中学的一个病人龚老师，偶尔在荣昌一家中药店看到这本书（印刷品）就把他借来推荐给我看。这是一本周老先生行医40余年临床经验的结晶。周先生60多岁后常常想写点什么有参考价值之病案，供后学参考，遂把自己从医临床的得失感悟，点滴体会写出来，希望传承下去。60余岁正是中医收获的季节，医学知识的积累，人生阅历，临床经验都达到了鼎盛阶段。我翻阅此书后就意识到这是一本很有价值的书，让其埋没了实在可惜，宜刊行于世，留予后人。

全书由论述、医话、医案三部分组成。其中论述19篇，医话24篇，医案256例（增补33例）。所录皆随记随录，所以没有分年代顺序，只注明发生时间。医案涉及临床各科，都是些大病重症，疑难杂病。书中所记录病案大多发生在20世纪80年代初期，90年代前期及最近两年。病案大多冠以治验，治疗经过字样。当然治愈的是主要的，也有少数病例由于种种原因失治或治疗之初有一定效果，最终因病情严重，不治身亡。总之不管治愈与不愈，都是临床实践的真实记录，原汁原味，使后学能从中获得正反两方面经验，有利于中医临床水平的提高。这也许正是作者真实展现所治病案经过，不护短之初衷也。

读罢周定夺老先生《医案医话选编》书稿，掩卷遐思，感概良多。周老先生不仅精通中医内妇外儿诸科，而且熟悉针灸，在临床上常常能够针药并施，疗效显著提高。而我包括很大一部分中医人士，在临床上都只会看病开处方，诊疗手段单一，属“单打独斗”。更为可贵的是，周老先生为我们留下了40余年行医生涯中的200多例临床各科危重病症、疑难杂症治疗经验的真实记录。扪心自问，余从医30多年，现在每月诊病人次在1000例以上，真正能够记录下来供交流的典型病例，疑难杂症数量确实有限。使我真正认识到为什么自古以来有很多名老中医，身前名噪一方，死后却未能留下行医经验的只言片语。结论是忙于诊务，无暇著述。盖棺定论，理由虽然堂而皇之，却是后代医家人一大憾事。从另一角度也充分说明了中医临床经验总结，著书立说之不易！

当然，书稿也并非没有瑕疵。诚如作者在自叙中说：“涉及传染病方面较少。其中亦有少数中西医结合治疗病例。”我想，中西医结合治疗病例可能是大多数学习中医者所不乐意看到的吧。但我觉得，近百年前的中医大家就已尝试，只要能治好病何乐而不为呢！遂为之整理付梓，定名为《周定夺医案医话选编》，以实现周老生前之夙愿。

万灵古镇老街生化堂中医医馆，风格独特，古色古香，常常引来无数游客驻足观望。周定夺老先生在此坐诊多年，以其精湛的医术为当地以及周边无数病人群众，危重病人，解除了疾苦，挽回了生命，深受病人群众赞誉，成为了宣传中医的桥头堡。

周定夺生于1942年，卒于2012年。据腾讯大渝网2011年7月报道，“荣昌：达人上阵秀‘美’荣昌街道好‘火’”—— 路孔古镇小巷：“如今这条街上，还开着一家如同古装剧中的老医馆，一排排药厨中，有200～300种中药材，68岁的老中医周定夺在此已经居住了数十年，每天当他熬中药时，整条小巷都会弥漫一股淡淡的药香味。”

笔者从事中医临床工作近40年，当得到这部书稿时即知道这部遗稿的分量，于是进行整理，并推荐给学苑出版社副社长陈辉先生。经出版社编辑审评，认为有较高学术价值，符合出版条件，同意出版发行。完成了周定夺先生遗愿，周老先生在天有灵应该感到无比欣慰。后联系到周定夺之女，又补入医案30余则。国医大师郭子光教授闻讯，欣然命笔，挥毫泼墨提写“济世活人”四个苍劲有力的大字，为该书增色不少，使《生化汤遗稿》从此在医界传播，惠及百姓，杏林流芳。

厚德载物　上善若水

——记爱国精英代表万华行苏若洵先生

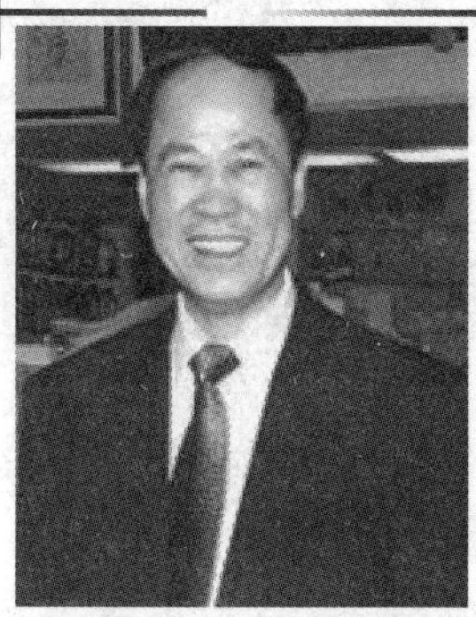

20世纪60年代发生在中国大地上的那一场动荡，在人们内心留下了深刻的印痕。如果说幸运总是伴随着不幸而产生的话，那么苏若洵算是少数能在那场不幸中邂逅幸运的人。当很多人被时代或者说历史的车轮碾碎梦想的时候，他的梦想却才刚刚开始。循着主人公的讲述，我们依稀看到一个懵懂少年被时代被命运推着，经过时间的锤炼已是今天这位善良、敦厚、德高望重的资深中医师。

苏若洵的父亲曾在广州一家西药行工作，这对他走上医学之路或多或少有一定的影响，但真正影响苏若洵的，是他文化大革命时期的经历。新中国刚建立起的十多年里，很多领域方兴未艾，亟待建设，这鼓舞着年轻的“苏若洵们”。然而大学刚毕业，那场浩劫突然而至，很多书籍被禁，留下大量“红宝书”。这对正处于求知阶段的苏若洵来说，无疑是一种遗憾甚至说是一种不幸。所幸的是，一个在广州中医学院求学的朋友，主动将自己医学方面的书籍全部拿来与苏若洵分享。就这样，在那个书籍几乎是奢侈品的年代，苏若洵求知若渴的岁月里，这些医学书籍伴随他度过了那段或安静或躁动的青春时光。

随着知识的积累，原本学工科的苏若洵在阅读医学书籍的过程中，竟然“误入”其中，并越钻越深。在那位中医学院朋友的引荐下，苏若洵还成为了中医学院课堂外的“弟子”，此时的苏若洵已经开始打算将此作为自己的终生理想了。

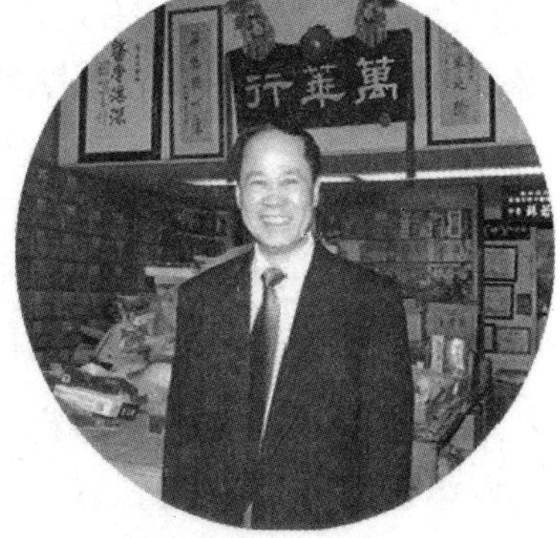

自学几年之后，文革并没有结束，苏若洵少年时代要“建设社会主义”的志向也迟迟没能实现，于是他辗转到了香港开始找工作。到香港不到一个星期，他便被一家药行聘用，而这间药行的负责人正是当时菁华中医学院的院长。苏若洵自学的经历让院长深为感叹，在药行工作时的负责和严谨更是让院长倍觉珍贵，因此便征询苏若洵是否愿意进入中医学院继续深造，接受系统的医学教育并帮忙管理中医学院。这当然是个来之不易的机会，但是药行的工作也是不能耽误的。于是，接下来四年时间，苏若洵便在药行和中医学院之间来回穿梭，半工半读完成了中医学院课程。

当时苏若洵的家人其实都已经移民国外了，只有他还对当年的志向有些念念不忘不舍离开。出于多方面考虑，他在完成医学院时最终还是决定“西出国门”。

到达美国之后，中医的教育背景给了苏若洵很大的帮助，几乎顺理成章地，他进入当地一家有名的药行工作。在这家药行工作的时间里，他积累了丰富的诊治和配药经验，这为后来自己开设药行打下了坚实的基础。

工作了三年之后，苏若洵开设了自己的中药行，看病和配药皆自己身体力行。不久后，一个偶然的机会，他结识了何仲贤中医师——一个德高望重且医术高明后被苏若洵尊为老师的人。而这次相识，也是苏若洵人生的一个转折点。

说起这次相识，还有一段插曲。何仲贤医师退休前曾是中国广州一家医院的着名医师，到美国后继续关注着中医行业，经常会走访一些中药行。有一天，他再次走访苏若洵的药行时，正好碰到一个三岁的孩子被父母领着来看病。这个孩子已经咳嗽几个月了，看过多个医生都没有好转，经人介绍，他们来到了苏若洵的药行。正巧何医师也在，所以苏若洵就请教这位刚结识的“老师”，请他为这个孩子看诊，并开了药方，然后自己去配了药给那孩子父母。令人惊讶的是，孩子父母第二天就再来药行道谢了，因为当天孩子服完药之后，晚上就能安然入睡了。几服药之后，孩子的咳嗽已经好了。

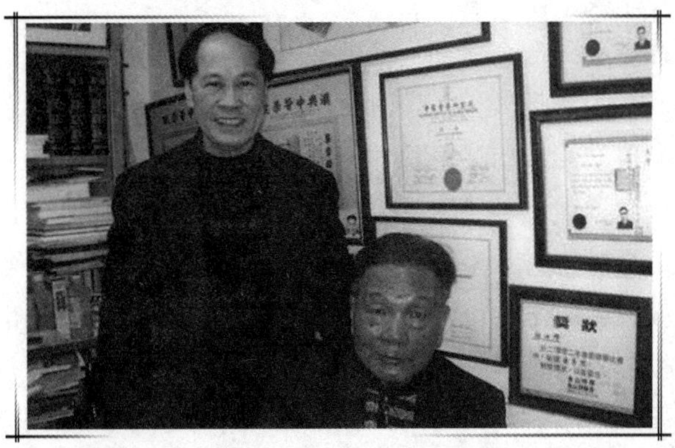

何医师精湛的医术、渊博的学识，对苏若洵触动很大，他深感遇到何医师这样的良师是自己的幸运。于他当下就真诚地邀请何医师到自己的药行应诊，自己甘愿退到药柜后面做好配药的工作。而何医师与他则开始了他们三十年亦师亦友的丰富人生。

何医师担当重任之后，被越来越多的人所称道，甚至还得到了西医们的推崇。曾有一个不孕症的患者，她的私人西医曾判定她不能生育，患者在失望之余经朋友介绍来到苏医师的诊所。经过何医师几个月诊治，她成功怀上了孩子。患者的私人西医知道后颇为惊奇，后来但凡遇到比较棘手的病症，他都会推荐何医师给他们，即使素未谋面，但对何医师以及中医却是如此推崇和尊敬。

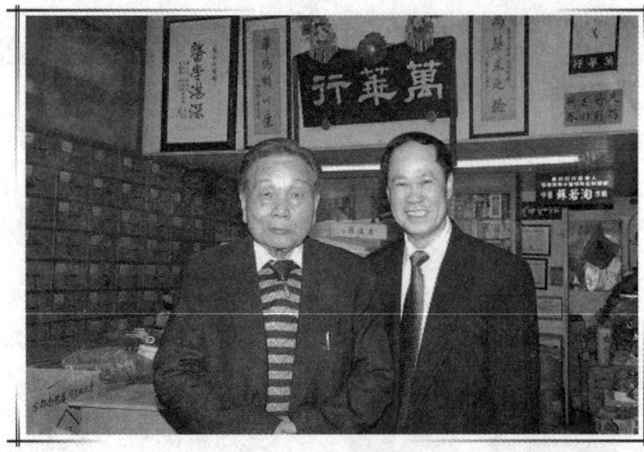

多年后想起，苏若洵都还为自己当初的决定感到欣慰，那次“禅让”成就了何医师，但对于一个医者来说，没有什么比治好患者的病更重要。因此一直以来他都真诚地与何医师分享这些喜悦，而何医师则成为了他的知己甚至老师。随着年岁增高，何医师不得不退休告别了诊所，而苏若洵在配药之外再一次担起了诊所的看病工作。

苏若洵初开药行的时候，区内的药行不过 5 家，而如今却不低于 50 家。面对激烈的竞争，苏若洵却一直坚持着这个行业里最基本的守则。在很多中医行，几乎有个不成文的“规则”，那便是不把药方给患者，以免从今以后患者根据药方自治而不再需要医生诊治。对于这一点，苏若洵有着自己的见解：“将药方给患者表面会导致患者自治，但配药还是需要药行，将药方交给患者，不仅有利于患者对自己病症更加了解，更能让医师赢得患者的尊重。”所以，自药行开办以来，苏若洵一直坚持着这一行为准则。苏先生的人生观就是“积极向上”，正如他对女儿所说“一个工作你开心要做，不开心也要做，那为什么不开开心心地去做呢？”多年来，苏先生用自己的身体力行给女儿做着最好的榜样，他也因此觉得自己活得特别充实。

中药行之间还有一个竞争在于药材，因为药材多来源中国国内，而不同产地的药材，药效也会不一样；再加上药材进出口本身就是个敏感问题，因此涉及到成本，有些药店并不能齐备药材。而这些对于苏若洵来说，几乎是无关紧要的问题，在他看来，如果能保证药材的完备和品质，真正能对患者的病症起到作用，一切都是值得的。这样也容易与患者之间建立良性的诊治关系，真正地靠患者的口碑建立自己的声誉。面对中医的发展，苏先生衷心地希望有更多的有志之士加入中医，使得中医源远流长，真正发扬光大，这也是他一生的志愿。

诚实、守誉是苏若洵作为一个医者对自己的承诺，更是他多年以来所反映出的一种本色。医生角色之外的他却又是一个十分谦和而真诚的人，轻言慢语，平易近人，乐观和豁达在不经意间流露出来，感染着他身边的每一个人。

为医者，他是厚德的；为人者，他是上善的。无论世事如何变换，这些古老的真理总是不会更换的，他们都应是人心最深处的公德和道义！

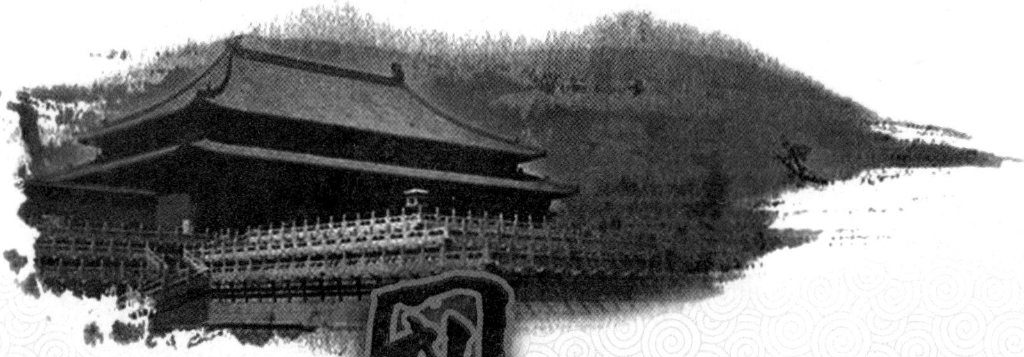

國醫年鉴

海外中医药

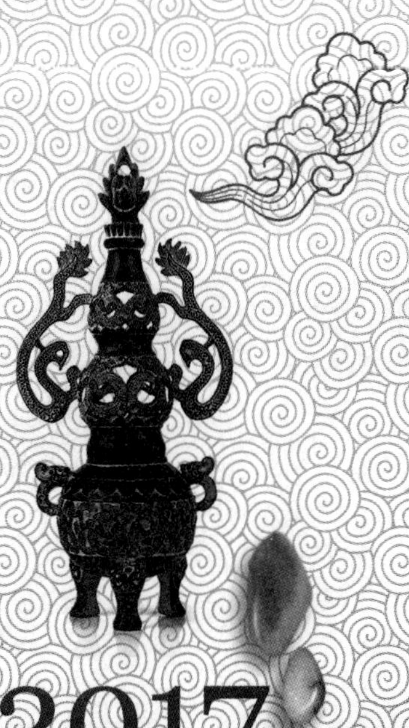

2017

GUOYI NIANJIAN

甘肃省将在白俄罗斯建中医中心

当地时间2016年7月1月上午，甘肃省与白俄罗斯合作项目签约仪式在白俄罗斯首都明斯克举行，在甘肃省省委书记王三运、白俄罗斯总理加里宁、中国驻白俄大使崔启明的见证下，甘肃省中医院院长李盛华与白俄罗斯格罗德诺州国立医科大学校长聂瑞茨凯伊·V·A签署了两国院校之间合作框架协议。

根据甘肃省卫生计生委和格罗德诺州卫生厅合作协议，甘肃中医中心（白俄罗斯）由甘肃省中医院承建。医院已先期派出2名工作人员驻白俄格罗德诺州进行甘肃中医中心机构、人员的注册，租用场地的装修设计等具体事项的衔接工作。预计甘肃中医中心年内即可开业运行。届时，该中心将成为中国首家在白俄罗斯独立法人注册、由省级三甲中医院开展的中医中心，必将为推动中医药文化交流发挥重要作用。

2016年6月29～7月1日，甘肃省中医院院长李盛华一行4人前往白俄罗斯，就中白双方拟在中医药领域开展中医适宜技术培训、中医药学术讲座、科研成果研发，专家交流互访等方面的合作进行洽谈访问。访问期间，李盛华一行还赴格罗德诺州，先后拜会了格罗德诺市执行委员会主席及相关部门负责人，就该院在格州建立甘肃中医中心机构注册、医疗业务审批、人员注册、中药材准入等政策制度方面的问题进行座谈交流。

北京中医药大学圣彼得堡中医中心揭牌成为俄首所法律认可的中医院

2016年7月3日，国务院副总理刘延东在俄罗斯圣彼得堡出席并见证“北京中医药大学圣彼得堡中医中心”揭牌仪式，北京中医药大学校长徐安龙和俄罗斯圣彼得堡水务集团董事长菲利克斯为中心揭牌，标志俄罗斯第一所获得俄法律认可的中医院建立。

北京中医药大学圣彼得堡中医中心是由北京中医药大学与俄罗斯水务集团、巴甫洛夫第一医科大学、俄联邦西北医科大学、圣彼得堡大学、俄罗斯国家彼得罗夫肿瘤科学院合作的中医药走进俄罗斯的重点项目，得到中俄两国政府、教育、医疗、科研、文化机构和企业大力支持。项目旨在搭建中医药在俄医教研合作平台，发挥中医药独特的诊疗优势，惠及俄罗斯人民健康，增进两国间友好交流，实现“中医走出去”战略在“一带一路”沿线国家俄罗斯的突破。

匈牙利岐黄中医药中心成立

当地时间2016年7月3日，甘肃省委书记、省人大常委会主任王三运率甘肃省代表团在布达佩斯出席匈牙利岐黄中医药中心揭牌仪式。该中心由甘肃省卫生计生委和匈牙利东方国药集团联合组建，是甘肃省在海外成立的第四所中医药中心，主要从事中医药临床医疗以及中药产品和器械在国外的推广销售工作。

王三运介绍，匈牙利岐黄中医药中心将围绕技术开发，在医学、药学、管理等方面不断创新，努力提升国际影响力；围绕人才开发、基地开发，与匈牙利共同开发利用好中医药资源；加大宣传推介力度，让更多的人认识中医药、接受中医药。同时，双方建立经常交流机制，开展立体式、多元性、全方位的合作。

近年来，甘肃与匈牙利在中医药领域合作日益深入，不仅签署了合作意向书，还向匈牙利东方国药集团出口首批中医产品。

澳大利亚中医药学会成立

2016 年 7 月 14 日，澳大利亚中医学会和澳洲全国中医药协会在悉尼合并为澳大利亚中医药学会（CMASA)。目前，该学会是澳大利亚华人团体中最大的中医药学会，会员超过 1600 人。

会长郑建华表示，该学会将继续本着将澳大利亚中医药行业进一步专业化、规范化的主旨，发扬务实求真精神，为澳华人社区谋取更大的福祉。

学会行政总裁韦国庆表示，2016 年起学会与广州中医药大学共同组建“中澳中医传承与推广中心”，进一步提高双方的教育、临床和学术研究水准，推动中医药走向世界。

第十三届世界中医药大会召开促进中医药进入各国立法体系

2016 年 11 月 12 日，由世界中医药学会联合会主办、新西兰中医学院承办的第十三届世界中医药大会暨“一带一路”中医药文化周在新西兰奥克兰开幕。参会代表围绕中医基础理论与临床研究新进展，中医药立法、教育、医疗、科研发展态势及前景等进行研讨。

大会选举国家中医药管理局政策法规与监督司原司长桑滨生为世界中联秘书长。桑滨生表示，世界中联将不断探索建立适应世界中医药发展的组织形式，积极引领中医药学术发展与进步，吸纳各领域人才，促进多学科交叉融合，促进中医药进入各国立法体系。

新西兰奥克兰市长菲尔·戈夫介绍，新西兰已与中国签署自贸区协议，允许每年有 200 名中医师前往新西兰执业。

世界中联主席佘靖，世界中联创会副主席兼秘书长李振吉，中国驻奥克兰总领事许尔文，中国工程院院士刘昌孝出席开幕式。

首届欧洲经方中医大会在德国举行

2016 年 10 月 1 日，由欧洲经方中医学会主办、海外华人中医论坛协办的第一届欧洲经方中医大会在德国纽伦堡举行。世界中联副主席、海外华人中医论坛主席董志林在开幕式上介绍了中医在欧洲和全球发展的现状，希望世界各国中医学会间加强学术与临床的交流、沟通与合作。

这是欧洲首次以中医经方为主题的学术大会。大会特邀欧洲经方中医学会名誉会长、南京中医药大学教授黄煌作桂枝类方、柴胡类方、半夏类方临床应用的专题讲座；著名医学史专家、英国中医师学会会长马伯英作《经方的名实及今人之方向》演讲；匈牙利中医学会会长于福年作《关于经方临床用药剂量的探讨——呼吁建立经方药量的国际标准》的演讲；法国针灸专家王永洲教授作《针灸得气的层次和验证示范》的讲座。大会还对经方治疗抑郁症、急症、便秘等多科常见病症的经验进行交流。

美国纽约州立法针灸师可用中药

据美国纽约州参议院官网消息，2016 年，纽约州已通过将中药等自然产品列入执照针灸师行医范畴的法律。该法律规定将纽约州针灸师的职业范围，从仅包括可运用针刺或其他非药物手段产生机械、热或电刺激，以治疗或预防疾病、功能失常或机能障碍，扩展到还可推荐膳食补充剂和自然产品，并且不限制推荐食品、草药和其他天然产品。

该法律由美国大纽约中医针灸学会、纽约针灸学会和纽约韩裔针灸学会联合提案，由美国纽约州州长签署通过。

美国大纽约中医针灸学会会长陈大志说，重针灸、轻中药的现象是中医药在美国发展的障碍，该法律的颁布不仅为纽约州的针灸师使用中药提供法律保障，更意味着美国社会在逐渐接受中药。

“为争取合法使用中药，我们经过了 15 年的努力，期间，美国中医药针灸学会和纽约州执照针灸医师联合公会融合成为了美国大纽约中医针灸学会。”原美国中医药针灸学会会长徐俊表示，这次申请立法的成功，是纽约州中医业内仅次于针灸执照法案的大事，这是华人针灸师主导的美国大纽约中医针灸学会、西方针灸师主导的纽约针灸学会以及纽约韩裔针灸学会共同努力、联合争取的结果。

纽约针灸学会会长 James Shinol 强调，该法律的颁布，对于进一步争取中医药在美国的法律地位具有积极作用。他认为，美国纽约州的针灸师在使用草药和膳食补充剂方面有大量的实践经验，只有实现合法化，才能使其发挥更大的价值。

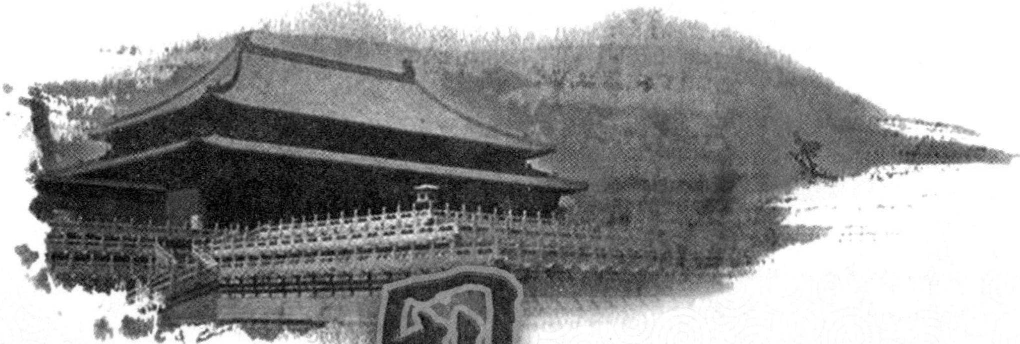

國醫年鑒

警示台

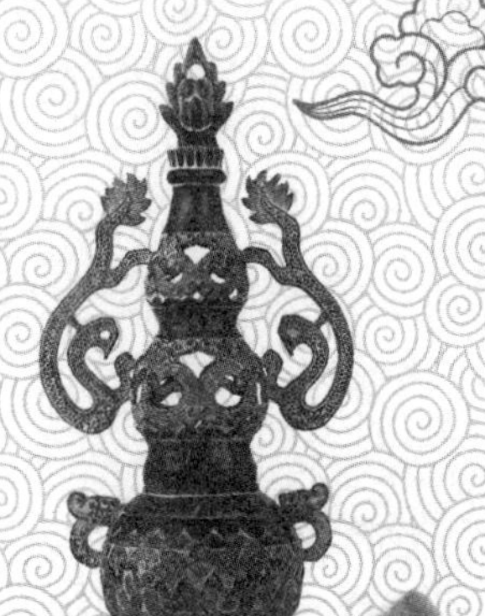

2017

GUOYI NIANJIAN

国家食品药品监督管理总局通告药品批发企业违法经营自查情况

国家食品药品监督管理总局《关于整治药品流通领域违法经营行为的公告》发布后，各省级食品药品监管部门按照《公告》要求立即开展整治行动。目前药品批发企业自查阶段已经结束。

全国共有12480家药品批发企业按照《公告》要求开展自查，提交了自查与整改报告。到期未提交报告的有山西关帝中药有限公司运城医药分公司、北京同仁堂（成都）健康酒有限公司、青海中藏医药连锁有限公司等企业共370家。通过自查，申请注销《药品经营许可证》的有河北安国市中天中药饮片有限公司、广西柳州百草堂药业有限公司来宾分公司等企业共75家。

各省级食品药品监管部门将把未提交整改报告的370家批发企业列为重点检查对象，在2016年6月30日前完成检查。对拒不提交报告，且继续从事经营活动的撤销《药品经营质量管理规范认证证书》，有违法行为的从严从重处理。对已停止药品经营活动的注销《药品经营许可证》，并将有关情况向社会公开。申请注销《药品经营许可证》的75家企业，由所在省食品药品监管部门负责办理注销手续，并向社会公开。

国家中医药管理局6月监测虚假违法中医广告9条次

国家中医药管理局公布2016年部分机构发布虚假违法中医医疗广告（报纸第二批）信息监测情况。

2016年6月，该局对28个省（区、市）的62种586份报纸进行了监测，共监测到虚假违法中医医疗广告9条次。其中天津卫协医院在《时报周刊》发布3条次。福建省泉州百信医院在《福建老年报》发布2条次。新疆维吾尔自治区永康医院二楼耳鼻喉科和友好医院一楼中医三科在《老年康乐报》各发布2条次。

9部门联合打击涉医违法犯罪

2016年7月8日，国家卫生计生委等9部门制定了《关于严厉打击涉医违法犯罪专项行动方案》，决定自2016年7月起，在全国范围内开展为期1年的严厉打击涉医违法犯罪专项行动。

专项行动分为工作部署、集中整治、总结评估3个阶段，为期1年。《行动方案》要求，对殴打医务人员、严重扰乱医院秩序的，依法予以治安管理处罚或者追究刑事责任，对非法携带管制器具进入医疗机构的，一经发现一律依法予以行政拘留。人民检察院对伤医案件及时受理，人民法院应当及时审判，对于社会影响恶劣的，依法从严惩处，判决结果依法公开。组织开展全面检查和重点抽查相结合的全国医疗机构安全大检查。严格执行《刑法修正案（九）》，使打击涉医违法犯罪法治化、常态化。

为部署落实《行动方案》，2016年7月8日，国家卫生计生委、中央综治办、公安部、司法部4部门联合召开严厉打击涉医违法犯罪专项行动视频会议。会上要求各地、各有关部门集中开展打击涉医违法犯罪，形成强大声势。各地要对社会影响大、后果严重的案件进行逐件督办，逐件通报。国家卫生计生委主任李斌等出席会议并讲话，中央宣传部、中央网信办、最高人民法院、国家中医药管理局等相关负责人参加会议。

国家食品药品监督管理总局公布不合格中医诊疗电气设备

2016 年 8 月 5 日，国家食品药品监督管理总局发布中医诊疗电气设备质量监督抽验结果。

黄石市雄卿医疗器械有限公司生产的多功能康复器、湖北健身医疗器械有限公司生产的熏蒸康复牵引器等 8 家企业 8 台产品被抽验项目不符合标准规定。

北京身心康科技有限公司生产的中医经络检测仪等 11 家企业 11 台产品标识标签、说明书等项目不符合标准规定。

相关医疗器械生产企业应对不符合标准规定产品、不符合标准规定项目进行风险评估，根据医疗器械缺陷的严重程度确定召回级别，由企业主动召回并公开召回信息。相关省级食品药品监督管理部门要督促企业尽快查明原因，制定整改措施并按期整改到位，有关处置情况于 2016 年 8 月 30 日前向社会公布。

5 家企业 6 批次中成药检出松香酸或 808 猩红

2016 年 12 月 8 日，国家食品药品监督管理总局发布通告称，标示为吉林永利药业股份有限公司等 5 家企业生产的 6 批次中成药药品中检出松香酸或 808 猩红。目前已采取查封扣押、暂停销售使用、要求企业主动召回等产品控制措施。

通告称，标示为吉林永利药业股份有限公司生产的批号分别为 20140404 和 20150101、吉林省东丰药业股份有限公司生产的批号为 20150101、吉林市双士药业有限公司生产的批号为 140201 的跌打活血散检出松香酸。标示为金诃藏药股份有限公司和西藏金珠雅砻藏药有限责任公司生产的批号分别为 20150407 和 131001 的二十五味珊瑚丸检出 808 猩红。

中成药制剂检出松香酸，提示生产用原料药材及饮片有用松香掺伪可能；检出 808 猩红，提示生产用原料药材及饮片有染色可能。

部分资料来源：《中国中医药报》《国家中医药管理局》等网站

附录一：

全国亚健康专业调理机构一览表

（省份按拼音字母排序）

安徽省

丽人行亚健康专业调理机构

机构编码：Zh151005625032

机构简介：安徽丽人行美容服务有限责任公司旗下的丽人行亚健康专业调理机构，是一个集品味、舒适、温馨、专业为一体的专业调理机构。其始终秉承诚信经营理念，致力于打造亚健康专业调理机构中一线品牌。在引进了红外热成像检测技术以及其它百项亚健康专业调理技术后，机构的专业性得到了极大的提升。常年聘请专家坐诊，使亚健康调理更加科学与专业化，并且使机构在当地树立了权威，获得诸多好评。

服务水平等级：★★★★★

机构地址：安徽省铜陵市铜官山区石城大道南段556号

芭萨美容会所

机构编码：Zh160205515002

机构简介：合肥市蜀山区芭萨美容会所是一家五星级会所，位于合肥市蜀山区天鹅湖畔，装修风格为现代科技结合古中医文化元素，面积约700平方米，环境优雅，设施齐全。目前使用10种敖氏百项亚健康中医调理技术及19种扶阳罐百项亚健康调理技术，本着预防胜于治疗的理念，给顾客调理各种身体亚健康问题。得到了顾客一致好评！

服务水平等级：★★★★★

机构地址：合肥市蜀山区凯旋门商业2栋103号

北京市

葆仪畅心园（北京）美容美发有限责任公司

机构编码：Zh131200104016

机构简介：葆仪畅心园美容美发有限责任公司地处朝阳区安华西里一区，交通便利，环境宜人。自成立以来一直为客户提供经络和体制调理服务，是一家设备齐全、技术先进、人员专业的亚健康调理机构。长期以来，致力于打造社区型专业亚健康调理机构，始终如一地为改善顾客健康而奋斗，并取得了显著成效，好评如潮。

服务水平等级：★★★★

机构地址：北京市朝阳区安华西里一区13号楼

佳媛会美容有限公司

机构编码：Zh131200103021

机构简介：佳媛会美容有限公司自2003年成立以来，本着“做人以道为先，做事以德为先，做养生以专业为先”的服务宗旨，为广大顾客提供经络养生、体质养生、脏腑养生等亚健康专业服务。

服务水平等级：★★★

机构地址：北京市海淀区大钟寺太阳园 D4 座 2 层 03 号

静逸皙颜美容有限公司

机构编码：Zh131200103018

机构简介：静逸皙颜美容有限公司于 2004 年 6 月 15 日成立，10 年来本着“诚实信赖，永续经营”的宗旨，在美容 SPA 基础上，帮助会员加强亚健康体质调理。在女性产后修护，小儿脾胃养护调理项目及小儿预防感冒发热和老年关节养护方面，一致得到会员的肯定和认可。

服务水平等级：★★★

机构地址：北京市朝阳区广渠路九龙花园 5 单元底商

靓花缘美容美体中心

机构编码：Zh131200103015

机构简介：靓花缘美容美体中心自 2007 年开业以来，积累有几百个稳定会员，一直以养生为重点服务于客户。在经营过程中以顾客为中心，以需求为导向将中医调理、高科技仪器相结合，为客户提供专业养生服务。其口号是：尊承以顾客为上，全心全意为顾客服务！

服务水平等级：★★★

机构地址：北京市丰台区角门北路首座绿洲 3-105 室

金都百合美容有限公司东城第一分公司

机构编码：0100003

机构简介：该机构主要服务对象为女性、儿童、老人。主要服务项目为：全身经络养护、面部经络养护、小儿脾胃养护、女性产后养护、头部经络养护、任督二脉养护、小儿感冒发热养护、老人关节养护等。

服务水平等级：待定

机构地址：北京市东城区崇文门外大街 3 号公寓 12 层 1219

兰之韵美容养生会所

机构编码：Zh131200103020

机构简介：会所成立于 2003 年，致力于天下女性健康美丽，提供最专业、最热情、最高端的服务。以中医理念、快乐养生为主，专业性的亚健康调理项目为支撑。愿天下人健康美丽。

服务水平等级：★★★

机构地址：北京市朝阳区林萃路倚林佳园 19 号楼底商 105 室

丽诗情美容养生馆

机构编码：Zh131200103010

机构简介：机构成立于 2000 年，一直以让身边的人健康美丽为目标。主要经营贵族面部护理、女子产后养护、全身经络养护、老人关节养护、头部经络养护、面部经络养护等七种体质调理技术。全力打造房山区第一养生名店，让身边的人健康、美丽、快乐！

服务水平等级：★★★

机构地址：北京市房山区燕山富燕新村三区 5 号楼 1 单元 803

美艺佳莹美容美发有限责任公司

机构编码：Zh131200103013

机构简介：机构自开业以来，本着调理身体、为广大顾客治未病的思维，紧随国家政策，主营中医养生和四季康美亚健康调理项目，多年来为顾客提供专业服务，得到大量的信任与支持。在经营过程中，通过不懈奋斗让更多的人身体健康、防范疾病。

服务水平等级：★★★
机构地址：北京市朝阳区惠新里 226 号楼 5 门 102 室

润桥养生会所

机构编码：Zh131200103023
机构简介：润桥养生会所位于海淀区西二旗中路，于 2010 年成立，主要经营美容、养生、经络、泡浴等项目，同时也进行多项亚健康调理项目，是专业的现代美容养生机构。致力为广大顾客提供专业、全面、高端的美容养生服务。
服务水平等级：★★★
机构地址：北京市海淀区西二旗中路

松瑞源中医研究院

机构编码：0100001
机构简介：该机构在食疗药膳调理方面很有特色，独创了“五步养生法”，通过“内养外调”有机结合，解决亚健康问题。其中，“内养”主要指通过松瑞源药膳精华调理脏腑功能，“外调”指运用经络磁疗棒、气血通拔罐、梅花香灸等中医辅助手段疏通人体经络。
服务水平等级：待定
机构地址：北京市朝阳区建国路 93 号院 4 号楼 502 室

欣汇美女子生活馆

机构编码：Zh131200103012
机构简介：机构成立于 2003 年 12 月 8 日，于 2010 年开创连锁店，有着多年的美容、养生经验。机构以医学为本，养生、护肤为主进行经营，紧随时代发展，注重科学养生。以诚信、专业、尊重、个性化为服务宗旨，是护肤养生的美丽驿站。
服务水平等级：★★★
机构地址：北京市朝阳区北苑华贸天地 1FC11

西子相宜商贸中心

机构编码：Zh131200105014
机构简介：机构始建于 2001 年，在美容养生方面有多年的服务经验，本着“美容养生、坚持原则、行善积德”的服务宗旨，打造和谐、包容、坦诚、专业、有凝聚力、有较强责任心的服务团队，为男、女、老、少提供全方位、宽领域的服务，为改善国民生活质量而努力奋斗。
服务水平等级：★★★★★
机构地址：北京市东城区安外大街 6 号楼

悦榕坊美容院

机构编码：Zh131200103019
机构简介：悦榕坊美容院是北京亚北地区一流的养生明星会所，致力于帮助热爱生活的朋友获得健康与美丽，努力营造含放松、解压、释放心灵的第三空间。主张时尚中医，简单养生，帮助人们改善、远离各种亚健康和疾病，提升生命质量。作为中医“治未病”社区调理机构，悦榕坊关注所有亚健康人群，从儿童至老年人，成人等，所有面临亚健康困扰的人们，及需要预防亚健康和疾病的健康人群，力争帮助他们保持健康与美丽。
服务水平等级：★★★
机构地址：北京市昌平区天通苑三区 5 号 104

韵秀阁美容美体有限公司

机构编码：Zh131200103022
机构简介：机构一直秉承“除了家，办公室，这是您第三个地方”的经营理念和中医养生相结合，以藏艺 SPA 美疗课程与四季康美亚健康调理项目结合，开发和挖掘养生的宝藏，为现代美容养生增添新的思路为我们的服务体系和宗旨，坚持质量、信誉第一，争做美容养生健康第一品牌。

服务水平等级：★★★

机构地址：北京市朝阳区仰山路万科兴园商业街

正妍本草养疗汇

机构编码：Zh131200103017

机构简介：正妍本草养疗汇引导帮助每一位有缘人通过核心养生工程创造健康，从美容得到智慧人生。以“诚信高效、欢喜包容、郭伦尽分、感恩祝福”为宗旨，实现员工精神（无形的德）与物质（有形的得）的双丰收，打造正妍美业养生美容与美乐教育品牌，在精神文化上引领世界美容行业。通过运用业健康调理技术来改善于各种原因所引起的身体亚健康症状。

服务水平等级：★★★

机构地址：北京市朝阳区金台北街1号楼底商

伊来美亚健康调理中心

机构编码：Zh140800101044

机构简介：伊来美亚健康调理中心位于西城区车公庄大街，地段繁华，交通便利。机构从2011年起，从美容美发领域逐步成功转向亚健康中医经络调理，运用中医基础理论对亚健康人群进行调理，至今已调理了上万人次，取得了很好地社会效益，同时也收到了不错的经济效益。

服务水平等级：★

机构地址：北京市西城区车公庄大街2号院1-1

合灸堂亚健康专业调理机构（北京市成寿寺店）

机构编码：Zh15080102023

机构简介：合灸堂是合灸堂（北京）健康科技有限公司与中和亚健康服务中心基于多年开展健康服务工作的经验共同合作的，完全采取由中和亚健康服务中心、中华中医药学会亚健康分会提出的健康4S服务理念，在中医“治未病”理念指导下，整合多项传统和现代中医灸法养生保健技术和方法，与国内外最新科研科技成果相结合，联合推出的以灸为特色的社区自助型健康4S店。机构位于北京市朝阳区成寿寺路134号院3号楼1至2层，面积84.23平方米，分三层，店内有七大功能区，一层是亚健康百项技术展示柜、养生书吧、综合调理室；夹层是音波调理室；二层是蒲公英大讲堂、艾灸调理室、煎药区。有专业的亚健康检测、干预设备。总体布局合理，环境整洁。目前拥有有高级亚健康咨询师1人，初级亚健康调理师3人，初级亚健康测评师1人。店内特色调理项目分别是通体合灸补虚项目、丹溪泄热通调项目、青主合灸祛寒项目、九型八技音振失眠调理项目、仲景合灸疏肝项目、清任合灸止痛项目、合灸清肺排浊项目、合灸健脾排浊消脂等项目，合灸堂立足社区，志在为社区百姓带来健康福音。

服务水平等级：★★

机构地址：北京市朝阳区成寿134号

河 北 省

邢台雅沐美容养生会馆

机构编码：Zh131203195011

机构简介：邢台雅沐自然美容养生会馆成立于2009年，在全国美容养生行业享有盛誉。雅沐在邢台有四家直营店，形象店营业面积一千多平方米，是邢台当地规模最大的集亚健康症状调理、美容、美体、养生于一体的大型女子俱乐部。雅沐始终秉承以顾客为中心，以需求为导向，以服务定品质，致力于打造邢台“人体健康调理4S店”。倡导自然健康养生观念，本着“自然健康、四季养生”的理念，为社会各界追求健康、追求美丽的女性带来当下最实用的健康养生理念及专业化的服务。雅沐让更多的爱美人士左手美丽右手健康，享受幸福人生！

服务水平等级：★★★★★

机构地址：河北省邢台市桥西区中华西大街锦绣中华19号门市

真爱真美美容养生会所

机构编码：Zh131203163010

机构简介：真爱真美以“真诚服务，养护身心，真心对待，拥有健康美丽”为宗旨，为改善顾客的体质而努力奋斗。主要经营小儿脾胃养护项目、小儿预防感冒发热项目、老人关节养护项目、任督二脉养护技术、全身经络养护技术、女性产后修复项目等，是中医养生型美容养生馆。

服务水平等级：★★★

机构地址：河北省三河市燕郊开发区潮白人家东门5号楼底商

斯博丽科技美容养生会所

机构编码：Zh140803161043

机构简介：斯博丽科技美容养生会所成立于1996年。会所占地面积300余平方米，拥有会员千名。装修风格将完美视觉与身心享受相结合，充分体现了女性会所的时尚、经典、优雅、温馨、是爱美女性的理想去处。会所从事皮肤保养身体亚健康管理事业，已经积累了近二十年经验，一直保持很好的口碑和佳绩。凭借雄厚的品牌力量、专业服务团队，成功的市场运作经验。健全的售后体系，丰富的客户资源等，树立了独特的品牌优势，已是业界拥有极佳口碑的诚信企业。

服务水品等级：★

机构地址：河北省廊坊市新世纪步行街第四大街A-256

海港区海阳路好孕妈妈生活美容院

机构编码：03350177

机构简介：海港区海阳路好孕妈妈生活美容院位于秦皇岛市海港区海洋路，占地面积350平方米，环境优雅。面临公路主干道，后接居民区。该店自开业以来主要服务周边的广大居民，以出色的中医亚健康调理技术获得顾客的认可。

服务水平等级：待定

机构地址：河北省秦皇岛市海港区海洋街106-1号

河 南 省

茶母中和亚健康调理中心

机构编码：Zh151203713038

机构简介：茶母中和亚健康调理中心位于郑州市金水区优胜南路城中央9号楼内，是在河南中和亚健康服务中心指导下，按照亚健康专业调理机构星级评定标准建设成的郑州市金水区第一家亚健康专业调理机构。机构设施完整，服务人员专业，亚健康服务项目丰富，能为社区居民提供完善的中医预防保健服务。机构负责人任爱荣本着以专业求发展，为客户创造独特价值的经营理念，注重专业，为客人缔造真正的健康和美丽，并立志于服务全民健康。

服务水平等级：★★★

机构地址：河南省郑州市金水区优胜南路城中央9号楼1-2层102

雪莲明薇美艳美体服务中心

机构编码：Zh160503713018

机构简介：雪莲明薇美艳美体占地总面积 300 平方米，位于河南省中牟县官渡大街与建设路交叉口向东 200 米路北，地理位置优越。机构设施齐全，环境优雅。服务人员专业，亚健康干预调理技术多样，服务项目丰富，能为居民提供完善的中医预防保健服务。

服务水平等级：★★★

机构地址：河南省中牟县官渡大街与建设路交叉口向东 200 米路北

河南汉兴中医馆有限公司

机构编码：03710158

机构简介：河南汉兴中医馆有限公司是以古法汉医为基础，以中医治未病为服务目标，为患者提供多种亚健康治疗方案。该店机构设施完善，服务人员专业，为社区居民提供完善的中医预防保健服务，本着为患者健康负责，服务广大群众改善全民亚健康状态为宗旨，为全民健康事业而奋斗。

服务水平等级：待定

机构地址：河南省郑州市金水区纬二路 26 号院

福 建 省

彩丽妍丰泽会所

机构编码：Zh131205953022

机构简介：香港彩丽妍美容有限公司，创建于 2000 年，旗下拥有彩丽妍旗舰会所、丰泽会所、泉秀会所及至尊商务会所。多年来，在专业美容美体及健康养生美颜领域取得令人注目的成绩，让更多的爱美女性在彩丽妍美丽产业的陪伴下越来越健康，越来越年轻。

服务水平等级：★★★

机构地址：福建省泉州市丰泽区丰泽街东段中盛花苑彩明珠 109 号

富贵竹女子护肤美容馆

机构编码：Zh131205923015

机构简介：富贵竹女子护肤美容馆成立于 2011 年，是现代新兴美容养生调理机构。主张传递美容与健康，热情服务每一天，提倡诚信到永远的服务理念。以养生调理项目为主，争取把养生店开到各个城市。

服务水平等级：★★★

机构地址：福建省厦门市思明区莲前西路广顺花园

金沙美容中心

机构编码：Zh131205984021

机构简介：金沙美容中心位于金沙县建国路，始建于 1995 年 11 月 1 日，是国内早期的美容结构。现跟随时代潮流，引入养生之法，除了进行美容之外，还经营多项亚健康调理项目。多年来形成了丰富的调理经验，一流的人才队伍，专业的技术手法，为广大顾客带去了健康优质生活。

服务水平等级：★★★★

机构地址：福建省三明市沙县建国路春晖大厦一楼

玫瑰美容美发店

机构编码：Zh131205944018

机构简介：玫瑰美容美发店成立于 2008 年，主要经营：SAP 、面部养护、体质调理、脏腑调理、经络调理，在问题性皮肤调理方面具有绝对的优势。

服务水平等级：★★★★

机构地址：福建省莆田市涵江区保尾路 416

非常灵感美容养生会所

机构编码：Zh131205933016

机构简介：非常灵感美容养生会所致力于让每位女性拥有健康自信人生，改变亚健康人群的身体状况，打造专业美容养生品牌，在当地定位龙头星级美容养生会所，以标准化、系统化、规范化服务每位顾客。非常灵感培训中心成立校企合作，并实现股份制分配，先富带后富，让中层干部当家做主，连锁发展，正式扬帆起航，大展宏图。

服务水平等级：★★★

机构地址：福建省福鼎市南大路一建大厦 A 栋 106-107 号

锦兰村美容养生会所

机构编码：Zh131205974011

机构简介：锦兰村美容养生会所成立的目的是帮助实现员工梦想，为顾客的健康和美丽而奋斗！其经营宗旨是诚信经营，服务第一！锦兰村三维完美术，即：（1）肌肤年轻化（2）形体标准化（3）身心健康化，是该机构的特色服务项目，能够帮助顾客实现领先的健康美丽“心”梦想。机构服务于中高端客户，与同行之间同品质可比价位，同价位可比专业，同专业可比服务，同服务可比环境，是一个面向全国建设连锁的亚健康调理中心。

服务水平等级：★★★★

机构地址：福建省长汀县金龙商务城 A 栋 201-202

名媛淑女美容瑜伽养生馆

机构编码：Zh131205984019

机构简介：名媛淑女以支持员工实现梦想，支持顾客健康美丽为目标。多年来依照“诚信、精致、敬业”的服务理念，以“爱心、细心、专心、顾客利益至上”来进行服务，致力于广大女性的健康美丽，打造三明美容行业第一品牌。

服务水平等级：★★★★

机构地址：福建省三明市三元区新市南路 142 号 2 楼

女人话题抗衰养生会所

机构编码：Zh131205983010

机构简介：会所使用面积 500 平方米，主要有 19 个功能区，设计风格主要采取了中国传统文化，结合东南亚养生文化，同时也融合了部分的欧美风格。目标是打造中医养身专家型美容院，服务民众，传播健康，超越美丽。主要经营体质调理，面部抗衰保养。

服务水平等级：★★★

机构地址：福建省三明市宁化县江滨路翠景大厦

女人世界至尊会所

机构编码：Zh131205914012

机构简介：女人世界至尊会所成立于 1996 年，主要经营项目有老人关节、小儿发烧、任督二脉经络养护、头部经络养护、全身经络养护、面部经络养护、女性产后养护、脾胃养护。

服务水平等级：★★★★

机构地址：福建省福州市平潭县平潭东大街 58-2

濡养居美容院

机构编码：Zh131205914017

机构简介：濡养居美容院始建于 2011 年，主要经营项目有：全身经络养护、小儿脾胃养护、老人关节养护、小儿发烧感冒养护、头部经络养护、女性产后养护、面部经络养护。

服务水平等级：★★★★

机构地址：福建省福州市鼓楼区东街口东方百货西塔楼 1608

秀身坊养生会所

机构编码：Zh131205925013

机构简介：秀身坊养生会所成立于 2001 年，自创建 12 年来，是厦门唯一获得中国劳动保障部门和消协共同推荐的安全、健康、诚信称号的养生美容会所。得到了国家级政府部门的认可，并授予了“中华中医药学会首批养生型美容院示范单位”的铜牌及获得中华中医药学会社区保障服务机构试点单位，秀身坊作为厦门最专业的养生机构早在 04 年开始潜心研究天地阴阳与人体之结合，总结了一套专业的养生调理手法，11 项养生调理技术在 2009 年度”百项亚健康调理技术”首批 12 项技术中的入选了 8 项。并培养了大批有专业资质的调理师。

服务水平等级：★★★★★

机构地址：福建省厦门市思明区湖滨中路 11 号

小天妃美容美发荔城路店

机构编码：Zh131205945014

机构简介：小天妃美容美发荔城路店成立于 1994 年一直从事美容养生、亚健康调理，包括脏腑经络养生项目，定位高端，致力于打造一个亚健康管理机构。

服务水平等级：★★★★★

机构地址：福建省莆田市荔城路 675 号

新浪潮美容 SPA 会所

机构编码：Zh131205913020

机构简介：成立于 1996 年，自创办历经以来始终秉承着诚信，经营信心服务的理念，不断发展壮大。以宣扬中医“治未病”和亚健康美容调理为根本，以专业、专注、坚持，超越为信念。2003 年新浪潮最先进的中医特色养生美容，并陆续开辟了七家最具中华中医养生文化的美容院。2009 年获奖全国养生名店。2010 年成为中医药协会“治未病”社会服务示范单位。

服务水平等级：★★★

机构地址：福建省福州市鼓楼区温泉支路 23 号

十美健康养生会所

机构编码：zh141105943065

机构简介：十美健康养生会所处于涵江中心阶段，面积大约 300 平方米，洋溢和谐恬静的环境，正是都市生活中美的源泉。会所创立于 1996 年，本着“一切从诚信开始”的企业文化，提倡自然，健康，安全，和谐的经营理念，用养生文化引领时尚美容潮流，打造专业的养生会所，带给顾客安全，优质的美容健康产品和物超所值的专业服务。响应国家治未病工程，中国将重点推广保健体系的号召，积极参与健康中国行活动，组建专业亚健康调理机构，创新发扬中医治未病和亚健康美容调理事业。

服务水平等级：★★★

机构地址：福建省莆田市涵江区新涵大街 438 号

自然美美容 SPA 生活馆(大名城店—可丽美)

机构编码：zh141105913066

机构简介：自然美美容 SPA 生活馆(大名城店—可丽美)，成立于 2009 年，自创办来秉承着“诚信经营，以人为本，优质经营”的理念，不断的发展壮大，努力为顾客创造健康美容服务理念，提供先进技为了更好的培养人才，为福州广大的美容爱好者提供得天独厚的学习条件，可丽美借助中和亚健康服务中心权威师资力量，打造了一批具有高级技术的人才。帮助顾客了解生命规律，科学规范的养生，远离疾病，改善生活，健康快乐，解决顾客亚健康问题。

服务水平等级：★★★

机构地址：福州市晋安区福马路 168 号大名城 2 号楼 07 店

广东省

艾美诗美容美体 SPA 养生馆

机构编码：Zh131207543011

机构简介：艾美诗美容美体 SPA 养生馆位于广东省汕头市潮南区南阳联堤上洋工业区 4 路，成立于 2009 年，装修独特，环境优雅，是追求休闲美丽健康的最佳场所，顾客群涉及广大男女老幼。专业的精英服务团队，专业的亚健康调理师以精湛的技术、周到的服务为众多亚健康人群解决多种问题，获得店内顾客一致好评。店内主要经营项目有：生活美容、中医养生、能量汗蒸等。我们秉承“成就健康美，创造自然美”的宗旨，和“以仁为本，以客为上，以信为业”的经营理念，以维护健康、追求自然、改善生活品质及绿色为主体思想，将现代美容技术与我国传统中医理论融为一体，重在由内养生，全心全意为顾客带来完美的服务体验！

服务水平等级：★★★

机构地址：广东省汕头市潮南区南阳联堤上洋工业区 4 路

春雨健康养生会所

机构编码：Zh131207535015

机构简介：春雨健康养生会所成立于 1994 年 5 月，位于梅州市梅江区江南嘉应东路，是现代专业美容养生机构。会所坚持以：为顾客带来美丽，为企业创造财富，为自我成就价值，为社会营造和谐为宗旨。

服务水平等级：★★★★★

机构地址：广东省梅州市梅江区江南嘉应东路（二横街）32 号

美之秀养生馆

机构编码：Zh131207544014

机构简介：美之秀养生馆成立于 2006 年，本着“信誉第一，服务至上”的经营理念，让所有爱美人士得以健康美丽。本院于 2009 年，经营四季康美养生品牌本着坚持不懈的发扬中医养生化，利用中医治未病做一份有价值的良心事业！立志传播亚健康体质调理概念，让现代人重视健康。打造当地的养生名店！

服务水平等级：★★★★

机构地址：广东省汕头市澄海区益民路汇景花园 C3 栋 157 铺

茂名贵族美容院

机构编码：Zh131206683017

机构简介：茂名贵族美容院是专门为女性打造的美容养生机构，不仅通过中医之法提供非医学美容，而且扩展美发等多项服务，人员专业，设备齐全，能够为广大爱美女性提供全身心的豪华享受。

服务水平等级：★★★

机构地址：广东省茂名市文明路 2 号西面二楼

镜中缘美容中心

机构编码：Zh131207533010

机构简介：镜中缘美容中心坐落于广东省梅陇西路 12 号，成立于 2001 年，是一家集护肤、美容、问题皮肤调理、亚健康调理、泡浴等为一体的大型综合养生会馆。店内装修独特，环境优雅，是追求休闲美丽健康的最佳场所。现店内开设贵宾区、顾客休闲区、专业护理区、整体浴区等服务区。顾客群涉及广大男女老幼。

服务水平等级：★★★

机构地址：广东省梅陇西路 12 号

四季康美妆园美容中心

机构编码：Zh131206623016

机构简介：四季康美妆园美容中心自成立以来，本着“让更多人健康”的服务宗旨，面向各类群体，提供专业、特色服务。中心在正式成立之前，已有十年的开店经验，对于健康、美容、养生等方面有着自身的独到见解。近年来，积极引入中医健康养生之法，以求由外到内为顾客提供全面服务，让美容养生更加科学、专业。优美的地理环境，专业的操作手法，全新的服务理念，为顾客提供的不只是外在的养护体验，更是一次身心的全面放松。

服务水平等级：★★★

机构地址：广东省阳江市西城区建设一路德信华城6栋13号

思妍轩生活馆

机构编码：Zh131207543018

机构简介：思妍轩生活馆位于汕头市澄海区，地理位置优越，环境宜人，交通便利，设施齐全。自2007年成立以来一直将养生作为主要的服务项目，并发展形成了“让更多的人收获健康”的服务宗旨。经营特色是面向所有人群，提供养生服务。把亚健康调理与中医养生相结合，打造专业、专一、全面的养生服务。

服务水平等级：★★★

机构地址：广东省汕头市澄海区莲下槐东莲东路直华木业斜对面

仙妮美容生活馆有限公司

机构编码：Zh131207545013

机构简介：仙妮美容生活馆有限公司成立于1998年。机构引进高尖端设备，打造一流的环境，配备五星级服务与国际流行的技术，成为集美容、美体、化妆、四季养生、SPA、汗蒸、生殖抗衰、教育等服务项目为一体的奢华美容养生馆。

服务水平等级：★★★★★

机构地址：广东省潮州市潮州大道汇贤居楼下31号

雅康妮瑜伽养生会所

机构编码：Zh131207543012

机构简介：雅康妮瑜伽养生会所坐落于广东省汕头市潮南区峡山凤华路35-39号，成立于1996年，拥有悠久的历史，是首家专业瑜伽、美容护肤、亚健康理疗为一体的专业会所。现店内开设贵宾区、药膳区、顾客休闲区、专业护理区等服务区。专业的精英服务团队为顾客带来至上的服务。

服务水平等级：★★★

机构地址：广东省汕头市潮南区峡山凤华路35-39号

伊之韵美容养生馆

机构编码：Zh131207603019

机构简介：伊之韵美容养生馆成立的目的是传播美丽与爱。自2004年成立以来，一直坚持这一服务目标，并发展形成“关爱健康”的服务宗旨。经营特色是以养生为主，结合中医调理，达致身体平衡。服务多专注于女性，业务以美容护理为主。现在引入中医养生之法，服务群体扩展至男女老少。不仅能为顾客带来美丽容颜，还能帮助其获得一个健康的身体。

服务水平等级：★★★

机构地址：广东省中山市古镇镇海州海关路南三路22号

鱼美人美容有限公司广州分公司丽湾美容院

机构编码：0200025

机构简介：深圳市鱼美人美容有限公司成立于1987

年，是国内首家以中医经络为导向的专业美容连锁集团。始终秉承着美容需要真才实学的专业理念，坚持兑现对客户的承诺是最大的诚信，致力于向顾客提供全方位的经络减肥、美容、美体、养生等系列专业级服务。丽湾美容院是公司旗下一所专业的亚健康调理机构。

服务水平等级：待定

机构地址：广东省广州市越秀区寺右新马路 19 号四楼

鱼美人美容有限公司广州分公司圆梦美容院

机构编码：0200026

机构简介：圆梦美容院是鱼美人美容有限公司旗下的一所美容会所，成立 8 年来一直从事美容、美体、中医经络调理、养生等健康工作。现拥有甲等专业人员 2 名，亚健康调理人员 10 名。以专业、高效为广大客户提供美容、养生服务。

服务水平等级：待定

机构地址：广东省广州市越秀区 238 号七层 7016 铺

自然美容阁

机构编码：Zh131206683020

机构简介：自然美容阁始建于 2007 年，有着多年的美容养生经验。成立的目的就是为了更好地服务大众，让更多的人收获健康，遵循国家中医治未病的方向，发展现代美容养生服务。在多年经营过程中，自然美容阁一直依据四季康美的亚健康调理项目模式来进行操作，同时也跟据当地情况发展出自身的特色服务，因而在美容养生方面获得了快速发展，得到了业内外的充分肯定。

服务水平等级：★★★

机构地址：广东省高州市府前北路 149 号

维纳莉斯美容养生会所

机构编码：zh141107693065

机构简介：维纳莉斯美容养生会所成立十四年以来，以让更多人健康、美丽为目的，以员工共同创业、成为国内最专业的养生会所为宗旨。机构依靠经络养生等特色调理技术，吸纳亚健康专业调理干预测评设备与技术，立足中高端市场，发展前景一片光明。

服务水平等级：★★★

机构地址：广东省东莞市厚街镇珊瑚路 130 号

千妃丝养生馆

机构编码：zh141107573066

机构简介：千妃丝养生馆是一家专业的亚健康调理机构。机构将传统中医养生保健技术与亚健康干预调理手段相结合，在中医体质调理与常见亚健康证候方面，有精湛的调理技术与手法，获得了顾客一致好评。

服务水平等级：★★★

机构地址：广东省佛山市三水区西南镇张边路 6 号恒达花园

广西壮族自治区

阿兰芳香美容会所

机构编码：Zh131207793011

机构简介：阿兰芳香美容会所坐落于广西省河池市新建路 35 号，成立于 2007 年。作为一家集美容护肤、化妆纹绣、祛斑减肥、芳香减压和中医养生为一体的专业美容机构，店面布置雅致、环境优美，拥有专业的精英服务团队。以帮助亚健康人群重回健康为目标，努力成为一个为顾客提供至上服务的专业中医养生调理机构。

服务水平等级：★★★

机构地址：广西河池市新建路 35 号

汇美轩养生美容会所

机构编码：Zh131207783010

机构简介：汇美轩养生美容会所从创办之初一直专注于女性美容养生，在我们看来，幸福的意义首要包含健康，其次是美丽，再则是身心的和谐。因此，我们就是建设“幸福女人的港湾”。本店的经营特色为：小儿预防感冒发热项目、头部经络养护技术、小儿脾胃养护项目、面部经络养护技术、老人关节养护项目、全身经络养护技术、女性产后养护项目、任督二脉养护技术等。

服务水平等级：★★★

机构地址：广西北海市北海大道中路翔信花园3栋

黑龙江省

郦芙蓉健康主题美容会所

机构编码：Zh131204673010

机构简介：郦芙蓉健康主题美容会所成立于 1994年，至今已有20年历史。初始以直销美容诗夫农为主，自2000年起引进四季康美养生品牌并发展至今。在2013年，本店5名人员获得亚健康体质调理师、专业美容师、健康管理师等资格证书，在美容养生方面开辟了更为专业的服务。

服务水平等级：★★★

机构地址：黑龙江省鸡西市园林小区9号楼

湖 北 省

安丽尔SPA会所

机构编码：Zh131207124013

机构简介：安丽尔SPA会所坐落于湖北省孝感市长征路保丽广场四楼，成立于2001年。本店的经营特色主要有：亚健康症状调理、美容、美体、养生、塑性、抗衰老等，服务范围十分广阔。

服务水平等级：★★★★

机构地址：湖北省孝感市长征路保丽广场四楼

红唇阁美容减肥连锁机构

机构编码：Zh131200273010

机构简介：红唇阁美容减肥连锁机构，成立于1999年，是国内较早成立的美容养生机构。以美容、减肥、养生等服务为特色，全方位、多角度为大众打造时尚健康生活。红唇阁加强自身服务管理，注重文化建设，不断增加亚健康调理服务项目，积极开创新的服务手法，多年来为大众提供舒适、有效、称心的服务。

服务水平等级：★★★

机构地址：湖北省武汉市中山大道利济路

环亚美容养生连锁机构

机构编码：Zh131207144015

机构简介：自成立以来专注于创立自己的本土养生文化，崇尚自然赋予的美丽，倡导“内调外养”的全新养生理念。拥有极高的客户口碑，并得到了社会劳动部门、物业部门的认可。秉承“学习劳动企业发展，用知识创造生产力”的理念，坚持致力于传播美丽、健康的养生理念，将机构做好、做专业。

服务水平等级：★★★★

机构地址：湖北省黄石市颐阳路医药大厦内

黄冈菲亚养生馆

机构编码：Zh131207133016

机构简介：黄冈菲亚养生馆，坐落于湖北省黄冈市黄州区宝塔大道，是一家以亚健康调理为主的养生会馆，拥有专业的精英服务团队，专业的亚健康咨询师、调理师以精湛的技术、执沈的服务为众多亚健康女性解决多种问题，获得店内顾客一致好评。

服务水平等级：★★★

机构地址：湖北省黄冈市黄州区宝塔大道菲亚养生馆

康美源养生美容会所

机构编码：Zh131200273011

机构简介：康美源养生美容会所，成立于2007年，位于湖北省武汉市洪山区民族大道，本店自成立以来，致力于与亚健康有关的中医经络调理，形成头部经络和身体经络方面的特色服务。目前店内咨询室、调理室、检测室、休息区等一应俱全，并积极引进先进技术设备，全力打造一流的环境，为顾客提供星级的服务。

服务水平等级：★★★

机构地址：湖北省武汉市洪山区民族大道江南家园5号门面

梦境园健康美容养生馆

机构编码：Zh131207103014

机构简介：梦境园健康美容养生馆座落于湖北省枣阳市人民路香格城市花园，成立于2003年，是一家集护肤美容、问题皮肤调理、亚健康调理等为一体的综合养生会馆，现店内开设贵宾区、顾客休闲区、调理室、专业护理区等服务区。专业的精英服务团队以精湛的技术、热心的服务为众多亚健康人群解决多种问题，获得店内顾客一致好评。

服务水平等级：★★★

机构地址：湖北省枣阳市人民路香格城市花园

佑春女子美容养生会所

机构编码：Zh131207133017

机构简介：佑春女子美容养生会所，位于湖北省黄冈市黄州区宝塔大道，交通便利，周边设施齐全，是爱美女性的首选之地。自2004年成立以来，佑春注重亚健康调理项目的发展，与传统概念的美容院相区别，强调以内养外，内外兼修。涵盖的服务项目包括中医体质调理、中医五脏调理、中医脊柱调理等方面。目前佑春已在本地区建立5家连锁机构，发展前景一片光明。

服务水平等级：★★★

机构地址：湖北省黄冈市黄州区宝塔大道

云妥养生馆

机构编码：Zh131200274018

机构简介：云妥养生馆针对五脏分别用排、通、调、补、固来养生。通过排遣心里的不良情绪、心理垃圾和体内毒素，通宜理肺，调肝理气，补脾和胃，固肾开阳，从而达到养身的效果。通过调理心、肺、肝、脾、肾等内部脏器来使身体机能协调，养内安外。

服务水平等级：★★★★

机构地址：湖北省武汉市青山区青山广场A座1楼1288附5号

植美养生美容会所

机构编码：Zh131200274012

机构简介：植美养生美容会所位于武汉市武昌区水果湖中北路21号，自2003年成立以来，一直为18—25岁的女性朋友提供美容、身体调理等特色服务，手法专业，设备齐全，为广大女性朋友减轻了头痛、失眠、情绪低落等困扰，受到顾客一致好评。植美服务项目涵盖皮肤年轻化、亚健康调理、体质调理、经络调理等方面，与传统中医学理相契合，又结合顾客需求打造个性化服务。

服务水平等级：★★★★
机构地址：湖北省武汉市武昌区水果湖中北路 21 号安顺花园 B 栋 1—2 层 3 号

半边天亚健康专业调理机构
机构编码：Zh150907183029
机构简介：机构城创建于 1994 年，现位于国泰广场一楼，拥有 500 平方米的场地。秉承以专业服务为基础，品质为荣的经营理念。为逐渐向专业的亚健康调理机构转型，运用中医基础理论对亚健康人群进行调理，受到了广泛的支持。同时，机构为爱美女性提供展现自我的空间，舒适优雅的 VIP 房间，高品质的护肤品，最新的美容资讯，专业美容师的星级服务，真诚服务于每一位追求健康美的女性。
服务水平等级：★★★
机构地址：湖北省利川市国泰广场一楼

伍家区华御国灸养生馆
机构编码：Zh150907173030
机构简介：伍家区华御国灸养生馆位于湖北省宜昌市伍家区，地段繁华，交通便利。从机构转型升级做亚健康专业调理后，运用中医基础理论对亚健康人群进行调理，至今已调理过上万次，经验丰富，做出了许多成功案例，取得了非常不错的社会效应与经济效益。
服务水平等级：★★★
机构地址：湖北省宜昌市伍家区伍临路 1 号

楚灸堂亚健康专业调理机构
机构编码：Zh150907103031
机构简介：楚灸堂位于湖北省襄阳市樊城区长虹北路万达金街(路)10-113 号，交通便利，人流量极大。机构场地设置规范，人员专业，有效检测与调理设备一应俱全，涵盖项目众多，机构擅长以艾灸为亚健康人群调理身体，并推出了“25 节气灸”，在襄阳市获得了不错的口碑，得到顾客的赞誉。
服务水平等级：★★★
机构地址：湖北省襄阳市樊城区长虹北路万达金街(路)10-113 号

湖南省

艾尚美养生会所
机构编码：zh30507314003
机构简介：机构成立已三年。从 2010 年 09 月 16 日至今，艾尚美专注中医养生。从事亚健康调理的专业人员中，均受过系统的亚健康调理养生专业培训。检测、调理设备新。干预与调理方法多。因为艾尚美从 2010 年开业起就专与四季康美公司合作，所以干预与调理方法进入《百项亚健康中医调理技术》的多达 11 项。艾尚美每月有三天养生日，免费为消费者提供养生项目的服务。
服务水平等级：★★★★
机构地址：湖南省耒阳市五梅路 303 号

安妮美容健身有限公司
机构编码：0100022
机构简介：从 1996 年创办至今，本着“您的美丽健康，安妮的使命和责任”的经营宗旨，实现了众多女性美的梦想，成功引领了美颜时尚，提升了个人幸福指数。曾多次荣获《全国首批放心美容院》《湖南省维权示范窗口》《湖南省十佳美容院》等嘉奖。多年来受到业界同仁和广大客户的一到处好评和眷顾。安妮专业品牌，值得我们依赖的美丽家园。
服务水平等级：待定

机构地址：湖南省长沙市芙蓉区五一大道新世界百货 1101 室

安妮美容健身有限公司香熏护肤馆

机构编码：0100023

机构简介：从 1996 年创办至今，本着“您的美丽健康，安妮的使命和责任”的经营宗旨，实现了众多女性美的梦想，成功引领了美颜时尚，提升了个人幸福指数。曾多次荣获《全国首批放心美容院》《湖南省维权示范窗口》《湖南省十佳美容院》等嘉奖。多年来受到业界同仁和广大客户的一到处好评和眷顾。安妮专业品牌，值得我们依赖的美丽家园。

服务水平等级：待定

机构地址：湖南省长沙市芙蓉区韶山路 19 号湘农大厦二楼

安妮苑美容养生会所

机构编码：0100054

机构简介：安妮苑创办于 2003 年至今已有 10 年历程，一直以“诚实”经营的理念，并为客人着想，为员工有发展进出口取。

服务水平等级：待定

机构地址：湖南省长沙市雨花区高桥上河国际 A8 栋 108 号

八一名剪水木秀美容美发机构

机构编码：0100028

机构简介：八一名剪水木秀是集美容美发于一体，由严小辉女士独立创办于 1986 年 5 月 2 日正式成立。本机构从事的艾丽素、镕康、SOD 项目，得到了顾客的一致好评和充分肯定，并对我们的服务非常满意，正足因为有了这些忠实的顾客的支持，我们也更有信心迎接八一名剪更加美好的明天。

服务水平等级：待定

机构地址：湖南省长沙市宁乡区一环街富豪山庄

藏美阁美容美体生活馆

机构编码：Zh131207313010

机构简介：藏美阁美容美体生活馆位于长沙芙蓉区马王堆王家湖路，在长沙人民检查院里，环境优美，内部环境是东南亚风格，有迎宾接待区，女宾养生美容区，药浴区，员工住宿休息区，总面积 300 平方米，2010 年，被评为当地优秀服务会所，2010 年，被评为当地十大优秀杰出企业，2012 年创办芙蓉区第一届养生文化节。2013 年，使用“四季康美”明星商品为亚健康患者作出重大贡献。

服务水平等级：★★★

机构地址：长沙市芙蓉区马王堆王家湖路东莱苑北栋西单元 201

慈利凤妃堂养生馆

机构编码：0100037

机构简介：慈利凤妃堂养生馆成立于 2005，至今有 9 个年头，在这九年的风雨中帮无数顾客调理了身体亚健康状态，让更多的女性越来越自信，越来越美丽，让更多的家庭幸福和谐。

服务水平等级：待定

机构地址：湖南省张家界市慈利区慈姑街一号

脉道养生健康中心（洞口县）

机构编码：0100052

机构简介：脉道经络养生是集健康经络理疗、健康教育、服务于一体全面解决人体亚健康问题的运营机构，全新的管理理念和理性文化。目前拥有洪光经络专业养生、远红线能量养生、和谐炙疗、砭石理疗等多个领域的顶级产品，致力打造专业经络养生健康中心，因为我们只做最好的！

服务水平等级：待定

机构地址：湖南省邵阳市洞口县雪峰东路65号

都市丽人调理养生馆

机构编码：0100025

机构简介：本机构成立于2006年，于最初一个店100平方米，发展到现在的两个店600平方米；由最初的单一美容发展到现在的美容美体养生亚健康调理泡浴艾炙等全方面的服务。

服务水平等级：待定

机构地址：湖南省邵阳市隆回区六都寨镇开发区

都市丽人美容养生妆园

机构编码：zh130507314002

机构简介：都市丽人美容养生妆园创立于2002年，是集高科技健康养生，亚健康调理等系列服务为一体的600平方米创美机构.店内环境优雅舒适，配备前台接待厅，养生休息厅，咨询诊断室，拥有调理室单人间4间，双人间2间，普通间和能量养生房，开放式产品调配，员工休息室，沐浴室，卫生间，消毒室等，都市丽人秉承还您一个美丽的人生"的宗旨帮助了无数广大爱美人士找回健康，变得美丽。

服务水平等级：★★★★

机构地址：湖南常德石门宝峰都市丽人养生妆园

好养眼抗衰国际美容中心

机构编码：0100020

机构简介：好养眼抗衰国际美容中心于1997年成立，会所总面积300平方米，在职6人，其中亚健康经络调理师有4人，管理人员1人，前台1人，独立房间，VIP专属物品及房间。

服务水平等级：待定

机构地址：湖南省长沙市雨花区古曲南路107号

六月女子会所

机构编码：Zh131207343011

机构简介：六月女子会所是一家以健康美容，亚健康调理养生为一体的专业女性美容，健康养生品牌。一直以来努力的为客户创造一个高品质的舒适空间，让更多的爱美女性享受健康与美丽。一直以健康、天然、安全、有效的产品服务顾客。经营特色：经络养生、泡浴养生、食疗养生、肩颈养生、胸部保养、内分泌养生等特色养生项目。六月女子养生会所创造一个让消费者可以安心及贴心的美容、健康养生品牌。

服务水平等级：★★★

机构地址：湖南省衡阳市环城北路61号

湖南郴州市俏丽屋专业美容院

机构编码：0100035

机构简介：湖南郴州市俏丽屋专业美容院于2000年7月开业至今，在2005年以前都是以面部美容为主导，使用活能产品，做问题性肌肤修复，使许多问题性肌肤的顾客皮肤得到了改善和恢复了健康，2003年被评为“中华医学会美容分会问题性肌肤专家修复名店”；2005年引进凤妃堂，运用中医经络学，对顾客有肩颈、腰背酸痛等进行经络推拿，对高血糖、糖料病等进行调理，解决了许多顾客的困扰，得到顾客的高度肯定，对亚健康人群进行调理收获一些心得。

服务水平等级：待定

机构地址：湖南省郴州市北湖区北湖路30号

怀化丽人岛美丽事业连锁有限公司

机构编码：0100019

机构简介：怀化丽人岛美丽事业连锁有限公司成立于 1992 年，至今有 19 年的历程。由 13 平方米的门店，发展为现在 2000 平方米的美容会所。一群美丽的女人，在一个环境美丽、恬静而散发出淡淡香气的地方，为一群同样美丽的女人，创造着美的形象，美的心灵，美的人生！在现任董事长王兰女士的带领下，创办了三家终端连锁美容会所、美容美发学校、美容化妆品公司及一家美发店。现有员工 100 多人，年产值百万元，公司资产上千万元的连锁企业。

服务水平等级：待定

机构地址：湖南省怀化市鹤城区(县) 富程街 67 号

怀化倾国倾城

机构编码：Zh131207453012

机构简介：怀化倾国倾城是一家专业养生、高科技绿色整体抗衰、美胸、全球权威祛斑美肤系统为一美容养生连锁机构。机构成立的目的：为女性朋友搭建一个平台，帮助女性朋友实现美丽、年轻、健康、智慧的幸福人生。机构纲领：帮助女性 60 岁依然保持有 30 岁的魅力，健康、型体及面部轮廓！

服务水平等级：★★★

机构地址：湖南省怀化市丰中路太平桥市场

金古屋养生会所

机构编码：0100024

机构简介：2002 年成立至今，11 年以来诚信经营，在城步县有着良好的口碑，从 2008 年从事亚健康调理，在全体工作人员的刻苦学习，努力专研下，本机构的亚健康调理技术达到了一定的水平，得到了客户的广大认可。

服务水平等级：待定

机构地址：湖南省邵阳市城步区人民街 88 号

晶美·汎歌至尊美容会所

机构编码：0100018

机构简介：晶美·汎歌至尊美容会所创立于 2005 年 9 月，是一家专业从事美容、美体、养生综合性美容服务会所，会所先位于长沙市星沙板仓中路晶华美地 B 栋 4 号，会所多次荣获湖南省美协授予“优秀美容机构”。晶美·汎歌一直秉承【倡导人本细想、讲究安全之美】的经营理念，以专业、专心、品质、诚信为先导，从日常的皮肤美护到高科技抗衰老及美白、保湿、平皱，从基础的美体到个性化的养生，调理亚健康，改善体质。从内到外解决健康美丽的需求。

服务水平等级：待定

机构地址：湖南省长沙市星沙县区板仓中路晶华美地街 4 号

靓妆坊养生馆

机构编码：0100056

机构简介：靓妆坊养身馆从事美容养身长达 8 年时间，是当地一家小有名气的美容养身会所，本店地理位置好、环境优雅、设施完善、客源稳定，顾客消费档次高，本店员工都是从事美容养身行业三年以上的老员工，有着扎实的功底，特别是对人体的经络和穴位定位准确，本店还经常参加一些关于中医养生，食疗方面的培训，来提高店员的综合素质以便更好的服务于顾客。

服务水平等级：待定

机构地址：湖南省怀化市芷江区进修学校 4 号门面

久美神话健康生活会所

机构编码：zh130307315001

机构简介：久美神话健康生活会所东塘店面积为1170平方米，其中营业面积为710平方米。营业区域分为接待区和服务区，接待区含接待大厅、咨询室、检测室、消毒室、员工休息室、多个卫生间；服务区含泡浴间、淋浴区、多个卫生间、消毒间、瑜伽室，以及豪华间、单间、双人间、三人间等调理室。接待大厅有提供养生茶、营养粥、沙发、休闲椅、服务指南、价目表、客人须知、报刊、养生书籍等，方便顾客休息和聊天。前台接待均为能流利英语具本科学历的工作人员。店面均有电梯直达，方便残疾人进出。

服务水平等级：★★★★★

机构地址：湖南省长沙市东塘北兴威名座南楼21楼C

丽居美容养生馆

机构编码：0100051

机构简介：丽居美容养生馆1997年由李超平女士在湖南省株洲市田心成立。16年来，企业以弘扬传统中医养生文化为己任，立志做专业的养生机构。目前有2家店，大的店有300平方米，小的店有200平方米。主要从事美容和亚健康调理，有员工16人，其中李超平：国家一级美容师、高级美容考评员、三级健康管理师；邓勇：国家二级营养师、三级按摩师、三级健康管理师，擅长颈、肩、腰、腿痛调理，企业还有国家三级美容师6人。

服务水平等级：待定

机构地址：湖南省株洲市石峰区田心田红路110号

丽人岛美丽事业连锁有限公司

机构编码：ZH130507314001

机构简介：丽人岛美丽事业连锁有限公司旗舰店面积为500平方米，其中营业面积为400平方米。营业区域分为接待区和服务区，接待区包含接待大厅、咨询室、检测室、消毒室、员工休息室、卫生间、淋浴间以及瑜伽室；服务区包含豪华间、单间、双人间调理室（每个调理室内有泡浴区、淋浴区、卫生间）、顾客休息区、消毒间、保洁间，顾客休息区有为做完调理的顾客提供营养粥。接待大厅有提供养生茶、休闲椅、价目表、报刊、养生书籍等，方便顾客休息和聊天。所有工作人员均以普通话提供接待、问询、预约、结账等服务。

服务水平等级：★★★★

机构地址：湖南省怀化市鹤城区富程路67号

玲惠珍美素肌美人诞生馆

机构编码：0100032

机构简介：玲惠珍美素肌美人诞生馆自2004年成立以来，坚持秉承以“质量求生存，以信誉促发展”的经营理念。凭借优质的品牌和模式不断的更新和完善。以提供专业而专注的服务来赢得人们的尊敬。一直追随美容真理，挑战惰性自我，不断学习新知，玲惠珍美是一家美容、美体、养生、纹绣为一体的专业美容养生馆，拥有着一支从事美容行业多年，激情好学、团结向上的精英团队。

服务水平等级：待定

机构地址：湖南省怀化市芷江区西街

美丽国度美容养生健康会馆

机构编码：Zh131207454015

机构简介：美丽国度美容养生健康会馆创立于2001年，经营面积700平方米，会员300余名，是芷江县面积最大的女士专业抗衰养生会馆。店内环境优雅舒适，配备前台接待厅，养生休息厅、咨询诊断室、调理室。美丽国度员工 15 人，其中高级美容师和亚健康咨询师 1 名、店长 1 名，顾问 2 名，调理师 6 名、后勤人员 4 名。美丽国度是以提供专业产品技术和服务的企业，常年聘请专家以诊断服务模式为广大顾客服务，给您看的见的效果。

服务水平等级：★★★★

机构地址：湖南省芷江县南街凯旋路太阳村一栋 2 楼

长沙美莱美

机构编码：0100014

机构简介：长沙美莱美是一家大型美容企业集团公司，平均营业面积为 500 平方米左右，以欧式风情为格调，让您感受到温馨高雅，美莱美一直坚持“美丽与健康同在，时尚与科技并存”文化理念，秉承“让您越来越美的崇高使命，以服务专业化、管理标准化的市场运作，走国际化与民族化相结合的连锁发展道路。

服务水平等级：待定

机构地址：湖南省长沙市岳麓区金星中路美林银谷 2 楼

魅演会国际美容养生保健连锁机构

机构编码：0100033

机构简介：魅演会国际美容养生保健连锁机构，有 4 家直营店，总面积 2500 平方米，员工人数 88 人。其中一家明星店座落在湖南卫视旗下圣爵菲斯大酒店。已接待过全国著名明星主持 1000 多人次。以高科技美容养生定位，服务高端人群，被誉为“国际美容保健中国高端保健首选品牌”。

服务水平等级：待定

机构地址：湖南省长沙市芙蓉区解放中路 18 号

千禧亚健康调理中心

机构编码：0100057

机构简介：千禧亚健康调理中心始建于 2011 年 12 月 18 日，现有面积 200 平方米，主要从事男女性及儿科中医调理工作，主要项目有中医推拿、小儿推拿、女性卵巢保养及女性美容养颜护理、拔罐、刮痧、艾灸等多个调理项目，调理效果显著，调愈 1000 多人，已获得各位患者一致好评。

服务水平等级：待定

机构地址：湖南省长沙市雨开福区

清花池美容美体有限公司

机构编码：0100030

机构简介：清花池美容美体有限公司经营面积 480 平方米，由湖南省美容协会张鸣女士创办，主要经营亚健康调理、养生美容，至今已获“文明诚信单位”“湖南省最佳服务美容机构”“湖南省美容理事单位”等殊荣，清花池在健康养生领域独树一帜。

服务水平等级：待定

机构地址：湖南省长沙市开福区蔡锷北路 411 号 101 房

森蓝企业管理有限公司

机构编码：0100017

机构简介：森蓝企业管理有限公司成立于 2003 年，目前已发展成为一家集美容院连锁、美容产品销售及服务、美容院营销管理咨询、职业教育培训于一体的多元化现代美容集团企业。

服务水平等级：待定

机构地址：湖南省长沙市开福区芙蓉中路财富中心 1908 号

观自在养生美容会所

机构编码：0100026

机构简介：观自在养生美容会所是一家一直致力于中医养生以及中国传统文化推广的企业，诚信服务于广大客户，十年来，从一家 30 平方米的小美容院发展成为总营业面积达 1200 平方米的两家大型禅学养身美容连锁机构，公司旗下拥有 12 大品牌（魅赫蕾妮、晨霞养身、皇瑶泡浴、甜蜜樱花、魔丽姿内衣、道和堂酵素浴、魔力紫晶胸部、韩式减肥、康雅莱盆腔修复、琪钰胶原蛋白、形象设计等等），30 余种特色项目，是目前邵阳地区项目最齐全，设备最先进的养身抗衰会所。

服务水平等级：待定

机构地址：湖南省邵阳市大祥区双拥路口

四季美诺美颜养生会所

机构编码：Zh131207313013

机构简介：四季美诺美颜养生会所成立于 2013 年，位于长沙井湾子商圈，地处繁华商业区，专业从事亚健康调理养生的机构。本会所以四季康美期下品牌、健康工坊、养心源、全美高科技能量系列。会所面积 300 平方米，装修古典雅致、设有专门的调理室、咨询室、浴室、员工休息室、专业消毒柜等，环璋整洁、干净、温馨，拥有浓郁的中医养生氛围。

服务水平等级：★★★

机构地址：湖南省长沙市雨花区井湾子南亚商国际 3 栋 1443

天香亚健康调理中心

机构编码：0100016

机构简介：天香亚健康调理中心所于 2009 年成立，会所总面积 300 平方米，在职 7 人，其中亚健康经络调理师有 4 人，管理人员 1 人，保洁 1 人，营养师 1 人，独立房间，VIP 专属物品及房间。会所一直坚持以中医理论为基础，以爱心与诚心帮助每一个顾客为服务宗旨，深受当地市民的好评。

服务水平等级：待定

机构地址：湖南省岳阳市岳阳楼区站前西路街鑫和楼 38 号

天心区御玺堂休闲会所

机构编码：0100055

机构简介：天心区御玺堂休闲会所是旗下有御玺堂藏式 SPA 养生会所是广州御玺堂生物科技有限公司和香港藏医药文化国际传播合作经营的加盟店，也是长沙市第一家旗舰店。为全民健康保健养生事业作出了卓越的贡献。

服务水平等级：待定

机构地址：湖南省长沙市天心区木莲街湘井小区 1146

靓之丽美容养生会所（湘潭市雨湖区）

机构编码：0100034

机构简介：机构位于湘潭市最繁华的河西基建营商圈，面积约 620 平方米，内部装修高档豪华，为本市第一流的养生美容会所；我们以中医传统阴阳五行经络理论为指导，结合国际先进的亚健康调理理念，为客户提供包括：经络推拿、艾灸药浴、辟谷禅修、内分泌腺体调理等全方位的亚健康调理服务，赢得了广泛的赞誉。

服务水平等级：待定

机构地址：湖南省湘潭市雨湖区车站路

妍辉美容养生

机构编码：0100031

机构简介：本机构座落于五一大道湘域中央，属高档小区，自购二套商品房用于美容养生，机构成立于 1998 年 9 月，原址大友谊商店 6 楼。刚创立时以美容护肤为主，2002 年开始介入养生项目，由于个人兴趣爱好，逐步转入以中医美容养生为导向健康调理为主。其间以自然疗法肝排毒和肠排毒为基础，提升客人个体腹温、增强客人的免疫力和自愈能力，中医倡导"以通为补"的指导方针。是现代人养生调理的方向。

服务水平等级：待定

机构地址：湖南省长沙市芙蓉区五一路

爱唯美养生馆（永顺县）

机构编码：0100027

机构简介：养生馆成立于 2010 年，现在拥有 400 平方米，涵盖砭石能量房，瑜伽，瑶浴泡澡，中医保健按摩等，从业人员都经过正规培训上岗，致力于改善客人亚健康状态。

服务水平等级：待定

机构地址：湖南省湘西州永顺(县)府正家园

于静专业美容养生会所

机构编码：0100036

机构简介：于静专业美容养生会所成立于 1997 年，以基因美容和经络养生调理为特色，深受广大女性朋友喜爱，被中华医学会权威认可问题性皮肤基因修复专家名店，先后开设了 5 家美容连锁机构，为许多广大顾客朋友解决了头痛、失眠、便秘、痛经等许多亚健康问题。

服务水平等级：待定

机构地址：湖南省常德市临澧区朝阳路 83 号

丽轩美容会馆

机构编码：0100053

机构简介：丽轩美容会馆是集美容、美体、瑜伽为一体的专业养生美容会所，地处芙蓉中路，地理位置优越，装修豪华，宫廷欧式风格，富丽堂皇又独具创新，让顾客感到极为轻松愉悦，领略贵宾待遇。"帮助顾客实现健康和美丽的梦想"是我们的服务理念，用最顶级的产品、最独特的手法帮助顾客达到健康与美丽，让每一位进入丽轩的顾客感受尊宠与高贵。

服务水平等级：待定

机构地址：湖南省长沙市雨花区小林子冲路 13 号芙蓉公馆 302 号

曾小红美容养生会所

机构编码：0100029

机构简介：曾小红美容养生会所创办于 1989 年，由湖南省衡阳市美容美发协会副会长曾小红女士创办。她一直以专业，用心，负责的态度和永不言败永不放弃的精神带领整个团队，帮助了一批广大女性解决了美丽的需求。

服务水平等级：待定

机构地址：湖南省衡阳市祁东县县正电影院对面二楼

赋养宫养生美容会所

机构编码：Zh131207453014

机构简介：赋养宫养生美容会所成立于 2009 年 9 月，是一家集养生、理疗、调理、美容、足浴、SPA 为一体的综合养生美容会所。赋，代表"赋予"赋予对生命、健康研究的智慧。养，代表"调养、力量"，对身、心灵的调养。宫，代表"对养生事业的严肃态度及追求、向往"。

服务水平：★★★

机构地址：湖南省怀化市芷江县凯旋路

佐氏健康会所

机构编码：0100021

机构简介：佐氏健康会所成立于1998年，目前拥有两家上千平方米的高端会所。一家位于求索东路南湖湖光三色三楼，以简欧风格为主。拥有高贵优雅的环境。另一家位于八字门旭园路，以新中式风格为主。经营项目四大系统调理：免疫系统，消化系统，血液净化系统，内分必系统。

服务水平等级：待定

机构地址：湖南省岳阳市新城区旭园街264 号

美丽国度美容养生健康会馆

机构编码：Zh140507454028

机构简介：创立于2001年，经营面积700平方米，是芷江县面积最大的女士专业抗衰养生会馆。店内环境清新舒适、优雅大气，布局合理。会馆采用了百项亚健康调理技术，其中洪光经络腹部保养·扶阳罐疗法、女性生殖私密调理技术、绿色整体抗衰疗法（北京松鹤富丽李丽莎博士研发）等为其特色干预调理方法。会馆常年聘请专家为广大顾客服务。13年来，以服务至上，团队第一，诚信务实，学习创新为企业精神，赢得顾客的支持与爱戴。

服务水平等级：★★★★

机构地址： 湖南省芷江县南街凯旋路太阳村一栋2楼

久美神话养生养颜会所（娄底市）

机构编码：Zh140507384029

机构简介：湖南省娄底市久美神话养生养颜会所地处娄底市中心石马公园对面，环境优美，空气清新。自2006年成立以来，一直从事亚健康调理，先后得到多方行业人士的专业指导。会所有康顾问（系从事中医30年的退休医师）为顾客提供专业的养生保健与亚健康干预调理方案，日常经营项目主要是中医经络养生、亚健康调理、美容美体。几年来先后荣获“湖南十佳亚健康调理机构”、中国医师协会“治未病”C级健康服务站、“盆腔保健养护最佳名店”等赞誉。

服务水平等级：★★★★

机构地址：湖南省娄底市湘阳街

邵阳市观自在养身美容会所

机构编码：Zh140507394030

机构简介：邵阳市观自在养身美容会所位于邵阳市的繁华地段，总营业面积达1200平方米的两家大型禅学养身美容连锁机构。中式宫廷风格，禅学养身理念，环境优雅宁静，布局和功能划分合理。会所具有30余种特色项目，专业权威的亚健康服务项目的服务，是目前邵阳地区项目最齐全，设备最先进的养生抗衰预防亚健康会所。资深专家顾问，专业的调理人员，有效的干预手段，真诚的服务态度，为会所赢得了顾客的广大好评。

服务水平等级：★★★★

机构地址：湖南省邵阳市大祥区双拥路口观自在养生美容会所

郴州俏丽屋专业美容院

机构编码：Zh140507353031

机构简介：郴州俏丽屋专业美容院成立于2000年，位于郴州市最繁华的北湖路，店内环境温馨舒适。14年来，本店专心、专业、专注，用心的为每一位顾客带来健康与美丽。秉承“诚信经营、以人为本”的原则，为顾客提供高质量的专业亚健康项目调理服务，赢得了良好的口碑，树立了极佳的社会形象。荣获“湖南省十佳美容院”

"湖南省诚信美容机构""郴州市美容协会副会长理事单位"等荣誉称号。

服务水平等级：★★★

机构地址：湖南省郴州市北湖路 30 号

尊颜美汇养生美疗连锁机构

机构编码：Zh140507454032

机构简介：尊颜美汇养生美疗连锁机构位于湖南省怀化市新晃县，已有十三年的从业时间。以"健康大众"为目的，面向各类群体，提供专业、有效以及特色的服务。机构按照亚健康咨询、检测、制定方案、调理、疗效评估、客户跟踪管理流程服务，人员分工明确、各司其职，成效显著。目前有扶阳养生亚健康调理技术、小儿养生脾胃养护、女性产后养护、瑶药泡浴养生技术、樱美女性私密保养技术等特色调理技术。机构公益健康活动频繁举办，常邀请湖南本土养生专家做健康讲座外，曾邀请到中国妇联特聘专家彭华教授、中国解放军军医团团长周桂瑕教授等生殖专家来新晃公益讲座。

服务水平等级：★★★★

机构地址：湖南省怀化市新晃县梅林春天 8 栋

贵人坊美容养生机构

机构编码：Zh140507314033

机构简介：贵人坊美容养生机构位于长沙市雨花区劳动东路四楼，贵人访经营 27 年，由长沙市美容协会终身荣誉会长王微女士创办。主要经营中医养生调理及面部护理，机构拥有多个亚健康调理师，一直以"博爱如已，思达利人"的敬业精神，率先供倡导"美丽必须建立在健康的基础上"的中医养生文化。目前有体质检测，脊椎保养，艾灸补阳，砭石温经，肝胆排毒，药浴等调理技术，2012 年被中国医师协会授予"治未病"C 级健康服务站。机构结合中国传统养生文化，致力于打造全方位健康美丽的生命工程。

服务水平等级：★★★★

机构地址：湖南省长沙市雨花区劳动东路四楼

经福堂

机构编码：Zh141107315064

机构简介：旌福健康服务有限公司旗下的养生会所经福堂，是按照中和亚健康服务中心五星级标准打造的亚健康专业调理机构。总营业面积约为 1000 平方米左右。会所按照"中式风"进行设计和装饰，其中接待室 1 间，调理间 18 间，专业人员 20 名左右。开展以睡眠调理、女性保健、儿童保健为主要特色的亚健康调理服务项目。先后引进了红外检测设备；音乐调理一体仪并通过了中和亚健康服务中心在百项技术：红外检测、CPC 测评以及音乐调理技术的系统培训。

服务水平等级：★★★★★

机构地址：湖南省长沙市芙蓉中路二段天玺大酒店

克拉美容会所

机构编码：07360165

机构简介：克拉美容会所 2005 年成立，2013 年搬迁至石门楚江镇老西门居委会九澧路工商局对面，直营面积约 160 平方米，环境舒适。会所经过十多年来的不懈追求和努力，如今发展成一家集美容、美体、亚健康调理、亚健康培训管理于一体的养生会所。倡导中医养生，坚持养生在于"扶阳"和五脏六腑的平衡，提高人体的自愈能力，提高人体的免疫能力。

服务水平等级：待定

机构地址：湖南省常德石门九澧

吉首市袖珍汗蒸馆

机构编码：07430166

机构简介：吉首市袖珍汗蒸馆成立于2009年9月9日，集汗蒸、美容、美体养生、身材管理等为一体的专业亚健康调理机构。经过6年的发展与壮大，管理方式日趋完善、服务品质不断提升，倡导健康养生、因爱永恒的理念，为顾客提供全方位的健康调理项目，让每一位消费者享受最专业的服务。

服务水平等级：待定

机构地址：湖南省吉首市乾州锦锈湘西大厦5楼

艾芦世界

机构编码：07430167

机构简介：艾芦世界是集美容与养生为一体的国际连锁机构，拥有一批高素质的美容天使，从国外引进美容新理念和技术，本着“诚信、务实”的做事原则，受到顾客的一致认可和赞誉，先后被评为“3.15诚信单位，07年被评为湖南省十大最具有影响力美容院荣誉称号”09年被评为湖南省香熏SPA五星级专业美容机构，十多年的专注，铸就了品牌信誉。

服务水平等级：待定

机构地址：湖南省吉首市花坦边贸市场艾芦世界兴贸街153号

贵人访（四方坪店）亚健康专业调理机构

机构编码：07310168

机构简介：贵人访创办于1988年，28年来奉行“博爱如已，思达利人”的企业精神，率先倡导“美丽必须建立在健康的基础上”的中医养生文化，凭着“诚实、诚信”的经营理念获得社会各界的一致好评，2014年链接中国中医药局旗下的中和亚健康服务机构，对本机构进行服务转型做准备，同年被评为“四星级亚健康专业调理机构”。

服务水平等级：待定

机构地址：湖南省长沙市开福区三一大道303号

倾国娇颜美容美体养生馆

机构编码：07450169

机构简介：会所于2006年创立，直营面积达200平方米，环境温馨、舒适，以热情的服务，让顾客享受上帝般的待遇。倾国娇颜经过十年的不懈追求和发展，成为一家集美容、美体、亚健康调理养生、亚健康管理咨询为一体的养生会所，一直坚持并倡导中医养生。坚信养生在于扶阳！提高人体自愈能力从而达到中医的扶正祛邪。

服务水平等级：待定

机构地址：湖南省怀化市新晃区太阳坪街财富大厦

圣女美颜（洪韵）养生馆

机构编码：07350170

机构简介：汝城县圣女美颜（洪韵）养生馆，是一家中医养生美容亚健康体力机构。成立于2001年，现已有直营店3家。15年来一直坚持“顾客第一，服务至上，诚信为本，技术领先”的服务理念。坚持产品系统化、技术专业化、管理现代化、服务优质化的经营原则。他们的目标是：做中国中医亚健康调理连锁第一品牌。

服务水平等级：待定

机构地址：湖南省郴州市汝城区劳动街99号

海 南 省

海南绿康元健康养生有限公司

机构编码：0100012

机构简介：该机构一直贯彻以“绿色铸就健康、真诚奉献美丽”为服务宗旨，追求绿色健康和品质生活。经过不断的探索和提升，逐渐发一家综合性的专业调理机构，并独创了“全息气血调理减肥技术”，获得了广泛的好评。

服务水平等级：待定

机构地址：海南省海口市世贸东路世贸大厦E座三楼

江苏省

美丽心情美容生活馆

机构编码：Zh131205123011

机构简介：美丽心情本着“让我们的客户美丽、健康、尊贵”的经营宗旨，多年来一直主打美容、养生服务、亚健康调理，力争发展中高端客户，成为国内一流调理机构。

服务水平等级：★★★

机构地址：江苏省苏州市沧浪区解放西路公园天下3幢111室

唯美伊人美容院（香榭丽）

机构编码：Zh131205113012

机构简介：唯美伊人美容院最初成立的目的是为了帮助更多的女性朋友实现无斑更美的梦想，在昆山短短几年，一直加强对养生的关注和了解，严格按照行业标准，培养出专业的亚健康调理师的技术人才，打造星级标准，成为一家真正养生馆，为更多顾客预防、改善、调理亚健康问题。

服务水平等级：★★★

机构地址：江苏省昆山市柏庐路206号

宜兴锦绣苑抗衰老健康会所

机构编码：Zh131205103010

机构简介：成立初期以面部为主，后调整为养生为主，在短期内整体调理，从调理经络、调脏腑、调体质、身心灵排毒净化身体脏腑功能。本机构为宜兴地区首家专业的亚健康调理机构，旨在帮助更多的人远离疾病。提高品质生活。

服务水平等级：★★★

机构地址：江苏省宜兴解放西路公园天下3幢111室

常州市天宁区兰陵艺丰保健按摩服务部

机构编码：Zh140805193050

机构简介：常州市天宁区兰陵艺丰保健按摩服务部常州市天宁区，营业面积300平方米，机构成立于2013年8月1日，主要以美容、美体，中医养生保健为主，成立至今深受顾客信赖。一直以“诚信服务、专业取胜”的经营理念，在顾客、业内得到很好的口碑。特于2014年7月年申报中和亚健康服务中心三星级亚健康专业调理机构并成功挂牌，在亚健康调理技术，干预测评设备，以及专业的调理路径与人员素质方面得到了极大提升。

服务水平等级：★★★

机构地址：江苏省常州市九州新世纪花苑10-7号

大汉松骨足疗馆

机构编码：Zh141005193058

机构简介：常州大汉松骨足疗馆位于怀德桥的繁华路段，成立以来诚信经营，凭着“诚实”“诚信”受到了顾客的好评，机构装修优美，功能区划分有序。是集传统中医经络调理、健康咨询、亚健康状态干预等于一体的专业调理机构，全新的管理与企业文化熏陶使得员工拥有神圣的使命与归属感，全心全意为顾客进行服务。

服务水品等级：★★★

机构地址：江苏省常州市怀德桥河景花园 74 号

江阴市澄江镇澄北姿彩化妆品商行

机构编码：Zh141105104067

机构简介：江阴市澄江镇澄北姿彩化妆品商行成立于 1997 年，坐落于江阴虹桥北路 125-1 号，营业面积 880 平方米，经营理念：专业创新、品质卓越、服务超群。在顾客和整个行业都有很好的口碑，在江阴当地有很大的影响力，选择专业的养生项目，主在常规亚健康调理方面有着显著的效果，机构采取内训、外训、技术考核、理论知识考核、演讲等方法不断的培训和提升员工的技术和专业，更好的服务于亚健康人群。

服务水平等级：★★★★

机构地址：江苏省江阴市澄江镇虹桥北路 125-1 号

唯因亚健康专业调理机构

机构编码：zh150305105001

机构简介：在江苏中和亚健康服务中心的大力支持下，从规模、设备、技术等全方面规范，全力打造江苏首家五星级亚健康专业调理机构。力将唯因五星级亚健康专业调理机构树立成江苏乃至华东地区顶级样板店。机构按照亚健康专业调理机构功能分区配备相应职员，拥有亚健康体质调理师 15 名，咨询师 10 名、管理师 4 名、前台接待 3 名。同时配有红外成像检测仪一台、CPC10 组、音乐调理床一套等亚健康专业干预调理设备。多名员工已接受江苏中和亚健康服务中心专业亚健康体质调理师培训与十五项百项亚健康中医调理技术的培训，使用疏通经络养生手法，体质调理，中药外敷热灸等亚健康专业调剂手段。机构将配合中医养生保健行业规范化经营，在未来的工作中会担负起样板和典型的责任，在社区服务中彰显机构的专业性，为江苏省亚健康事业做出积极的贡献。

服务水平等级：★★★★★

机构地址：江苏省江阴市虹桥南路 168 号福满楼 6-7 楼全层

南通崇川区菩提晏健康养生咨询馆

机构编码：Zh150305135007

机构简介：机构营业面积 1100 平方米。在全国范围内，较早引入红外热成像技术、睡眠健康检测与调理、扶阳罐等亚健康专业干预调理技术。全面按照国家标准规模、设备、技术等全方面规范化建设五星级亚健康专业调理机构，全力配合江苏中和亚健康服务中心，打造江苏五星级样板。目前机构配有亚健康体质调理师 15 名，培训总监 1 名、咨询师 10 名、管理师 4 名、仓库 2 名、前台接待 3 名、配料师 2 名，专业保洁 2 名。机构将配合中医养生保健行业规范化经营，在未来的工作中担负起规范化建设的责任，在社区服务中彰显机构的专业性，为江苏省亚健康事业做出积极的贡献。

服务水平等级：★★★★★

机构地址：江苏省南通市洪江路鑫乾国际广场 A 座 26 楼全层

常熟市虞山镇世贸贵夫人美容会所

机构编码：zh150305123008

机构简介：机构位于江苏省常熟市，是一家致力于亚健康调理、生活美容以及传统中医养生保健为一体的综合型亚健康专业调理机构，机构运用百项亚健康中医调理技术以及现代养生、营养配餐、心理疏导等技术方法，让每一位来店客人都能享用个性化的调理方案。

服务水平等级：★★★

机构地址：江苏省常熟市闽江东路世贸三期 14-9 号

雪之秀美容中心

机构编码：Zh15080253013

机构简介：雪之秀地处南京市鼓楼区，店内装潢独特，环境雅致，是追求休闲美丽健康的最佳场所。机构内设有多种主题功能区，如中医养生、药浴养生、纤体美颜、SPA、亚健康调理等，雪之秀将韩国抗衰与中国传统养生结合，着重推广亚健康专业调理技术，细致耐心为亚健康人群解决多种问题，服务覆盖面广，服务效果卓越。

服务水平等级：★★★

机构地址：江苏省南京市鼓楼区山西路 68 号颐和商厦 26 层 C.D 座

南京市玄武区萨拉妮美容中心

机构编码：Zh15080253014

机构简介：机构位于南京市的繁华市区，交通便利。机构成立的目的在于带给大家美丽，调理亚健康状态，让更多的人健康长寿。目前机构主要经营亚健康状态调理、经络养护、中医体质调理等项目，专业的精英服务团队，众多有效的干预调理手段，机构收到了顾客的一致好评。

服务水平等级：★★★

机构地址：江苏省南京市玄武区太平门街 81 号二楼

高邮皇嘉亚健康专业调理机构

机构编码：Zh150805143015

机构简介：高邮皇嘉商务有限公司旗下的高邮皇嘉亚健康专业调理机构是一家从事亚健康管理、咨询、调理的专业机构。机构拥有专业的从业人员，行之有效的亚健康干预检测设备，权威认证的百项亚健康中医调理技术，在当地拥有极高的社会口碑。同时，机构不断加强服务管理，注重文化建设，提高员工专业技能，致力做专业的亚健康调理机构。

服务水平等级：★★★

机构地址：江苏省高邮市屏淮南路康华园现代城 32 号

靖江市皇开真沙廊八圩店

机构编码：Zh150805233016

机构简介：机构地处靖江市八圩镇，在当地有良好的口碑和社会效应，有着稳定的客户群体。并且机构将传统中医养生保健技术与亚健康调理技术相结合，专心、专业、专注、为顾客服务，用心为每一位顾客带来健康，获得了广泛的好评。

服务水平等级：★★★

机构地址：江苏省靖江市八圩镇公所桥东进路 3-6-7 号

溧阳市溧城优澜国际美容养生 SPA 会所

机构编码：Zh150805193017

机构简介：机构地处于江苏省溧阳市闹市区，交通便利，商业繁华。机构成立的目的是服务人民，改善人民的亚健康状态。以顾客与服务至上为店内宗旨。主营亚健康调理，中医刮痧、经络与体质调理、艾灸拔罐等技术项目，将中医系统养生与现代美容技术结合，极大提高了服务品质。

服务水平等级：★★★

机构地址：江苏省溧阳市和平新村一区 29—30 号

靖江市靖城皇开真沙廊分店

机构编码：Zh150805233018

机构简介：机构自成立起就秉承“诚信至上，优质服务”的经营理念，严格选择、培训在职工作队伍，始终坚持为顾客提供最好的项目与服务，多年以来积累了丰富的亚健康调理经验，得到了消费者的认可，拥有非常高的知名度与口碑。

服务水平等级：★★★

机构地址：江苏省泰州市靖江人民南路 98 号（农机大楼）

琼玉亚健康专业调理机构

机构编码：Zh150805115019

机构简介：琼玉亚健康专业调理机构是通过中和亚健康服务中心申报、审核、权威认证的五星级亚健康专业调理机构。能够提供全方位的亚健康专业调理，调理房间设施齐全，亚健康调理专业人才众多，调理方法与技术非常专业，亚健康检测及干预设备完善。高质量提供亚健康管理服务，专业性非常强。常规调养服务项目有脏腑常规调养服务项目、经络常规调养服务项目、脊柱常规调养服务项目、以中医五音-五脏理论为基础的——音波耳机调理项目、以中医体质养生理论为基础的—体质调理与养生项目、失眠亚健康状态调理、肩颈疼痛亚健康状态、女性亚健康状态调理等调理项目。琼玉亚健康专业调理机构凭借其机构的专业度，让人远离亚健康，获得顾客的忠实信任。

服务水平等级：★★★★★

机构地址：江苏省句容市华阳北路清华公寓 1 号

艾度亚健康专业调理机构

机构编码：Zh150805103020

机构简介：机构环境优美，场地设施规范，专业的从业人员，有效的亚健康干预建设设备一应俱全，涵盖项目多元化。作为新转型的亚健康专业调理机构，通过专业、专注的经营理念，获得行业内外的一致好评。

服务水平等级：★★★

机构地址：无锡市崇安区中山路镇巷 28 号

江阴长泾佳佳时尚美容生活馆

机构编码：Zh150805103021

机构简介：机构成立于 2001 年，店面布置雅致，功能区划分明显。服务范围广泛，主要服务有亚健康调理、美容美体、滋补养生、经络体质调理以及慢性病的常规养护等项目。

服务水平等级：★★★

机构地址：江苏省江阴市长泾镇文化路 45-47 号

金坛市城东康丽美人纤体养生馆

机构编码：Zh150805193022

机构简介：机构成立于 2000 年，自 2007 年以来机构致力于亚健康调理，在经营过程以顾客需求为中心，以需求为导向将中医调理与现代高科技术相结合，为顾客提供专业的亚健康调理服务。机构按照亚健康专业调理机构功能分区，设有咨询室、检测室、调理室等模块。致力于打造专业亚健康调理机构，始终如一地为顾客健康而努力。

服务水平等级：★★★

机构地址：江苏省常州市（金坛市）东环二路翠园商业广场北 5 楼

皇开芳菲美容会所

机构编码：Zh160405233013

机构简介：会所成立于 2005 年，营业面积 400 平方米，曾荣获“泰州市质量信得过单位”“青年文明号”“先进会员企业”“靖江消费者最喜爱的十大品牌之一”“靖江市药监局 A 级单位”等称号。给顾客传授健康养生知识，预防胜于治疗的理念，调理顾客身体亚健康，得到了顾客一致认可。

服务水平等级：★★★

机构地址：江苏省泰州市靖江市新天地滨江花园 f-2

婉如清扬美容养生馆

机构编码：Zh160405183014

机构简介：婉如清扬美容养生馆成立于 2010 年，名称取自于中国最浪漫诗集《诗经》，以“安全，健康，科学美容”为理念，以“让每位女性拥有健康，自信的美丽人生”为使命。以产品是根本，技术是关键，服务是保障为宗旨，设有五大经典、八大王牌、十大特设等多种项目，在行业中有着很好的口碑，给顾客传输预防大于治疗的理念，调理顾客亚健康问题，得到顾客一致认可。

服务水平等级：★★★

机构地址：江苏省连云港市新浦区绿园南路 58 号

半边天美容美发中心

机构编码：Zh160405273015

机构简介：沭阳县半边天美容美发中心成立于 2003 年，坐落于宿迁市沭阳县沭阳街 144 号。营业面积 360 平方米，该店的经营理念是：专业创新，追求卓越，服务至上。在整个行业都有着很好的口碑。在当地有很大的影响力，公司引进的项目有：自然蜜语，羽丝蕊，萨兰贝，络瑶等。给顾客传授养生知识，预防胜于治病的理念，调理顾客身体亚健康，得到顾客一致认可。

服务水平等级：★★★

机构地址：江苏省宿迁市沭阳县沭阳街 144 号

若莲美容养生会所

机构编码：Zh160405123016

机构简介：苏州市工业园区若莲美容养生会所成立于 2014 年，坐落于苏州工业园塘浦路 2 号，营业面积达 531 平方米。该会所经营理念是：专业创新，追求卓越，服务至上。在整个行业中有着很好的口碑，在当地具有很大的影响力。

服务水平等级：★★★

机构地址：江苏省苏州市工业园塘浦路 2 号

金夫人女子俱乐部海安贵都加盟店

机构编码：Zh160402503017

机构简介：南京金夫人女子俱乐部海安贵都加盟店成立于 2004 年，营业面积 900 平方米。该店的经营理念是：服务女士，妆点人生，创造完美，回报社会。在整个行业有着很好的口碑，在当地也有很大的影响力。该单位引进了聚阳艾灸，皇莎胸护，淋巴排毒等。传授顾客养生知识，调理顾客亚健康！

服务水平等级：★★★

机构地址：江苏省南京市海安县海安镇中坝南路 27 号贵都广场 9 楼

江 西 省

南昌颐景园实业有限公司江右分公司

机构编码：ZH131207915012

机构简介：南昌颐景园实业有限公司江右分公司作为文化颐景园 2013 年问鼎之作，是颐景园倾力打造的集养生大成为一体的专业养生调理机构，打造成为江西首家“人体健康养护 4S 店”。

服务水平等级：★★★★★

机构地址：江西省南昌市八一大道 356 号（江西饭店后院）

伟珍美容养生会所

机构编码：Zh131207974010

机构简介：本机构成立的目的是服务人民，改善人民的亚健康。本店的宗旨，顾客至上，服务至上，精益求精。本会所主营，亚健康理疗、中医刮痧、艾灸拔罐、皮肤修复、抗衰、胸部保健、减肥，将中医系统养生和现代科技美容结合的多元化会所。本会所针对亚健康群体努力把连锁店发展。

服务水平等级：★★★★

机构地址：江西省瑞金市金都大道国税局正对面伟珍美容会所

月亮湾美容 SPA 会所

机构编码：Zh131207974011

机构简介：月亮湾成立于 1997 年，利用中医养生调理法，疏通经络、改善体质，解决人体各种亚健康，将中国千年的中医养生和现代科技相结合，拥有专业的团队，贴心的服务，齐全的调理项目，为更多的人带来健康和美丽。

服务水平等级：★★★★

机构地址：江西省石城县

靓点生活美容坊

机构编码：Zh140807983051

机构简介：江西省乐平市靓点生活美容坊位于乐平市中心繁华地段，地处商业中心。位置优越，交通便利。作为专业亚健康调理机构，以专业的调理获得了顾客的好评，受到了社会上广大赞誉。

服务水平等级：★★★

机构地址：江西省乐平市洎阳中路 137 号

辽 宁 省

本溪迷你美容养生会馆

机构编码：Zh131204144010

机构简介：让山城所有的健康美丽，以中医养生“一元整体”观为宗旨，充分发挥中医“知未病”养生特色，21 世纪是健康的时代在经济腾飞之后我们不得不考虑以另外一个关系到地球是否可以持续保持健康下去的世纪，生活在这个关键时代我们有责任塑造人类健康。

服务水平等级：★★★★

机构地址：辽宁省本溪满族自治县迷你美容养生会馆

春荣美容亚健康调理养生会馆

机构编码：zh130304173002

机构简介：春荣美容亚健康调理养生会馆，由春荣女士创建于 1983 年。时至今日，经过 27 年的风雨历程本着诚信·高效·务实的创业理念，如今已打造出一支拥有优质服务经验和雄厚技术力量的优秀团队。春荣美容亚健康调理养生会馆秉持由内而外‘健康的美才是真的美’的服务宗旨，为广大客户服务。

服务水平等级：★★★

机构地址：辽宁营口经济技术开发区辽东湾大街中段（世纪广场西侧招商银行旁）

丹东市金城美容机构

机构编码：Zh131204154012

机构简介：丹东市金城美容机构是一家致力于亚健康调理及医疗整形美容、抗衰、养生为一体的综合性美容机构，经营特色是抗衰，养生及解决顾客问题，市场定位针为高端亚健康人群，宗旨是帮助更多的人实现健康美丽人生，金澄本着做丹东美容龙头企业多家连锁机构的愿景，让抗衰养生事业，在金澄更好的为所需要的人服务。

服务水平等级：★★★★

机构地址：丹东市振兴区八街王伟路 21-4

阜新碧海青洲养生会所

机构编码：Zh131204184013

机构简介：本店成立于 2006 年，目的是为广大群众提供健康塑造美丽。宗旨是让全岛的人来这里，特色以养生为主。市场定位中高端。发展前景做的更专业，引领阜新养生行业，为广大群主提供更专业的服务，为疾病痛苦的人群减轻病痛。

服务水平等级：★★★★

机构地址：阜新市西州区矿总医院东门斜对面

亮亮亮美容会馆（瓦房店）

机构编码：Zh131204114011

机构简介：会馆成立于 1998 年，位于瓦房店文兰桥南，以改变周边人群及朋友家人的身体状况为目标，提供亚健康调理项目和相关养生服务。

服务水平等级：★★★★

机构地址：瓦房店文兰桥南 10 米

曼谷阳光美容养生 SPA 会馆

机构编码：Zh131204174014

机构简介：作为营口第一家专业的泰国 SPA，曼谷阳光美容养生 SPA 会馆一直致力于为每位客户提供个性化的服务。曼谷阳光的项目都是根据中医原理，为平衡和恢复可人的精神体力交心而设计。重新发现自己来曼谷阳光放松身心，缓解压力，预防疾病，真正实现身心对话，在了解自己的基础上活的真实，内省无忧，外省不惧，才是最高境界。

服务水平等级：★★★★

机构地址：营口市渤海大街东 1-甲 5 号

明珠 SPA 会馆

机构编码：Zh131204143016

机构简介：明珠 SPA 会馆成立于 1992 年，是一家多元素发展企业。本店涉足美容行业已经有 19 年的历史，已获得了业界的认可和顾客的普遍好评。本会所集亚健康调理、美容、美体、美发、健康养生为一体，有员工 230 余个，以优质的服务、高品质的产品吸引了大量的顾客，目前为止已经累积了 2000 多名会员。

服务水平等级：★★★

机构地址：本溪市平山区明珠大酒店

沈阳莱香（国际）美容美体中心泰山店

机构编码： zh130300243003

机构简介：莱香（国际）美容连锁成立于 2003 年，近年来，作为“中和亚健康服务中心”战略合作伙伴和“中华中医药学会亚健康分会”战略协作单位，莱香企业响应国家政府号召积极推动“中医治未病”健康工程与健康产业发展，大力开展亚健康科普知识宣传教育普及工作，莱香企业在亚健康干预方面，拥有自己独特的理念和技术，企业发展迅速，应得了众多世界同仁和广大消费者的一致好评！

服务水平等级：★★★

机构地址：沈阳市皇姑区泰山路 27 号

十美康整体美容院

机构编码：Zh131200243017

机构简介：十美康整体美容院创立于 2000 年。以高品质的产品、优惠的价位，广受顾客的喜爱。本店的市场定位主要针对高消费女性顾客群，始终致力于打造高端大气上档次的整体形象。本店坐落于沈阳市的繁华地带，店内装潢别致优雅，环境宁静安逸。是一家专业的亚健康调理机构。

服务水平等级：★★★

机构地址：沈阳市沈河区十三纬路92号甲

唐漫养生会所

机构编码：Zh131204114015

机构简介：唐漫养生会所作为现代亚健康调理机构，以传播健康理念，普及健康知识，让每个人重视健康为目标，自成立以来主打亚健康服务项目，积极为顾客提供星级标准服务。

服务水平等级：★★★★

机构地址：辽宁省大连市经济开发区

富亚华医医疗美容整形诊所

机构编码：Zh140504153034

机构简介：富亚华医医疗美容整形诊所位于辽宁省丹东市元宝区京剧院小区。机构有着丰富的养生保健经验，作为将传统中医养生理念与亚健康型态测评调理有机结合的专业亚健康调理机构，科学、健康、有效是其特点。专业的亚健康专业调理机构“4S”服务流程，先进的干预效果测评设备，为众多亚健康人群解决诸多问题。

服务水平等级：★★★

机构地址：辽宁省丹东市元宝区京剧院小区1号楼

今生有约美容养生会馆

机构编码：Zh140704114039

机构简介：会馆成立于2000年6月，十四年来一直秉承“诚信”经营的理念，与客户共享健康与美丽，与员工共享企业发展带来的成果，让爱充满企业，让爱传播给顾客，让爱传播到社会更大范围。宗旨：缔造健康、美丽和幸福。调理的项目包括目干涩、耳鸣、头晕头痛、经前乳胀调理、腹胀调理、身体疼痛调理、失眠调理肥胖症前期调理、面部敏感修复、面部抗衰、情绪低落调理、泡浴、身体抗衰老等亚健康症状。

服务水平等级：★★★★

机构地址：辽宁省大连市瓦房店大宽街3段88号

还童亚健康康复调理中心

机构编码：Zh140904165052

机构简介：还童亚健康康复调理中心（锦州）位于辽宁省锦州市科技路繁华地段，依山旁水，面临繁华步行街街道，背靠高档小区。经营面积5000平方米，拥有客户接待区、设施齐全的亚健康调理间23间。各种亚健康功能区21处（包括儿童调理区、读书区、红外检测区、食疗区等等。机构2014年从美容美发领域成功转向亚健康中医经络调理，至今已调理了上万人次，通过专业、专注的服务与调理技术，取得了很好地社会效益的同时也收到了不错的经济效益。

服务水平等级：★★★★★

机构地址：辽宁省锦州市科技路书香门第小区17号楼18号

淑漫美容会馆

机构编码：Zh141004154059

机构简介：淑漫美容会馆在辽宁美容行业享有盛誉，机构有着丰富的美容、养生经验，以中医传统养生理念为本，以“内养外调”为手段。机构始终秉承以顾客为中心，以顾客需求为向导，以精心的服务定位，倾心打造亚健康专业调理机构“4S”店，得到了顾客的一直好评与忠实的支持。

服务水品等级：★★★★

机构地址：辽宁省丹东市元宝区锦山大街78-9号

盘锦逸轩商务会所

机构编码：Zh150304274009

机构简介：锦逸轩商务会所，是由中国SPA协会、中国芳疗协会联合推荐的盘锦地区首家顶级新派芳香SPA养生商务会所。是集养生与休闲、尊贵与奢华、时尚与内涵为一体的五星级高端会所。将东南亚SPA文化、现代养生，营养配餐，心理疏导，特色调理，预防衰老以及中医未病先防的理念高度融合。会所内独具特色的100余种亚健康调理和美容美体养生项目，让前来逸轩的每一位贵宾都能享受到世界级明星般的尊贵护理。

服务水平等级：★★★★

机构地址：辽宁省盘锦市兴隆台区兴隆大街110号

宁夏回族自治区

女人湾美容会所

机构编码：Zh160209533001

机构简介：会所占地约300平方米，上下三层楼。环境优雅舒适。该会所一直致力于改善顾客亚健康，员工时常去北京、山西、广州、银川等地进行专业的培训，每个星期日在店里对所有员工进行考核，以便更专业、有效的解决顾客的亚健康症状。本会所在当地拥有良好的口碑，得到顾客一致好评。曾荣获“亚健康专业调理”与“优秀美容院”称号。

服务水平等级：★★★

机构地址：宁夏吴忠市利通区吴灵西路90号

芙蓉美容美发中心

机构编码：Zh161009523019

机构简介：宁夏石嘴山市大武口区芙蓉美容美发中心集美容美发、抗衰老、调理亚健康为一体，面积230平方米，有8张美容床，长期以来专门服务爱美及受亚健康困扰的群众，芙蓉美容美发中心成立于1991年，至今已有二十多年，培养了一支专业精英团队，深受广大顾客的喜欢及好评。芙蓉人本着“诚信进取，专业创新”的服务理念为大家服务！

服务水平等级：★★★

机构地址：宁夏省石嘴山市大武口区兴隆街商业广场B区11号

山东省

青岛澳柏圣都养生健康有限公司

机构编码：Zh131205324010

机构简介：本店成立于2004年，我们按照ISO9000经营管理模式，通过最规范的系统流程来监督管控我们的品牌，目前旗下设有两家会所，服务内容包括美容美体，SPA水疗，中医养生，抗衰老发型设计教育培训等。我们重金导入美国软水系统使顾客的美丽健康更上一层楼，我们要给予我们要回馈，要将体质调理，中医养生理念带给顾客，以及她的朋友及家人，让客户远离亚健康，常保青春。

服务水平等级：★★★★

机构地址：山东省潍坊市福寿街新城西路北50米

乳山蒙妮坦美容SPA馆

机构编码：Zh131206313013

机构简介：蒙妮坦美容SPA馆成立1999年，乳山标杆式美容企业。蒙妮坦不断突破传统美容观念将高科技仪器生物工程于养生spa有机结合，凭借着高标准的用心服务，创造出一站式的亚健康症状调理及美容美体养生服务体系，坚持以高科技项目为主打，不断领导于世界同步的美容新潮流，蒙妮坦选用的均是世界顶尖的天然护肤产品，光华璀璨的世界品牌，历经市场经验证明质地温和的美容瑰宝，完全顺应身体自然生长机能。

服务水平等级：★★★

机构地址：山东省乳山市新华街中段富大丽园小区318-3

威海康奈尔SPA养生美容会所

机构编码：Zh131206314014

机构简介：威海康奈尔SPA养生美容会所成立于1998年，有5个直营店，60多个经过严格培训的养生队伍，自成立起就秉承“诚信至上，正道经营”“经营美，传播爱”的理念。始终，坚持为客户提供最好的项目与服务，多年来积累了大量的亚健康的实际经验，拥有许多的成功案例，得到了消费者的认可，拥有非常好的口碑及品牌知名度，在市场上有很大的发展及前途。

服务水平等级：★★★★

机构地址：山东省威海市青岛中路滨海龙城22号

潍坊明沙丽研境会所

机构编码：Zh131205364012

机构简介：潍坊明沙丽研境会所是山东省潍坊市唯一一家集专业养生专业亚健康调理的美容机构。成立初期，本机构成立初期，本机构秉承“让心灵栖息沉淀，让美有内而生”这一理念让潍坊消费者不但从传统得到面部护理，而是从身心灵，由内而外的调理。遵循这一经营理念，本会所从客人的身体的亚健康护理，直至身心灵的关注，打造潍坊至山东省第一家“亚健康”身心灵的健康护理中心。

服务水平等级：★★★★

机构地址：山东省潍坊市福寿街新城西路北50米

烟台名门润秀养生会所

机构编码：Zh131205354011

机构简介：烟台名门润秀养生会所成立至今，一直秉承中医养生治未病，调理亚健康以及“未病先防、已病防复、病后修复”为宗旨。针对八大体质，进行针对性调理，目前是港城人首选养生品牌未来我们将养生观念带给港城的千家万户，让所有人远离疾病，走向健康。

服务水平等级：★★★★

机构地址：山东省烟台市芝罘区大马路44号名门闺秀

雨晴莎莎养生美容院

机构编码：Zh131206353015

机构简介：创立于1998年，以高品质的产品、优惠的价位，广受临清人民的喜爱，先后拥有六家日化直营店和几十家加盟店。2005年创立了600平方米临清最高端的莎莎养生美容院。先后在2006年开了具有韩式特色的韩王妃养生美容院，2010年开设精致典雅的燕莎养生美容院。

服务水平等级：★★★

机构地址：山东省临清市红星路大家庭对面

西子佳人美容有限公司

机构编码：Zh140505353018

机构简介：西子佳人美容有限公司位于的繁华地段，店内环境优美，布置雅致、温馨、舒适。旗下的西子佳人亚健康调理中心是追求休闲、调理、健康美丽的最佳场所。获得过“2009年百姓笑脸满意品牌”“2010年中国减肥大会强势推荐机构”“2012年国际减肥美体行业高级纤体师北京人力资源部合作培训单位”“2013年中国减肥大会推荐瘦身机构”“2013年烟台美容俱乐部优质会员单位”“2014年中国专业减肥发展 15 周年百家店”等赞誉。目前全力致力于常规亚健康方面的调理。

服务水平等级：★★★

机构地址：山东省烟台市芝罘区西盛街

山东绿康中和健康管理咨询有限公司

机构编码：Zh160205313003

机构简介：山东绿康中和健康管理咨询有限公司位于山东省曲阜市金茂栖庭水岸别墅区，周围环境幽静美丽，交通便捷。店内设施齐全，有亚健康专业调理团队，服务周到。在行业内有着很好的口碑，并得到顾客的一致认可。

服务水平等级：★★★

机构地址：山东省曲阜市金茂栖庭水岸 54 号别墅

济安堂养生会所

机构编码：Zh160305383009

机构简介：泰安市岱岳区天平办事处济安堂养生会所占地 400 平方米，地处环境优美的别墅社区。店内引进了慈惠仁经络排毒，楚灸棠艾灸，及各种经络疏通套盒。店里员工 6 位，都具有资深的经验和调理技术，日均销售额达到 1 万多。该会所经营理念是：专业创新，追求卓越，服务至上。在整个行业中有着很好的口碑，在当地具有很大的影响力。

服务水平等级：★★★

机构地址：山东省泰安市岱岳区天平龙湾别墅联排 18-1

御臻堂养生会所

机构编码：Zh160306343010

机构简介：莱芜市莱城区御臻堂养生会所占地面积 500 平方米，拥有独立停车场，交通便捷，环境幽雅，设备齐全；拥有专业中医亚健康调理师团队，目前引进了慈惠仁经络排毒百项亚健康中医调理技术。店内养生调理师共 6 名，均拥有良好的专业素质及专业技术，拥有较强的沟通能力，专业技术方面各有所长，并不断学习提高调理经验。

服务水平等级：★★★

机构地址：山东省莱芜市莱城区吕花园美食街

中和养生有限公司

机构编码：Zh160305363011

机构简介：公司位于城市文化经济中心，交通便利。公司拥有多种亚健康养生设备仪器以及亚健康调理技术，店内环境优雅，设备完善，并拥有优质的配套服务。 该公司自成立以来，始终奉行“感恩、诚信、养生”的核心价值观，以养为本，以客为尊，致力于推广亚健康调理方法，倡导中医养生保健生活方式，为百姓提高生命质量，创造健康生活，在亚健康调理养生行业中独树一帜。

服务水平等级：★★★

机构地址：山东省潍坊市文化路与院校街西行 100 米路南潍坊中和亚健康调理中心

鑫瑞化妆品有限公司

机构编码：Zh160305393012

机构简介：临沂鑫瑞化妆品有限公司占地面积 300 平方米，店内环境优雅，设备完善。鑫瑞化妆品有限公司本着服务社会，造福社会，给亚健康人群带来福音为宗旨，开设亚健康调理服务。目前引入的项目有：中医药疗法，食疗，推拿疗法，慈惠仁经络排毒百项亚健康中医调理技术、自然疗法等。并对在店调理的每位顾客进行跟踪服务，获得当地消费者一致好评。

服务水平等级：★★★

机构地址：山东省临沂市兰山区金雀山路 97 号 A 号楼

慈惠仁养生堂

机构编码：Zh160305315009

机构简介：慈惠仁养生堂占地面积 2000 平方米，环境幽雅，功能齐全，交通便捷；拥有专业中医亚健康调理师团队，并邀请老中医坐诊。该店曾荣获：慈惠仁中医养生事业突出贡献奖，21 世纪养生之冠荣誉称号；2014 年入选国家中医药管理局中和亚健康服务中心百项亚健康中医调理技术。该店本着遵循先人遗志，弘扬传统中医，恢复人类健康，共建大同世界的宗旨为顾客服务！

服务水平等级：★★★★★

机构地址：山东省济南市历下区旅游路 21737 号

龙港中和健康养生中心

机构编码：05370161

机构简介：龙口市龙港中和健康养生中心位于龙口市西城区新龙家苑北区，面临公路主干繁华街道，后接居民区。该店自开业以来主要服务周边的广大居民，以出色的中医亚健康调理技术获得顾客的认可。

服务水平等级：待定

机构地址：山东省烟台龙口市龙口新龙家苑 1#301 号

花仙子元香美容会所

机构编码：06310162

机构简介：环翠区花仙子元香美容会所位于威海市环翠区中心，面临公路主干繁华街道，后接居民区。该店自开业以来主要服务周边的广大居民，以出色的中医亚健康调理技术获得顾客的认可。在卫生和诚信经营方面受到政府机构的一致好评。

服务水平等级：待定

机构地址：山东省威海市环翠区统一路 29 号财智广场 709

海玉理发店

机构编码：05350178

机构简介：莱州市艺苑小区海玉理发店，位于莱州市中心区艺苑小区，面临公路主干繁华街道，后接居民区。交通便利，环境优美。该店自开业以来主要服务周边的广大居民，以出色的中医亚健康调理技术获得顾客的认可。

服务水平等级：待定

机构地址：山东省烟台市莱州区文昌街艺苑小区 5-13 号商业房

柠檬美容美体馆

机构编码：05350179

机构简介：芝罘区柠檬美容美体馆，位于烟台市芝罘区南大街 78 号振华购物中心，属于市中心繁华地段。该店自开业以来主要服务周边的白领，以出色的中医亚健康调理技术获得顾客的认可。

服务水平等级：待定

机构地址：山东省烟台市芝罘区南大街 78 号振华购物中心 12 楼 1217A 号

山 西 省

橘圣源养生美容会馆

机构编码：Zh131203515010

机构简介：橘圣源养生美容会馆，座落于太原市云路街凯旋大地底商 6 号，成立于 1993 年，是一家集护肤、着重、问题皮肤调理、亚健康调理、泡浴等为一体的大型综合养生会馆，营业面积已达 500 平方米，装修独特，环境优雅，是追求休闲美丽健康的最佳场所。现店内开设贵宾区、药膳区、顾客休闲区、专业护理区、整体浴区等服务区。专业的精英服务团队，专业的亚健康咨询师、调理师以精湛的技术、执沈的服务为众多亚健康女性解决多种问题，获得店内顾客一致好评。

服务水平等级：★★★★★

机构地址：山西省太原市迎泽区云路街凯旋底商 6 号

美多美容美发店

机构编码：ZH131203494012

机构简介：美多美容美发店创办于 1996 年，18 年间，在白女士的带领下，经过美多人不懈的努力和开发创新，以优质的服务，高新的设备，大爱的胸怀和高超的专业技能，立足于朔城区。现已发展成为独树一帜的具有专业化的大型综合性美容美发店。更于 2013 年，荣誉的通过了中和亚健康服务中心评审的亚健康专业调理机构。项目：四季康美中医调理亚健康技术，活能因子生物除皱美容项目、皙泉面部美雕项目、仿牛绣眉、疏通经络瘦身、药浴养生等等。始终走在了朔州美容养生业的前列。赢得了广大顾客的信任，得到了广大顾客的赞誉。帮助数千人实现了健康的梦想，美丽的梦想。

服务水平等级：★★★★

机构地址：山西省朔州市平朔北路路东 45 号

中梅养生会馆

机构编码：Zh131203504011

机构简介：中梅养生会馆，位于山西省忻州市代县东关吊桥绿缘小区，是一家专门为女性打造的美容养生会馆。成立于 2008 年，经过多年发展，已从原来的美容、美发发展到现在兼做部分身体项目。通过专业、专一、专注的经营理念，已在竞争激烈的美容行业稳步成长。目前，本店在代县已有 2 家店面，共计店员 15 名，设有调理室、消毒室等多间工作室，设备齐全，人员充足。

服务水平等级：★★★★

机构地址：山西省忻州市代县东关吊桥绿缘小区

鹤年堂亚健康调理中心

机构编码：Zh140903505055

机构简介：鹤年堂中医药养生有限公司旗下的鹤年堂亚健康调理中心位于忻州新城区核心地带，地理位置优越，紧邻市委、市政府宿舍区和城市最高端开莱国际社区等住宅区及规划商务区。场地分三层，共约 600 平方米。在全国范围内，较早引入红外热成像检测技术、cpc、少儿推拿调理、扶阳罐等。多年运用北京鹤年堂(国家级非物质文化遗产)养生理念的经验，同时是国家级名老中医传承人诊疗合作单位。在睡眠障碍干预调理中引入经络催眠术。机构有成熟的膏滋产品与其他养生保健食品。在在亚健康产业快速发展且竞争与日俱增的今天，将千年传承的中医养生与现代科研设备相结合于一体的五星级亚健康专业调理机构—鹤年堂，必定散发出它应有的耀眼光芒。

服务水平等级：★★★★★

机构地址：山西省忻州市七一北路鹏宇大厦

曼嘉漂亮宝贝生命美文化会所

机构编码：Zh151003513033

机构简介：机构位于山西省太原市小店区，店面布置典雅，店内开设专业调理区、咨询区、检测区、药膳区、顾客休闲区等，具备专业亚健康调理师资质的有 10 人，从事气郁体质、气虚体质、痰湿体质、阳虚体质、阴虚体质、全身经络养护、面部经络养护、艾灸、刮痧等技术项目的操作。机构以其专业性与有效性，获得顾客赞誉，在行业内稳步发展。

服务水平等级：★★★

机构地址：山西省太原市小店区体育西路 339 号

海世界亚健康专业调理机构

机构编码：Zh151003593034

机构简介：稷山县海世界商贸有限公司旗下的稷山海世界亚健康调理机构，位于山西省运城市稷山县步行东街口，2014 年在中和亚健康服务中心业务指导下转型为亚健康专业调理机构。公司地处稷山城中心，地理位置优越，总面积为 4800 余平方米，亚健康调理中心为 800 平方米。借助四季康美百项亚健康中医调理技术，与亚健康评测系统（测评、咨询、调理）结合起来，从身心改善亚健康的状态。现为运城稷山唯一集检测、预防、调理为一体的特色中医“治未病”调理机构。

服务水平等级：★★★

机构地址：山西省运城市稷山县步行东街口

彩英佳人健康美疗生活会所

机构编码：03510155

机构简介：该会所成立于 2008 年，在王彩英院长的带领下，由单一美容发展成美容养生为一体的综合性亚健康专业调理机构。店内引进的主要项目以四季康美为主。经过多年的努力，在当地有着很好的口碑，并获得顾客的一致认可。

服务水平等级：待定

机构地址：山西省太原市小店区文兴苑 5 号

康童堂少儿按摩服务中心

机构编码：03510163

机构简介：康同堂少儿推拿按摩服务中心是一家集成人亚健康调理与少儿亚健康调理为一体的综合性亚健康专业调理机构，专注个性化服务，环境优良，服务专业，具有亚健康调理专业人员及少儿亚健康推拿调理专业人员数十名。

服务水平等级：待定

机构地址：山西省太原市小店区平阳路平阳景苑 10 号

陕 西 省

佳丽四季养生会所

机构编码：Zh131200293010

机构简介：佳丽四季养生会所坐落于陕西省西安市户县甘亭镇人民路国税小区门 12 号，成立于 1987 年，已有二十多年的历史。本店的服务范围包括亚健康调理、中医养生、西医抗衰、高护与纹刺等多个方面，始终秉承使用安全、有效的产品为根本，有稳定的工作团队。

服务水平等级：★★★

机构地址：陕西省西安市户县甘亭镇人民路国税小区门 12 号

梅子健康美容会所

机构编码：Zh131200293011

机构简介：梅子健康美容会所初始成立于 2005 年 8 月，通过专业、专一、专注的经营理念，已在竞争激烈的美容行业稳步成长。会所总面积达到 500 平方米，项目涵盖：亚健康调理、美容、美体、SPA、芳香疗法、中医养生、纤体塑身等方面，并拥有专业的高科技美容仪器，具有精湛的美容技术和规范的服务运作流程，为广大爱美女性提供保障肤质的技术服务。

服务水平等级：★★★

机构地址：陕西省榆林市神木县大柳塔镇神东购物中心四楼

千姿健康美容馆

机构编码：Zh131209173012

机构简介：千姿健康美容馆位于宝鸡市的繁华地段，店面布置雅致、环境优美。成立于2004年，是一家集护肤、美容、问题皮肤调理、亚健康调理等为一体的大型综合养生会馆。

服务水平等级：★★★

机构地址：陕西省宝鸡市岐山县蔡家坡人民路本段剧院二楼

馨泉养生馆

机构编码：Zh131209173014

机构简介：馨泉养生馆位于宝鸡市的繁华地段，成立于2005年，店面布置雅致、环境优美，顾客群涉及广大男女老幼。现店内开设贵宾区、调理室、顾客休闲区、专业护理区等服务区。专业的精英服务团队，专业的亚健康咨询师、调理师以精湛的技术、热忱的服务为众多亚健康人群解决多种问题，获得店内顾客一致好评。

服务水平等级：★★★

机构地址：陕西省宝鸡市渭滨区经三路50号楼1608室

张波美容美体养生馆

机构编码：Zh131200293013

机构简介：张波美容美体养生馆位于市中心的高档小区，成立于2005年，店面布置雅致、环境优美，设置有贵宾区、药膳区、顾客休闲区、专业护理区等服务区。服务范围广阔，主要服务：亚健康调理、及美容、美体、中医药调理、滋补养生以及慢性疾病的治疗等多方面。

服务水平等级：★★★

机构地址：陕西省西安市碑林区南二环中段15号飞天小区

四 川 省

菩提美容养生会馆

机构编码：Zh131208265012

机构简介：菩提美容养生会馆是一个集品味、温馨、舒适、静谧为一体的养生美容会所，始终秉承诚信经营的理念，致力于打造广安亚健康调理第一品牌。菩提美容养生会馆拥有“百项中医亚健康调理技术”中的十五项，并成功推出循天之序、四季养生以及“春生夏长，秋收冬藏”的养生理念。

服务水平等级：★★★★★

机构地址：四川省广安市宁南路299号

秀颜棠美容美体养生会所

机构编码：Zh131208253011

机构简介：秀颜棠美容美体养生会所成立于2010年7月，店内环境优美，装潢典雅舒适。本店的经营产品有四季康美百项亚健康调理技术、健康饮食指导、疏通全身经络、调整人体气血、平衡阴阳等。其中主要特色项目有：头、心肺、肝胆、肠胃、腰肾、小儿调理脾胃、老人调理脾胃、深层滋养排毒等。

服务水平等级：★★★

机构地址：四川省遂宁市盐关街64号

莲美容养生会所

机构编码：Zh131200285010

机构简介：莲美容养生会所，作为新晋的养生场所，成立于2012年9月，坐落于四川省资阳市娇子大道二段113号，机构环境优美，场地设置规范，专业人员、设备、技术等一应俱全，涵盖项目多元，在亚健康服务服务方面较为专业。本机构通过专业、专注的经营理念，目前已在竞争激烈的美容行业稳步成长。

服务水平等级：★★★★★

机构地址：四川省资阳市娇子大道二段 113 号

杏逸堂

机构编码：Zh140300285018

机构简介：杏逸堂位于成都市的繁华地段，店内装修风格古典、环境优雅舒适、卫生干净整洁。前共使用的有任督二脉养护技术、面部经络养护技术、全身经络养护技术、头部经络养护技术、老人关节养护技术、小儿预防感冒发热项目、女性产后养护项目、小儿养生脾胃养护项目、气虚体质亚健康调理、气郁体质亚健康调理、血瘀体质亚健康调理、痰湿体质亚健康调理、湿热体质亚健康调理、阳虚体质亚健康调理、阴虚体质亚健康调理等亚健康专业调理技术。本店在属于大型养生机构，具有很强的知名度。常年聘请专家坐诊，将亚健康调理与中医养生相结合。使亚健康调理更加科学、专业、专一。获得了社会诸多好评，并在当地树立了权威。

服务水平等级：★★★★★

机构地址：四川省成都市科华北路 153 号宏地大厦三楼

延寿堂养生馆

机构编码：Zh140308163019

机构简介：延寿堂是一家以中医传统自然疗法为特色的机构，现代社会生活节奏快，压力大，各种污染严重，亚健康问题都普遍存在，为了减少和降低各种疾病的发病率。本着中医治未病的原理，延寿堂于2013 年 3 月成立。机构先后引进了十五项亚健康调理技术以及和谐灸亚健康调理技术，扶阳罐亚健康调理技术，亚健康体质测评系统，一滴血检测仪，经络检测仪，光子能量床，汗蒸等。以“实现顾客的愿望”为经营宗旨，认真服务好每一位顾客，让顾客了解自己的身体状况、病症的形成原因以及居家生活怎么配合调理从而解决问题之根本。

服务水平等级：★★★

机构地址：四川省绵阳江油市良友小区 17 号门面

悠兰美容会馆

机构编码：Zh140300283020

机构简介：悠兰美容会馆位于四川省成都彭州市天彭镇天泰商业街，在从事养生美容事业多年来，取得了良好的社会效益，目前致力于亚健康项目服务，诚挚服务于亚健康人群。

服务水平等级：★★★

机构地址：四川省成都彭州市天彭镇天泰商业街 1 号楼 2 层 1-3 号

摩芳康美生活馆

机构编码：Zh140300283021

机构简介：摩芳康美生活馆是以关心现代亚健康问题的一家机构，以中医理论为基础，以四季更迭，时序养生为原则，运用大自然草本精华调理人体自身的动化机能，改善体质并以养心诸内，净心诸中，养颜诸外。同时，专业的调理师会根据顾客具体的体质亚健康型态制定个性化专业的调理方案，包括起居、调养、药膳食疗、情绪调节、动静养生和经络、穴位脏腑、气血、助代谢等。从而达到“未病先防”、维护健康的目的。

服务水平等级：★★★

机构地址：四川省成都市华阳戛纳印象电影院 D 栋

天人经络亚健康调理机构

机构编码：Zh151000283035

机构简介：天人经络亚健康调理机构位于四川省成都市大邑县晋原镇，在从事养生美容事业多年来，取得了良好的社会效益，目前致力于发展亚健康专业调理服务，为社区百姓提供更加专业有效的调理，诚挚服务于亚健康人群。

服务水平等级：★★★

机构地址：四川省成都市大邑县晋原镇华强街 2 号楼

丽园亚健康调理机构

机构编码：Zh151000283036

机构简介：机构环境温馨舒适，装修温馨简约，室内卫生整洁，光线充足，通风良好，面积 150 平方米。目前所使用的亚健康干预与调理的技术与方法有任督二脉养护技术、全身经络养护技术、头部经络养护技术、老年关节养护技术、小儿脾胃养护技术、痰湿体质亚健康调理技术、湿热体质亚健康调理技术、阳虚体质亚健康调理技术、血瘀体质亚健康调理技术等中医体质与经络调养。丽园，在龙泉老百姓心中口碑较好，调理好过很多案列，获得了诸多来店顾客的支持。

服务水平等级：★★★

机构地址：四川省成都市龙泉驿区十陵街办月香丽苑

唯美度亚健康调理中心

机构编码：Zh151208163037

机构简介：机构位于四川省安县花荄镇恒源大道千佛小区，自成立以来就秉承“诚信至上，正道经营”，立志服务好社区群众，坚持为群众提供安全有效的亚健康调理项目，多年以来积累了大量的临床案列，得到了社区百姓的认可，拥有非常好的口碑与经济效益。

服务水平等级：★★★

机构地址：四川省安县花荄镇恒源大道千佛小区

星梦十八亚健康调理中心

机构编码：08160159

机构简介：平武县星梦十八亚健康调理中心位于平武县城中心位置，地理位置优越，人口流动量大，现有员工 6 人，在册顾客 300 人，2001 年成立至今 15 年来受到平武各界的好评和认可，2015 年在四季康美的大力支持下，逐渐走向专业化和正规化，为更多的亚健康人群带来福音，我店现有国家百项亚健康中医调理技术 5 项，这些技术提高了星梦十八的专业性和权威性。

服务水平等级：待定

机构地址：四川省绵阳市平武区龙安镇东街

御妍堂保健养生馆

机构编码：08160160

机构简介：养生馆位于绵阳市中心位置，地理位置优越，人口流动量大，现有员工 3 人，在册顾客 100 人，2015 年初成立至今受到绵阳各界的好评和认可，2015 年 6 月在四季康美的大力支持下，逐渐走向专业化和正规化，为更多的亚健康人群带来福音，现有国家百项亚健康中医调理技术 5 项，这些技术提高了御妍堂的专业性和权威性。

服务水平等级：待定

机构地址：四川省绵阳市涪城区长虹大道中断街 9 号 11-12 幢一楼

浙 江 省

红珊瑚亚健康专业调理中心

机构编码：zh131205735010

机构简介：红珊瑚亚健康专业调理中心坐落于浙江

省嘉兴市嘉善县中心繁华地带，是在原有的美容养生店基础上改造和转型而来，是浙江省首家五星级亚健康专业调理机构。该调理中心根据专业亚健康调理机构的标准按照亚健康咨询、检测、方案制定、调理、评估、客户跟踪的服务流程，使用目前国内先进的中医可视化红外热成像检测专业设备，常年聘请来自上海、北京等地的资深专家坐诊，在女性健康养护、少儿亚健康养护、亚健康调理、亚健康检测、亚健康科普宣传、名医养生咨询等方面独具优势。

服务水平等级：★★★★★

机构地址：浙江省嘉兴市嘉善县建设路 38 号

美景美容护肤室

机构编码：Zh140805764042

机构简介：美景美容护肤室成立于 1992 年，历经 20 余年至今拥有数千名会员，是一家集高品质、高标准护肤、高效调理于一身的整体调理式美容养生机构，在当地颇有影响力。2011 年，真正开始走上亚健康产业的道路。女性私密调理、艾灸调理、食疗、膏方净化排毒等是其特色调理技术。20 年来我们秉承一贯的诚信、安全、有效的服务理念以个性化人性化服务于大众。

服务水平等级：★★★★

机构地址：浙江省温岭市松门镇大帝巷 62 号

卡丽雅美容造型馆

机构编码：Zh140505743036

机构简介：卡丽雅美容造型馆成立于 2006 年，位于余姚市东旱门北路繁华地段，店面布置雅致，环境优美，经营 8 年来，受到了广大客户的一直支持与厚爱。肥胖调理、痛症调理与脊柱调理等是本机构的特色服务项目。为了更好地服务顾客，更加规范化的经营，店里的调理师都经过了专业的亚健康调理培训，为客户的健康美丽保驾护航。

服务水平等级：★★★

机构地址：浙江省余姚市东旱门北路 48 号

魅力佳健康美容会所

机构编码：Zh140505754037

机构简介：魅力佳健康美容会所位于上虞市百官街道城北凤鸣路，机构装修高档、大气，设备齐全。有美容、养生、瑜伽、健身等服务项目。女性私密养护、痛症调理等是其特色亚健康调理项目。专业的服务团队，精湛的调理技术，真诚的服务态度，机构受到了顾客的广大好评。

服务水平等级：★★★★

机构地址：浙江省上虞市百官街道城北凤鸣路 370 号

美丽之约养生会所

机构编码：Zh140505724038

机构简介：美丽之约养生会所位于德清武康镇蓝色港湾曲园路的繁华地带，机构环境优美，装修典雅。我们已有十七年的历史，坚持诚信经营，优质服务，以亚健康调理技术为主导。引进高端设备，以五星级亚健康专业调理机构标准，为亚健康人群服务。

服务水平等级：★★★★

机构地址：浙江省德清武康镇蓝色港湾曲园路 71-73 号

好美尊尚美容会所

机构编码：Zh140805774041

机构简介：会所创始于 1995 年，经过 18 年的发展与壮大，拥有极高的社会口碑。亚健康调理师 12 名，百项中医亚健康调理技术

17 项、CPC 检测设备等。会所不断加强服务管理，注重文化建设，提高员工专业技能。在中和亚健康服务中心的大力支持下，一定做最专业的亚健康调理机构。

服务水平等级：★★★★

机构地址：浙江省温州市泰顺县罗阳镇泓文花园 19-20 号

新昌县城关白莲叶美容美肤店

机构编码：Zh140805753045

机构简介：新昌县城关白莲叶美容美肤店坐落于浙江新昌县秀水苑，是一家以亚健康干预调理为主的养生机构。以中医体质、五脏、经络调理为主，同时对于目干涩、身体疼痛、头晕、头疼等常见亚健康状态项目调理有较强的研究，痛症调理与女性亚健康调理是其特色服务项目。会所多年以来，长期为客户提供舒适。有效、专业的服务。

服务水平等级：★★★

机构地址：浙江省新昌县阳光路秀水苑 2 幢 221 室

琪幻亚健康调理中心

机构编码：Zh140805713046

机构简介：琪幻亚健康调理中心地处于杭州市余杭区，本店是在当地最具专业、最具规模的一家养生美容会所，拥有专业的亚健康方面调理项目，引进了众多有效的干预调理手段，更有利于为顾客提供专业、优质的服务。

服务水平等级：★★★

机构地址：浙江省杭州市余杭区乔司南街 45 号

巧莲美容会所

机构编码：Zh140805713048

机构简介：巧莲美容会所位于建德市大同镇的繁华路段，会所已经经营了 18 年，在当地有着良好的口碑和社会效应，有着稳定的客户群体，我们将传统的中医养生保健技术与亚健康专业干预调理手段相结合，调理效果更加显著，受到了客户的一致好评。

服务水平等级：★★★

机构地址：浙江省建德市大同镇中街路 25 号

中济堂亚健康调理中心

机构编码：Zh140805713049

机构简介：中济堂亚健康调理中心位于杭州市江干区九堡金堡商业街的繁华路段，负责人伍风业为中医药报社常务理事，以弘扬中医养生为己任，从事中医临床康复保健 20 余年，获得中医康复保健师、中药师、高级按摩师、并获得了北京中医药大学针灸学院证书、中国中医科学院针灸师等证书，擅长自然疗法以及亚健康状态调理和社区老年人身体调理。在当地有一定的信誉基础和社会群众口碑，转型升级为专业的亚健康调理机构，为社区人群带来更为优质、便利的服务。

服务水平等级：★★★

机构地址：浙江省杭州市江干区九堡金堡商业街 336 号

易俪尚怡美容养生会所

机构编码：Zh141105774062

机构简介：易俪尚怡美容养生会所成立于 2009 年。以肠道养护、肝胆排毒以及胸部保养为特色调理技术。目前致力于常规亚健康调理。

服务水平等级：★★★★

机构地址：浙江省乐清市乐成宁康西路 96 号金鼎大酒店 4 楼

元亨堂亚健康调理中心

机构编码：Zh141105753063

机构简介：元亨堂亚健康调理中心是一家专业的亚健康调理机构，从事亚健康常规项目服务，真诚服务于现代社会的亚健康人群。

服务水平等级：★★★

机构地址：浙江省嵊州市锦越名都 73-75

白雪亚健康调理中心

机构编码：Zh141205754068

机构简介：机构自成立以来，经过 15 年的诚信经营，已经有 2 家连锁，规模在 450 平方米以上的专业亚健康调理机构。机构装修豪华，环境优雅，服务热情，调理技术专业，选用十六项是百项亚健康技术，深得顾客信任。其中，症候调理、体质调理、小儿推拿调理等亚健康专业跳霹雳技术是其特色，机构有信心把亚健康产业进行到底，也把本店打造成当地最具有影响力，最专业化的亚健康调理机构。

服务水平等级：★★★★

机构地址：浙江省绍兴市新昌县南明路 62 号

纤姿妍美容院

机构编码：Zh150305784003

机构简介：纤姿妍美容院成立于 2005 年，有经过严格培训的亚健康专业从业人员，自成立起就秉承“服务人类健康，远离疾病”的理念，“诚信至上，正道经营”。坚持亚健康专业调理机构 4S 店服务流程，为顾客提供行之有效的亚健康常规调理项目以及特色调理项目，拥有许多成功案例，得到消费者的一致认可。

服务水平等级：★★★★

机构地址：浙江省丽水市花园路 330 号

瑞安都市点点健康管理美丽定制中心

机构编码：Zh150305774002

机构简介：机构成立于 2003 年，是一家从事健康管理、亚健康状态调理的专业性机构。秉承真诚、诚信、追求卓越的优质服务和专业技术的经营理念，倾力于打造健康养生第一平台。机构博采中华传统医学之精华，独创中医经络保健，点穴减肥等经典技术，先后引进十余项百项亚健康中医调理技术，灵活结合亚健康状态调理，调理技术显著提高。2015 年，机构成为瑞安首家四星级亚健康专业调理 4S 机构，将给瑞城各界人士提供更专业、更规范、更有效的个性化服务。

服务水平等级：★★★★

机构地址：浙江省瑞安市仲容路 197-199 号

安杰玛美容会所

机构编码：Zh150305713004

机构简介：机构位于杭州市的繁华地段，在 2015 年完成了亚健康专业调理机构的转型。通过引进亚健康专业从业人员以及亚健康专业调理技术，以中医体质调理，全身经络养护，任督二脉经络养护等技术，为亚健康人群解决诸多问题，获得店内顾客一致好评。

服务水平等级：★★★

机构地址：浙江省杭州市下城区杭州大厦 c 坐 5 楼

幽兰美妍纤体会所

机构编码：Zh150305713005

机构简介：幽兰美妍纤体会所，坐落于杭州市下城区杭州大厦，是一家集亚健康管理，中医养生保健等为一体的综合型养生会所。装饰独特，环境优雅，是追求健康与美丽的最佳场所。机构有专业的亚健康调理技术与传统养生保健调理手段，能够为广大群众提供最有效、最优质的健康服务。

服务水平等级：★★★

机构地址：浙江省杭州市下城区杭州大厦b座8楼

杭州幽兰亚健康专业调理机构

机构编码：Zh150305713006

机构简介：杭州幽兰亚健康专业调理机构是杭州幽兰健康管理咨询有限公司旗下的一家从事亚健康管理、咨询、调理的专业机构，位于杭州市江干区的核心地带。本着中医治未病原理，机构通过健康饮食指导、亚健康状态调理、慢性病常规养护等项目，让顾客了解自己的身体状况、病症的形成原因以及居家生活怎么配合调理从而解决问题至根本。

服务水平等级：★★★

机构地址：浙江省杭州市江干区富春路701号万象城618商铺

黎明莲心瑜伽馆

机构编码：Zh130900103004

机构简介：温州市鹿城区黎明莲心瑜伽馆地处市区周边高档小区中心，周边文化气息浓郁。成立6年来，拥有500多的会员，独特的瑜伽结合中医疗法让很多会员受益，并带着家人一起来调理。温州地区都市报，电视台多次专访瑜伽馆，机构老师也经常受社区邀请讲课，为市民传授健康养生。机构以瑜伽和中医经络结合，有罐诊，面诊，手诊等检测手段，有罐疗、艾灸、药油加手法局部调理面部抗衰疗法等调理项目，并成立心瑜伽商学院，打造专业的养生师，是集休闲与养生、尊贵与奢华、时尚与专业为一体的亚健康调理机构。

服务水平等级：★★★

机构地址：浙江省温州市鹿城区新城宏源路131号

彭氏休闲会所

机构编码：Zh150505724012

机构简介：彭氏休闲会所位于湖州市南浔区嘉业路河西 38 号，在南浔从事养生调理已有18年的历史，同时机构积德行善，从事公益活动，充分得到当地群众认可。机构拥有十二经络养护技术、体质调理技术、荷尔蒙调理项目、红外线检测与调理、汪氏火罐等调理项目。在引进亚健康常规调理项目后，机构的专业性得到了更全面的提升，服务效果卓越，解决了南浔亚健康人群的诸多问题。

服务水平等级：★★★★

机构地址：浙江省湖州市南浔区嘉业路河西38号

缙云县新区小俊美容中心

机构编码：05780171

机构简介：该中心成立于1996年，成立之初为女子专业护肤中心，为适应社会的发展，从2010年开始，该美容中心增加了芳香疗法与中医经络按摩项目，得到了一致认可。未来一定秉承养生大于治疗的理念，更加努力为大众服务！

服务水平等级：待定

机构地址：浙江省丽水市缙云市紫薇路23-3号

濮院博兰美容院

机构编码：05730172

机构简介：桐乡市濮院博兰美容院成立于2015年，内设贵宾休息区，员工休息室，咨询室，七个操作包间，两个调配消毒间。主要是以中医经络穴位理论为基础开展各类皮肤调理及颈椎护理，乳腺调理，臀部护理，头疗等。在经营过程中团队和谐，合作意识强，积极进取，得到顾客一致认可和支持。

服务水平等级：待定

机构地址：浙江省桐乡市濮院镇凯旋路1958号

博兰美容院

机构编码：05730173

机构简介：嘉兴市南湖区城东博兰美容院成立于2013年，环境优雅，设备齐全。该美容院主要是以中医经络穴位理论为基础开展各类皮肤调理及颈椎护理，乳腺调理，臀部护理，头疗等。在经营过程中团队和谐，合作意识强，积极进取，得到顾客一致认可和支持。

服务水平等级：待定

机构地址：浙江省嘉兴市南湖区纺工街1177号

洪合博纳美容店

机构编码：05730174

机构简介：嘉兴市秀洲区洪合博纳美容店成立于2014年，占地面积约达400平方米，环境优雅，设备齐全。该美容院主要是以中医经络穴位理论为基础开展各类皮肤调理及颈椎护理，乳腺调理，臀部护理，头疗等。在经营过程中团队和谐，合作意识强，积极进取，得到顾客一致认可和支持。

服务水平等级：待定

机构地址：浙江省嘉兴市秀洲区民和街450号

嘉兴市秀洲区新城街道博纳美容院

机构编码：05730175

机构简介：嘉兴市秀洲区新城街道博纳美容院成立于2012年，占地面积380平方米，环境优雅，设备齐全，配备了亚健康调理专业技师。该美容院主要是以中医经络穴位理论为基础开展各类皮肤调理及颈椎护理，乳腺调理，臀部护理，头疗等。在经营过程中团队和谐，合作意识强，积极进取，得到顾客一致认可和支持。

服务水平等级：待定

机构地址：浙江省嘉兴市秀洲新区新洲街386号

自然风美容美发店

机构编码：05710176

机构简介：杭州富阳区富春街道自然风美容美发店成立已十余年，占地面积300平方米，环境优雅。近两年以美容减肥为主要经营内容，美容顾客会员多达300余人。减肥会员多达1000人。该单位为公益带头单位，五好经营户，顾客对其一致好评，立志为亚健康产业做一份贡献！

服务水平等级：待定

机构地址：浙江省杭州市富阳区富春街道江滨西大道12-1号

上 海 市

上海俊辰儿童健康调理中心

牌匾编号：0100011

机构简介：上海俊辰儿童健康调理中心是国内第一家专为儿童提供服务的“儿童健康4S店”和“儿童亚健康专业调理连锁机构”，主要通过小儿推拿等多项中医类辅助手段为儿童的日常养生保健和亚健康状况提供专业化的咨询、指导、调理等服务。主要项目有：儿童增高、益智、减肥；针对不同体质的儿童的四季保养；儿童厌食、易感、免疫力低下等亚健康状况调理；儿童慢性病康复辅助性调理；实用儿童中医养生保健技术家长培训等。

服务水平等级：待定

机构地址：上海市宝山区大华路518号霓虹儿童广场二楼D33-34

重 庆 市

艾妮养生堂

机构编码：Zh131200233011

机构简介：艾妮养生堂位于重庆市的繁华地段，成立于 2002 年，店面布置雅致、环境优美，顾客群涉及广大男女老幼。本店的经营特色主要有：任督二脉养护技术、全身经络养护技术、头部经络养护技术、老人关节养护技术、小儿脾胃调理养护技术、小儿发热养护技术、女性产后恢复技术、面部经络调理技术。

服务水平等级：★★★

机构地址：重庆市开县开州大道东 1227 号

漂亮女人美容会所

机构编码：Zh131200233014

机构简介：漂亮女人美容会所坐落于重庆市彭水县河堡街亦君小区，成立于 2000 年，距今已有十多年的历史。店面布置雅致、环境优美。现店内开设贵宾区、药膳区、顾客休闲区、专业护理区、整体浴区等服务区。专业的精英服务团队，专业的亚健康咨询师、调理师以精湛的技术、热忱的服务为众多亚健康女性解决多种问题。

服务水平等级：★★★

机构地址：重庆市彭水县河堡街亦君小区

伍昱洁养生会所

机构编码：Zh131200233013

机构简介：伍昱洁养生会所坐落于重庆市训涂县巷口镇建设东路 1 号，成立于 2006 年，店内装潢独特、环境雅致，是追求休闲美丽健康的最佳场所。我们的经营主要以养生、美容、汗蒸等方式，服务范围广阔。

服务水平等级：★★★

机构地址：重庆市训涂县巷口镇建设东路 1 号

岩盘自然养生会馆

机构编码：Zh131200233010

机构简介：岩盘自然养生会馆位于重庆市开县盛苑后门二楼，成立于 2009 年 3 月，会馆成立的目的在于带给大家美丽、改善不良亚健康状态，让更多的人健康长寿。主要经营岩盘浴、美容护肤、亚健康调理等几大领域。现店内开设贵宾区、药膳区、顾客休闲区、专业护理区、整体浴区等服务区。专业的精英服务团队，专业的亚健康咨询师、调理师以精湛的技术、细致耐心的服务为众多亚健康人群性解决多种问题，获得店内顾客一致好评。

服务水平等级：★★★

机构地址：重庆市开县盛苑后门二楼

亚健康调理中心

机构编码：Zh131200234012

机构简介：亚健康调理中心位于重庆市的繁华地段，经营特色主要体现在“八大项目，七大体质”。所谓“八大项目”包括：全身经络养护技术、面部经络养护技术、头部经络养护技术、任督二脉养护技术、小儿养身脾胃养护项目、小儿预防感冒发热养护项目、老人关节养护项目、女性产后养护项目。所谓“七大体质”包括：阳虚体质养护项目、阴虚体质养护项目、气虚体质养护项目、湿热体质养护项目、痰湿体质养护项目、血瘀体质养护项目、气郁体质养护项目。服务覆盖面广，服务效果卓越。

服务水平等级：★★★★

机构地址：重庆市渝北区龙山大道龙湖紫都城东南门二楼

附录二：

百项亚健康中医调理技术一览表

（按评审年度排序）

2010 年度首批“百项亚健康中医调理技术”

技术名称：恒清乐全身经络养护技术
评审时间：2010 年 8 月
技术简介：以器械辅助手法，通过乳霜药油等介质，对经络和相关部分进行调理的技术。主要功效是疏通经络，排除毒素，缓解疼痛。
申报单位：广州四季康美园美容服务有限公司
联系地址：广州市天河北龙口中 73 号

技术名称：恒神气头部经络养护技术
评审时间：2010 年 8 月
技术简介：以器械辅助手法，通过乳霜药油等介质，对头部进行调理的技术。活化肩颈头部，补充头部经络气血，改善头昏脑胀、头晕头痛、记忆下降，失眠多梦、健忘、睡眠质量下降、记忆力衰退、健忘、反应减慢、脱发、发质枯黄、断裂开叉、情绪不良及压力大等问题。
申报单位：广州四季康美园美容服务有限公司
联系地址：广州市天河北龙口中 73 号

技术名称：恒焕采面部经络养护技术
评审时间：2010 年 8 月
技术简介：以器械辅助手法，通过乳霜药油等介质，对面部进行调理的技术。可改善因面气血瘀滞造成的暗黄、松弛、色斑、黑眼圈及眼睛酸胀、鼻塞耳鸣以及因面部五官燥热造成的面疱、痘疹及眼睛干涩、鼻咽干涩等症。
申报单位：广州四季康美园美容服务有限公司
联系地址：广州市天河北龙口中 73 号

技术名称：恒养乐任督二脉养护技术
评审时间：2010 年 8 月
技术简介：以器械辅助手法，通过乳霜药油等介质，对任督二脉进行调理的技术。疏通任、督二脉，纠正经络不通所致的阴阳失衡，改善机体亢奋或虚弱，滋阴补阳增强体质。
申报单位：广州四季康美园美容服务有限公司
联系地址：广州市天河北龙口中 73 号

技术名称：小儿养生脾胃养护项目
评审时间：2010 年 8 月
技术简介：主要以手法通过乳霜药油等介质对小儿脾胃相关亚健康症状进行调理，同时配合内服产品。
申报单位：广州四季康美园美容服务有限公司
联系地址：广州市天河北龙口中 73 号

技术名称：小儿预防感冒发热项目
评审时间：2010 年 8 月
技术简介：主要以手法通过乳霜药油等介质对小儿免疫力低下，易感冒体质等进行调理，同时配合内服产品。适宜风寒感冒起病较急，发热，畏寒，甚至寒战，无汗，鼻塞，流清涕，咳嗽，痰稀色白，头痛，周身酸痛，食欲减退，大小便正常，舌苔薄白等。

申报单位：广州四季康美园美容服务有限公司

联系地址：广州市天河北龙口中 73 号

技术名称：女性产后养护项目

评审时间：2010 年 8 月

技术简介：主要以手法通过乳霜药油等进行调理，同时配合内服、贴敷、药浴、阴道锭等产品的综合调理项目。适宜气血两虚面色苍白、体弱无力、免疫力低下、奶水不足。

申报单位：广州四季康美园美容服务有限公司

联系地址：广州市天河北龙口中 73 号

技术名称：老人关节养护项目

评审时间：2010 年 8 月

技术简介：主要以手法通过乳霜药油等进行调理，同时配合贴敷、药浴等进行综合调理。用于老人的关节活动不利、疼痛等。

申报单位：广州四季康美园美容服务有限公司

联系地址：广州市天河北龙口中 73 号

技术名称：扶阳罐温刮温灸亚健康调理技术

评审时间：2010 年 8 月

技术简介：以通电器械扶阳罐配合药油和手法对相关症状进行调理，可温灸、可刮痧。

申报单位：株洲扶阳医疗器械有限公司

联系地址：湖南省株洲市天元区黄河南路天台金谷工业园一栋

技术名称：“张胜利养源粉”五谷为养中医亚健康调理技术

评审时间：2010 年 8 月

技术简介：依据中医学阴阳理论，从食物四气五味出发，调整人体阴阳，以五谷为媒介，使机体阴阳达到平衡。

申报单位：河北省保定市利禾食品有限公司

联系地址：河北省保定市望都县绿色食品工业园区

技术名称：中和能量平衡健脊术

评审时间：2010 年 8 月

技术简介：以手法配合药油，改善脊柱问题引起的各型病变及疲劳、肌痛、失眠、健忘、情绪低落等各型躯体性亚健康。

申报单位：湖南中和亚健康服务有限公司

联系地址：湖南长沙市朝阳路 253 号铁银商务楼 401

技术名称：中和温体通络祛痰利湿降脂术

评审时间：2010 年 8 月

技术简介：以手法配合药油，调理身重不爽，易困倦，睡眠不佳，体形肥胖，多汗且粘，胸闷，痰多，面色淡黄而暗，舌胖苔白腻，口粘腻或甜等亚健康症状。

申报单位：湖南中和亚健康服务有限公司

联系地址：湖南长沙市朝阳路 253 号铁银商务楼 401

2010 年度第二批“百项亚健康中医调理技术”

技术名称：玉玄推针术

评审时间：2010 年 9 月

技术简介：以器械配合手法药油，主要作用为疏通经络，调理疼痛。

申报单位：广东省佛山市玉玄宫科技开发有限公司

联系地址：广东省佛山市祖庙路 51 号

技术名称：世明泉天然苏打水亚健康调理技术

评审时间：2010 年 9 月

技术简介：天然营养矿物苏打水。

申报单位：黑龙江省华远世明泉天然苏打水饮品有限公司

联系地址：黑龙江省五大连池生态区

技术名称：中医“三维一体”疗法
评审时间：2010 年 9 月
技术简介：用整脊、理筋等手法，配合药物外敷和内服进行综合调理的技术。
申报单位：福建省福州鼓楼永同惠中医门诊部
联系地址：福州市西二环北梦山路湖滨新城一层(福州总院斜对面往西湖方向 50 米)

技术名称：中医吐纳疗法
评审时间：2010 年 9 月
技术简介：主要在传统“六字诀”的基础上改进的吐纳导引养生法，须自我锻炼，可补可泄。
申报单位：（河北）全国高健委医疗保健康复专业委员会清河（吐纳疗法）康复工作指导中心
联系地址：河北省清河县运河大街 13 号

技术名称：康壮保健酒补益肝肾法
评审时间：2010 年 9 月
技术简介：一种有补益功效的中药药酒。
申报单位：成都彭州市康壮食品酒业有限公司
联系地址：成都市洗面桥街 21 号 1 栋 7 楼 A 座

技术名称：壮家养发疗法
评审时间：2010 年 9 月
技术简介：通过头部手法及配合洗护液和内服产品，综合养发的技术。
申报单位：广西南宁青秀县覃忠阳（个人）
联系地址：中国广西南宁市青秀区同兴路西五里 40 号

技术名称：冬虫夏草养身法
评审时间：2010 年 9 月
技术简介：以中药冬虫夏草为主研发的保健技术产品。
申报单位：大连蓝氏北虫草科技有限公司
联系地址：大连市西岗区长春街 18 号

技术名称：夏氏中医灸法调理技术
评审时间：2010 年 9 月
技术简介：以艾灸方式的保健养生技术。
申报单位：辽宁省抚顺市夏氏康复院
联系地址：抚顺市顺城区分公司在加油站附近(东方向 43 米左右)

技术名称：虫草养生调理技术
评审时间：2010 年 9 月
技术简介：以中药冬虫夏草为主研发的保健技术产品。
申报单位：保定市曾氏虫草开发有限公司
联系地址：保定市朝阳南路 91 号

技术名称：松龄春益肾活血通络法调理技术
评审时间：2010 年 9 月
技术简介：多种中药研制的药酒，可提高免疫力，止痛等。
申报单位：广西兴业县松龄春酒厂
联系地址：广西区玉林市兴业县松龄春酒厂

技术名称：盈实牌参葛胶囊调理脾胃法
评审时间：2010 年 9 月
技术简介：主要成分原料：人参、白芍、黄精、淫羊藿、首乌藤、佛手、葛根等，可抗疲劳，调理脾胃等。
申报单位：北京天枢瑞草医药科技有限公司
联系地址：北京市海淀区上地东里四区 3 号楼 1 单元 402 室

技术名称：五行蔬菜汤、牛蒡茶、蔬菜养生保健法
评审时间：2010 年 9 月
技术简介：主要是通过“五行蔬菜汤”“糙米茶”“牛蒡茶”等系列食疗保健品种，对于改善人的饮食结构和身体素质，调节酸碱平衡，改善亚健康体质。
申报单位：天益食品（徐州）有限公司
联系地址：中国徐州经济技术开发区宝莲寺路 18 号

技术名称：全息气血调理与减肥技术
评审时间：2010 年 9 月
技术简介：根据中医理论进行八纲辨证，将中医拔罐、刮痧、经络按导、推拿、点穴、艾灸等简单安全的操作方法揉合在一起，达到平衡阴阳、调补气血、刺激代谢、改善和提升脏腑功能的目的，使过多的脂肪分解、体重减轻、垃圾毒素排出，达到调节机体亚健康状态的作用。
申报单位：海南绿康元健康养生有限公司
联系地址：海南省海口市世贸中路世贸大厦 E 座三楼

技术名称：鳳字工间操亚健康干预技术
评审时间：2010 年 9 月
技术简介：一种锻炼颈部肌肉的工间操，可保健颈椎不适等。
申报单位：四川中西医结合医院
联系地址：成都市人民南路四段 51 号

技术名称：中医药秘方“茯甘金”调理亚健康技术
评审时间：2010 年 9 月
技术简介：中药内服保健技术，可疏肝理气、活血散瘀、消食健胃、健脾宁心、清热解毒、行气和中，增强机体解毒力、提高机体免疫力、改善内分泌、平衡脏腑功能，使身体快速恢复健康状态。
申报单位：惠州市力康保健品有限公司
联系地址：惠州市河南岸螺仔湖北街 6 巷 23 号

技术名称：蜂宝热敷袋缓解疼痛康复疗法
评审时间：2010 年 9 月
技术简介：发热外敷药袋，可缓解疼痛。
申报单位：开封市红星蜂疗保健品有限公司
联系地址：开封市禹王台区铁路北沿街 104 号

技术名称：路老膏方调理技术
评审时间：2010 年 9 月
技术简介：根据国医大师路志正处方研制的内服中药膏方，可调理头晕、头痛、疲劳、失眠、健忘、目干涩、便秘、身体酸痛、月经失调、无食欲、面色晦暗、内分泌失调、畏寒、情绪低落、烦躁易怒、下肢无力等症状。
申报单位：北京路志正中医药研究院
联系地址：北京市大兴区西红门镇福伟路 12 号

技术名称：岐伯堂头痛中医经络技术
评审时间：2010 年 9 月
技术简介：以推拿手法调理结合刮痧拔罐等对经络和相关部位进行调理的技术，可调理头痛头晕等症状。
申报单位：养生利康（北京）健康科技有限公司
联系地址：北京市海淀区阜成路 42 号中裕商务花园 22 号楼 b 座 2 层

技术名称：岐伯堂脾胃不和中医经络技术
评审时间：2010 年 9 月
技术简介：以推拿手法调理结合刮痧拔罐等对经络和相关部位进行调理的技术，可脾胃不和引起的腹胀、消化不良等症状。
申报单位：养生利康（北京）健康科技有限公司
联系地址：北京市海淀区阜成路 42 号中裕商务花园 22 号楼 b 座 2 层

技术名称：岐伯堂便秘中医经络技术
评审时间：2010 年 9 月
技术简介：以推拿手法调理结合刮痧拔罐等对经络和相关部位进行调理的技术，可调理便秘、腹胀等症状。

申报单位：养生利康（北京）健康科技有限公司
联系地址：北京市海淀区阜成路42号中裕商务花园22号楼b座2层

技术名称：岐伯堂腰痛中医经络技术
评审时间：2010年9月
技术简介：以推拿手法调理结合刮痧拔罐等对经络和相关部位进行调理的技术，可调理腰疼等症状。
申报单位：养生利康（北京）健康科技有限公司
联系地址：北京市海淀区阜成路42号中裕商务花园22号楼b座2层

技术名称：伊点伍日康视疗仪眼部调理技术
评审时间：2010年9月
技术简介：用佩戴在眼部的仪器伊点伍日康视疗仪，调理青少年近视、弱视、散光等。
申报单位：中科视必康（北京）国际医学研究院
联系地址：北京市丰台区方庄芳星园三区4号楼605号

技术名称：虫草养生技术
评审时间：2010年9月
技术简介：用中药冬虫夏草研发的内服，提高免疫的养生保健技术。
申报单位：湖南省益康生物高科技有限公司
联系地址：国家级经济技术开发区长沙国家生物产业基地康翼路218号

技术名称：利足牌中药复方浴足泡腾片亚健康调理技术
评审时间：2010年9月
技术简介：一种用于足浴保健的中药泡腾片。
申报单位：广东养美医药投资有限公司
联系地址：广东省广州市萝岗区永和街新庄二路30号

技术名称：少儿亚健康腹泻推拿调理技术
评审时间：2010年9月
技术简介：主要是运用独特的推拿手法，在少儿体表特定的部位或穴位触摸做功，使其产生一定的能量，通过信息传递，达到健脾化湿止泻的目的。
申报单位：四季康贝（北京）健康科技有限公司
联系地址：北京市朝阳区三里屯幸福一村55号国家中医药管理局机关服务局309室

技术名称：少儿亚健康厌食推拿调理技术
评审时间：2010年9月
技术简介：主要是运用独特的推拿手法，在少儿体表特定的部位或穴位触摸做功，调理少儿厌食的问题。
申报单位：四季康贝（北京）健康科技有限公司
联系地址：北京市朝阳区三里屯幸福一村55号国家中医药管理局机关服务局309室

技术名称：少儿亚健康易感体质推拿调理技术
评审时间：2010年9月
技术简介：主要是运用独特的推拿手法，在少儿体表特定的部位或穴位触摸做功，提高少儿免疫力，增强抗病能力。
申报单位：四季康贝（北京）健康科技有限公司
联系地址：北京市朝阳区三里屯幸福一村55号国家中医药管理局机关服务局309室

技术名称：路老牌足浴康养生调理技术
评审时间：2010年9月
技术简介：根据国医大师路志正处方研制的足浴养生技术，可清热凉血、疏风散寒、祛湿通络、活血行瘀、通阳健脾、利筋养脉的改善人体循环障碍功能。
申报单位：北京路志正中医药研究院
联系地址：北京市大兴区西红门镇福伟路12号

技术名称：温灸·隔物灸亚健康调理技术

评审时间：2010 年 9 月

技术简介：一种可发热的穴位贴敷灸法，可用于中老年人士或慢性疾病患者保健和疼痛亚健康等。

申报单位：宁波三环自然疗法研究所有限公司

联系地址：宁波市鄞州区迎春路 399 号

技术名称：天灸技术

评审时间：2010 年 9 月

技术简介：是采用对皮肤有刺激性的药物敷贴于穴位或患处，使其局部皮肤自然充血、潮红或起泡的治疗方法。可用于慢性病的康复保健。

申报单位：广东省中医院

联系地址：广东省广州市越秀区大德路 111 号

技术名称：莱香三养疗法·花姿婷妇科亚健康调理技术

评审时间：2010 年 9 月

技术简介：用手法通过介质对女性相关部位进行推拿，并配合内服的综合调理方法。

申报单位：上海莱香化妆品有限公司

联系地址：沈阳市沈河区西顺城街 125 号(怀远门北 20 米统丽美容美发学校三楼)

技术名称：莱香三养疗法·唯健堂亚健康体质调理技术

评审时间：2010 年 9 月

技术简介：用手法通过介质对身体进行调理，并配合内服的综合调理方法，可养气、养血、养经络。

申报单位：上海莱香化妆品有限公司

联系地址：沈阳市沈河区西顺城街 125 号(怀远门北 20 米统丽美容美发学校三楼)

技术名称：莱香三养疗法·莱香酵素调理技术

评审时间：2010 年 9 月

技术简介：用手法通过介质对身体进行调理，并配合内服的酵素饮品，可促进新陈代谢，活化细胞，调和体内营养状态，平衡内分泌。

申报单位：上海莱香化妆品有限公司

联系地址：沈阳市沈河区西顺城街 125 号(怀远门北 20 米统丽美容美发学校三楼)

技术名称：莱香三养疗法·欧宝亚健康经络调理技术

评审时间：2010 年 9 月

技术简介：用手法通过介质对身体进行调理，并配合泡浴、内服酵素等饮品，可促进新陈代谢，活化细胞，调和体内营养状态，平衡内分泌。

申报单位：上海莱香化妆品有限公司

联系地址：沈阳市沈河区西顺城街 125 号(怀远门北 20 米统丽美容美发学校三楼)

技术名称：诗艾芳香疗法

评审时间：2010 年 9 月

技术简介：用手法通过芳香介质对身体进行全面调理。

申报单位：广州市力欣国际贸易有限公司

联系地址：广州市越秀区水荫路水荫直街西六巷 39 号首层

技术名称：一指禅并温和灸亚健康调理技术

评审时间：2010 年 9 月

技术简介：用“一指禅”推拿手法，结合走罐和温灸对身体进行调理的综合技术。

申报单位：北京美年中医医院有限公司

联系地址：北京朝内大街 296 号瀚海科技大厦 B 座

技术名称：天养玄灸女性健康保养技术

评审时间：2010 年 9 月

技术简介：用艾和檀香、降香、藿香、川乌、丹参等中药特制而成的艾条，在皮肤上方进行循经走脉，使纯阳的热能非常有效的将药力直接转换为人体所需的能量，从而起到补正驱邪、填精壮阳、疏通经络、通畅气血、祛寒祛湿、解痉止痛、活血化瘀、美容强身的作用。
申报单位：南京新感觉科贸有限公司
联系地址：南京中央路417号先锋广场8层807

技术名称：RPA/TPA中医通络养生美容技术
评审时间：2010年9月
技术简介：RPA/TPA中医通络养生美容技术与项目的核心内容是利用一种可通过美容师传到人体的、十分安全的弱电磁能量进行美容的"通络能量发生器"，结合既不是膏霜也不是精油的被称之为"能量元素"（中草药高技术提取物）的产品，共同作用于人体的穴位和经络，代替传统的针灸、刮痧、点穴、按摩等手段，其作用兼容并超越这些传统项目，从而调节人体的亚健康的状态。
申报单位：南京新感觉科贸有限公司
联系地址：南京中央路417号先锋广场8层807

技术名称：中药膏方调理技术
评审时间：2010年9月
技术简介：用中药膏剂进行内服的亚健康调理技术。
申报单位：广州中医药大学第一附属医院
联系地址：广州机场路16号大院

2011年度第一批"百项亚健康中医调理技术"

技术名称："金柄谷养生酒"亚健康调理技术
评审时间：2011年12月
技术简介：复方中药药酒，可温补元气、通经活络、祛风除湿、止痛消炎、活络筋骨。
申报单位：重庆金柄谷上酒业有限公司
联系地址：重庆市南岸区南坪万达广场商务楼4栋7016-7017室

技术名称：赵氏雷火灸亚健康调理技术
评审时间：2011年12月
技术简介：雷火灸是利用药物燃烧时产生的热力、红外线辐射力和药化因子、物理因子通过脉络和腧穴的循经感传共同达到温通经络、调节人体机能、改善肌体状况。
申报单位：赵氏雷火灸传统医药研究所
联系地址：重庆市渝中区解放西路207号

技术名称：玉玄拨筋术亚健康调理技术
评审时间：2011年12月
技术简介：以器械配合手法拨动筋脉，以行气理气，软化僵硬的"筋结"组织，使气血流畅，强化内脏健康，调理各种亚健康及慢性疾病，达到抗衰老、养生美容的目的。
申报单位：广东省佛山市玉玄宫科技开发有限公司
联系地址：广东省佛山市祖庙路51号

技术名称：中和亚健康音乐调理技术
评审时间：2011年12月
技术简介：利用调理音乐声波的五音-经脉腧穴-五脏的谐频共振效应，达到疏通经络，安定心神，改善情绪，改善气血紊乱和脏腑功能失调的目的。
申报单位：富智中和（北京）健康科技有限公司
联系地址：北京市朝阳区幸福一村55号2幢408室

技术名称：多功能艾灸仪亚健康调理技术
评审时间：2011年12月
技术简介：多功能艾灸亚健康调理技术根据传统的壮灸原理，采用现代的计算机电子技术、磁疗方法，在保持传统艾灸的基础上，消除了艾灸燃烧冒烟、污染环境、操作不便、效率低下等弊端。可完全替代壮灸、艾条灸、并可实施隔姜灸、隔蒜灸、隔盐灸、隔附子饼灸及温针灸、发泡灸、化脓灸等。

申报单位：齐齐哈尔市祥和中医器械有限责任公司

联系地址：齐齐哈尔市铁锋区先锋街151号

技术名称：经络灸导仪亚健康调理技术

评审时间：2011年12月

技术简介：一种通过自身研发的介质对经络穴位进行电、磁灸疗的仪器。

申报单位：辽宁开宇经络灸导仪发展有限公司

联系地址：沈阳市沈河区长青街52甲6门

技术名称：中药药罐亚健康调理技术

评审时间：2011年12月

技术简介：通过药液浸煮中药药液，再进行拔罐的养生保健技术。

申报单位：璧山县佰益清美容院

联系地址：重庆市璧山县上海城A栋2单元4-11

技术名称：热罐仪亚健康调理技术

评审时间：2011年12月

技术简介：热罐仪是集拔罐、温灸、推拿、热疗、磁疗为一体的具有综合功能的温通经络的理疗产品。

申报单位：贵州省贵阳市花溪区梁俊（个人）

联系地址：北京市大兴区(县)西红门镇民生路北区东六条7号永利居B座101室

技术名称：宇泉多功能罐疗亚健康调理技术

评审时间：2011年12月

技术简介：集诊断、调理于一体的成套气罐技术。

申报单位：山西宇泉医疗器械有限公司

联系地址：山西省晋中地区祁县西关大街48号

技术名称：吸闻康亚健康调理技术

评审时间：2011年12月

技术简介：通过鼻饲给药，进行养生保健的技术，可提高免疫力，开窍醒神。

申报单位：黑龙江宗博堂众生医疗技术开发有限公司

联系地址：哈尔滨高新技术产业开发区海外学人创业园

技术名称：诗艾芳香调经通络亚健康调理技术

评审时间：2011年12月

技术简介：以手法配合精油等介质对经络进行疏通调理的综合调理技术，可调理肤色暗黄、长斑、长痘、腰酸背痛、疲劳、失眠、多梦、记忆力下降、头晕、头痛、精神紧张，压力大、脊椎僵硬或疼痛、局部肥胖、更年期综合征等。

申报单位：广州市力欣国际贸易有限公司

联系地址：广州市越秀区水荫路水荫直街西六巷39号首层

技术名称：梵缇玫瑰密语生殖养护亚健康调理技术

评审时间：2011年12月

技术简介：以手法配合精油等介质对女性妇科进行保健的技术。

申报单位：广州市力欣国际贸易有限公司

联系地址：广州市越秀区水荫路水荫直街西六巷39号首层

技术名称：五步养生法亚健康调理技术

评审时间：2011年12月

技术简介：以手法、器械外调加内服进行综合调理的技术。

申报单位：北京松瑞源中医药研究院

联系地址：北京市朝阳区六里屯丽水嘉园1号楼2802室

技术名称：中和亚健康中医导引调理技术
评审时间：2011 年 12 月
技术简介：以传统中医导引技术进行慢性病保健和疾病预防的自我锻炼方法。
申报单位：富智中和（北京）健康科技有限公司
联系地址：北京市朝阳区幸福一村 55 号 2 幢 408 室

技术名称：四季康贝少儿亚健康强肺卫、增体质推拿调理技术
评审时间：2011 年 12 月
技术简介：主要是运用独特的推拿手法，在少儿体表特定的部位或穴位触摸做功，使其产生一定的能量，通过信息传递，达到强肺卫、增体质，预防感冒的目的。
申报单位：四季康贝（北京）健康科技有限公司
联系地址：北京市朝阳区三里屯幸福一村 55 号国家中医药管理局机关服务局 309 室

技术名称：四季康贝少儿亚健康健脾胃、增食欲推拿调理技术
评审时间：2011 年 12 月
技术简介：主要是运用独特的推拿手法，在少儿体表特定的部位或穴位触摸做功，使其产生一定的能量，通过信息传递，达到健脾胃、增食欲的目的。
申报单位：四季康贝（北京）健康科技有限公司
联系地址：北京市朝阳区三里屯幸福一村 55 号国家中医药管理局机关服务局 309 室

技术名称：扶阳罐对失眠多梦亚健康状态的调理技术
评审时间：2011 年 12 月
技术简介：以通电器械扶阳罐配合药油和手法对相关症状进行调理，可调理失眠多梦等亚健康症状的技术。
申报单位：株洲扶阳医疗器械有限公司
联系地址：湖南省株洲市天元区黄河南路天台金谷工业园一栋

技术名称：兴凯金元四家复合体质养生技术
评审时间：2011 年 12 月
技术简介：以手法通过介质对经络穴位进行推拿，再配合足浴综合调理的技术。
申报单位：兴凯国际贸易有限公司
联系地址：香港九龙尖沙咀广东道 30 号新港中心第 2 座 5 楼 503 室

技术名称：和合能量球亚健康调理技术
评审时间：2011 年 12 月
技术简介：以太极和合能量球进行理疗的保健技术。
申报单位：北京太极和合科技发展有限公司
联系地址：北京阜成路 67 号银都大厦 8 层

技术名称：和合治疗仪亚健康调理技术
评审时间：2011 年 12 月
技术简介：以和合治疗仪进行光、热理疗的保健技术。
申报单位：北京太极和合科技发展有限公司
联系地址：北京阜成路 67 号银都大厦 8 层

技术名称：岐伯堂血糖异常中医经络技术
评审时间：2011 年 12 月
技术简介：以推拿手法结合刮痧拔罐等对经络和相关部位进行调理的技术，可调理血糖异常等症状。
申报单位：养生利康（北京）健康科技有限公司
联系地址：北京市海淀区阜成路 42 号中裕商务花园 22 号楼 b 座 2 层

技术名称：孙云汉牌虫草软胶囊调理亚健康技术
评审时间：2011 年 12 月
技术简介：以中药虫草为主研制的进行内服的保健产品。
申报单位：上海云汉生物科技有限公司

联系地址：上海市杨浦区杨树浦路 2310 号 S222 室

技术名称：贝乐元生机食疗亚健康调理技术
评审时间：2011 年 12 月
技术简介：以有机食疗改善体内代谢从而调理内环境的保健技术。
申报单位：厦门贝乐元生物科技有限公司
联系地址：厦门火炬高新区留学人员创业园创业大厦 701

2012 年度第一批“百项亚健康中医调理技术”

技术名称：四季康贝少儿亚健康养生保健推拿调理技术
评审时间：2012 年 2 月
技术简介：主要是运用独特的推拿手法，在少儿体表特定的部位或穴位触摸做功，使其产生一定的能量，通过信息传递，达到补肺益气，健脾和胃的目的。
申报单位：四季康贝（北京）健康科技有限公司
联系地址：北京市朝阳区三里屯幸福一村 55 号国家中医药管理局机关服务局 309 室

技术名称：诗艾芳香性腺滋养亚健康调理技术
评审时间：2012 年 2 月
技术简介：用手法通过芳香介质对女性身体进行全面调理，可改善经前症候群、乳房松弛、胀痛、精神萎靡、两性生活不和谐、月经不调、更年期症状等。
申报单位：广州市力欣国际贸易有限公司
联系地址：广州市越秀区水荫路水荫直街西六巷 39 号首层

技术名称：四季康贝少儿亚健康补肾益智推拿调理技术
评审时间：2012 年 2 月
技术简介：主要是运用独特的推拿手法，在少儿体表特定的部位或穴位触摸做功，使其产生一定的能量，通过信息传递，达到补肾益智的目的。
申报单位：四季康贝（北京）健康科技有限公司
联系地址：北京市朝阳区三里屯幸福一村 55 号国家中医药管理局机关服务局 309 室

技术名称：四季康贝少儿亚健康养心安神推拿调理技术
评审时间：2012 年 2 月
技术简介：主要是运用独特的推拿手法，在少儿体表特定的部位或穴位触摸做功，使其产生一定的能量，通过信息传递，达到养心安神的目的。
申报单位：四季康贝（北京）健康科技有限公司
联系地址：北京市朝阳区三里屯幸福一村 55 号国家中医药管理局机关服务局 309 室

技术名称：碳能（生物电）亚健康调理技术
评审时间：2012 年 2 月
技术简介：通过中药碳化制成的布匹，再制成衣被等用于日常穿戴保健。
申报单位：广州神布医疗科技有限公司
联系地址：广州越秀北路 222 号越良大厦 12 楼 1208

技术名称：诗艾芳香体质净化亚健康调理技术
评审时间：2012 年 2 月
技术简介：用手法通过芳香介质对身体进行全面调理，再配合内服，可改善体质和代谢功能等，调理各种亚健康。
申报单位：广州市力欣国际贸易有限公司
联系地址：广州市越秀区水荫路水荫直街西六巷 39 号首层

技术名称：苏克天然苏打水亚健康调理技术
评审时间：2012 年 2 月
技术简介：天然矿物苏打水饮品。

申报单位：黑龙江世一泉饮品有限公司
联系地址：北京市朝阳区林萃西里55号国际气候大厦

技术名称：四季康贝少儿亚健康肥胖推拿调理技术
评审时间：2012年2月
技术简介：主要是运用独特的推拿手法，在少儿体表特定的部位或穴位触摸做功，使其产生一定的能量，通过信息传递，达到调理少儿体重异常的目的。
申报单位：四季康贝（北京）健康科技有限公司
联系地址：北京市朝阳区三里屯幸福一村55号国家中医药管理局机关服务局309室

技术名称：四季康贝少儿亚健康增高推拿调理技术
评审时间：2012年2月
技术简介：主要是运用独特的推拿手法，在少儿体表特定的部位或穴位触摸做功，使其产生一定的能量，通过信息传递，达到促进少儿增高的目的。
申报单位：四季康贝（北京）健康科技有限公司
联系地址：北京市朝阳区三里屯幸福一村55号国家中医药管理局机关服务局309室

技术名称：本草拓灸亚健康调理技术
评审时间：2012年2月
技术简介：用独特的拓灸方法，进行养生保健的技术。
申报单位：北京颐芝道品牌管理有限公司
联系地址：北京市东城区东四10条甲22号

技术名称：郎槌郭原生态正骨亚健康调理技术
评审时间：2012年2月
技术简介：用手法进行整骨，在用泥灸进行骨骼保健的技术。
申报单位：西安市莲湖区郭范氏健康推拿服务部
联系地址：西安市莲湖区丰禾路人行天桥东侧向南20米(星火路东侧)

技术名称：四季康美能量床垫亚健康调理技术
评审时间：2012年2月
技术简介：是用电、磁、红外热源结合的家居床垫保健技术。
申报单位：广州四时养元文化传播有限公司
联系地址：广州市天河北龙口中73号

技术名称：四季康美贴心眠睡眠检测仪技术
评审时间：2012年2月
技术简介：是用心电呼吸进行睡眠质量检测的技术。
申报单位：广州四时养元文化传播有限公司
联系地址：广州市天河北龙口中73号

技术名称：四季康美能量亚健康调理技术
评审时间：2012年2月
技术简介：用光子能量调理法结合高科技养生设备仪器——玄兴光子健康床垫，借助其产生的热量、光波、远红外线、负离子、频谱振动等多重效应，进行亚健康体质调理的技术。
申报单位：广州四时养元文化传播有限公司
联系地址：广州市天河北龙口中73号

2012年度第二批“百项亚健康中医调理技术”

技术名称：顾氏女性三联亚健康调理技术
评审时间：2012年7月
技术简介：以手法通过介质按摩，再配合阴道给药的综合调理方法，主要调理经前乳胀、月经失调、带下量多等女性亚健康症状。
申报单位：徐州市固医堂生物科技有限公司
联系地址：江苏省邳州市运河镇聚宝花园10号B座6号

技术名称：一灵砭术（砭石调理）亚健康调理技术
评审时间：2012 年 7 月
技术简介：以二十一种砭石技法进行亚健康症状调理的技术。
申报单位：宋振虎（个人）
联系地址：北京市朝阳区金蝉北里 8 号楼 201

技术名称：岳氏推拿亚健康调理技术
评审时间：2012 年 7 月
技术简介：以纯中医手法进行全身调理的保健技术。
申报单位：滨州市丙秋科技有限公司
联系地址：山东省滨州市滨城区渤海十六路 698 号中海豪庭

技术名称：王氏耳穴综合亚健康调理法
评审时间：2012 年 7 月
技术简介：以耳穴按摩为主，对各种亚健康症状进行调理的技术。
申报单位：王和见（个人）
联系地址：北京市海淀区阜石路甲 19 号

技术名称：营养纠偏食品亚健康调理技术
评审时间：2012 年 7 月
技术简介：以山西省品种多、品质好的小杂粮，山野菜、真菌类、海藻类、多种膳食纤维和小麦粉等精选 36 种食材为原料，经过高科技的独特配伍及工艺调制而成的杂粮保健膳食。
申报单位：北京美洋科技发展有限公司
联系地址：北京市丰台区蒲黄榆时代芳群 c 座 1104

技术名称：中和亚健康音乐调理-疲劳缓解综合服务专项技术
评审时间：2012 年 7 月
技术简介：以音乐配合按摩震动床垫，进行整体体感音波的调理技术，可有效缓解疲劳。
申报单位：富智中和（北京）音乐调理健康科技有限公司
联系地址：长沙朝阳路 253 号铁银商务楼 402

技术名称：中和亚健康音乐调理-失眠调理综合服务专项技术
评审时间：2012 年 7 月
技术简介：以音乐配合按摩震动床垫，进行整体体感音波的调理技术，可有效缓解失眠症状。
申报单位：富智中和（北京）音乐调理健康科技有限公司
联系地址：长沙朝阳路 253 号铁银商务楼 402

技术名称：中和亚健康音乐调理-疼痛缓解综合服务专项技术
评审时间：2012 年 7 月
技术简介：以音乐配合按摩震动床垫，进行整体体感音波的调理技术，可有效缓解疼痛症状。
申报单位：富智中和（北京）音乐调理健康科技有限公司
联系地址：长沙朝阳路 253 号铁银商务楼 402

技术名称：中和亚健康音乐调理—体质调理综合服务专项技术
评审时间：2012 年 7 月
技术简介：以音乐配合按摩震动床垫，进行整体体感音波的调理技术。
申报单位：富智中和（北京）音乐调理健康科技有限公司
联系地址：长沙朝阳路 253 号铁银商务楼 402

技术名称：中和亚健康音乐调理—胃肠功能调理综合服务专项技术
评审时间：2012 年 7 月
技术简介：以音乐配合按摩震动床垫，进行整体体感音波的调理技术，可有效调理胃肠功能。
申报单位：富智中和（北京）音乐调理健康科技有限公司
联系地址：长沙朝阳路253号铁银商务楼402

技术名称：莱香三养疗法·欧宝泡浴调理技术
评审时间：2012年7月
技术简介：用手法进行放松，在用药浴进行身体调理的技术。
申报单位：上海莱香化妆品有限公司
联系地址：沈阳市沈河区西顺城街125号

技术名称：莱香三养疗法·唯健堂国医草本灸疗调理技术
评审时间：2012年7月
技术简介：用手法通过介质进行推拿，再用特制艾灸进行灸法调理的技术。
申报单位：上海莱香化妆品有限公司
联系地址：沈阳市沈河区西顺城街125号

技术名称：永林综合治疗仪亚健康调理技术
评审时间：2012年7月
技术简介：用仪器在足浴的同时进行电、磁、水、热保健的技术。
申报单位：沈阳永林医疗器械有限公司
联系地址：辽宁省沈阳市苏家屯区丁香街189号

技术名称：全息耳穴经络自疗仪亚健康调理技术
评审时间：2012年7月
技术简介：用仪器在全部耳穴上进行刺激的保健仪器。
申报单位：上海红医保健器械有限公司
联系地址：中国上海闸北区通阁路183号

技术名称：云春岛本草气疗亚健康调理技术
评审时间：2012年7月
技术简介：用药包加蒸汽熏蒸的养生保健技术。
申报单位：北京云春岛中医研究院
联系地址：北京市海淀区复兴路20号

技术名称：辅助调理血糖异常亚健康技术
评审时间：2012年7月
技术简介：用中药药酒进行穴位按摩及沐足的养生保健技术。
申报单位：高绪朋（个人）
联系地址：广东省鹤山市东升路1号

技术名称：中医高频无痛整筋按摩亚健康调理技术
评审时间：2012年7月
技术简介：用仪器声频震动配合介质对肌肉筋骨进行手法松解的保健技术。
申报单位：北京陈建国医学研究院
联系地址：北京市体育馆路13号院165号

技术名称：泽正养生膏方亚健康调理技术
评审时间：2012年7月
技术简介：根据不同的证型与表现，予以不同的调理，辨证用膏方。可平衡阴阳、燮理脏腑、补气养血、强壮体质。
申报单位：佛山市顺德区勒流泽正保健堂
联系地址：广东省佛山市顺德勒流黄连萧地大马路57号

技术名称：元和内家点穴疗法亚健康调理技术
评审时间：2012年7月
技术简介：元和内家点穴疗法，是以内功为基础，融中国医家点穴技法于一体的中医点穴疗法。
申报单位：深圳市元和健康技术开发有限公司
联系地址：深圳罗湖区爱国路3046号10楼1005室

技术名称：孟氏透皮亚健康调理技术
评审时间：2012年7月

技术简介：药液配合手法操作的综合调理技术，可止痛，提高代谢水平。
申报单位：石家庄市延生科技发展有限公司
联系地址：石家庄平安南大街 153 号

技术名称：耳穴诊疗亚健康调理技术
评审时间：2012 年 7 月
技术简介：耳穴诊疗是通过耳穴的探测和诊查判断亚健康型态，并用多种方法对耳部穴位进行刺激的调理技术。
申报单位：佛山市中医院
联系地址：佛山市亲仁路 6 号

技术名称：飞磁宝垫亚健康调理技术
评审时间：2012 年 7 月
技术简介：飞磁宝垫是中式整脊理疗养生保健器械产品，可促进全身气血周流、心身舒畅，缓解病痛。
申报单位：中国针灸手力治疗学院
联系地址：香港湾仔骆克道 66 号世球大厦 10-11 楼

技术名称：普云五行艾灸亚健康调理技术
评审时间：2012 年 7 月
技术简介：普云五行艾灸疗法引进韩国五行艾灸器结合传统中医艾灸疗法，对人体亚健康疾病进行施灸，可以达到调理脏腑、温热除湿、祛风散寒、调理气血通络、缓解疼痛的效果。
申报单位：吉林省普云健康养生咨询服务有限公司
联系地址：吉林省长春市经济技术开发区六区临河街 5658 号

技术名称：中和亚健康红外测评孙氏男性生殖调理技术
评审时间：2012 年 7 月
技术简介：以手法配合介质对相关经络腧穴加以按摩并配合内服产品的综合调理技术，可改善男性生殖机能。
申报单位：富智中和（北京）健康科技有限公司
联系地址：北京市朝阳区幸福一村 55 号 2 幢 408 室

技术名称：中和亚健康红外测评傅氏女性生殖调理技术
评审时间：2012 年 7 月
技术简介：以手法配合介质对相关经络腧穴加以按摩并配合内服产品的综合调理技术，可改善女性生殖机能。
申报单位：富智中和（北京）健康科技有限公司
联系地址：北京市朝阳区幸福一村 55 号 2 幢 408 室

技术名称：中和亚健康红外测评干预技术——“纾压减脂降糖”调理
评审时间：2012 年 7 月
技术简介：以手法配合介质对相关经络腧穴加以按摩并配合内服产品的综合调理技术，可改善人体代谢机能。
申报单位：富智中和（北京）健康科技有限公司
联系地址：北京市朝阳区幸福一村 55 号 2 幢 408 室

技术名称：中和亚健康红外测评岐黄八法体质调理技术
评审时间：2012 年 7 月
技术简介：以手法配合介质对相关经络腧穴加以按摩并配合内服产品的综合调理技术，可改善血压、血糖异常。
申报单位：富智中和（北京）健康科技有限公司
联系地址：北京市朝阳区幸福一村 55 号 2 幢 408 室

技术名称：中和亚健康红外测评技术金元十四法经络调理
评审时间：2012 年 7 月
技术简介：以手法配合介质对相关经络腧穴加以按摩并配合内服产品的综合调理技术，可提高人体免疫力。

申报单位：富智中和（北京）健康科技有限公司
联系地址：北京市朝阳区幸福一村 55 号 2 幢 408 室

技术名称：中和亚健康红外测评技术秦氏千金膏方调理
评审时间：2012 年 7 月
技术简介：以手法配合介质对相关经络腧穴加以按摩并配合内服产品的综合调理技术，可改善人体偏颇体质。
申报单位：富智中和（北京）健康科技有限公司
联系地址：北京市朝阳区幸福一村 55 号 2 幢 408 室

2012 年度第三批“百项亚健康中医调理技术”

技术名称：同龄益生颗粒“1+1”联合扶正亚健康调理技术
评审时间：2012 年 9 月
技术简介：以同龄益生颗粒（国食健字 20060073 号）配合保健茶，可增强免疫力，缓解中老年失眠、便秘、乏力、头晕、心区不适、消化不良、易感冒体质等亚健康症状。
申报单位：北京绿源求证科技发展有限责任公司
联系地址：北京市石景区杨庄大街 69 号

技术名称：负离子能量火罐旋转四维健康减肥亚健康调理技术
评审时间：2012 年 9 月
技术简介：以药油配合走罐、定罐等手法在经络穴位上进行操作的技术，其罐用陶土制成。
申报单位：北京助元康力恒科技有限公司
联系地址：北京市海淀区昆明湖南路 9 号南区 7 号楼云航大厦 5 层 5018 室

技术名称：三九虫草养生酒亚健康调理技术
评审时间：2012 年 9 月
技术简介：以冬虫夏草、鹿茸、灵芝、高山红景天、枸杞子等多种中药原料配制的养生药酒。
申报单位：海口天方天然保健品有限公司
联系地址：海南省海口市海秀东(路)19 号首力大厦 17 楼 B1 室

技术名称：易虹膜亚健康体质分析技术
评审时间：2012 年 9 月
技术简介：以通过分析人的瞳孔虹膜变化，进行亚健康诊断的检测技术。
申报单位：北京澳根泥克商贸有限公司
联系地址：北京市朝阳区松榆西里 39 号

技术名称：禅泉子宫修复女性亚健康调理技术
评审时间：2012 年 9 月
技术简介：以仪器通过介质对女性子宫进行养护的技术。
申报单位：上海禅泉生物技术有限公司
联系地址：上海市松江区春九路 188 弄伊莎士花园 162 号

技术名称：砭经养生疗法亚健康调理技术
评审时间：2012 年 9 月
技术简介：以特制的砭石器具对经络进行手法调理的技术。
申报单位：北京聚生堂健身服务有限公司
联系地址：北京市朝阳区松榆南街 38 号

技术名称：雪蓝茶亚健康调理技术
评审时间：2012 年 9 月
技术简介：以雪茶素、过氧化麦角甾醇和 11 种化合物配制的保健茶，可调理三高等亚健康症状。
申报单位：四川省利健济世科技有限公司
联系地址：四川省成都市武候区洗面桥 9 号 4 栋 1 单元 3 号

技术名称：群灸亚健康中医调理技术
评审时间：2012 年 9 月

技术简介：本技术利用远红外热气将中药渗入穴位、经络、骨髓，疏通人体气血。
申报单位：张令君（个人）
联系地址：新疆自治区库尔勒市新城南街 28 号

技术名称：诺蒙达女性卫生养护技术
评审时间：2012 年 9 月
技术简介：以药用植物为原料，运用生物发酵工程技术和生化工程技术研发出的用于改善局部生态环境的技术产品。
申报单位：云南明侍达生物科技有限责任公司
联系地址：云南省昆明市西山区科发路高新区国家大学科技园 A3 栋 2 楼

技术名称：五行回元亚健康调理技术
评审时间：2012 年 9 月
技术简介：以拔罐、温灸、脊柱推拿、食疗指导、手足反射疗法五法并用的亚健康调理技术。
申报单位：北京木文知医疗科技有限责任公司
联系地址：北京市西城区裕中西里街(路)42 号

技术名称：中医非药物应激疗法技术
评审时间：2012 年 9 月
技术简介：以手法拨筋、再通过应激治疗仪进行经络穴位调理的技术。
申报单位：董子民（个人）
联系地址：北京市怀柔区青春路六院 1 号楼 1 单元

技术名称：“傅氏秘灸”月经不调经络亚健康调理术
评审时间：2012 年 9 月
技术简介：以艾绒、沉香、木香、乳香、羌活、干姜、杜仲、皂角、独活、穿山甲、川穹、射香、枳壳为主要材料制成艾条或艾炷，点燃后熏灼腧穴，起到通行诸经，调理气血的功效，从而达到调理月经不调的作用。
申报单位：嘉善傅宾平养生有限公司
联系地址：浙江省嘉善县中信路 2-8 号

技术名称：“傅氏秘灸”头痛失眠经络亚健康调理术
评审时间：2012 年 9 月
技术简介：以艾绒、沉香、木香、乳香、羌活、干姜、杜仲、皂角、独活、穿山甲、川穹、射香、枳壳为主要材料制成艾条或艾炷，点燃后熏灼腧穴，起到通行诸经，调理气血的功效，从而达到调理头痛失眠的作用。
申报单位：嘉善傅宾平养生有限公司
联系地址：浙江省嘉善县中信路 2-8 号

技术名称：“傅氏秘灸”胃肠功能紊乱经络亚健康调理技术
评审时间：2012 年 9 月
技术简介：以艾绒、沉香、木香、乳香、羌活、干姜、杜仲、皂角、独活、穿山甲、川穹、射香、枳壳为主要材料制成艾条或艾炷，点燃后熏灼腧穴，起到通行诸经，调理气血的功效，从而达到调理胃肠功能紊乱的作用。
申报单位：嘉善傅宾平养生有限公司
联系地址：浙江省嘉善县中信路 2-8 号

技术名称：“傅氏秘灸”颈腰椎经络亚健康调理术
评审时间：2012 年 9 月
技术简介：以艾绒、沉香、木香、乳香、羌活、干姜、杜仲、皂角、独活、穿山甲、川穹、射香、枳壳为主要材料制成艾条或艾炷，点燃后熏灼腧穴，起到通行诸经，调理气血的功效，从而达到调理颈腰椎不适的作用。
申报单位：嘉善傅宾平养生有限公司
联系地址：浙江省嘉善县中信路 2-8 号

技术名称：“青稻夫”多肽片亚健康调理技术

评审时间：2012 年 9 月

技术简介：以高科技提取技术采用活体水蛭反复多次提取水蛭素多肽而制成的保健品，可用于心脑血管亚健康等。

申报单位：南宁市金海科康生物医药科技有限公司

联系地址：广西自治区南宁市高新区大岭路 98 号

技术名称：艾灸养生亚健康调理技术

评审时间：2012 年 9 月

技术简介：采用中医传统按摩技法，运用特殊专利灸罐配合以特效中草药配方制定的五元艾元素，以五元艾元素火的温和热力，结合灸罐药物离子的作用、旋磁的作用、远近红外线的作用、艾药烟的药理作用，调理人体经络穴位。

申报单位：广州柔嘉生物科技有限公司

联系地址：广州市白云区新市齐富路云丽大厦 10 楼 1012、1013 室

技术名称：经络养生亚健康中医调理技术

评审时间：2012 年 9 月

技术简介：采用中医传统按摩技法，结合纯中草药精油，通过对肩、背、腰、腹及全身经络穴位按摩，以调理人体经络脏腑等。

申报单位：广州柔嘉生物科技有限公司

联系地址：广州市白云区新市齐富路云丽大厦 10 楼 1012、1013 室

技术名称：艾氏颈肩腰腿痛亚健康调理技术

评审时间：2012 年 9 月

技术简介：运用中医手法，以活血化瘀、祛寒除湿、疏通经络、温经止痛，达到缓解颈肩腰腿疼痛、预防颈肩腰腿不适等表现的目的。

申报单位：北京益寿源亚健康足底保健技术开发中心

联系地址：北京市东城区东直门南大街 14 号保利大厦 B 座 205 室

技术名称：滋肾健脑液亚健康调理技术

评审时间：2012 年 9 月

技术简介：以覆盆子、菟丝子、枸杞子、金樱子、女贞子、黄芪等研制的纯天然滋肝补肾健脑安神口服液，具有滋补肝肾，健脑安神功效，适用于肝肾亏损所致的头晕头昏、健忘失眠、腰膝酸软、夜尿频作等。

申报单位：湖南新汇制药股份有限公司

联系地址：湖南省长沙市望城经济开发区唯罗克路 18 号

2013 年度第一批“百项亚健康中医调理技术”

技术名称：“三高”气血通亚健康调理技术

评审时间：2013 年 1 月

技术简介：通过中医拔罐、点穴等方法，从而达到疏通三焦经络、调和气血、调节脏腑、改善代谢、促进垃圾毒素排出的目的。主要适应于：调理血压异常、血糖异常等代谢障碍引起的系列亚健康症状。

申报单位：海南绿康元健康养生有限公司

联系地址：海南省海口市龙华区世贸东街 2 号世贸大厦 E 座 3 楼

技术名称：乳腺通经养护亚健康调理技术

评审时间：2013 年 1 月

技术简介：通过乳腺局部的药酒、药油以及刮痧、穴位点按、手法按摩以及草本植物精制的泥灸加热外敷等多重局部操作，疏通乳腺经络及乳腺腺管、刺激乳周穴位，对改善血液循环、缓解乳胀及乳部疼痛等有很好的调理效果。主要适应于：乳

腺发育不良、胸部松软下垂、乳胀、乳痛等。
申报单位：海南绿康元健康养生有限公司
联系地址：海南省海口市龙华区世贸东街2号世贸大厦E座3楼

技术名称：艺馨堂自然康寿疗法亚健康调理技术
评审时间：2013年1月
技术简介：通过自身配方配制的中药进行泡浴熏蒸等调理的技术。
申报单位：艺馨堂民间医药研究成果开发有限公司
联系地址：湖南省怀化市鹤城区沿河南街82号

技术名称：液态电气石汗蒸亚健康中医调理技术
评审时间：2013年1月
技术简介：通过液态电气石进行桑拿汗蒸的保健技术，主要可驱寒除湿。
申报单位：常秋荣(个人)
联系地址：北京市朝阳区红坊路

技术名称：孙氏女性养护亚健康调理技术
评审时间：2013年1月
技术简介：以手法结合介质对女性身体进行调理的技术。
申报单位：北京康道利源国际医学研究院
联系地址：北京市丰台区华源三里首科花园小区4号楼 1107

技术名称：扶阳罐肠胃不适亚健康调理技术
评审时间：2013年1月
技术简介：扶阳罐通过介质，结合手法进行相关经络穴位调理的技术。
申报单位：株洲扶阳医疗器械有限公司
联系地址：湖南省株洲市天元区黄河南路天台金谷工业园1栋4楼

技术名称：扶阳罐宫寒亚健康调理技术
评审时间：2013年1月
技术简介：扶阳罐通过介质，结合手法进行相关经络穴位调理的技术。
申报单位：株洲扶阳医疗器械有限公司
联系地址：湖南省株洲市天元区黄河南路天台金谷工业园1栋4楼

技术名称：扶阳罐肩颈酸痛亚健康调理技术
评审时间：2013年1月
技术简介：扶阳罐通过介质，结合手法进行相关经络穴位调理的技术。
申报单位：株洲扶阳医疗器械有限公司
联系地址：湖南省株洲市天元区黄河南路天台金谷工业园1栋4楼

技术名称：扶阳罐肾虚亚健康调理技术
评审时间：2013年1月
技术简介：扶阳罐通过介质，结合手法进行相关经络穴位调理的技术。
申报单位：株洲扶阳医疗器械有限公司
联系地址：湖南省株洲市天元区黄河南路天台金谷工业园1栋4楼

技术名称：扶阳罐痛经亚健康调理技术
评审时间：2013年1月
技术简介：扶阳罐通过介质，结合手法进行相关经络穴位调理的技术。
申报单位：株洲扶阳医疗器械有限公司
联系地址：湖南省株洲市天元区黄河南路天台金谷工业园1栋4楼

技术名称：扶阳罐膝关节疼痛亚健康调理技术
评审时间：2013年1月
技术简介：扶阳罐通过介质，结合手法进行相关经络穴位调理的技术。
申报单位：株洲扶阳医疗器械有限公司

联系地址：湖南省株洲市天元区黄河南路天台金谷工业园1栋4楼

技术名称：扶阳罐腰酸背痛亚健康调理技术

评审时间：2013年1月

技术简介：扶阳罐通过介质，结合手法进行相关经络穴位调理的技术。

申报单位：株洲扶阳医疗器械有限公司

联系地址：湖南省株洲市天元区黄河南路天台金谷工业园1栋4楼

技术名称：扶阳罐脊柱平衡亚健康调理技术

评审时间：2013年1月

技术简介：扶阳罐通过介质，结合手法进行相关经络穴位调理的技术。

申报单位：株洲扶阳医疗器械有限公司

联系地址：湖南省株洲市天元区黄河南路天台金谷工业园1栋4楼

技术名称：美洋音波经络调理技术

评审时间：2013年1月

技术简介：通过音波设备系统播放功能音乐，同时用体感音波换能振子按中医的12正经及任督二脉的14条经络上的重点穴位与阿是穴上的正确摆放，通过高效换能器分拣出16-150Hz低频音波，振动及音波穿透人体经络及穴位，使音波的“外源性物理振动”与身体的“内源性生物振动”发生共鸣，达到疏通经络、激发身体活性、消除病症、调理亚健康的技术。

申报单位：北京美洋科技发展有限公司

联系地址：北京市朝阳区光华路旺座中心西塔1502室

技术名称：艾曼可现代男性亚健康调理技术

评审时间：2013年1月

技术简介：采用多频超声的物理能量联合中医方剂将有效的调理和营养制剂耦合输送到性腺组织的调理方法。

申报单位：南京早春医疗器械有限公司

联系地址：江苏省南京市建邺区梦都大街176-3号301室

技术名称：艾曼可现代减肥瘦身亚健康调理技术

评审时间：2013年1月

技术简介：针对人体不同部位的脂肪堆积采用双频超声能、射频电能和纳米光波，加上有效的中药方剂作为声波和射频的耦合剂渗透达到最佳的减肥塑身美容功效。

申报单位：南京早春医疗器械有限公司

联系地址：江苏省南京市建邺区梦都大街176-3号301室

技术名称：腹揉康传统揉肚亚健康调理技术

评审时间：2013年1月

技术简介：“腹揉康”揉肚疗法施治是根据腹诊结果，运用各种手法，以揉为主，全面施术，达到调理亚健康的效果。

申报单位：腹揉康传统揉肚特色疗法研究所

联系地址：山西省运城市盐湖区禹西路御溪苑东门北1605号

技术名称：视力矫正多功能治疗仪亚健康调理技术

评审时间：2013年1月

技术简介：该技术产品运用磁生物学、光学、声感系统结合中医经络穴位及音乐调理为主导，通过特定的磁能帽对神经系统进行调节，产生神经细胞的兴奋，改善微循环，修复损伤细胞，恢复已失去的调节功能。

申报单位：广西视界健康管理有限公司

联系地址：广西自治区南宁市兴宁区民主路17号

技术名称：万里云天中药饮料亚健康调理技术
评审时间：2013 年 1 月
技术简介：该技术根据中医经典理论，结合临床经验研制，由中药复方组成，对人体具有多层次和整体性调理功能饮料。
申报单位：深圳市万里云天健康管理咨询有限公司
联系地址：广东省深圳市罗湖区太白路 4007 号

2013 年度第二批“百项亚健康中医调理技术”

技术名称：“大寿大乐养生酒”多耙点亚健康调理技术
评审时间：2013 年 5 月
技术简介：该技术是用茅台酒作基酒浸泡的养生保健酒。
申报单位：贵州长寿长乐原生食品有限公司
联系地址：贵州省贵阳市金阳区世纪城

技术名称：EMC 经络非力学整脊亚健康调理技术
评审时间：2013 年 5 月
技术简介：以独特理念指导的手法调理各种骨关节亚健康的技术。
申报单位：北京国术堂脊椎康复保健中心
联系地址：北京东城区车站前街 9 号湖南大厦 522 房间

技术名称：EMC 经络非力学整脊亚健康调理技术
评审时间：2013 年 5 月
技术简介：以独特理念指导的手法调理各种骨关节亚健康的技术。
申报单位：北京国术堂脊椎康复保健中心
联系地址：北京东城区车站前街 9 号湖南大厦 522 房间

技术名称：和谐灸亚健康调理技术
评审时间：2013 年 5 月
技术简介：以火山泥加热进行外敷的一种泥灸方法。
申报单位：秦皇岛易坤商贸有限公司
联系地址：河北省秦皇岛市山海关区街港苑新居 21-3 号

技术名称：三法通任督亚健康调理技术
评审时间：2013 年 5 月
技术简介：以独特手法进行全身经络穴位调理的技术。
申报单位：杨洪广（个人）
联系地址：海南省海口市龙华区世贸东街 2 号世贸大厦 E 座 3 楼

技术名称：“曲之恋”肥胖前期亚健康调理技术
评审时间：2013 年 5 月
技术简介：以独立开发的产品与特殊手法操作相配合，产品包括：修身精油、脐部调理袋、中药燃脂液和修身膏。其主要功效为：疏通经络、祛风散寒、清热解毒、深层燃烧脂肪、利尿利便、促进皮肤收紧。
申报单位：王信娟（个人）
联系地址：海南省海口市龙华区世贸东街 2 号世贸大厦 E 座 3 楼

技术名称：高锶天然泉水亚健康调理技术
评审时间：2013 年 5 月
技术简介：巴马当地的天然矿泉水保健饮品。
申报单位：巴马百年食品饮料有限公司
联系地址：广西省河池市巴马县燕洞乡

技术名称：扶阳罐足疗亚健康中医调理技术
评审时间：2013 年 5 月
技术简介：扶阳罐配合药油和手法对足部进行调理。
申报单位：株洲扶阳医疗器械有限公司
联系地址：湖南省株洲市天元区黄河南路天台金谷工业园一栋

技术名称：久美神话女性生殖养护调理技术
评审时间：2013 年 5 月
技术简介：私密养护服务技术是采用获得国家专利的高科技女性护理仪，子宫氧吧仪进行理疗，同时使用由十几种名贵天然中草药配制而成的宫廷秘方排毒滋养丹内置女子胞中（冲任二脉的起始点）及用十八味名贵中草药组成的药包熏脐。
申报单位：长沙市雨花区久美神话健康生活会所
联系地址：湖南省长沙市雨花区韶山北路 460 号兴威名座南楼 9 楼 D 座

技术名称：扶阳罐风寒头痛亚健康调理技术
评审时间：2013 年 5 月
技术简介：扶阳罐通过介质，结合手法进行相关经络穴位调理的技术。
申报单位：株洲扶阳医疗器械有限公司
联系地址：湖南省株洲市天元区黄河南路天台金谷工业园 1 栋 4 楼

技术名称：扶阳罐肝郁亚健康调理技术
评审时间：2013 年 5 月
技术简介：扶阳罐通过介质，结合手法进行相关经络穴位调理的技术。
申报单位：株洲扶阳医疗器械有限公司
联系地址：湖南省株洲市天元区黄河南路天台金谷工业园 1 栋 4 楼

技术名称：扶阳罐乳房胀痛亚健康调理技术
评审时间：2013 年 5 月
技术简介：扶阳罐通过介质，结合手法进行相关经络穴位调理的技术。
申报单位：株洲扶阳医疗器械有限公司
联系地址：湖南省株洲市天元区黄河南路天台金谷工业园 1 栋 4 楼

技术名称：扶阳罐少儿肺虚亚健康调理技术
评审时间：2013 年 5 月
技术简介：扶阳罐通过介质，结合手法进行相关经络穴位调理的技术。
申报单位：株洲扶阳医疗器械有限公司
联系地址：湖南省株洲市天元区黄河南路天台金谷工业园 1 栋 4 楼

技术名称：扶阳罐少儿脾虚亚健康调理技术
评审时间：2013 年 5 月
技术简介：扶阳罐通过介质，结合手法对少儿进行相关经络穴位调理的技术。
申报单位：株洲扶阳医疗器械有限公司
联系地址：湖南省株洲市天元区黄河南路天台金谷工业园 1 栋 4 楼

技术名称：扶阳罐易疲劳亚健康调理技术
评审时间：2013 年 5 月
技术简介：扶阳罐通过介质，结合手法进行相关经络穴位调理的技术。
申报单位：株洲扶阳医疗器械有限公司
联系地址：湖南省株洲市天元区黄河南路天台金谷工业园 1 栋 4 楼

2013 年度第三批“百项亚健康中医调理技术”

技术名称：福珍灵通络包亚健康中医调理技术
评审时间：2013 年 8 月
技术简介：根据不同的证型与体征，用特制的中药药包外用敷帖的调理技术。
申报单位：北京彭祖中医科学研究院
联系地址：北京市朝阳区林萃路

技术名称：二仙膏亚健康中医调理技术
评审时间：2013 年 8 月
技术简介：根据传统中药方剂而制成的中药膏剂，

具有滋阴助阳、益气益血的功效。用于倦怠乏力、失眠健忘、气血两虚、疲劳综合症等亚健康症状的调理。
申报单位：山东方健制药有限公司
联系地址：山东省济宁市太白东街 40 号

技术名称：世家康健易医固脊疗法亚健康调理技术
评审时间：2013 年 8 月
技术简介：主要通过手法对脊柱进行保养的技术。
申报单位：徐州世家康健健康管理咨询有限公司
联系地址：江苏省徐州市泉山区西安路恒茂大厦 2111

技术名称：神乐百脉疏通膏亚健康调理技术
评审时间：2013 年 8 月
技术简介：以火山泥加热后进行外敷热灸的保健技术。
申报单位：北京清蛊风医药科技有限公司
联系地址：北京市平谷区大华山镇大华山大街 269 号

技术名称：扶阳罐气血虚弱亚健康调理技术
评审时间：2013 年 8 月
技术简介：扶阳罐通过介质，结合手法对少儿进行相关经络穴位调理的技术。
申报单位：株洲扶阳医疗器械有限公司
联系地址：湖南省株洲市天元区黄河南路天台金谷工业园 1 栋 4 楼

技术名称：通体连环循温灸法亚健康调理技术
评审时间：2013 年 8 月
技术简介：通过 HFA716 型自动点火艾灸床对人体进行全身艾灸的保健技术。
申报单位：广州海福保健电器具有限公司
联系地址：广东省广州市番禺区沙头街横江村第三工业区二幢 20 号

技术名称：花生食疗血压异常亚健康调理技术
评审时间：2013 年 8 月
技术简介：从传统食品花生中提取出高生理活性花生短肽，用于血压异常亚健康的调理。
申报单位：华隆（乳山）食品工业有限公司
联系地址：山东省威海市乳山市徐家镇驻地

技术名称：灵芝食疗血糖异常亚健康调理技术
评审时间：2013 年 8 月
技术简介：从中药灵芝中提取出有效成分，用于提高免疫力的保健技术。
申报单位：华隆（乳山）食品工业有限公司
联系地址：山东省威海市乳山市徐家镇驻地

技术名称：四季康美气虚体质亚健康调理技术
评审时间：2013 年 8 月
技术简介：是集手法调理、熏蒸、艾灸、内服等于一体的针对气虚体质进行调理的保健技术。
申报单位：广州市四季康美企业管理咨询有限公司
联系地址：广东省广州市天河区龙口中街 73 号三楼一房

技术名称：四季康美气郁体质亚健康调理技术
评审时间：2013 年 8 月
技术简介：是集手法调理、熏蒸、艾灸、内服等于一体的针对气郁体质进行调理的保健技术。
申报单位：广州市四季康美企业管理咨询有限公司
联系地址：广东省广州市天河区龙口中街 73 号三楼一房

技术名称：四季康美湿热体质亚健康调理技术
评审时间：2013 年 8 月
技术简介：是集手法调理、熏蒸、艾灸、内服等于一体的针对湿热体质进行调理的保健技术。

申报单位：广州市四季康美企业管理咨询有限公司
联系地址：广东省广州市天河区龙口中街 73 号三楼一房

技术名称：四季康美痰湿体质亚健康调理技术
评审时间：2013 年 8 月
技术简介：是集手法调理、熏蒸、艾灸、内服等于一体的针对痰湿体质进行调理的保健技术。
申报单位：广州市四季康美企业管理咨询有限公司
联系地址：广东省广州市天河区龙口中街 73 号三楼一房

技术名称：四季康美血瘀体质亚健康调理技术
评审时间：2013 年 8 月
技术简介：是集手法调理、熏蒸、艾灸、内服等于一体的针对血瘀体质进行调理的保健技术。
申报单位：广州市四季康美企业管理咨询有限公司
联系地址：广东省广州市天河区龙口中街 73 号三楼一房

技术名称：四季康美阳虚体质亚健康调理技术
评审时间：2013 年 8 月
技术简介：是集手法调理、熏蒸、艾灸、内服等于一体的针对阳虚体质进行调理的保健技术。
申报单位：广州市四季康美企业管理咨询有限公司
联系地址：广东省广州市天河区龙口中街 73 号三楼一房

2014 年度第一批“百项亚健康中医调理技术”

技术名称：圆通经络自然疗法亚健康中医调理技术
评审时间：2014 年 1 月
技术简介：圆通经络自然疗法调理技术，是北京正德圆通中医科技研究院黄瑞明先生在三十余年的临床经验上，根据传统中医药的理论，发明的整体调理人体身心的自然疗法，以经络疗法为基本操作方法，配合刮痧、罐疗、艾法、外治、导引运动等符合现代人体质的综合调养的技术。
申报单位：北京正德圆通中医药科技研究院
联系地址：北京市丰台区宋庄路 71 号院 2 号楼 601 室

技术名称：固医堂血压增高亚健康中医调理技术
评审时间：2014 年 1 月
技术简介：固医堂经络调理技术重在运用手法，通过经筋调理，使血压增高引起的亚健康症状者得到缓解的技术。
申报单位：徐州市固医堂生物科技有限公司
联系地址：江苏省徐州市云龙区解放路

技术名称：树德堂皮肤亚健康中医调理技术
评审时间：2014 年 1 月
技术简介：树德堂皮肤亚健康中医调理技术主要应用于中医美容领域，该技术融修复与养护为一体，综合推拿、艾灸、砭术、刮痧等整体改善皮肤亚健康状态，有效延缓肌肤衰老的技术。
申报单位：北京树馨怀德中医门诊部
联系地址：北京市朝阳区向军南里二巷五号

技术名称：慈惠仁经络排毒亚健康调理技术
评审时间：2014 年 1 月
技术简介：本技术以药贴外敷后再进行拔罐，以调理代谢异常所引起的各种亚健康。
申报单位：付金菊（个人）
联系地址：山东省济南市历城县洪楼南路 11 号

技术名称：半导体激光治疗仪亚健康调理技术
评审时间：2014 年 1 月
技术简介：以弱激光进行穴位灸法的亚健康调理技

术。
申报单位：正安（北京）医疗设备有限公司
联系地址：北京市密云县工业开发区康宝路 18 号

技术名称：清畅疗法亚健康调理技术
评审时间：2014 年 1 月
技术简介：以拔罐配合酵素内服来改善人体内环境从而调理代谢性亚健康的技术。
申报单位：上海路加生物科技有限公司
联系地址：上海市普陀区祁连山路 689 号 2 号楼 584 室

技术名称：扶正堂经络养生操亚健康调理技术
评审时间：2014 年 1 月
技术简介：创编的自我保健的养生操，以疏通筋骨、调动气血运行，解除由于久坐等长时间单一姿势造成的气血循环差和肌肉劳损的情况。
申报单位：广州市扶正堂美容用品有限公司
联系地址：广东省广州市海珠区艺泓路北二街 1 号 1202 房

技术名称：扶正堂养胃健脾亚健康调理技术
评审时间：2014 年 1 月
技术简介：通过药草油作为介质，疏通督脉、任脉和膀胱经、脾胃经，并结合腹部推拿的保健技术。
申报单位：广州市扶正堂美容用品有限公司
联系地址：广东省广州市海珠区艺泓路北二街 1 号 1202 房

技术名称：扶正堂通督纠脊亚健康调理技术
评审时间：2014 年 1 月
技术简介：运用中医推拿技术结合杨宗堂正骨手法把中国特色的药草油作为媒介，通过手法的疏通可以纠正错位的脊柱小关节，促进气血的运行。
申报单位：广州市扶正堂美容用品有限公司
联系地址：广东省广州市海珠区艺泓路北二街 1 号 1202 房

技术名称：扶正堂温阳固肾亚健康调理技术
评审时间：2014 年 1 月
技术简介：运用中医推拿技术，把药草油作为介质，疏通督脉和任脉，调动气血运行，内外双向调理的技术。
申报单位：广州市扶正堂美容用品有限公司
联系地址：广东省广州市海珠区艺泓路北二街 1 号 1202 房

技术名称：晴轩关节疼痛亚健康调理技术
评审时间：2014 年 1 月
技术简介：以特制中药精油配合手法的调理技术。
申报单位：浙江省杭州市山日山口化妆品有限公司
联系地址：浙江省杭州市拱墅区大关街 188 号

技术名称：晴轩疏肝利胆调理技术
评审时间：2014 年 1 月
技术简介：以特制中药精油配合手法的调理技术。
申报单位：浙江省杭州市山日山口化妆品有限公司
联系地址：浙江省杭州市拱墅区大关街 188 号

技术名称：旭进堂律动床亚健康调理技术
评审时间：2014 年 1 月
技术简介：该产品采用舒曼波共振原理，使床在特定频率下振动，促进血液中的一氧化氮生成，改善人体微循环、新陈代谢和老人记忆力的亚健康调理技术。
申报单位：杭州旭进堂健康咨询有限公司
联系地址：浙江省杭州市西湖区教工路 23 号百脑汇科技大厦 1123 室

技术名称：旭进堂亚健康调理技术
评审时间：2014 年 1 月

技术简介：以特制仪器发放舒曼波进行居家亚健康调理。
申报单位：杭州旭进堂健康咨询有限公司
联系地址：浙江省杭州市西湖区教工路23号百脑汇科技大厦1123室

技术名称：三高水疗亚健康调理技术
评审时间：2014年1月
技术简介：以特殊仪器将普通水进行加工，然后饮用保健的技术。
申报单位：北京豪格科技发展有限公司
联系地址：北京市海淀区吴家场路1号

技术名称：本韵玉石温面艾灸法皮肤亚健康调理技术
评审时间：2014年1月
技术简介：以药油配合玉石器械，用手法进行面部调理的技术。
申报单位：广州本韵生物科技有限公司
联系地址：广州市白云区新市齐富路云丽大厦10楼1012、1013室

技术名称：一指通禅点穴推拿中医调理技术
评审时间：2014年1月
技术简介：本法以指代针，将剑指法、香炉法、蛇行法、探爪法、雀嘴法与传统的点、按、摩、抖、滚、揉、搓、扣、击、捏、抹、摇等相结合，形成了摆动类、震动类、摩擦类、挤压类、叩击类、运功类等四十多种手法的技术。
申报单位：北京澳根尼克商贸有限公司
联系地址：北京市朝阳区松榆西里39号

技术名称：御足瘦“泡脚十三针”体重异常亚健康调理技术
评审时间：2014年1月
技术简介：以手法进行点穴推拿并结合足浴的调理技术。
申报单位：银川鑫宝丽商贸有限公司
联系地址：宁夏自治区银川市贺兰县银河东路路3号

技术名称：中华按跷术
评审时间：2014年1月
技术简介：在特制推拿床上以脚踩特定部位和进行经络疏通的保健技术。
申报单位：谢春合（个人）
联系地址：北京市海淀区北洼路中海雅园

技术名称：中医封包综合治疗仪亚健康调理技术
评审时间：2014年1月
技术简介：结合的药、电、磁、热立体式能量聚合治疗仪，用仪器将药物渗透入人体的外治调理技术。
申报单位：湖南省健缘医疗科技有限公司
联系地址：湖南省娄底市经济技术开发区工业园洪冠街

技术名称：体液清淤亚健康调理技术
评审时间：2014年1月
技术简介：以拔罐配合中药制剂内服来改善人体内环境从而调理代谢性亚健康的技术。
申报单位：上海路加生物科技有限公司
联系地址：上海市普陀区祁连山路689号2号楼584室

技术名称：晴轩乳腺增生倾向亚健康调理技术
评审时间：2014年1月
技术简介：以特制中药精油配合手法的调理技术。
申报单位：浙江省杭州市山日山口化妆品有限公司
联系地址：浙江省杭州市拱墅区大关街188号

技术名称：晴轩颈椎亚健康调理技术
评审时间：2014年1月

技术简介：以特制中药精油配合手法的调理技术。
申报单位：浙江省杭州市山日山口化妆品有限公司
联系地址：浙江省杭州市拱墅区大关街 188 号

技术名称：晴轩腰椎亚健康调理技术
评审时间：2014 年 1 月
技术简介：以特制中药精油配合手法的调理技术。
申报单位：浙江省杭州市山日山口化妆品有限公司
联系地址：浙江省杭州市拱墅区大关街 188 号

技术名称：晴轩健脾养胃亚健康调理技术
评审时间：2014 年 1 月
技术简介：以特制中药精油配合手法的调理技术。
申报单位：浙江省杭州市山日山口化妆品有限公司
联系地址：浙江省杭州市拱墅区大关街 188 号

技术名称：新泾康亚健康调理技术
评审时间：2014 年 1 月
技术简介：从中药水蛭中提取有效成分进行保健的技术。
申报单位：南宁市净雪皇生物工程有限公司
联系地址：广西省南宁市高新区南宁市高新区高新大道东段 25 号

2014 年度第二批“百项亚健康中医调理技术”

技术名称：艾安康养脊通督亚健康调理技术
评审时间：2014 年 5 月
技术简介：是综合推拿、热石点穴、远红外旋磁灸的综合养脊柱调理技术。
申报单位：广州柔嘉生物科技有限公司
联系地址：广州市白云区新市齐富路云丽大厦 10 楼 1012、1013 室

技术名称：安康灸清青盈春亚健康调理技术
评审时间：2014 年 5 月
技术简介：是综合推拿、玉石刮痧、艾灸的综合调理技术。
申报单位：广州柔嘉生物科技有限公司
联系地址：广州市白云区新市齐富路云丽大厦 10 楼 1012、1013 室

技术名称：安康灸脾胃亚健康调理技术
评审时间：2014 年 5 月
技术简介：是综合熏蒸、推拿、玉石点穴、艾灸的综合调理技术。
申报单位：广州柔嘉生物科技有限公司
联系地址：广州市白云区新市齐富路云丽大厦 10 楼 1012、1013 室

技术名称：本韵益肾理疗泥灸亚健康调理技术
评审时间：2014 年 5 月
技术简介：是结合推拿、天然火山矿物泥灸及远红外旋磁灸疗法的综合调理技术。
申报单位：广州柔嘉生物科技有限公司
联系地址：广州市白云区新市齐富路云丽大厦 10 楼 1012、1013 室

技术名称：灸安康肩颈无忧亚健康调理技术
评审时间：2014 年 5 月
技术简介：是结合精油推拿、天然火山矿物泥灸及艾灸的综合调理技术。
申报单位：广州柔嘉生物科技有限公司
联系地址：广州市白云区新市齐富路云丽大厦 10 楼 1012、1013 室

技术名称：中里康安灸通经健脑亚健康调理技术
评审时间：2014 年 5 月
技术简介：是结合精油推拿、远红外旋磁灸的综合养脊柱调理技术。
申报单位：广州柔嘉生物科技有限公司
联系地址：广州市白云区新市齐富路云丽大厦 10 楼 1012、1013 室

技术名称：艾安康清肺驱霾亚健康调理技术
评审时间：2014 年 5 月
技术简介：是结合精油推拿、火疗、远红外旋磁灸的综合养脊柱调理技术。
申报单位：广州柔嘉生物科技有限公司
联系地址：广州市白云区新市齐富路云丽大厦 10 楼 1012、1013 室

技术名称：阿娜隶女性乳腺亚健康调理技术
评审时间：2014 年 5 月
技术简介：主要以手法配合不同功效按摩霜进行调理的技术。
申报单位：郑州市嘉蓓丽生物科技有限公司
联系地址：河南省郑州市高新开发区冬青街 10 号

技术名称：阿娜隶腰腿疼痛亚健康调理技术
评审时间：2014 年 5 月
技术简介：以熏蒸、推拿、罐法、灸法相结合运用的调理技术。
申报单位：郑州市嘉蓓丽生物科技有限公司
联系地址：河南省郑州市高新开发区冬青街 10 号

技术名称：阿娜隶皮肤亚健康拨筋调理技术
评审时间：2014 年 5 月
技术简介：以手法配合介质在面部进行调理的技术。
申报单位：郑州市嘉蓓丽生物科技有限公司
联系地址：河南省郑州市高新开发区冬青街 10 号

技术名称：杨奕全息反射亚健康调理技术
评审时间：2014 年 5 月
技术简介：以全息理论指导进行足部按摩的调理技术。
申报单位：天津杨奕全息健康管理服务有限公司
联系地址：天津市河北区博爱道 1 号君临天下 2721 室

技术名称：太和脐养亚健康调理技术
评审时间：2014 年 5 月
技术简介：在脐部进行药物外敷的外治疗法，配合推拿和拓灸。
申报单位：杭州太和堂健康管理有限公司
联系地址：浙江省杭州市上城区清波街劳动路 168 号

技术名称：太和神熨亚健康调理技术
评审时间：2014 年 5 月
技术简介：在脐部给药结合艾灸的调理技术。
申报单位：杭州太和堂健康管理有限公司
联系地址：浙江省杭州市上城区清波街劳动路 168 号

技术名称：肠胃宝亚健康调理技术
评审时间：2014 年 5 月
技术简介：以药食同源植物研制的平衡肠道有益菌的调理技术。
申报单位：浙江劲膳美生物科技有限公司
联系地址：浙江省兰溪市越中路 21 号

技术名称：慷忱中药芳香亚健康调理技术
评审时间：2014 年 5 月
技术简介：以多种中药配制的中药药枕，可安神助眠。
申报单位：南京丰生永康软件科技有限责任公司
联系地址：江苏省南京市雨花台区凤华路 18 号

技术名称：坤葆中医盆腔养护技术
评审时间：2014 年 5 月
技术简介：本技术以暖宫护巢按摩手法、纯中药液熏蒸、纯中药扶阳膜敷贴组成。全面提升女性身体阳气，改善盆腔环境。
申报单位：湖南仟普安生物科技有限公司
联系地址：湖南省雨花区环保中路 188 号环保科技园 6 栋 B-301 号

技术名称：经络能量拉伸法亚健康调理技术
评审时间：2014 年 5 月
技术简介：配合仪器，对筋经进行拉伸调理的技术。
申报单位：洪光经络医疗信息咨询长沙公司
联系地址：湖南省长沙市芙蓉区车站北路万象新天公馆 1 栋 1804

技术名称：砭熨热灸亚健康调理技术
评审时间：2014 年 5 月
技术简介：本技术（产品）运用了古代中医的起源砭石为工具，配合砭石专用秘方能量药油，根据中医经络脏腑理论依据，对人体进行全面阴阳平衡调理。
申报单位：长沙泰源方生物科技有限公司
联系地址：湖南省长沙市开福区芙蓉中路一段 468 号湖南财富中心财座 1202 室

技术名称：盛仙蔓脊椎修正热灸亚健康调理技术
评审时间：2014 年 5 月
技术简介：本技术主要针对脊椎部位，采用名贵中草药配方配合独特的手法，在受术者特定的部位或穴位触摸舒缓按摩并敷药，达到调理亚健康体质的作用。
申报单位：常州正康化妆品有限公司
联系地址：江苏省常州市天宁区关河东路 88 号

技术名称：盛仙蔓女性乳腺热灸亚健康调理技术
评审时间：2014 年 5 月
技术简介：本技术主要是采用珍贵中草药配方配合独特的推拿手法，在受术者特定的部位或穴位触摸舒缓按摩并敷药，达到增加胸部的血液循环、补充气血、疏肝理气、祛瘀散结的目的。
申报单位：常州正康化妆品有限公司
联系地址：江苏省常州市天宁区关河东路 88 号

2014 年度第三批“百项亚健康中医调理技术”

技术名称：通正阴阳平衡草本药浴养疗汤灸技术
评审时间：2014 年 9 月
技术简介：以配制的中药方剂制成汤液，进行药浴调理的技术。用于各种因阴阳失衡，风寒湿痹、气滞血瘀引起的全身、筋骨疼痛、筋粗、筋翻、体重过重、消化不良等亚健康症状。
申报单位：重庆通正堂健康管理顾问公司
联系地址：重庆市南岸区万寿路 2 号

技术名称：通正还元排湿草本药浴养疗汤灸技术
评审时间：2014 年 9 月
技术简介：以配制的中药方剂制成汤液，进行药浴调理的技术，主要适用于风湿不适。
申报单位：重庆通正堂健康管理顾问公司
联系地址：重庆市南岸区万寿路 2 号

技术名称：盛仙蔓颈椎药枕亚健康调理技术
评审时间：2014 年 9 月
技术简介：特殊设计的枕形，结合内填中草药，研制的药枕。
申报单位：江苏富智健康管理咨询有限公司
联系地址：江苏省常州市天宁区关河东路 88 号

技术名称：皓月阐心疏肝利胆亚健康调理技术
评审时间：2014 年 9 月
技术简介：该技术针对肝胆、胸胁部位，采用中医祖传配方，结合药酒外敷、悬灸热疗，配合独特推拿法，在相应部位或者穴位进行热敷和按摩的综合调理技术。
申报单位：广州悟真化妆品有限公司
联系地址：广东省广州市白云区石井街夏茅十一社新工业区 12 号

技术名称：皓月阐心关节疼痛亚健康调理技术
评审时间：2014 年 9 月
技术简介：该技术针对关节部位，采用中医祖传配方，结合药酒外敷、悬灸热疗，配合独特推拿法，在相应部位或者穴位进行热敷和按摩的综合调理技术。
申报单位：广州悟真化妆品有限公司
联系地址：广东省广州市白云区石井街夏茅十一社新工业区 12 号

技术名称：皓月阐心肩颈原始点亚健康调理技术
评审时间：2014 年 9 月
技术简介：该技术针对肩颈部位，采用中医祖传配方，结合药酒外敷、悬灸热疗，配合独特推拿法，在相应部位或者穴位进行热敷和按摩的综合调理技术。
申报单位：广州悟真化妆品有限公司
联系地址：广东省广州市白云区石井街夏茅十一社新工业区 12 号

技术名称：皓月阐心淋巴疏通亚健康调理技术
评审时间：2014 年 9 月
技术简介：该技术针对淋巴部位，采用中医祖传配方，结合药酒外敷、悬灸热疗，配合独特推拿法，在相应部位或者穴位进行热敷和按摩的综合调理技术。
申报单位：广州悟真化妆品有限公司
联系地址：广东省广州市白云区石井街夏茅十一社新工业区 12 号

技术名称：皓月阐心护巢热疗亚健康调理技术
评审时间：2014 年 9 月
技术简介：该技术针对女性盆腔部位，采用中医祖传配方，结合药酒外敷、悬灸热疗，配合独特推拿法，在相应部位或者穴位进行热敷和按摩的综合调理技术。
申报单位：广州悟真化妆品有限公司
联系地址：广东省广州市白云区石井街夏茅十一社新工业区 12 号

技术名称：皓月阐心润肺补气亚健康调理技术
评审时间：2014 年 9 月
技术简介：该技术针对心肺部位，采用中医祖传配方，结合药酒外敷、悬灸热疗，配合独特推拿法，在相应部位或者穴位进行热敷和按摩的综合调理技术。
申报单位：广州悟真化妆品有限公司
联系地址：广东省广州市白云区石井街夏茅十一社新工业区 12 号

技术名称：皓月阐心化痰利湿亚健康调理技术
评审时间：2014 年 9 月
技术简介：该技术针对脾胃相关部位，采用中医祖传配方，结合药酒外敷、悬灸热疗，配合独特推拿法，在相应部位或者穴位进行热敷和按摩的综合调理技术。
申报单位：广州悟真化妆品有限公司
联系地址：广东省广州市白云区石井街夏茅十一社新工业区 12 号

技术名称：皓月阐心固本培元亚健康调理技术
评审时间：2014 年 9 月
技术简介：该技术针对腰肾相关部位，采用中医祖传配方，结合药酒外敷、悬灸热疗，配合独特推拿法，在相应部位或者穴位进行热敷和按摩的综合调理技术。
申报单位：广州悟真化妆品有限公司
联系地址：广东省广州市白云区石井街夏茅十一社新工业区 12 号

技术名称：皓月阐心清利湿热亚健康调理技术
评审时间：2014 年 9 月
技术简介：该技术针对心、脾胃相关部位，采用中医祖传配方，结合药酒外敷、悬灸热疗，配合独特推拿法，在相应部位或者穴位进行热敷和按摩的综合调理技术。
申报单位：广州悟真化妆品有限公司
联系地址：广东省广州市白云区石井街夏茅十一社新工业区 12 号

技术名称：皓月阐心减压安神亚健康调理技术
评审时间：2014 年 9 月
技术简介：该技术针对心、脑相关部位，采用中医祖传配方，结合药酒外敷、悬灸热疗，配合独特推拿法，在相应部位或者穴位进行热敷和按摩的综合调理技术。
申报单位：广州悟真化妆品有限公司
联系地址：广东省广州市白云区石井街夏茅十一社新工业区 12 号

技术名称：皓月阐心暖宫热疗亚健康调理技术
评审时间：2014 年 9 月
技术简介：该技术针对女性子宫部位，采用中医祖传配方，结合药酒外敷、悬灸热疗，配合独特推拿法，在相应部位或者穴位进行热敷和按摩的综合调理技术。
申报单位：广州悟真化妆品有限公司
联系地址：广东省广州市白云区石井街夏茅十一社新工业区 12 号

技术名称：皓月阐心女性乳腺亚健康调理技术
评审时间：2014 年 9 月
技术简介：该技术针对女性乳腺部位，采用中医祖传配方，结合药酒外敷、悬灸热疗，配合独特推拿法，在相应部位或者穴位进行热敷和按摩的综合调理技术。
申报单位：广州悟真化妆品有限公司
联系地址：广东省广州市白云区石井街夏茅十一社新工业区 12 号

技术名称：皓月阐心温阳补气亚健康调理技术
评审时间：2014 年 9 月
技术简介：该技术针对心肺相关部位，采用中医祖传配方，结合药酒外敷、悬灸热疗，配合独特推拿法，在相应部位或者穴位进行热敷和按摩的综合调理技术。
申报单位：广州悟真化妆品有限公司
联系地址：广东省广州市白云区石井街夏茅十一社新工业区 12 号

技术名称：皓月阐心滋阴养血亚健康调理技术
评审时间：2014 年 9 月
技术简介：该技术针对心、脾相关部位，采用中医祖传配方，结合药酒外敷、悬灸热疗，配合独特推拿法，在相应部位或者穴位进行热敷和按摩的综合调理技术。
申报单位：广州悟真化妆品有限公司
联系地址：广东省广州市白云区石井街夏茅十一社新工业区 12 号

技术名称：皓月阐心行气活血亚健康调理技术
评审时间：2014 年 9 月
技术简介：该技术针对经络气血相关部位，采用中医祖传配方，结合药酒外敷、悬灸热疗，配合独特推拿法，在相应部位或者穴位进行热敷和按摩的综合调理技术。
申报单位：广州悟真化妆品有限公司
联系地址：广东省广州市白云区石井街夏茅十一社新工业区 12 号

技术名称：脏腑经络推拿亚健康调理技术
评审时间：2014 年 9 月
技术简介：该技术是主要应用手法，按脏腑相关辨证进行推拿调理的技术。
申报单位：北京康芝堂中医研究院
联系地址：北京市朝阳区曙光西里甲 5 号

技术名称：中医治未病生物电亚健康检测技术
评审时间：2014 年 9 月
技术简介：该技术是以仪器通过手部信息采集从而判断人体经络、脏腑、脊柱、气血亚健康状态的检测技术。
申报单位：苏州龙唐信息科技有限公司
联系地址：浙江杭州市文三路 232 号浙大西溪校区北园东大楼 6 楼

技术名称：悦本堂膏方亚健康调理技术
评审时间：2014 年 9 月
技术简介：该技术中医体质学创始人王琦教授的体质辨识理论，在国医大师路志正教授独家配方的基础上，参考国医大师颜德馨膏方精华，朱南孙膏方经验选等，博采众家之所长，独创“体质辨识-养生调理-营养修护-预防治疗”四维一体的内服悦本堂千金十二方。
申报单位：北京健道生物科技发展有限公司
联系地址：北京市朝阳区高碑店乡八里庄产业园联信国际大厦 405 室

技术名称：“傅氏秘灸”女性产后养护技术
评审时间：2014 年 9 月
技术简介：以草药制成的灸条，燃烧后用布裹，在选定穴位上施灸的灸法技术。
申报单位：无锡市傅氏秘灸发展连锁有限公司
联系地址：江苏省无锡市滨湖区太湖大道 1890 号

技术名称：“傅氏秘灸”解除疲劳亚健康调理技术
评审时间：2014 年 9 月
技术简介：以草药制成的灸条，燃烧后用布裹，在选定穴位上施灸的灸法技术。
申报单位：无锡市傅氏秘灸发展连锁有限公司
联系地址：江苏省无锡市滨湖区太湖大道 1890 号

技术名称：“傅氏秘灸”皮肤护理亚健康调理技术
评审时间：2014 年 9 月
技术简介：以草药制成的灸条，燃烧后用布裹，在选定穴位上施灸的灸法技术。
申报单位：无锡市傅氏秘灸发展连锁有限公司
联系地址：江苏省无锡市滨湖区太湖大道 1890 号

技术名称：“傅氏秘灸”前列腺经络亚健康调理技术
评审时间：2014 年 9 月
技术简介：以草药制成的灸条，燃烧后用布裹，在选定穴位上施灸的灸法技术。
申报单位：无锡市傅氏秘灸发展连锁有限公司
联系地址：江苏省无锡市滨湖区太湖大道 1890 号

技术名称：电砭十四经络亚健康调理技术
评审时间：2014 年 9 月
技术简介：本技术采用扁鹊石热灸理疗仪，用砭石对经络手法按摩、贴敷、热灸的综合调理技术。
申报单位：长沙泰源方生物科技有限公司
联系地址：湖南省长沙市开福区芙蓉中路一段 468 号湖南财富中心财座 1202 室

技术名称：砭熨热灸肩颈亚健康调理技术
评审时间：2014 年 9 月
技术简介：本技术是采用精油推拿、砭石热熨、泥灸的综合调理技术。
申报单位：长沙泰源方生物科技有限公司
联系地址：湖南省长沙市开福区芙蓉中路一段 468 号湖南财富中心财座 1202 室

技术名称：砭熨热灸暖宫亚健康调理技术
评审时间：2014 年 9 月
技术简介：本技术是采用精油推拿、砭石热熨、泥灸的综合调理技术。
申报单位：长沙泰源方生物科技有限公司
联系地址：湖南省长沙市开福区芙蓉中路一段 468

号湖南财富中心财座 1202 室

技术名称：砭熨热灸脾胃亚健康调理技术
评审时间：2014 年 9 月
技术简介：本技术是采用精油推拿、砭石热熨、泥灸的综合调理技术。
申报单位：长沙泰源方生物科技有限公司
联系地址：湖南省长沙市开福区芙蓉中路一段 468 号湖南财富中心财座 1202 室

技术名称：砭熨热灸乳腺亚健康调理技术
评审时间：2014 年 9 月
技术简介：本技术是采用精油推拿、砭石热熨、泥灸的综合调理技术。
申报单位：长沙泰源方生物科技有限公司
联系地址：湖南省长沙市开福区芙蓉中路一段 468 号湖南财富中心财座 1202 室

技术名称：砭熨热灸腰肾亚健康调理技术
评审时间：2014 年 9 月
技术简介：本技术是采用精油推拿、砭石热熨、泥灸的综合调理技术。
申报单位：长沙泰源方生物科技有限公司
联系地址：湖南省长沙市开福区芙蓉中路一段 468 号湖南财富中心财座 1202 室

技术名称：自然冲击疗法亚健康调理技术
评审时间：2014 年 9 月
技术简介：本技术是采用特定部位拍打法进行身体调理的保健技术。
申报单位：中国泰山自然冲击疗法健康中心
联系地址：山东省泰安市泰山区虎山东街共建巷 2 号

技术名称：气罐排毒亚健康调理技术
评审时间：2014 年 9 月
技术简介：用气罐拔罐进行保健的技术。
申报单位：北京银针秀国际医学美容研究院
联系地址：北京市东城区和平里东街街 3 号楼 208 室

技术名称：思侗肛肠亚健康调理技术
评审时间：2014 年 9 月
技术简介：主要是运用高科技臭氧固化产品的强氧化性来改善局部环境，达到排出肠道宿便毒素、活血化瘀、去腐生肌的目的。
申报单位：苏州思侗健康信息咨询有限公司
联系地址：江苏省苏州市群星三路 68 号

技术名称：思侗皮肤亚健康调理技术
评审时间：2014 年 9 月
技术简介：主要是运用高科技臭氧固化产品的强氧化性来改善受损皮肤，达到活血化瘀、去腐生肌的目的。
申报单位：苏州思侗健康信息咨询有限公司
联系地址：江苏省苏州市群星三路 68 号

技术名称：中医综合诊断亚健康调理技术
评审时间：2014 年 9 月
技术简介：以一套产品和软件可用于检测中医脉象、舌面、体质等，从而给出个性化中医养生调理方案。
申报单位：芜湖圣美孚科技有限公司
联系地址：安徽省芜湖市天井山路高新技术开发区软件园四楼 401、403-407 号

技术名称：思侗女性清洁亚健康调理技术
评审时间：2014 年 9 月
技术简介：主要是运用高科技臭氧固化产品的强氧化性来改善女性子宫环境，达到活血化瘀、去腐生肌的目的。
申报单位：苏州思侗健康信息咨询有限公司
联系地址：江苏省苏州市群星三路 68 号

技术名称：岐黄八法亚健康中医调理技术
评审时间：2014 年 9 月
技术简介：主要通过自身独特的手法对脊柱关节进行保健的技术。
申报单位：北京医源堂中医研究院
联系地址：北京市朝阳区广渠路 28 号珠江帝景 B6

技术名称：灵芝破壁孢子粉亚健康干预技术
评审时间：2014 年 9 月
技术简介：以新技术将中药灵芝孢子粉进行破壁加工的内服保健技术。
申报单位：无锡市三联高科技开发有限公司
联系地址：江苏省无锡市永和路 10-8 号

技术名称：古之源元极生命排淤亚健康调理技术
评审时间：2014 年 9 月
技术简介：运用传统中医古法，分为头诊、面诊、耳诊、手诊、足诊、脉诊、气诊、骨诊。运用熏蒸洗泡敷扶灸等方式方法。达到调整脏腑、疏通经脉、理筋复位，形成气血的作用。
申报单位：北京波运恒达贸易有限公司
联系地址：北京市丰台区长辛店二老庄 3 号

技术名称：健来福路老国医古方食疗养生亚健康中医调理技术
评审时间：2014 年 9 月
技术简介：以广州中医药大学养生研究院的中医实践为依据，合理运用食材的四性五味，对应人体的五脏六腑，自然界的四季，科学搭配，开发出养生汤料，养生粥，养生粉，养生膏，营养早餐，萃取口服液，姜茶，常润梅等十多种系列食疗系列产品，综合调理人体亚健康状态。
申报单位：东莞市健来福实业投资有限公司
联系地址：广东省东莞市东城区东城大道福民广场 7-9 号

技术名称：音频亚健康检测技术
评审时间：2014 年 9 月
技术简介：该技术是应用声纳探测的方式通过耳机将声呐脉冲信号发出，然后探测反射回波，利用计算机分析并与数据库中的大量病例数据作比对，用于疾病诊断，也可用于亚健康测评。
申报单位：北京东方凯发音响有限公司
联系地址：北京市朝阳区将台路 5 号

技术名称：灵芝破壁孢子粉胶囊亚健康干预技术
评审时间：2014 年 9 月
技术简介：以新技术将中药灵芝孢子粉进行破壁加工，并制成胶囊内服的保健技术。
申报单位：无锡市三联高科技开发有限公司
联系地址：江苏省无锡市永和路 10-8 号

技术名称：心脑血管亚健康调理技术
评审时间：2014 年 9 月
技术简介：用电脑调频治疗仪通过调理人员的生物电，对经络穴位进行手法操作的调理技术。
申报单位：大连金州新区绅医职业培训学校
联系地址：辽宁省大连市开发区兴城街 8 号

技术名称：腰椎多维平衡亚健康调理技术
评审时间：2014 年 9 月
技术简介：用特制的仪器对人体脊柱腰椎等进行调整的技术。
申报单位：健康王（大连）科技发展有限公司
联系地址：辽宁省大连市开发区兴城街 8 号

技术名称：呼吸系统亚健康调理技术
评审时间：2014 年 9 月
简技术介：用电脑调频治疗仪通过调理人员的生物电，对经络穴位进行手法操作的调理技术。

申报单位：健康王（大连）科技发展有限公司

联系地址：辽宁省大连市开发区兴城街 8 号

技术名称：眼疲劳亚健康调理技术

评审时间：2014 年 9 月

技术简介：用电脑调频治疗仪通过调理人员的生物电，对眼部经络穴位进行手法操作的调理技术。

申报单位：健康王（大连）科技发展有限公司

联系地址：辽宁省大连市开发区兴城街 8 号

技术名称：醒脑益智推拿亚健康调理技术

评审时间：2014 年 9 月

技术简介：主要是运用独特的推拿穴位疗法，通过穴位传递，激发机体内部的生理功能，使其气血旺盛，从而达到平衡阴阳，调和气血，益气固表，使受术者达到康复的目的。

申报单位：大连绅医中医医院

联系地址：辽宁省大连市开发区兴城街 8 号

技术名称：电脑调频治疗仪亚健康调理技术

评审时间：2014 年 9 月

技术简介：主要运用电脑调频治疗仪通过调理人员的生物电，对经络穴位进行手法操作的调理技术。

申报单位：大连绅医中医医院

联系地址：辽宁省大连市开发区兴城街 8 号

技术名称：生物信息红外肝部理疗仪亚健康调理技术

评审时间：2014 年 9 月

技术简介：生物信息红外肝部理疗仪传承和创新中医雀啄灸的传统理论，采用现代 BILT 生物反馈技术，自动提取使用者的心率信息，发出与使用者心率同步的红光与近红外共振光谱，从而增强了红光、近红外对组织的渗透、能量转运和利用率，有效改善深部微循环、增加单位内的血流量和血流速度，起到温经散寒、消瘀散结、温通经络、活血化瘀、增加脏腑机能等功效。

申报单位：杭州大力神医疗器械有限公司

联系地址：浙江省杭州市萧山区建设二路 100 号

技术名称：大力神心肝宝亚健康调理技术

评审时间：2014 年 9 月

技术简介：用生物信息红外肝部理疗仪进行家庭自我保健的技术。

申报单位：杭州大力神医疗器械有限公司

联系地址：浙江省杭州市萧山区建设二路 100 号

技术名称：四季康贝儿童脊柱推拿调理技术

评审时间：2014 年 9 月

技术简介：是根据儿童的生长发育特点来保健推拿调理的技术，主要是通过手法配合介质精油。

申报单位：四季康贝（北京）健康科技有限公司

联系地址：北京市朝阳区幸福三村 55 号

技术名称：四季康贝儿童内热质推拿调理技术

评审时间：2014 年 9 月

技术简介：是根据儿童的生长发育特点来保健推拿调理的技术，主要是通过手法配合介质精油。

申报单位：四季康贝（北京）健康科技有限公司

联系地址：北京市朝阳区幸福三村 55 号

技术名称：四季康贝儿童平和质推拿调理技术

评审时间：2014 年 9 月

技术简介：是根据儿童的生长发育特点来保健推拿调理的技术，主要是通过手法配合介质精油。

申报单位：四季康贝（北京）健康科技有限公司
联系地址：北京市朝阳区幸福三村 55 号

技术名称：四季康贝儿童气虚质推拿调理技术
评审时间：2014 年 9 月
技术简介：是根据儿童的生长发育特点来保健推拿调理的技术，主要是通过手法配合介质精油。
申报单位：四季康贝（北京）健康科技有限公司
联系地址：北京市朝阳区幸福三村 55 号

技术名称：四季康贝儿童痰湿质推拿调理技术
评审时间：2014 年 9 月
技术简介：是根据儿童的生长发育特点来保健推拿调理的技术，主要是通过手法配合介质精油。
申报单位：四季康贝（北京）健康科技有限公司
联系地址：北京市朝阳区幸福三村 55 号

技术名称：四季康贝儿童阴虚质推拿调理技术
评审时间：2014 年 9 月
技术简介：是根据儿童的生长发育特点来保健推拿调理的技术，主要是通过手法配合介质精油。
申报单位：四季康贝（北京）健康科技有限公司
联系地址：北京市朝阳区幸福三村 55 号

技术名称：敖氏肩颈酸痛调理技术
评审时间：2014 年 9 月
技术简介：用手法配合介质如精油、药露、药贴、外敷膏等进行综合调理的技术。
申报单位：广州正元通化妆品有限公司
联系地址：广东省广州市海珠区

技术名称：敖氏女性乳腺亚健康调理技术
评审时间：2014 年 9 月
技术简介：用手法配合介质如精油、药露、药贴、外敷膏等进行综合调理的技术。
申报单位：广州正元通化妆品有限公司
联系地址：广东省广州市海珠区

技术名称：敖氏暖宫散寒亚健康调理技术
评审时间：2014 年 9 月
技术简介：用手法配合介质如精油、药露、药贴、外敷膏等进行综合调理的技术。
申报单位：广州正元通化妆品有限公司
联系地址：广东省广州市海珠区

2015 年度第一批“百项亚健康中医调理技术”

技术名称：氧沐微压平衡疗法亚健康调理技术
评审时间：2015 年 4 月
技术简介：通过微压氧仓增加血氧含量，促进脑细胞新陈代谢，提高免疫力，从而改善亚健康状态。
申报单位：氧沐国际高新技术（北京）股份有限公司
联系地址：北京市朝阳区东三环中路 39 号建外 SOHO 西区 13 号楼 5 层

技术名称：思迈莱福胃肠治疗仪亚健康调理技术
评审时间：2015 年 4 月
技术简介：通过电压脉冲仪器调理消化不良、呕吐、腹痛、便秘、腹胀等胃肠亚健康。
申报单位：北京思迈莱福医疗器械有限责任公司
联系地址：北京市昌平区沙河街 9 号

技术名称：莲都阿是穴温灸理疗亚健康调理技术
评审时间：2015 年 4 月
技术简介：通过灸器配合阿是穴经络手法调理各种亚健康。
申报单位：扬州莲都养生会所管理有限公司
联系地址：银川兴庆区中山北街 379 号

技术名称：蛭肽素多肽压片亚健康调理技术
评审时间：2015 年 4 月
技术简介：水蛭提取物内服产品，可清除自由基、抗氧化，调理血脂，帮助疏通血管，调理心血管亚健康。
申报单位：广州蛭肽素医药科技有限公司
联系地址：广州市南沙区环市大道中富汇街 3 号 701 房

技术名称：康元离子强化钙固体饮料亚健康调理技术
评审时间：2015 年 4 月
技术简介：是牡蛎、贝壳等碳酸钙高温电解烧制的内服粉末，可补充人体所需的多种微量元素和矿物质，调节人体酸碱平衡。
申报单位：长春九华盛世科技有限公司
联系地址：吉林省长春市高新区锦河街 155 号

技术名称：伊洛蒙.美腺体亚健康调理技术
评审时间：2015 年 4 月
技术简介：通过手法配合精油，经皮肤、经络、穴位按摩，全方位抗衰老及调理亚健康。
申报单位：广州市力欣国际贸易有限公司
联系地址：广东省广州市越秀区水荫路西六街 39 号

技术名称：紫薇星“王中王”多功能理疗仪经络亚健康调理技术
评审时间：2015 年 4 月
技术简介：通过高频筛动按摩加热疗、电疗、磁疗通过经络调理各种亚健康。
申报单位：黄山市昱城老年养生服务所
联系地址：安徽省黄山市屯溪区前园北路 4 号

技术名称：磁动力远红外负离子复合亚健康调理技术
评审时间：2015 年 4 月
技术简介：此技术是运用特别材料制作的卫生巾，可以有效缓解女性生理期痛经症状，起效快，30 分钟可有效缓解宫寒性痛经。
申报单位：广州萱岱贸易有限公司
联系地址：广东省广州市天河区广汕一路 15 号 1-3 层

技术名称：纳米银溶胶亚健康调理技术
评审时间：2015 年 4 月
技术简介：此技术是特别技术开发的卫生巾复合型功能芯片，可用于女性生殖亚健康的调节。有杀菌、止痒、暖宫的功效。
申报单位：广州萱岱贸易有限公司
联系地址：广东省广州市天河区广汕一路 15 号 1-3 层

技术名称：东方神参海参饮料亚健康调理技术
评审时间：2015 年 4 月
技术简介：此技术是用海参提取的保健饮品，可滋补强壮，提高免疫力。
申报单位：山东圣洲海洋生物科技股份有限公司
联系地址：山东省威海市工业新区草庙子镇青威路西江苏东路南

技术名称：“糖泰康” 黔南州传统苗医血糖调理脐膏技术
评审时间：2015 年 4 月
技术简介：创新传统苗药工艺，从中药活性物质的萃取到油相、水相、药相的结合，乳化成膏，通过脐部及穴位的吸收，达到调理的作用。
申报单位：长沙一世容颜生物科技有限公司
联系地址：湖南省长沙市开福区中青路 1318 号

技术名称：“香港磁立瘦臻享瘦”苗医血脂异常亚健康脐膏调理技术
评审时间：2015 年 4 月
技术简介：创新传统苗药工艺，从中药活性物质的萃取到油相、水相、药相的结合，乳化成膏，通过脐部及穴位的吸收，达到调理的作用。

申报单位：长沙一世容颜生物科技有限公司

联系地址：湖南省长沙市开福区中青路 1318 号

技术名称：“一世容颜” 苗医妇科脐膏亚健康调理技术

评审时间：2015 年 4 月

技术简介：创新传统苗药工艺，从中药活性物质的萃取到油相、水相、药相的结合，乳化成膏，通过脐部及穴位的吸收，达到调理的作用。

申报单位：长沙一世容颜生物科技有限公司

联系地址：湖南省长沙市开福区中青路 1318 号

技术名称：“一世容颜”苗医养肾膏亚健康调理技术

评审时间：2015 年 4 月

技术简介：创新传统苗药工艺，从中药活性物质的萃取到油相、水相、药相的结合，乳化成膏，通过脐部及穴位的吸收，达到调理的作用。

申报单位：长沙一世容颜生物科技有限公司

联系地址：湖南省长沙市开福区中青路 1318 号

技术名称：远红外舒筋活络热疗技术

评审时间：2015 年 4 月

技术简介：利用远红外热能发热，可根据需要加热调节，腰、肩、胃、腿、脚及全身理疗。

申报单位：北京科华光翌生物科技有限公司

联系地址：北京市朝阳区广渠门外大街 8 号优士阁 B 座 3009

技术名称：盛仙蔓关节疏通热灸亚健康调理技术

评审时间：2015 年 4 月

技术简介：采用名贵中草药配方配合独特的推拿手法，在受术者特定的部位或穴位触摸舒缓按摩并敷药，达到调理亚健康体质的作用。

申报单位：常州富智健康管理咨询有限公司

联系地址：江苏省常州市天宁区关河东路 88 号

技术名称：盛仙蔓肩颈经络热灸亚健康调理技术

评审时间：2015 年 4 月

技术简介：采用名贵中草药配方配合独特的推拿手法，在受术者特定的部位或穴位触摸舒缓按摩并敷药，达到调理亚健康体质的作用。

申报单位：常州富智健康管理咨询有限公司

联系地址：江苏省常州市天宁区关河东路 88 号

技术名称：盛仙蔓强身固本热灸亚健康调理技术

评审时间：2015 年 4 月

技术简介：采用名贵中草药配方配合独特的推拿手法，在受术者特定的部位或穴位触摸舒缓按摩并敷药，达到调理亚健康体质的作用。

申报单位：常州富智健康管理咨询有限公司

联系地址：江苏省常州市天宁区关河东路 88 号

技术名称：盛仙蔓强心润肺热灸亚健康调理技术

评审时间：2015 年 4 月

技术简介：采用名贵中草药配方配合独特的推拿手法，在受术者特定的部位或穴位触摸舒缓按摩并敷药，达到调理亚健康体质的作用。

申报单位：常州富智健康管理咨询有限公司

联系地址：江苏省常州市天宁区关河东路 88 号

技术名称：盛仙蔓疏肝利胆热灸亚健康调理技术

评审时间：2015 年 4 月

技术简介：采用名贵中草药配方配合独特的推拿手法，在受术者特定的部位或穴位触摸舒缓按摩并敷药，达到调理亚健康体质的作用。
申报单位：常州富智健康管理咨询有限公司
联系地址：江苏省常州市天宁区关河东路 88 号

技术名称：盛仙蔓疏经护臀热灸亚健康调理技术
评审时间：2015 年 4 月
技术简介：采用名贵中草药配方配合独特的推拿手法，在受术者特定的部位或穴位触摸舒缓按摩并敷药，达到调理亚健康体质的作用。
申报单位：常州富智健康管理咨询有限公司
联系地址：江苏省常州市天宁区关河东路 88 号

技术名称：盛仙蔓胃肠平和热灸亚健康调理技术
评审时间：2015 年 4 月
技术简介：采用名贵中草药配方配合独特的推拿手法，在受术者特定的部位或穴位触摸舒缓按摩并敷药，达到调理亚健康体质的作用。
申报单位：常州富智健康管理咨询有限公司
联系地址：江苏省常州市天宁区关河东路 88 号

技术名称：盛仙蔓温宫散寒热灸亚健康调理技术
评审时间：2015 年 4 月
技术简介：采用名贵中草药配方配合独特的推拿手法，在受术者特定的部位或穴位触摸舒缓按摩并敷药，达到调理亚健康体质的作用。
申报单位：常州富智健康管理咨询有限公司
联系地址：江苏省常州市天宁区关河东路 88 号

技术名称：易肌雪补气焕颜亚健康调理技术
评审时间：2015 年 4 月
技术简介：通过易肌雪植物精萃物配合手法对面部进行护理的技术。
申报单位：江苏普罗赛生物技术有限公司
联系地址：江苏省常州市武进区常武中 801 号常州科教城天润科技大厦 D 座 9 楼

技术名称：易肌雪清热润肤亚健康调理技术
评审时间：2015 年 4 月
技术简介：通过易肌雪植物精萃物配合手法对面部进行护理的技术。
申报单位：江苏普罗赛生物技术有限公司
联系地址：江苏省常州市武进区常武中 801 号常州科教城天润科技大厦 D 座 9 楼

技术名称：易肌雪祛风凉血美肤亚健康调理技术
评审时间：2015 年 4 月
技术简介：通过易肌雪植物精萃物配合手法对面部进行护理的技术。
申报单位：江苏普罗赛生物技术有限公司
联系地址：江苏省常州市武进区常武中 801 号常州科教城天润科技大厦 D 座 9 楼

技术名称：御视力青少年视力康复亚健康调理技术
评审时间：2015 年 4 月
技术简介：御视力“四维一体明目疗法”利用“体控高能生物磁疗仪”“眼视光直线训练仪”“视野训练仪”“草本明目膏”结合经穴按摩、穴位敷贴、视力训练、营养支持等多种手段，综合而成的一种视力康复调理方法。
申报单位：无锡御视力生物科技有限公司
联系地址：无锡市北塘区民丰路 198 号-2301

技术名称：PULSTAR 肌肉关节振动治疗亚健康调理技术
评审时间：2015 年 4 月
技术简介：用仪器检查后，手持感应振动式脉冲活化器，对关节部位肌肉松解和矫正，调理关节脊柱亚健康。
申报单位：上海迈普瑞生物科技有限公司
联系地址：北京市海淀区花园东街甲 32 号

技术名称：女性健康灸养管理系统肩部保养技术
评审时间：2015 年 4 月
技术简介：以手法为主，配合精油、罐疗，对肩颈进行经络调理的技术。
申报单位：湖北华御生物科技有限公司
联系地址：湖北省襄阳市樊城区紫薇街紫贞景苑 2 号楼 603 号

技术名称：华御八卦灸亚健康调理技术
评审时间：2015 年 4 月
技术简介：以特制的八卦灸器，对人体经络穴位进行组合灸疗的技术。
申报单位：湖北华御生物科技有限公司
联系地址：湖北省襄阳市樊城区紫薇街紫贞景苑 2 号楼 603 号

技术名称：华御掌通气罐亚健康调理技术
评审时间：2015 年 4 月
技术简介：以特制气罐，对人体经络穴位进行组合灸疗的技术。
申报单位：湖北华御生物科技有限公司
联系地址：湖北省襄阳市樊城区紫薇街紫贞景苑 2 号楼 603 号

技术名称：女性灸养管理系统腰部养护技术
评审时间：2015 年 4 月
技术简介：以手法配合精油，综合艾灸，对人体经络穴位进行推拿调理技术。
申报单位：湖北华御生物科技有限公司
联系地址：湖北省襄阳市樊城区紫薇街紫贞景苑 2 号楼 603 号

技术名称：女性灸养管理系统膝部保养技术
评审时间：2015 年 4 月
技术简介：以手法配合精油，综合艾灸，对人体经络穴位进行推拿调理技术。
申报单位：湖北华御生物科技有限公司
联系地址：湖北省襄阳市樊城区紫薇街紫贞景苑 2 号楼 603 号

技术名称：女性灸养管理系统女性生殖养护技术
评审时间：2015 年 4 月
技术简介：以手法配合精油，综合艾灸，对人体经络穴位进行推拿调理技术。
申报单位：湖北华御生物科技有限公司
联系地址：湖北省襄阳市樊城区紫薇街紫贞景苑 2 号楼 603 号

技术名称：女性灸养管理系统乳腺亚健康调理技术
评审时间：2015 年 4 月
技术简介：以手法配合精油，综合艾灸，对人体经络穴位进行推拿调理技术。
申报单位：湖北华御生物科技有限公司
联系地址：湖北省襄阳市樊城区紫薇街紫贞景苑 2 号楼 603 号

技术名称：合灸健脾排浊消脂亚健康调理技术
评审时间：2015 年 4 月
技术简介：综合药浴、熏蒸、艾灸仪器、凉茶对亚健康症状进行综合调理的技术。
申报单位：合灸堂（北京）健康科技有限公司
联系地址：北京市朝阳区幸福一村 55 号

技术名称：合灸清肺排浊亚健康调理技术
评审时间：2015 年 4 月
技术简介：综合药浴、熏蒸、艾灸仪器、凉茶对亚健康症状进行综合调理的技术。
申报单位：合灸堂（北京）健康科技有限公司
联系地址：北京市朝阳区幸福一村 55 号

技术名称：青主合灸祛寒亚健康调理技术
评审时间：2015 年 4 月
技术简介：综合药浴、熏蒸、艾灸仪器、凉茶对亚健康症状进行综合调理的技术。

申报单位：合灸堂（北京）健康科技有限公司
联系地址：北京市朝阳区幸福一村 55 号

技术名称：通体合灸补虚亚健康调理技术
评审时间：2015 年 4 月
技术简介：综合药浴、熏蒸、艾灸仪器、凉茶对亚健康症状进行综合调理的技术。
申报单位：合灸堂（北京）健康科技有限公司
联系地址：北京市朝阳区幸福一村 55 号

技术名称：仲景合灸疏肝亚健康调理技术
评审时间：2015 年 4 月
技术简介：综合药浴、熏蒸、艾灸仪器、凉茶对亚健康症状进行综合调理的技术。
申报单位：合灸堂（北京）健康科技有限公司
联系地址：北京市朝阳区幸福一村 55 号

2015 年度第二批“百项亚健康中医调理技术”

技术名称：手护宝贝儿童功能性便秘综合养护技术
评审时间：2015 年 9 月
技术简介：通过推拿、拔罐、饮食管理等多种手段对儿童便秘进行辨证调理的中医特色技术。
申报单位：广州市手护宝贝健康咨询有限公司
联系地址：广东省广州市天河区

技术名称：扶阳罐蝴蝶袖亚健康调理技术
评审时间：2015 年 9 月
技术简介：用专利特色器械扶阳罐对蝴蝶袖症状进行调理的技术。
申报单位：株洲扶阳医疗器械有限公司
联系地址：湖南省株洲市天元区黄河南路天台金谷工业园 1 栋 4 楼

技术名称：扶阳罐臀部亚健康调理技术
评审时间：2015 年 9 月
技术简介：用专利特色器械扶阳罐对臀部进行调理、塑形的技术。
申报单位：株洲扶阳医疗器械有限公司
联系地址：湖南省株洲市天元区黄河南路天台金谷工业园 1 栋 4 楼

技术名称：腹部太极能量调理技术
评审时间：2015 年 9 月
技术简介：用手法配合产品对腹部进行调理以达到调理脏腑，健脾益肾，疏通气血，镇静止痛的功效。
申报单位：郑州市嘉蓓丽生物科技有限公司
联系地址：河南省郑州市高新开发区冬青街 10 号

技术名称：菲水深睡香水睡眠亚健康调理技术
评审时间：2015 年 9 月
技术简介：用独特萃取技术制作的中药香水，可起到安神，促进深度睡眠，提高睡眠质量的功效。
申报单位：菲水（湖南）生物科技有限公司
联系地址：湖南省长沙市岳麓区麓龙街 199 号

技术名称：熊氏五行草本中药浸浴颈肩腰综合症调理技术
评审时间：2015 年 9 月
技术简介：用独特配方的中药进行浸泡外治的调理技术。
申报单位：熊建林（个人）
联系地址：四川省成都市青白江区白塔巷 26 栋 3-3-25 号

技术名称：熊氏五行草本中药药浴免疫增强亚健康调理技术
评审时间：2015 年 9 月
技术简介：用独特配方的中药进行泡浴调理，以增强免疫力的技术。
申报单位：熊建林（个人）

联系地址：四川省成都市青白江区白塔巷 26 栋 3-3-25 号

技术名称：安康益健卵巢养护亚健康艾灸调理技术
评审时间：2015 年 9 月
技术简介：采用传统的中药油和碳化艾灸的结合，配合远红外线药灸仪，并运用独特的推拿按摩手法，对女性卵巢进行养护的技术。
申报单位：广东广州市科元化妆品厂
联系地址：广东省广州市白云区元下田丛云路 819 号

技术名称：安康益健肩颈养护亚健康艾灸调理技术
评审时间：2015 年 9 月
技术简介：采用传统的中药油和碳化艾灸的结合，配合远红外线药灸仪，并运用独特的推拿按摩手法，对肩颈部位进行保健调理的技术。
申报单位：广东广州市科元化妆品厂
联系地址：广东省广州市白云区元下田丛云路 819 号

技术名称：安康益健艾美圣护肾亚健康艾灸调理技术
评审时间：2015 年 9 月
技术简介：采用传统的中药油和碳化艾灸的结合，配合远红外线药灸仪，并运用独特的推拿按摩手法，对肾功能进行保养的技术。
申报单位：广东广州市科元化妆品厂
联系地址：广东省广州市白云区元下田丛云路 819 号

技术名称：五行香灸亚健康调理技术
评审时间：2015 年 9 月
技术简介：用中药配制的独特艾灸，配以施灸者独特的手法，对各种亚健康进行调理的技术。
申报单位：河北福妙堂医药科技有限公司
联系地址：河北省石家庄市桥西区建设南大街 60 号

技术名称：甘本堂女性益气养心亚健康调理技术
评审时间：2015 年 9 月
技术简介：在中医基础理论的指导下，运用植物（中草药）的纯净精油及膏方来辅助消除或缓减女性心系不适所导致的亚健康症状。
申报单位：富智中和（北京）健康科技有限公司
联系地址：北京市朝阳区幸福一村 55 号

技术名称：甘本堂女性疏肝利胆亚健康调理技术
评审时间：2015 年 9 月
技术简介：在中医基础理论的指导下，运用植物（中草药）的纯净精油及膏方来辅助消除或缓减女性肝胆系统亚健康的技术。
申报单位：富智中和（北京）健康科技有限公司
联系地址：北京市朝阳区幸福一村 55 号

技术名称：甘本堂女性月经不调亚健康调理技术
评审时间：2015 年 9 月
技术简介：在中医基础理论的指导下，运用植物（中草药）的纯净精油及膏方来辅助消除或缓减女性月经不调的技术。
申报单位：富智中和（北京）健康科技有限公司
联系地址：北京市朝阳区幸福一村 55 号

技术名称：甘本堂女性宫寒亚健康调理技术
评审时间：2015 年 9 月
技术简介：在中医基础理论的指导下，运用植物（中草药）的纯净精油及膏方来辅助消除或缓减女性宫寒相关亚健康症状的技术。
申报单位：富智中和（北京）健康科技有限公司
联系地址：北京市朝阳区幸福一村 55 号

技术名称：甘本堂女性乳腺增生亚健康调理技术
评审时间：2015 年 9 月
技术简介：在中医基础理论的指导下，运用植物（中草药）的纯净精油及膏方来辅助消除或缓减女性乳腺增生倾向的技术。
申报单位：富智中和（北京）健康科技有限公司
联系地址：北京市朝阳区幸福一村 55 号

技术名称：甘本堂女性肩颈不适亚健康调理技术
评审时间：2015 年 9 月
技术简介：在中医基础理论的指导下，运用植物（中草药）的纯净精油及膏方来辅助消除或缓减女性肩颈不适的技术。
申报单位：富智中和（北京）健康科技有限公司
联系地址：北京市朝阳区幸福一村 55 号

技术名称：甘本堂女性腰腿疼痛亚健康调理技术
评审时间：2015 年 9 月
技术简介：在中医基础理论的指导下，运用植物（中草药）的纯净精油及膏方来辅助消除或缓减女性腰腿疼的技术。
申报单位：富智中和（北京）健康科技有限公司
联系地址：北京市朝阳区幸福一村 55 号

技术名称：甘本堂女性关节不适亚健康调理技术
评审时间：2015 年 9 月
技术简介：在中医基础理论的指导下，运用植物（中草药）的纯净精油及膏方来辅助消除或缓减女性关节亚健康的技术。
申报单位：富智中和（北京）健康科技有限公司
联系地址：北京市朝阳区幸福一村 55 号

技术名称：甘本堂女性头痛亚健康调理技术
评审时间：2015 年 9 月
技术简介：在中医基础理论的指导下，运用植物（中草药）的纯净精油及膏方来辅助消除或缓减女性头痛的技术。
申报单位：富智中和（北京）健康科技有限公司
联系地址：北京市朝阳区幸福一村 55 号

技术名称：甘本堂女性痛经亚健康调理技术
评审时间：2015 年 9 月
技术简介：在中医基础理论的指导下，运用植物（中草药）的纯净精油及膏方来辅助消除或缓减女性痛经的技术。
申报单位：富智中和（北京）健康科技有限公司
联系地址：北京市朝阳区幸福一村 55 号

2015 年度第三批“百项亚健康中医调理技术”

技术名称：五行透骨亚健康中医调理技术
评审时间：2015 年 11 月
技术简介：用独特的中药将被调理人全身外敷，从而从上到下，由内而外排出体内淤积湿气和脏腑浊气，达到祛病解痛的功效。
申报单位：库尔勒香梨大道友益德艾堂保健会馆
联系地址：新疆自治区库尔勒市库尔勒区香梨大道街路 32-7 号

技术名称：泽正保健堂补肾养生亚健康调理技术
评审时间：2015 年 11 月
技术简介：通过中医综合调理方法，达到行气活血、益气补肾的目的。
申报单位：佛山市顺德区勒流泽正保健堂
联系地址：广东省佛山市顺德勒流黄连萧地大马路 57 号 202

技术名称：阿娜隶失眠亚健康调理技术
评审时间：2015 年 11 月
技术简介：通过手法配合产品调理，达到改善失眠症状的功效。
申报单位：郑州市嘉蓓丽生物科技有限公司
联系地址：河南省郑州市高新开发区冬青街 10 号

技术名称：阿娜隶徒手整形调理技术
评审时间：2015 年 11 月
技术简介：通过手法配合产品调理，达到美化面部皮肤的作用。
申报单位：郑州市嘉蓓丽生物科技有限公司
联系地址：河南省郑州市高新开发区冬青街 10 号

技术名称：阿娜隶肌肤亚健康调理技术
评审时间：2015 年 11 月
技术简介：通过手法配合产品调理，达到改善面部皮肤亚健康的作用。
申报单位：郑州市嘉蓓丽生物科技有限公司
联系地址：河南省郑州市高新开发区冬青街 10 号

技术名称：晓曦红肠胃亚健康调理技术
评审时间：2015 年 11 月
技术简介：通过手法配合产品调理，达到改善胃肠亚健康症状的功效。
申报单位：宜昌市晓曦红果品深加工有限公司
联系地址：湖北省宜昌市夷陵区汉宜街 392 号

技术名称：中药外涂亚健康调理技术
评审时间：2015 年 11 月
技术简介：用独特配制的中药，施以涂抹技术，可引邪外出，对各种亚健康状态进行调理。
申报单位：河北福妙堂医药科技有限公司
联系地址：河北省石家庄市桥西区建设南大街 60 号

技术名称：汉唐吸附式激光治疗仪亚健康调理技术
评审时间：2015 年 11 月
技术简介：用激光治疗仪，通过穴位照射，对各种亚健康状态进行调理。
申报单位：南京翔宇医疗设备有限公司
联系地址：南京市秦淮区石门坎 104 号现代服务大厦 A 座 903 室

技术名称：私密紧致滋养技术
评审时间：2015 年 11 月
技术简介：用瑶族特色草药配制，经加工制成的外用制剂，可调理女性妇科亚健康。
申报单位：南宁吉祥天商贸有限公司
联系地址：广西壮族自治区南宁市青秀区民族大道 166 号

技术名称：私密清洁技术
评审时间：2015 年 11 月
技术简介：用瑶族特色草药配制，经加工制成的外用制剂，可清洁女性妇科。
申报单位：南宁吉祥天商贸有限公司
联系地址：广西壮族自治区南宁市青秀区民族大道 166 号

技术名称：暖宫驱寒技术
评审时间：2015 年 11 月
技术简介：用瑶族特色草药配制，经加工制成的外用制剂，可调理女性子宫相关亚健康症状。
申报单位：南宁吉祥天商贸有限公司
联系地址：广西壮族自治区南宁市青秀区民族大道 166 号

技术名称：调和气血技术
评审时间：2015 年 11 月
技术简介：用瑶族特色草药配制，配合外用手法，可调理女性身体，调补气血。
申报单位：南宁吉祥天商贸有限公司
联系地址：广西壮族自治区南宁市青秀区民族大道 166 号

技术名称：祛寒湿泡浴技术
评审时间：2015 年 11 月
技术简介：用瑶族特色草药配制，经加工制成的外用制剂，可通过浸泡调理寒湿体质亚健康。

申报单位：南宁吉祥天商贸有限公司

联系地址：广西壮族自治区南宁市青秀区民族大道166号

技术名称：光讯子启能灯亚健康调理技术

评审时间：2015年11月

技术简介：通过灯照射，使热能辐射，同时辅以负氧离子吸收，共同作用人体，使人体得到全面的调理。

申报单位：上海羟利光电科技有限公司

联系地址：上海市闵行区七莘街3168 号

技术名称：恩鹏红外医学面部皮肤亚健康调理技术

评审时间：2015年11月

技术简介：通过专利产品恩鹏高丽康远红外能量照射，产生温热效应，促使皮下深层温度上升，扩张微细血管，将淤血等妨碍新陈代谢的物质清除出体外，配合手法等共同调理，可调理面部皮肤。

申报单位：深圳恩鹏健康产业股份有限公司

联系地址：广东省深圳市龙岗区龙岗街道同乐社区吓坑2路44号

技术名称：恩鹏红外医学失眠亚健康调理技术

评审时间：2015年11月

技术简介：通过专利产品恩鹏高丽康远红外能量照射设备，产生温热效应，促使皮下深层温度上升，扩张微细血管，将淤血等妨碍新陈代谢的物质清除出体外，配合手法等共同调理，可调理失眠症状。

申报单位：深圳恩鹏健康产业股份有限公司

联系地址：广东省深圳市龙岗区龙岗街道同乐社区吓坑2路44号

技术名称：恩鹏红外医学体重异常亚健康调理技术

评审时间：2015年11月

技术简介：通过专利产品恩鹏高丽康远红外能量照射设备，产生温热效应，促使皮下深层温度上升，扩张微细血管，将淤血等妨碍新陈代谢的物质清除出体外，配合手法等共同调理，可调理体重异常症状。

申报单位：深圳恩鹏健康产业股份有限公司

联系地址：广东省深圳市龙岗区龙岗街道同乐社区吓坑2路44号

技术名称：恩鹏红外医学便秘调理技术

评审时间：2015年11月

技术简介：通过专利产品恩鹏高丽康远红外能量照射设备，产生温热效应，促使皮下深层温度上升，扩张微细血管，将淤血等妨碍新陈代谢的物质清除出体外，配合手法等共同调理，可调理便秘亚健康。

申报单位：深圳恩鹏健康产业股份有限公司

联系地址：广东省深圳市龙岗区龙岗街道同乐社区吓坑2路44号

技术名称：恩鹏红外医学关节不利亚健康调理技术

评审时间：2015年11月

技术简介：通过专利产品恩鹏高丽康远红外能量照射设备，产生温热效应，促使皮下深层温度上升，扩张微细血管，将淤血等妨碍新陈代谢的物质清除出体外，配合手法等共同调理，可调理关节亚健康。

申报单位：深圳恩鹏健康产业股份有限公司

联系地址：广东省深圳市龙岗区龙岗街道同乐社区吓坑2路44号

技术名称：恩鹏红外医学乳腺亚健康调理技术

评审时间：2015年11月

技术简介：通过专利产品恩鹏高丽康远红外能量照射设备，产生温热效应，促使皮下深层温度上升，扩张微细血管，将淤血等妨碍新陈代谢的物质清除出体外，配合手法等共同调理，可调理女性乳腺亚健康。

申报单位：深圳恩鹏健康产业股份有限公司

联系地址：广东省深圳市龙岗区龙岗街道同乐社区吓坑2路44号

技术名称：恩鹏红外医学女性卵巢亚健康调理技术

评审时间：2015年11月

技术简介：通过专利产品恩鹏高丽康远红外能量照射设备，产生温热效应，促使皮下深层温度上升，扩张微细血管，将淤血等妨碍新陈代谢的物质清除出体外，配合手法等共同调理，可调理女性卵巢亚健康。

申报单位：深圳恩鹏健康产业股份有限公司

联系地址：广东省深圳市龙岗区龙岗街道同乐社区吓坑2路44号

技术名称：恩鹏红外医学疼痛亚健康调理技术

评审时间：2015年11月

技术简介：通过专利产品恩鹏高丽康远红外能量照射设备，产生温热效应，促使皮下深层温度上升，扩张微细血管，将淤血等妨碍新陈代谢的物质清除出体外，配合手法等共同调理，可调理身体疼痛。

申报单位：深圳恩鹏健康产业股份有限公司

联系地址：广东省深圳市龙岗区龙岗街道同乐社区吓坑2路44号

技术名称：恩鹏红外医学脏腑亚健康调理技术

评审时间：2015年11月

技术简介：通过专利产品恩鹏高丽康远红外能量照射设备，产生温热效应，促使皮下深层温度上升，扩张微细血管，将淤血等妨碍新陈代谢的物质清除出体外，配合手法等共同调理，可调理脏腑系统。

申报单位：深圳恩鹏健康产业股份有限公司

联系地址：广东省深圳市龙岗区龙岗街道同乐社区吓坑2路44号

技术名称：恩鹏红外医学体质亚健康调理技术

评审时间：2015年11月

技术简介：通过专利产品恩鹏高丽康远红外能量照射设备，产生温热效应，促使皮下深层温度上升，扩张微细血管，将淤血等妨碍新陈代谢的物质清除出体外，配合手法等共同调理，可调理偏颇体质。

申报单位：深圳恩鹏健康产业股份有限公司

联系地址：广东省深圳市龙岗区龙岗街道同乐社区吓坑2路44号

技术名称：恩鹏红外医学儿童体质亚健康调理技术

评审时间：2015年11月

技术简介：通过专利产品恩鹏高丽康远红外能量照射设备，产生温热效应，促使皮下深层温度上升，扩张微细血管，将淤血等妨碍新陈代谢的物质清除出体外，配合手法等共同调理，可调理儿童体质。

申报单位：深圳恩鹏健康产业股份有限公司

联系地址：广东省深圳市龙岗区龙岗街道同乐社区吓坑2路44号

2016年度首批“百项亚健康中医调理技术”

技术名称：本清皮肤亚健康调理技术

评审时间：2016年5月

技术简介：采用现代先进的生物合成技术，使用生物技术萃取的天然可食用植物成分如酶解姜素、大蒜提取物等，以护肤型CMC为载体，迅速在涂抹表皮形成渗透性保护膜，利用高效透皮因子使其有效成份迅速渗透到皮肤深部。起到清洁皮肤垃圾，改善局部循环，促进新陈代谢的作用，适用于皮肤晦暗、死皮、表面粗糙等症状。

申报单位：湖北甲天下生物科技有限公司

联系地址：湖北省武汉市东西湖区 五环大道街(路)23 号（6）

技术名称：宫福源女性亚健康调理技术

评审时间：2016 年 5 月

技术简介：利用生物识别共性，采用食用酵母菌为识别主体，将易感微生物的基因片断，接种于酵母识别主体，反复诱导刺激，使其具有识别靶细胞的特异功能。经生物发酵，萃取生物活性物质，由羧甲基纤维素钠将生物活性物质带到调理部位，生物活性物质迅速准确地寻找到其靶向生物体，将其吸附带出体外。

申报单位：湖北甲天下生物科技有限公司

联系地址：湖北省武汉市东西湖区五环大道街(路)23 号（6）

技术名称：脊疗亚健康调理技术

评审时间：2016 年 5 月

技术简介：应用高新生物”酶化转换”技术以及”过氧化物稳定”技术，将壳寡糖（生姜、大蒜提炼物）经特殊的生物酶技术降解得到的一种聚合度在 2~20 之间的寡糖产品，在清洁椎体周边皮肤的同时，通过“热导”和“推导”将其有效活性因子渗透至椎体使其吸收，从而达到修复破损的神经细胞和骨性细胞，改善亚健康状态、舒缓和修复”椎体”疲劳组织的效果。

申报单位：湖北甲天下生物科技有限公司

联系地址：湖北省武汉市东西湖区 五环大道街(路)23 号（6）

技术名称：赵红军拔灸一体罐亚健康调理技术

评审时间：2016 年 5 月

技术简介：集砭石疗法，拔罐疗法，艾灸疗法，温蕴疗法，红外线疗法等为一体，通过穴位来调理相应脏器的功能，温通瘀滞，拔除瘀邪，达到人体的阴阳平衡状态，激发人体的自愈能力，有效调理亚健康。适用于产后亚键康、空调综合征、体重异常亚健康、抑郁型亚健康等。

申报单位：赵红军（个人）

联系地址：河北省涿州市范阳中路亨通北街新府百合 1 门 1503 号

技术名称：经络调理亚健康技术

评审时间：2016 年 5 月

技术简介：根据中医经络理论，按照中医经络和腧穴的功效主治，采取灸、推拿、按摩、导引等方式，达到梳理经络、调和阴阳而最终实现预防调理健康，使机体恢复阴平阳密的和谐状态。

申报单位：无锡华夏本草生物科技有限公司

联系地址：江苏省无锡市北塘区春申街（路）70 号

技术名称：中药外敷男性亚健康调理技术

评审时间：2016 年 5 月

技术简介：采用外敷中药，通过皮肤吸收药物的有效成分，局部用药，直接针对病理部位发生作用，适用于各类前列腺问题引发的男性亚健康的急、慢性不适。

申报单位：长春市久三中医外治研究所、朝阳区刘海宏中医骨伤诊所（联合）

联系地址：吉林省长春市朝阳区宽平大街(路)20 号

技术名称：宗筋-脏腑体表反射区疗法亚健康调理技术

评审时间：2016 年 5 月

技术简介：运用中医传统外治手法，对人体宗筋部位及体表脏腑反射区进行手法调理达到人体阴阳平衡，调理亚健康的目的。

申报单位：北京承道易医药研究院

联系地址：北京市昌平科技园区振兴路 28 号 2 号楼

227 室

技术名称：中和康贝博士猫儿童贴敷调理技术
评审时间：2016 年 5 月
技术简介：利用超临界萃取二十余味中草药的有效成分，添加植物透皮剂，使有效成分经由肚脐和足底吸收。主要功效为清洁肌肤污垢，提高免疫力，少儿疳症预防。
申报单位：四季康贝（北京）健康科技有限公司
联系地址：北京市朝阳区幸福一村 55 号

技术名称：中和康贝黄猫儿童贴敷调理技术
评审时间：2016 年 5 月
技术简介：利用超临界萃取二十余味中草药的有效成分，添加植物透皮剂，使有效成分经由肚脐和足底吸收。主要功效为清洁肌肤污垢，提高免疫力，缓解儿童感冒高热。
申报单位：四季康贝（北京）健康科技有限公司
联系地址：北京市朝阳区幸福一村 55 号

技术名称：中和康贝黄猫儿童健康草本精华露浴调理技术
评审时间：2016 年 5 月
技术简介：运用推拿手法，通过药露作介质，滋养肌肤，调整阴阳、促进气血运行、改善脏腑功能，增强机体抗病能力。
申报单位：四季康贝（北京）健康科技有限公司
联系地址：北京市朝阳区幸福一村 55 号

技术名称：中和康贝金猫儿童贴敷调理技术
评审时间：2016 年 5 月
技术简介：利用超临界萃取二十余味中草药的有效成分，添加植物透皮剂，使有效成分经由肚脐和足底吸收。主要功效为清洁肌肤污垢，提高免疫力，少儿时行感冒、百日咳的预防。
申报单位：四季康贝（北京）健康科技有限公司
联系地址：北京市朝阳区幸福一村 55 号

技术名称：尚道国际清蕴启脉疗法亚健康调理技术
评审时间：2016 年 5 月
技术简介：结合传统医学的启脉疗法及敷贴疗法，运用独特的手法作用在人体特定的穴位、经络上，做穴位的调拨、点按、使气血打开，通过输通经络中淤滞的气血，协调虚实，调整脏腑的功能平衡，从而达到改善人体亚健康的目的。
申报单位：郑州尚妆化妆品有限公司
联系地址：河南省郑州市管城区郑汴街(路)南熊耳河东 16 幢 1 单元 29 层 B 号

技术名称：敖氏十四基本舌型调理技术
评审时间：2016 年 5 月
技术简介：依据裂纹舌、胖大舌、齿痕舌等十四种基本舌型，利用传统中医外治疗法中的一泡、二敷、三推、四灸、五贴、六内调的方法，通过外援激活人体经络和腧穴功能，来平衡人体脏腑功能。
申报单位：广州敖氏正元通营养健康咨询有限公司
联系地址：广东省广州市海珠区

技术名称：轻苗康美（康美希）营养代餐亚健康调理技术
评审时间：2016 年 5 月
技术简介：通过食用富含高蛋白、高纤维以及多种人体所需营养元素营养粉，来控制糖分、脂肪、高热量食物的摄入，控制血糖震荡，平衡胰岛素的分泌，修复胰腺功能。促进内脏脂肪燃烧分解成热量作为能量来源，健康瘦身，有效减脂。
申报单位：广州纵贤国际贸易有限公司
联系地址：广东省广州市白云区云城南二路 175 号万达广场 C 区 2 栋 603 室

2016年度第二批“百项亚健康中医调理技术”

技术名称：光子温阳汗法祛寒调养风寒感冒技术
评审时间：2016年9月
技术简介：通过辨证论治，在少儿体表特定的部位或穴位运用独特的推拿手法，达到疏风解表、升阳祛寒、培补元气、益气健脾的作用。配合酵素补充，提升少儿抵抗力。
申报单位：山西康童堂健康管理咨询有限公司
联系地址：山西省太原市迎泽区大铁匠巷28号

技术名称：脐疗·光子腰带调养少儿泄泻技术
评审时间：2016年9月
技术简介：通过辨证论治，在体表特定的部位或穴位运用独特的推拿手法，以达到运脾、化湿、止泻的作用。配合专用少儿酵素，调整肠道菌群，恢复肠道功能；加之温阳固本，远红外修复，快速恢复健康体魄。针对肠道部位脐疗贴敷，快速缓解症状。
申报单位：山西康童堂健康管理咨询有限公司
联系地址：山西省太原市迎泽区大铁匠巷28号

技术名称：温脾调肝少儿呕吐调养技术
评审时间：2016年9月
技术简介：通过辨证论治，在少儿体表特定的部位或穴位运用独特的推拿手法，以达到健脾和胃、降逆止呕的作用。配合口服酵素，健脾益气，改善消化系统功能。
申报单位：山西康童堂健康管理咨询有限公司
联系地址：山西省太原市迎泽区大铁匠巷28号

技术名称：脐疗少儿便秘调养技术
评审时间：2016年9月
技术简介：通过辨证论治，在少儿体表特定的部位或穴位运用独特的推拿手法，以达到清利肠道、通便导滞的作用。结合酵素和脐疗贴敷，增加肠道蠕动功能，调整肠道菌群，提升大肠传导功能；补益气血，润燥通便。
申报单位：山西康童堂健康管理咨询有限公司
联系地址：山西省太原市迎泽区大铁匠巷28号

技术名称：360调养少儿咳嗽技术
评审时间：2016年9月
技术简介：通过辨证论治，在少儿体表特定的部位或穴位运用独特的推拿手法，以达宣降肺气，理气止咳的作用。并配合口服酵素，古法贴敷等使作用持久。
申报单位：山西康童堂健康管理咨询有限公司
联系地址：山西省太原市迎泽区大铁匠巷28号

技术名称：耳穴贴敷少儿假性近视（弱视）推拿调养技术
评审时间：2016年9月
技术简介：通过辨证论治，运用独特的推拿手法及耳穴贴敷等，在少儿体表、耳朵特定的部位或穴位刺激，以达到补养气血，通经明目的作用。
申报单位：山西康童堂健康管理咨询有限公司
联系地址：山西省太原市迎泽区大铁匠巷28号

技术名称：养泰软筋调骨亚健康调理技术
评审时间：2016年9月
技术简介：每款产品由38种名贵中药成份的药油药酒按一定比例混合而成，皮肤给药，运用独特按摩、刮痧、泻血手法，在人体体表特定的部位或经络刮痧做功，通过疏通经络，排出毒素，软化筋结，补充能量，由恢复韧性的筋肉自动将骨骼复位，平衡阴阳，从而达到骨正筋柔，筋柔骨还，气血通畅的目的。

申报单位：广州市安煊美容化妆品有限公司
联系地址：广东省广州市越秀区环市东路 450 号

技术名称：一吃黑营养粉调理技术
评审时间：2016 年 9 月
技术简介：通过食用黑芝麻等食材制成的营养粉，全面提升人体肾脏的机能，达到头发由白变黑，滋阴补肾，健脾暖肝，延长细胞寿命，提高机体免疫力，提高工作能力及运动能力，振奋精神，充沛体力，促进疲劳恢复。
申报单位：北京德世久生物科技有限公司
联系地址：北京市丰台区外环西路 26 号

技术名称：百益健光量子能量亚健康调理技术
评审时间：2016 年 9 月
技术简介：以火山岩提炼物作为技术原材料，混合后采用喷涂方式附着在墙面，通过有效改善人体微循环，抑制人体的过氧化反应，抑制脂质过氧化，有效减缓血管的氧化过程，预防血管硬化与脆化。达到对心血管疾病的保健调养作用。
申报单位：百益健（北京）生物科技有限公司
联系地址：北京市朝阳区高碑店街东(路)C-6-8 号

技术名称：女性健康蜂疗颈肩疏通保养技术
评审时间：2016 年 9 月
技术简介：以颈肩疏通蜂疗法为主结合药物外治为辅，在肩部要穴进行调理，温经通络，加速气血循环，配合以肩部保养手法和独有的养护药油，靶向型透皮给药，祛风除湿，活血化瘀，改善颈肩背僵直、痛连颈肩、颈部及大椎触之寒凉、手臂麻木、肢端发凉、手臂运动障碍有受寒史等肩颈问题。
申报单位：四川浩翔美业化妆品有限公司
联系地址：四川省成都市青羊区鼓楼南街(路)世界贸易中心 A 座 1006 号

技术名称：女性健康蜂疗关节养护保养技术
评审时间：2016 年 9 月
技术简介：以关节养护手法与蜂疗法相结合，以药物外治为辅，在关节部进行调理，温经散寒，加速关节处气血循环，配合以关节保养手法和独有的养护药油，靶向型透皮给药，祛除寒湿，温经通络，改善关节寒凉、疼痛、关节炎等关节问题。
申报单位：四川浩翔美业化妆品有限公司
联系地址：四川省成都市青羊区鼓楼南街(路)世界贸易中心 A 座 1006 号

技术名称：女性健康蜂疗健脾和胃保养技术
评审时间：2016 年 9 月
技术简介：以脾胃保养手法与蜂疗法相结合，以药物外治为辅，在脾胃部进行调理，温经散寒，疏通经络，配合以脾胃保养手法和独有的养护药油，靶向型透皮给药，调和气血，改善胃胀、胃痛、消化不良、四肢乏力等亚健康问题。
申报单位：四川浩翔美业化妆品有限公司
联系地址：四川省成都市青羊区鼓楼南街(路)世界贸易中心 A 座 1006 号

技术名称：女性健康蜂疗养脊通络保养技术
评审时间：2016 年 9 月
技术简介：以脊椎保养手法与蜂疗法相结合，以药物外治为辅，在脊椎要穴进行调理，温经通络，加速气血循环，配合以脊椎保养手法和独有的养护药油，靶向型透皮给药，祛风除湿，畅通气血，改善因脊椎受损引起的腰背疼痛、肩背僵直、肩颈劳损、背部高低不平、疲劳乏力、头晕失眠、怕冷等问题。
申报单位：四川浩翔美业化妆品有限公司

联系地址：四川省成都市青羊区鼓楼南街(路)世界贸易中心A座1006号

技术名称：女性健康蜂疗乳腺散结保养技术

评审时间：2016年9月

技术简介：以肩部保养手法与蜂疗法相结合，以药物外治为辅，在乳房要穴进行调理，舒筋活络，畅通气血，配合以乳房保养手法和独有的养护药油，靶向型透皮给药，活血化瘀，消炎散结，适应于肝气郁结、经络瘀阻引起的经期乳房胀痛、乳头发痒、乳晕发暗、乳突、副乳等症状。

申报单位：四川浩翔美业化妆品有限公司

联系地址：四川省成都市青羊区鼓楼南街(路)世界贸易中心A座1006号

技术名称：女性健康蜂疗疏肝利胆保养技术

评审时间：2016年9月

技术简介：以肝胆保养手法与蜂疗法相结合，以药物外治为辅，在肝胆要穴及经络进行调理，舒筋活络，加速气血循环，配合以肝胆保养手法和独有的养护药油，靶向型透皮给药，疏通经络，活血化瘀，适应于肝气郁结、经络瘀阻引起的肝区疼痛、心情烦躁、乳腺胀痛、头痛失眠、月经不调、眼角分泌物多、眼模糊、口苦等症状。

申报单位：四川浩翔美业化妆品有限公司

联系地址：四川省成都市青羊区鼓楼南街(路)世界贸易中心A座1006号

附录三：

国家公共卫生中医药儿童健康管理服务规范项目推广示范单位一览表

（按准入先后排序）

贝倍聪儿童健康管理咨询有限公司(深圳市)

牌匾编码：ET2015100001

单位简介：深圳市贝倍聪儿童健康管理咨询有限公司是国家中医药儿童健康工程试点单位、国家少儿亚健康推拿调理技术推广示范单位、全国儿童亚健康科普宣教中心。2012 年全国首届小儿推拿行业先进单位，少儿中医预防保健事业突出贡献奖，深圳市首家从事少儿亚健康调理，不针不药的社会服务机构。也是专业从事中医亚健康调理、中医养生保健、中医小儿外治法调理、中医少儿亚健康调理、小儿智力产品的开发研究与应用，小儿心理咨询的专业化社会服务机构。

单位地址：广东省深圳市南山区桂庙路阳光文体中心一楼

上海俊辰儿童健康调理中心（普陀分中心）

牌匾编码：ET2015100002

单位简介：上海俊辰成立近五年以来，在中华中医药学会亚健康分会和中和亚健康服务中心的带领下，逐渐充实完善儿童中医预防保健服务内涵，形成了以儿童四季日常保健调理、儿童亚健康调理、儿童慢性病辅助调理、儿童特色体质调理、儿童中医预防保健实用技术家长培训为五大核心项目的具有中医特色和时代特点的儿童健康调理综合服务体系。

单位地址：上海市普陀区真北路 788 号近铁城市广场南楼 B1-11-12

上海俊辰儿童健康调理中心（闸北分中心）

牌匾编码：ET2015100003

单位简介：上海俊辰倡导并实施儿童健康“4S”店模式，在全国小儿推拿行业和儿童养生保健行业中首家获得《专业亚健康调理机构》资质，是全国首批少儿亚健康推拿调理技术推广示范单位、全国首家少儿亚健康推拿调理人才培训实践基地、首批国家公共卫生中医药儿童健康管理服务规范项目推广示范单位。

单位地址：上海市闸北区广中西路 666 号大宁小城 104-105 室

上海俊辰儿童健康调理中心（宝山分中心）

牌匾编码：ET2015100004

单位简介：上海俊辰儿童健康调理中心成立于 2010 年，是国内首家以小儿推拿等传统中医特点鲜明的综合性调理方法，为 0—14 周岁孩子提供专业健康咨询和调理服务的儿童亚健康调理连锁机构。上海俊辰是国家中医药管理局业务主管的中和亚健康服务中心“中医药儿童健康工程”《社区专业儿童预防保健机构模式》课题的申报、组织和实施试点单位。

单位地址：上海市宝山区大华路 518 号霓虹儿童广

场 2 楼 D8

童臻圆儿童健康调理机构（上海市）

牌匾编码：ET2015100005

单位简介：童臻圆儿童健康管理中心是中华中医药学会亚健康分会、中和亚健康服务中心小儿推拿技术示范单位，专注于儿童健康的研究、应用与推广。中心倡导绿色疗法与自然疗法相结合，以中医传统养生文化为基础，运用专业技术调理儿童亚健康状态，促进儿童脏腑功能发育，改善儿童体质，提高免疫力。中心专业为 0-14 岁儿童提供儿童健康咨询、体质调理、以及健康管理服务。运用中医推拿技术、香囊外用干预、食疗技术、运动养生等方法，安全、有效、标准、规范，为宝宝的健康成长保驾护航。

单位地址：上海市普陀区中江路 118 弄 12 号 10A

仲元归藏养生美容有限公司（江苏省）

牌匾编码：ET2015100006

单位简介：仲元归藏养生美容会馆坐落于美丽的苏州，目前公司以中医经络推拿、艾灸、小儿推拿为主要服务项目，倡导的是辩证论养，一人一方，因人而异，制定出每个人特制的调理方案。目前大力推广小儿推拿调理项目，小儿药浴项目。仲元归藏星海店有调理师 10 人，有三位高级少儿亚健康推拿调理师，现有顾客 900 多人，半年进店稳定顾客有 400 人，平均每日顾客量达到 30 人次。有足够的能力去推广新的项目。

单位地址：苏州工业园区星海街 200 号星海国际广场 905

康童堂少儿亚健康调理机构（山西省）

牌匾编码：ET2015100007

单位简介：“康童堂”是由山西中和亚健康服务中心倾力打造的独家、专业的儿童亚健康调理机构。康童堂以“专注少儿推拿，传承中医文化”为使命，秉持“推拿有方，孩子健康”的核心价值，致力于成为中国少儿推拿的先锋品牌。在传统中医文化的基础上，以阴阳、五行、脏腑等学说理论为指导，挖掘出一批传统中医的古方和古法，独创了“四方理论、四法主张、五力全开”的少儿推拿手法，拥有自己的核心推拿技术，在少儿强身保健、口臭、易感、厌食、多汗、便秘、发育迟缓等亚健康调理方面有显著效果，并受到越来越多家长和少儿的喜爱。

单位地址：山西省太原市迎泽区解放北路 52 号（鸿宾楼旁）

华特亚健康专业调理中心（河南省）

牌匾编码：ET2015110008

单位简介：华特亚健康专业调理中心，是洛阳市最早开展医疗美容整形、中医养生的专业机构。华特积极响应国家政策，健康中国，儿童健康是国家的希望和未来，孩子健康将是我们一生努力的目标。专业化、规范化、系统化，为客户创造独特价值，注重专业，在中和健康服务中心和儿童健康工程办公室的指导引领下，做好儿童健康事业，为祖国的儿童健康宏伟事业而努力。

单位地址：河南省洛阳市西工区中州中路数码大厦 B 座 420

阳鑫专业亚健康调理中心（四川省）

牌匾编码：ET2015111009

单位简介：阳鑫专业亚健康调理中心成立于 2008 年，位于阳光花城，康养胜地——四川攀枝花，是第二批国家公共卫生中医药儿童健康管理服务规范项目推广示范单位。专门成立了——康贝园儿童健康管理服务中心，关注儿童健康，提高机体免疫力、少生病、少痛苦。阳鑫专业亚健康调理中心自成立以来，秉承中医养生理念，一直专心、专业、专注，一辈子一群人只做一件事——儿童预防保健，获得了当地政府及广大家长的欢迎。

单位地址：四川省攀枝花市东区鸿福巷 1 号 1 单元 4 号

量方亚健康调理养生馆（广西省）

牌匾编码：ET2015110010

单位简介：浦北县量方亚健康调理养生馆成立于 2012 年，2015 年获得第二批国家公共卫生中医药儿童健康管理服务规范项目推广示范单位。自 2012 年成立，秉承中医养生理念，专注于各种亚健康调理，预防康复多种疾病。并取得满意的效果，更注重调理儿童亚健康，提高机体免疫力，让孩子少生病，少痛苦，少吃药，少打针，我们的服务宗旨是：不断学习，技术创新，用心服务，还给客人满意的微笑。

单位地址：广西钦州市浦北县金浦大街合源美地 3 栋 1 号楼

爱迦佑营养健康咨询有限公司（山西省）

牌匾编码：ET2015110011

单位简介：山西爱迦佑营养健康咨询有限公司，成立于 2014 年 12 月，是一家专业从事 0-14 岁儿童健康保健咨询、健康保健服务的企业。公司以中华中医“治未病”养生保健文化为核心理念，以国家中医药健康服务发展规划为战略发展方向（2015 年 4 月国务院办公厅颁发了中医药健康服务发展规划（2015—2020 年）），以儿科学儿童保健医学为指导思想，肩负儿童营养，儿童健康促进和儿童疾病预防的使命，保障儿童健康，提高生命质量是企业一生的求。公司主营项目：儿童推拿保健调理，妈妈保健调理，网络互助育儿平台，线下育儿妈妈学习班，儿童保健公益讲座。

单位地址：山西省太原市杏花岭区府西街与桃园北路交叉口南 20 米

馨泉养生馆（陕西省）

牌匾编码：ET2015110012

单位简介：馨泉养生馆成立于 2005 年 9 月 18 日，本着专业、诚信、团结、发展的经营理念，通过 10 年的探索与学习，从一家普通 spa 馆转型成为今天的全国星级亚健康专业调理中心，专为顾客解决亚健康，在未来的日子里，馨泉人将在工作中不断学习，将“养生优于保健，预防胜于治疗”，未病先防未病先治的中医理念，做到最大化的传播，让更多人远离亚健康，从而健康快乐高品质的生活。

单位地址：陕西省宝鸡市渭滨区经二路银座 1608 室

康美妆园养生连锁调理机构（福建省）

牌匾编码：ET2015110013

单位简介：福州康美妆园养生连锁调理机构是一家以“时尚中医，简单养生”为理念，五行养生，音乐疗法等综合，独具养生文化特色的养生会所。经过多年积淀与发展，康美妆园得到了国家中医药管理局中和亚健康服务中心的肯定。于 2013 年被授予福州市首家五星级亚健康专业调理机构，店内所操作的技术与项目是入选国家“百项亚健康中医调理技术”，拥有了多项 0~14 岁儿童身心健康调理的技术，都通过国家及权威技术认证。

单位地址：福建省福州鼓楼区北大路 293 号锦绣华庭旁 2 楼

宝尔康养生馆（广西省）

牌匾编码：ET2015110014

单位简介：本养生馆成立于 2008 年，一直以来都以保健食品和中草药内调外敷调理亚健康，如肩颈疼痛，各种亚健康及慢性疾病康复的调理，辅助一些中医理疗技术（如刮痧，拔罐，推拿等）。2012 年曾获得中和亚健康服务中心颁发的“全国百项亚健康中医调理技术推广示范单位”，现有少儿亚健康推拿调理师 2 人，经络调理师 2 人，亚健康调理师 1 人，每年不定期到外地去学习在业务上得到很大的提升。在儿童亚健康调理方面运用少儿推拿，中药浴足，中药食疗保健，以及少儿脐贴都收到了一定的疗效。2015 年 11 月曾获全国中医药儿童健康办公室颁发的“国家公共卫生中医药儿童健康管理服务规范项目推广示范单位”，成为广西为数不多的专业少儿亚健康调理机构。

单位地址：广西省柳州市鱼峰区白云路元宝新村 84 号

启元堂健康调理机构（江苏省）

牌匾编码：ET2015110015

单位简介：启元堂亚健康调理机构成立于 2007 年，位于苏州常熟。是第二批国家公共卫生中医药儿童健康管理服务规范项目推广示范单位。2007 年机构成立以来，秉承中医养生辩证施治，一人一方的养生理念，一直专心、专业、专注！为亚健康人群的保健养生提供精湛的技术和良好的服务，获得客户一致好评。尤其是小儿亚健康的调理，通过体质辩证测评，以精炼的手法，取穴少，疗效高而享誉当地，深得小朋友和家长的好评和喜爱。机构人员于 2014 年 11 月 14 号通过中和康贝更专业的学习并考取了高级少儿亚健康调理师证，把少儿亚健康产业推向一个高峰，同时顺应市场的需求，专门成立了启元堂小儿推拿调理机构。关注儿童健康，提高机体免疫力，减少发病几率，让宝宝远离药品和抗生素的危害。机构积极认真推行国家公共卫生中医药儿童健康管理规范服务项目，服务于0—14 周岁的儿童，启元堂亚健康调理机构自成立以来，传承名老中医医术医德，不断提高业务水平，规范国家公共卫生中医药儿童健康管理服务项目，并以其独特的疗效和方法，让儿童远离药品与抗生素的危害，深得客户喜爱并具有良好口碑。

单位地址：江苏省苏州常熟市珠江东路 97—8 号

贝凯雅孕婴全能管理中心（上海市）

牌匾编码：ET2015120017

单位简介：贝凯雅孕婴全能管理中心于 2011 年 3 月在上海创立，现在已发展成为以婴幼儿护理，母婴健康护理、妈妈产后修复为核心业务的专业母婴服务机构，是中国母婴专护服务高端品牌之一。于 2015 年 12 月获得全国中医药儿童健康办公室颁发的“国家公共卫生中医药儿童健康管理服务规范项目推广示范单位”，大力开展儿童亚健康预防保健项目让孩子不生病，少生病，生了病也容易恢复。

单位地址：上海市浦东新区成山路 1993 号三楼 36-39 单元

翔元健康调理养生馆（山东省）

牌匾编码：ET2015120018

单位简介：翔元健康调理养生馆成立于 2014 年 5 月

18日，一直秉承："中医治未病"的传统理论和"调理、自愈、健康、长寿"的养生观念，以经穴调理为特色，传统中医推拿手法为基本，将古老的中医学精髓融于实践，配合24节气养生方案，以手代针，通联穴位，有效调理，达到"不药而愈"的效果。2016年初翔元被纳入国家公共卫生中医药儿童健康管理服务规范项目的推广示范单位，我们会继续秉承中医传统理念，大力开展儿童亚健康调理服务项目，把中医小儿健康养生带进每个家庭。

单位地址：山东省临沂市北城新区黄白河路与兰亭路交汇

润宝康儿童健康调理中心（山东省）

牌匾编码：ET2015110019

单位简介：润宝康小儿推拿中心是一所专注于运用中医小儿推拿调理儿童常见病和儿童体质调理的专业性、正规性的儿童保健机构。数年以来一直专注于小儿常见病和儿童亚健康的推拿调理服务，形成了具有独立特色的小儿推拿健康调理方法，也因专业的技术、良好的效果而获得主管部门及家长的一致好评，赢得了会员们的喜爱与欢迎，在社会拥有良好的口碑。本中心在2015年荣获国家公共卫生"中医药儿童健康管理服务规范项目推广示范单位"的称号。

单位地址：山东省济南市槐荫区阳光新路19号阳光100T3-906室

茶母中和亚健康专业调理机构（河南省）

牌匾编码：ET2015120020

单位简介：亚健康专业调理机构是基于中医"治未病"及现代健康医学理论的亚健康学科体系为理论基础，坚持以学术拉动产业，产业推动学术为核心，以传播中医文化为导，以推广中医常用养生保健方法，以预防保健专业服务人才培养为突破点，通过专业的亚健康检测、干预设备、技术和方法，由亚健康专业人员对亚健康人群进行辨识、分类、评估、调理、咨询和管理的专业机构。

单位地址：河南省郑州市金水区优胜南路与东三街东南角

延寿堂儿童服务部（四川省）

牌匾编码：ET2015120021

单位简介：延寿堂亚健康专业调理中心创于2013年，本企业专注于运用传统中医理论和技法，预防，调理和治疗亚健康的服务机构。后于2014年4月被国家中医药管理局业务主管的中和亚健康服务中心、中华医药学会亚健康分会在江油评定的首家星级亚健康调理中心，又于2015年12月成立延寿堂服务部，专注于儿童亚健康服务。

单位地址：四川省江油市中坝镇北门1号综合楼

邦妮亚健康调理中心（广东省）

牌匾编码：ET2015120022

单位简介：珠海邦妮亚健康调理中心是邦妮健康伟业（香港）有限公司旗下一家集美容美体、养生、保健、亚健康调理为一体的综合性高端服务机构。运用中医推拿、理疗、艾灸、中药外敷等多种中医干预手段，为每一位客人的健康保驾护航。

单位地址：广东省珠海市香洲区寿丰路52号华发新城商业街229号

清琴职业培训学校（广东省）

牌匾编码：ET20151200

单位简介：湛江市清琴职业培训学校是由湛江市人

力资源和社会保障局批准成立的优秀职业教育培训机构，自获得“国家公共卫生中医药儿童健康管理服务规范项目推广示范单位”以来，全力培养少儿亚健康推拿调理师，为儿童推拿机构输出专业的技能人员，服务于广大客户。

单位地址：广东省湛江市赤坎区康顺路 2 号物资大楼 2 楼

杨家育儿康小儿推拿亚健康调理中心（河南省）

牌匾编码：ET2015120024

单位简介：河南杨家育儿康小儿推拿亚健康调理中心隶属于河南歧轩健康管理有限公司，本机构是中和亚健康服务中心合作伙伴，我们致力于帮助两万人实现创业就业的梦想，帮助一百万儿童远离抗生素的危害，专注与条调理孩子亚健康状态，反复感冒，发热，呕吐，腹泻，盗汗，遗尿，长期厌食，挑食不长个，营养不良性贫血等。

单位地址：河南省郑州市航海中路

华仁堂健康管理有限公司（福建省）

牌匾编码：ET2015120025

单位简介：厦门华仁堂门诊部是一家集内科、外科、口腔科、中医内科、中医妇科、针灸科、检验科、药房等为一体的综合性门诊部，门诊部经小儿推拿联盟授权成立了小儿推拿联盟厦门分会，号召厦门地区儿科专家、小儿推拿专家、中医师等加入分会，2015 年 12 月份获得“国家公共卫生中医药儿童健康管理服务规范项目推广示范单位”为厦门地区的小儿推拿提供技术支持。

单位地址：福建省厦门市思明区莲前西路 687 号之一

贝倍聪儿童亚健康服务中心西乡碧海分中心（深圳市）

牌匾编码：ET2015120027

单位简介：深圳市贝倍聪儿童健康管理咨询有限公司是国家中医药儿童健康工程试点单位、国家少儿亚健康推拿调理技术推广示范单位、全国儿童亚健康科普宣教中心。2012 年全国首届小儿推拿行业先进单位，少儿中医预防保健事业突出贡献奖，深圳首家从事少儿亚健康调理，不针不药的社会服务机构。也是专业从事中医亚健康调理、中医养生保健、中医小儿外治法调理、中医少儿亚健康调理、小儿智力产品的开发研究与应用，小儿心理咨询的专业化社会服务机构。

单位地址：广东省深圳市宝安区西乡兴业路七巧国碧海店三楼

贝倍聪儿童亚健康服务中心宝安桃源居分中心（深圳市）

牌匾编码：ET2015120028

单位简介：深圳市贝倍聪儿童健康管理咨询有限公司是国家中医药儿童健康工程试点单位、国家少儿亚健康推拿调理技术推广示范单位、全国儿童亚健康科普宣教中心。2012 年全国首届小儿推拿行业先进单位，少儿中医预防保健事业突出贡献奖，深圳首家从事少儿亚健康调理，不针不药的社会服务机构。也是专业从事中医亚健康调理、中医养生保健、中医小儿外治法调理、中医少儿亚健康调理、小儿智力产品的开发研究与应用，小儿心理咨询的专业化社会服务机构。

单位地址：广东省深圳市宝安区西乡桃源居六区 15 栋 104

贝倍聪儿童亚健康服务中心罗湖分中心(深圳市)

牌匾编码：ET2015120029

单位简介：深圳市贝倍聪儿童健康管理咨询有限公司是国家中医药儿童健康工程试点单位、国家少儿亚健康推拿调理技术推广示范单位、全国儿童亚健康科普宣教中心。2012年全国首届小儿推拿行业先进单位，少儿中医预防保健事业突出贡献奖，深圳首家从事少儿亚健康调理，不针不药的社会服务机构。也是专业从事中医亚健康调理、中医养生保健、中医小儿外治法调理、中医少儿亚健康调理、小儿智力产品的开发研究与应用，小儿心理咨询的专业化社会服务机构。

单位地址：广东省深圳市罗湖区莲塘金星阁一楼商铺

贝倍聪儿童亚健康服务中心南山分中心(深圳市)

牌匾编码：ET20151200230

单位简介：深圳市贝倍聪儿童健康管理咨询有限公司是国家中医药儿童健康工程试点单位、国家少儿亚健康推拿调理技术推广示范单位、全国儿童亚健康科普宣教中心。2012年全国首届小儿推拿行业先进单位，少儿中医预防保健事业突出贡献奖，深圳首家从事少儿亚健康调理，不针不药的社会服务机构。也是专业从事中医亚健康调理、中医养生保健、中医小儿外治法调理、中医少儿亚健康调理、小儿智力产品的开发研究与应用，小儿心理咨询的专业化社会服务机构。

单位地址：广东省深圳市南山区桂庙路阳光文体中心一楼

贝倍聪儿童亚健康服务中心南山后海分中心(深圳市)

牌匾编码：ET20151200231

单位简介：深圳市贝倍聪儿童健康管理咨询有限公司是国家中医药儿童健康工程试点单位、国家少儿亚健康推拿调理技术推广示范单位、全国儿童亚健康科普宣教中心。2012年全国首届小儿推拿行业先进单位，少儿中医预防保健事业突出贡献奖，深圳首家从事少儿亚健康调理，不针不药的社会服务机构。也是专业从事中医亚健康调理、中医养生保健、中医小儿外治法调理、中医少儿亚健康调理、小儿智力产品的开发研究与应用，小儿心理咨询的专业化社会服务机构。

单位地址：深圳市南山区后海大道与海德一道交汇处海岸明珠商铺二楼

王姣儿童亚健康调理中心(安徽省)

牌匾编码：ET2015120034

单位简介：王姣儿童亚健康调理中心创始人王姣医师自 1980 始受安徽省马鞍山市政府委派为本市首位小儿推拿推广人，王姣医师及其女左佳翼医生经由 30 余年不懈的坚持与努力，秉承以人为本以善为根的理念最终发展为本市中医小儿推拿首家权威推广基地，儿推理疗第一品牌。2015年荣获国家公共卫生中医药儿童健康管理服务规范项目推广示范单位。

单位地址：安徽省马鞍山市雨山七区惠和家园15栋104底商

国益堂健康服务有限公司(山东省)

牌匾编码：ET2015120035

单位简介：山东国益堂健康服务有限公司是一家综合性调理养生机构，主营项目：1. 国家公共卫生中医药儿童健康服务规划项目，儿童推拿亚健康调理；2. 成人亚健康绿色服务项目，刮痧、拔罐、艾灸、取淤、秘方膏药、经络养生、经络排毒等；其中经络排毒最受现在亚健康人认可，不吃药、不打针、不靠脏腑代谢利用人体的两大排毒通道，将沉积在人体脏腑及细胞多年的毒垢排出体外，激活自身的修复、免疫、淋巴及防御系统，使自身的正气、气血畅通无堵，开启人体自愈的大药房，才是破疾之根。

单位地址：山东省诸城市密州商城 30 号

意臣亚健康调理中心（重庆市）

牌匾编码：ET2015120036

单位简介：重庆市意臣亚健康调理中心以“想你所想，令客户完全满意”为宗旨，意臣专注做成人、儿童亚健康调理，在意臣为您打造全身心健康美丽人生，创造幸福和谐家庭，让生命更有尊严。

单位地址：重庆市渝北区水晶郦城二组团物业管理处前行 10 米

陈氏亚健康专业调理机构（安徽省）

牌匾编码：ET2015120039

单位简介：本机构设有：儿童亚健康干预测评系统、专业为 0-14 岁儿童进行亚健康状态的咨询、评估、预防保健及科学的调理方案等。同时本中心还开展运用中医药外治特色干预技术，如：少儿推拿调理、儿童灸法调理、儿童穴位贴敷技术等，从而让更多的孩子受益，让更多的家长放心。

单位地址：安徽省亳州市谯城区文帝街东段路北 51 号

御妃儿童亚健康调理中心（江苏省）

牌匾编码：ET2015120040

单位简介：御妃儿童亚健康调理中心，是一所专业为儿童提供亚健康推拿调理服务和儿童预防保健服务的规范健康管理机构，主要推广服务项目为国家公共卫生中医药儿童健康管理服务规范项目，中心设有儿童亚健康干预效果测评中心，专业为儿童进行亚健康状态的咨询、评估及调理服务。服务对象为 0-14 周岁儿童。

单位地址：江苏省丹阳市开发区兰陵路 85 号

艾琪健康儿童 4s 旗舰店（山东省）

牌匾编码：ET2015120041

单位简介：艾琪健康 4s 旗舰店是一家“诊所式”养生连锁机构，致力于中医亚健康干预技术的研究，艾琪集人才培训，输出，特色技术培训，特色连锁机构运营。2014 年与中和亚健康服务中心成功牵手，并被中和亚健康服务中心授予“亚健康开拓者”的殊荣。店内有中医常规、特色亚健康调理技术及百余种有疗效的调理技术服务于客户。

单位地址：山东省东营市东营区黄河路东赵盛世龙城

艾琪健康儿童 4s 店（安徽省）

牌匾编码：ET2015120042

单位简介：孩子关爱少不了你与我，艾琪康健儿童 4S 店以诚信为本，顾客至上的经营理论。本店秉承着“用心呵护每一个宝宝，用心服务每一个客户”的经营理念，致力于母婴领域，提供行业一流的产品与服务。在中和亚健康服务中心指导下，引入国家公共卫生中医药儿童健康管理服务规范项目，为孩子健康提供更专业的服务。

单位地址：安徽省砀山县帝景水岸小区南大门

艾琪健康儿童 4s 店（山东省）

牌匾编码：ET2015120043

单位简介：艾琪健康儿童 4s 店，十多年以来一直从事亚健康的调理，以为顾客改善身体亚健康为己任，一直不断学习专业知识，更好的服务于客户。经营项目包括：儿童的亚健康干预调理，及成人的亚健康调理。在国家中药药管理局业务指导的中和亚健康服务中心领导下，遵守国家各项卫生制度，把儿童亚健康事业一直做下去。

单位地址：山东省青岛市黄岛区双珠东路198号乙

青苹果儿童智能开发有限责任公司（湖北省）

牌匾编码：ET2016010044

单位简介：襄阳奇卡早教是襄阳青苹果儿童智能开发有限公司在 2015 年推出的高端早教品牌，占地1500平方米，是襄阳市最大的早教中心，运用先进的早教理念，针对0-14岁不同年纪宝贝的敏感期和发展状况，采取有针对性的课程安排。在中和亚健康服务中心指导下，引入国家公共卫生中医药儿童健康管理服务规范项目，为孩子四季及常规养护健康提供更专业的服务。

单位地址：湖北省襄阳市襄城区宜宾路川惠大酒店内

乾笛小儿推拿亚健康调理中心（河南省）

牌匾编码：ET2016010045

单位简介：乾笛小儿推拿亚健康调理中心位于河南省郑州市周口地区郸城县郸淮路中段，是国家公共卫生中医药儿童健康管理服务规范项目推广单位。自成立以来，秉承中医养生理念，一直专注，专心，专业，儿童亚健康调理，得到大家的一致好评。通过在中和亚健康服务中心四季康贝更专业的学习，为把少儿亚健康产业推向一个高峰，同时顺应市场的需求，专门成立了乾笛小儿推拿亚健康调理中心。专注儿童健康，提高机体免疫力。

单位地址：河南省郑州市周口地区郸城县郸淮路中段

仁之初儿童亚健康调理中心（河南省）

牌匾编码：ET2016010046

单位简介：仁之初儿童推拿调理中心自成立两年多以来，以中医理论为指导，精确辩证，并通过对小儿体表的经络穴位，施以各种不同的推拿手法，调整阴阳及脏腑功能，扶正祛邪，疏通经络，调和气血，调理小儿体质，改善小儿身体状况，提高小儿抵抗力，并通过穴位推拿，对感冒，发热，腹泻，呕吐，咳嗽，便秘，肺炎，厌食，哮喘等疗效显著，得到广大婴幼儿及父母的广泛认可。

牌匾编码：ET2016010046

机构简介：仁之初小儿推拿自成立两年多以来，以中医理论为指导，精确辩证，并通过对小儿体表的经络穴位，施以各种不同的推拿手法，调整阴阳及脏腑功能，扶正祛邪，疏通经络，调和气血，调理小儿体质，改善小儿身体状况，提高小儿抵抗力；并通过穴位推拿，对感冒，发热，腹泻，呕吐，咳嗽，便秘，肺炎，厌食，哮喘等疗效显著，得到广大婴幼儿及父母的广泛认可。

单位地址：河南省郑州市中原区中原西路与西三环绿都城52号楼

丽冠社区儿童健康调理机构(河北省)

牌匾编码：ET2016030053

单位简介：本机构主要以社区居民疾病预防、医疗、保健、康复、健康教育、计划生育技术指导等为服务内容，现有医护人员20余人，设有中西药房、全科诊室、护理治疗室、中医诊室、康复理疗室、小儿推拿室等。本着“以人为本、服务第一、质量第一、信誉第一”的服务宗旨，为辖区居民提供全科服务。

单位地址：河北省保定市莲池区隆昌路 214 号

黄骅市国医堂中医儿童推拿调理机构(河北省)

牌匾编码：ET2016030054

单位简介：本机构秉承传播健康，传递关爱。以技术求生存，以服务求发展的经营理念。主要经营：儿童推拿调理，疾病辅助调理，四季保健调理，体质调养，私人订制儿童健康管理。

单位地址：黄骅市新海西路盛华超市西行 50 米

天津助康儿童健康调理中心(天津市)

牌匾编码：ET2016030057

单位简介：天津助康儿童健康调理中心是国家高新技术企业天津市奋斗者网络科技有限公司旗下专业儿童健康调理机构，年服务儿童几千人次，年累计在幼儿园、早教机构开展公益讲座，专家咨询上百场。助康现有推拿师十几名，大多是中医药大学毕业，具有医师资格证或高级按摩师证。

单位地址：天津市河西区隆昌路鋆盈写字楼 A201

信阳市第五人民医院门诊部国家公共卫生中医药儿童健康调理机构(河南省)

牌匾编码：ET2016030059

单位简介：信阳市五院泰福体检中心，是信阳市第五人民医院和河南泰宇医疗健康产业集团于 2012 年精心打造，中心总投资近 3000 万元，营业面积 2000 多平方米，设置 30 多个独立诊室，开展各种检查项目 300 多项，且具备职业病健康体检资质。中心主要面向信阳市及豫南日益增长的关爱生命健康、注重自身生活质量的大众群体及高端贵宾人群。

单位地址：河南省信阳市楚王城红旗渠路 95 号

元经堂健康管理有限公司儿童健康调理机构(湖北省)

牌匾编码：ET2016040060

单位简介：湖北元经堂健康管理有限公司是一家专业从事中医文化传播、中医门诊连锁、中医健康管理的综合服务机构，下辖三家中医门诊和养生调理一体化连锁经营机构。长期开展中医内、妇、儿科及针灸康复诊疗，脊柱通调，小儿推拿，经络减肥等九大特色调理项目。

单位地址：湖北省武汉市武昌区静安路 7 号凯旋名邸元经堂

大邑县晋原镇幸福儿童健康咨询服务中心(四川省)

牌匾编码：ET2016040062

单位简介：大邑县晋原镇幸福儿童健康咨询服务中心是在 2008 年岳伟老师成立的，在经络调理的基础上走向儿童健康调理，历经多年的发展，我们现在有了非常成熟的儿童调理案例和经验，在大邑县城是排名第一的，每天都有很多妈妈爸爸排队带孩子来调理，已经做出了非常好的效果，在未来我们按着国家的政策方向把儿童健康事业做得更好，更有效。

单位地址：大邑县华强街 47 号，大邑县南苑小区西八项 26 号

妙莲华儿童健康调理机构(河北省)

牌匾编码：ET2016040063

单位简介：妙莲华儿童健康调理机构是集预防保健、体质调理、普及推广于一体的专业儿科推拿机构。成立于 2011 年 3 月，是石家庄专业儿科推拿机构，“河北省特色医疗重点推广单位”“河北省全民健康消费者满意示范单位”“河北省儿科推拿职业培

训临床教学实训基地”。河北省反射疗法儿科推拿专业委员会常务理事单位，中华中医药学会主办，全国中医药与少儿推拿学术论坛授予“促进少儿推拿事业突出贡献奖”。

单位地址：河北省石家庄市裕华区鑫科国际A座

中山市三乡镇和康堂中医养生馆(广东省)

牌匾编码：ET2016040064

单位简介：中山市三乡镇和康堂中医养生馆是一家以传统中医外治疗法为主的养生会馆，以弘扬中华中医药传统文化为己任，秉承外治疗法“绿色、安全”的理念，以指代针，以手代药，不针不药，让客人远离药害，和乐安康。经营项目有：中医小儿推拿、成人经络养生、艾灸保健、中药泡浴、刮痧拔罐等。

单位地址：广东省中山市三乡镇雅居乐花园 A5 栋 21 号铺

张氏少儿亚健康推拿调理中心(河南省)

牌匾编码：ET2016040065

单位简介：张氏少儿亚健康推拿调理中心成立于 2015 年 10 月。创始人酷爱中医，经过多年的刻苦学习和经验，在短时间内博得了广大顾客的认可。并于 2016 年获得“少儿亚健康推拿调理师”证书，“少儿亚健康咨询师”证书，“2016 年度全国儿童亚健康调理服务百强店”“2016 年度全国优秀儿童亚健康调理师”证书。

单位地址：河南省焦作市武陟县城和平路北段张氏少儿亚健康调理中心

中和康贝幼康堂儿童健康调理机构(湖南省)

牌匾编码：ET2016040067

单位简介：中和康贝幼康堂儿童健康调理机构主要从事少儿经络推拿，是一家专注于为 0-14 岁儿童提供健康保健的服务机构。并通过传统中医少儿经络推拿技术同时配合天然食物内服帮助儿童强身健体，远离疾病，缩短病程，与健康相伴。使家长在儿童未病、生病、治病等过程中不再茫然无措。

单位地址：湖南省长沙市雨花区人民中路佳润新都一栋

681 源圣康健康管家(北京市)

牌匾编码：ET2016060072

单位简介：681 源圣康健康管家是源圣康（北京）健康管理有限公司旗下的健康管家亲子主题品牌项目。成立于 2016 年，是以“敬天爱人，天人合一”为理念，以“亲子健康养生”为核心文化，以“手护宝宝快乐成长，健康育儿共赢未来”为社会价值目标，通过专业的亚健康检测，制定亚健康综合调理方案，形成客户跟踪管理“一站式”的服务模式，打造五星级特色人体健康“4S 店”。为全国儿童中医体质测评与调理数据采集单位，荣获“2016 年度全国儿童亚健康服务百强店”。

单位地址：总部：北京市西城区阜成门外大街

山西地区一部：山西省太原市小店区长风街 116 号北美新天地

千年古法艾灸、中和亚健康专业调理(河南省)

牌匾编码：ET2016060073

单位简介：本中心是受国家批准专门从事儿童亚健康调理服务项目的养生保健机构。以传播中医文化、预防养生保健为宗旨，针对儿童九种体质结合中医望闻问切进行辩证调理，对儿童感冒、发烧、咳嗽、便秘、腹泻、积食等亚健康状态有显著效果，为儿童健康保驾护航。

单位地址：河南省驻马店平舆县泰和路 111 号中和亚健康专业调理店

常熟市虞山镇馨源堂推拿保健服务部(江苏省)

牌匾编码：ET2016060074

单位简介：本店位于常熟市古城区东 4A 级景区方塔院内，紧邻古城最繁华的商业街-方塔街，以传播中医药文化为己任，以倡导绿色健康养生保健方法为宗旨，大力发展儿童预防保健方法。本店经营儿童项目有：儿童九种体质调理，儿童亚健康状态的调理，儿童四季养生保健调理等。

单位地址：常熟市虞山镇方塔园塔后街 2 号楼 22 号

信嘉少儿亚健康调理中心(河北省)

牌匾编码：ET2016060075

单位简介：我单位是经国家中医药管理局批准，创办的少儿亚健康调理机构，以亚健康检测为基础，以传统中医调理为手段，以推广健康生活方式为重点，以健康改善为目的的个性化系统健康管理。倡导身心调养亚健康调理理念，提高亚健康诊疗技术水平，提升全民健康指数，关心社会，奉献爱心，为提高全民健康意识和健康水平服务。

单位地址：河北省涿州市桃园区冠云西路 110 号

华世健康泽轩小儿推拿连锁机构(江西省)

牌匾编码：ET2016060076

单位简介：华世健康泽轩小儿推拿连锁机构扎根江西，在全国中医药儿童健康工程办公室及中和康贝公司的指导下，运用传统中医手法结合中医药儿童专用药油，不仅在儿童体质提升和儿童保健工作中起到了良好的效果；还在儿童亚健康调理及简单疾病调理和康复中发挥重要作用。年服务人数几千人次，在江西南昌用服务口碑及示范效应带动了南昌及周边县市小儿推拿项目的开展。取得了较好的社会效益和经济效益。

单位地址：江西省南昌市青云谱区坛子口国贸广场 B 区 A 座 2604 室

武汉市黄陂区私享佳儿童健康调理中心(湖北省)

牌匾编码：ET2016060077

单位简介：武汉市黄陂区私享佳儿童健康调理中心是一所专注服务 2—12 岁的儿童健康服务机构，在中医整体观念的基础上，以阴阳五行，脏腑经络等学说为理论指导，运用专业手法刺激穴位，使经络通畅，气血流通，以达到调整脏腑功能，提高抵抗力，治病保健的功效。

单位地址：湖北省武汉市黄陂区盘龙一路美府明苑门面 107 号

爱尔康贝儿童健康调理机构(山东省)

牌匾编码：ET2016060078

单位简介：机构是专业从事儿童健康管理以及亚健康调理服务的大平台、多客户、大循环的服务模式，围绕孩子的健康进行管理，包括医学的体质检测评估、营养方案、运动方案及健康心理方案、健康档案管理等，为孩子做出对健康成长最有利的个性化养护方案，致力服务山东省儿童，为山东省儿童健康保驾护航。

单位地址：山东省临沂市兰山区

苏州臻康儿童调理中心(江苏省)

牌匾编码：ET2016060080

单位简介：针对 0—14 岁小儿体质推拿调理：预防感冒、咳嗽、鼻炎、湿疹及肠胃疾病、促进儿童智力及脏腑功能的发育、增强儿童体质、提高免疫力，让孩子少生病，不吃药、不打针，是四季养护的绿色健康调理中心。

单位地址：江苏省苏州市工业园区琉璃街 165 号海悦花园六区 6 幢 103 室

咸阳中和康贝儿童健康调理中心(陕西省)

牌匾编码：ET2016100081

单位简介：本中心是全国首家儿童健康专业调理连锁机构，也是全国儿童中医预防保健社区服务第一品牌。我中心拥有儿童健康调理专业咨询师两名，调理师三名。以中医常用保健方法为手段，服务于全民健康，是基于“治未病”的理念和现代医学以及临床经验为基础。采用专业的检测，对亚健康儿童制定整体调理方案、标准调理路径、亚健康状态调理和客户跟踪管理“一站式”的服务模式。简称“咸阳中和康贝儿童健康调理中心”。

单位地址：陕西省咸阳市渭城区人民东路 5 号

邯郸市中和康贝儿童亚健康调理中心(河北省)

牌匾编码：ET2016100082

单位简介：中心由邯郸市太极拳促进会向国家中医药管理局儿童健康工程办公室申请，经过严格审批之后于 2016 年 11 月 15 日正式运营，是专门从事少儿亚健康状态咨询、检测、少儿亚健康干预调理技术、评估、管理为一体的专业化儿童中医预防保健权威的服务机构。

单位地址：河北省邯郸市东柳北大街春晖小区二号院三单元 202 室

重庆彭水度美儿童健康调理机构(重庆市)

牌匾编码：ET2016100083

单位简介：彭水中和亚健康管理服务中心隶属于全国中和亚健康服务中心，重庆度美健康科技有限公司在重庆市创办的唯一功能齐全的中医“治未病”机构。中心位于县城商贸园，交通便利，现有员工 30 人，占地面积 1000 平方米，总投资 500 万元。中心秉承‘以人为本、关爱生命’的服务理念，科学严谨的解决顾客亚健康问题，在政府主管部门的监督管理下，全力打造重庆市规范、权威、专业的亚健康管理服务机构。

单位地址：重庆市彭水县下街商贸园中央豪庭三楼

海淀区中和康贝儿童亚健康调理中心(北京市)

牌匾编码：ET2016100084

单位简介：海淀区中和康贝儿童亚健康调理中心，隶属于菲合华（北京）咨询服务有限公司，专注于儿童保健事业，积极探索儿童亚健康调理行业规范化标准，以亲子预防保健为理念，运用传统小儿推拿调理手法，为 0—14 周岁孩子提供健康咨询和调理服务的少儿亚健康专业调理机构。

单位地址：北京市海淀区中关村科育小区 46 号楼 1 单元 204 室

附录四：

亚健康艾灸调理规范技术推广示范单位一览表

（省份按拼音字母排序）

福建省

安慕姿

单位编码：0592667

单位简介：安慕姿是厦门市安慕姿美容养生有限公司于 2015 年 11 月自主创办的，以女性产后修复为主营业务，兼营美容、美体、养生等多元化项目的专业养生会所。“安慕姿”以现代医学、中医养生、保健、营养学为研发核心，将深厚的医学理论与个体体质的特殊性完美融合，根据不同客户的专属体质，为其打造个性化的美容、美体、养生套餐，引领现代女性焕发健康魅力，点燃生命激情，重塑自信人生。

单位展示：

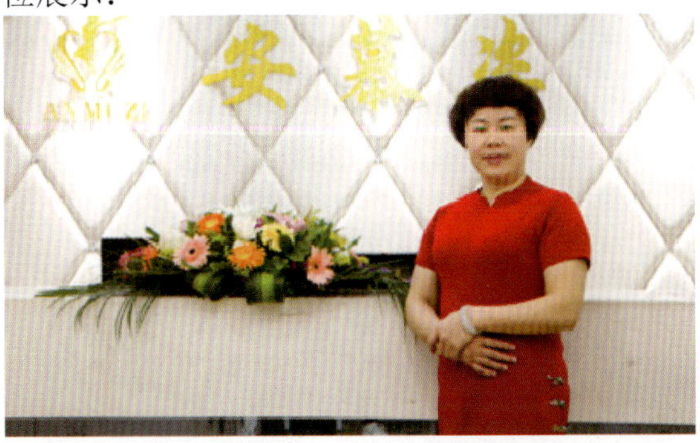

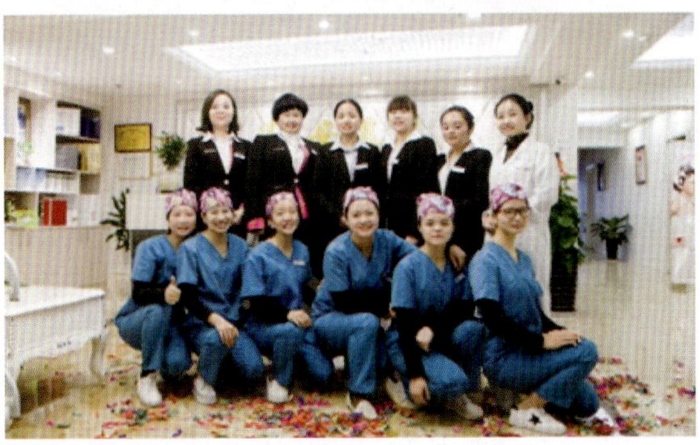

单位地址：福建省龙岩市新罗区万阳城 A3 梯 9 楼

白雪美容会所

单位编码：0599193

单位简介：白雪美容会所位于福建省南平市建阳区，自 2009 年成立以来，一直以稳健步伐发展，不断学习并培训公司员工的各项技能。荣获全国及地区多项大赛奖项，获得中和亚健康服务中心指定社区服务站及示范单位，得到建阳诸多爱美人士及行业人士的好评，公司员工以饱满的热情，专业的水准，来打造一个让您可以放松的场所。

单位展示：

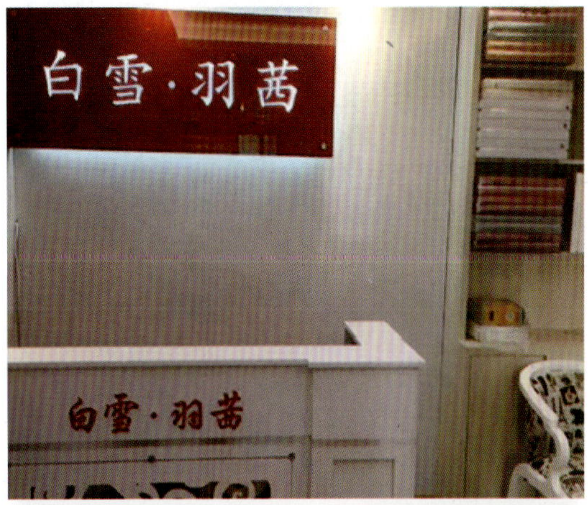

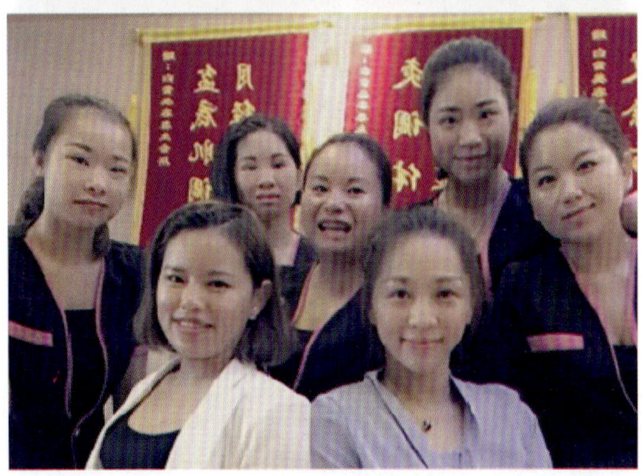

单位地址：福建省建阳市童游宋慈路广财酒楼对面

红茄美媛会所

单位编码：0595174

单位简介：红茄美媛会所成立于 1999 年 10 月 8 日，是一家专业的美容养生会所，位于永春县金龙城 16 栋 6 号店，红茄美媛会所专业塑造女性美丽与健康。真情十八载，专注于养生，美颜塑型，科学合理的产品搭配，超好的护理手法及功效产品使红茄美媛会所长期以来在永春美容行业处于领先者。用心服务引导着顾客养生重于治疗，花小钱防大病，防治亚健康。

单位展示：

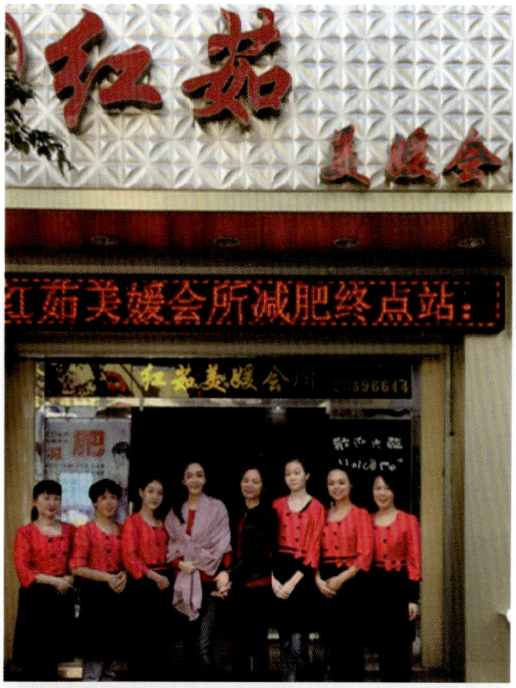

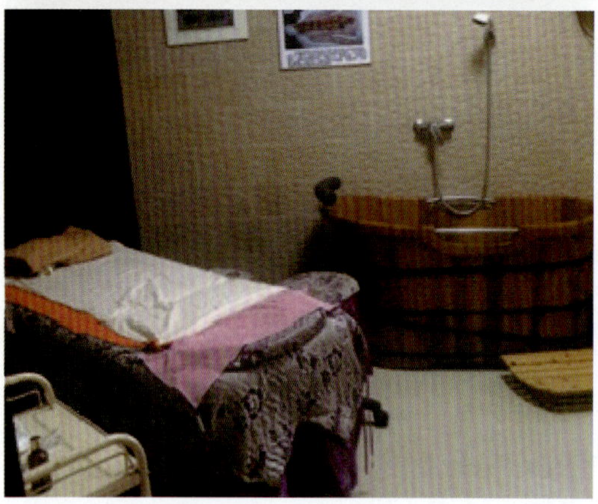

单位地址：福建省厦门永春金龙城 16 栋 6 号店

蕙质兰心养生馆

单位编码：0592668

单位简介：本店位于福州市苍山区花德南路华润橡树湾五期商业店面二楼。店内面积 140 平方米。负责人阮小红，从事美容养生行业 20 年，自己开店十年。师从国医堂（福建中医学院）教授窦教授、郑教授，以及微示脊椎养生调理师郭教授。擅长治疗：颈椎病、肩周炎、失眠、腰腿痛、膝关节病、驼背含胸盆骨矫正、腰椎间盘突出、脊椎侧弯、四肢疼痛、局部减肥、胸闷气短以及艾灸调理（风湿病，关节炎，宫寒）等项目。

单位展示：

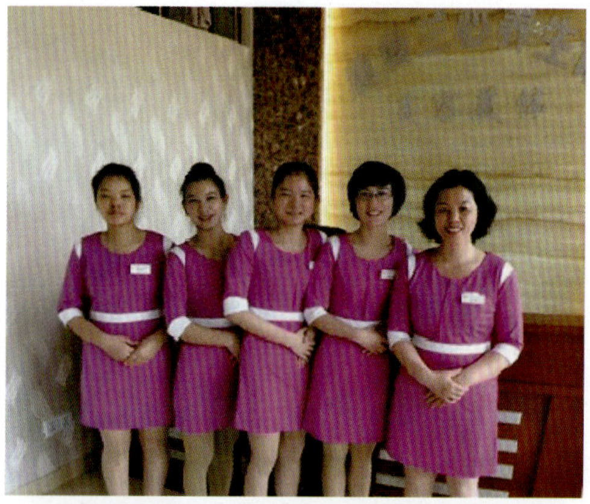

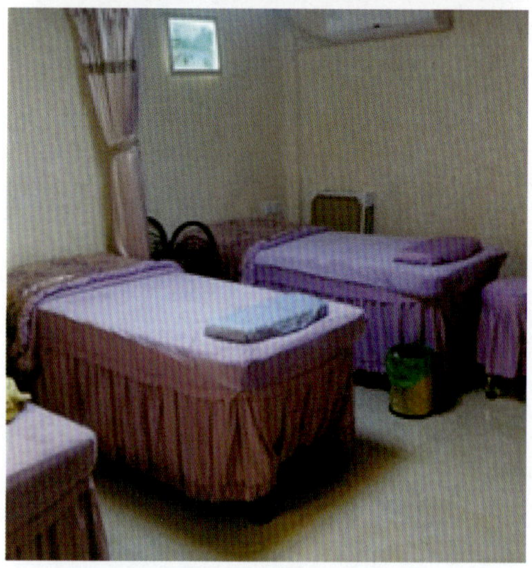

单位地址：福建省福州市仓山区花溪南路华润橡树湾 5 期商业店面二楼

欣贵族美容有限公司

单位编码：0592669

单位简介：欣贵族美容有限公司成立于2004年，公司总部位于蓝湾国际，在罗宾森广场，吕厝摩尔莲花设立分公司，拥有专业的养生艾灸调理技术及资质。欣贵族专业为现代都市女性提供美容、美体、瘦身的综合性美容会所，主要以生活美容和中医养身为特色，提倡让健康走在美的前面，致力技术和服务的不断提升，力求为现代都市女性提供身心灵全面的放松空间，由于受到广大群众的服务信任，目前已开设三家机构。

单位展示：

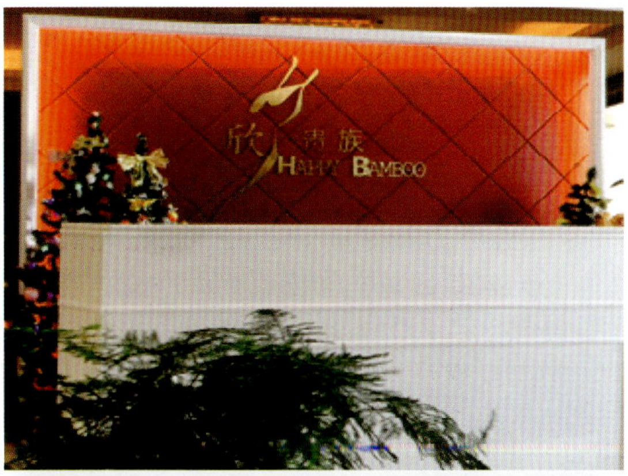

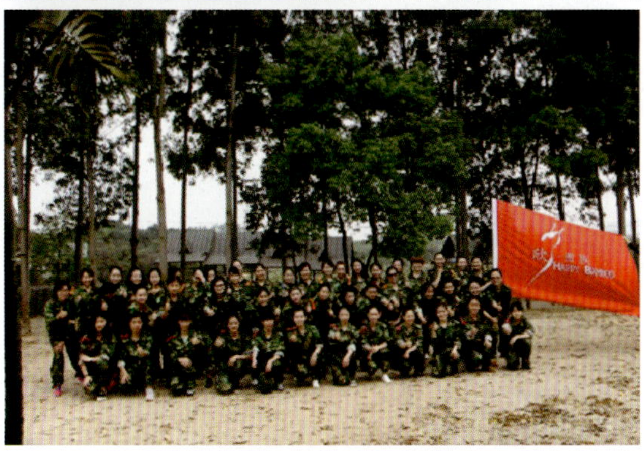

单位地址：【莲花店】福建省厦门市思明区摩尔莲花香莲里34号4C

【松柏蓝湾店】福建省厦门思明区蓝湾国际北二楼二梯1401

【金榜店】福建省厦门思明区罗宾森钻石阁2705室

雅芳美容美体养生馆

单位编码：0591194

单位简介：雅芳美容美体养生馆成立于2000年，是一家零售护肤品、彩妆、美甲、养生服务为一体的综合性化妆品店。以“让美丽健康”为企业目标，多年来不断完善自我，在闽清美容行业具有一定的影响力。经过18年的市场发展，雅芳美容院对数千万女性进行亚健康调理。在现代科学技术的支持下，配合艾灸养生受到广大爱美女性的一致好评。

单位展示：

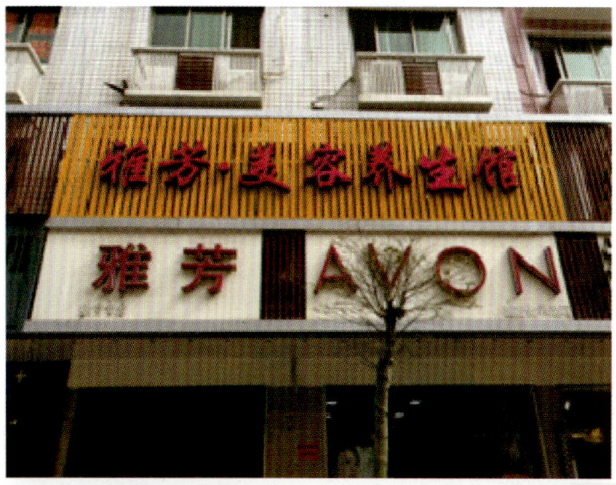

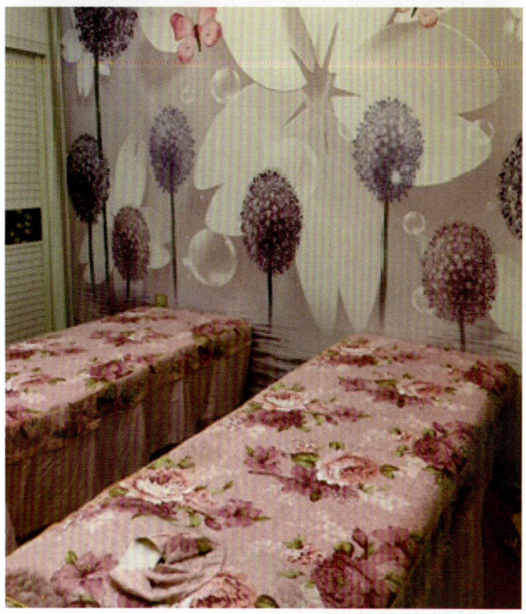

单位地址：福建省福州市闽清城关南北大街110号

指艺国际抗衰老健康中心

单位编码：0592663

单位简介：中心成立于2004年，企业历经11年的发展，拓展到现在20人的团队会所。创始人郑少红女士，从事美容业20年，以其独有的洞察力和敏锐的判断力，不断进行产品升级和项目优化，店里特色项目：中医养生、调理亚健康、美容抗衰等，深受群众的信任。

单位展示：

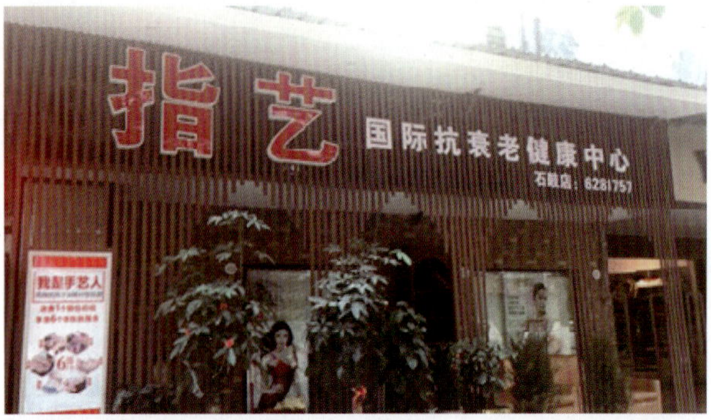

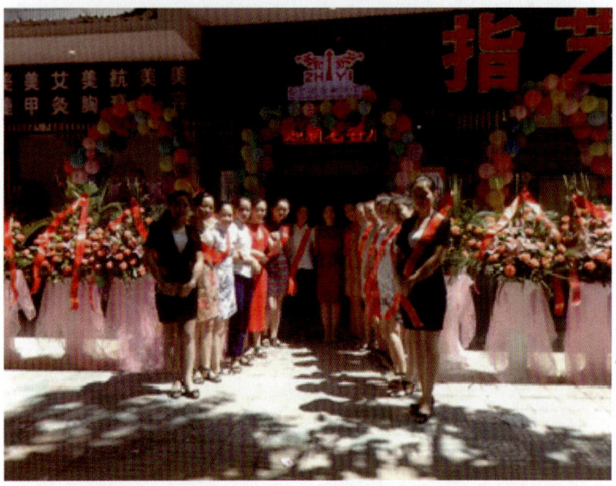

单位地址：福建省厦门集美区集美街道塘埔路3号第8间店面

广东省

仁妙亚健康专业调理机构

单位编码：0020521

单位简介：仁妙亚健康专业调理机构隶属广州仁妙生物科技有限公司，于2012年与柔嘉艾灸项目合作，2016年荣获“亚健康艾灸调理规范技术推广示范单位”。主要服务对象为亚健康人群，主要服务项目以中国传统的中医面诊、经络、脏腑、艾灸、热敷、食疗、佛学和现在人生活环境相结合调理，以柔嘉清肺去霾亚健康专业调理技术和艾灸技术，为广大亚健康人群解决各类困扰。

单位展示：

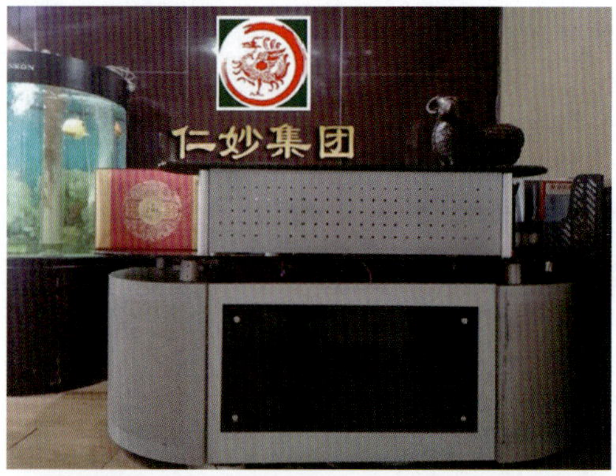

柔嘉清肺驱霾亚健康调理技术艾灸阵法

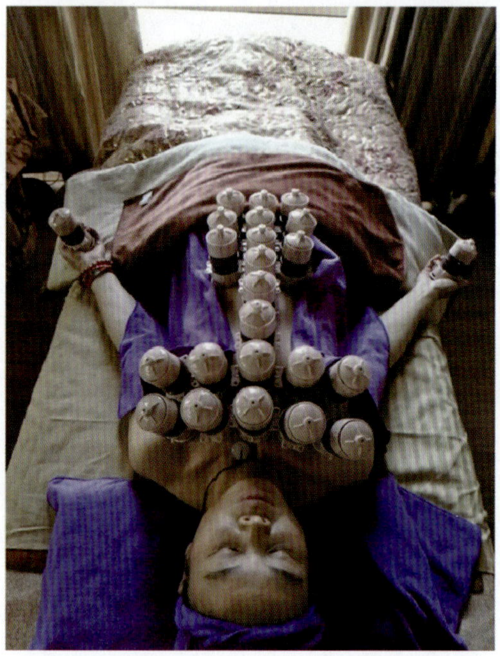

单位地址：广东省广州白云区齐富路云丽酒店10楼1012

维雅娜美容美体

单位编码：0769522

单位简介：广州仁妙生物科技有限公司东莞加盟店维雅娜美容美体，于2015年3月与仁妙生物科技有限公司合作富颜炙艾炙品牌，主要服务对象为亚健康人群。主要服务项目为传统的中医经络、脏腑、艾炙和现在人生活环境相结合调理，以柔嘉养脊通督亚健康专业调理技术和艾灸技术形成“一通经络，二排毒，三调脏腑，四强体质”的特色调理方式，为广大亚健康人群解决各类亚健康疾患。

单位展示：

富颜灸养脊通督亚健康
调理技术与艾灸阵法

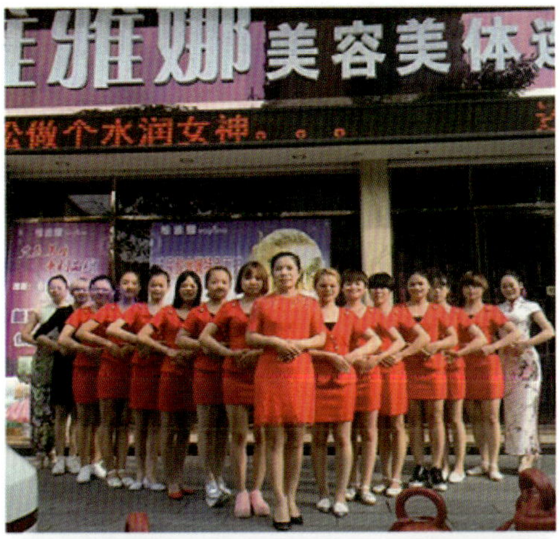

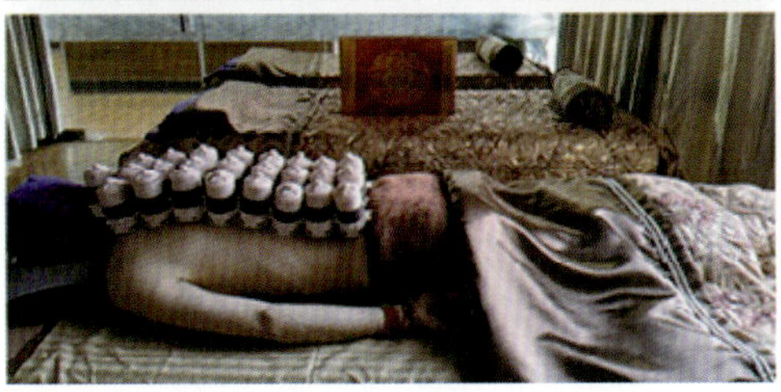

单位地址：广东省东莞市景湖春晓49栋

广西壮族自治区

德熠堂中医养生总店(桂林市)

单位编码：0779009

单位简介：“德熠堂”前身创始于公元631年，唐朝贞观年间。在唐朝时期为宫药坊，专为宫廷和军队提供专用宫药，于2014年6月设总店于广西桂林漓江之畔，2016年3月引进五元素艾柱，内设传统中医养生理疗项目：艾灸、药膳、药浴，以其独特的疗效，舒适的调理体验，深受市民喜爱。此外，德熠堂还是国内多家权威机构指定合作单位。

单位展示：

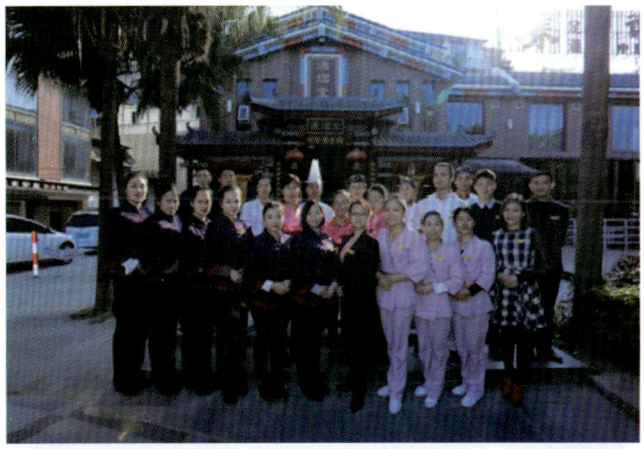

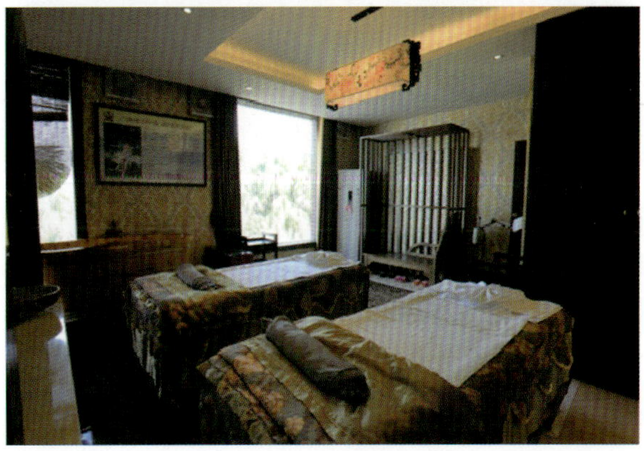

单位地址：广西桂林市七星区解放桥头东六匹马码头旁

纤百态美容养生会所（桂平市）

单位编码：0779010

单位简介：广西桂平市纤百态美容养生会所，自2008年成立至今一直本着以推广中国中医养生、造福于民为宗旨，2013年开始推广柔嘉企业的灸疗技术。本会所将继续秉承中医养生文化的精髓，以经络疏通、骨骼养护、温补五脏的传统养生手法，致力于调整女性乳腺问题，并加强灸疗技术，造福更多的亚健康人群。

单位展示：

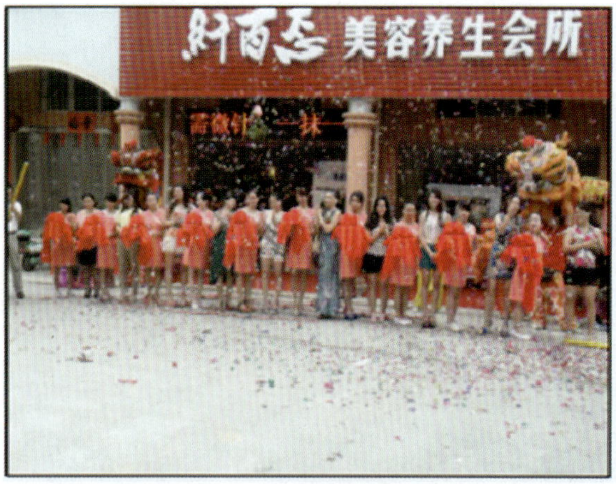

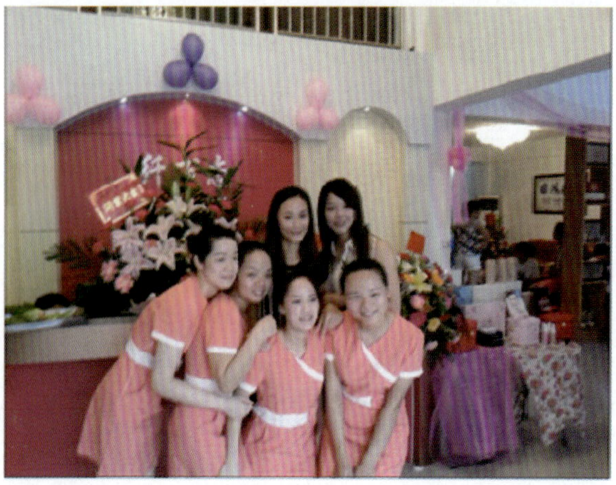

单位地址：广西桂平市七星花苑三期商铺 B7—8

香港植丽素美容养生会馆（柳州市）

单位编码：0779011

单位简介：香港植丽素美容养生会馆创始于 2000 年，从 2013 年引进柔嘉集团灸安康艾灸以来，真正领会到中国五千年中医文化的底蕴，体会到了艾灸的神奇。目前顾客大部分都是以艾灸来店调理，综合业绩不断跟着上升，达到了真正的单项目提升形象的魅力，接下来的发展中会继续宣传艾灸文化，让更多顾客受益。

单位展示：

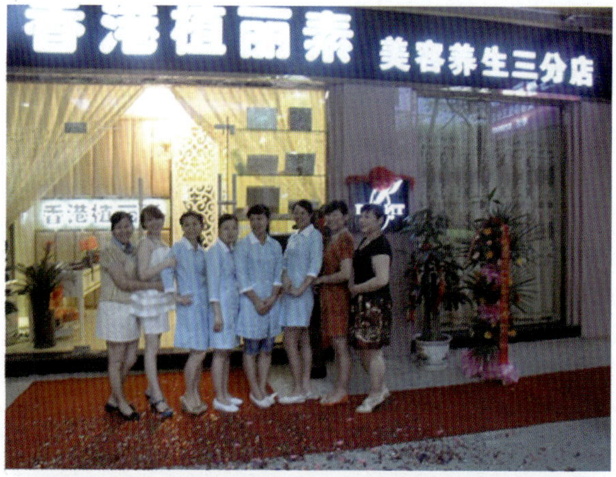

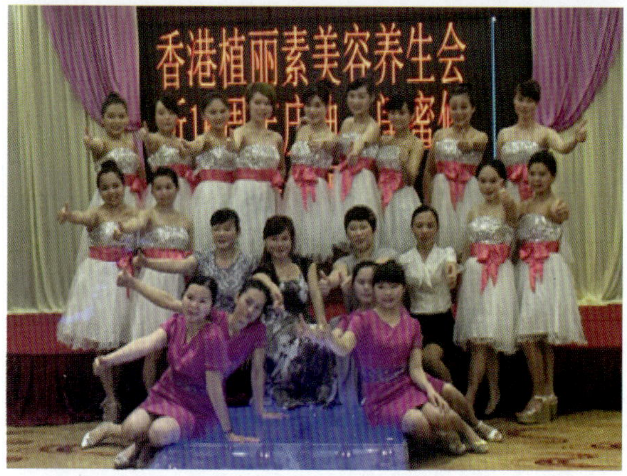

单位地址：广西柳州市海关路经典时代东门

广西面子美容有限公司

单位编码：0779013

单位简介：广西面子美容有限公司成立于 2010 年 1 月，是一家以“美容美颜、理疗保健、学员培训、管理咨询、加盟代理”实行网络化连锁经营管理的专业美容养生机构。公司主要经营绿色、健康、纯天然的产品，以调理亚健康为宗旨服务于广大的美容养生消费者。面子美容会所推广灸安康三年多时间，灸安康品牌的系统养生套盒及“三伏灸”五元素艾灸在店里得到了广大客户的认可。

单位展示：

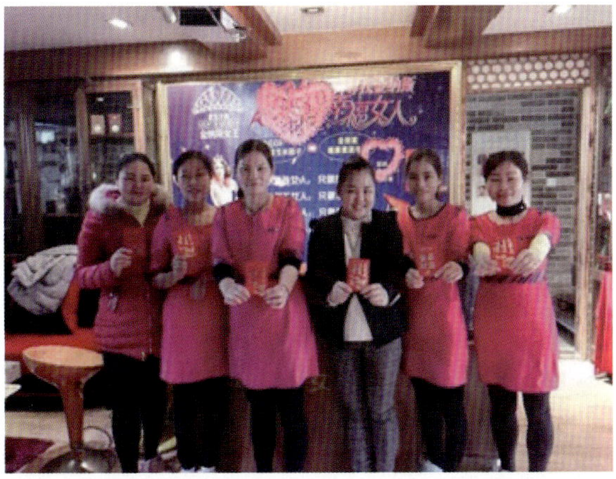

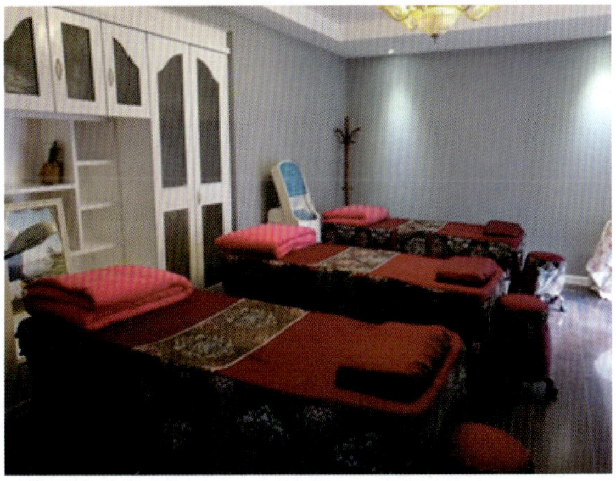

单位地址：广西南宁市东葛望园路嘉园小区 8 栋 1201 室

黛芙妮尔驻颜养生馆（阳朔分店）

单位编码：0779012

单位简介：阳朔县黛芙妮尔驻颜养生馆成立于 2010 年 7 月，柔嘉集团五行特色艾灸疗法具有疏通经络，行气活血，调节脏腑，沟通内外，平衡阴阳的效果。在总经理王飞雪女士的带领下，养生馆特色亚健康灸疗调理干预技术深受男女老少的喜爱，柔嘉集团的五行艾灸真正的把健康带进了千家万户。

单位展示：

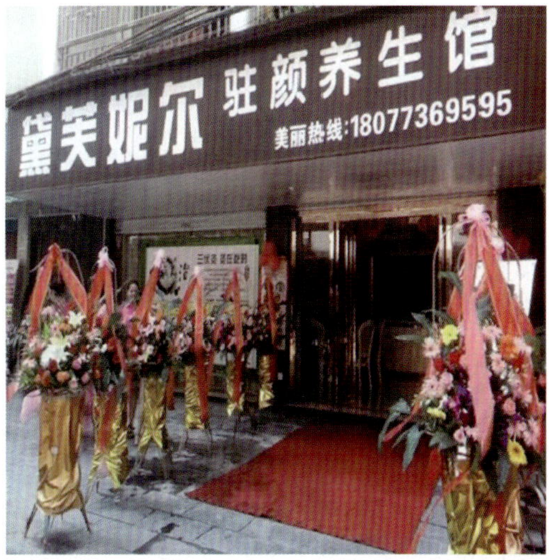

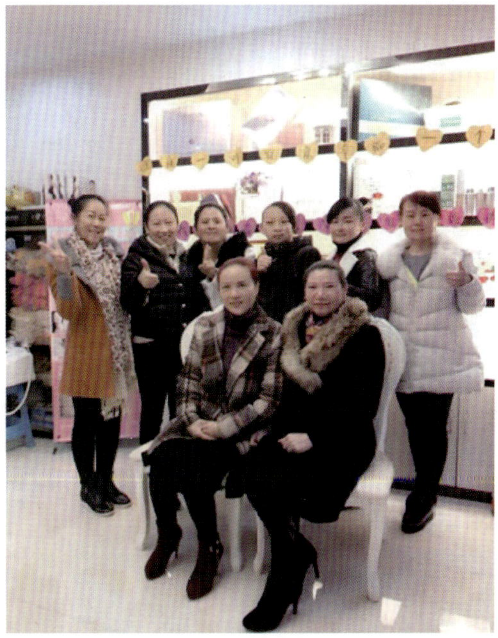

单位地址：广西阳朔县大村门开发区检察院公寓一楼

御容堂健康管理有限公司（南宁市）

单位编码：160024

单位简介：南宁御容堂健康养生管理有限公司是一家以中医理念结合现代科技，对身体亚健康问题和面部皮肤问题进行综合治疗调理的专业养生连锁机构。具有数十位全国中医名家组成的专家团队，经过多年临床试验，研发出了中医养生养颜系列产品，并将传统中医养生与健康养颜完美结合，形成了独特的中医疗法。2016年中和亚健康服务中心授予亚健康事业开拓者荣誉称号。

单位展示：

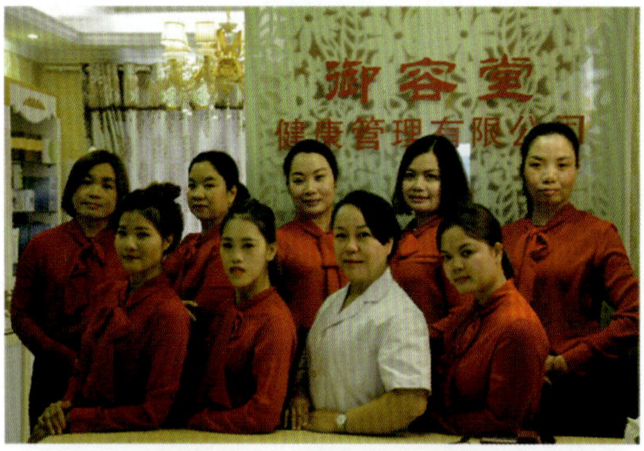

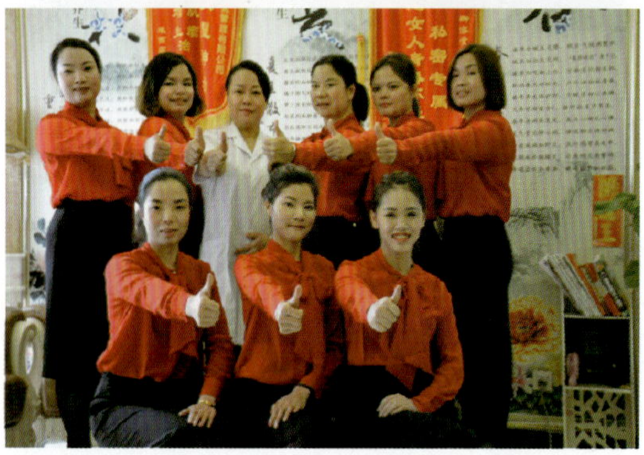

单位地址：广西南宁市东葛路159号景晖花园12栋044

御香堂美容问题皮肤修复专营店（南宁市）

单位编码：0775004

单位简介：广西南宁御容堂健康养生管理有限公司旗下的御香堂美容问题皮肤修复专营店是集美容养生为一体的专业亚健康调理机构，其秉承诚信经营理念，致力于打造亚健康专业调理机构中的一线品牌。2016年成为中华中医药学会亚健康分会和中和亚健康服务中心的亚健康艾灸调理规范技术推广示范单位，院长被授予亚健康事业开拓者称号。

单位展示：

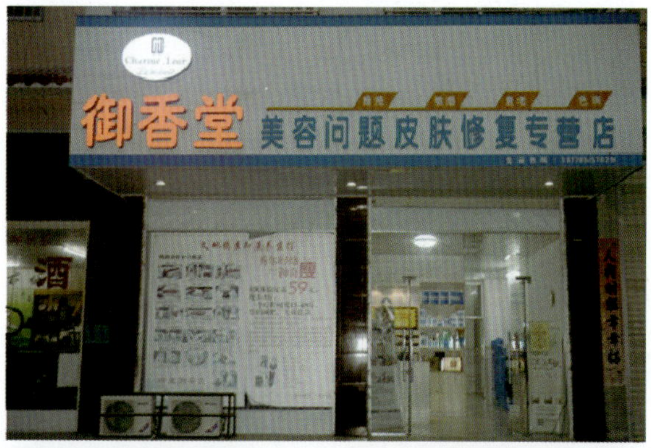

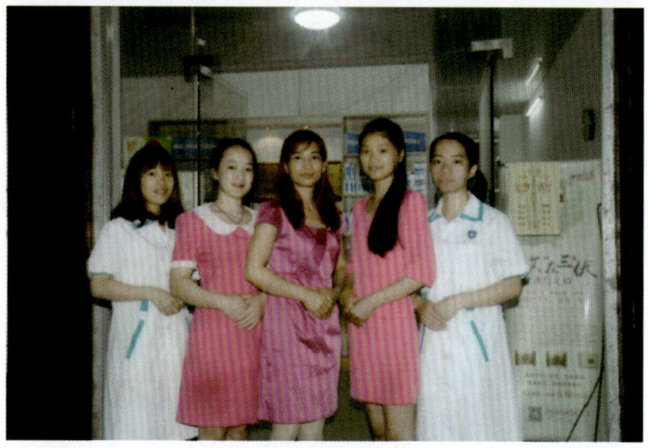

单位地址：广西玉林市博白县文地镇烟厂御香堂美容问题皮肤修复专营店

湖北省

监利雪依氏科技美肤馆

单位编码：0728222

单位简介：美肤馆是源于瑞士先进的护肤科技与理念。以科技重塑美丽，以专业铸造口碑，以服务创造个性，是中国顶级的美容连锁服务机构。馆内设顾问咨询室、美容室、贵宾室、主导亚健康调理，只为传承中华五千年中医养生文化，倡导“灸养中华，传承国粹”的信念。我们努力为大家打造一个舒适温馨的场所，让每一位家人在这里都可以得到全身心的放松。

单位展示：

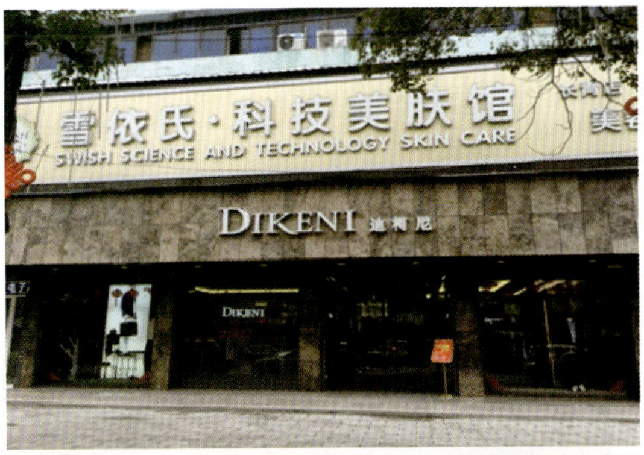

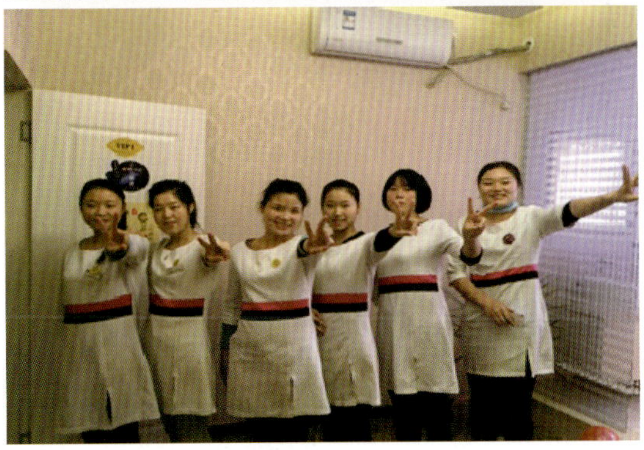

单位地址：湖北省监利县天府东路长青宾馆二楼

瑞慈健康管理责任咨询有限公司（孝感市）

单位编码：0712214

单位简介：湖北省孝感市瑞慈健康管理责任咨询有限公司，起源于靓女人美容美体连锁机构，已有十六年历史。公司自成立以来一直专注于打造一流的服务团队，精湛而又专业的知识与手法培训，注重品牌的品质、专业与文化，多年来荣获多次殊荣，并响应国家的号召，对顾客的亚健康管理与调理进行全方位的跟踪服务。

单位展示：

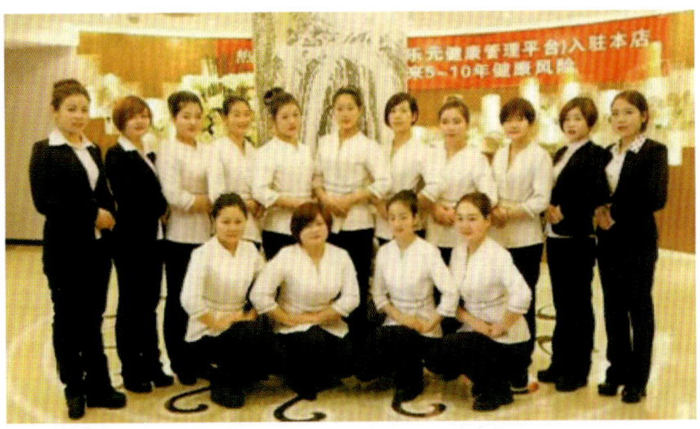

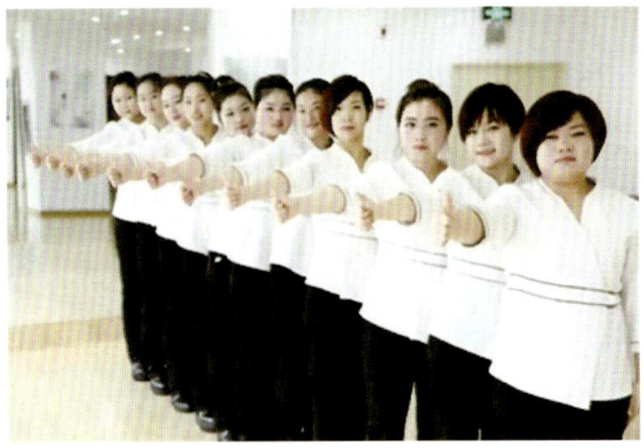

单位地址：湖北省孝感市

尊美养颜纤体会所

单位编码：0724217

单位简介：尊美、尊贵与美丽的结合，是姿态优雅、安适、予人安然感受的存在。湖北省钟祥市尊美美颜纤体会所创建于 2008 年，目前经营台湾顶级专业性品牌“安婕好”和健康养生品牌“永康华 SPA 灸安康”，以追求年轻美丽健康为理念，成就美丽人生。

单位展示：

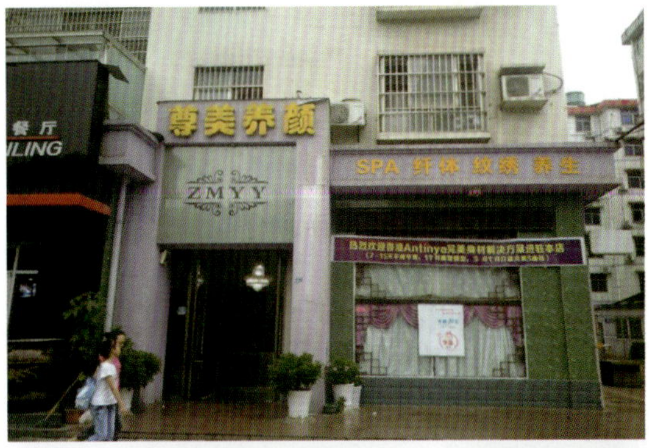

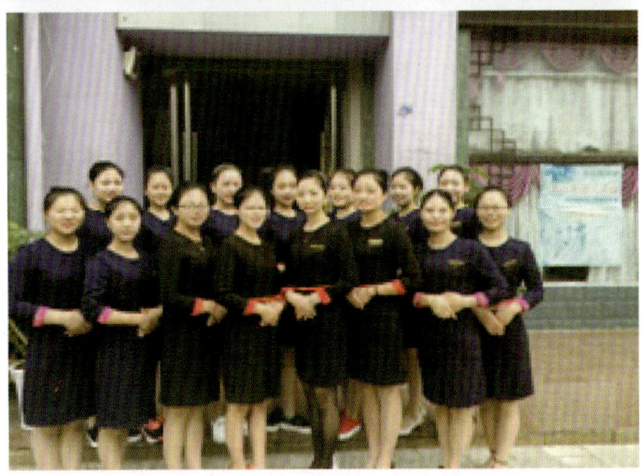

单位地址：湖北省钟祥市王府广场尊美养颜

国医馆（洪湖市峰口镇）

单位编码：0027220

单位简介：湖北省洪湖市峰口镇国医馆自然疗法贵族养生馆是一家以中医养生理论为基础，西方现代营养学为辅助，以特色艾灸调理为主，弘扬传统养生理论为己任的专业养生馆，倡导“灸养中华，传承国粹”的信念，致力于打造亚健康专业调理机构中的品牌。

单位展示：

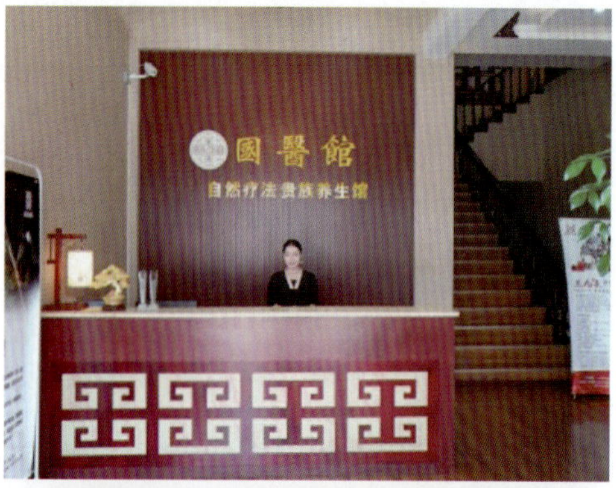

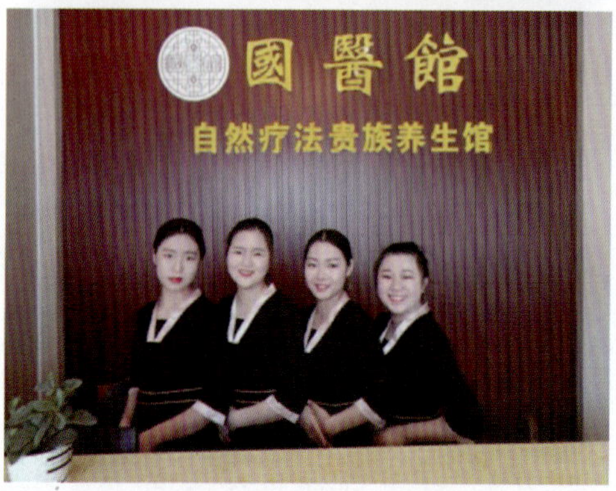

单位地址：湖北省洪湖市峰口镇建峰路 2 号国医馆

芙尔蔓美容养生馆（武汉市）

单位编码：0728221

单位简介：江夏芙尔蔓店开业于 2014 年 6 月 5 日。一直以顾客至上，服务没有终点，以顾客的需求为己任，不但的自我更新自我学习。主导亚健康调理，传承中医养生文化，倡导“灸养中华，传承国粹”的信念。我们努力为大家打造一个舒适温馨的场所，让每一位家人在这里都可以得到全身心的放松。

单位展示：

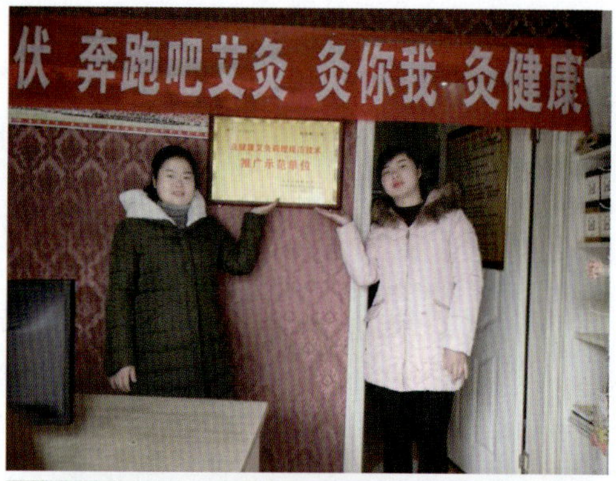

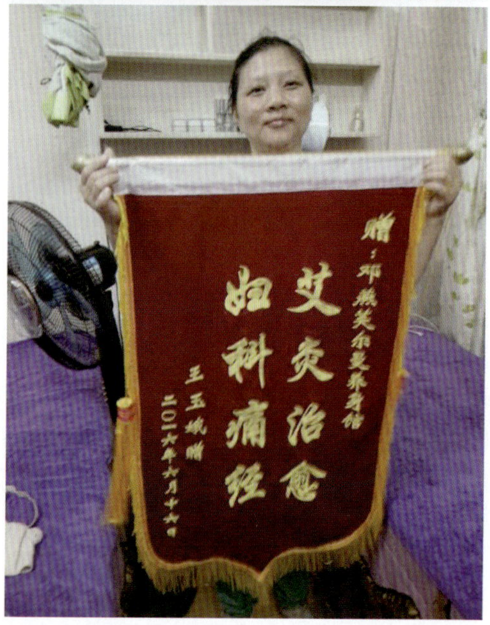

单位地址：湖北省武汉市江夏区郑店街段岭庙社区四组

湖南省

瑷·美颜坊国际美容养生 SPA 会所

单位编码：0730398

单位简介：瑷·美颜坊是一家经营细胞调肤、体质养生、私密养护、身材皮肤管理、艾灸养生等为一体的国际美容养生 SPA 会所。最早成立于 2009 年，位于美丽的浏阳镇头。瑷·美颜坊国际美容养生 SPA 会所现已发展为 4 家连锁店，不仅拥有专业的美容养生技术，先进的美容养生产品和仪器，还拥有宽敞的接待厅，雅致舒服的休闲区，私密安静的服务区，以及热情专业的服务团队。

单位展示：

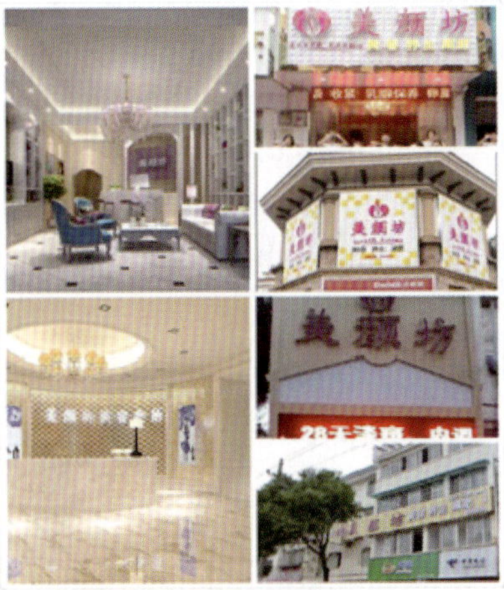

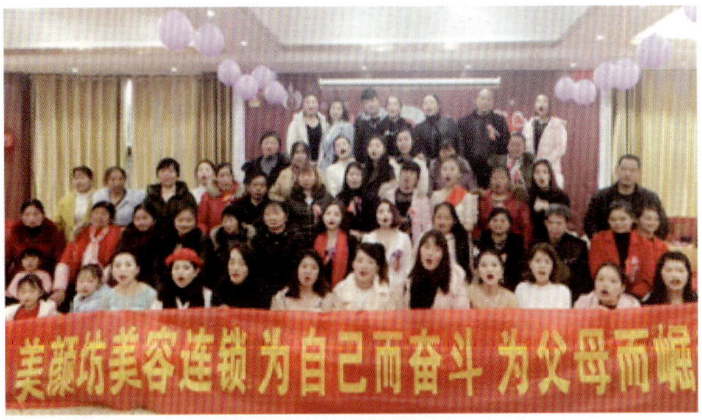

单位地址：湖南浏阳市柏加镇柏西街25号

好养眼抗衰国际美容连锁

单位编码：0746424

单位简介：好养眼抗衰国际美容连锁创立于1997年10月，经过20年的探索和发展，好养眼已发展成为引领国际健康美丽的高端消费的美容行业领航品牌，在抗衰老领域里独树一帜。目前，好养眼已发展成为集国际美容养生连锁机构，好养眼抗衰国际美容中心，再就业培训中心，品牌形象运营中心，健康于一体的综合性抗衰老企业。

单位展示：

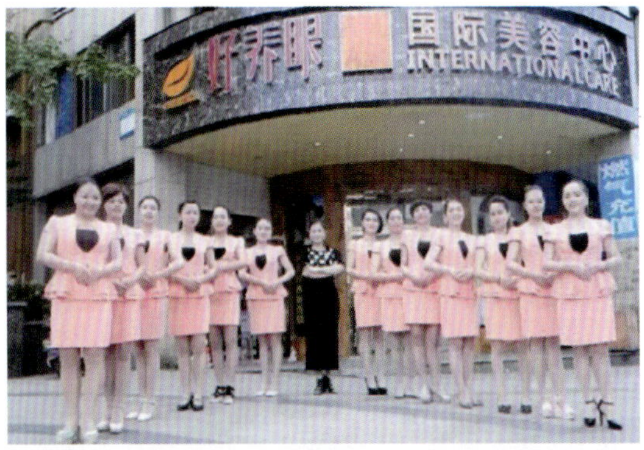

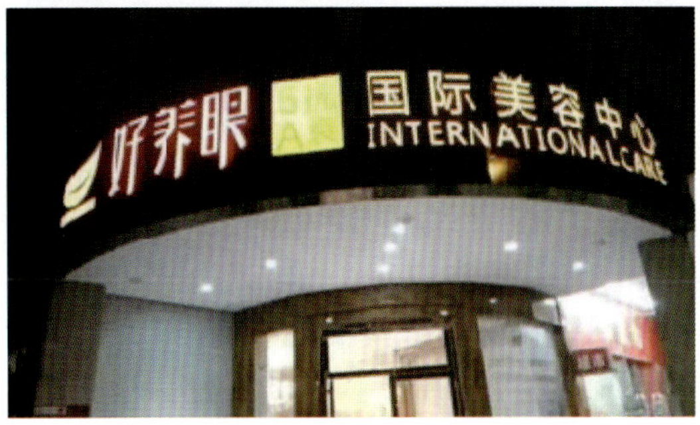

单位地址：湖南省邵东市金龙大道威亿大厦对面

康缘美溯（长沙市）

单位编码：0731391

单位简介：湖南长沙市康缘美溯·汎歌是一家集传统美容养生和新中式理疗，时尚休闲于一体的高级美容养生会所。集美容养生，中里艾灸养生，经络健康美胸，能量养生房，身体护理等多方位服务于一体，对现代女性亚健康问题给予了最佳的调理。会所设施齐全，环境优雅舒适，是养生休闲的理想佳所。

单位展示：

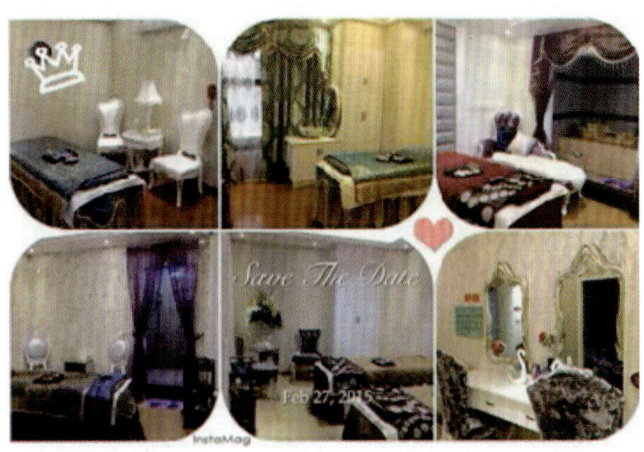

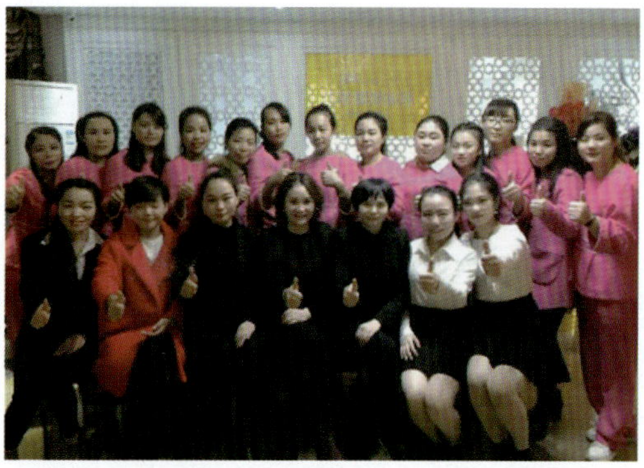

单位地址：湖南省长沙市开福区教育街横悦美美汎歌美容养生会所

金卓

单位编码：0739402

单位简介：金卓，作为一家专业造型美容护养中心，开设素颜美肌，国际SPA，S型身材管理，中科院自主研发生产细胞御肤产品系列，中医本韵艾灸养生，290年历史非遗（壶山林氏）食膳定制管理，中国国际（中源协和）细胞免疫抗衰项目定制对接，台湾原创生活艺术品销售定制等特色项目。坚持凝聚现代美业智慧，传承经典养生文脉，信守“金艺”求精、卓尔不凡的经营理念。

单位展示：

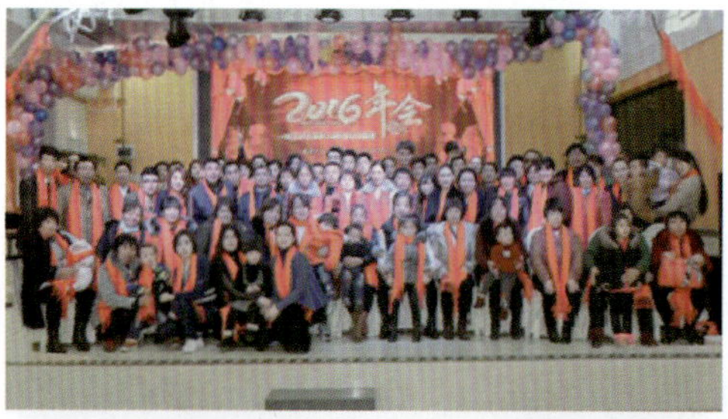

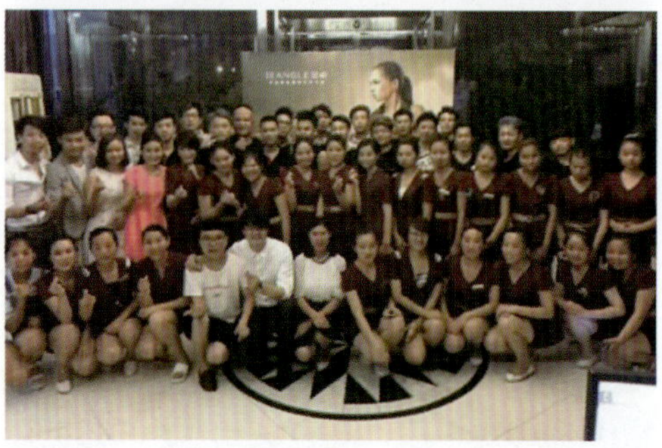

单位地址：湖南省长沙市岳麓区桐梓坡276好咸嘉新村嘉和苑109号门面

汎歌国际美容

单位编码：0746426

单位简介：汎歌国际美容由刘林锋女士1998年创立，位于慈利县天鹅湖财富中心1号楼9层。在19年调理经验中不断总结，反复实践，形成一套独家专业的丰胸纤体手法，带给顾客全身心的呵护及形体上的美丽蜕变。专业的中里康艾炙养生项目，高科技的全能养生理疗床及相关设备，全方位的服务于客户。

单位展示：

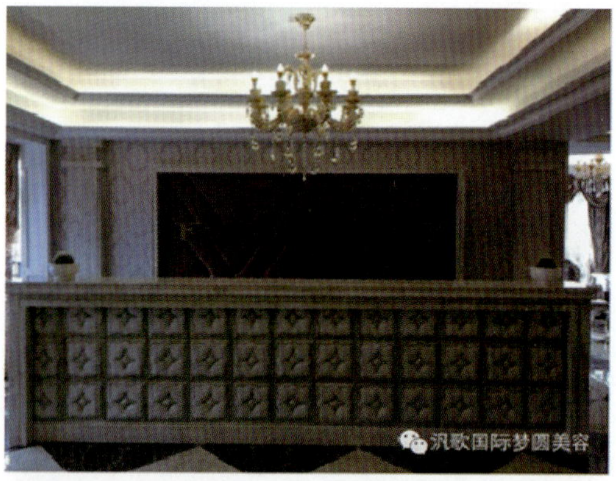

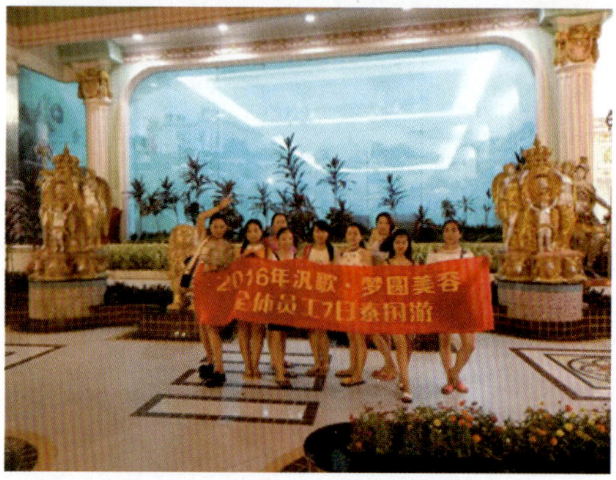

单位地址：湖南省慈利县零阳步行街A栋15-16号

浏阳人民日化•御美汇美容养生会所

单位编码：0731406

单位简介：浏阳人民日化•御美汇美容养生会所是一

家集美容养生为一体的美容会所，最早成立于1998年，位于美丽的烟花之都浏阳城区。完善的项目，有客人最喜欢的艾瑶泡浴，中里康艾灸和相关产品，尤其三伏和三九天气，艾灸最受欢迎，我们一直致力于为浏阳女性健康幸福生活，为团队谋发展，力争为社会多做贡献。

单位展示：

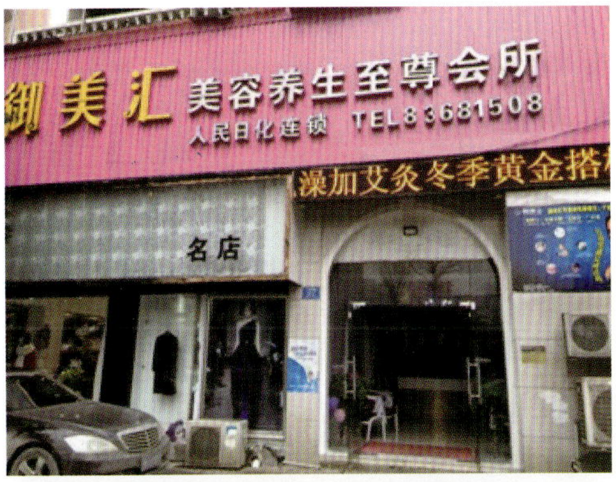

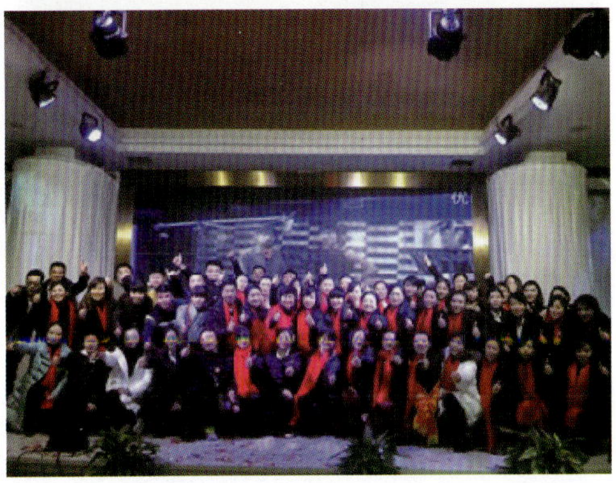

单位地址：湖南省浏阳市淮川人民中路150号

天丽贵人美容养生会所

单位编码：0731495

单位简介：天丽贵人美容养生会所，2014年3月份成立，是一家专注于女性形象气质塑造和养生保健调理的高品质美容养生服务机构。优秀专业的服务团队、精湛的美容护理技术、传统的中医艾灸调理、先进的美容护理设备和安全环保的全系列产品，只为滋养您的美丽和健康。走进天丽贵人美容养生会所，成就您非凡的气质和魅力。

单位展示：

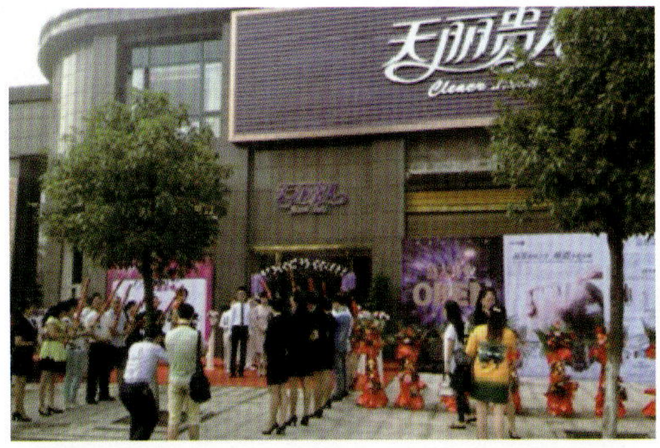

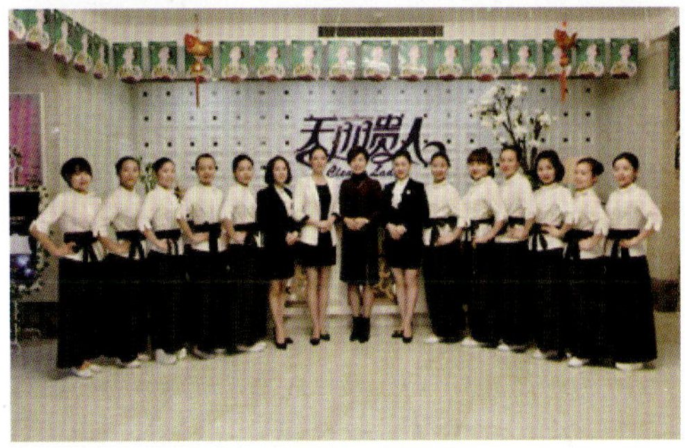

单位地址：湖南省省益阳市沅江市桔园路（金烨豪廷）

邵阳妍瑞国际美容

单位编码：0731423

单位简介：邵阳妍瑞国际美容，位于邵阳宝庆吉地，源于2005年，至今拥有3家国际美容会所。会所将欧式SPA，泰式推拿与国学精粹的传统中里康艾灸养生完美结合，凭借优雅的私密空间，个性理疗方案，经典特色项目引领专业美容的市场潮流。极致追求身心平衡，幸福与健康，回归身心灵的完美和谐。

单位展示：

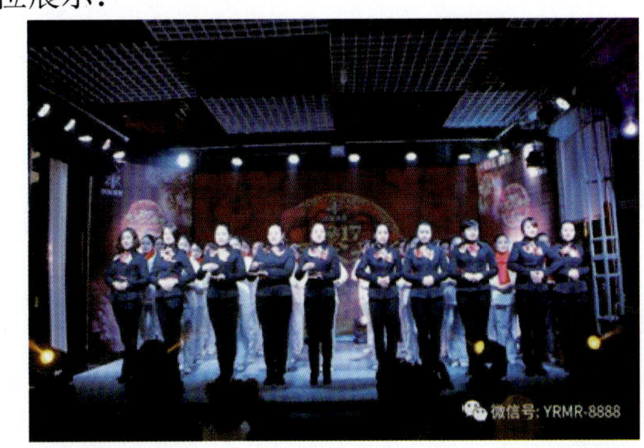

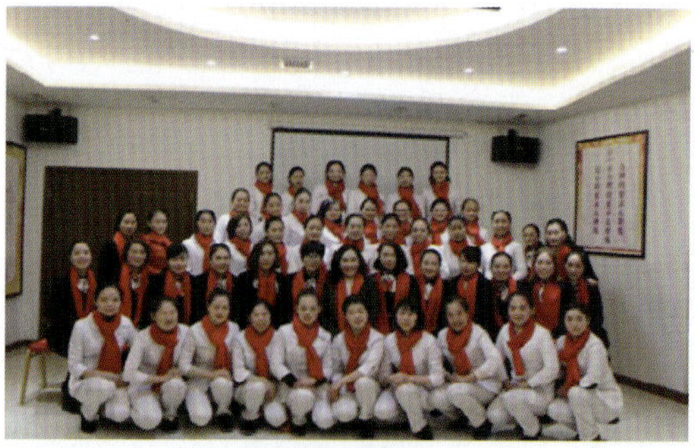

单位地址：湖南省邵阳县塘渡口镇妇幼医院旁

石门永鑫美业

单位编码：0745424

单位简介：石门永鑫美业作为湖南美业知名企业，一直为业内人士学习的榜样。永鑫美业连锁创世于 2001 年，在经历 16 年的开拓与创新，文化沉淀与专业积累，现成为集日化、国际护肤品专卖、美容、中里康艾灸养生、SPA 于一体的大型美业集团。永鑫美业先后派技师到长沙、广州、珠海、桂林、北京参加中医养生高端学习会及各种技能培训班，顾问团队与技术部团队先后赴日本、韩国、台湾、香港等地学习，为更专业的调理技术服务与客户。

单位展示：

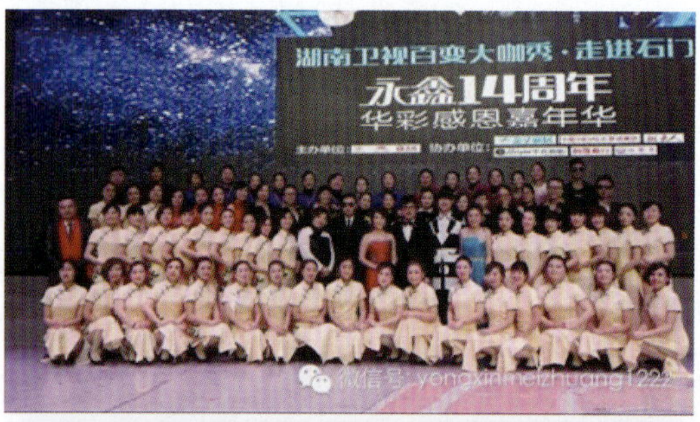
湖南卫视百变大咖秀·走进石门
永鑫14周年
华彩感恩嘉年华

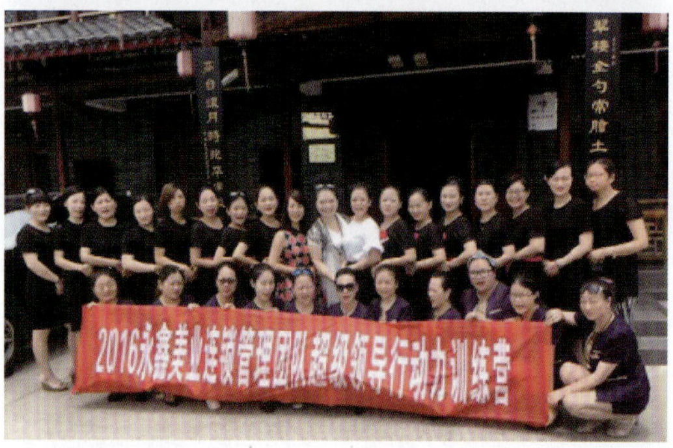
2016永鑫美业连锁管理团队超级领导行动力训练营

单位地址：湖南省常德市石门县楚江镇老西门步行街

优美甜缘雅芳美容机构

单位编码：0746425

单位简介：优美甜缘雅芳美容机构由国家一级美容技师、国家亚健康经络调理师刘曙鹃女士创立于2001年的6月，是一家集美容美体、健康养生、瑜伽、日化专卖和书城的综合型服务产业，美容会所经历几次重装，已形成自己独特的风格。作为一家健康养生的连锁机构，我们做到了很好的品牌整合，肌体养生项目有：来自广西大瑶山的宫廷泡浴项目、中华传统养生艾灸项目—安康灸、蒲丝拉蒂荷尔蒙。

单位展示：

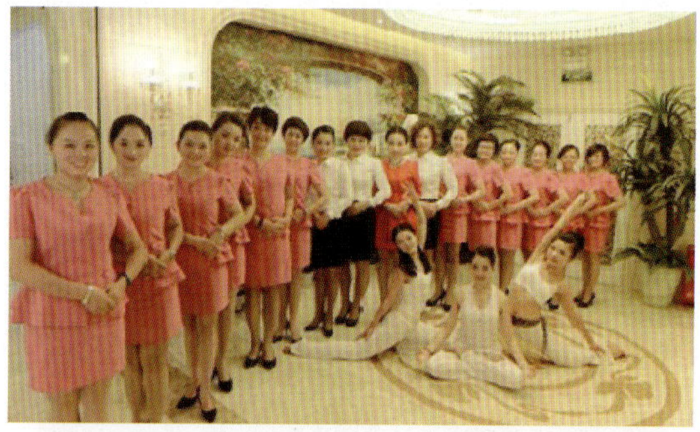

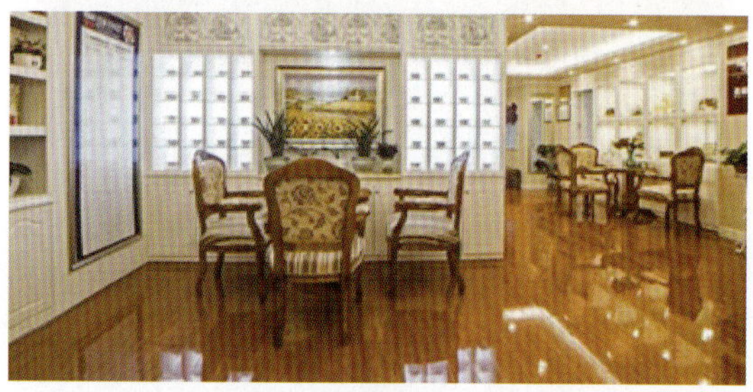

单位地址：湖南省宁乡县玉潭镇南苑社区南苑路88号

江 苏 省

艾尚中医养生馆

单位编码：0519305

单位简介：是一个温馨，舒适，专业调理各种亚健康的养生馆，始终秉承诚信经营理念，灸养中华，传承国粹，引进的灸安康，肝胆排毒，华溪玉容等亚健康调理技术后，专业性得到极大的提升，常年聘请中医专家坐诊。使亚健康调理更加科学和专业化。曾调理好多例妇科疾病和湿疹并赠予锦旗，使养生馆在当地树立了权威，获得诸多好评。

单位展示：

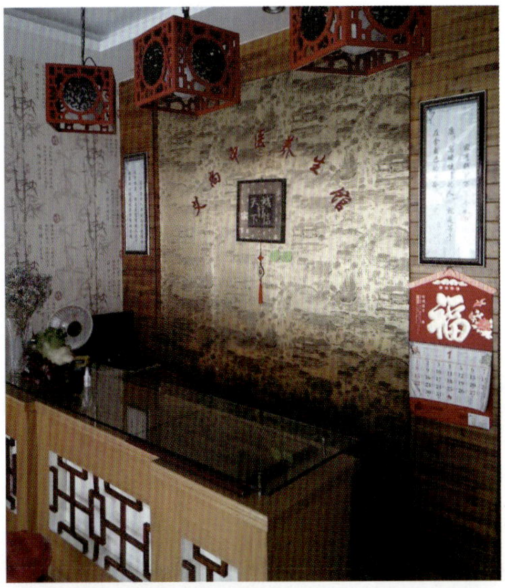

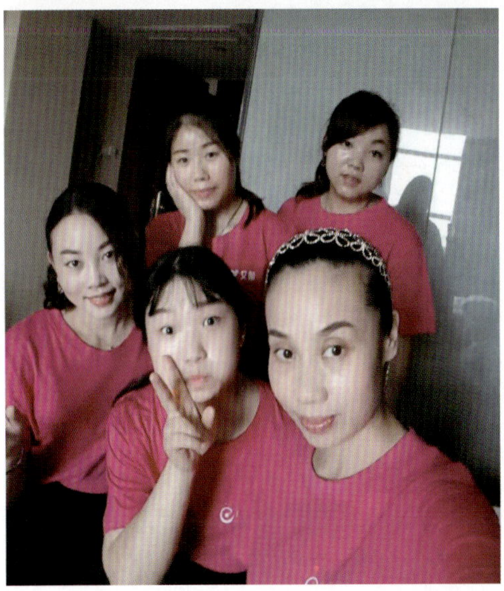

单位地址：江苏省常州横林镇艾尚中医养生馆

东妍堂美容养生连锁亚健康专业调理机构

单位编码：0518308

单位简介：灌南东妍堂美容养生连锁亚健康专业调理机构，是一个集品味，舒适，温馨，专业为一体的专业调理机构，其始终秉承诚信经营理念，打造亚健康专业调理机构中一线品牌，在引进了红外热成像检测技术以及其它百项亚健康专业调理技术后，机构的专业性得到了极大的提升，经常聘请专家坐诊，使亚健康调理更加科学与专业化，并且使机构在当地树立权威，获得了很多评。

单位展示：

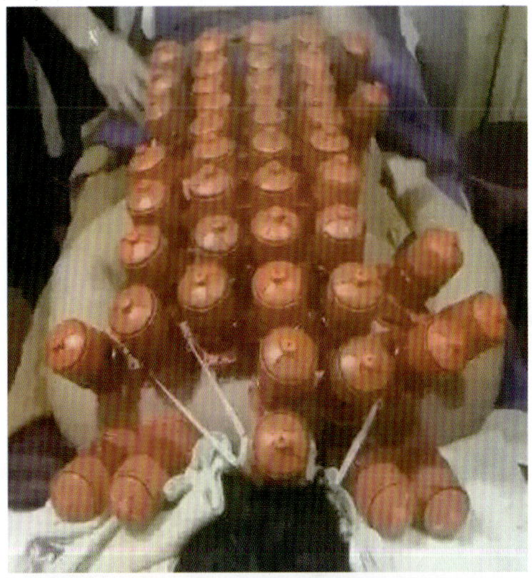

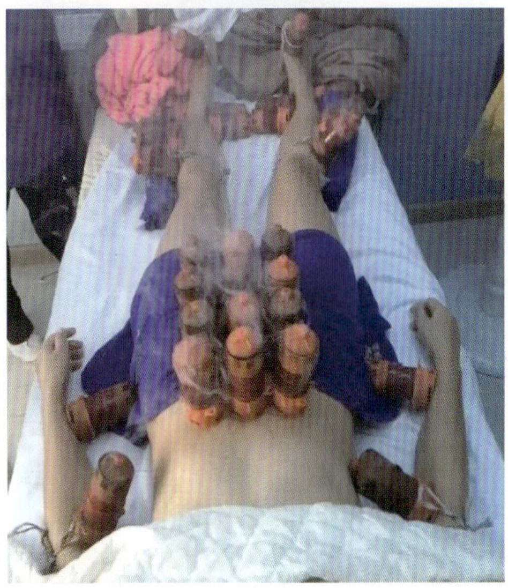

单位地址：江苏省连云港市灌南县新安镇世贸广场B4-11

颜如玉美容院

单位编码：0527307

单位简介：江苏省沭阳县颜如玉美容院创办于1995年，现已成为集美容、美体、艾灸养生、亚健康调理和培训于一体的大型专业女士美容美体连锁企业，现拥有三家美容连锁店。公司致力于向顾客提供全方位的专业中医养生和亚健康调理等服务。20年亚健康调理过程中，不断总结，反复实践、与多位专家交流研讨，汲取护理养生、经络理疗等中医精髓，形成一套独家专业的手法，带给顾客全身心的呵护与舒心。

单位展示：

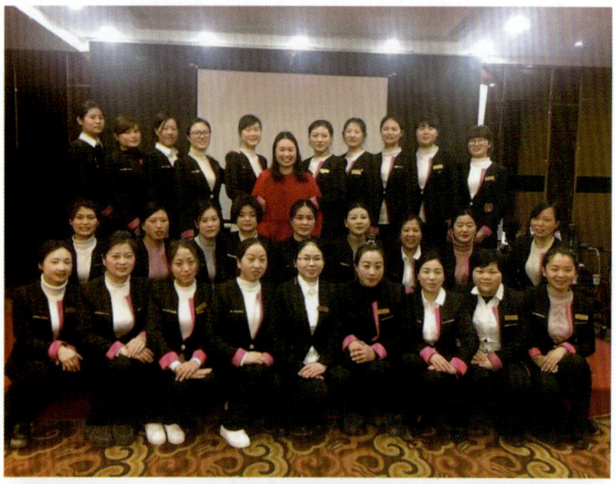

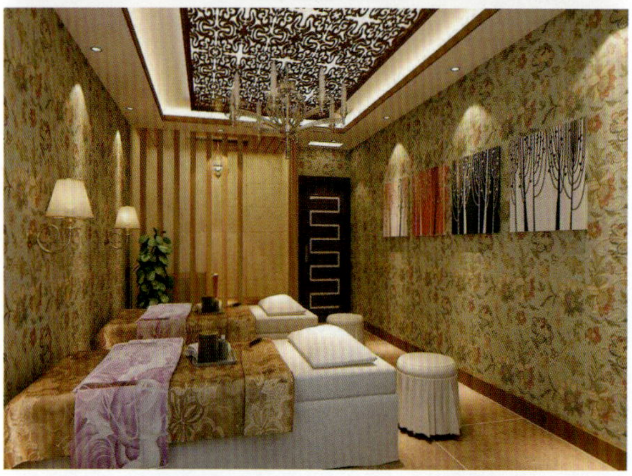

单位地址：江苏省沭阳县，分别在深圳路、南通路、学府路

江 西 省

A级美容会所亚健康专业调理机构

单位编码：0791028

单位简介：A级美容会所亚健康专业调理机构，由艾小芳女士始创于2003年，是一个集温馨、舒适、专业为一体的亚健康调理机构，经过14年努力，以“用每一个细节服务留住每一个顾客”为经营理念。在引进了柔嘉公司的药油、艾灸、技术手法后，使亚健康调理更加的专业化，并在当地树立了艾灸品牌的权威。

单位展示：

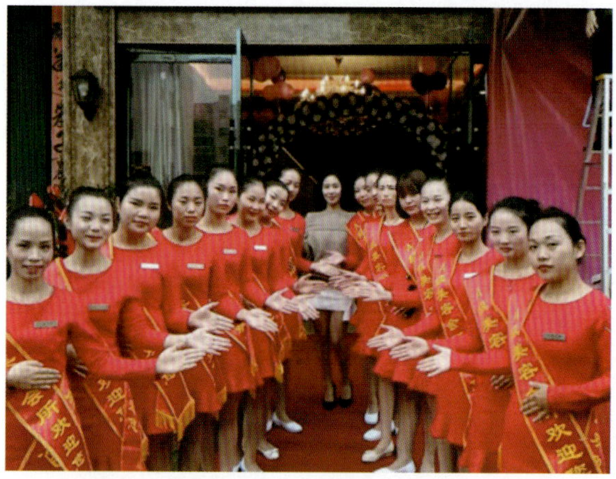

单位地址：江西省进贤县文港镇中心

安义时尚密码SPA养生会馆

单位编码：0791037

单位简介：安义时尚密码SPA养生会馆是一家集美容抗衰、健康养生、私密护理为一体的亚健康专业调理机构，集合了现代最新美容养生技术：SPA美容，健康养生，艾灸调理，形象设计。会馆自2006年成立以来，一直以优质，专业，负责的态度服务于广大顾客，获得了客户的一致好评与信赖。会馆以顾客的健康与美丽为使命，致力打造成为行业内领军者。

单位展示：

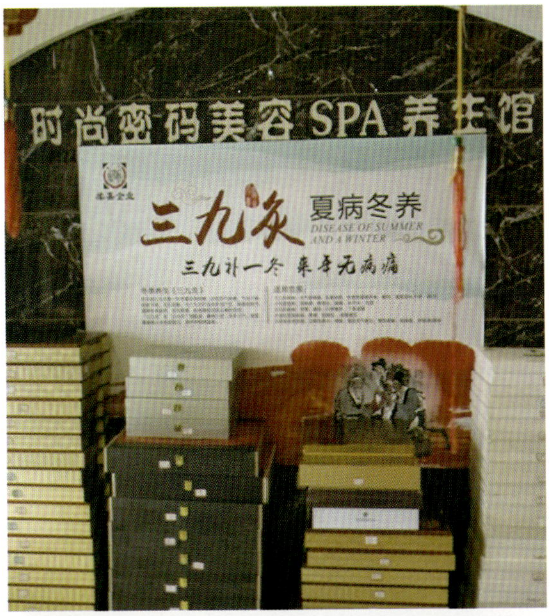

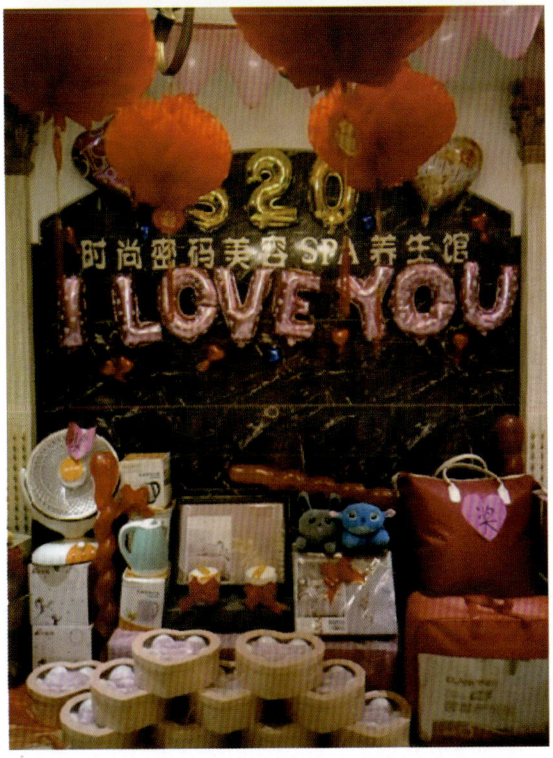

单位地址：江西省南昌市安义县龙津镇前进路恒茂阳光加州 32 幢

玲云中医养生亚健康调理机构

单位编码：0794034

单位简介：江西省南丰县玲云美妆中医养生 SPA 会所旗下的玲云中医养生亚健康调理机构，是一个集温馨、舒适、专业为一体的亚健康调理机构，其秉承着诚信经营理念，致力打造亚健康调理机构的尖端品牌，在引进了柔嘉公司的药油、艾灸、技术手法后，使亚健康调理更加的专业化，并在当地树立了艾灸品牌的权威。

单位展示：

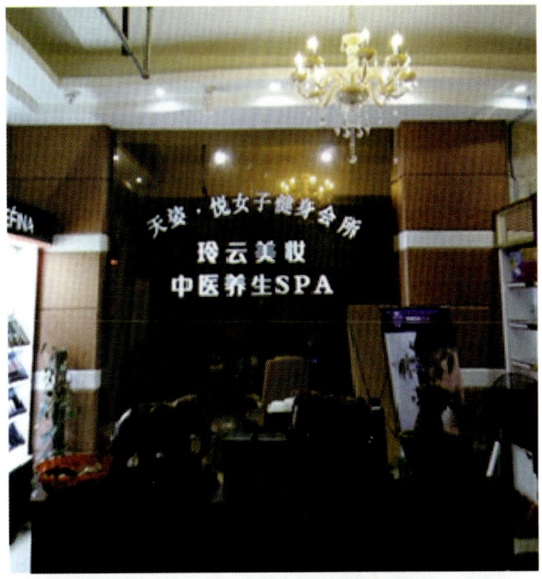

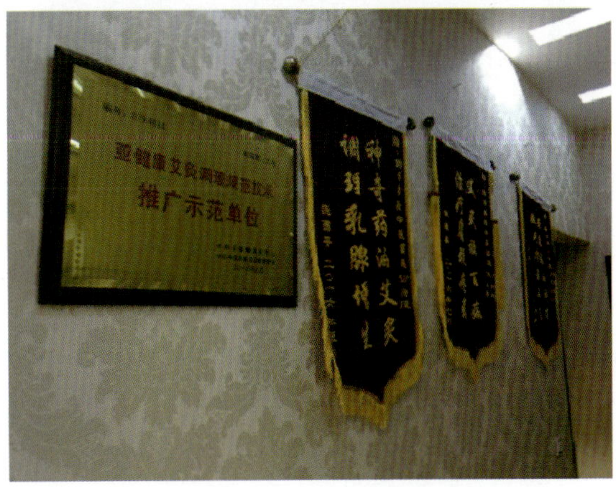

单位地址：江西省南丰县万家福购物广场

美丽女人亚健康专业调理机构

单位编码：0799063

单位简介：高安美丽女人亚健康专业调理机构，是一个集美容、美体、健康养生为一体的专业调理机构，其秉承着诚信服务，专业进取的宗旨，致力于打造亚健康专业调理机构中顶级品牌。历经十五年的发展，励精图治，兢兢业业，以健康为理念，全方位关注顾客的美丽与健康，赢得了所有爱美女性的青睐。

单位展示：

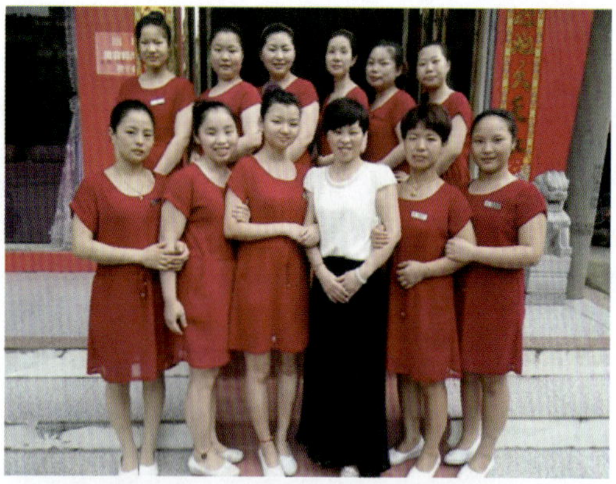

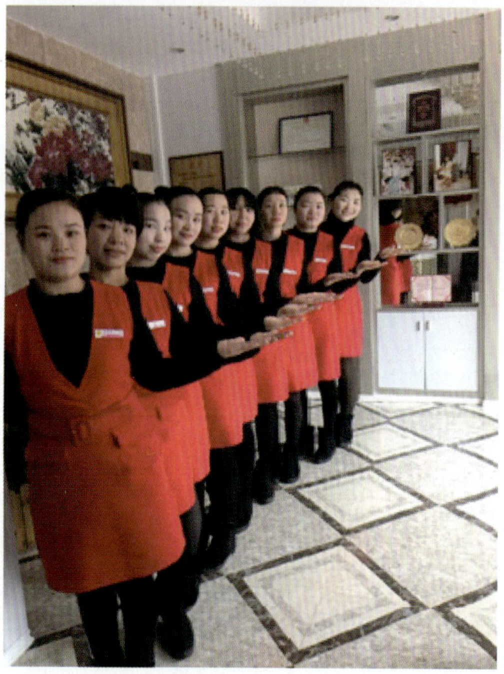

单位地址：江西省高安市巴黎春天小区门口

彬瑜美容会所（萍乡市）

单位编码：0799022

单位简介：彬瑜美容会所成立于 2003 年，历经了 14 年的发展，以先进的管理方式，精湛的技术，用心的服务，在萍乡激烈的服务业角逐中，赢得广大客户的口碑。我们的特色服务项目：艾灸养生、美容、美体、美甲、仪器塑型、脸部抗皱逆龄、半永久美妆等。一直秉承着创造健康与美丽，传播爱心与欢乐的目的经营。

单位展示：

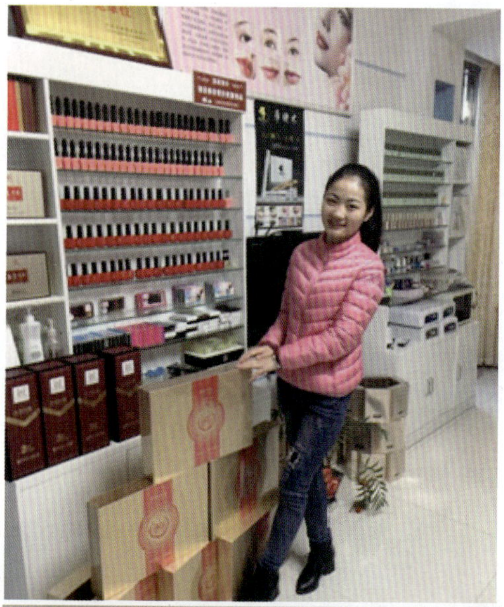

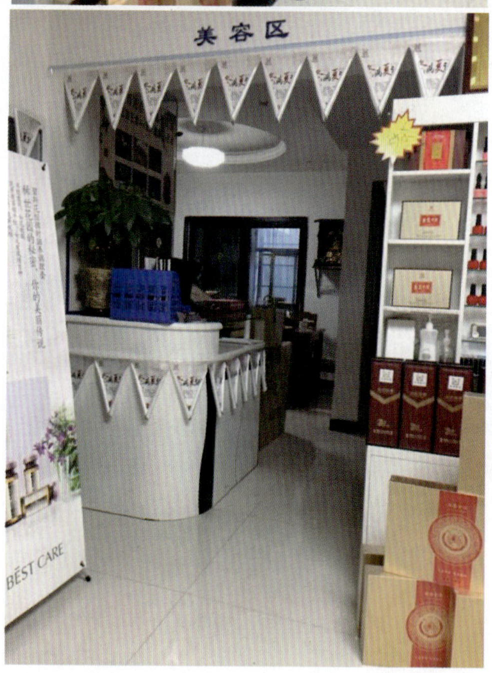

单位地址：江西省萍乡市安源区后埠街汇蓝国际芝加哥

奇梦亚健康专业调理机构（南昌市）

单位编码：0799066

单位简介：南昌奇梦美容养生会所旗下的奇梦亚健康专业调理机构，是一个集美发、美容、护肤、养生为一体的专业调理机构，其始终以人为本，以客为尊的经营宗旨，致力于打造亚健康专业调理机构中尖端品牌。2016 年引进了柔嘉集团的艾灸，药油及远红外旋磁艾灸罐后，使亚健康调理更加专业化。机构以热情、积极向上的学习态度，不断创新的服务精神，赢得广大新老客户的一致好评。

单位展示：

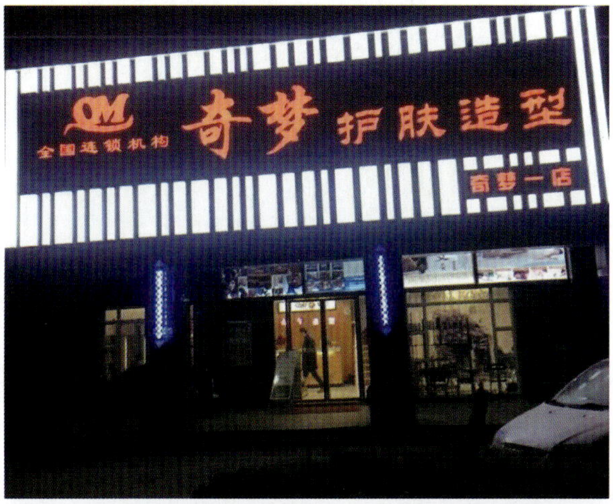

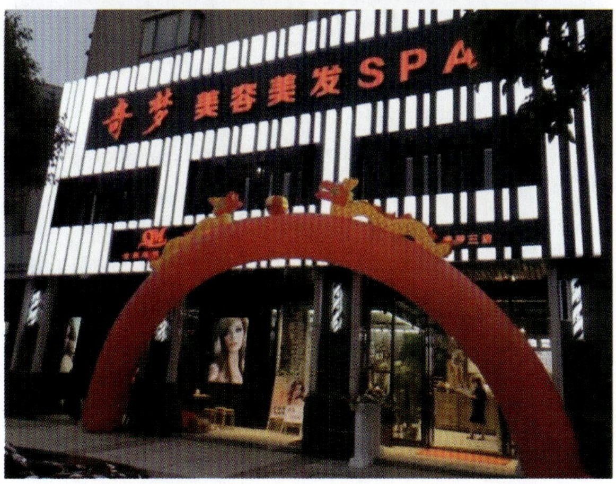

单位地址：江西省南昌市红谷滩新区联泰香域滨江（农贸市场隔壁）

容光美容养生会所

单位编码：0790044

单位简介：容光美容养生会所成立于 2001 年，现今已有 3 家连锁机构。容光美容养生会所是一家集美容抗衰，中医理疗，艾灸养生，形体打造为一体的专业养生会所。引进柔嘉灸疗品牌，艾灸给众多顾客解除病疼，带来健康的福音。17 年以来容光的创始人林计平女士带领着她们团队以诚信做人，优质服务，顾客至上为宗旨，致力于打造成为行业内的优秀养生连锁机构。

单位展示：

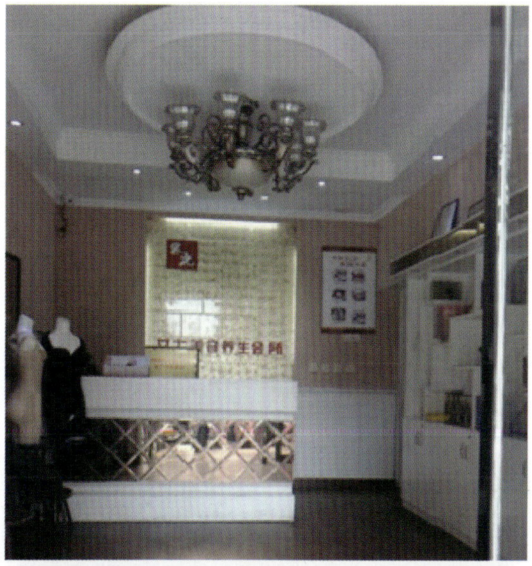

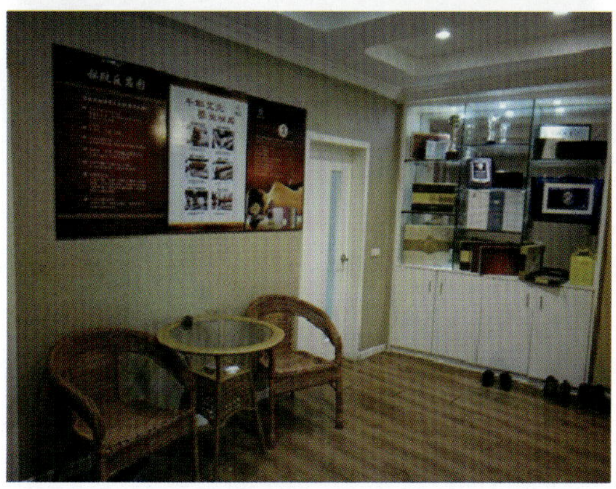

单位地址：新钢公园北村

柔嘉亚健康专业调理机构（南昌市）

单位编码：0799065

单位简介：南昌柔嘉美容养生会所旗下的柔嘉亚健康专业调理机构，是一个集形象设计、护肤、美容、养生为一体的专业调理机构，其始终秉承诚信为本，务实创新的经营宗旨。2013 年机构被江西四套《天天健康》栏目邀请为课讲单位。机构凭借专业的技术，完善的服务，在行业内树立了很好的口碑，得到了广大新老客户的一致好评。

单位展示：

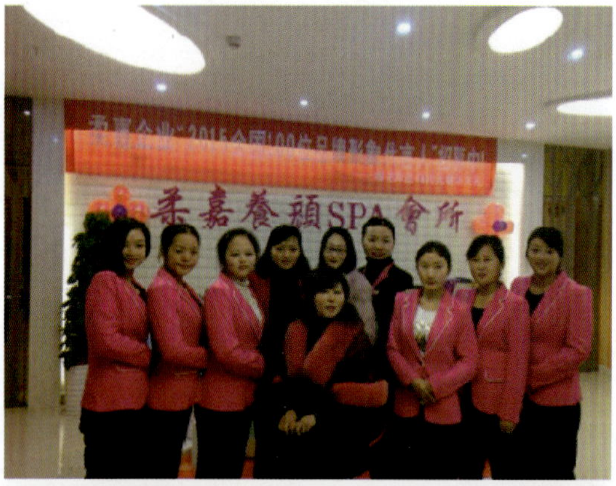

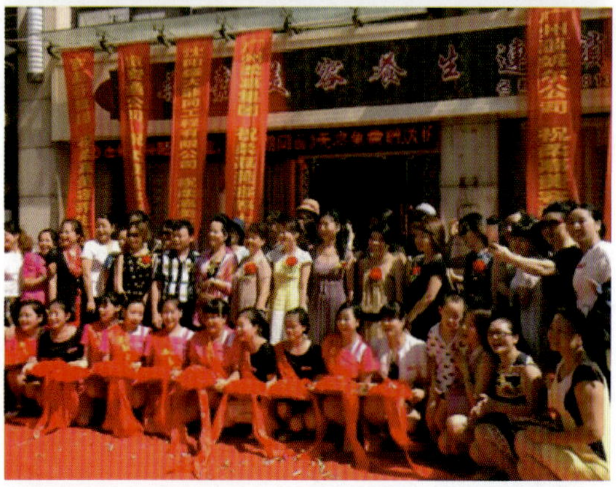

单位地址：江西省洪都中大道 229 号金域名都 1 栋 6-7 商铺

上海玛莎美容 SPA 养生馆（瑞昌店）

单位编码：0792054

单位简介：上海玛莎美容 SPA 养生馆是一家美容抗衰、健康养生为一体的一种全新的亚健康充电站，集合了现代最新美容养生技术：SPA 美容、健康养生、纤体修形、高科技美容美体仪、饮食调理形象设计。利用高科技美容美体仪进行专业的评估和分析，设计出适合于您的美容养生服务，带给您专业尊贵的感受。

单位展示：

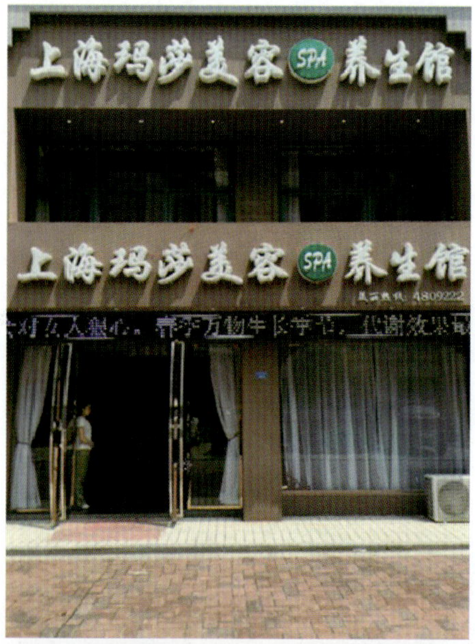

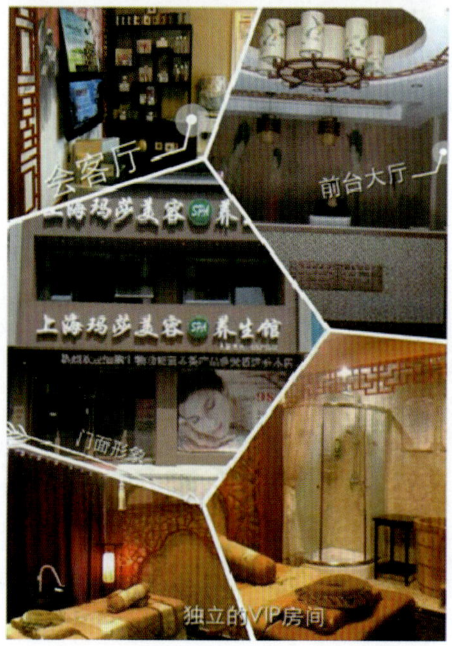

单位地址：江西省瑞昌市金铭府邸商业街 57 号上海玛莎美容养生馆

芷萱灸疗养生馆

单位编码：0797019

单位简介：芷萱灸疗养生馆成立于 2005 年，位于江西省赣州市大余县城中心地段。是一家美容、中医理疗、艾灸养生、经络调理、S 型身材私人订制为一体的专业养生会所。自 2012 年引进柔嘉灸安康艾灸品牌，弘扬中华艾灸养生。艾灸给众多顾客解除病疼带来健康的福音，从此芷萱灸疗养生馆进入快速成长阶段，获得当地艾灸品牌养生名店的荣耀。

单位展示：

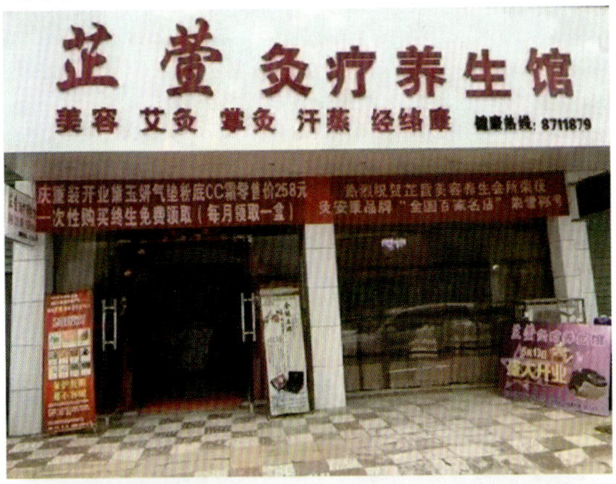

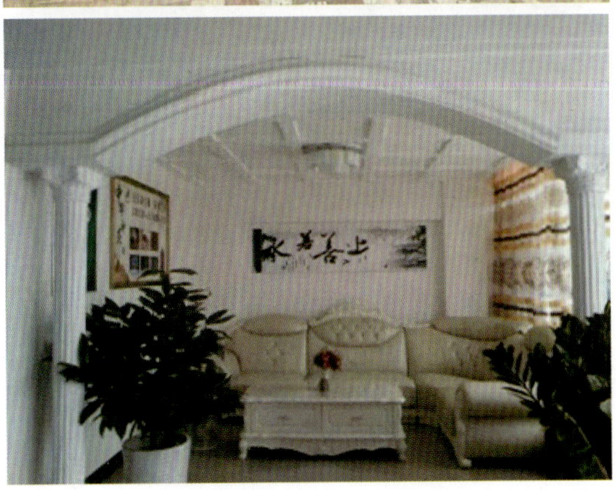

单位地址：江西省赣州市大余县城中心

新疆维吾尔自治区

爱德华国际美容美体养生馆

单位编码：0999448

单位简介：爱德华国际美容美体养生馆是一家集品味、舒适、温馨、专业为一体的亚健康专业调理机构。个人独资企业，目前优秀美容师近 10 名，会员顾客数百。其始终秉承诚信经营，致力打造亚健康机构中一线品牌。在引进灸安康、安康灸亚健康调理技术以及其他百项亚健康专业调理技术后，机构的专业性得到了极大的提升。使亚健康更加科学与专业化，并使机构在当地树立了权威，获得了诸多好评。

单位展示：

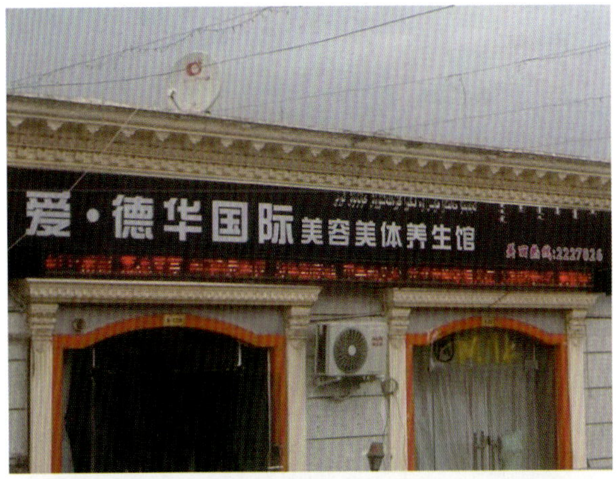

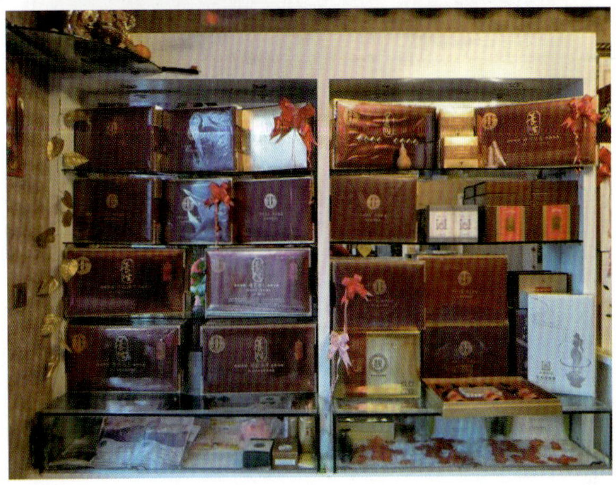

单位地址：新疆博尔塔拉蒙古自治州博乐市商业步行街 8-220

晨露禾化美容养生会所

单位编码：0999449

单位简介：是一家专业调理机构。其始终秉承诚信经营，致力打造亚健康机构中一线品牌。

在引进灸安康、安康灸亚健康调理技术以及其他百项亚健康专业调理技术后，机构的专业性得到了极大的提升。使亚健康更加科学与专业化，并使机构在当地树立了权威，获得了诸多好评。

单位展示：

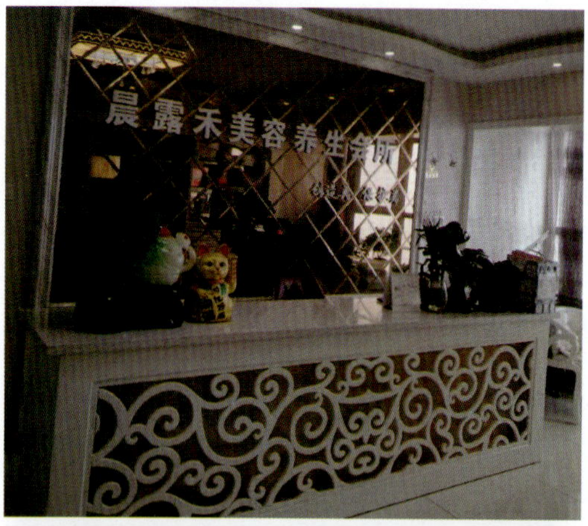

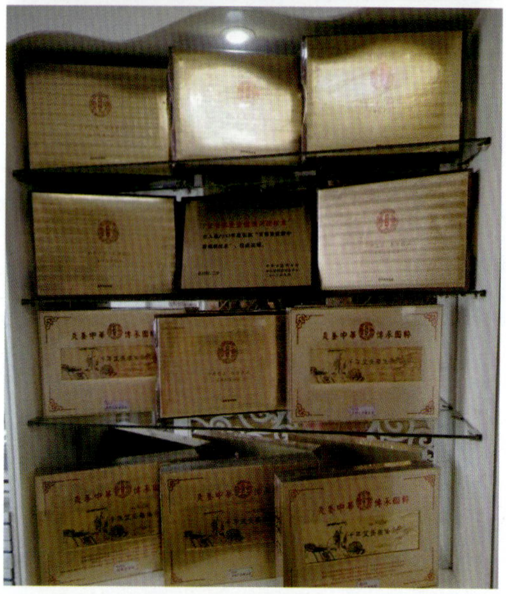

单位地址：新疆喀什市疏勒县

纤姿美容养生馆

单位编码：0909567

单位简介：纤姿美容养生馆成立2009年5月经过不断努力、学习、发展成为一家专业美容、美体、健康养生为一体的综合性服务会所。自2009年开业以来，一直以稳健步伐，脚踏实地，不求会馆数量只求服务品质，用专业的手法一步步实现美丽人生。纤姿始终记住我们的使命：挖掘美，创造美，传播美。

单位展示：

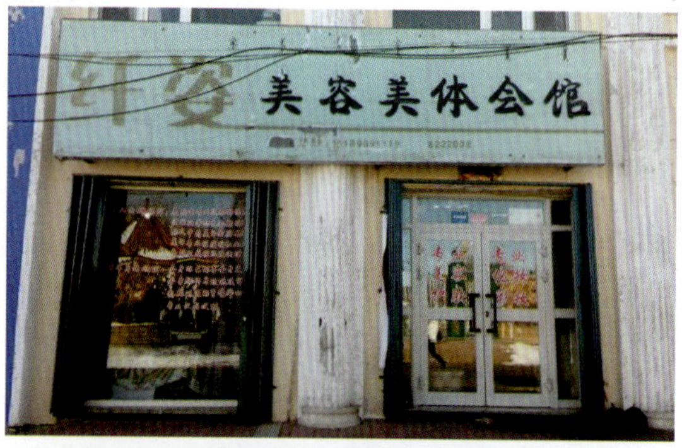

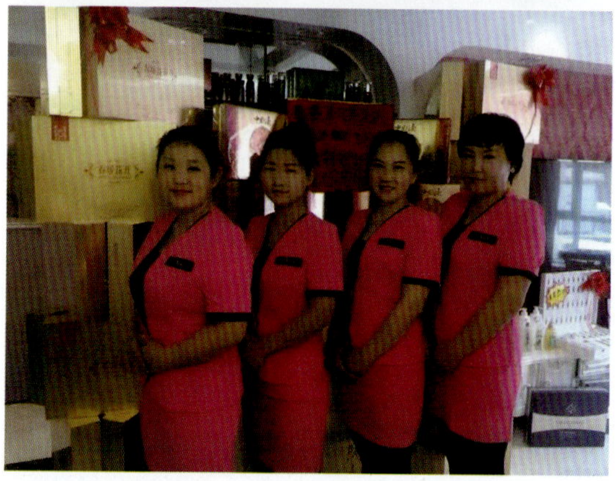

单位地址：新疆博尔塔拉蒙古自治州博乐温泉县步行街22号

依美知美容养生会所

单位编码：0998436

单位简介：依美知养生会所创建于2004年。创始人雷丽琴，经过多年的勤奋努力和对事业的不懈追求，全力打造了一家集面部护理、美体、中医养生调理为一体的综合调理机构。随着人们对健康的不断追求，本机构选用了目前专业的艾灸调理技术及产品，得到了广大客户的服务信任。

单位展示：

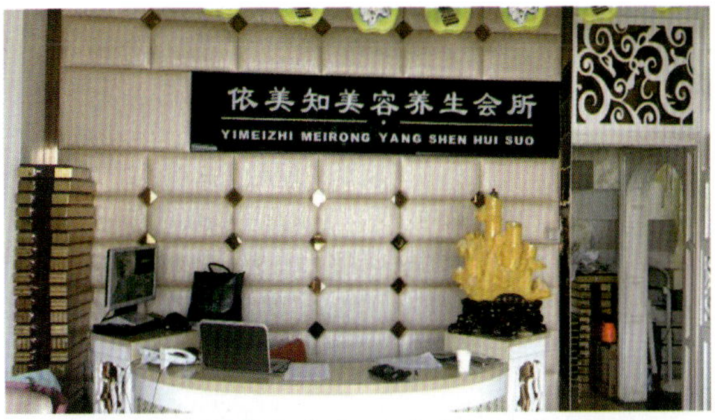

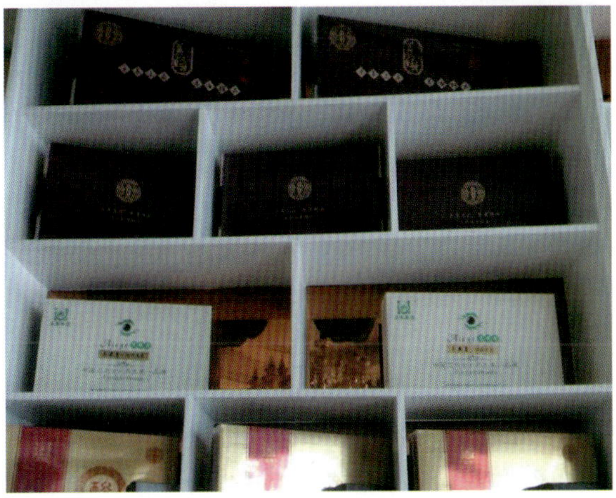

单位地址：新疆省阿图什市香港城步行街 206 门面

英英美容连锁机构

单位编码：0999450

单位简介：一家专业的亚健康调理机构，传承中医药文化，采用目前专业的中里康安灸亚健康调理技术以及其他百项亚健康专业调理技术，深受广大客户的认可。

单位展示：

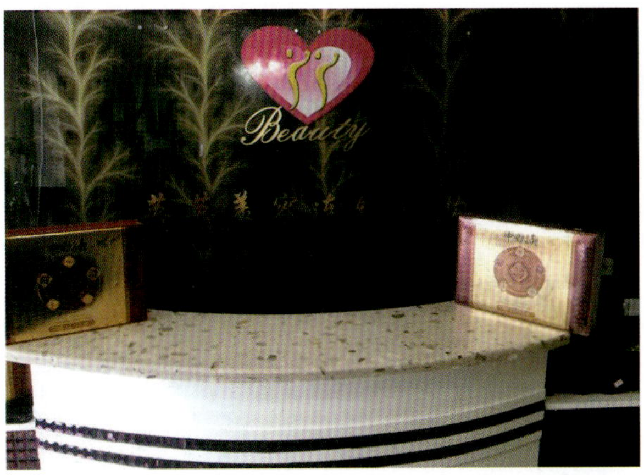

单位地址：新疆阿克苏市

库尔勒月亮女神理容中心

单位编码：0996451

单位简介：月亮女神美容事业连锁机构是库尔勒个人独资企业，2006 年注册商标。自 1992 年在库尔勒创店，综合营业面积 2002 多平方米，优秀美容师近百名，会员顾客数千名。月亮女神理容中心，是一个集品味、舒适、温馨、专业为一体的专业调理机构。其始终秉承诚信经营，致力打造亚健康机构中一线品牌。在引进安康灸亚健康调理技术以及其他百项亚健康专业调理技术后，机构的专业性得到了极大的提升。使亚健康更加科学与专业化，并使机构在当地树立了权威，获得了诸多好评。

单位展示：

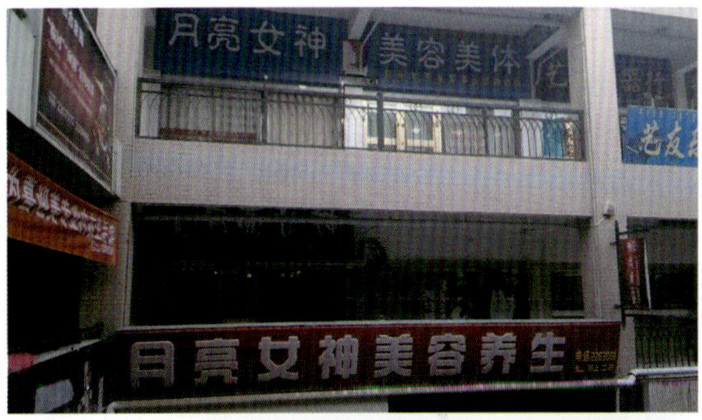

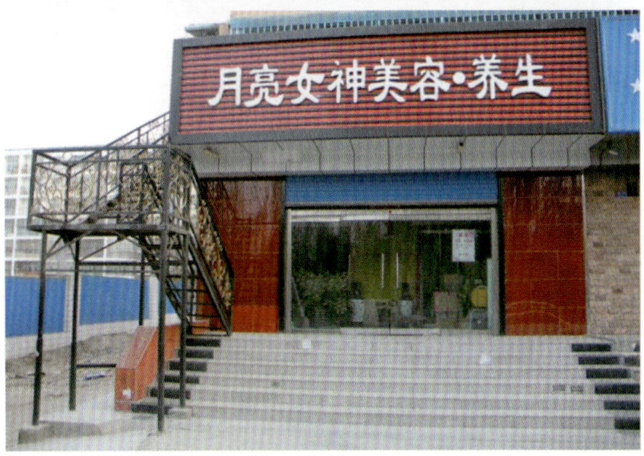

单位地址：新疆库尔勒市新城辖区新华路润祥花园 3-11 号

榛尚美

单位编码：0991454

单位简介：新疆乌鲁木齐头屯河区(八钢)榛尚美亚健康机构，引进最新技术，以纯正的中医经络养生特色为主打，无可比拟的功效，高素质的技师团队打造最专业亚健康调理事业，使亚健康调理更科学更专业，普及率获得一致认可。

单位展示：

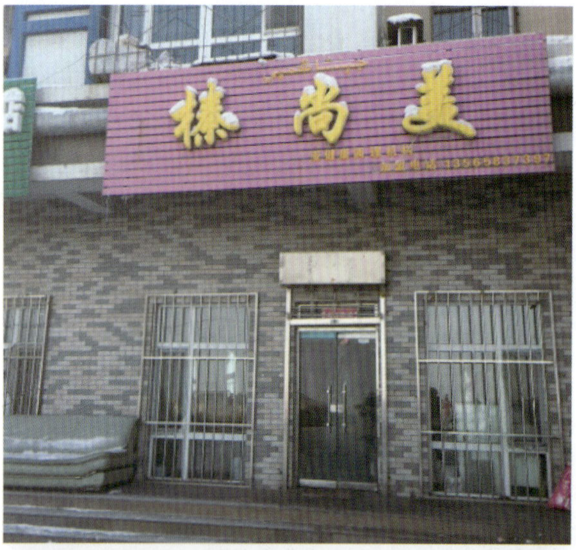

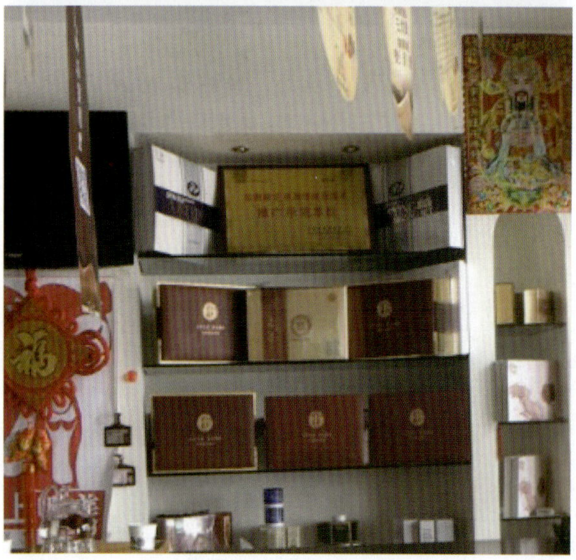

单位地址：新疆乌鲁木齐市头屯河区绿洲街惠邦小区15号楼2号门面

新疆乌鲁木齐市柯坪路4区96栋38号

浙江省

名廊护肤造型

单位编码：0579253

单位简介：名廊护肤造型是一个集美容、美发、造型、美体、SPA、养生为一体专业时尚的全国连锁品牌，也是全湖州地区豪华、高端的美容美发综合会所。凭借高端的装修环境、先进的产品设备、强大的师资阵容、专业的手法知识，已经成为浙江湖州地区最成功的连锁企业之一。为造福更多的亚健康人群，引进了知名项目“灸安康”，以先进的中医理疗为广大顾客带来福音。

单位展示：

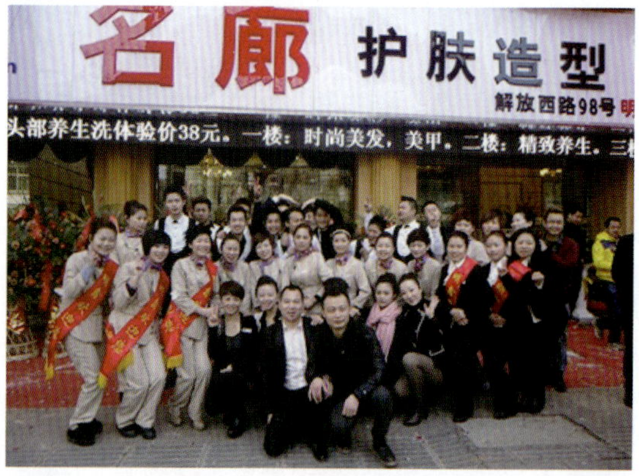

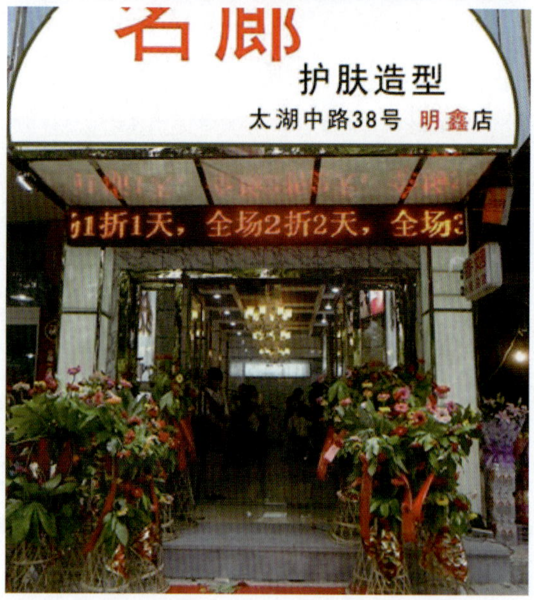

单位地址：浙江省湖州市长兴解放西路 98 号
浙江省湖州市长兴太湖中路 38 号

水悦堂特色足浴 SPA 养生会所

单位编码：0576607

单位简介：水悦堂特色足浴 SPA 养生会所用医者的眼光和心态研发最前沿养生科技优品，倡导中医内调外治疗法，艾灸养生通过透皮给药，由内而外调养身体及肌肤，充分体现了中国传统文化与中国养生文化的智慧，主要满足现代都市人群对时尚美丽、健康养生需求。历年来专注于人类健康事业，以传承民族养生精髓、造福大众健康为已任，向社会推广普及自己的养生品牌，造福于世。

单位展示：

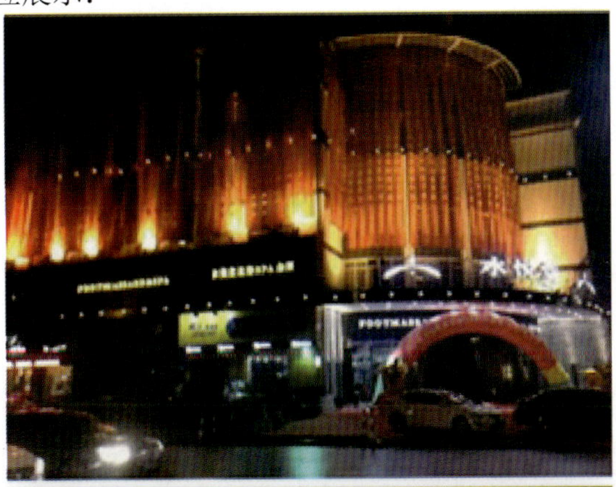

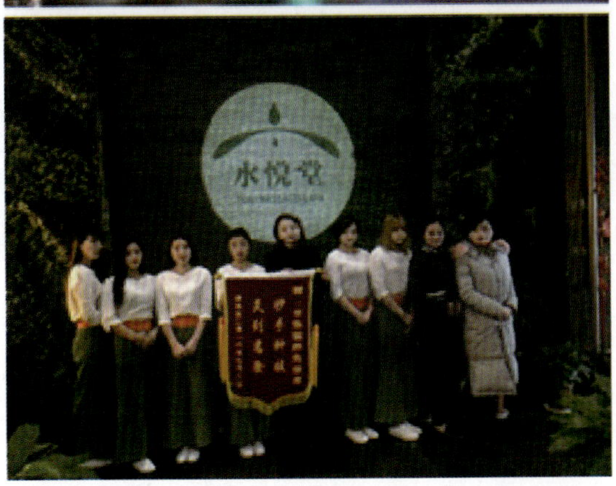

单位地址：浙江省台州市路桥区银座北街 905 号水悦堂 SPA 养生会

易生传奇美容养生会所

单位编码：0579255

单位简介：易生传奇美容养生会所是全国首家韩式植物头疗健发与美容美体养生连锁机构，为韩国 ESSENMO 在中国区唯一技术授权合作机构，15 年来专注头部健康事业，为脱发、白发、发质损伤及头皮亚健康人群提供专业的一对一的个性化解决方案。在现有的服务项目基础上，易生传奇引进了知名项目“灸安康”，以先进的中医理疗为广大顾客带来福音。

单位展示：

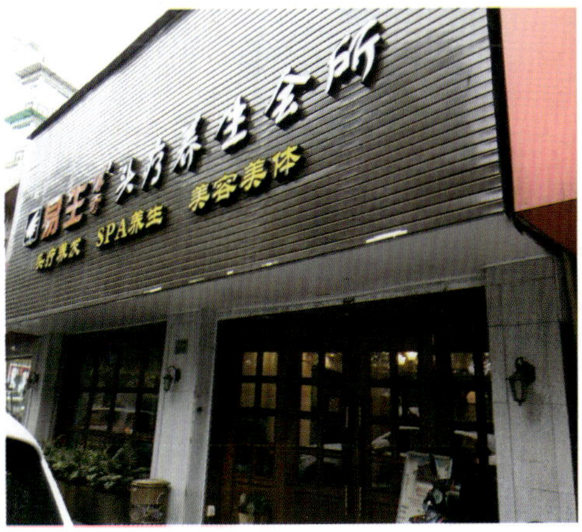

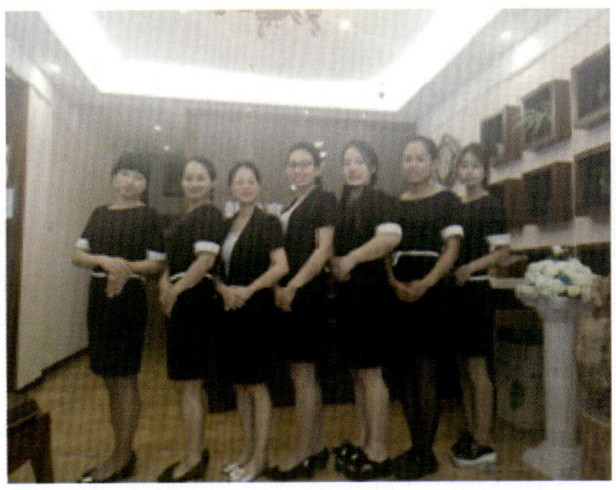

单位地址：浙江省宁波市海曙区望京路 166 号
浙江省宁波市江东区中山东路 732 号

中和亚健康服务中心

中心理念

弘扬"治未病"思想　合力亚健康事业

平台与标准齐抓　产业携学术共赢

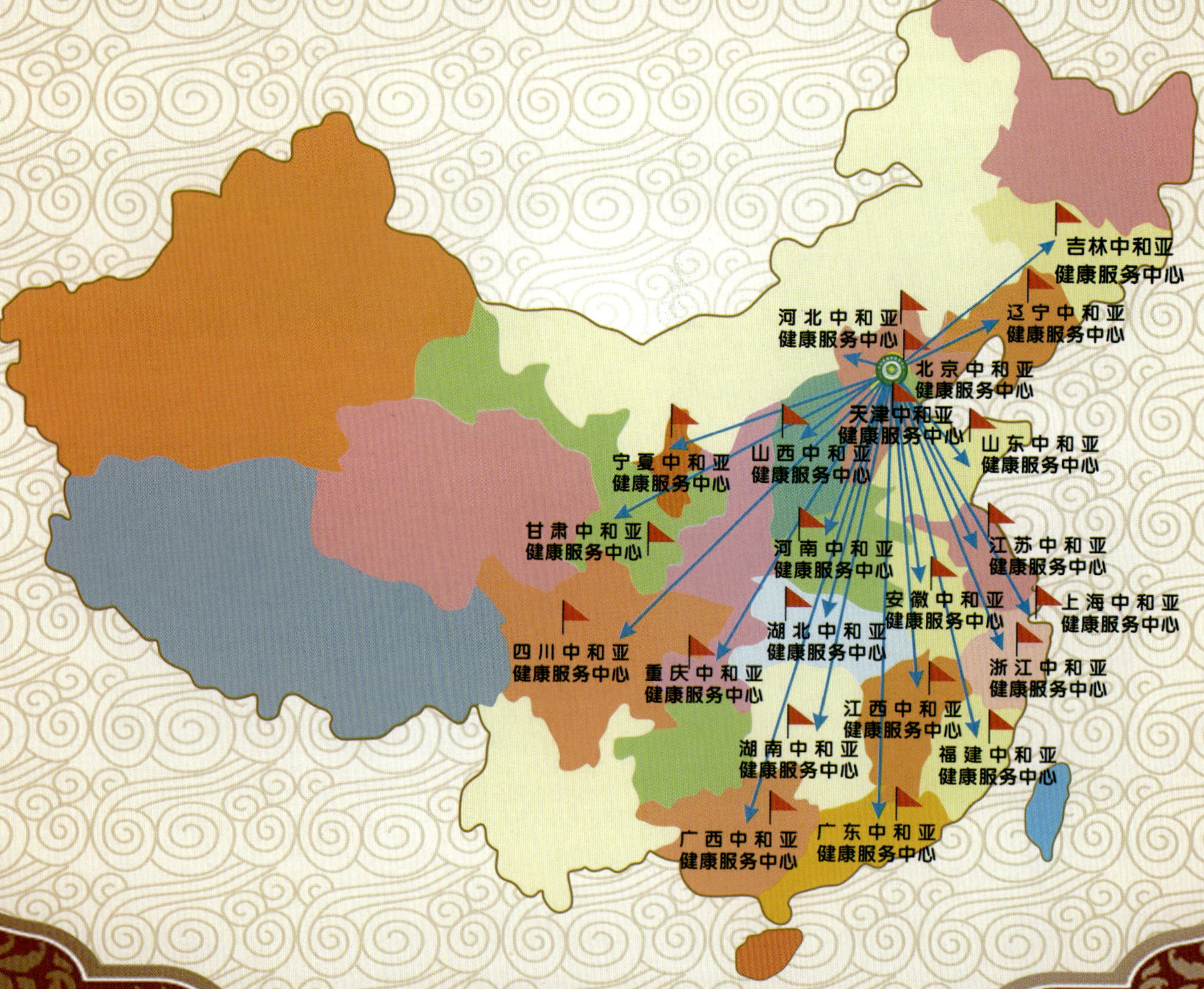

中和亚健康服务中心介绍

中和亚健康服务中心（以下简称中心）是经民政部批准，并在国家中医药管理局的业务指导和监督管理下，具有独立法人资格的社会组织。中心是国家批准的惟一的从事亚健康研究、服务、管理，并构建亚健康服务体系，培养亚健康专业人才的一级专业组织。

中心秉承以产业拉动学术，学术推进产业的理念，以传播中医药文化为先导，以推广中医常用养生保健方法为主要手段，以预防保健专业服务人才培养为突破点，联合有志于亚健康服务的各类机构和企业，共同发展亚健康产业、服务全民健康。构建一个集学术、产业推广；第三方权威质量监督；标准、规范制定；专业人才培训；新产品、新技术研发为一体的产业平台。中心将联合社会各界人士，从以下几个方面共同构建和发展我国的亚健康事业：

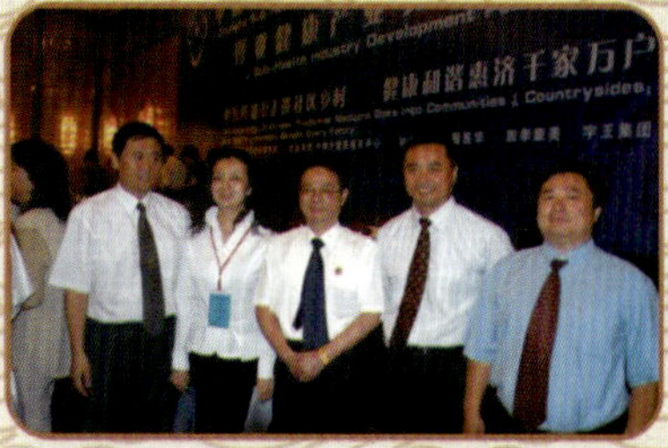

【政策/规范】

(1) 在国家中医药管理局等上级主管部门的正确指导下，从事亚健康产业各个环节相关规范的制定。

(2) 积极参与并推进亚健康产业管理的规范化进程。

(3) 经主管部门同意或授权进行相关行业统计，收集、分析、发布相关行业信息。

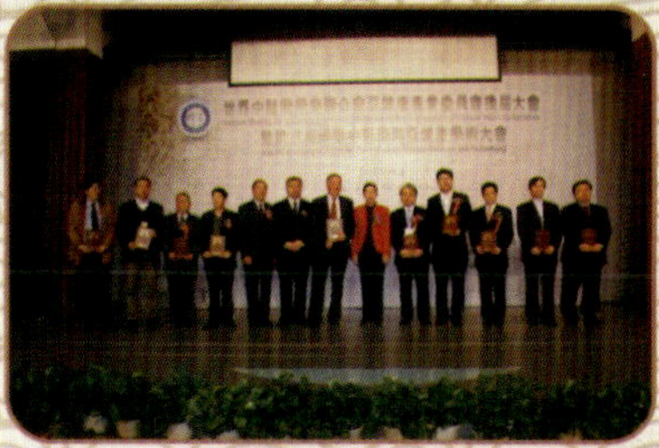

【学术/标准】

(1) 开展各种形式的学术活动，组织重点学术课题的研究和考察活动。

(2) 编辑出版有关亚健康方面的学术专著、最新科研成果信息、科普期刊、科普图书及音像制品。

(3) 研究并制定亚健康临床干预指南等标准。

(4) 建立和推广亚健康检测、干预、管理体系。

【人才/教育】

(1) 开发亚健康咨询师等新的职业。开展亚健康咨询师等的培训、认证、考评、管理等各项工作。

(2) 编撰亚健康专业系列教材，构建亚健康学科体系。

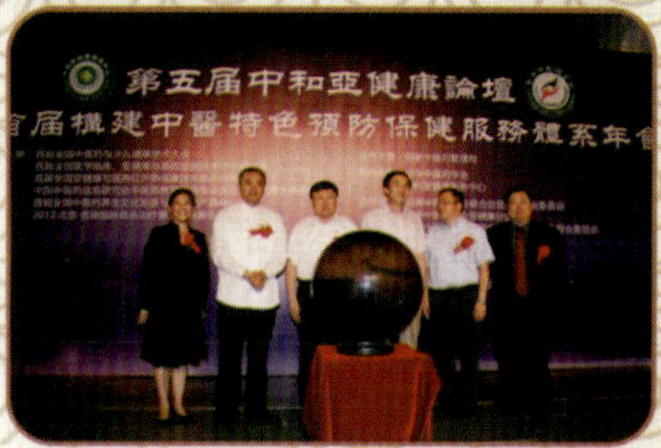

【交流/合作】

(1) 联系政府和社会公益资源，展开整合传播与推广。

(2) 举办各种学术会议和论坛，普及和宣传亚健康知识。

(3) 通过培训、咨询、市场调查、技术推广、展览展示、组织文化艺术交流活动等方式，拓展亚健康产业的宽度和内涵。

(4) 通过接受企业或个人捐赠、组织成立基金会组织，为亚健康产业的发展贡献力量。

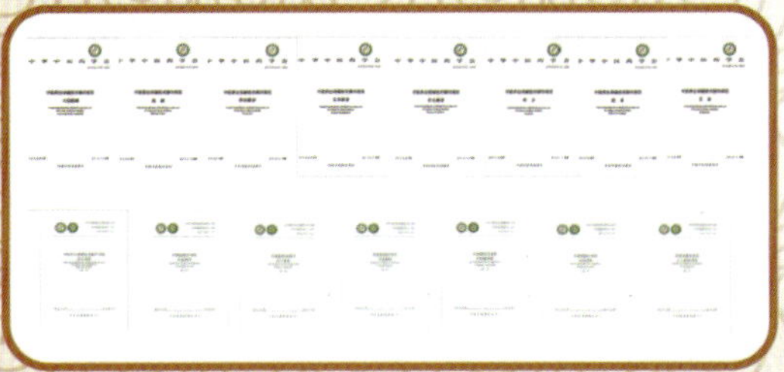

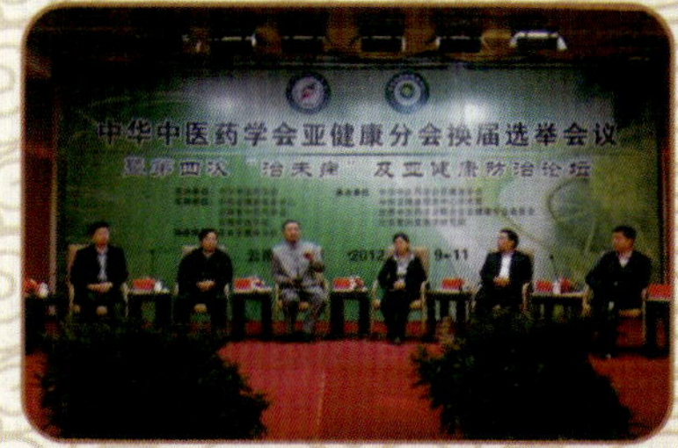

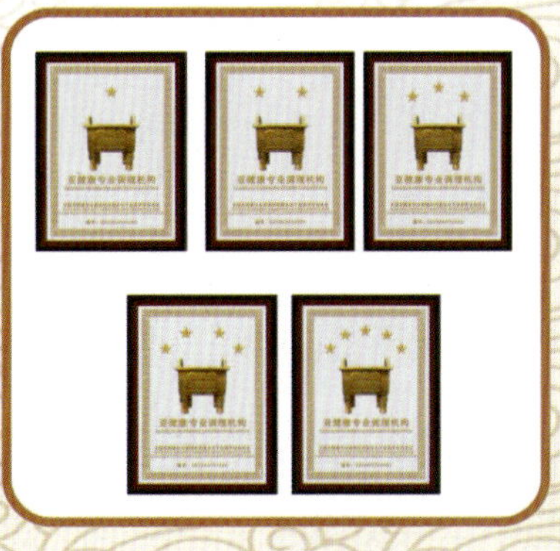

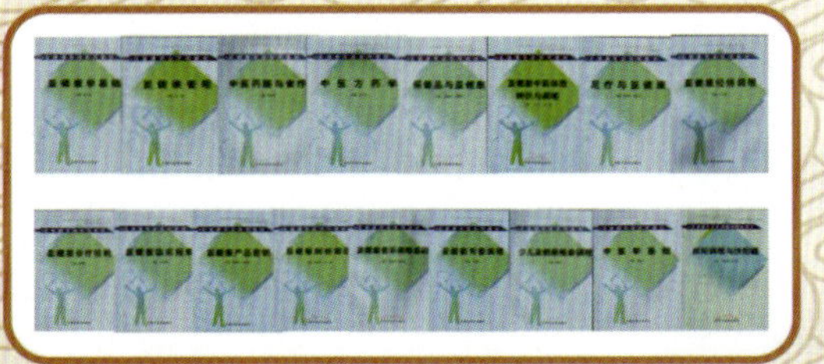

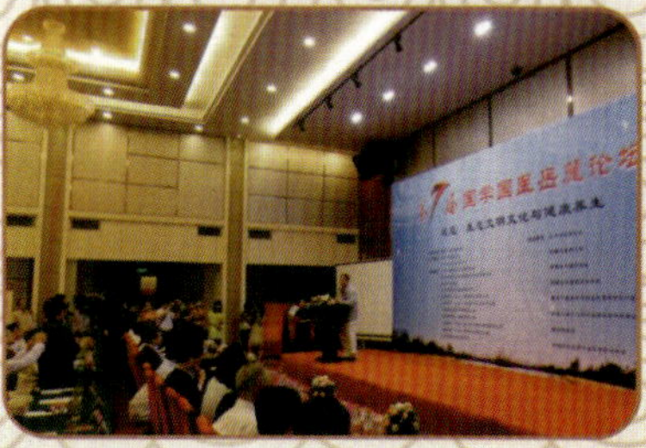

地址：北京市朝阳区幸福一村55号国家中医药管理局机关服务局402室

联系电话：010-64128672　　邮编：100027

网址：www.zhsh.org.cn

破茧而出放光芒

——访芜湖医药卫生学校校校校长刘会林

刘会林，一个出生在霍山县大别山革命老区的80后，从中药材之乡走来，怀揣着“神医”梦想，入学安徽中医药高等专科学校药学系。当大多数毕业为找一份工作绞尽脑汁时，他勇敢地选择了教育创业之路，把一个小小的教育培训机构打点得渐入佳境，直至创办芜湖医药卫生学校。是什么样的信念支撑着他一步步实现创业梦？

“一个人的成长环境对于事业的发展有着潜在的影响，我也不例外。”谈及择校与创业初衷，刘会林如是说。1985年出生的他，家境贫寒，自幼向学，只得边做农事边学习，大别山满山的葛花、遍地的石斛、满畦的天麻，成了他童年时的“玩伴”，结下了深厚的情愿。“我的家乡有很多名贵的中药材，但是医疗卫生条件比较差，我想利用家乡独特的资源为老百姓解除病痛。”一个念头在刘会林的脑海中生根发芽——走出穷山沟，立志中医药，用教育照亮山区孩子们的心灵！2004年，肩负着乡亲们的殷切希望怀揣着对中医药的浓厚感情，刘会林如愿以偿地考入了安徽中医药高等专科学校，实现了他人生的第一个目标。

“大山外的世界让我大开眼界！”安徽中医药高等专科学校经典开放的大学教育滋养了刘会林的少年萌动，在校期间，他潜心苦读，学习之余、他便摆摊卖卡，自食其力挣取生活费。每逢假期，他又急匆匆回到家乡，为山里孩子免费办辅导班，尽已所能将学到的知识传授给乡亲。学校尚德重技，注重创业服务，鼓励创新发展，临近毕业，“求职”“创业”这些词汇一次次撞击他的心坎，就在同学们为就业四处奔波、“暗恋”创业而不敢“表白”的时候，励志敏学的刘会林悄悄报名参加了学校组织的大学生创业培训班。培训中，他开始物色有共同志向的同学组建自己的创业团队，瞄准了当时校园正兴起的计算机考证热，与几个同学一起，起早贪黑，跑宿舍、发简章、租场地、聘师资、编资料，忙得不亦乐乎，终于办起了自己的第一个培训班，创业实践，首战告捷！

大学毕业后，刘会林带领自己的创业团队，骑着自行车日行百余里，白天深入乡村、社区医疗一线和医学院学生宿舍进行市场调研，了解基层医疗人员和在校大学生的培训需求，晚上回到临时租用的民房，一群小伙子横七竖八地躺在由一片片纸箱铺成的床上，钻研培训教材、摸索培训方法、演练历年真题，通宵是家常便饭。回忆当年创业的艰辛时，刘会林告诉记者“有时一连几天都吃不上一顿热饭，累得实在撑不住了，就躺着干、趴着干，当时心里只有一个目标：创办自己的医考辅导中心。”功夫不负有心人，3年的专业学习，一年的医考培训实践，再加上孜孜不倦的探索和积累，刘会林创建了一整套自己的教育培训模式，经他培训的学员，考证通过率逐年提高，远超全省同类机构，2008年，他所创办的“皖南医考辅导中心”被安徽省卫生厅认定为“国家医师、护士执业资格考试考前辅导定点机构。”风正时济，驰而不息。2010年，他拿出自己全部积蓄，申报成立了芜湖市康泰职业培训学校，并于2014年被芜湖市人社局批复为社会定点培训机构,业务范围从校园扩大到社会，从医疗卫生拓展到整个健康服务业，积极承接政府购买服务培训项目成了他义不容辞的社会责任。不用扬鞭自奋蹄，外人看来已经成功的刘会林并没有止步。

2014年，国家提出加快发展现代职业教育、大力发展健康服务业的号召，刘会林敏锐察觉到，职业教育的春天即将到来，他决定趁势而上，抢抓机遇，创办一所芜湖人自己的全日制医药卫生学校。在芜湖县政府的大力支持下，皖江区域唯一一所民办医药卫生类全日制普通中等职业学校——芜湖医药卫生学校正式批复成立，落户芜湖县。学校建设项目得到了国家专项建设基金的支持，是安徽省第三批PPP项目、省“大转新”项目、省中等职业教育质量提升工程建设项目。占地200亩的校区目前正在规划建设中，计划于2020年全部建成使用，建成后的芜湖医药卫生学校设有护理、助产、康复技术、中医康复保健、中药、制药技术、医学影像技术、中草药种植、老年人服务与管理、美容美体、旅游服务与管理等十一个专业。其中国家卫生行业职业技能鉴定考试试题开发基地、安徽泰康（健康服务业）公共实训基地、创新创业公共服务平台、全国亚健康测评综合调理中心等均设在校内。办学方向面向医药卫生健康服务业、养老养生业、亚健康测评调理和中医药传承与创新等新业态，对人才培养的标准是职业型高技能，满足广大人民群众不断增长的多样化、选择性教育需求，“3+3”对口升学、中德合作“国际护理班”项目正积极推进。校内教学实训设施设备完善，校外实习就业基地稳定。学校现有专兼职教职员工120多人，初步建立了以人为本、科学规范、高效有序、体现依法治校理念的现代学校制度。

作为皖南地区唯一一所医药卫生类中等职业学校，我校将以规划发展高起点、建设运行高质量为宗旨，继续发扬锲而不舍，弛而不息，精于做事，勇于创新的创业精神，努力“做强传统专业，做优特色专业，做大职业培训，做深产教融合”。加快学校建设与发展，加强内部治理，深化产教融合，规范教学运行，推进集团化办学，提高人才培养质量，增强社会服务能力，促进学生就业升学，为广大师生员工创造更加美好的学习、生活条件，努力创建“特色鲜明、优势明显、省内示范、国内领先的职教名校”。

“这才刚刚开始，我们的目标是创立泰康教育产业集团，实施产教融合发展工程，打造医药卫生健康服务业区域中心”刘会林胸有成竹地描绘起未来蓝图。刘会林十年如一日，凭着对中医药和教育事业的满腔热忱，在教育创业的道路上一路艰辛一路歌，破茧而出，玉汝于成，从走出大山、只身一人校园创业到成长为康泰教育团队带头人，刘会林坚韧不拔、百折不挠地实现着一个个人生目标，书写着一页页华丽篇章。

快速崛起的天津北部地区医疗中心

——天津中医药大学第二附属医院

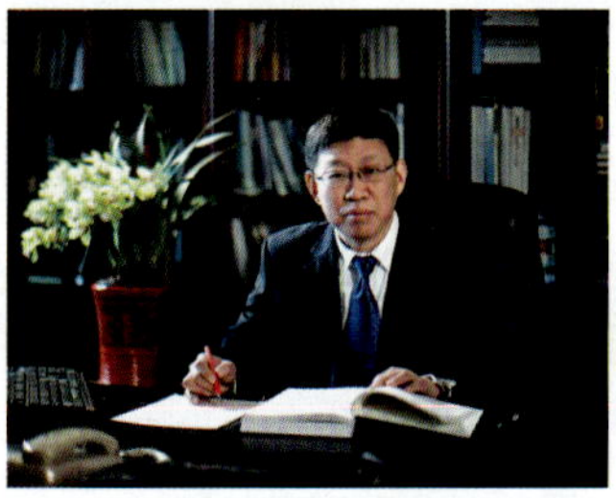

院长　孙增涛

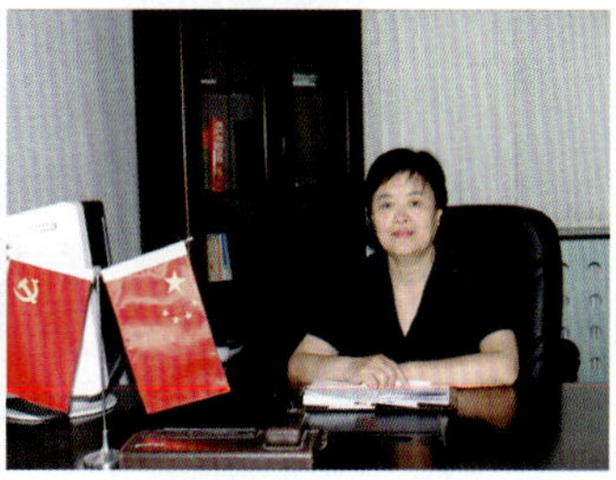

党委书记　宋津

天津中医药大学第二附属医院始建于1964年，是以中医、中西医结合治疗为特色的综合性三级甲等中医医院，是全国百姓放心示范医院；医院坐落于海河北岸，主要承担天津市东北部地区的医疗救治任务；医院以“国粹、医粹、仁和、仁术”为院训，秉承“承担社会责任，一切服务病人，打造一流学科，培养卓越人才”的办院宗旨，在传统中医药的沃土上深耕细作，形成了以一批重点学科、专科为代表的医院品牌，逐步成为天津北部地区的医疗中心。

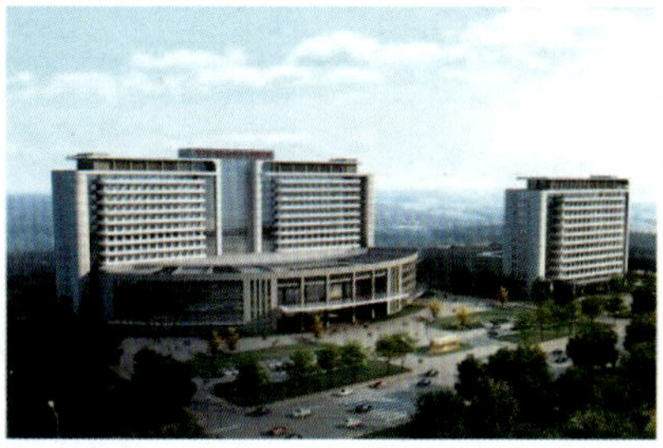

医院设有肺病科、脑病针灸科、心血管科、妇科、内分泌科等近三十个临床科室。拥有教育部重点学科1个——中医内科学；国家临床重点专科3个——肺病科、脑病科、妇科；国家中医药管理局重点学科6个——中医妇科学、中医肺病学、中医疮疡病学、中医心病学、临床中药学、中医“治未病”学；国家中管局重点专科8个——肺病科、脑病科、妇科、心血管病科、脾胃病科、外科、重症医学科、临床药学；天津市重点专科专病9个——肺病科、脑病科、妇科、心血管科、儿科专科、骨伤专科、肿瘤科专科、外科专科、糖尿病专科。

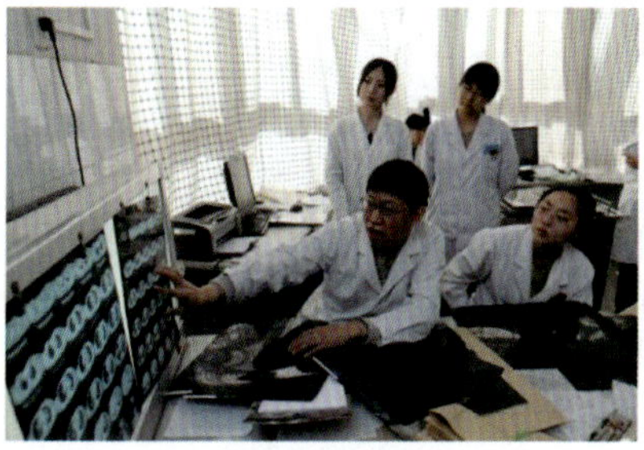

院长查房

治未病中心为国家中医药管理局重点学科，国家中医药管理局“治未病”试点单位，提供健康咨询与指导教育，提供中医特色医疗服务，开展“九种体质辨识”，中医预防保健技术如针刺、艾灸、药灸、推拿、拔罐、穴位敷贴、中药熏蒸、刮痧、穴位注射、磁热疗法、中药涂擦治疗等数十项；开展膏方调理，探索对“糖尿病”等专病的干预方法，展现中医治疗特色。

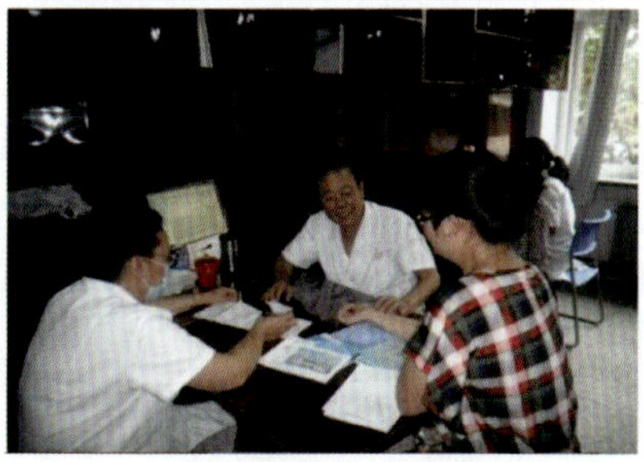

名老中医工作室

近年来医院主持参与国家重大科技专项4项，科技部国际合作项目1项，“973”计划课题3项、“863”计划1项，承担国家自然基金课题46项、省部级及横向课题项目近100项，近五年间获各级科研奖项及成果30余项，获科研经费支持6000余万元。

医院迁址新建项目是天津市“十二五”卫生资源调整规划重要项目之一，是天津市民心工程的重点建设项目。一期工程设计包括医疗综合楼、中西医结合儿童病院、医疗保障系统等，设置床位1000张；二期工程设计包括教学科研楼、康复中心、“治未病”中心，设置床位500张。目前项目处于内部精装阶段，预计2015年年底竣工，2016年中旬开诊运行。医院将继续秉承“承担社会责任，一切服务病人，打造一流学科，培养卓越人才”的办院宗旨，坚持中医为主，中西医结合优势，努力建设群众满意、患者信赖的现代化综合性医院，带动区域医疗协同发展。

国粹　医粹　仁和　仁术

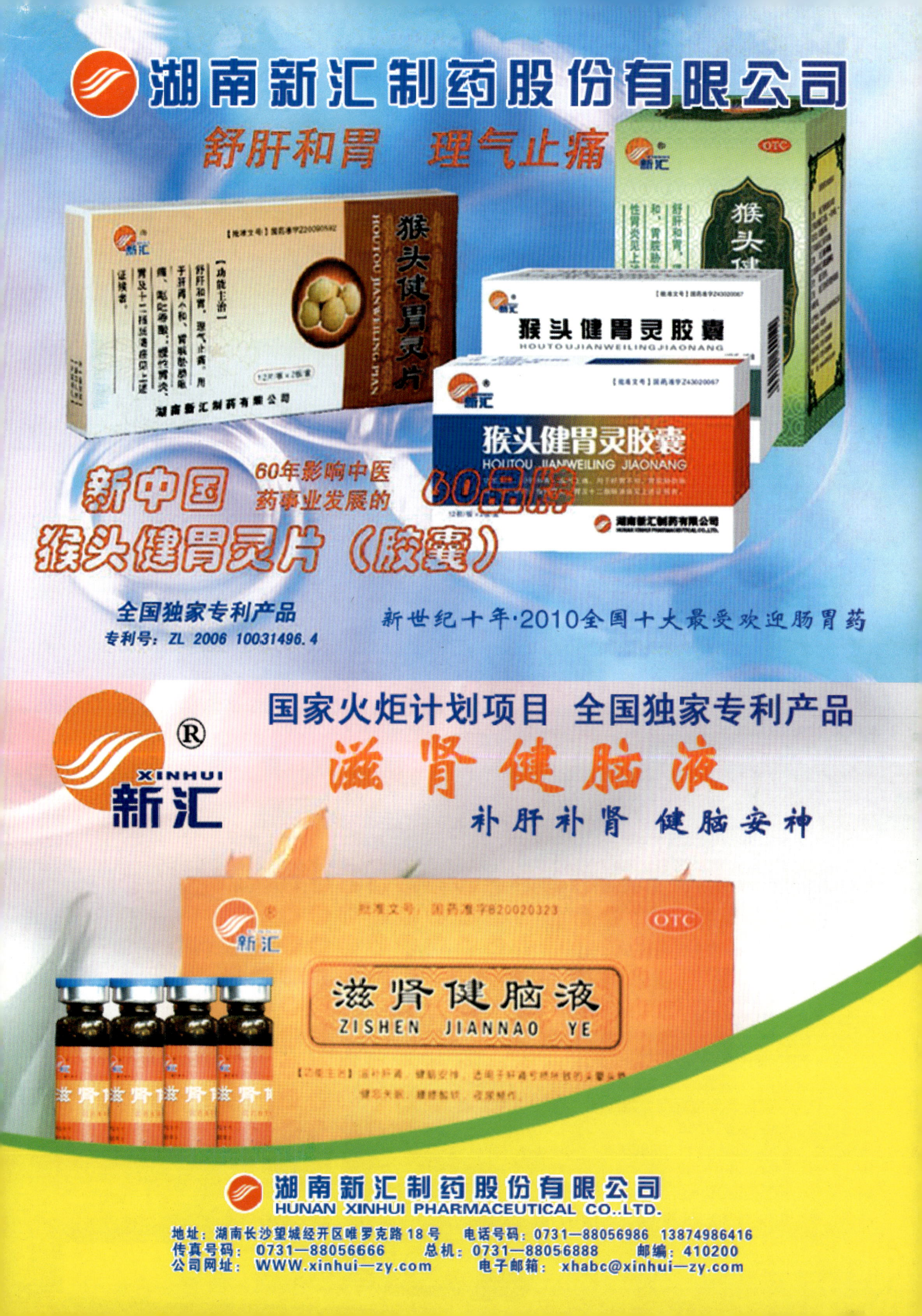
湖南新汇制药股份有限公司
舒肝和胃　理气止痛
猴头健胃灵片
猴头健胃灵胶囊
HOUTOU JIANWEILING JIAONANG
OTC
新中国
60年影响中医药事业发展的
60品牌
猴头健胃灵片（胶囊）
全国独家专利产品
专利号：ZL 2006 10031496.4
新世纪十年·2010全国十大最受欢迎肠胃药
国家火炬计划项目　全国独家专利产品
XINHUI
新汇
滋肾健脑液
补肝补肾　健脑安神
滋肾健脑液
ZISHEN JIANNAO YE
湖南新汇制药股份有限公司
HUNAN XINHUI PHARMACEUTICAL CO.,LTD.
地址：湖南长沙望城经开区唯罗克路18号　电话号码：0731—88056986　13874986416
传真号码：0731—88056666　总机：0731—88056888　邮编：410200
公司网址：WWW.xinhui—zy.com　电子邮箱：xhabc@xinhui—zy.com

涡阳县中医院

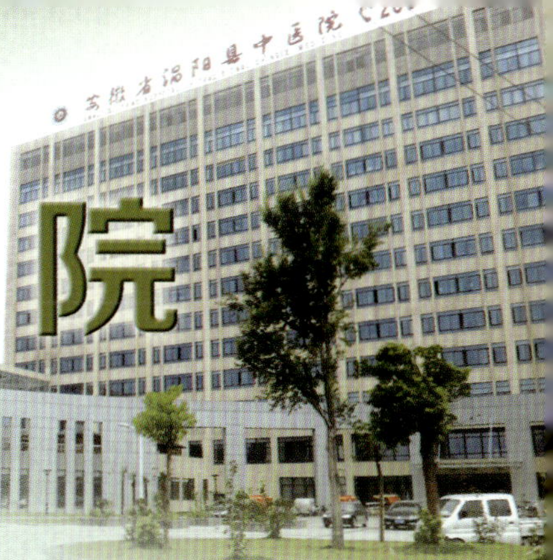

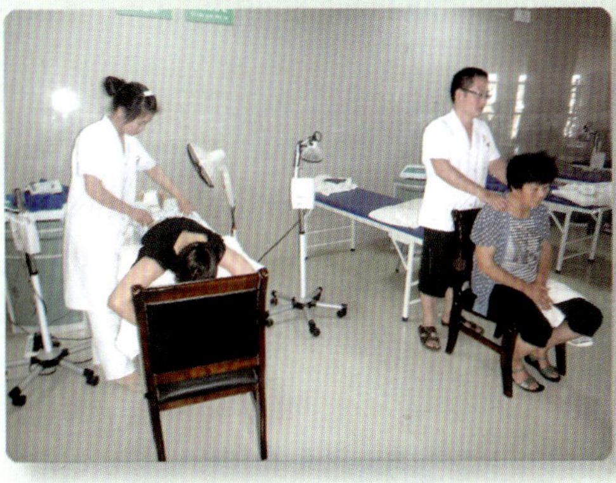

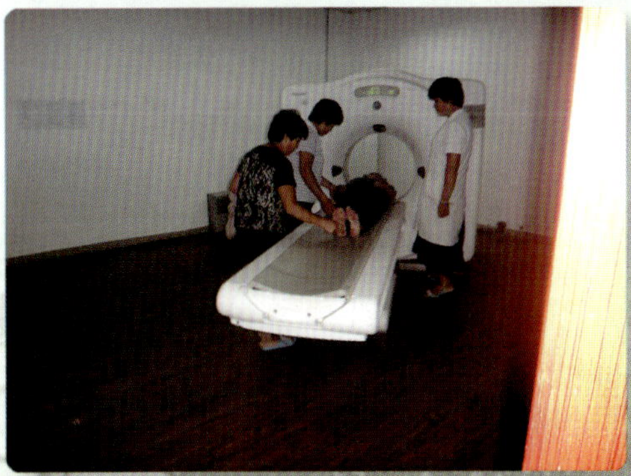

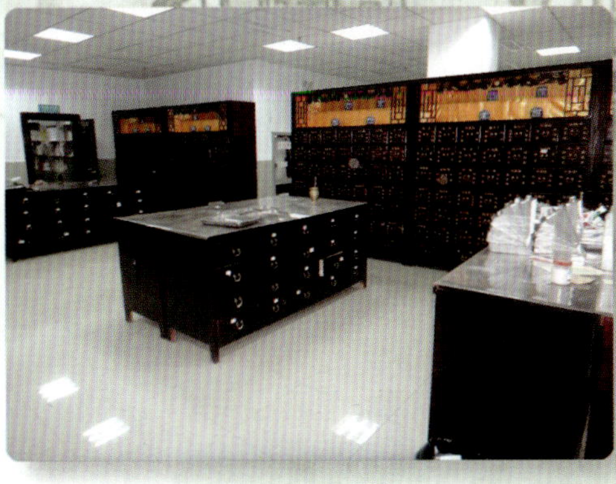

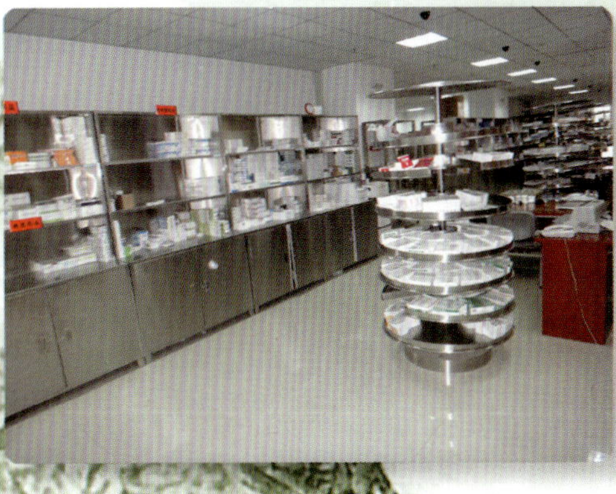

涡阳县中医院始建于1958年，是一所集医疗、预防、教学、科研、康复、养生保健于一体的综合性国家二级甲等中医医院，是全县城镇职工医疗保险定点医院，全县新型农村合作医疗定点医院，涡阳县中医药学会挂靠单位。

医院由总部和老城区南院二部分组成，总占地130亩，其中新区部医用建筑面积3.5万余平方米。医院共设置一级临床科室20个，其中新区14个，老区6个，医技科室12个，开放病床500张。职工480人，其中省级名老中医1名，市级名中医2名，市级优秀中医1 名，硕士9人。

医院形成了多个特色鲜明、疗效明显的专病专科，有急诊科、脑病一科（脑外）脑病二科（神经内）、心血管科、重症医学科、肾病科、外一科、外二科、肛肠科、骨伤科、肝脾胃病科、妇科、产科、儿科、眼科、耳鼻喉科、针灸科、推拿科、康复科、麻醉科等一级临床科室，设有颈肩腰腿痛专科、糖尿病专科、乳腺病专科、口腔科、皮肤科、血液净化室等专科专病门诊和治疗中心。其中脑病科、颈肩腰腿痛专科已被安徽省中医药管理局批准为中医特色重点专科，脑病科已于2008年申报为国家级中医特色专科（专病）建设项目。肝病科、肛肠科，骨伤科等被亳州市卫生局批准为市重点中医特色专科（专病）建设单位。医院参与国家级临床试验基地糖尿病社区干预研究项目一项。

医院注重传统预防保健业务，建有养生堂，以中医理论为指导，结合现代医学，融合现代科技，坚持“未病先防、既病早治、已病防变、瘥后防复”的原则，注重对生命全过程的健康监测评估教育指导，研究养生保健技术方法，开展治未病体质辨识，健康体检，非药物保健治疗，健康教育大讲堂等业务，根据不同体质辩证指导亚健康人群提高身心健康指数，防病于未然。不断提高养生服务的技术水平，发展我县“中医和道家养生”的特色的健康保健体系，同时重点继承和创新道家养生学术，对道家养生进行深入研究和开发，为我县打好老子品牌尽一份力量。

医院积极探索新的条件下中医院的发展之路，不断完善医院的运行机制，加快数字化医院建设步伐，努力建设有利于发展的中医医院文化，不断深入挖掘、整理、发扬中医药的精粹，吸收有利于提高临床疗效、推动中医药事业发展的多学科成果，使医院步入了发展的快车道。

医院始终坚持“以人为本，科学发展，德术并重，质量争先”的办院方针，深入开展“以病人为中心，以发挥中医药特色优势为主题”的中医医院管理年活动，认真落实创名院、建名科、树名医“三名”工程，为把涡阳县中医院建成技术一流、服务一流、设备一流、管理一流、文化一流、环境一流现代化中医院，朝着安徽省示范中医院，皖北县级中医名院而努力奋斗！

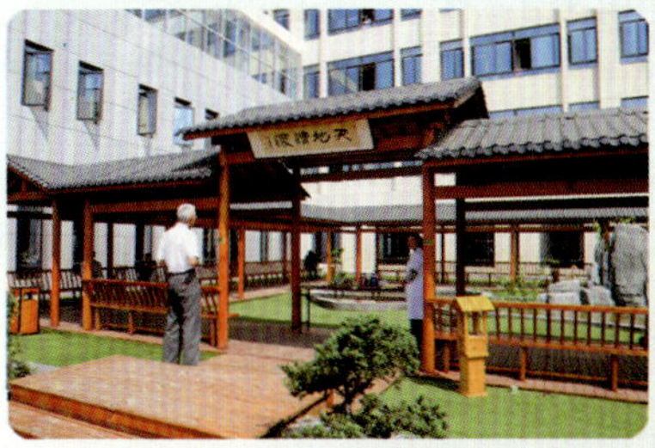

草原上的中医明珠

——吉林省前郭县中医院

在古老神奇、美丽富饶的前郭尔罗斯大草原，镶嵌着一颗璀璨的中医明珠---前郭县中医院（下简称中医院）。1973年，中医院肩负着“一切为了人民健康”的使命而诞生。40多年来，中医院一路风雨，一路拼搏，经过一代代中医人的共同努力，由当初几间低矮的小平房发展成为今天拥有住院处综合楼、蒙医院（门诊楼）两处规模可观的医疗服务基地。中医院现已拥有3000多万现代化仪器设备，在职职工616人，开设了内、外一、外二、妇产、儿、骨伤、蒙医等七个疗区，有放射线、检验、腔镜、超声等医技科室，年门诊量由2008年68658人次增加到2014年127839人次，住院患者由2008年3742人次增加到2014年7163人次，业务收入由2008年的1950万元增加到2014年7050万元，中医院的社会效益大幅度提升，社会信誉度和美誉度与日俱增。

人才强院

“育名医、创名科、建名院”——是中医院近六年来坚定不移实施的“三名”战略。三名战略的核心就是“育名医”。

以任林军为首的新一届领导班子，把“人才办院”始终摆在医院发展的战略高度，他们认为医疗市场竞争的实质是医学人才的竞争，谁拥有了高素质、高科技人才，谁就掌握了医疗市场竞争的主动权。

为了加快人才队伍建设，使医院的发展日益充满生机与活力，中医院始终采取“走出去、请进来、岗位传帮带”的方法，先后有近二百人次医护人员到中国中医科学院广安门医院、首都医科大学宣武医院、北京天坛医院、北京301医院、北京304医院、北京积水潭医院、中国中医科学院西苑医院、上海中医院、吉林医大一院、医大二院、医大三院、前卫医院、省中医院、省中研等多家国内知名医院进修深造，并参加全国各类学术交流研讨会三百余人次，投入资金300多万元。通过进修学习，为中医院培养了各学科骨干，完善了名医成长的梯队结构。

科技兴院

医院先后投资3000多万元，先后引进了磁共振、16排西门子CT机、乳腺DR、DR、全自动生化分析仪、奥林铂斯胃镜、胃病检测仪、四维彩超、飞利浦彩超、意大利百胜彩超、关节镜、腹腔镜、大型微波热疗仪等多种先进的医疗设备。

乳腺DR的引进之初，是全省唯一一台居世界领先水平的美国直接数字化全景乳腺X光机摄影系统。这是乳腺成像的突破性进展，更为锐利清晰的图像质量以及数字化的进程，是乳腺病、乳腺癌早期发现最先进的检查设备。

先进设备的引进、新技术的开展，使得中医院的诊疗水平如鱼得水，如虎添翼。近几年获国家专利4项，国家级科研成果1项，吉林省科学技术进步三等奖1项，优秀奖1项，省级科研成果4项，市级科研成果1项，省中医药管理局科研课题4项。先进的医疗技术，为中医院的快速发展插上了腾飞的翅膀。

特色铸院

中医院始终坚持正确的办院方向，在“以病人为中心”服务理念的引领下，在坚持中西医结合的同时，进一步突出了中医药、蒙医药特色，形成了中医院多个有影响的品牌专科。除了蒙医科是国家级重点专科外，针康科、骨伤科被国家中医药管理局确定为特色优势重点专科。中医院拥有1个国家级重点专科,2个特色优势重点专科及脑病科、心病科、肿瘤科、针康科、骨科的项痹病等5个省级重点专科、专病和4个市级重点专科、专病。

中医院多个临床科室之所以能成为国家或省、市级重点专科，皆因中医中药的优势与特色。诸如肿瘤科以中医中药治疗中晚期癌症，敷散膏药治疗胸腹水， 中药治疗妇女的 “不孕不育”，肛肠科的中西医疗法治疗痔疮，皮肤病科治疗皮肤顽疾，小儿科采取推拿及中药敷贴治疗肺炎、肠炎、冬病夏治疗法治疗肺炎、提高机体免疫力，蒙医科的钩活术治疗颈、腰间盘突出等。医院自制中药已形成以中药骨灵Ⅰ、Ⅱ、Ⅲ号治疗各类骨折，以正骨膏外用治疗骨折及软组织损伤，活骨丹治疗股骨头缺血性坏死，以风湿圣药治疗风湿、类风湿，以滑膜炎胶囊治疗滑膜炎、痛风，以腰腿痛Ⅰ、Ⅱ号治疗腰腿痛、腰间盘突出症，颈痛清治疗颈椎病，消肿系列中药制剂治疗肢体外肿瘤，省级科研成果脑脉通Ⅰ号、冠心病Ⅰ号治疗各类心脑血管疾病，糖尿灵Ⅰ号、利胆排石胶囊等系列专病专药，都以其口碑载道的疗效誉满松原。

中医院率先在松原地区成立了区域独立、设备完善、环境优雅、服务一流的健康体检中心。健康体检中心的成立，让“一切以病人为中心”的理念又一次得到了升华，也成为松原市民有病治疗、无病预防的好去处。他们开展的足诊中医传统疗法就是预防、治疗与一体的新疗法。因此，很快被国家中医药管理局确定为“治未病”工程试点单位。

蒙医科现在有蒙药剂型180余个品种，其中有中医院自己自制的药剂多种。温针、推拿、中药熏洗、针灸、喷酒疗法、拔罐放血疗法等多种蒙医药特色诊疗技术，早已广泛应用于临床，且疗效显著。蒙医科的钩活术治疗颈、腰间盘突出患者 500余例，正因为方法简便，无副作用，价格低廉，疗效神奇等诸多优势，不仅吸引了松原市的众多患者，域外的前来求医问诊的患者也日渐增多。2011年《蒙医放血疗法的临床研究》被确定为松原市的科研项目。2012年，蒙医科顺利通过国家“十一五”重点专科的复审验收，已过渡为国家“十二五”重点专科。蒙医科的“蒙医放血疗法”获省级2011年非物质文化遗产保护项目，正在申请国家级非物质文化遗产。科主任韩宝发于2013年做客央视《中华国医》栏目直播间，为传承民族的蒙医事业起到了推波助澜的作用。

塌溃疗法、敷贴疗法、针灸、推拿、足诊、足浴、药浴、冬病夏治、钩活术、膏方等这些无毒、无副作用中医传统疗法在中医院各科室得到了广泛应用。目前，前郭中医院真正成为了中医特色突出，蒙医特色鲜明的中医院。

医院先后被评为 “前郭县精神文明建设先进单位”，“前郭县卫生系统先进党总支”，“松原市卫生系统先进基层党组织”，“松原市厂务公开民主管理示范单位” ，“松原市精神文明建设先进单位”，“吉林省精神文明建设先进单位”，吉林省总工会“最佳职代会”，“吉林省中医药系统文化建设图文展评优秀奖”，“全国医疗质量信得过优秀医院”，“全国质量安全诚信联盟单位”，“全国护理先进集体”，“全国中医药系统创先争优先进集体”，“全国百佳示范中医院”等多项殊荣。

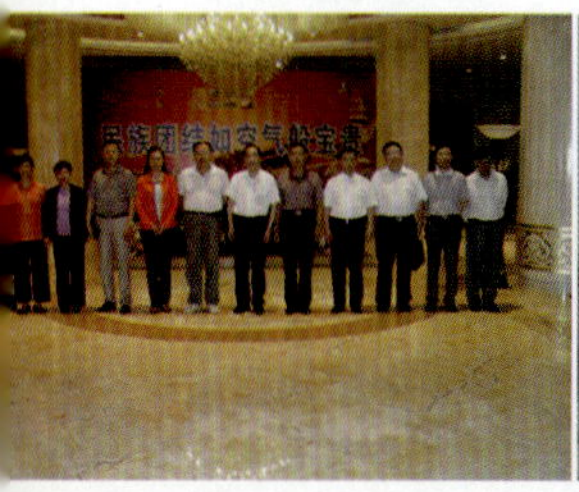
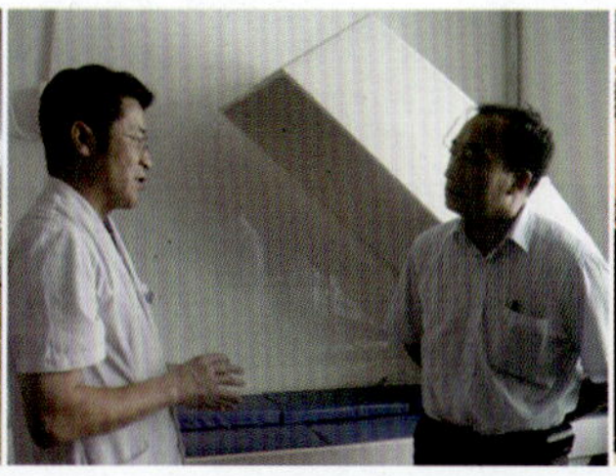
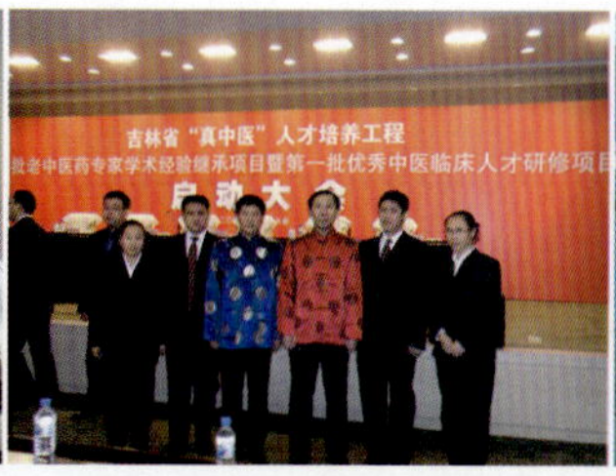
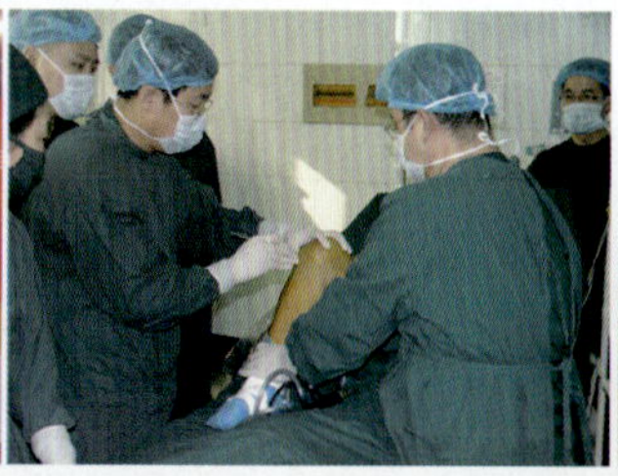
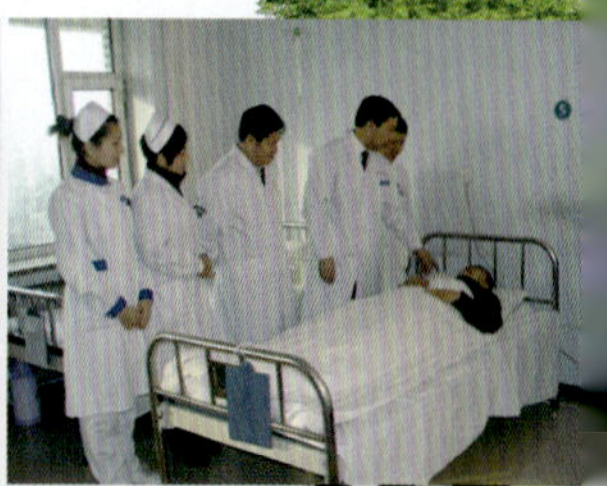

培训项目

非药物疗法调理技术　中医排瘀调理技术　中医特色理疗师　经络调理师　养生保健师

中医养生美容师　康复理疗师　整脊理疗师　养生经营管理师　儿童中医调养师

培训对象

（一）医疗机构康复保健科医务人员；社区卫生服务中心（站）及乡镇卫生康复保健科专业人员。

（二）社会中医养生保健机构，中医特色调理机构，健康管理机构以及中医美容调理机构相关从业人员。

（三）具有相关专业大专以上学历；连续从事中医特色调理工作两年以上；或具有相关专业或以上专业技术职业任职资格者。

（四）社会各界热爱中医养生技术者均可。

课程价值

可以迅速全面提升自己的中医特色技能，可以择业上岗、可开店创业。学精任何一项技术都能给自己带来巨大的财富和社会地位。走进喜颐健就意味着你进入了人脉、技术、智慧的巨大平台，相互交流、资源共享。通过学习中医特色非药物疗法调理技术能直接让自己和家人获得健康，让更多的亲人和朋友免受疾病的困扰。

权威认证

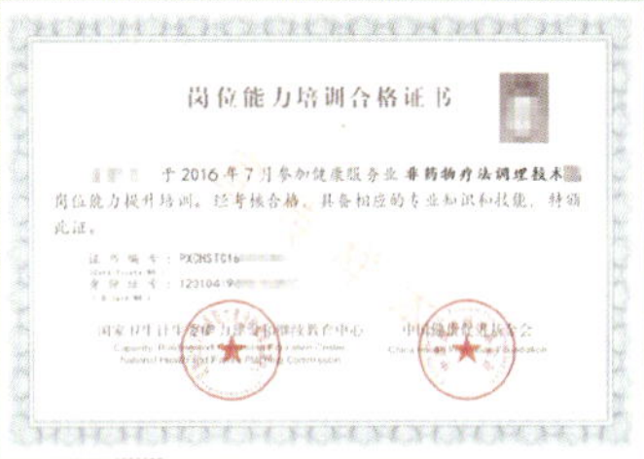

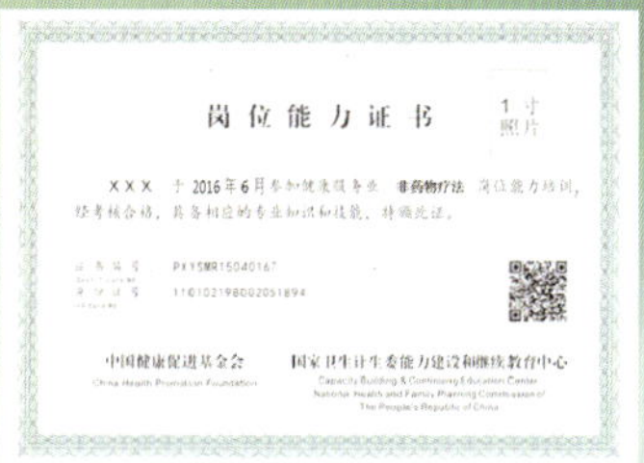

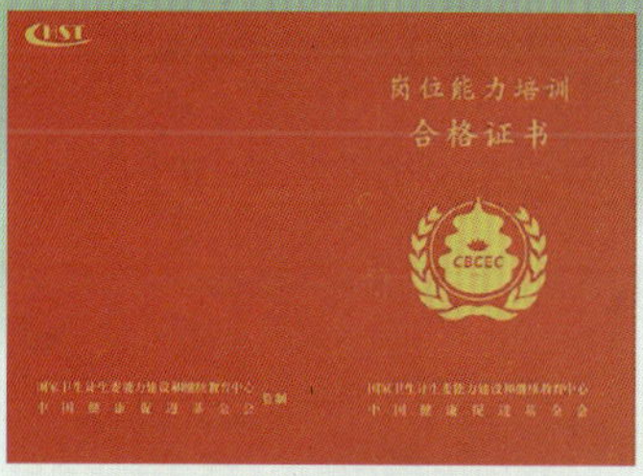

培训合作　证书植入　诚招各市•区县级管理中心　推广站

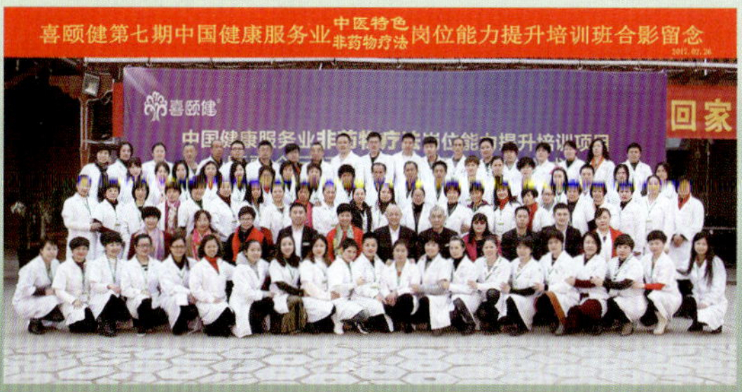

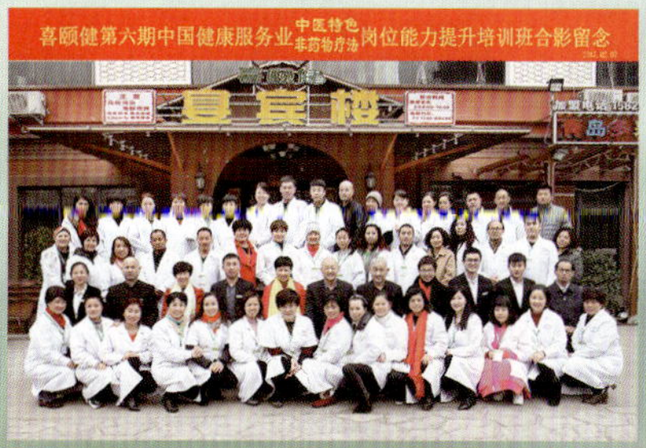

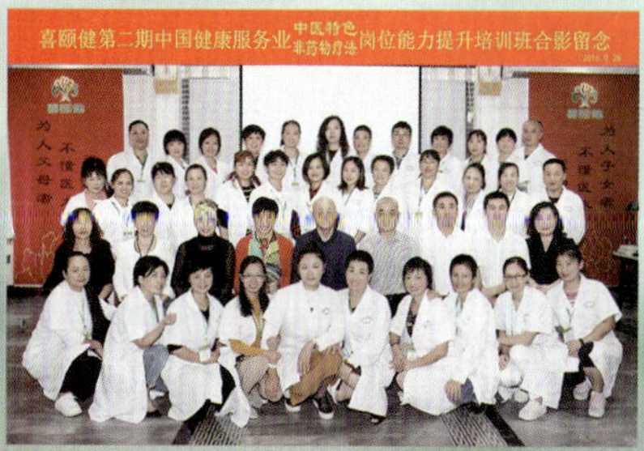

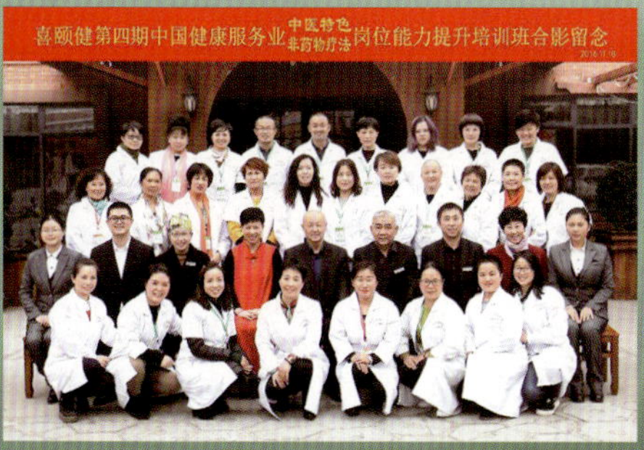

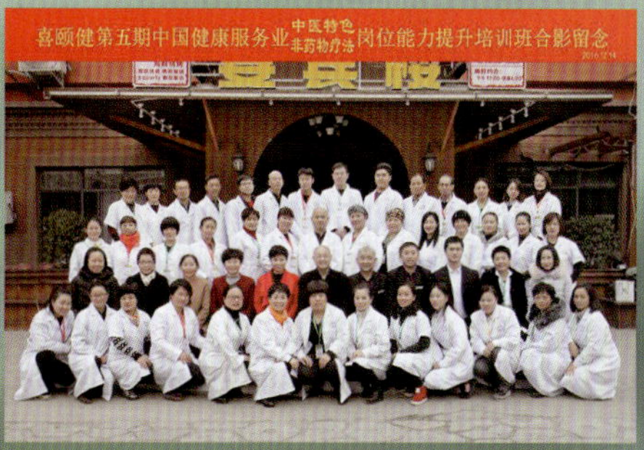

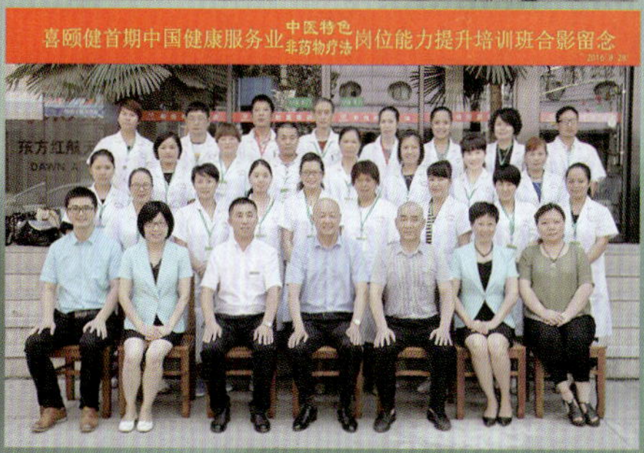

学员遍天下

地址：北京市朝阳区幸福一村55号
邮箱：cnxiyijian@126.com
电话：010-85583868　4007-918-919
网址：www.cnxiyijian.com

根植中医　大力弘扬非药物疗法——陈学智

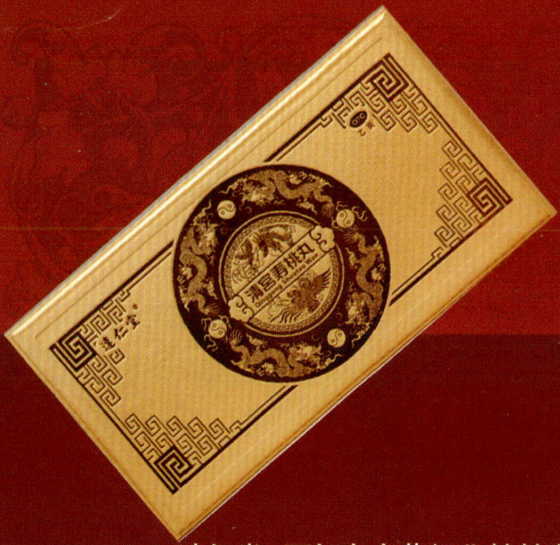

百年达仁堂矩献

——养生臻宝清宫寿桃丸

达仁堂，不仅在中药行业赫赫有名，就是在寻常百姓中也是家喻户晓。达仁堂有着三百余年历史“乐家老铺”的正宗后裔，由乐氏第十二代传人乐达仁先生于1914年在天津估衣街创办。达仁堂始终恪守“只求药料真实，不惜重资，炮制之术必求其精”的祖训，相继为大众奉献出清肺消炎丸、藿香正气软胶囊、牛黄降压系列产品、生血丸、参附强心丸等一大批绿色中成药。达仁堂以行业领先的发展业绩，先后荣获国家一级企业、质量管理奖、中华老字号等一系列国家殊荣……养生臻宝清宫寿桃丸、国之瑰宝安宫牛黄丸先后荣膺国家级非物质文化遗产，达仁堂一个个第一，一项项荣誉，开启千年中药新纪元。

随着人民生活水平的提高和对健康的日益重视，健康产业迅猛发展，越来越多的企业加入到健康产业行业，达仁堂作为天津医药集团中新药业旗下的百年老字号企业，义不容辞地担当起服务人类健康的重任，向大健康产业发力。在百年华诞之际，钜献养生臻宝清宫寿桃丸，以清宫寿桃丸作为中药保健品行业的领军产品，发展大健康产业，让传统中医药更好地造福百姓。

清宫寿桃丸，原名“蟠桃丸”，是清代乾隆皇帝的御用养生保健医方。上世纪80年代，中国科学院院士、国医大师陈可冀教授在整理清代原始医药档案时，发现了清宫寿桃丸的处方，经过整理开发，使古方得以传承。达仁堂凭借“疗效至上，仁药永恒”的祖训，成为清宫寿桃丸独家生产企业。经系统研究，并在临床长达三十多年的应用实践，清宫寿桃丸具有补肾生精，益元强壮的作用，是服食养生的佳品。达仁堂在选料上始终坚持清代宫廷制药的方法和原则，用药十分讲究，十三味名贵中药，遵古秘制。人参、当归、地黄、枸杞等珍贵药材必选上等佳品。而后经过奶润酒煮，九蒸九晒，蒸煮数昼夜，方可制成。如今，清宫寿桃丸已成功入选第二批国家级非物质文化遗产名录，成为津门唯一进入国家级非物质文化遗产名录的养生臻品。

达仁堂清宫寿桃丸的每一味药的“今生”都承载着其经典药方“前世”之精魂，其独特的制药工艺，是前人千百年智慧和经验的结晶。清宫寿桃丸被誉为中药的活化石，其最鲜明的特点在于它是中华民族“养生”的代表性产品，也是长期形成的、疗效可靠的、组方配伍严谨的成药，对于当今“治未病”的理论和实践具有重要价值和现实意义。

从一百年前估衣街上的“京都达仁堂乐家老药铺”到今天天津滨海新区的现代中药产业园，达仁堂人秉承着“达则兼善，仁者爱人”的理念，始终以一颗仁爱之心，做好人，做好药，造福于民、惠泽苍生。

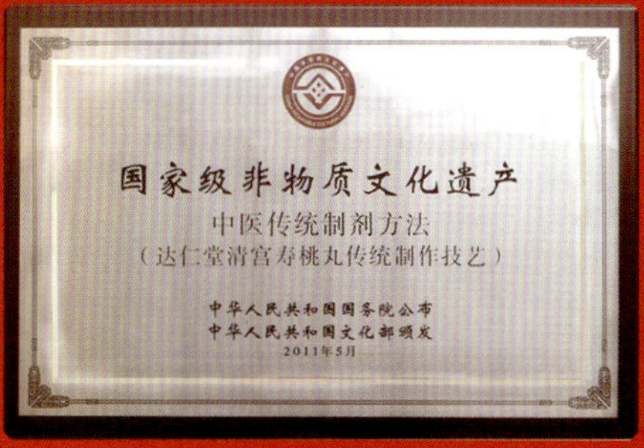
国家级非物质文化遗产
中医传统制剂方法
（达仁堂清宫寿桃丸传统制作技艺）
中华人民共和国国务院公布
中华人民共和国文化部颁发
2011年5月
“达仁堂清宫寿桃丸传统制作技艺”荣膺国家级非物质文化遗产，成为津门唯一获此殊荣的中药养生臻品

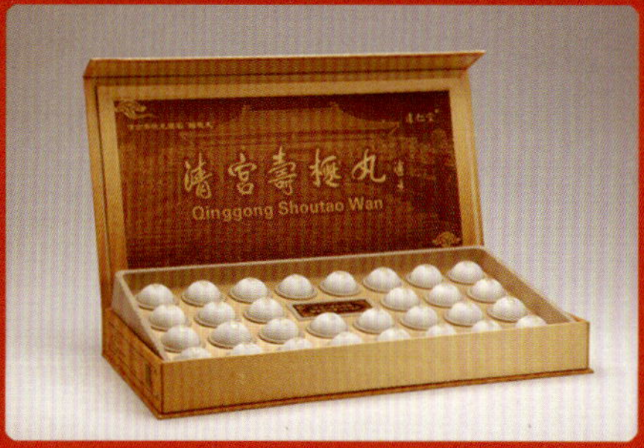
清宫寿桃丸
Qinggong Shoutao Wan
养生臻宝清宫寿桃丸，原名“蟠桃丸”，系中国最长寿皇帝乾隆御用养生保健医方

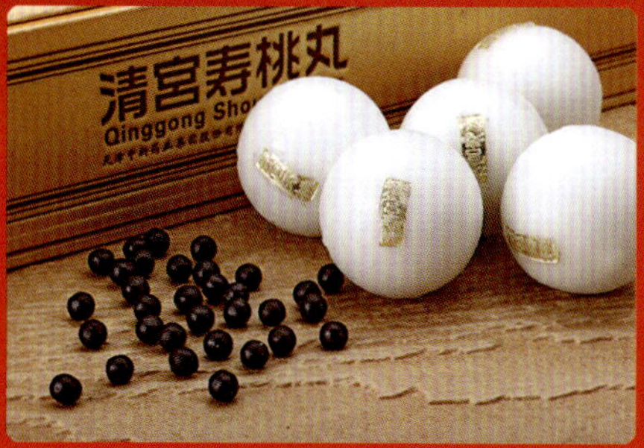
清宫寿桃丸
梧桐子是祥瑞的象征，如粒粒“梧桐子”的清宫寿桃丸寓意着福寿千秋、子孙万代的祈愿

一点圣手
ACUPRESSURE·1

一点圣手网络科技有限公司

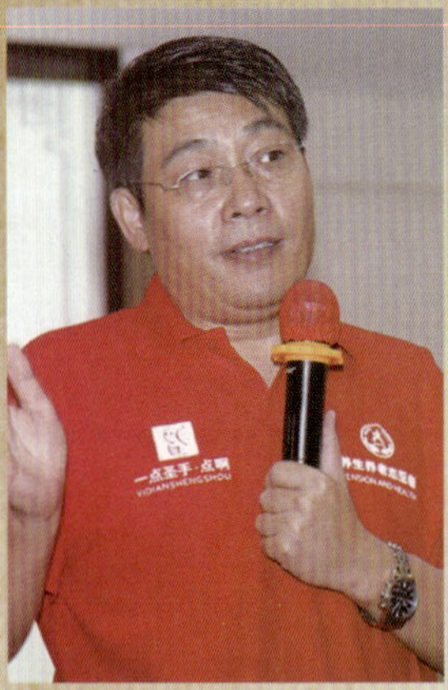

上工之道 尚医之德 岐黄之术 健康中国

——蒋文武创中医手法外调五步法，一点圣手免费传授

蒋文武,一点圣手网络科技有限公司技术发明人, 一点圣手网络科技有限公司董事长；中华中医药学会亚健康分会委员；经络诊疗专家、世界中医药学会联合会亚健康专业委员会理事；中华中医药学会民间传统诊疗技术与验方整理研究会委员；曾在人民大会堂主讲课题结题论文《经络者中医之灵魂》。

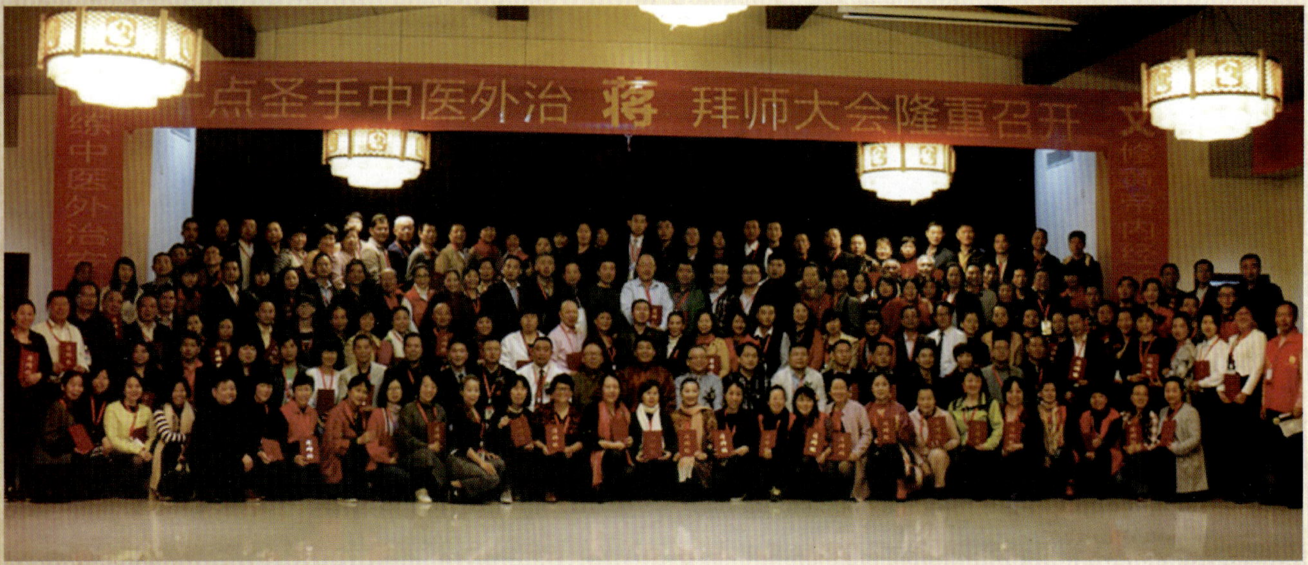
一点圣手中医外治 蒋 拜师大会隆重召开

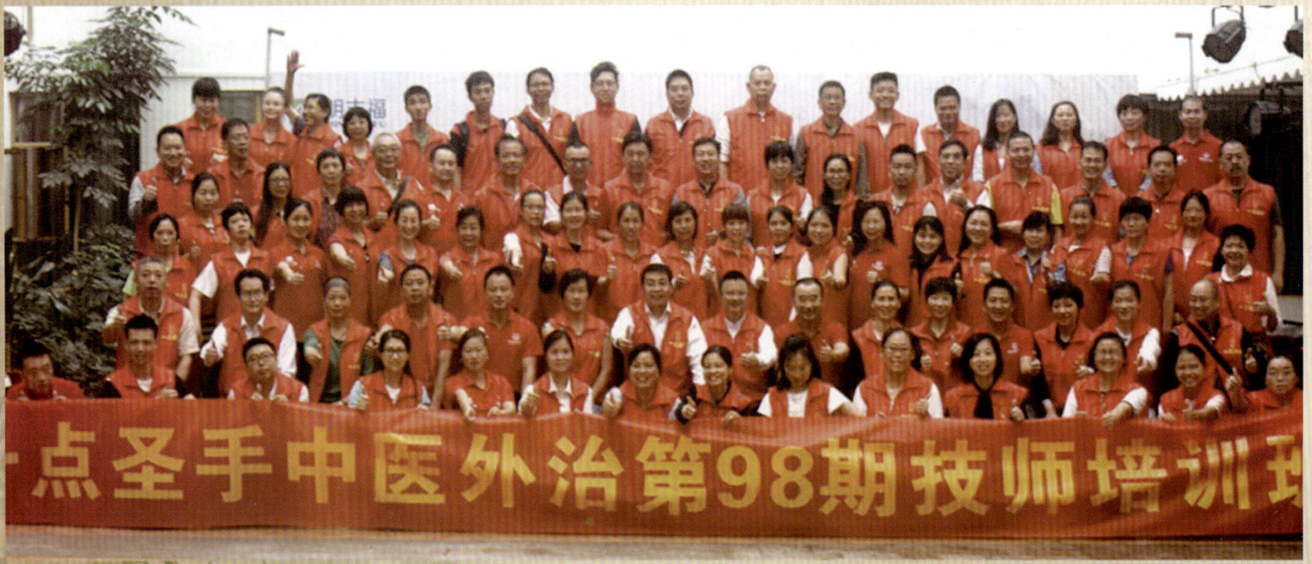
点圣手中医外治第98期技师培训

成立背景：二十世纪以来，慢病，亚健康人群不断增加，人们对预防疾病的意识逐渐在增高，中医“治未病”的理念很好地契合了慢性病防控的要求。从事中医经络研究数十年的蒋文武先生携其首创的中医手法外调五步法组建了一点圣手网络科技有限公司，推动中医发展，传播中医文化，面向国内外免费培养中医经络调理技师。

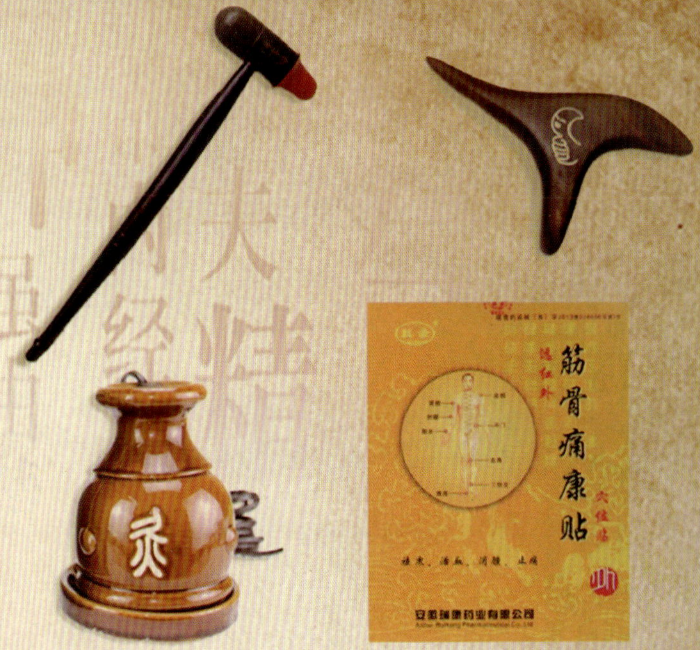

简介：一点圣手网络科技有限公司是一家基于互联网O2O平台、通过手机APP等推送的亚健康调理和慢性病防控管理的健康类服务产品供应商，2016年在北京成立，是一家由自然人入股、注册资金5000万元的高科技健康管理公司。由蒋文武及其团队历时数十年，以中医理论为基础，结合手法外调，完成的中医手法外治五步法，以及“专属定制”个性化调理服务。中医手法外治五步法和“专属定制”个性化调理服务，具有“快、准、廉”的特点，它不仅继承、发挥了中医的传统优势，而且兼有现代科技精确量化和信息化的优点。公司集中了中医界老、中、青三代精英，还包括网络大数据专家等IT业内高手、健康管理专家和心理调理师、营销和培训师、健康医疗设备开发工程师以及技术支撑的中青年才俊，现有员工140多人。

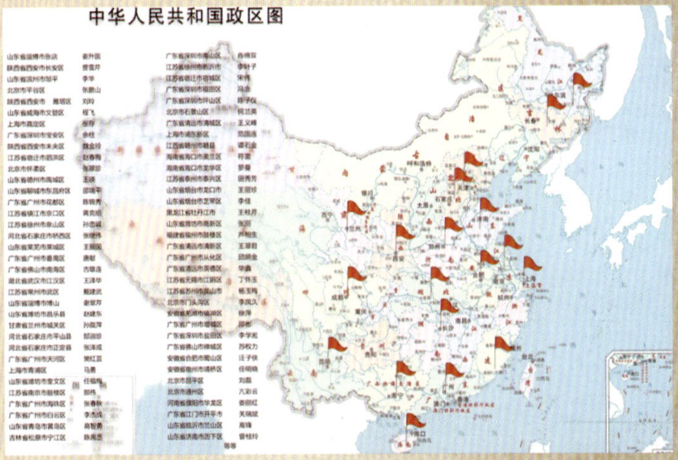

目前业务范围

自2016年4月至2017年3月短短11个月里，一点圣手已经举办免费培训班349期，培养调理人才11010人，培训师210人，合作的区域服务商102个区(县)，建设服务网点1103家，遍布北京、河北、山东、河南、甘肃、江苏、湖北、福建、广东、广西、云南、上海等在内的二十七个省和直辖市，APP上注册的经络调理师达到3769人，遍布全国，随时随地都能通过APP呼叫进行经络调理服务。

一点圣手　您身边的调理师

咨询热线：010-64151123
联系人：裴雪松
联系电话：13911587645
地　　址：北京市朝阳区幸福一村甲55号8108室
邮　　箱：YDSS—8118@ydshsh.com
网　　站：www.ydshsh.com

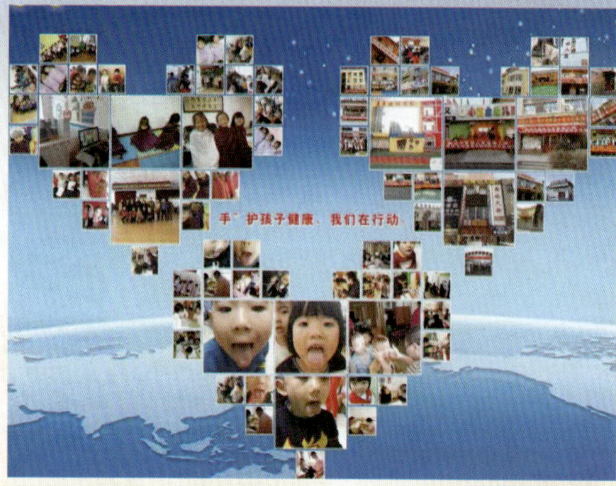

国家中医药儿童健康工程试点工作
"手护"孩子健康在行动

国家中医药儿童健康工程是在国家中医药管理局医政司的指导下，以中医预防保健为核心理念，以健康儿童、祖国未来为宗旨，以普及推广中医药儿童养生保健科普知识为抓手，在全国范围内筛选不同区域、不同性质的幼儿园4000家，社区卫生服务中心100家，儿童体质服务单位8000家，并同期启动幼儿园大型体质普查活动，共同守护儿童健康，让每一个儿童都能健康快乐的成长。

2016年中和康贝积极配合全国儿童健康工程办公室，在全国范围内陆续开展了儿童体质测评普查及大型科普讲座，活动惠及上万名儿童并受到社会各界的关注，得到当地政府的大力支持及广大家长的一致好评。2017年我们将以城市为单位的儿童健康工程项目持续向前推进，全国专家走入地方城市解决儿童亚健康问题及儿童健康管理服务规范流程，为50万儿童提供更多的健康服务。

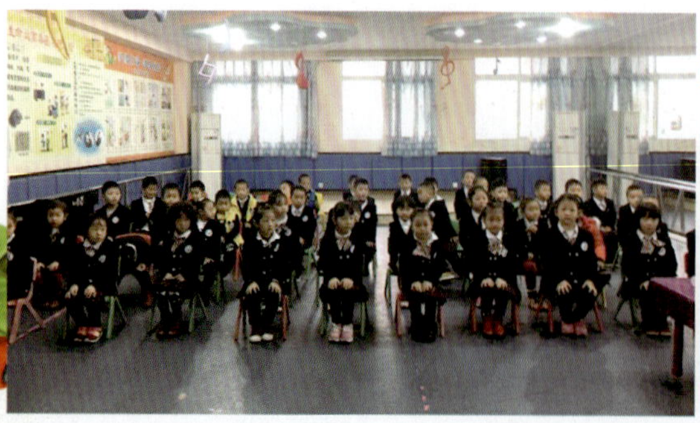

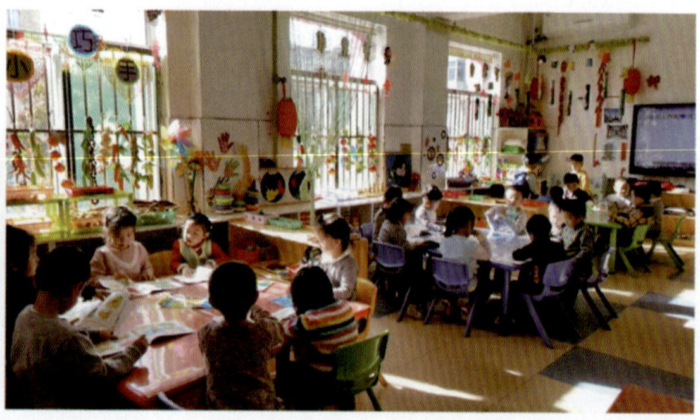

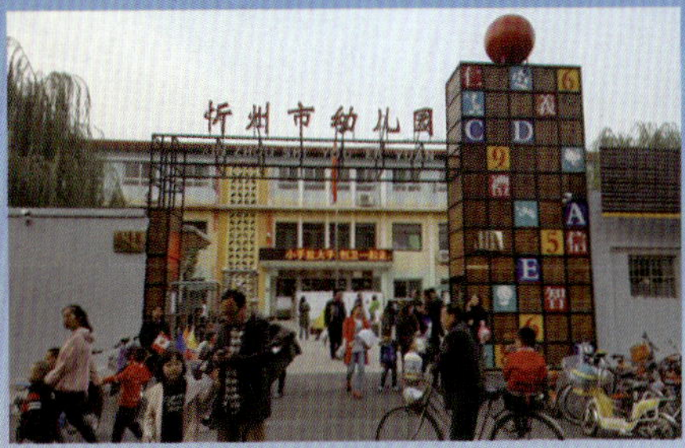

活动一

2016年10月12～14日，国家中医药儿童健康工程试点工作儿童体质大型普查活动在忻州启动，对忻州市幼儿园850余名儿童做了体质的调查、专家四诊及红外的检测。

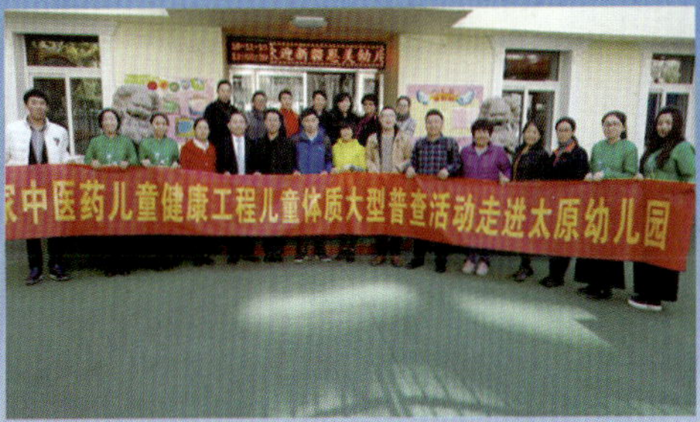

活动二

2016年11月9～11日，儿童体质大普查分别走进太原市育星幼儿园、太原市育英幼儿园，为1000余名儿童做了体质测评与数据采集。

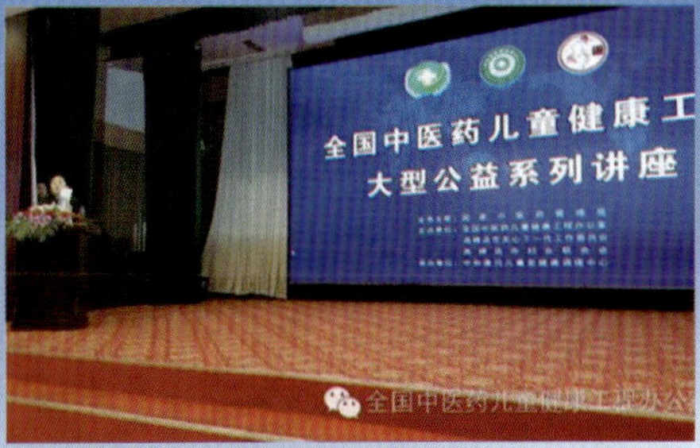

活动三

2016年11月13日国家中医药儿童健康工程大型公益系列讲座之儿童健康密码解密在河北高碑店举行。

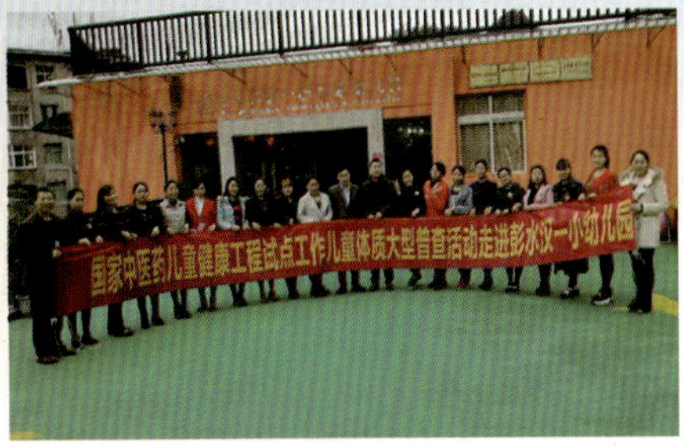

活动四

2016年11月21日，全国中医药儿童健康工程试点工作儿童体质大型普查活动走进重庆市彭水县第一小学幼儿园。

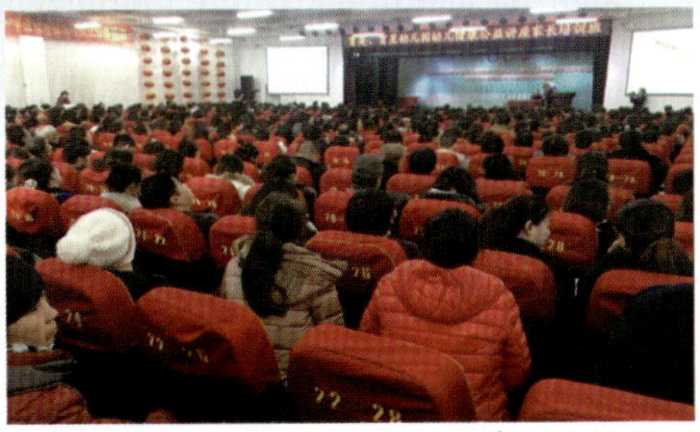

活动五

2016年12月1日，国家中医药儿童健康工程试点工作儿童体质大型普查活动暨关爱幼儿教师体质普查活动科普讲座在太原市第十九中学隆重开展。全国中医药儿童健康工程办公室领导、中医儿科界知名专家、太原幼儿园教育界领导及教师、太原市广大儿童家长近千人均参加了此次讲座。

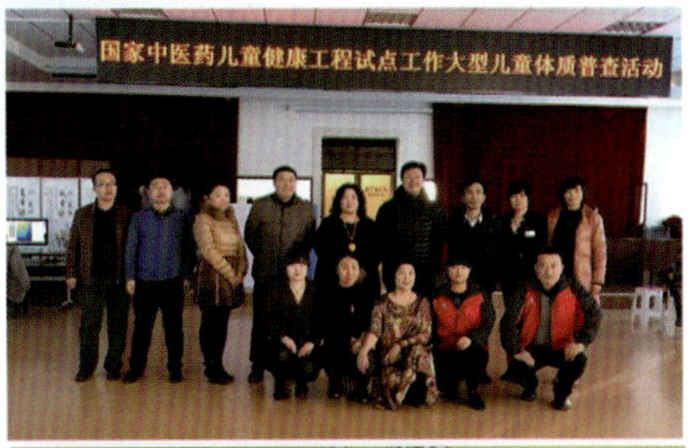

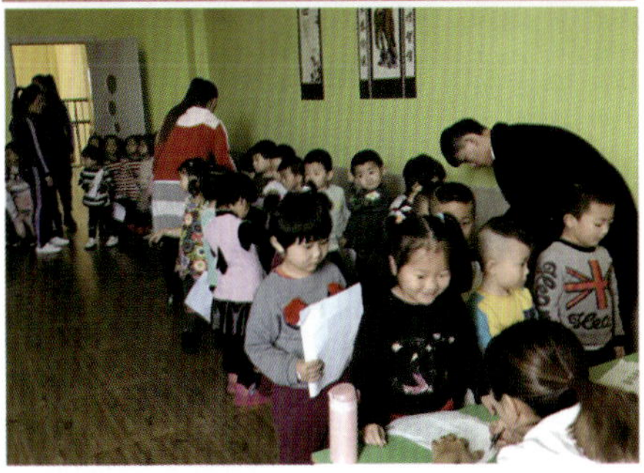

活动六

2016年12月5～9日，国家中医药儿童健康工程儿童体质大型普查活动走进大同市幼儿园，通过4天的时间为大同15家幼儿园为3000余名儿童做了体质的检测。

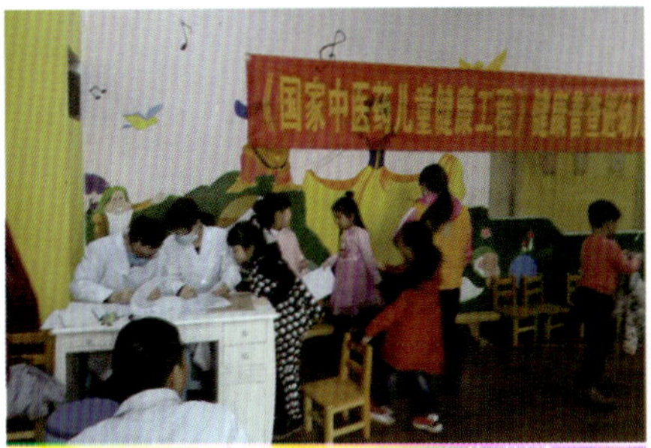

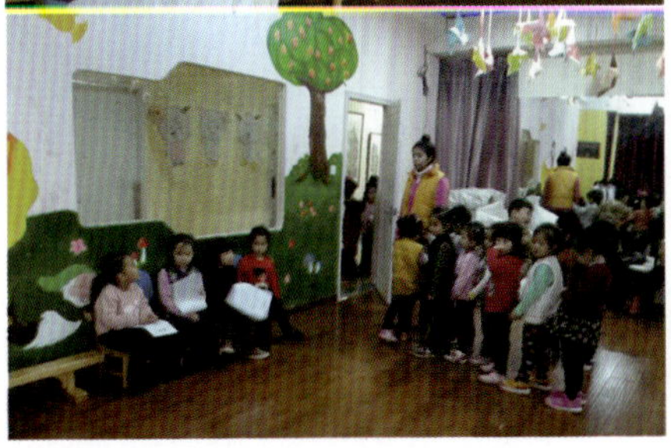

活动七

2016年12月20日,国家中医药儿童健康工程试点工作儿童体质大型普查活动走进河北省保定市多贝迪幼儿园，为多贝迪幼儿园的小朋友们做体质检测。

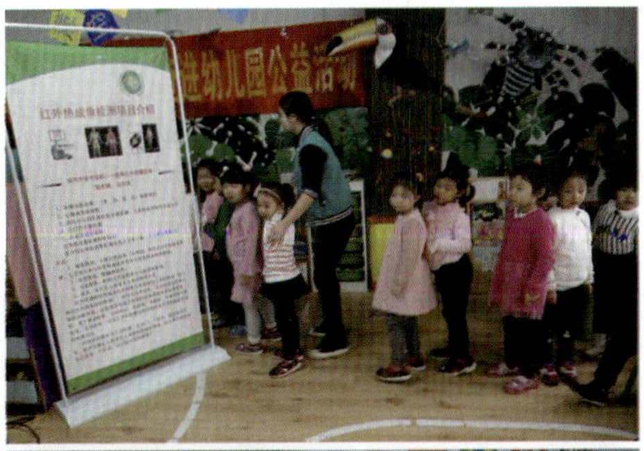

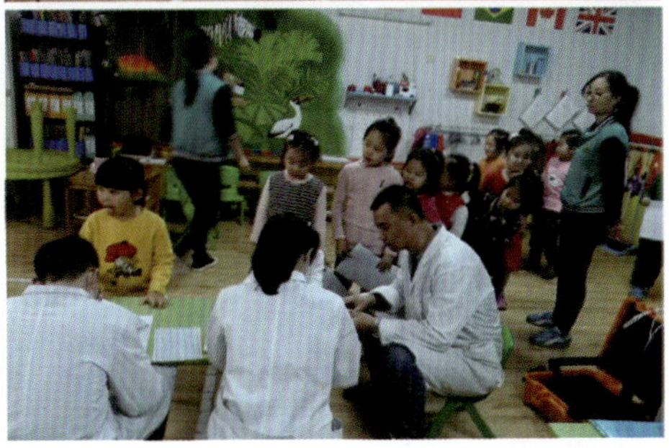

活动八

2016年12月21日，国家中医药儿童健康工程试点工作儿童体质大型普查活动走进河北省惠嘉早教中心，关爱儿童健康，守护孩子健康成长！

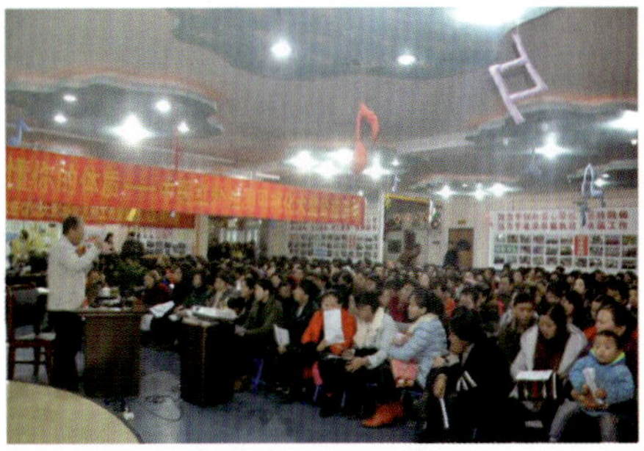

活动九

2016年12月23日，国家中医药儿童健康工程试点工作儿童体质大型普查活动之科普讲座走进彭水县第一小学幼儿园，特邀请到北京市中医药大学东直门医院儿科主任医师徐荣谦教授讲解儿童体质调理及养护，全国共计400余名家长参加了本次科普讲座。

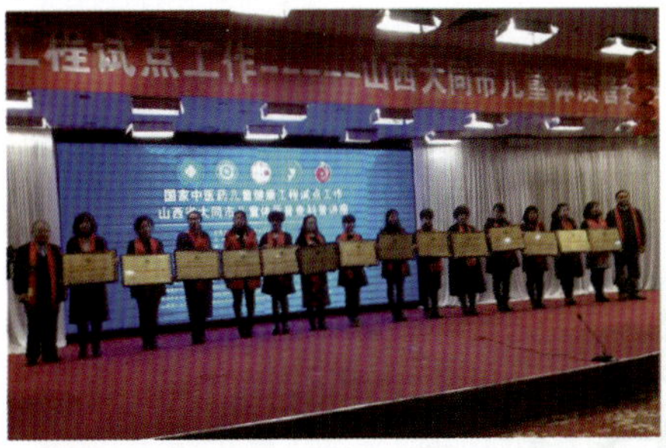

活动十

2017年1月5日国家中医药儿童健康工程试点工作儿童体质大型普查科普讲座在大同市雁北宾馆隆重召开。

※ 中和康贝儿童4S店展示 ※

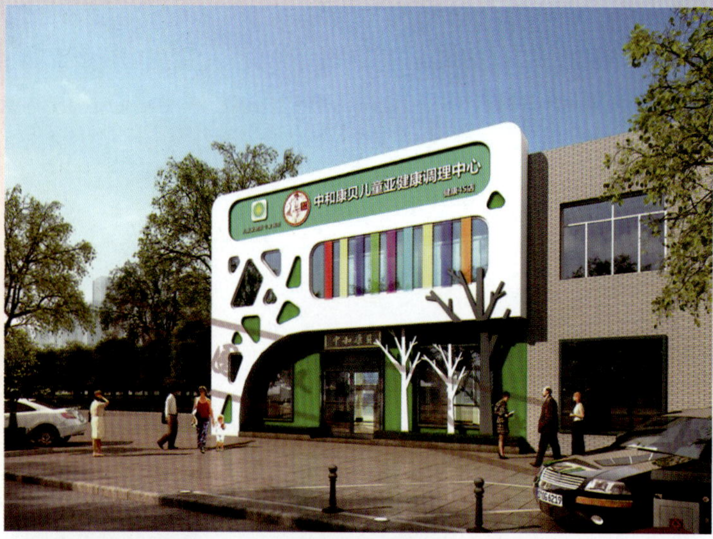

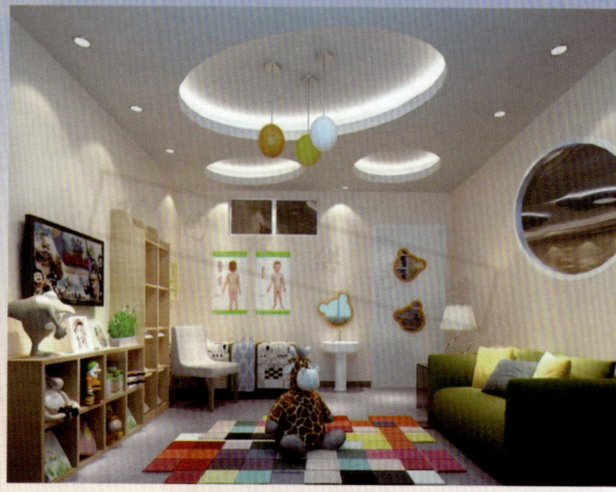

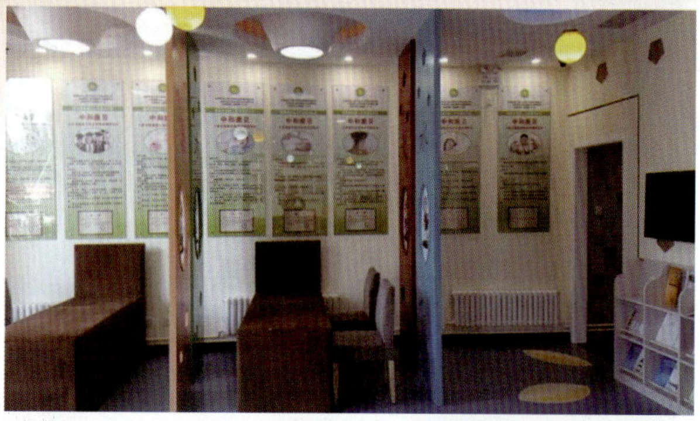

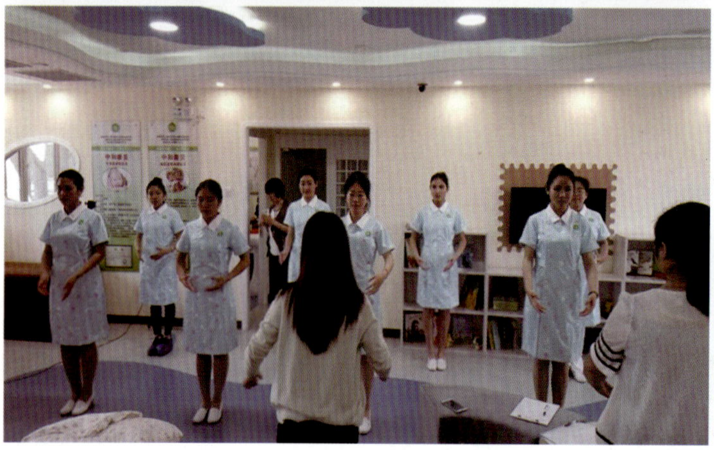

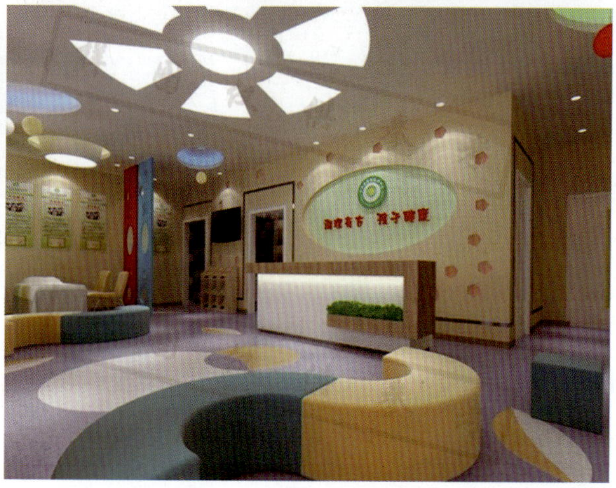

关注儿童亚健康 我们携手同行！

咨询电话：010-64151004/64170040
微信公众号：sjkb123
官　　网：www.sjkb.cn
技术支持：www.sjkbw.org
公司地址：北京朝阳区三里屯幸福一村55号
　　　　　国家中医药管理局机关服务局405室

微信号：全国儿童健康工程办公室

黑龙江省五大连池工人疗养院

黑龙江省五大连池工人疗养院位于黑龙江北部，坐落于五大连池世界地质公园。这里有独特的矿泉资源和火山风光，是我国著名的疗养旅游胜地。我院于1979年由中华全国总工会投资兴建，隶属于黑龙江省总工会。是经省卫生厅批准的医疗机构。疗养院占地12万平方米、建筑面积3万平方米，拥有床位1320张，员工500余人（高级职称16人、中级职称65人、初级128人）。是一所集疗养医疗、康复保健、矿泉科研、养生度假为一体的多功能疗养院。1989年，我院开始接待俄罗斯疗养员，到目前已经25年时间。最近几年，由于影响不断扩大，人数逐年增加，每年接待人数达20000人左右。我院主要是充分挖掘祖国传统医学的宝库，使中医中药、针灸、按摩等疗法发扬光大，结合现代医疗技术和矿泉饮、浴、泥疗等方法，推出具有中西医结合特色的康复医疗服务。收到明显的治疗效果，使许多慢性病患者得以康复，受到俄罗斯朋友的欢迎和信赖，树立了五大连池工人疗养院对俄服务的品牌，同时也促进了当地康疗产业和旅游经济的发展。

具体做法：一是发挥中医中药特色结合矿泉疗法治疗多种疾病。针对俄罗斯人喜欢中国的中医中药的特点，我院大力开展中医中药项目，发挥中医中药的优势结合当地的矿泉饮、浴、泥疗等治疗多种慢性病，取得了显著的疗效。被俄罗斯朋友称为“无创伤、无痛苦、无毒副作用、人人愿意接受”的绿色疗法。二是打造特色服务品牌。为了更好地为俄罗斯朋友服务，多年来我们始终遵循“一切以患者为中心，以质量为核心”，涉外工作无小事的服务理念，为每位患者提供高效、安全、便捷、温馨的服务，让他们高兴而来，满意而归。如我们根据俄罗斯人在院时间短而渴望尽快得到治疗的心理，入住的当天起，就由专职医护人员负责其全程的医疗服务，及时为每位俄罗斯患者制定详细的治疗康复方案，科学安排时间治疗，合理安排治疗项目，使他们在短短的十几天里尽可能的收到好的治疗效果。三是开展综合服务。在餐饮服务方面，我们按照俄罗斯的习惯，以西餐为主、辅以中餐，每餐均是自助餐，荤素搭配、主副食齐全、饮品多样，每天更新主副食种类，避免重复。建立每个俄罗斯朋友入住档案，对多次来院的老游客给予优惠奖励，给每位在入住期间过生日的俄罗斯患者送生日蛋糕等，让他们时刻感到家的温馨。另外院内设有娱乐场所：健身房，台球室、乒乓球室、排球场、篮球场，卡拉OK厅、室外游乐场、日光浴场，为俄罗斯朋友提供丰富多彩的文化娱乐场所和健身场所。

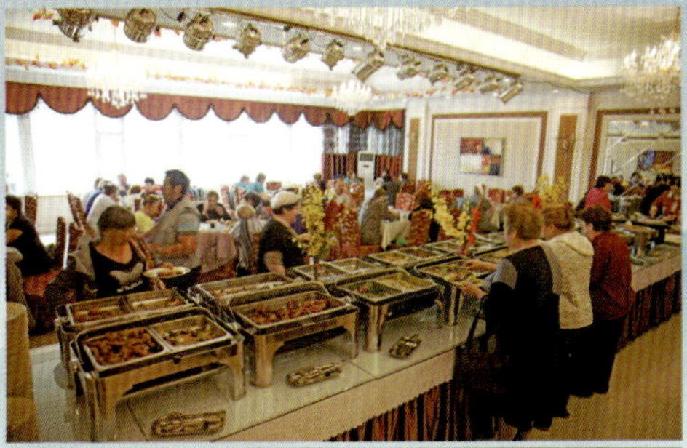

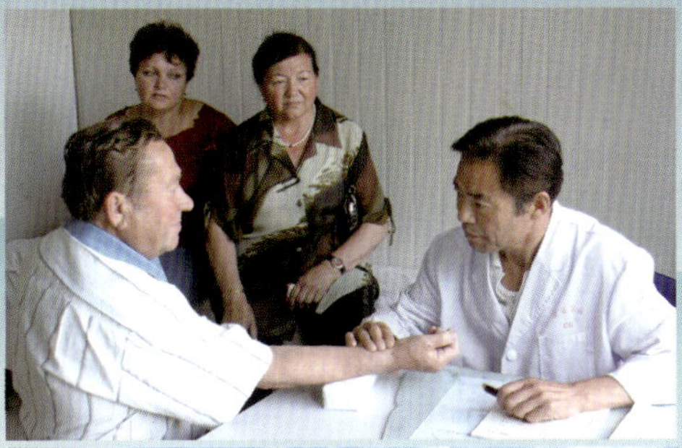

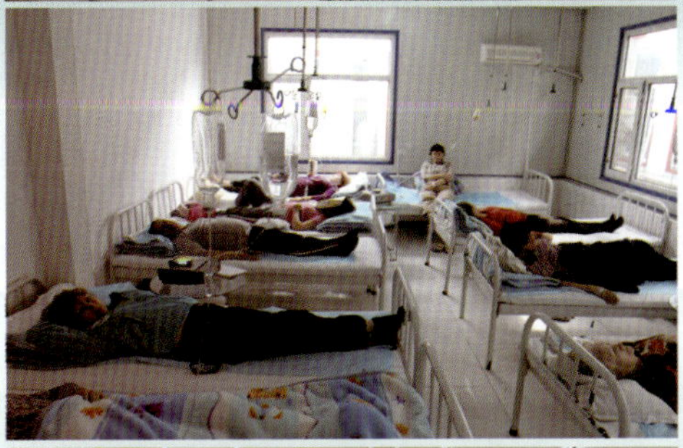

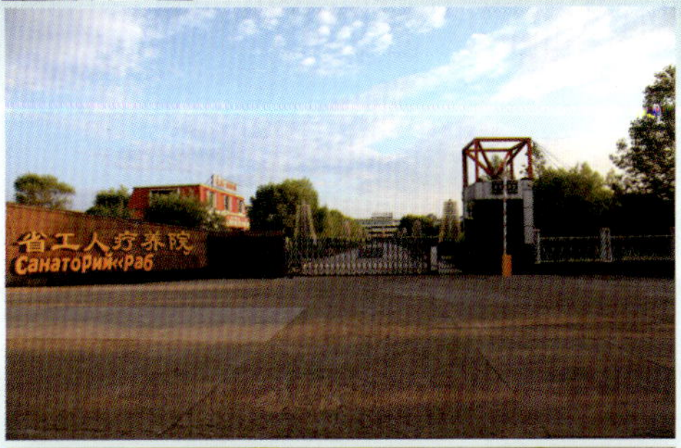

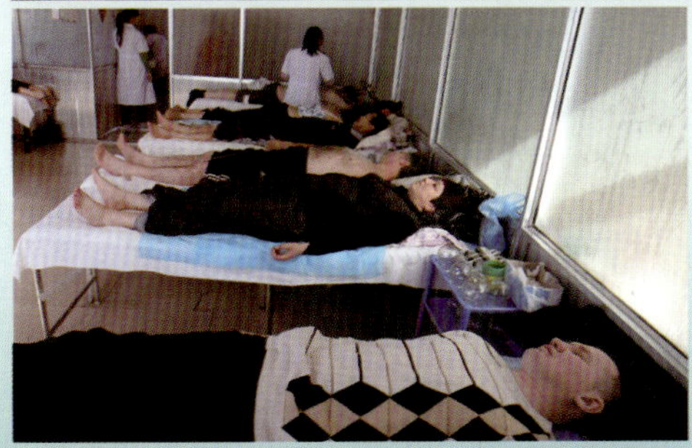

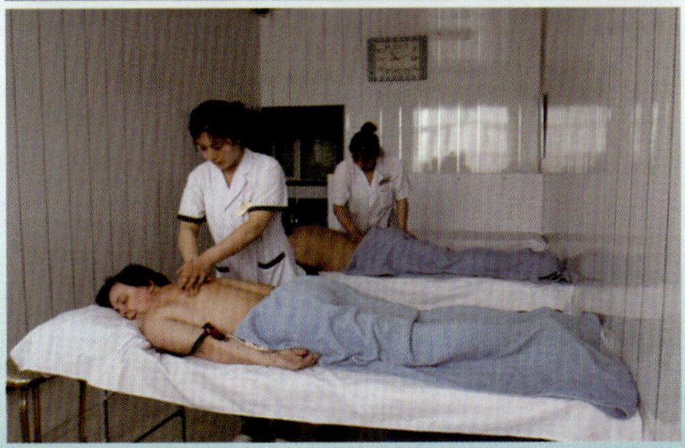

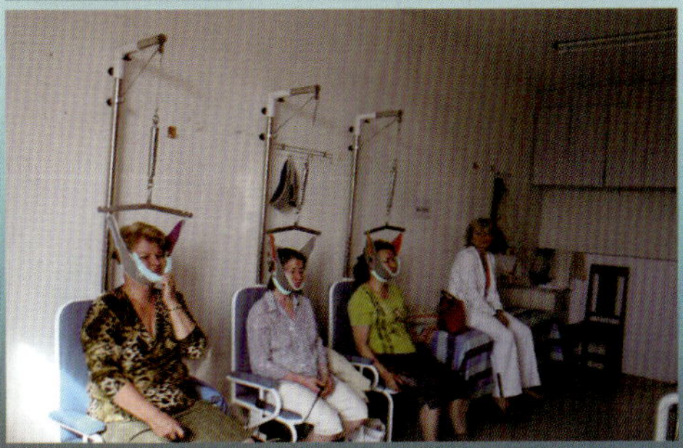

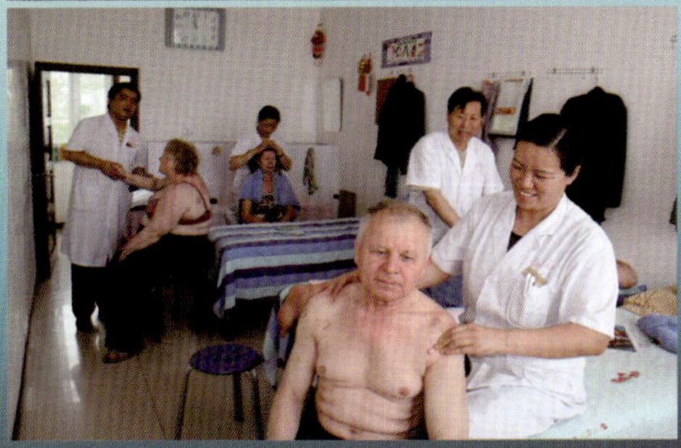

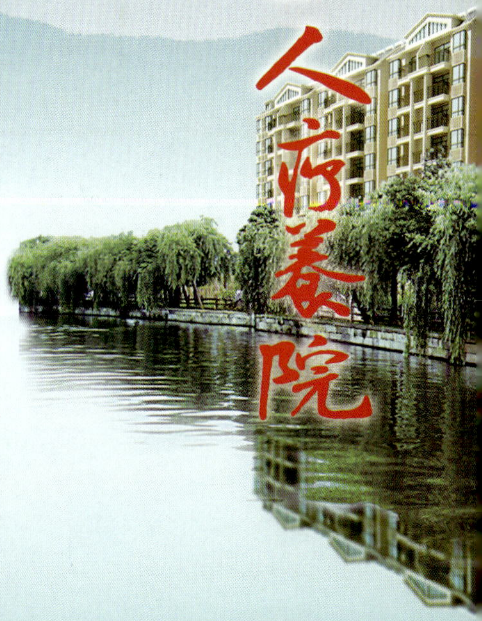

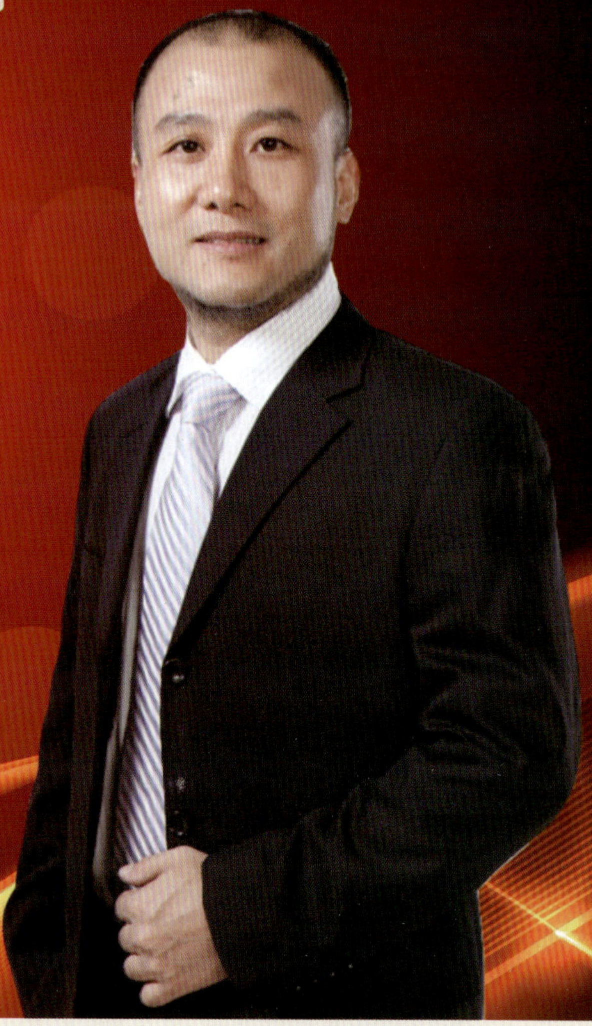

深圳亚健康干预效果测评中心

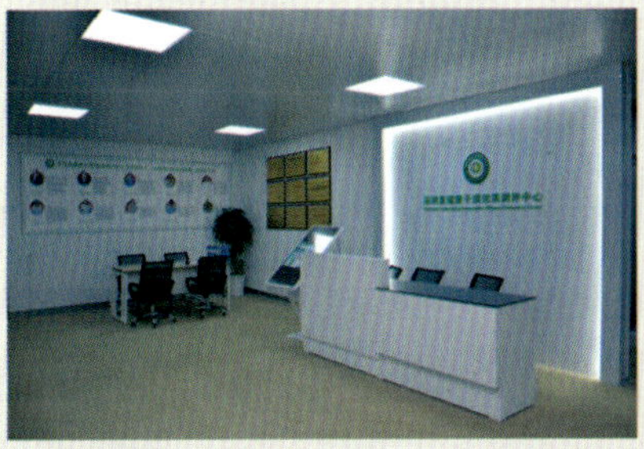
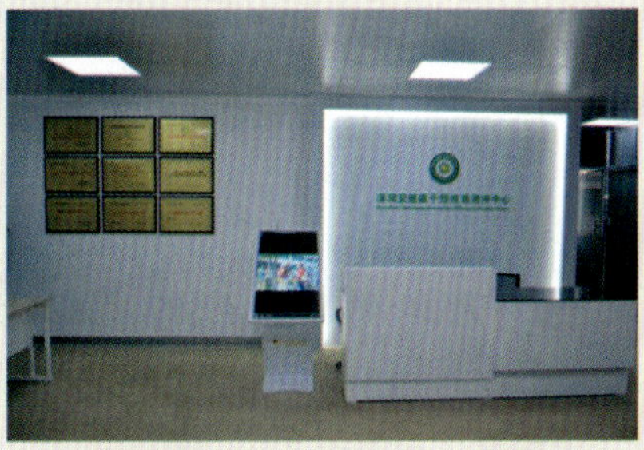
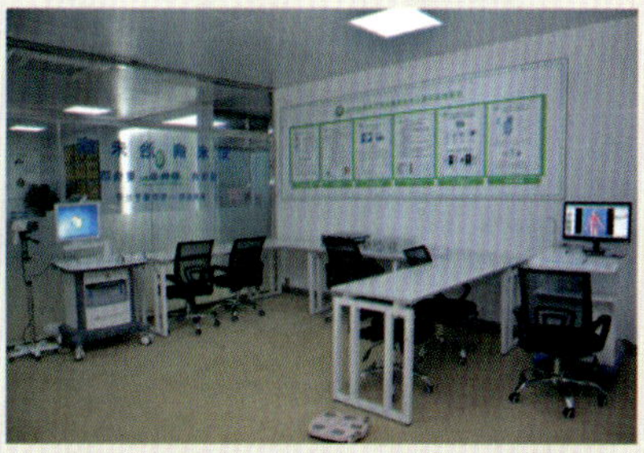

深圳亚健康干预效果测评中心是恩鹏健康与北京市中和亚健康服务中心联合成立的亚健康干预效果测评中心，亚健康干预效果测评中心是我国唯一专门从事亚健康状态检测、亚健康干预技术及产品效果评价与风险评估的权威机构，是中华中医药学会亚健康分会、世界中医药学会联合会亚健康专业委员会唯一指定的亚健康状态评估及干预调理技术全国指导中心。

恩鹏健康红外医学健康管理服务项目特色

中医特色技术、行业服务规范的亚健康管理服务体系

1. 标准化的服务流程
2. 规范化的技术操作
3. 高需求性的服务项目
4. 专业化的调理人员
5. 有效性的干预产品
6. 综合作用服务

恩鹏健康的11类23项“百项亚健康中医调理技术”获得由中华中医药学会认证并入选《国医年鉴》。

亚健康调理项目	阴虚体质调理	气虚体质调理	气郁体质调理	气虚体质调理	痰湿体质调理	湿热体质调理	淤血体质调理	阳虚体质调理		
常规调理项目	肩颈调理	腰腿调理	便秘调理	慢性疾病康复调理	心肺调理	肝胆调理	风湿调理	腰肾调理	脾胃调理	
特色调理项目	祛痘调理	祛斑调理	减肥调理	乳腺调理	卵巢调理	失眠调理	儿童调理	儿童肺虚调理	儿童脾虚调理	儿童肾虚调理

恩鹏健康红外医学亚健康服务体系九大特色

01 直观看病：比西医的化验和仪器诊断更直观

02 看大病：直观看到中风、心脏病和肿瘤等先兆

03 看早期病：直观看见未来5-10年的健康趋势

04 看中期病：直观看见人体已经发生的不适症状

05 看晚期病：瞬间全部直观筛查出西医的疾病

06 看病兆病：瞬间全部看到患者未来的疾病隐患

07 看病因：直观看到导致疾病发生发展的病因

08 看疾病：直观看到医院诊断有结果的疾病

09 看疗效：直观看中西医各种疗法的治疗效果

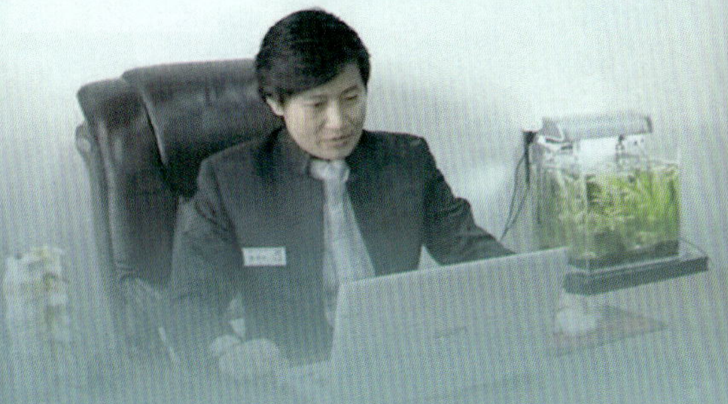

世家康健集团

天地玄黄，宇宙洪荒。盘古开天辟地，混沌初开；伏羲画卦应象，初定人伦。从此阴阳分，四季明，五行始，六合显，八方定。人文自始初，易医伴随生。神农尝百草，黄帝创《内经》，华佗显圣手，仲景施神功。李时珍作《本草纲目》，孙思邈论《大医精诚》，皆为护我中华儿女健行天下，强大崛起也！

时至今日，欣逢盛世。政通人和，国泰民安。万众追梦，虎跃龙腾。人应天时当有志，易医康健本无疆。继往开来有我辈，“世家康健”大旗扬！

何为世家康健？“世路虽多梗，家和万事兴，康宁天下泰，健行心源通”。

世家康健何为？坚持以易学为基，《内经》为典，《本草纲目》为药经，“固脊疗法”为医技，视生命为宇宙，送健康福苍生。助中国早日实现中华民族伟大复兴，促世界加快构建和谐共处社会大同！

世家康健集团，在集团董事长师誉桐女士的引领下，秉承家文化、水思想、利他精神，旗下有世家康健健康管理咨询有限公司、利他生物科技有限公司、北京承道易医药研究院、新思维商学院、养正文化传播有限公司、世家康健健康科技有限公司等多家公司，已然形成集研发、生产、教育、培训、公益、技术传承、文化传播等为一体的综合型平台。

师誉桐，世家康健品牌缔造者，易医养生固脊疗法第一人。世家康健技术核心---固脊疗法，以自愈力为核心，超越了一切物理疗法，是从物理疗法到精神领域的一种跨越。我们每个人都有一套杀毒软件，我们要做的就是找到开关、打开开关，调动内能，激活休眠细胞，从而达到自我修复的效果。世家康健，一直用技术代替话术，用效果代替结果，我们只相信会说话的油，只相信会说话的手，师誉桐女士更是研发了可以代替手的“喜乐鼎”和“固脊疗法经筋骨理疗仪”，配合五行巡络能量油，把固脊疗法效果发挥到极致。

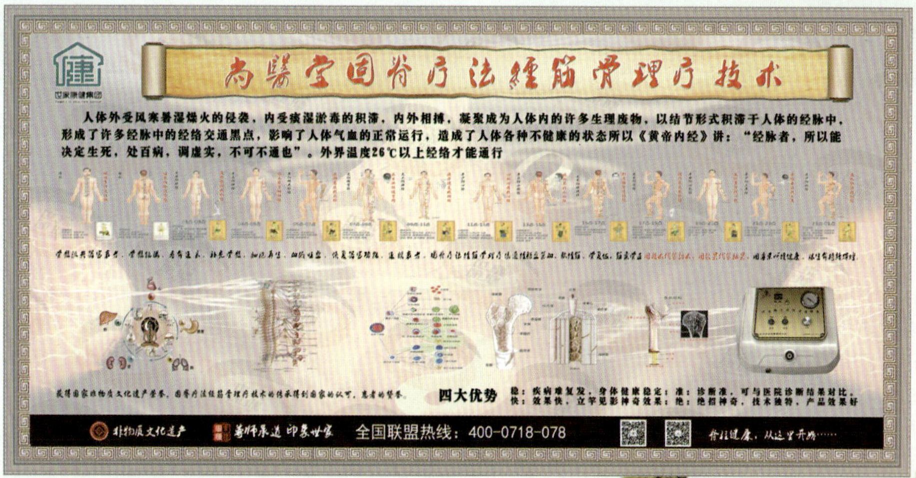

为我梦想，为人健康，为家相聚，为爱前行，为行业立梁！秉承这样的理念，走进世家康健，共建美好家园，员工名利双收，老板身心解放。

世家康健，着力打造易医养生第一品牌。

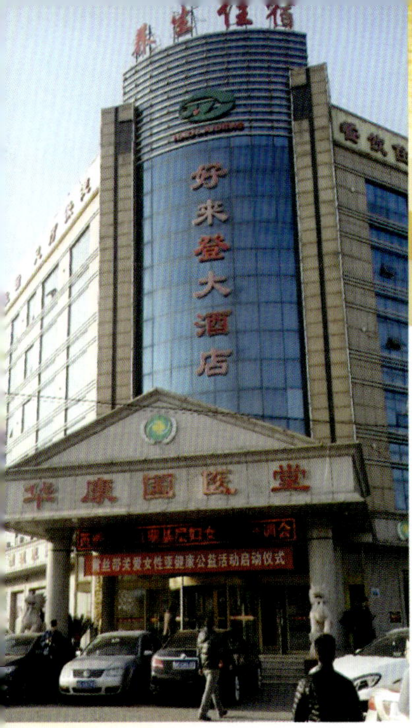

华康国医堂亚健康调理中心

黄骅市中医亚健康调理中心始建于2016年5月，位于黄骅市迎宾大街与新海路交汇口，占地三千多平方米，总投资3000万元，现有调理师27名，其中高级调理师5人，初级调理师10人。调理中心设有华康国医堂、扶阳调理室、红外检测室、中医理疗室。

亚健康调理中心是集调理、治疗为一体的亚健康调理机构，以“传承中医文化，倡导科学养生”为宗旨，以调理人体亚健康为出发点，根据中医“治未病”传统理论，遵循《亚健康临床指南》及相关亚健康专业调理技术通过内调外养、专家坐诊、网络调控、全程干预等方式，实现人体的阴阳平衡、内外调和，尽早恢复到最佳状态，将疾病消灭在萌芽状态，真正达到“无病健体，有疾早治”的最佳养生效果。黄骅市中医亚健康调理中心成立以来，借助中医可视化红外功能影像技术绿色、安全、快捷、敏感、中医功能影像可视化等独特优势，联合当地妇联、事业单位、保险公司、银行等积极开展“黄丝带关爱女性亚健康公益活动”为亚健康群体提供女性乳腺癌早期筛查、优生优育功能检测、中风及冠心病等重大疾病早期评估预警等测评服务，成立至今累积服务3700余人次，受到广大亚健康人群一致好评。

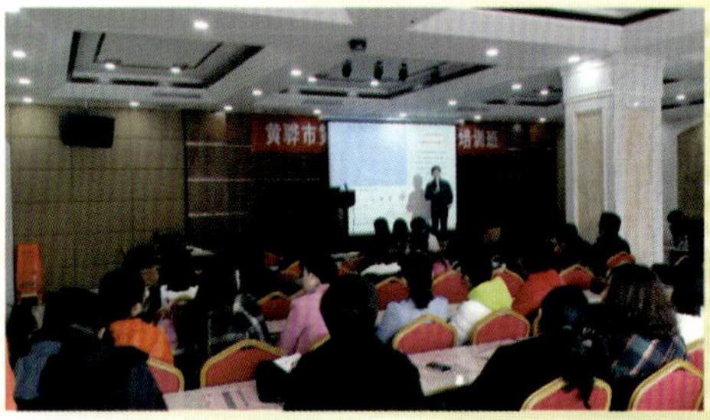

黄骅市中医亚健康调理中心正在积极争取当地政府的支持，计划征地500亩，建设具有中医院、亚健康调理中心、中药材种植中心、健康教育中心、文体活动中心、养老中心、儿童健康成长中心、营养配餐中心为一体的健康庄园，力争打造华北第一健康城。

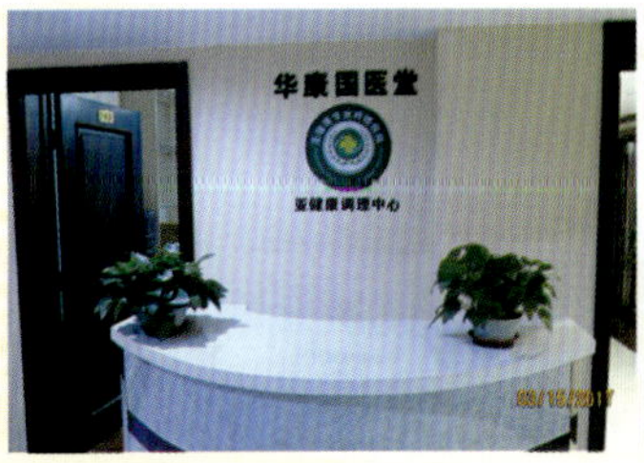

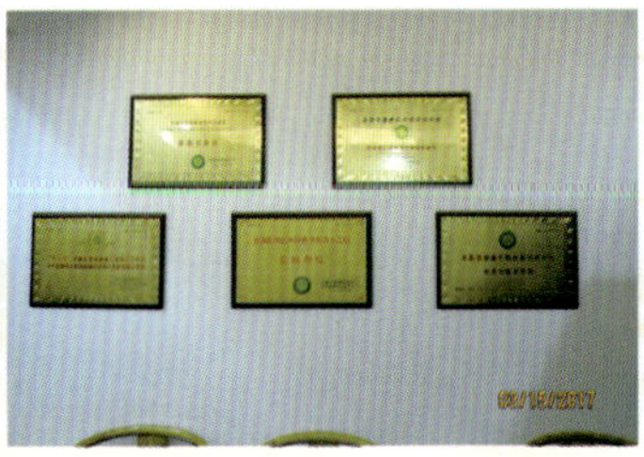

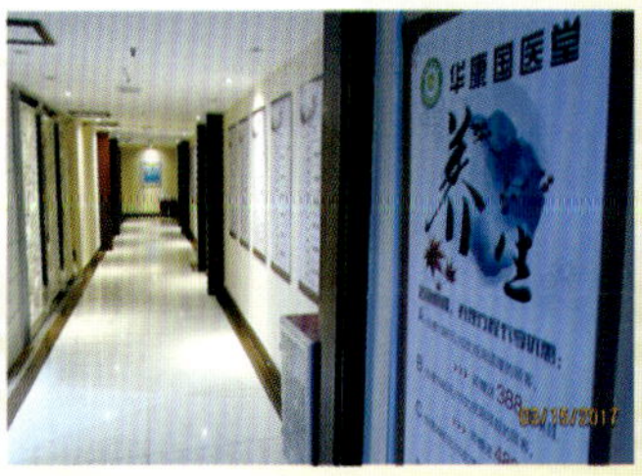

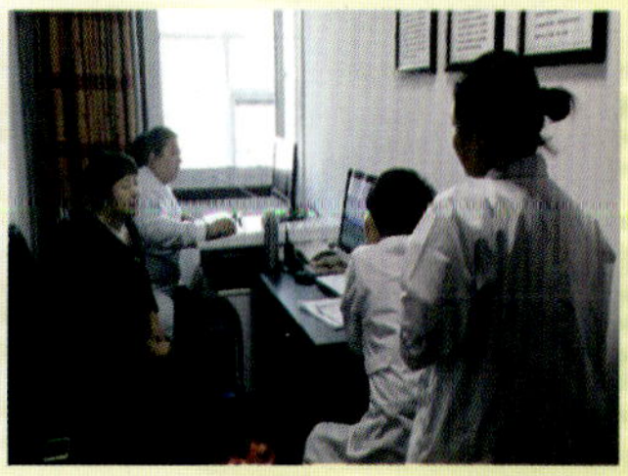

华康国医堂亚健康调理中心——创始人倪秀杰女士

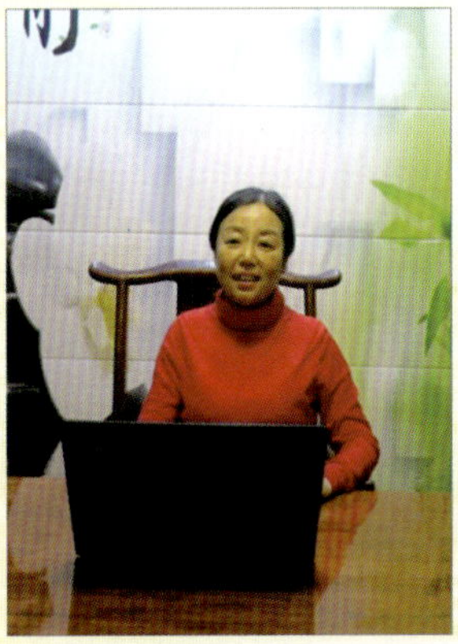

黄骅市华康集团董事长倪秀杰女士，下辖黄骅市好来登商务大酒店、黄骅市华康燃气有限公司、黄骅市华康钢瓶检测站、黄骅市华康国医堂亚健康调理中心等多家企业，是沧州市妇联“优秀女企业家”。

倪秀杰女士在投身商海，为地方经济社会发展做出突出贡献的同时，以一颗大爱之心，热心社会公益事业，扶贫济弱，孝老爱亲。于2016年投资3000万元，以旗下好来登商务大酒店部分楼层为基础，积极与国家中医药管理局业务主管的中和亚健康服务中心合作，建立了黄骅亚健康红外测评服务基地，并配套引进了中医可视化红外功能影像设备及20余项配套亚健康干预调理技术，同期争取到黄骅政府支持，借国家政策东风，以“服务人民群众健康”为宗旨，创建黄骅市华康国医堂亚健康调理中心，打造黄骅市首家专业亚健康调理机构，真正将“一腔大爱”与“社会责任”挑上肩头。

俞焕彬

又名俞沁

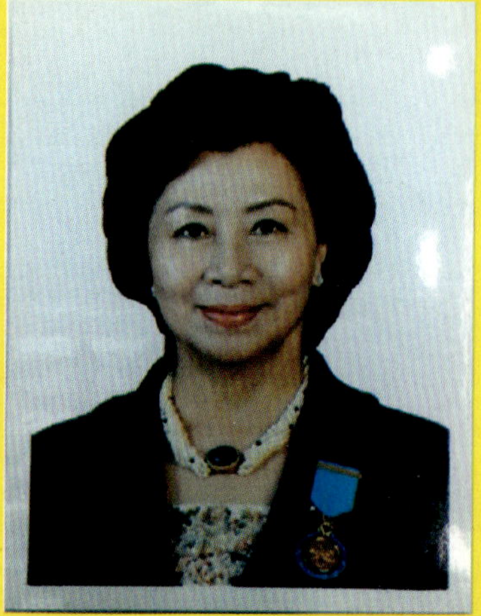

MH 荣誉勋章

曾任第十一、十二届港区人大代表选举委员

香港大学中医校友会会务顾问

香港中药业协会医药顾问

香港南北药材行以义堂商会名誉顾问

香港中医骨伤学会名誉会长

世界中医药学会联合会常务理事

香港新华中医中药促进会首席会长

香港中医药管理委员会中药业监管小组委员

香港中医药发展委员会成员

针灸治疗多发面神经炎

多发性视神经炎，以视神经损害为主，早期表现为视神经乳头炎，后期表现为视神经萎缩，属中医“内障”“目盲”“视瞻昏渺”范畴。现今多认为属多发性硬化的亚型。

1. 西医病因病理

典型病例的病变部位在视神经和脊髓。病变仁质主要为轻重不等的脱髓鞘变化，血管周围炎性细胞浸润以及坏死空洞形成。视神经损害主要累及视神经与视交叉处，有时涉及视束。

2. 临床表现

全年均有发病，女性为多。本病是一种常见的眼底病，是视网膜的局限性炎症。一般认为与体内病灶感染产生的过敏反应有关，也可能与血管痉挛有关，多发于壮年。

3. 主要症状

主要症状为中心视力减退。一开始眼前如纱布遮挡视物变小、变大、变形或变色。病变主要在黄斑部。眼底镜可见黄斑区水肿、渗出；中心凹反光减弱或消失；黄斑周围常可出现完全或不完全的水肿反光圈。本病有反复发作的倾向，造成视力损害。祖国医学把本病归属于“内障”范畴，并根据病人的自然症状称为①“视瞻有色”②“视瞻昏渺”③“视物不真”等等。

4. 中医病因病机

中医病因病机：内伤与外感两端。外感为感受温热之邪，内伤可由饮食、情志或劳欲、久病所致。病理性质有虚、实两方面：

1） 以虚证为多见，其病位在肝、肾、脾。

①肝藏血，开窍于目，目得血而能视；

②肾藏精，水轮属肾，精血同源，肝肾精血亏虚，则目失所养而视物昏暗，甚或失明；

③脾主升清，脾虚则脏腑精血气血不能上濡于目，则目视不明。

2）实证：

①湿热内侵则灼伤津液；②脾胃受损则气血来源不足；③情志不调则内伤七情；④肝肾不足则两目昏花。

病案介绍

1. 2014年4月30日，刘小姐前来我诊所就诊，35岁，未婚。面容焦虑，苍白，两眼朦胧，舌瘦，质干，苔薄白有齿痕，脉沉细小速。主诉：西医诊断视神经炎，尤以左眼视力模糊，视物不清，兼有色视觉偏差，尤其是在阳光之下，色觉异常。西医给注射类固醇时心跳过速，改口服类固醇。然而仍控制不了视力的减退。刘小姐兼患有经常失眠，发恶梦，头痛，全身不适。全年均有发病。按刘小姐的临床症状分析：属中医的肝肾不足，筋脉失养。肝开窍于目，肝阴不足，营血亏损，因此出现视物不清，两目昏花，久病及肾，肾阴不足，故经常失眠，发恶梦而全身不适。

临床治疗：针灸治疗。

治疗原则：清肝明目益气养血滋补肝肾。

刘小姐自2014年4月30日开始针灸治疗，每周两次，持续三个月。自述睡眠改善，发梦减少或没发梦，眼痛消失，视物清洁，针灸改为每周一次。与此同时，西医按刘小姐病情好转的情况，减少她服用西药类固醇剂量。2015年4月，西医眼科医生向她宣称：经检查，刘小姐的眼睛已全愈，不需要再服用类固醇。刘小姐要求继续针灸，每周一次至今。情况稳定良好。

关元——温肾益气调理冲任　　三阴交阴陵泉——调补肝肾

2. 陈先生40岁西医诊断视神经炎2012年2月1日来我诊所就诊。

西医诊断：早期右眼球刺痛，右眼亦会突然不能聚集，之后右眼会朦胧和感亮度暗淡，主要靠左眼聚集；闭目后，右眼会感到闪光。诊断为视神经炎。陈先生于2012年2月1日首次来我诊所就诊，之后每周一次针灸，同时也服用西药。陈先生继续每周一次针灸，自觉右眼部视野朦胧和闪光逐步减少，继续针灸每周一次，2014年7月，西医对陈先生做全面的检查结论是VA　Stable。不需要再继续服用类固醇。停药至今，陈先生保持每三周针灸一次。

祖先指引我们：目得血而能视，若肝脾肾亏虚，则目失所养，视物昏暗，甚或失明。从现代生理学显示我们的脊髓是人体制造血浆的重要场所，血液通过椎体输送至头部、面部，使目得血充盈。

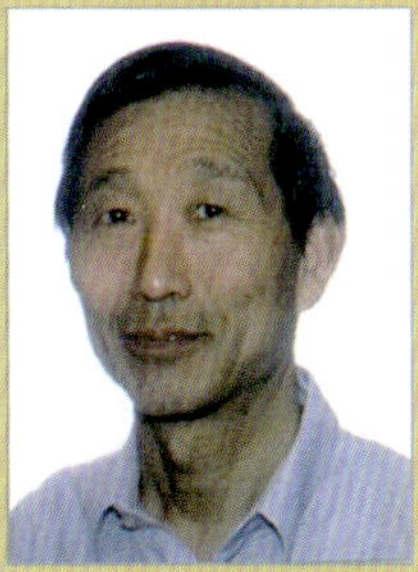

郭兆起教授，山东省临朐人。一九七零年毕业于南京铁道医学院，毕业后在第三铁路设计院任医师。1978年—1980年在天津医学院青年教师班学习。1982年获得天津医学院医学硕士学位。之后一直在天津内分泌研究所工作。1987年以访问学者身份移居加拿大，在加拿大渥太华大学医学院作研究，并被正式聘任为客座教授。郭教授医师自1974年起就开始研究各种急慢性中耳炎，取得了巨大的成功。他是第一个研究用“龙胆泻肝丸”治疗急性化脓性中耳炎的医学家。其研究成果曾上报天津市卫生局，受到各级领导褒奖。

1990年，郭教授在渥太华开办了自己的针灸诊所。其优良的地理位置是专为病人选择的，交通便利，极大的方便了患者前来求医。郭教授介绍道：针灸的主要作用是调节人体功能，通过增强免疫系统功能而增加人体的抗病能力，此外，针灸还有抗炎、止痛、解痉、抗休克和抗麻痹的作用。针灸对呼吸系统疾病、眼科疾患、口腔疾患、胃肠道疾患尤其是各种痛症都有明显的疗效。在他的治疗下，很多纠缠患者多年的沉疴被治愈。通过小小的银针，郭教授得到了病人及其家人的一致赞扬。

多年的行医实践，郭教授不断地加以整理、研究，获得了很多启发。陆续在多种权威杂志中发表过《针灸治疗传染性单核细胞增多症》、《针灸治疗克隆氏病》、《针灸治疗淋巴瘤》、《针灸治疗精神抑郁症》、《针灸治疗骨质疏松》、《针灸治疗乳腺癌》、《针灸降低胆固醇》、《针灸治疗足底腱膜炎》、《炎黄子孙在血缘上跟谁近》等十余篇专业学术论文。

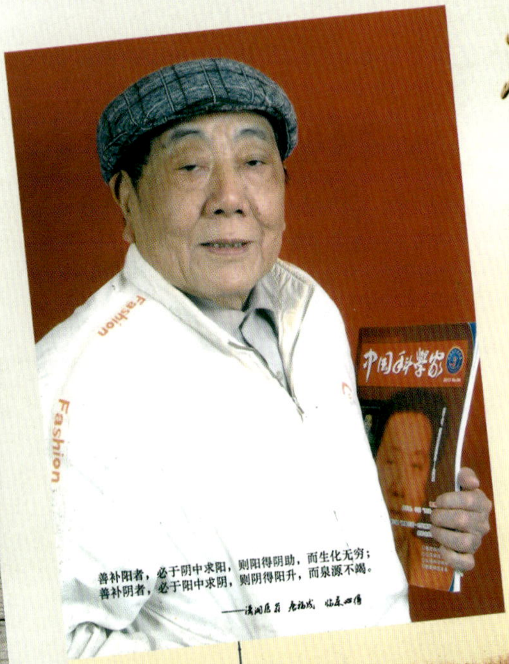

唐福成

唐福成生于1943年8月，1956年中医学徒，自学成才，1979年被国家中医药人才选拔录取。任零陵县卫生进修学校教导主任，校长，1983年进湖南省中医药研究院，中医经典研读班深造，后任冷水滩市中医院，永州市地区中医院任院长、书记，从事基临床中医药工作实践六十年。

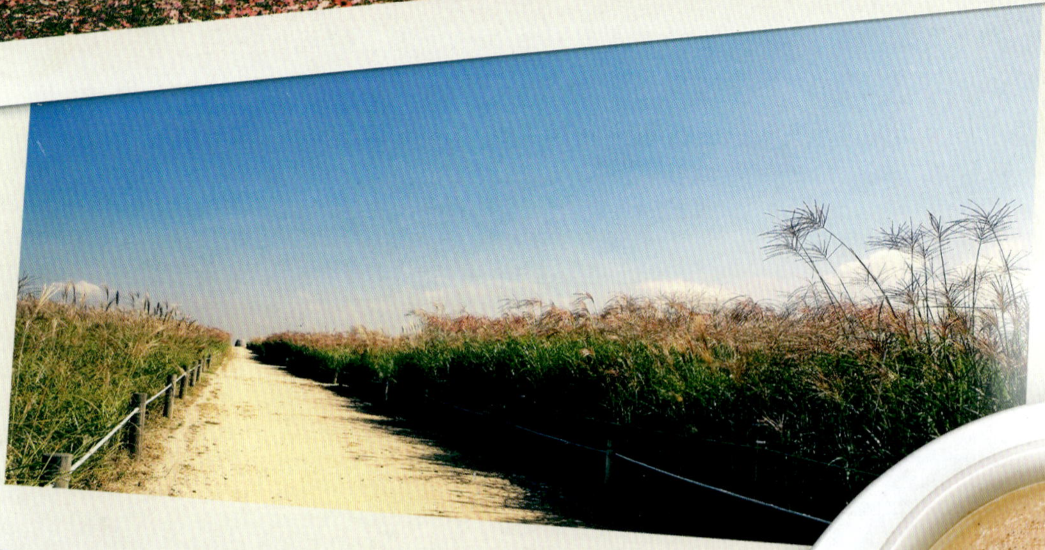